SHENJING XITONG JIBING DE
ZHENZHI YU SHIJIAN

供临床医学、预防医学本科生使用

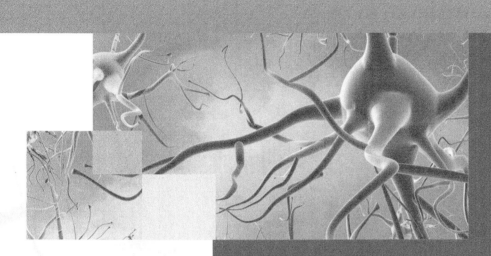

神经系统疾病的
诊治与实践

主 编 黄煜伦 苏 敏 郝永岗

U0395946

苏州大学出版社
Soochow University Press

图书在版编目（CIP）数据

神经系统疾病的诊治与实践 / 黄煜伦，苏敏，郝永岗主编. -- 苏州：苏州大学出版社，2022.12
ISBN 978-7-5672-4241-8

Ⅰ. ①神… Ⅱ. ①黄… ②苏… ③郝… Ⅲ. ①神经系统疾病-诊疗 Ⅳ. ①R741

中国国家版本馆 CIP 数据核字（2023）第 001032 号

书　　名：神经系统疾病的诊治与实践

主　　编：黄煜伦　苏　敏　郝永岗

责任编辑：吴　钰

助理编辑：张亚丽

装帧设计：吴　钰

出版发行：苏州大学出版社（Soochow University Press）

社　　址：苏州市十梓街 1 号　邮编：215006

印　　刷：江苏凤凰数码印务有限公司

邮购热线：0512-67480030

销售热线：0512-67481020

开　　本：890 mm×1 240 mm　1/16　印张：34　字数：1 006 千

版　　次：2022 年 12 月第 1 版

印　　次：2022 年 12 月第 1 次印刷

书　　号：ISBN 978-7-5672-4241-8

定　　价：89.00 元

若有印装错误,本社负责调换
苏州大学出版社营销部　电话:0512-67481020
苏州大学出版社网址　http://www.sudapress.com
苏州大学出版社邮箱　sdcbs@suda.edu.cn

《神经系统疾病的诊治与实践》
编　写　组

主　编	黄煜伦　苏　敏　郝永岗		
副主编	祝海平　范隽韵　郭四平		
编　者	荣孝慈　计樱莹　李学涛　赵德福		
	张学文　王银龙　姜雅斯　杨丽慧		
	李润楠　贺　亮　包　赈　邵　杰		
	王　瑞　杨玉杰　何建丽　宋　磊		
	王鑫隆　郑　凯　薛光仁		

序

随着新技术和新方法的出现，人类对大脑的认知和应用取得了快速发展，并获得了一系列重大突破，如发现了神经元之间的突触传递机制、揭示了大脑皮层功能区域和神经网络结构、阐明了视觉系统和记忆系统的工作原理等。我们已经进入了脑科学时代。"中国脑计划"旨在探索大脑认知机制、预防和治疗重大脑疾病、开发类脑智能技术等。

神经系统疾病是全球范围内的重要公共卫生问题，其发病率和死亡率随着人口老龄化和社会变迁而增加。脑卒中等常见病是死亡率很高的病种，也是致残的重要因素。神经系统疾病主要由神经内外科诊治，很多情况下还需要内外科通力合作。另外，神经康复早期介入对患者神经功能的恢复也可以起到重要的作用。本教材以实际病例为指导，通过典型的主诉、病史、体格检查、辅助检查等，系统地介绍了神经系统疾病的诊治与实践。

苏州大学附属独墅湖医院的领导班子和神经内外科及康复科的同仁共同策划和实施，历时 1 年多，经过多次修改和完善，最终完成了这本内容丰富、形式多样、特色鲜明的教材。本教材以需求为目标，以培养诊断与治疗实践能力为主线，以实用为第一准则，以医学生为施教对象，深入浅出地介绍了神经系统包括脑血管病、脑外伤、神经系统感染、神经系统肿瘤、自身免疫性疾病等内容，充分体现了基础理论和实际应用相结合的体系，并按照认知规律兼顾实用的原则安排知识内容。

期待本教材能给您带来收获和启发，也欢迎您给我们提供宝贵的意见和反馈。特别推荐此书给相关医学生和从事相关医疗健康行业的科研人员学习、讨论与交流。

是以为序，与读者共飨。

黄煜伦

2022 年 12 月

前　言

　　神经科学是生命科学领域重要的前沿学科之一，脑科学时代是指人类对大脑的研究和应用达到了前所未有的高度，从而引发了科技、社会、文化等方面深刻变革的时代。脑科学时代的到来，不仅让我们对自然和人类有了更深入的认识，也为我们提供了更多的可能性和机遇，如治愈脑疾病、提高智力、创造人工智能等。神经系统疾病是指影响神经系统（包括中枢神经系统和周围神经系统）的一小类医学病症。神经系统疾病可以按照不同的标准进行分类，如发生部位、发生原因、临床表现、发展过程等。通常按照发生部位可分为中枢神经系统疾病和周围神经系统疾病。中枢神经系统疾病主要包括脑部和脊髓的各种炎症、肿瘤、出血、缺血、变性、先天和发育异常等，周围神经系统疾病主要包括神经根、神经丛和周围神经的各种压迫、损伤、感染、代谢障碍、遗传性疾病和免疫性疾病等。神经系统疾病是全球范围内的重要公共卫生问题，其发病率和死亡率随着人口老龄化和社会变迁而增加。

　　我们作为从事神经系统疾病诊治与教学工作多年的医生与教师，一直希望编写一本与临床医学知识密切结合的神经系统疾病教材，该教材不仅要深入浅出、图文并茂和通俗易懂，而且要尽量贴近国际神经医学先进水平。此外，在多年的教学实践中，我们注意到大多数病例分析是与理论教材分开的，而实习教学内容又与相关理论知识密不可分。所以我们希望编写的这本教材在基础与临床相结合方面有所突破。

　　当今，新的甚至是颠覆现有知识的科研成果不断快速涌现，再加上编者水平有限，书中可能有不妥或疏漏之处，希望读者多提宝贵意见和建议，以便我们逐步修改和完善教材内容，在此深表诚挚谢意！

编者

2022 年 12 月

目 录

第一章　总论

　　神经病学是研究神经系统疾病和骨骼肌疾病的病因、发病机制、临床表现、诊断、治疗、预防及康复等内容的临床学科。神经系统包括中枢神经系统（central nervous system，CNS）（脑、脊髓）和周围神经系统（peripheral nervous system，PNS）（脑神经、脊神经），它们共同构成一个完整、精细、和谐的整体，能感受机体内外环境传来的信息并作出反应，支配和协调躯体的运动、感觉及自主神经功能，并参与人的意识、语言、情感、学习、记忆和分析等高级神经活动。

　　神经病学与神经科学的其他分支关系密切，相互促进。神经免疫学、神经解剖学、神经病理学、神经生物化学、神经影像学、神经电生理学、神经遗传学、神经分子生物学的进步极大地促进了神经内、外科学的快速发展，并衍生出新的亚专科，如介入神经病学等。

　　神经系统疾病与其他系统疾病紧密相连，因而应把人体作为一个统一的有机体综合分析，神经系统的功能障碍可导致其他系统的并发症，而其他系统的疾病亦可出现神经系统症状。当然，神经系统疾病与其他系统疾病相比，有独特的诊断方式及学习方法。首先要掌握神经系统疾病的基本概念和原理，其次要掌握研究神经系统疾病的方法和步骤。

　　1. 定向诊断

　　定向诊断即诊断疾病是否属于神经系统疾病。其他系统的疾病也可出现神经系统疾病的临床表现，例如意识障碍，它既可由神经系统的脑出血、脑干梗死所致，也可由低血糖、肺性脑病及肝性脑病所致；以腹痛为主要表现的腹型癫痫患者常就诊于消化科，实际应到神经科。

　　2. 定位诊断

　　定位诊断即确定病变部位。定位诊断分为三个步骤：① 确定病变是否位于神经系统或骨骼肌；② 确定空间分布是局灶性、多灶性、弥散性还是系统性；③ 确定具体的位置。根据病史、临床表现、阳性体征得出临床定位，结合针对性的辅助检查进一步证实。准确定位不仅需要掌握神经病学的基础知识、基本理论，还需要具有神经系统的解剖、生理、病理学知识及辅助检查结果的判读能力。

　　3. 定性诊断

　　定性诊断又称病因诊断。神经系统疾病病因可概括为一个单词"MIDNIGHTS"，"M"即营养障碍（malnutrition），"I"即炎症（inflammation），"D"即变性（degeneration），"N"即肿瘤（neoplasm），"I"即感染（infection），"G"即内分泌腺体（gland），"H"即遗传（hereditary），"T"即中毒（toxication）或外伤（trauma），"S"即卒中（stroke）。定性诊断可对神经系统疾病的常见病因进行逐一排查，避免漏诊、误诊。

第一节　神经系统的解剖、生理及受损的定位诊断

　　临床医生根据患者的症状、体征，结合神经系统解剖、生理、病理学知识及辅助检查结果进行

分析，推断其发病部位，称为定位诊断。本节主要介绍患者的临床症状与神经系统受损之间的关系，为定位诊断提供理论基础。

神经系统受损后出现的症状可分为缺损症状、刺激症状、释放症状及断联休克症状。缺损症状即神经结构受损后正常功能的减弱或消失，如基底节区脑出血压迫内囊，使通过内囊的运动、感觉传导束出现对侧偏瘫和偏身感觉缺失。刺激症状即神经结构受激惹后出现过度兴奋的表现，如大脑皮层受刺激后引起的癫痫。释放症状即高级神经中枢受损后，原来受其抑制的低级神经中枢因抑制解除而出现功能亢进，如上运动神经元受损后出现的肌张力增高、腱反射亢进和病理征阳性。断联休克症状即中枢神经系统局部发生急性严重损害后，引起相应神经功能短暂丧失，如急性颈髓横贯性损伤后，损伤平面出现迟缓性瘫痪，称脊髓休克。休克期过后，逐渐出现缺损症状或释放症状。

一、大脑半球

大脑半球的表面由大脑皮质覆盖，在脑表面形成脑沟和脑回，内部为白质、基底节及侧脑室。大脑由纵裂分隔成左右对称的两个半球，每侧大脑半球由中央沟、大脑外侧裂和其延长线、顶枕裂和枕前切迹的连线分为额叶、顶叶、颞叶及枕叶，还包括大脑外侧裂深部的岛叶和位于内侧面的边缘叶（扣带回、海马回、钩回）。

两侧大脑半球的功能并非完全对称，一般将言语、逻辑思维、分析综合及计算功能等方面占优势的半球称为优势半球，大部分人的优势半球位于左侧，只有一小部分右利手和约半数左利手者的优势半球可能在右侧。右侧大脑半球含高级的认知中枢，在音乐、美术、空间、几何图形和人物面容识别及视觉记忆功能方面占优势。大脑半球不同部位的损害会产生不同的临床症状。

（一）额叶

【解剖及生理】

额叶位于大脑半球表面的前 1/3，即外侧裂上方和中央沟前方，是最大的脑叶，前端为额极，外侧面以中央沟与顶叶分界，底面以外侧裂与枕叶分界，内侧面以扣带沟与扣带回分界。中央沟和中央前沟之间为中央前回，是大脑皮质运动区。中央前回前方从上向下以额上沟及额下沟为界，将额叶分为额上回、额中回和额下回。

额叶的主要功能与随意运动、语言及精神活动有关。主要功能区包括：① 皮质运动区，位于中央前回，该区大锥体细胞的轴突构成了锥体束的大部，支配对侧半身的随意运动，身体各部位代表区在此的排列由上向下呈"倒人状"。② 运动前区，位于皮质运动区前方，是锥体外系的皮质中枢，发出的纤维到丘脑、基底节和红核等处，与联合运动的姿势调节有关；额桥小脑束亦发源于此，与共济运动有关；此区也是自主神经皮质中枢的一部分，还包括肌肉松弛的抑制区。③ 皮质侧视中枢，位于额中回后部，管理双眼同向侧视运动。④ 书写中枢，位于优势半球的额中回后部，与支配手部的皮质运动区相邻。⑤ 运动性语言中枢（Broca 区），位于优势半球额下回后部，管理语言运动。⑥ 额叶联合区，位于额叶前部，与记忆、判断、抽象思维、情感及冲动行为有关。

【损害表现及定位】

额叶损害主要引起以下症状。

（1）精神症状：主要为痴呆、精神障碍和人格改变。表现为近期记忆力减退、注意力不集中，判断力及定向力下降等；人格改变表现为表情淡漠、反应迟钝及行为幼稚等，亦可表现为易怒、欣快等症状。精神症状主要见于额极损害。

（2）瘫痪：不同部位和程度的中央前回损害可出现对侧单瘫或中枢性面、舌瘫，严重而广泛的损害可出现偏瘫，如为刺激性病灶可出现部分性或全身性癫痫发作。旁中央小叶损害往往影响双侧下肢运动区，可出现双下肢运动障碍及尿失禁。

（3）语言障碍：表现为运动性失语，患者能理解语言的意义，但不能用言语表达或表达不完整，见于优势半球额下回后部损害。

（4）书写障碍：优势半球额中回后部损害可出现书写不能，即失写症。

（5）凝视：额中回后部皮质侧视中枢病变所致。损害性病灶导致两眼向病灶侧凝视，见于脑梗死、脑出血等；刺激性病灶导致两眼向病灶对侧凝视，见于癫痫。

（6）强握及摸索反射：强握反射即病变对侧手掌触及物体时，引起手指和手掌屈曲反应，出现手紧握不放的现象；摸索反射即病变对侧手掌被物体触及时，该肢体向各方向摸索，直至抓住该物体紧握不放的现象。强握及摸索反射见于额上回后部近中央前回处的损害。

（7）额叶性共济失调：额-桥-小脑束损害可出现病灶对称下肢运动笨拙及步态蹒跚的表现。

（8）福斯特-肯尼迪综合征（Foster-Kennedy syndrome）：见于额叶底面肿瘤，表现为病变侧因肿瘤直接压迫出现视神经萎缩，病变对侧因颅高压出现视乳头水肿。

（9）其他：额叶病变偶可出现木僵症、高热、多汗、食欲及性功能亢进等症状，与额前区和下丘脑的联系纤维损害有关。

（二）顶叶

【解剖及生理】

顶叶位于中央沟后、顶枕沟前和外侧裂延线的上方。中央沟和中央后沟之间为中央后回，为大脑皮质感觉区。中央后回后面有横行的顶间沟，将顶叶分为顶上回、缘上回和角回。

顶叶的主要功能区包括：① 皮质感觉区，位于中央后回和顶上回。中央后回为浅感觉和深感觉的皮质中枢，接受对侧身体的深、浅感觉信息，身体各部位代表区的排列与运动区的排列大致相对应，呈"倒人状"；顶上回为分辨性触觉和实体感觉皮质中枢。② 运用中枢，位于优势半球的缘上回，与复杂动作和劳动技巧有关。③ 视觉性语言中枢（阅读中枢），位于角回，主要功能为理解看到的文字和符号。

【损害表现及定位】

顶叶损害主要引起以下症状。

（1）皮层感觉障碍：中央后回及顶叶后部上方病变所致。破坏性病变表现为病灶对侧肢体复合性感觉障碍，如实体觉、位置觉、两点辨别觉和皮肤定位觉的丧失，而一般感觉正常。刺激性病变表现为病灶对侧肢体的部分性感觉性癫痫发作，如蚁走感、麻木感、电击感等异常感觉，并按一定方式扩散，如扩散到中央前回运动区，可引起部分性运动性发作。

（2）体象障碍：包括自体认识不能和病觉缺失。右侧顶叶邻近角回损害可出现自体认识不能，否认对侧肢体的存在或认为对侧肢体不是自己的。右侧顶叶邻近缘上回损害时出现病觉缺失，表现为否认左侧偏瘫的存在。顶叶病变还可出现失肢体感或幻多肢。

（3）古茨曼综合征（Gerstmann syndrome）：优势半球顶叶角回皮质损害所致。表现为计算不能（失算）、手指失认、左右辨别不能、书写不能（失写症）。

（4）失用症：即肢体动作的运用障碍，表现为语言理解及运动功能正常，但不能完成有目的的复杂活动。优势侧缘上回是运用功能的代表区，发出的纤维至同侧中央前回，并经胼胝体到达对侧中央前回。优势侧缘上回病变可产生双侧失用症。详见本章第二节。

（5）视野改变：一侧顶叶深部的视辐射纤维损害，可出现两眼对侧视野的同向下象限盲。

（三）颞叶

【解剖及生理】

颞叶位于外侧裂的下方，以此裂与额、顶叶分界，其前端为颞极，后面与枕叶相邻。外侧裂和颞上沟为颞上回，颞上、中沟间为颞中回，颞中、下沟间为颞下回，颞上回的一部分掩入外侧裂深部，后端为颞横回。

颞叶的主要功能与听觉、语言和记忆有关。主要功能区包括：① 听觉中枢，位于颞上回中部及颞横回；② 感觉性语言中枢，位于优势半球颞上回后部；③ 嗅觉中枢，位于钩回和海马回前部，接受双侧嗅觉纤维；④ 颞叶前部，与记忆、联想、比较等高级神经活动有关；⑤ 海马，与精神活动有关。

【损害表现及定位】

颞叶损害主要引起以下症状。

（1）感觉性失语：优势半球颞上回后部（Wernicke 区）语言中枢损害所致。患者能听到说话的声音，能自言自语，但不能理解他人和自己说话的含义。

（2）命名性失语：优势半球颞中回后部损害所致。患者丧失对物品命名的能力，对于一个物品，只能说出它的用途，说不出它的名称。

（3）颞叶癫痫：颞叶病变可引起癫痫，多为复杂部分性发作，亦称精神运动性发作。见于海马损害又称阿蒙角（Ammon horn）损害。患者突然出现似曾相识感、精神异常、自动症及视物变大或变小等症状。如病变在颞叶钩回（嗅觉、味觉中枢），可出现钩回发作，表现为幻嗅、幻味、撅嘴、咀嚼动作。

（4）精神症状：优势半球颞叶广泛病变或双侧颞叶病变，多为人格改变、情绪异常、记忆障碍、精神迟钝及表情淡漠。

（5）视野改变：颞叶深部的视辐射纤维和视束受损，可出现两眼对侧视野的同向上象限盲。

（四）枕叶

【解剖及生理】

枕叶位于大脑半球后部的小部分，在顶枕裂至枕前切迹连线的后方，其后端为枕极。枕叶内侧面距状裂为界，上为楔回，下为舌回。距状裂周围的皮质为视觉中枢，又称纹状区。枕叶的主要功能与视觉有关。

【损害表现及定位】

枕叶损害主要引起以下症状。

（1）视野改变：偏盲，一侧视中枢病变可产生对侧同向性偏盲，而中心视力不受影响，称黄斑回避；象限盲，距状裂以下舌回损害，产生对侧同向性上象限盲；楔回损害，产生对侧同向下象限盲；皮质盲，双侧视觉中枢病变产生全盲，但对光反射存在。

（2）视幻觉：视中枢的刺激性病变可出现幻视、闪光、火星、暗影等。

（3）视觉失认：优势侧纹状区周围病变，患者能绕过障碍物走路，但不认识看见的物体、图像、颜色等，需要借助触觉方可辨认。

（4）视物变形：顶、枕、颞交界区病变所致，患者所看物体发生变大、变小、形状歪斜及颜色改变等现象，有时是癫痫的先兆。

（五）岛叶

【解剖及生理】

岛叶呈三角形岛状，位于外侧裂深面，被额叶、顶叶、颞叶所盖。岛叶的功能与内脏感觉和运动有关。刺激岛叶可以引起内脏运动改变，如唾液分泌增加、恶心、呃逆、胃肠蠕动增加和饱胀感。

【损害表现及定位】

岛叶损害可引起内脏运动障碍和感觉障碍。

（六）边缘叶

【解剖及生理】

边缘叶由半球内侧面位于胼胝体周围和侧脑室下角底壁的一圆弧形结构构成，包括隔区、扣带回、海马回、海马旁回和钩回。边缘叶与杏仁核、丘脑前核、下丘脑、中脑被盖、岛叶前部、额叶眶面等结构共同组成边缘系统。边缘系统与网状结构和大脑皮质有广泛联系，参与高级神经、精神（情绪和记忆等）和内脏活动。

【损害表现及定位】

边缘系统损害可出现情绪及记忆障碍、行为异常、幻觉反应迟钝等精神障碍及内脏活动障碍。

二、内囊

【解剖及生理】

内囊是位于尾状核、豆状核及丘脑之间的白质层，其外侧为豆状核，内侧为丘脑，前内侧为尾状核，由纵行的纤维束组成，其纤维呈扇形放射至大脑皮质。在水平切面上，内囊形成尖端向内的钝角，分为前肢、后肢和膝部。① 内囊前肢：位于尾状核与豆状核之间，下行纤维是额叶脑桥束，上行纤维是丘脑内侧核至额叶皮质的纤维（丘脑前辐射）；② 内囊膝部：位于前后肢相连处，皮质延髓束于此通过；③ 内囊后肢：位于丘脑与豆状核之间，前部有皮质脊髓束通过，支配上肢者靠前，支配下肢者靠后，其后部为丘脑至中央后回的丘脑皮质束，最后为听辐射和视辐射。

【损害表现及定位】

内囊损害主要引起以下症状。

（1）内囊完全损害：因锥体束在内囊高度集中，内囊完全损害时，病灶对侧可出现"三偏"综合征，即对侧偏瘫、偏身感觉障碍及偏盲，多见于脑出血或脑梗死。

（2）内囊部分损害：内囊不同程度损害通过传导束，可单独或合并出现 1~2 个症状，如偏瘫、偏身感觉障碍、偏身共济失调、偏盲、一侧中枢性面瘫或舌瘫、运动性失语等。

三、基底节

【解剖及生理】

基底节是位于大脑深部的灰质核团，包括纹状体（含尾状核和豆状核）、屏状核及杏仁核。红核、黑质及丘脑底核也是基底节的一部分。基底节是锥体外系的主要结构，除了各核之间有相互密切的联络纤维外，与大脑皮质、丘脑、小脑及脊髓都有广泛的纤维联系。基底节与大脑皮质及小脑协同调节随意运动、肌张力和姿势反射，也参与复杂行为的调节。

【损害表现及定位】

基底节损害主要产生运动异常（动作增多或减少）和肌张力改变（肌张力增高或降低）。多见于变性疾病，亦见于脑血管病、炎症、中毒、肿瘤等。

（1）肌张力减低-运动过多综合征：由新纹状体（尾状核和壳核）病变引起。舞蹈样动作，一种不重复、无规律、无目的的急骤运动（壳核病变）；手足徐动症，手指、足趾的缓慢如蚯蚓蠕动样动作（尾状核病变）；偏侧投掷运动，一侧肢体的大幅度和有力的活动（丘脑底核病变）；等等。

（2）肌张力增高-运动减少综合征：由旧纹状体（苍白球）、黑质病变引起。多见于帕金森病，表现为肌张力增高、运动减少及静止性震颤。

四、间脑

【解剖及生理】

间脑位于两侧大脑半球之间，间脑前方以室间孔与视交叉上缘的连线为界，下方与中脑相连，两侧为内囊。左右间脑之间的矢状窄隙为第三脑室，其侧壁为左右间脑的内侧面。间脑包括丘脑、上丘脑、下丘脑和底丘脑四部分。

【损害表现及定位】

间脑损害多无明显定位体征，主要表现为颅内压增高症状，临床定位较为困难，需要全面分析。

（一）丘脑

【解剖及生理】

丘脑是间脑中最大的卵圆形灰质团块。丘脑前端凸隆，为丘脑前结节；后端膨大，为丘脑枕；下方为内侧膝状体和外侧膝状体。丘脑被薄层"Y"形白质纤维（内髓板）分隔为若干核群，主要有前核群、内侧核群、外侧核群。丘脑是各种感觉（嗅觉除外）传导的皮质下中枢和中继站，其对运动系统、感觉系统、边缘系统、上行网状系统和大脑皮质的活动发挥重要影响。

（1）前核群：位于丘脑内髓板分叉部的前上方，是边缘系统中一个重要的中继站，与下丘脑、乳头体及扣带回均有联络纤维。前核群与内脏活动有关。

（2）内侧核群：位于内髓板的内侧，包括背内侧核和腹内侧核。背内侧核与丘脑其他核团、额叶皮质、海马、纹状体等均有联系，腹内侧核与海马和海马回有联系。内侧核群为躯体和内脏感觉的整合中枢，与记忆、情感等有密切关系。

（3）外侧核群：位于内髓板的外侧，分背侧和腹侧两部分。腹侧核群中的腹后外侧核群接受内侧丘系和脊髓丘脑束的纤维，由此发出纤维形成丘脑皮质束的大部，终止于大脑中央后回皮质感觉中枢，传导躯体和四肢的感觉。腹侧核群中的腹后内侧核群接受三叉丘系及味觉纤维，发出纤维组成丘脑中央辐射，终止于中央后回下部，传导面部的感觉和味觉。腹侧核群中的外侧腹核群接受小脑齿状核及顶核发出的纤维，并与大脑皮质运动前区联系，与运动协调和锥体外系有关。

【损害表现及定位】

丘脑损害可表现为对侧偏身感觉障碍、对侧偏身自发性疼痛（丘脑痛）、对侧面部表情运动障碍、对侧偏身不自主运动、情感障碍等。

（1）对侧偏身感觉障碍：丘脑外侧核群，特别是腹后核受损，可出现各种感觉均缺失。对侧偏身感觉障碍的特点为，所有感觉皆有障碍，深感觉和精细触觉障碍重于浅感觉（因为传导浅感觉的纤维有部分不交叉），肢体及躯干的感觉障碍重于面部，严重的深感觉障碍可表现为感觉性共济失调，感觉异常（大脑皮质对丘脑的抑制解除）。

（2）对侧偏身自发性疼痛（丘脑痛）：内髓板核和中央核受损所致，多表现为病灶对侧肢体出现难以忍受和难以形容的持续性自发性疼痛。丘脑痛的特点为，疼痛部位不准确、不固定、较弥散；疼痛的性质不定，为烧灼感、冷感和难以描述的痛感；疼痛常受情绪的影响，情绪激动可使疼痛加重；常伴有自主神经功能障碍，如血压增高或血糖增高；止痛药无效，抗癫痫药有一定的疗效。

（3）对侧面部表情运动障碍：丘脑至皮质下（锥体外系统）诸神经核损害造成反射径路中断所致，病灶对侧的面部可出现分离性运动障碍，即当患者大哭大笑时，病灶对侧面部表情丧失，但嘱患者做随意运动时，面肌并无瘫痪表现。

（4）对侧偏身不自主运动（意向性震颤或共济失调）：丘脑外侧核群病变，由红核、小脑、苍白球的联系纤维受损害所致，可出现舞蹈样动作或手足徐动样动作。可因手指的指划运动而呈现特殊的姿势，称为丘脑手。

（5）情感障碍：表现为情绪不稳、强哭强笑，是丘脑与边缘系统的联系受损所致。

（二）下丘脑

【解剖及生理】

下丘脑即丘脑下部，位于丘脑下沟下方，由第三脑室壁及室底上的灰质组成，重量约4g，约为全脑重量的3‰，含15对以上神经核及数以万计的神经内分泌细胞。其纤维联系广泛而复杂，与脑干、基底核、丘脑、边缘系统及大脑皮质之间有密切联系。下丘脑核团分为以下 4 个区。

（1）视前区：视前核所在区，位于第三脑室两旁，终板后方，分为视前内侧核与视前外侧核，与体温调节有关。

（2）视上区：内有视上核和室旁核两个核。视上核在视交叉之上，发出视上垂体束至神经垂体，与水代谢有关；室旁核在第三脑室两旁、前联合后方，与糖代谢有关。

（3）结节区：内有腹内侧核、背内侧核及漏斗核。腹内侧核位于乳头体之前、视上核之后，与性功能有关；背内侧核位于腹内侧核之上、第三脑室两旁及室旁核腹侧，与脂肪代谢有关。

（4）乳头体区：含有下丘脑后核和乳头体核，下丘脑后核位于第三脑室旁，与产热、保温有关。

【损害表现及定位】

下丘脑是皮质下神经内分泌及自主神经系统的整合中枢，对摄食行为、体温调节、水盐平衡、情绪变化、睡眠与觉醒、生殖与性功能、垂体腺功能及内脏活动等进行广泛的调节。下丘脑损害主要引起以下症状。

（1）中枢性尿崩症：视上核、室旁核及其垂体束受损可导致机体水代谢失调，产生中枢性尿崩症。表现为多饮、烦渴、多尿、尿比重减低、尿渗透压低于 290 mmol/L。

（2）体温调节障碍：机体体温受下丘脑调节而保持相对恒定，正常情况下产热和散热处于动态平衡状态。下丘脑的散热中枢在前内侧区，尤其是视前区，对体温的升高很敏感。当体温升高时，散热功能被激活，表现为皮肤血管扩张和大量出汗，通过热辐射和汗液的蒸发散失多余的热量，以维持正常的体温。下丘脑受损后散热机制失调，表现为中枢性高热和不能忍受温暖的环境。下丘脑的产热中枢在后外侧区，对低的温度敏感，当受到低于体温的温度刺激时，产热机制被激活，表现为血管收缩、汗腺分泌减少、竖毛、心率增加、内脏活动增强等，通过这些活动来减少散热和增加产热，以维持正常体温。下丘脑受损将破坏产热机制，表现为体温过低。

（3）摄食异常：下丘脑通过摄食中枢和饱食中枢的平衡对进食进行调节。饱食中枢（下丘脑腹内侧核）损害表现为食欲亢进、食量大增，可导致过度肥胖，称下丘脑性肥胖；摄食中枢（灰结节的外侧区）损害表现为食欲缺乏、厌食，甚至拒食，可导致消瘦、恶病质状态。

（4）睡眠与觉醒障碍：下丘脑视前区与睡眠有关，受损后可出现睡眠与觉醒障碍。下丘脑后区属于网状结构的一部分，参与上行网状激活系统的功能调节，与觉醒状态的发生和维持有关，下丘脑后区受损可出现睡眠过度、嗜睡，还可出现发作性睡眠综合征，表现为难以控制的睡眠，在走路、进食、工作中均可入睡，每次睡眠时间持续数分钟或数小时不等，可发生猝倒症。如果损害累及中脑网状结构，可出现深睡或昏迷。

（5）生殖与性功能障碍：下丘脑腹内侧核为性行为抑制中枢，受损可出现性早熟，如儿童期出现乳房发育、月经来潮、阴毛生长、生殖器发育等，可伴有智力低下、行为异常等。下丘脑结节部损害可出现性功能障碍及肥胖症，这是由于调节性腺的神经结构与调节脂肪代谢的神经结构极为接近，故可同时出现性器官发育迟缓（如男性睾丸较小、女性原发性闭经等）和向心性肥胖，演变成肥胖性生殖无能症。

（6）自主神经功能障碍：下丘脑为全身自主神经的高级中枢，交感神经与下丘脑后区有关，副交感神经与下丘脑前区有关。下丘脑损害可出现血压不稳、心率改变、多汗、腺体分泌障碍、胃肠功能失调等，严重者可出现应激性溃疡、上消化道出血等。

（三）上丘脑

【解剖及生理】

上丘脑位于两侧丘脑内侧，第三脑室顶部周围。主要结构有：① 松果体，位于两上丘之间，呈锥体形，附着于缰联合；② 缰联合，位于两上丘之间，在松果体前方，由横行的纤维束组成；

③ 后联合, 位于松果体下方, 由横行的纤维束组成。

【损害表现及定位】

上丘脑病变常见于松果体肿瘤, 肿瘤压迫中脑四叠体可引起帕里诺综合征, 表现为瞳孔对光反射消失 (上丘受损); 眼球垂直同向运动障碍, 特别是向上凝视麻痹 (上丘受损); 神经性聋 (下丘受损); 双侧小脑性共济失调 (结合臂受损)。

（四）底丘脑

【解剖及生理】

底丘脑外邻内囊, 位于下丘脑前内侧, 中脑被盖和背侧丘脑的过渡区域, 红核和黑质的上端也伸入此区。底丘脑的主要结构是丘脑底核, 属于锥体外系的一部分, 接受苍白球和额叶运动前区的纤维, 发出的纤维到苍白球、黑质、红核及中脑被盖, 参与锥体外系功能。

【损害表现及定位】

底丘脑损害可出现对侧以上肢为重的舞蹈运动, 表现为连续的不能控制的投掷运动。

五、脑干

【解剖及生理】

脑干上与间脑相连、下与脊髓相连, 由中脑、脑桥和延髓组成。

（1）脑干神经核: 脑干内的灰质核团。中脑有第Ⅲ、第Ⅳ对脑神经核, 脑桥有第Ⅴ、第Ⅵ、第Ⅶ、第Ⅷ对脑神经核, 延髓有第Ⅸ、第Ⅹ、第Ⅺ、第Ⅻ对脑神经核。除以上脑神经核, 脑干还有传导深感觉的薄束核、楔束核及与锥体外系有关的红核、黑质等。

（2）脑干传导束: 脑干内的白质, 包括深浅感觉传导束、锥体束、锥体外通路及内侧纵束等。

（3）脑干网状结构: 脑干中轴内呈弥散分布的胞体和纤维交错排列的"网状"区域, 称为网状结构, 其中细胞集中的地方称为网状核, 与大脑皮质、间脑、脑干、小脑、边缘系统及脊髓均有密切而广泛的联系。脑干网状结构中有许多神经调节中枢, 如心血管运动中枢、血压反射中枢、呼吸中枢、呕吐中枢等, 这些中枢在机体正常的呼吸功能、循环功能、控制感觉、运动功能、睡眠功能、内脏活动等中起着重要的作用。此外, 网状结构的一些核团接受各种信息, 并将其传至丘脑, 再经丘脑非特异性核团中继后传至大脑皮质的广泛区域, 以维持人的意识清醒状态, 因此网状结构也被称为上行网状激活系统。脑干网状结构受损可出现意识障碍。

（4）脑干的生理功能: 除嗅觉、视觉以外的各种感觉信息均通过脑干传至中枢, 脑的运动指令也均通过脑干传至相应的区域。延髓接受味觉和各种内脏感觉的传入, 参与调节内脏运动与唾液腺的分泌, 支配咽、喉、舌肌的运动, 并对维持机体正常呼吸、循环等基本生命活动起着极其重要的作用, 称为"生命中枢"。脑桥接受头面部感觉、听觉和前庭觉的传入, 支配口、面部肌肉和眼外肌的运动。中脑支配眼球的运动, 参与瞳孔反射和锥体外系的运动控制。

【损害表现及定位】

脑干病变大多出现交叉性瘫痪, 即病灶侧脑神经周围性瘫痪、对侧肢体中枢性瘫痪及偏侧感觉障碍, 病因多见于血管病、肿瘤、多发性硬化等。

（1）延髓病变。① 瓦尔贝格综合征 (Wallenberg syndrome), 又称延髓背外侧综合征, 病变位于延髓上段的背外侧, 常见病因为小脑后下动脉或椎动脉血栓形成。表现为眩晕、眼震、恶心及呕吐 (前庭神经核受损); 病灶侧软腭、咽喉肌瘫痪, 表现为吞咽困难、构音障碍、同侧软腭低垂及咽反射消失 (疑核及舌咽、迷走神经受损); 病灶侧共济失调 (绳状体受损); 霍纳综合征 (交感神经下行纤维受损); 交叉性偏身感觉障碍, 即同侧面部痛觉、温度觉缺失 (三叉神经脊束及脊束核受损), 对侧偏身痛觉、温度觉减退或消失 (脊髓丘脑侧束受损)。② 德热里纳综合征 (Dejerine syndrome), 又称延髓内侧综合征, 延髓中腹侧核受损, 主要表现为病灶侧舌肌瘫痪及肌肉萎缩

（舌下神经受损），对侧肢体中枢性瘫痪（锥体束受损），对侧上下肢触觉、位置觉、振动觉减退或丧失（内侧丘系受损）。可见于椎动脉及其分支或基底动脉后部血管阻塞。

（2）脑桥病变。① 米亚尔-居布勒综合征（Millard-Gubler syndrome），又称脑桥腹外侧部综合征，主要累及展神经、面神经、锥体束、脊髓丘脑束和内侧丘系，主要表现为病灶侧眼球不能外展（展神经麻痹）及周围性面神经麻痹（面神经核受损）、对侧中枢性偏瘫（锥体束受损）、对侧偏身感觉障碍（内侧丘系和脊髓丘脑束受损）。多见于小脑前下动脉阻塞。② 福维尔综合征（Foville syndrome），又称脑桥旁正中综合征和脑桥腹内侧综合征，主要累及展神经、面神经、脑桥侧视中枢、内侧纵束、锥体束，主要表现为病灶侧眼球不能外展（展神经麻痹）及周围性面神经麻痹（面神经核受损）、对侧中枢性偏瘫（锥体束受损）、两眼向病灶对侧凝视（脑桥侧视中枢及内侧纵束受损）。多见于脑桥旁正中动脉阻塞。③ 雷蒙-塞斯唐综合征（Raymond-Cestan syndrome），又称脑桥被盖部综合征，累及前庭神经核、展神经核、面神经核、内侧纵束、小脑中脚、小脑下脚、脊髓丘脑束和内侧丘系，见于小脑上动脉阻塞，又称小脑上动脉综合征。表现为眩晕、恶心、呕吐、眼震（前庭神经核受损）；病灶侧眼球不能外展（展神经受损）及周围性面神经麻痹（面神经核损害）；两眼向病灶对侧凝视（脑桥侧视中枢及内侧纵束受损）；交叉性感觉障碍，即同侧面部痛觉、温度觉缺失（三叉神经脊束及脊束核受损），对侧偏身痛觉、温度觉减退或消失（脊髓丘脑侧束受损）；对侧偏身触觉、位置觉、振动觉减退或丧失（内侧丘系受损）；患侧霍纳征（交感神经下行纤维受损）；患侧偏身共济失调（小脑中脚、小脑下脚和脊髓小脑前束受损）。④ 闭锁综合征（locked-in syndrome），又称去传出状态，主要见于基底动脉脑桥分支双侧闭塞。患者大脑半球和脑干被盖部网状激活系统无损害，意识清醒、语言理解无障碍，出现双侧中枢性瘫痪（双侧皮质脊髓束和支配三叉神经以下的皮质脑干束受损），只能以眼球上下运动示意（动眼神经与滑车神经功能保留），眼球水平运动障碍，不能讲话、双侧面瘫，构音及吞咽运动均障碍，不能转颈、耸肩，四肢全瘫，可有双侧病理反射，常被误认为昏迷。脑电图正常或有轻度慢波，有助于和真正的意识障碍相鉴别。

（3）中脑病变。① 韦伯综合征（Weber syndrome），又称大脑脚综合征、动眼神经交叉瘫，动眼神经和锥体束受损，表现为患侧除外直肌和上斜肌外的所有眼肌麻痹，瞳孔散大（动眼神经麻痹）；对侧中枢性面舌瘫和上下肢瘫痪（锥体束受损）。② 中脑被盖腹内侧部受损，可出现红核综合征（Benedikt syndrome），侵犯动眼神经、红核、黑质和内侧丘系，而锥体束未受影响。表现为患侧除外直肌和上斜肌外的所有眼肌麻痹、瞳孔散大（动眼神经麻痹），对侧肢体震颤、强直（黑质受损）或舞蹈运动、手足徐动及共济失调（红核受损），对侧肢体深感觉和精细触觉障碍（内侧丘系受损）。

六、小脑

【解剖及生理】

小脑位于颅后窝，在小脑幕下方，脑桥和延髓的背面，借助小脑下脚（绳状体）、中脚（桥臂）、上脚（结合臂）分别与延髓、脑桥、中脑相连。

1. 小脑的结构

小脑的中央为小脑蚓部，两侧为小脑半球。小脑表面为灰质（小脑皮质），由分子层、蒲肯野细胞层和颗粒层组成。灰质下为白质（小脑髓质）。在两侧小脑半球白质内各有 4 个小脑核团，由内向外依次为顶核、球状核、栓状核和齿状核。顶核在发生学上是最古老的，齿状核是 4 个核团中最大的。根据小脑表面的沟和裂，小脑被分为 3 个叶，分别是绒球小结叶、前叶和后叶。

2. 小脑的纤维联系

（1）小脑的传入纤维来自大脑皮质、脑干（前庭核、网状结构及下橄榄核）和脊髓，主要有脊髓小脑束、前庭小脑束、脑桥小脑束、橄榄小脑束、顶盖小脑束等，所有传入小脑的冲动均通过小脑的 3 个脚进入小脑，终止于小脑皮质和深部核团。

（2）小脑的传出纤维发自小脑深部核团（主要是齿状核、顶核），经过小脑上脚（结合臂）离开小脑，再经过中间纤维神经元（前庭外侧核、红核、脑干的网状核和丘脑核团）到达脑干的脑神经核及脊髓前角细胞。

3. 小脑的功能

小脑是神经系统中重要的运动调节中枢，主要作用是维持躯体平衡、调节肌张力和协调随意运动。小脑中最主要的特征是红核的传出纤维在传导过程中经过两次交叉，因此小脑对躯体活动发挥同侧协调作用。小脑半球为四肢的代表区，其上半部分代表上肢，下半部分代表下肢，小脑蚓部则是躯干的代表区。

【损害表现及定位】

小脑损害可引起共济失调、平衡障碍、构音障碍等，共济失调是主要症状。

（1）小脑蚓部损害。小脑蚓部与脊髓和前庭神经核有密切联系，管理躯干平衡功能。小脑蚓部损害时，会出现躯干共济失调，即平衡障碍，闭目难立征阳性。表现为站立不稳，行走时两脚分开、左右摇摆、步态蹒跚，呈醉酒步态。睁眼不能纠正此种共济失调。但小脑损害导致的肢体共济失调及眼震通常很轻，肌张力正常，语言障碍不明显。小脑蚓部损害多见于儿童小脑蚓部的髓母细胞瘤。

（2）小脑半球损害。一侧小脑半球损害表现为同侧肢体共济失调，上肢比下肢重，远端比近端重，精细动作比粗略动作重，指鼻试验、跟-膝-胫试验、轮替试验笨拙，常有水平性或旋转性眼球震颤，眼球向病灶侧注视时震颤更加粗大，出现小脑性吟诗样语言。小脑半球损害多见于小脑脓肿、肿瘤、脑血管病及遗传变性疾病等。此外，小脑占位性病变压迫脑干可发生阵发性强直性惊厥，或出现去大脑强直状态，表现为四肢强直、角弓反张、神志不清，称小脑发作。

七、脊髓

【解剖及生理】

脊髓由含有神经细胞的灰质和含有上下行传导束的白质组成。脊髓发出 31 对脊神经分布到四肢和躯干，同时也是神经系统的初级反射中枢，在大脑的控制下完成正常的脊髓活动。

1. 脊髓的外部结构

脊髓是中枢神经系统的组成部分之一，全长 42～45 cm，上端于枕骨大孔处与延髓相连，下端至第 1 腰椎下缘，位于椎管的上 2/3。脊髓自上而下发出 31 对脊神经，与此相应，脊髓也分为 31 个节段，即 8 个颈节（C1—C8），12 个胸节（T1—T12），5 个腰节（L1—L5），5 个骶节（S1—S5）和 1 个尾节（C0）。每个节段有 2 对神经根，即前根和后根。在发育过程中，脊髓的生长较脊柱生长慢，因此成人脊髓比脊柱短，其下端位置比相应脊柱高。颈髓节段较颈椎高 1 节椎骨，上中段胸髓节段较相应的胸椎高 2 节椎骨，下胸髓则高 3 节椎骨；腰髓位于第 10～12 胸椎水平；骶髓位于第 12 胸椎和第 1 腰椎水平。由于脊髓和脊柱长度不等，神经根由相应椎间孔穿出椎管时，愈下位脊髓节段的神经根愈向下倾斜，腰段的神经根几乎垂直下降，形成马尾，由 L2 至尾节 10 对神经根组成。

脊髓呈前后稍扁的圆柱形，全长粗细不等，有 2 个膨大部，颈膨大部始自 C5—T2，发出支配上肢的神经根；腰膨大部始自 L1—S2，发出支配下肢的神经根。脊髓自腰膨大部向下逐渐细削，形成脊髓圆锥，圆锥尖端发出终丝，终止于第 1 尾椎的骨膜。

脊髓表面有 6 条纵行的沟裂，前正中裂深达脊髓前后径的 1/3，后正中裂伸入脊髓，将后索分为对称的左右两部分。前外侧沟与后外侧沟左右各一，脊神经前根由前外侧沟离开脊髓，后根由后外侧沟进入脊髓。

与脑膜相对应的脊髓膜也有三层膜，最外层为硬脊膜，是硬脑膜在椎管内的延续，在骶髓节段水平硬脊膜形成盲端；硬脊膜下面是一层薄而透明的蛛网膜；最内层为富有血管的薄膜，称为软脊膜，紧贴于脊髓表面。硬脊膜外面与脊椎骨膜之间的间隙为硬膜外腔，其中有静脉丛与脂肪组织；硬脊膜与蛛网膜之间为硬膜下腔，其间无特殊结构；蛛网膜与软脊膜之间为蛛网膜下腔，与脑的蛛网膜下腔相同，其间充满脑脊液。软脊膜包绕脊神经穿过蛛网膜附着于硬脊膜内面称为齿状韧带，脊神经和齿状韧带对脊髓起固定作用。

2. 脊髓的内部结构

脊髓由白质和灰质组成。灰质呈灰红色，主要由神经细胞核团和部分胶质细胞组成，横切面上呈蝴蝶形或"H"形，位于脊髓中央，其中心有中央管；白质主要由上下行传导束及大量的胶质细胞组成，包绕在灰质的外周。中央管在灰质的中央，为细长的管道，里面含有脑脊液，上通第四脑室，下通脊髓圆锥末端的终室。

(1) 脊髓灰质。脊髓灰质可分为前角、后角及 C8—L2 和 S2—S4 的侧角。此外，还包括中央管前后的灰质前联合和灰质后连合，合称中央灰质。灰质是脊髓接受和发出冲动的关键结构。前角主要参与躯干和四肢的运动支配；后角主要参与感觉信息的中转；C8—L2 侧角是脊髓交感神经中枢，支配血管、内脏及腺体的活动，其中 C8—T1 侧角发出的交感纤维支配同侧的瞳孔扩大肌、睑板肌、眼眶肌、面部血管和汗腺；S2—S4 侧角为脊髓副交感神经中枢，支配膀胱、直肠和性腺。

(2) 脊髓白质。脊髓白质分为前索、侧索和后索三部分。前索位于前角及前根的内侧，侧索位于前后角之间，后索位于后正中裂与后角、后根之间。灰质前联合前方有白质前联合，灰质后角基底部的灰白质相间的部分为网状结构。白质主要由上行（感觉）、下行（运动）传导束及大量的胶质细胞组成。

前索主要含有上行与下行两种纤维束。① 皮质脊髓前束，是同侧大脑皮质运动区直接下降的纤维束。其大部分纤维经过白质前联合而终止于对侧的前角细胞；小部分纤维终止于同侧的前角细胞，负责躯干的肌肉运动。此束在胸髓以下消失。② 脊髓丘脑前束，位于前索的外侧部分，是传导粗略触觉及一部分压觉的纤维束。③ 前庭脊髓束，起自前庭神经外侧核，发出纤维在脊髓同侧前索中下行，直至腰、骶髓。④ 橄榄脊髓束，起自下橄榄核，在脊髓同侧的前索边缘下降至胸上部诸节。⑤ 顶盖脊髓束，起自中脑顶盖（上丘及下丘），分为内侧束和外侧束。内侧束较大，围绕中央灰质腹侧而至中线，并越过中线形成交叉（被盖背侧交叉），然后沿脑干的中线下行至脊髓前索的内侧部，此束只达胸髓上段。外侧束始终在同侧下行，在脑干位于前外侧部，在脊髓位于前索的外侧部。⑥ 网状脊髓束，分为侧束和前束，均起源于脑干的网状结构。⑦ 网状脊髓前束，起自脑桥网状结构，纤维不交叉，下行于脊髓前索中。⑧ 网状脊髓侧束，起自脑桥及延髓网状结构的内侧2/3 区，大部分纤维交叉，向下至脊髓侧索，终止于前角细胞。

侧索的主要纤维束如下：① 脊髓小脑背侧束，位于侧索的背外方，是传导深部感觉至小脑的纤维束。② 皮质脊髓侧束，位于脊髓小脑背侧束的内侧，来自对侧大脑皮质运动区，终止于前角细胞，主要支配同侧上下肢随意肌的运动。③ 脊髓小脑腹侧束，位于侧索的腹外方，是传导深感觉至小脑的纤维束。④ 红核脊髓束，起自中脑红核的大细胞部，纤维束离开红核后立刻在被盖腹侧交叉至对侧，称为被盖腹侧交叉，然后在脑桥及延髓的外侧部下行，在脊髓下行于侧索中，终止于前角细胞，调节肌肉运动。⑤ 脊髓丘脑侧束，位于脊髓小脑腹侧束的内侧，红核脊髓束的腹侧，为传导痛觉与温度觉的纤维束。

后索含薄束及楔束。薄束在后索内侧部，传导同侧下半身的深部感觉、精细触觉和一部分压觉纤维。楔束位于薄束的外侧，传导同侧上半身的深部感觉、精细触觉及一部分压觉纤维。薄束和楔束是同一种功能的传导束，其纤维在脊髓后索的排列有一定的顺序，自内向外为骶、腰、胸、颈。

3. 脊髓的血供（图1-1-1）

（1）脊髓的动脉血供。脊髓的动脉血供有3个主要来源：脊髓前动脉、脊髓后动脉、根动脉。

脊髓前动脉：起源于两侧椎动脉的颅内部分，在延髓的腹侧合并成一支，沿脊髓的前正中裂下行，供应脊髓的全长。在前正中裂内发出一系列分支，伸入前联合，供应脊髓两侧灰质的前半部，这些分支总称沟连合动脉。沟动脉系统终末支易发生缺血，导致脊髓前动脉综合征。

脊髓后动脉：左右各一根，起源于同侧椎动脉的颅内部分，走行于脊髓的后外侧沟表面，供应脊髓全长。脊髓后动脉吻合支丰富，较少发生缺血。

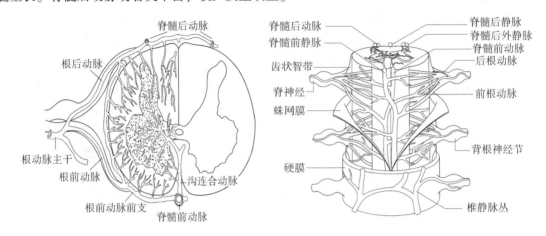

图1-1-1　脊髓的血供示意图

根动脉：在颈段接受来自颈部椎动脉的分支和甲状腺下动脉的分支供应，在胸、腰、骶各段接受来自肋间、腰、髂腰和骶外侧动脉的分支供应，这些分支沿着脊神经根经椎间孔进入椎管，统称为根动脉。每一根动脉进入椎间孔后即分成前后两股，即前根动脉与后根动脉，分别与脊髓前动脉和脊髓后动脉吻合，构成脊髓的冠状动脉环。大多数根动脉都比较细小，但在C6、T9、L2三处的较大，它们不但供应本节段，还供应上、下邻近的多个节段。其中，C6处的根动脉发自椎动脉主干，供应颈膨大各节段，故又称颈膨大动脉；T9处的根动脉特别显著，发自肋间动脉，供应腰膨大的各节段脊髓，称为腰膨大动脉。根动脉补充血供，使脊髓的动脉血流十分丰富，不易发生缺血现象。少数情况下，当脊髓的主要动脉（脊髓前动脉和脊髓后动脉）发生血栓时，相邻两根动脉的交界处易发生缺血现象，如T4和L1处。从横断面上来看，脊髓后动脉、后根动脉及冠状动脉环分布于灰质后角的表浅部分、白质后索及白质侧索的浅表部分。脊髓其他部分由脊髓前动脉和前根动脉供血。

（2）脊髓的静脉血供。脊髓的静脉与动脉一样可分成脊髓前、后静脉和神经根静脉。脊髓前静脉与脊髓前动脉伴行于脊髓前正中裂，沿途有深层的脊髓中央静脉或沟静脉注入。脊髓后静脉与脊髓后动脉伴行，形成丰富的静脉丛。根静脉与根动脉伴行，经前根及后根静脉引流至椎静脉丛，且与脊髓前、后静脉相连。椎静脉丛向上与延髓静脉相通，在胸段与胸腔内奇静脉及上腔静脉相通。椎静脉丛内的压力很低，没有瓣膜，其血流方向不定，可受胸腹腔压力的变动而改变，这一系统可构成感染及恶性肿瘤转移入颅的潜在通路。

（3）脊髓的生理功能。脊髓的生理功能主要有两个：传导活动和反射活动。传导活动包括向上传导和向下传导，这些传导关系在人的生命活动中起着重要作用。脊髓中存在许多低级反射中枢，这些中枢能维持人体生命活动应有的反射活动，如牵张反射、屈曲反射。

【损害表现及定位】

1. 脊髓损害的横向定位

（1）后根：受损的节段内各种感觉减退或消失，可有放射性疼痛。

（2）后角：产生同侧阶段性、分离性感觉障碍，即痛觉、温度觉缺失而触觉及深感觉保留。

（3）灰质前联合：产生两侧对称性、节段性、分离性感觉障碍。

（4）前根和前角：相应支配肌节的下运动神经元性瘫痪。

（5）侧角：自主神经功能障碍，引起血管舒缩、发汗及立毛反射障碍以及皮肤、指甲营养改变等。

（6）脊髓半切综合征：① 病灶同侧，损害水平以下深感觉缺失（后索受损），上运动神经元性瘫痪（锥体束受损），血管舒缩运动障碍（早期皮肤潮红，后期皮肤发绀、发冷，侧索中下行的血管舒缩纤维受损）。② 病灶对侧，损害水平以下痛觉和温度觉消失而触觉保留（因不交叉的触觉纤维在健侧后索中上行）。

（7）脊髓横贯性损害：① 不同的病变部位，引起的瘫痪类型不同。高位颈髓病变（C1—C4），引起四肢瘫痪（上运动神经元性）；颈膨大（C5—T2）病变，引起四肢瘫痪（上肢下运动神经元性，下肢上运动神经元性）；胸髓（T3—T12）病变，引起截瘫（下肢上运动神经元性）；腰膨大（L1—S2）病变，引起截瘫（下肢下运动神经元性）。② 反射改变，与损害节段有关的反射消失，损害节段以下出现腱反射亢进和病理反射阳性。③ 感觉障碍，引起病灶以下双侧传导束型感觉障碍。④ 括约肌功能障碍，初期多为尿潴留，后期多为尿失禁。⑤ 病灶以下的肢体出现血管运动障碍及营养障碍。当脊髓受到急性严重的横贯性损害时，如外伤、急性脊髓炎等，早期首先出现脊髓休克现象，即损害平面下迟缓性瘫痪、肌张力减低、腱反射减退或消失、病理征阴性、伴尿潴留。

2. 脊髓受损的纵向定位

（1）高位颈髓病变（C1—C4）：① 神经根痛，C1—C4 脊神经后根受刺激后可出现神经根痛，放射到枕部、颈部及肩部，并发生颈强直、颈部活动受限及颈部活动时疼痛加重。② 中枢性四肢瘫痪，四肢痉挛性瘫痪、肌张力增高、腱反射亢进、腹壁及提睾反射减弱或消失、病理反射阳性。③ 病灶以下各种感觉障碍。④ 括约肌功能障碍，急性期出现脊髓休克，发生尿潴留，而脊髓休克期过后出现尿失禁。⑤ 膈肌瘫痪，如 C3—C5 前角细胞或前根损害时出现呼吸功能紊乱，如为刺激性病变则出现呃逆及呼吸不规则等，如为破坏性病变则出现膈神经麻痹。上述呼吸功能紊乱亦可能与损伤了上升至延髓呼吸中枢的纤维有关。⑥ 脉搏徐缓，短暂性脉搏徐缓是高位颈髓病变的特点，这与上升至循环中枢的纤维受损有关。⑦ 体温波动，自下丘脑经脑干下降至脊髓的体温调节纤维被中断，多数在室温高时体温亦升高，室温低时体温亦降低。

（2）颈膨大（C5—T2）病变：① 四肢瘫痪，双上肢呈周围性瘫痪，双下肢呈中枢性瘫痪。② 病灶以下各种感觉障碍。③ 神经根痛，常向肩及上肢放射。④ C8 及 T1 侧角细胞（睫状体脊髓中枢）受损可出现霍纳综合征。⑤ 括约肌功能障碍。

（3）胸髓（T3—T12）病变：脊髓受损以胸髓多见。① 双下肢上运动神经元性瘫痪（截瘫）。② 病灶以下各种感觉障碍。③ 括约肌功能障碍。④ 神经根痛，常为环绕躯干的束带感。

（4）腰膨大（L1—S2）病变：① 双下肢下运动神经元性瘫痪。② 双下肢及会阴部各种感觉障碍。③ S2 以上脊髓损害皆可出现中枢性排尿障碍，初期尿潴留，以后出现尿失禁，再经过一段时间可出现反射性周期性排尿，又称反射性膀胱。④ S2—S4 病变可出现阳痿等症状。

（5）脊髓圆锥（S3—C0）病变：① 排尿障碍，初期因膀胱逼尿肌失去张力，尿道内口关闭，出现尿潴留；后期因膀胱过度充盈，出现尿液溢出。急性期过后膀胱可能发生频繁的收缩及自动反射性排尿（膀胱壁丛的反射，又称自动膀胱）。② 感觉障碍，鞍区出现双侧对称性感觉障碍。③ 双下肢无瘫痪，无腱反射异常。

（6）马尾病变：① 下肢发生下运动神经元性瘫痪。② 周围性排尿障碍。③ 下肢与会阴部感觉障碍。④ 神经根痛，下肢有剧烈的神经根痛。⑤ 双侧症状及体征不对称。

第二节　神经系统疾病的病史采集和体格检查

一、病史采集

病史采集在神经系统疾病诊断中占重要地位。有些神经系统疾病没有异常体征或实验室检查结果，确切的病史是诊断的重要依据，甚至是唯一依据。病史采集要遵循实事求是的原则，尽可能让患者自己陈述疾病的主要症状和经过，询问病史时注重启发，避免暗示。对昏迷或不能自己表述的患者，让家属或知情者陈述疾病经过。病史采集应注意：① 系统完整，引导患者按症状出现的先后顺序描述症状的发生和演变，记录阳性症状，不能忽略有意义的阴性症状。② 客观真实。③ 重点突出，围绕主诉提问，减少无关叙述。④ 避免暗示和诱导，医生不能根据自己的臆测诱导患者。⑤ 分析归纳，病史采集完后，医生应归纳症状特点，分析所获得的信息是否能够合理解释患者的症状及可能的诊断，如存在疑点应进一步核实。

1. 主诉

主诉是患者感受最痛苦的部分，包括主要症状、发病时间和病情变化情况。主诉是疾病定位和定性诊断的第一线索。

2. 现病史

现病史是对主诉的注释和延伸，是临床分析和诊断最重要的部分，通常包括：① 起病情况，如发病时间、起病急缓、诱发因素和致病因素；② 症状的特点，包括症状的性质、部位、范围和严重程度；③ 疾病进展及演变过程；④ 伴随症状及其相互关联；⑤ 既往诊治情况；⑥ 与现病史相关的疾病情况，是否合并心、肝、肺、肾、内分泌等其他器官、系统疾病，及其与现在疾病发生、发展及变化的关系；⑦ 一般情况，包括病程中的饮食、大小便、体重、睡眠和精神状态等。

起病急缓是定性诊断的重要线索，急性起病常提示脑血管病、急性炎症、中毒和外伤等，缓慢起病多为肿瘤、慢性炎症、变性和发育异常等。疾病的首发症状常可提示病变的主要部位，症状和体征又体现出相应解剖学结构的功能，是定位诊断必不可少的依据。

3. 既往史

既往史包括患者既往的健康状况和过去的疾病、手术、外伤、中毒、预防接种及过敏史，尤其注意采集与神经系统疾病有关的内科疾病史，对婴儿患者还应询问胚胎期和围生期情况。

4. 个人史

个人史包括患者的出生、居住、生长发育、文化程度、社会经历、职业及工作性质、生活习惯及烟酒嗜好、婚姻史及冶游史。对女性患者须询问月经史和生育史，对儿童患者应注意围生期和疫苗接种情况。

5. 家族史

一些神经系统疾病是有遗传性或与遗传有关的，如遗传性共济失调症、进行性肌营养不良症、橄榄体脑桥小脑萎缩等。神经系统遗传性疾病常发生在有血缘关系的家族成员中，如两代以上出现相似疾病，或同胞中两个以上在相似年龄出现相似疾病，应考虑遗传性疾病的可能。发现遗传性疾病后，应询问患者家族成员情况，绘制家系图谱。

二、神经系统检查

（一）一般检查

一般检查是指对患者的一般状况如意识状态、精神状态、脑膜刺激征、头部、颈部、躯干及四肢等进行概况性评价。

1. 意识状态

评估患者意识障碍的损害程度。

2. 精神状态

评估患者的认知、情感、意志、行为等是否存在理解力、定向力、记忆力、计算力、判断力等障碍。

3. 脑膜刺激征

脑膜刺激征包括颈强直、克尼格征（Kernig 征）、布鲁津斯基征（Brudzinski 征）等，见于中枢神经系统感染、蛛网膜下腔出血等，深昏迷时脑膜刺激征可消失。

（1）屈颈试验：可表现为不同程度的颈强直、被动屈颈受限，须排除颈椎疾病。

（2）Kernig 征检查：患者仰卧，下肢髋、膝关节屈曲成直角，检查者于膝关节处试行伸直其小腿（图 1-2-1），如伸直受限并出现疼痛，大、小腿间夹角<135°，为 Kernig 征阳性。屈颈试验阳性而 Kernig 征阴性提示后颅窝占位性病变或小脑扁桃体疝。

（3）Brudzinski 征检查：患者仰卧，屈颈时出现双侧髋、膝部屈曲（颈部征）（图 1-2-2），叩击耻骨联合出现双侧下肢屈曲和内收（耻关节联合征）；或一侧下肢膝关节屈曲位，使该侧下肢向腹部屈曲，对侧下肢也发生屈曲（下肢征）。以上均为 Brudzinski 征阳性。

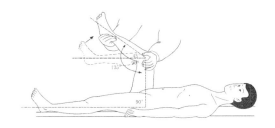 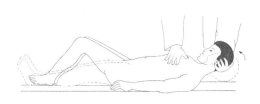

图 1-2-1　Kernig 征检查　　　　　　　　图 1-2-2　Brudzinski 征检查

4. 头部和颈部

（1）头部。① 视诊，观察头颅的大小、对称性，有无畸形和发育异常等；② 触诊，确定头部有无压痛、触痛、隆起、凹陷，婴儿检查囟门是否饱满、颅缝有无分离等；③ 叩诊，检查头部有无叩击痛，叩击脑积水患者颅骨可有空瓮音（麦克尤恩征，MacEwen sign）；④ 听诊，颅内血管瘤、血管畸形、大动脉部分阻塞时，在病变上方可闻及血管杂音。

（2）面部及五官。观察有无眼睑下垂、眼球内陷或外凸、角膜溃疡、角膜缘黄绿色或棕黄色的色素沉积环（K-F 环）等，有无面肌抽动或萎缩、色素脱失或沉着。脑-面血管瘤病患者面部可见血管色素斑痣。结节硬化症患者面部可见皮脂腺瘤。观察鼻部有无畸形、鼻窦区压痛，口部有无唇裂、疱疹。

（3）颈部。观察颈部双侧是否对称，有无疼痛、颈强直、活动受限、姿态异常（如痉挛性斜颈、强迫体位）等。强迫头位及颈部活动受限见于后颅窝肿瘤、颈椎病变，颈项粗短、后发际低、颈部活动受限见于颅底凹陷症和颈椎融合症。观察双侧颈动脉搏动是否对称，颈动脉狭窄者可在颈部闻及血管杂音。

5. 躯干和四肢

观察脊柱、骨骼、四肢有无畸形、强直、叩痛、压痛等，肌肉有无萎缩、疼痛、压痛等。肌营养不良可见肌萎缩、腰椎前凸及翼状肩胛等，脊髓空洞症和脊髓型共济失调可见脊柱侧凸。

（二）颅神经检查

颅神经检查对神经系统疾病的定位诊断有重要意义。

1. 嗅神经

先询问患者有无主观嗅觉障碍，然后让患者闭目，闭塞其一侧鼻孔，将挥发性或有特殊气味的物质置于受检鼻孔附近，令其辨别。鼻腔有炎症或阻塞时不能做此检查。嗅神经和鼻本身病变可出现嗅觉减退或消失，嗅中枢病变可出现幻嗅。

2. 视神经

主要检查视力、视野和眼底。

（1）视力检查。视力检查分为远视力检查和近视力检查，分别用国际远视力表或近视力表（读字片）进行检查，两眼应分别测试。① 远视力：常用分数表示，分子是检查时患者的距离，一般为5 m，分母表示正常人在该距离应能看到的一行，如5/10指患者在5 m处才能看清正常人在10 m处能看清的一行。② 近视力：常用小数表示，即0.1~1.5，当视力减退到不能辨认视力表上的最大字体时，嘱患者在一定距离内辨认手指的数目或移动（几米指数、眼前手动），记录其距离以表示视力。视力减退更严重时，可用手电筒检查患者眼球有无光感，完全失明时光感消失。因此，按患者视力情况可记录为正常、减退（具体记录视力表测定结果）、指数、手动、光感和黑蒙（完全失明）。

（2）视野检查。视野是眼球保持居中位置时平视前方所能看到的空间范围。正常单眼视野范围大约是颞侧90°，下方70°，鼻侧和上方各60°。目前检查视野的方法有两种，分别是对照法和视野计测定法。① 对照法：患者背光与检查者隔约60 cm相对而坐，双方各遮住相对一侧眼睛（即一方遮右眼、另一方遮左眼），另一眼互相直视，检查者持棉签在两人等距间分别由颞上、额下、鼻上、鼻下从外周向中央移动，嘱患者一看到棉签立即报告（图1-2-3）。对照法以检查者的视野作为正常范围与患者比较，判断患者是否存在视野缺损。如果采用上

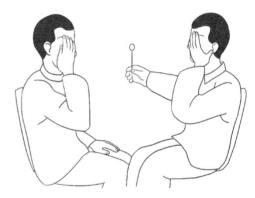

图 1-2-3 对照法检查视野

述方法粗测患者存在视野缺损，应进一步采用视野计进行测定。② 视野计测定法：常采用弓形视野计，可精确测定患者视野。将视野计的凹面向着光源，患者背光坐在视野计的前方，将颏置于颏架上，受检一眼注视视野计中心白色固定点，另一眼盖以眼罩。通常先用3~5 mm直径白色视标，沿金属板的内面在各不同子午线上由中心注视点向外移动，直到患者看不见视标为止，或由外侧向中心移动，直至患者能看见视标为止，将测定的视野记录在视野表上。视野计测定法每转动视野计30°检查一次，最后把视野表上记录的点用线连接起来，就是该患者视野的范围。由于不同疾病的患者对不同颜色的敏感度不同，因此除用白色视标检查外，对视网膜疾病患者选用蓝色和黄色视标，对视神经疾病患者选用红色和绿色视标。

（3）眼底检查。无须散瞳，以免影响瞳孔反射的观察结果。检查时患者背光而坐或仰卧，正视前方。检查右眼时，检查者站在患者右侧、右手持检眼镜、右眼观察眼底；检查左眼时则相反。检查时应注意视乳头的形态、大小、色泽、边缘等，确定视网膜血管有无动脉硬化、狭窄、充血、出血等，以及视网膜有无出血、渗出、色素沉着和剥离等。正常眼底视神经乳头呈圆形或椭圆形、边缘清楚、颜色淡红、生理凹陷清晰；动脉色鲜红，静脉色暗红，动静脉管径比例为2：3，无动静脉交叉压迹。

3. 动眼、滑车和展神经

动眼、滑车和展神经共同管理眼球运动，一般同时检查。

（1）外观。外观上眼睑是否下垂，睑裂是否对称，眼球是否前突或内陷、斜视、同向偏斜，是否有眼球震颤。

（2）眼球运动。检查者将示指置于患者眼前 30 cm 处，嘱患者保持头面部不动，眼球随检查者的手指向左、右、上、下、右下、右上、左下、左上八个方向转动，观察是否有眼球运动受限，若有受限则记录受限的方向和程度，是否有复视和眼球震颤。注意观察患者两侧眼球向各个方向注视时是否同步协调，是否有复视。如果存在复视，应记录复视的方位、实像与虚像的位置关系。正常眼球外转时角膜外缘到达外眦角，内转时瞳孔内缘到达上下泪点连线，上转时瞳孔上缘到达上睑缘，下转时瞳孔下缘到达下睑缘。如果不能移动到位，应记录角膜缘（或瞳孔缘）与内、外眦角（或睑缘）的距离。

（3）眼球震颤。检查过程中观察患者是否存在眼球震颤。眼球震颤是指眼球不自主、有节律地快速往复移动，按眼球的移动方向可分为水平性、垂直性、斜向性、旋转性和混合性眼球震颤，按眼球的移动形式可分为摆动性（两眼球的往复速度相同）、冲动性（两眼球的往复速度不同）和不规则性（两眼球的方向、往复速度和幅度均不恒定）眼球震颤。如果观察到眼球震颤，须详细记录方向和形式。

（4）瞳孔及瞳孔反射。注意观察瞳孔的大小、形状、位置及对称性，正常人瞳孔直径为 3~4 mm，儿童稍大，老年人稍小，两侧等大、圆形、边缘整齐、位置居中；直径<2 mm 为瞳孔缩小，直径>5 mm 为瞳孔扩大。瞳孔反射包括对光反射和调节反射两种。① 对光反射：充足光线刺激可引起瞳孔缩小，光线刺激一侧瞳孔引起该侧瞳孔缩小称为直接对光反射，引起对侧瞳孔同时缩小称为间接对光反射。如受检侧视神经受损，则直接对光反射及间接对光反射均消失或迟钝。② 调节反射：是指两眼注视远处物体时，突然注视近处物体出现的两眼会聚、瞳孔缩小的反射。对光反射丧失而调节反射存在为阿-罗瞳孔，多见于神经梅毒。

4. 三叉神经

（1）感觉功能。用圆头针、棉签及盛有冷水或热水的试管分别刺激患者面部三叉神经分布区皮肤，检查痛觉、温度觉和触觉，内外侧对比，左右侧对比。中枢性感觉障碍者面部呈葱皮样分离性感觉障碍，周围性感觉障碍者病变区各种感觉均缺失。

（2）运动功能。先嘱患者做咀嚼动作，检查者以双手压紧颞肌、咬肌，感知其紧张程度、对称性，是否有肌无力、萎缩。然后嘱患者张口，以上下门齿中缝为标准，判定其是否有偏斜，如一侧翼肌瘫痪，下颌则偏向病侧。

（3）反射。反射包括角膜反射和下颌反射。① 角膜反射：将棉絮捻成细束，轻触角膜外缘，正常表现为双侧的瞬目动作。受试侧的瞬目动作为直接角膜反射，对侧为间接角膜反射（图1-2-4）。角膜反射通路为：角膜→三叉神经眼支→三叉神经感觉主核→双侧面神经核→面神经→眼轮匝肌。如受试侧三叉神经麻痹，则对侧角膜反射消失，健侧受刺激仍可引起双侧角膜反射。② 下颌反射：患者略张口，轻叩放在其下颌中央的检查者的拇指，引起下颌上提。双侧皮质束病变时反射亢进。

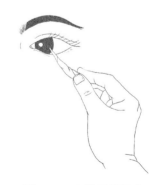

图 1-2-4　角膜反射检查

5. 面神经

面神经属于混合神经，主要支配面部表情肌的运动和舌前 2/3 的味觉纤维。

（1）运动功能。观察患者的额纹、眼裂、鼻唇沟和门角是否对称。嘱患者做皱额、皱眉、瞬目、示齿、鼓腮和吹哨等动作，观察有无瘫痪及是否对称。一侧中枢性面神经瘫痪可引起对侧下半面部表情肌瘫痪，一侧周围性面神经麻痹可引起同侧面部所有表情肌瘫痪。

（2）味觉检查。嘱患者伸舌，检查者以棉签蘸取少量食糖、食盐、醋酸、奎宁等溶液，涂于患者舌前部的一侧，患者识别后用手指出事先写在纸上的甜、咸、酸、苦四个字之一（图1-2-5），其间不能讲话、不能缩舌、不能吞咽。每次试过一种溶液后须用温水漱口，分别检查舌的两侧以对照。

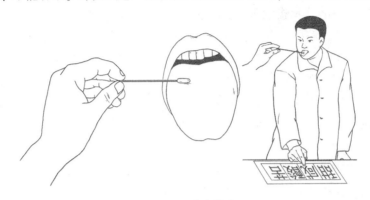

图1-2-5　味觉检查

6. 前庭蜗神经

（1）蜗神经。蜗神经是传导听觉的神经，常用耳语、表声或音叉进行检查，声音由远及近，测量患者单耳时（另侧塞住），记录患者能够听到声音的距离，再同另一侧耳进行比较，并和检查者比较。若要获得准确的资料，可进一步使用电测听计进行检查。传导性耳聋（外耳或中耳的病变）的听力损害主要是低频音的气导下降，神经性耳聋（内耳或耳蜗神经的病变）的听力损害是高频音的气导和骨导均下降，可通过音叉试验进行鉴别。

① 林纳（Rinne）试验。128 Hz 的震动音叉置于患者一侧后乳突上，至患者的骨导（bone conduction，BC）不能听到声音后，将音叉置于该侧耳旁直至患者的气导（air conduction，AC）听不到声音为止，一侧测完再测另一侧。正常时气导约为骨导的 2 倍。神经性耳聋时，气导长于骨导，即 Rinne 试验阳性；传导性耳聋时，骨导长于气导，即 Rinne 试验阴性。

② 韦伯（Weber）试验。将震动的音叉置于患者的颅顶正中，正常时声响位于正中；传导性耳聋时声响偏向患侧，为 Weber 试验阳性；神经性耳聋时声响偏向健侧，为 Weber 试验阴性。

传导性耳聋与神经性耳聋的音叉试验结果见表1-2-1。

表1-2-1　传导性耳聋与神经性耳聋的音叉试验结果

检查方法	正常	传导性耳聋	神经性耳聋
Rinne 试验	气导>骨导	气导<骨导	气导>骨导（均缩短）
Weber 试验	居中	偏向患侧	偏向健侧

（2）前庭神经。前庭神经受损患者会出现眩晕、呕吐、眼震、平衡失调等。可观察患者有无自发性症状，还可通过诱发试验观察诱发的眼震的情况以判定前庭功能。常用的诱发试验有如下两种。① 冷热水试验：用冷水或热水灌注外耳道，引起两侧前庭神经核接受的冲动不平衡即可产生眼震。测试时患者仰卧，头部抬起30°，灌注热水时眼震的快相向同侧，灌注冷水时快相向对侧；正常时眼震持续 1.5~2 s，前庭受损时该反应减弱或消失。② 转椅试验（加速刺激试验）：患者闭目坐在旋转椅上，头前屈80°，先让转椅向一侧快速旋转后突然停止，然后让患者睁眼注视远处。正常时可见快相与旋转方向相反的眼震，持续约 30 s，少于 15 s 一般表示有前庭功能障碍。

7. 舌咽神经、迷走神经

舌咽神经和迷走神经的解剖和生理关系密切，常同时检查。

（1）运动功能检查。观察患者说话时有无鼻音、声音嘶哑，询问患者有无饮水发呛、吞咽困难等。嘱患者张口，观察其悬雍垂是否居中，双侧腭咽弓是否对称；嘱患者发"啊"音，观察其双侧软腭抬举是否一致，悬雍垂是否偏斜等。一侧麻痹时，病侧腭咽弓低垂，软腭不能上提，悬雍垂偏向健侧；双侧麻痹时，双侧软腭抬举受限甚至完全不能抬举，但悬雍垂仍可居中（图1-2-6）。

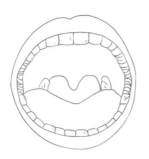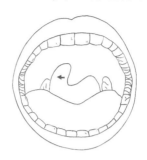

图 1-2-6　舌咽神经、迷走神经的运动功能检查

（2）感觉功能检查。用棉签或压舌板轻触患者两侧软腭或咽后壁，观察患者的感觉情况。

（3）味觉检查。舌咽神经支配舌后 1/3 味觉，检查方法同面神经味觉检查。

（4）反射检查。① 咽反射：嘱患者张口，用压舌板分别轻触两侧咽后壁，正常时出现咽部肌肉收缩和舌后缩，伴有恶心、作呕反应。② 眼心反射：检查者用中指和示指对患者双侧眼球逐渐施加压力 20~30 s，正常人脉搏减少 10~12 次/min。此反射由三叉神经眼支传入，由迷走神经心神经支传出，迷走神经功能亢进者此反射加强（脉搏减少 12 次/min 以上），迷走神经麻痹者此反射减退或缺失，交感神经亢进者脉搏不减慢甚至加快（称倒错反应）。③ 颈动脉窦反射：检查者以示指和中指按压一侧颈总动脉分叉处可使心率减慢，此反射由舌咽神经传入，由迷走神经传出。部分患者（如颈动脉窦过敏者）按压时可引起心率过缓、血压降低、晕厥甚至昏迷，检查须谨慎。

8. 副神经

检查时让患者向两侧分别做转颈动作并加以阻力，比较两侧胸锁乳突肌收缩时的轮廓和坚实程度。斜方肌的功能为将枕部向同侧倾斜，抬高和旋转肩胛并协助臂部的上抬，双侧收缩时导致头部后仰。一侧副神经受损时可见同侧胸锁乳突肌及斜方肌萎缩、垂肩和斜颈，耸肩（病侧）及转颈（向对侧）无力或不能（图1-2-7，图1-2-8）。

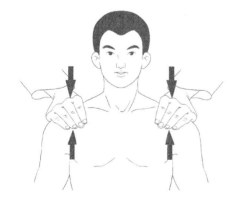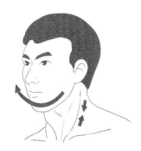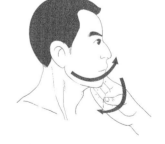

图 1-2-7　斜方肌检查　　　　　图 1-2-8　胸锁乳突肌检查

9. 舌下神经

先观察患者舌在口腔内的位置及形态，然后嘱患者伸舌，观察其是否有偏斜、舌肌萎缩、舌肌颤动。一侧舌下神经麻痹时，伸舌向病侧偏斜；核下性损害时，病侧舌肌萎缩；核性损害时，肌束颤动明显；核上性损害时，仅见伸舌向病灶对侧偏斜；双侧舌下神经麻痹时，伸舌受限或不能。

（三）运动系统检查

运动系统检查包括肌肉容积、肌张力、肌力、不自主运动、共济运动、姿势及步态等的检查。

1. 肌肉容积检查

观察和比较双侧对称部位的肌肉有无肌萎缩及假性肥大，可用软尺对称测量肢体周径。肌萎缩主要见于下运动神经元受损及肌肉疾病；假性肥大表现为肌肉外观肥大，触之坚硬，但肌肉减弱，常见部位为腓肠肌和三角肌，常见于假性肥大型肌营养不良症。

2. 肌张力检查

肌张力是肌肉静止松弛状态下的紧张度，检查者可根据肌肉的硬度和做被动运动时的阻力进行判断。患者放松状态下用手捏其肌肉并体会其紧张程度（静止肌张力），肌肉柔软弛缓为肌张力低，肌肉较硬为肌张力高；持患者的肢体做被动屈伸运动并感受其阻力，阻力减低或消失、关节活动范围较大为肌张力降低，阻力增加、关节活动范围缩小则为肌张力增高。根据肢体被动活动时的阻力情况，肌张力增高可分为折刀样肌张力增高、铅管样肌张力增高和齿轮样肌张力增高。锥体束病变时上肢的屈肌和下肢的伸肌张力增高明显，被动活动开始时阻力大，终了时突然变小，称折刀样肌张力增高。锥体外系病变导致肌张力增高，表现为肢体伸肌和屈肌被动活动时阻力均增大，整个被动活动过程中遇到的阻力是均匀一致的，称铅管样肌张力增高。锥体外系病变引起肌张力增高，如果同时存在肢体震颤，则在肢体被动活动过程中出现规律间隔的短时停顿，如同两个齿轮镶嵌转动，称为齿轮样肌张力增高。

3. 肌力检查

肌力指肢体随意运动时肌肉的收缩力。嘱患者做相应的收缩运动，检查者施予阻力，或患者用力维持某一姿势，检查者用力使其改变，双侧比较以判断肌力。

（1）肌力采用0~5级的6级肌力记录法。

① 0级：完全瘫痪。

② 1级：肌肉可收缩，但不能产生动作。

③ 2级：肢体能在床面上移动，但不能抵抗自身重力。

④ 3级：肢体能抵抗重力离开床面，但不能抵抗阻力。

⑤ 4级：肢体能做抗阻力动作，但未达到正常。

⑥ 5级：正常肌力。

肌群的肌力应检查肘关节、腕关节、指关节、膝关节的屈、伸功能，肩关节的外展、内收，髋关节的屈、伸、外展、内收，踝关节、趾关节的背屈、跖屈，颈部的前屈、后伸。躯干肌肉的检查可嘱患者仰卧位抬头并抵抗检查者的阻力，查其腹肌收缩力；或俯卧位抬头，查其脊旁肌收缩力。

（2）肌肉肌力检查方法。主要肌肉肌力的检查方法见表1-2-2。医生须针对患者的病情选择重点部位进行检查。

表1-2-2 主要肌肉肌力检查方法

肌肉	节段	神经	功能	检查方法
三角肌	C5—C6	腋神经	上臂外展	上臂水平外展位，检查者将肘部往下压
肱二头肌	C5—C6	肌皮神经	前臂屈曲和旋后	屈肘并使旋后，检查者加阻力
肱桡肌	C5—C6	桡神经	前臂屈曲和旋前	前臂旋前，之后屈肘，检查者加阻力
肱三头肌	C7—C8	桡神经	前臂伸直	肘部做伸直动作，检查者加阻力
腕伸肌	C6—C8	桡神经	腕背屈、外展、内收	检查者自手背桡侧或尺侧加阻力
腕屈肌	C7—T1	正中神经、尺神经	屈腕、外展、内收	检查者自掌部桡侧或尺侧加阻力

续表

肌肉	节段	神经	功能	检查方法
指总伸肌	C6—C8	桡神经	第2至第5指掌关节伸直	屈曲末指节和中指节后，检查者在近端指节处加压
拇伸肌	C7—C8	桡神经	拇指关节伸直	伸拇指，检查者加阻力
拇屈肌	C7—T1	正中神经、尺神经	拇指关节屈曲	屈拇指，检查者加阻力
指屈肌	C7—T1	正中神经、尺神经	指关节伸直	屈指，检查者在指节处上抬
桡侧腕屈肌	C6—C7	正中神经	腕骨屈曲和外展	指部松弛，腕部屈曲，检查者在手掌桡侧加压
尺侧腕屈肌	C7—T1	尺神经	腕骨屈曲和内收	指部松弛，腕部屈曲，检查者在手掌尺侧加压
髂腰肌	L2—L4	腰丛神经、股神经	髋关节屈曲	屈髋屈膝，检查者加阻力

（3）轻瘫试验。①上肢平伸试验：患者平伸上肢，手心向下，数分钟后可见轻瘫侧上肢逐渐下垂而低于健侧，同时可见轻瘫侧自然旋前，掌心向外。②巴利分指试验（Barre dividigital test）：患者两手五指分开并伸直，两手相对，数秒后轻瘫侧手指逐渐并拢和屈曲。③指环试验：患者拇指分别与其他各指组成环状，检查者以一手指穿入环内快速将其分开，测试各指肌力。④杰克逊（Jackson）征：患者仰卧，两腿伸直，轻瘫侧下肢呈外展外旋位。⑤下肢轻瘫试验：患者仰卧，两下肢膝、髋关节均屈曲成直角，数秒后轻瘫侧下肢逐渐下落。

4. 共济运动检查

任何动作的准确完成都需要在动作的不同阶段担任主动、协同、拮抗和固定作用的肌肉协调参与，协调运动障碍造成动作不准确、不流畅以至不能顺利完成时，称为共济失调，主要见于小脑半球或其与额叶皮质间的联系受损、前庭系统病变及深感觉传导通路病变。共济运动可通过患者的日常活动，如吃饭、穿衣、系扣、取物、书写、讲话、站立及步态等观察，但瘫痪、不自主动作和肌张力增高也可导致随意动作障碍，应先予排除，然后检查。

（1）指鼻试验。患者先将一侧上肢伸直外展，然后用伸直的示指指尖以不同方向和速度反复触及自己的鼻尖，睁眼闭眼比较，左右两侧比较。共济运动障碍的患者可见动作笨拙，接近目标时动作迟缓和（或）手指出现动作性震颤（意向性震颤），指鼻不准，手指常超过目标或未及目标即停止（辨距不良）。感觉性共济失调者睁眼做此试验时正常或仅有轻微障碍，闭眼则很难完成动作（图1-2-9）。

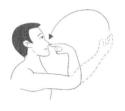 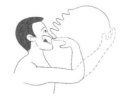 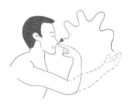

正常　　　　　　　　小脑性共济失调　　　　　感觉性共济失调

图 1-2-9　指鼻试验

（2）跟-膝-胫试验。患者仰卧，先将一侧下肢伸直抬起，然后将足跟置于对侧下肢的膝盖上，足跟沿胫骨前缘直线下移。小脑性共济失调者抬腿触膝时出现辨距不良和意向性震颤，下移时常摇晃不稳；感觉性共济失调者闭眼时常难以寻到膝盖。

（3）快复轮替试验。嘱患者快速、反复地重复动作，如前臂的内旋和外旋，或一侧手以手掌、手背交替快速连续拍打对侧手掌，或以足趾反复叩击地面等。共济失调患者动作笨拙、不协调、快慢不一，称快复轮替运动不能。

（4）反跳试验。患者用力屈肘时，检查者用力捏其腕部使其伸直，然后突然松手。小脑性共济失调者不能正常控制主动肌和拮抗肌的收缩幅度和时限，导致拮抗肌的拮抗作用减弱，屈曲的前臂可反击到自己的身体，为反跳试验阳性。

（5）无撑坐起试验。患者仰卧，不用手臂支撑而试行坐起时，正常人躯干屈曲同时下肢下压，而小脑性共济失调者髋部和躯干同时屈曲，双下肢抬离床面，坐起困难，称联合屈曲征。

（6）闭目难立征。龙见格（Romberg）征又称闭目难立征。患者先双足并拢站立、双手向前平伸，然后闭目，小脑性共济失调者出现摇摆不稳或倾倒。多见于以下病变：① 后索病变，睁眼站立较稳，闭眼时不稳，即 Romberg 征阳性。② 小脑病变，睁眼闭眼均不稳，闭眼更明显。③ 前庭迷路病变，闭眼后不立即出现身体摇晃或倾倒，而是经过一段时间后才出现身体摇晃，且摇晃的程度逐渐加强，身体多向两侧倾倒。

5. 姿势及步态检查

观察患者卧、坐、立和行走的姿势，可能发现对于诊断有价值的线索，例如，肢体瘫痪的患者卧位时表现为患侧肘、腕、指屈曲，前臂内旋，下肢外旋；小脑或前庭病变的患者坐位时表现为摇晃不定、倾倒或有不随意的点头动作；帕金森病患者站立和行走时表现为头前倾、躯干前屈、上肢内收和肘屈曲。观察步态时可嘱患者按指令行走、转弯和停止，注意其起步、抬足、落足、步幅、步基、方向、节律、停步和协调动作的情况，根据需要还可嘱其足跟行走、足尖行走和足跟挨足尖呈直线行走。常见异常步态有以下几种（图 1-2-10）。

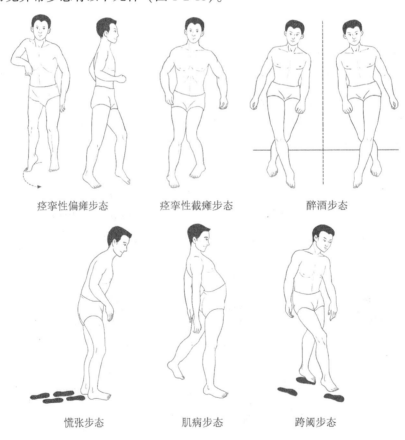

痉挛性偏瘫步态　　痉挛性截瘫步态　　醉酒步态

慌张步态　　肌病步态　　跨阈步态

图 1-2-10　常见异常步态

（1）痉挛性偏瘫步态。病侧上肢内收、旋前，指、腕、肘关节屈曲，下肢伸直、外旋，足尖曳地，行走时病侧上肢的协同摆动动作消失，病侧骨盆抬高，呈向外的画圈样步态。多见于急性脑血管病后遗症患者。

（2）痉挛性截瘫步态。双下肢强直内收（内收肌张力增高），行走时呈交叉到对侧的剪刀样步态。多见于双侧锥体束损害和脑性瘫痪等患者。

（3）醉酒步态。步态蹒跚、摇晃、前后倾斜，易于跌倒。多见于酒精或巴比妥类中毒患者。与小脑性步态不同，不管其身体的倾斜及与直线的偏离多大，醉酒者可在短距离内在窄基底面上行走并保持平衡；严重醉酒者行走时向不同方向摇晃，似乎极少或根本不能通过视觉来纠正其蹒跚步态，而小脑性或感觉性共济失调者则可通过视觉来纠正步态。

（4）慌张步态。行走时步伐细小，双足挟地而行，躯干僵硬前倾，常见碎步前冲，起步及止步均困难，双上肢协同摆动动作消失。多见于帕金森病或帕金森综合征患者。

（5）小脑性步态。行走时双腿分开较宽，呈阔基底步态；左右摇晃，常向侧方倾斜，走直线困难，状如醉汉。常见于多发性硬化、小脑肿瘤、脑卒中、遗传性小脑性共济失调、橄榄体脑桥小脑萎缩、迟发性小脑皮质萎缩症等患者。

（6）感觉性共济失调步态。下肢动作粗大沉重，高抬足后突然抛出，坚实地打在地面上（起步），可听到踏地声，步伐长短高低不规则，黑夜里或闭目时行走更明显，严重者常靠拐杖支撑着体重。多见于脊髓结核、Friedreich 共济失调、脊髓亚急性联合变性、多发性硬化、脊髓压迫症等患者，病变主要累及脊髓后索。

（7）肌病步态。进行性肌营养不良患者因盆带肌无力而致脊柱前凸，行走时臀部左右摇摆，故称摇摆步态或鸭步。

（8）跨阈步态。腓总神经麻痹致足下垂的患者行走时患肢高抬，如跨越门槛样，常被地毯的边缘或脚下的小物体绊倒。也见于慢性获得性轴索神经病、腓骨肌萎缩症、进行性脊肌萎缩症和脊髓灰质炎等患者。

（9）癔症步态。步态奇形怪状，下肢肌力虽佳，但不能支撑体重或步态蹒跚，身体向各个方向摇摆，似欲跌倒而罕有跌倒自伤。多见于心因性疾病患者。

（四）感觉系统检查

感觉系统检查的主观性强，容易产生误差，检查过程中应嘱患者闭目，切忌暗示性提问，以避免影响患者的真实性感受。检查时应注意两侧对比、上下对比、远端和近端对比，以及不同神经支配区的对比。检查项目包括以下内容。

1. 浅感觉检查

（1）痛觉。用大头针轻刺皮肤，询问患者有无疼痛感觉，若存在局部痛觉减退或过敏，嘱患者比较与正常区域差异的程度。

（2）触觉。用棉签或软纸片轻触皮肤，询问患者有无感觉及感觉的程度。

（3）温度觉。分别用盛冷水（5~10 ℃）和热水（40~45 ℃）的玻璃试管接触患者皮肤，嘱其辨别并报告"冷"或"热"。

2. 深感觉检查

（1）运动觉。患者闭目，检查者轻轻捏住患者手指或足趾的两侧，向上、下分别移动 5°左右，嘱其说出移动的方向。如果患者判断移动方向有困难，可加大活动的幅度；如果患者不能感受到移动，可再试较大的关节，如腕、肘、踝和膝关节等。

（2）位置觉。嘱患者闭目，检查者移动患者肢体至特定位置，嘱患者报告所放位置或用对侧肢体模仿移动位置。

（3）振动觉。将振动的音叉（128 Hz）柄置于患者骨隆起处，如足趾、内外踝、胫骨、手指、尺骨茎突、锁骨和胸骨等部位，询问其有无振动的感觉和持续时间，两侧对比检查。

3. 复合感觉检查

（1）实体觉。嘱患者闭目，将患者熟悉的常用物体，如钥匙、钢笔、手表等，放在患者手中让其触摸和感受，并说出物体的大小、形状和名称。

（2）定位觉。嘱患者闭目，用手指或笔轻触患者皮肤，让患者用手指出触及的部位。正常误差在 10 cm 以内。

（3）两点分辨觉。嘱患者闭目，检查者将钝脚的两脚规分开，两尖端同时接触患者皮肤。若患者感受到两点，则缩小两尖端距离，直到两脚接触点被感受为一点为止，此前一次两尖端距离即为患者所能分辨的最小两点间距离。正常身体各处能辨别的两点间最小距离不同，手掌为 8~12 mm，手背为 2~3 cm，前臂和小腿为 4 cm，上臂和股部为 6~7 cm，前胸为 4 cm，背部为 4~7 cm。个体差异较大，注意两侧对比。

（4）图形觉。嘱患者闭目，用竹签在患者的皮肤上画各种简单图形，如圆形、方形、三角形等，请患者说出所画图形。

（五）反射检查

反射检查较少受到意识状态和意志活动的影响，结果较客观，但患者需要保持平静和松弛，以利反射的引出。反射结果存在个体差异，两侧不对称或两侧明显改变时意义较大。为客观比较两侧的反射活动情况，检查时应做到两侧肢体的姿势一样；根据反射结果分为亢进、增强、正常、减弱、消失、异常反射等。

1. 深反射检查

（1）肱二头肌反射检查。反射中心为 C5—C6，经肌皮神经传导。患者坐位或卧位，肘部半屈，检查者将左手拇指或中指置于患者肱二头肌腱上，右手持叩诊锤叩击手指（图 1-2-11）。反射活动表现为肱二头肌收缩，前臂屈曲。

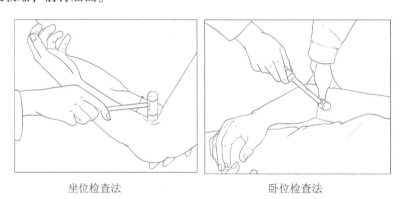

坐位检查法　　　　　　　　卧位检查法

图 1-2-11　肱二头肌反射检查

（2）肱三头肌反射检查。反射中心为 C6—C7，经桡神经传导。患者坐位或卧位，肘部半屈，检查者以左手托住其肘关节，右手持叩诊锤叩击鹰嘴上方的肱三头肌腱（图 1-2-12）。反射活动表现为肱三头肌收缩，前臂伸展。

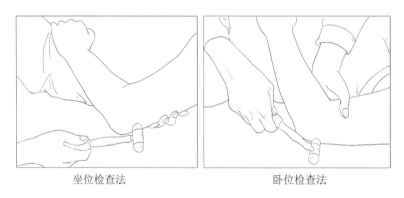

坐位检查法　　　　　　　　卧位检查法

图 1-2-12　肱三头肌反射检查

（3）桡骨膜反射检查。反射中心为 C5—C8，经桡神经传导。患者坐位或卧位，肘部半屈，前臂半旋前位，检查者用叩诊锤叩击其桡侧茎突（图1-2-13）。反射活动表现为肱桡肌收缩，肘关节屈曲，前臂旋前，有时伴有手指屈曲动作。

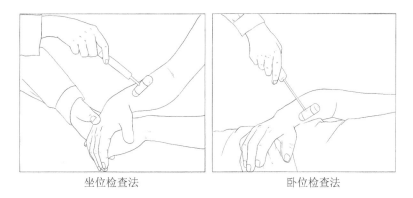

坐位检查法　　　　　　　　　卧位检查法

图 1-2-13　桡骨膜反射检查

（4）膝反射检查，反射中心为L2—L4，经股神经传导。患者坐位时膝关节屈曲90°，小腿自然下垂；仰卧位时检查者左手托住患者膝后使膝关节屈曲120°。叩诊锤叩击膝盖下方的股四头肌肌腱（图1-2-14）。反射活动表现为股四头肌收缩，小腿伸展。

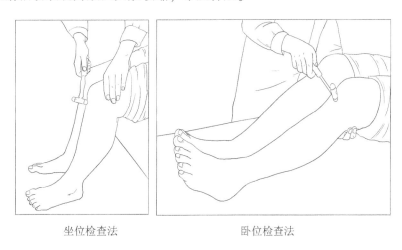

坐位检查法　　　　　　　　　卧位检查法

图 1-2-14　膝反射检查

（5）踝反射检查。反射中心为S1—S2，经胫神经传导。患者仰卧位或俯卧位，屈膝90°；或跪于椅面上。检查者左手使患者足背屈，右手持叩诊锤叩击跟腱（图1-2-15）。反射活动表现为腓肠肌和比目鱼肌收缩，足跖屈。

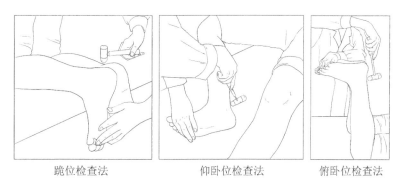

跪位检查法　　　　　　仰卧位检查法　　　　　　俯卧位检查法

图 1-2-15　踝反射检查

（6）阵挛检查。反应腱反射亢进，正常时不出现，见于锥体束病变的患者。① 髌阵挛检查：患者仰卧位，下肢伸直，检查者以一手的拇指和示指按住其髌骨上缘，另一手扶着膝关节下方，突然而迅速地将髌骨向下推移，并继续保持适当的推力，阳性反应为股四头肌有节律地收缩使髌骨急速上下移动（图1-2-16）。②踝阵挛检查：患者仰卧位，检查者以左手托其小腿后使膝部半屈曲，右手托其足底快速向上用力，使其足背屈，并继续保持适当的推力，阳性反应为踝关节有节律地往复伸屈动作（图1-2-16）。

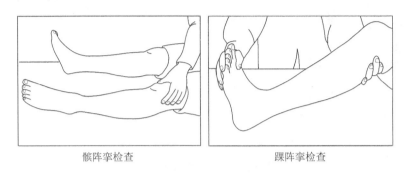

髌阵挛检查　　　　　　　　　　踝阵挛检查

图1-2-16　髌阵挛检查和踝阵挛检查

2. 浅反射检查

（1）腹壁反射检查。反射中心为T7—T12，经肋间神经传导。患者仰卧位，双下肢屈曲使腹肌松弛，以钝针或叩诊锤尖端由外向内轻划两侧腹壁皮肤，引起一侧腹肌收缩，脐孔向该侧偏移，上腹壁（T7—T8）、中腹壁（T9—T10）、下腹壁（T11—T12）反射系沿肋弓下缘、脐孔水平、腹股沟上的平行方向轻划（图1-2-17）。肥胖患者和经产妇可引不出。

（2）提睾反射检查。反射中心为L1—L2，经闭孔神经传入，经生殖股神经传出。男性患者仰卧位，检查者自上向下轻划患者大腿内侧皮肤，正常为该侧睾丸上提。年老或体衰患者可消失。

（3）跖反射检查。反射中心为S1—S2，经胫神经传导。患者下肢伸直，检查者用钝器轻划患者足底外侧，自足跟向前至小趾根部足掌时转向内侧，反射为各足趾跖屈（图1-2-18）。

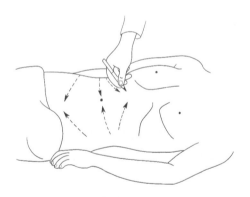
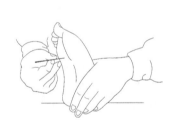

图1-2-17　腹壁反射检查　　　　　**图1-2-18　跖反射检查**

（4）肛门反射检查。反射中心为S4—S5，经肛尾神经传导。检查者用钝器轻划患者肛门附近皮肤，反射为肛门外括约肌收缩。

3. 病理反射

（1）巴宾斯基（Babinski）征检查。检查者用竹签轻划患者足底外侧，由足跟向前至小趾跟部转向内侧，正常（阴性）反应为所有足趾的屈曲，阳性反应为踇趾背屈，其他足趾呈扇形展开（图1-2-19）。

（2）巴宾斯基（Babinski）等位征检查。①查多克（Chaddock）征：由足外跟下方向前划至足背外侧；②奥本海姆（Oppenheim）征：用拇指和示指自上而下用力沿胫骨前缘下滑；③夏菲（Schaeffer）征：用手挤压跟腱；④戈登（Gordon）征：用手挤压腓肠肌；⑤冈达（Gonda）征：向下紧压第4、第5足趾，数分钟后突然放松；⑥普谢普（Pussep）征：轻划足背外侧。阳性反应均为蹬趾背屈（图1-2-20）。

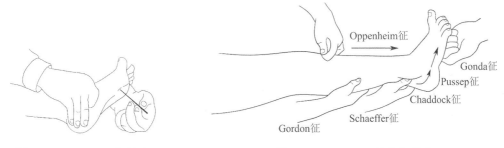

图 1-2-19　Babinski 征检查　　　　图 1-2-20　Babinski 等位征检查

（3）霍夫曼（Hoffmann）征检查。反射中心为 C7—T1，经正中神经传导。检查者用左手握住患者腕上方，使其腕部略背屈，右手示指和中指夹住患者中指第二指节，拇指向下迅速弹刮患者的中指指盖，阳性反应为除中指外其余各指屈曲（图1-2-21）。

（4）罗索里摩（Rossolimo）征检查。反射中心为 L5—S1，经胫神经传导。患者仰卧位，双下肢伸直，检查者用叩诊锤叩击患者足趾基底部跖面，也可用手指掌面弹击患者各趾跖面，阳性反应为足趾向跖面屈曲（图1-2-22）。

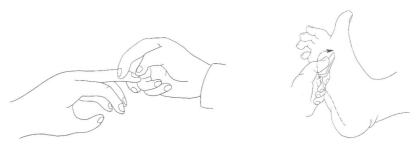

图 1-2-21　Hoffman 征检查　　　　图 1-2-22　Rossolimo 征检查

（5）强握反射检查。检查者用手指触摸患者手掌时，患者会强直性地紧握住检查者手指。新生儿为正常反射，成人见于对侧额叶运动前区病变。

（6）脊髓自主反射检查。脊髓横贯性病变时，针刺病变平面以下的皮肤致单侧或双侧髋、膝、踝部屈曲（三短反射）和 Babinski 征。若双侧屈曲并伴有腹肌收缩，膀胱和直肠排空，病变以下竖毛、出汗、皮肤发红等，称总体反射。

（六）自主神经功能检查

1. 一般检查

（1）皮肤。观察皮肤的色泽、温度、质地、汗液分泌和营养情况。色泽有无苍白、潮红、发绀、色素沉着或色素脱失，温度有无局部升高或降低，质地有无变硬、增厚、变薄或局部水肿，有无潮湿或干燥，有无溃疡或压疮。

（2）毛发与指甲。观察有无多毛、脱发及毛发分布异常，有无指甲变形、变脆及失去正常光泽等。

（3）括约肌功能。确定有无尿潴留或尿失禁，有无大便秘结或大便失禁。

（4）性功能。确定有无阳痿或月经失调，有无性功能减退或性功能亢进。

2. 自主神经反射

（1）立毛试验。检查者搔划或用冰块刺激患者颈部（或腋下）皮肤，引起立毛反应，刺激 7～10 s 后反应最明显，15～20 s 后消失。立毛反应扩展至脊髓横贯性损害的平面即停止，可帮助判断脊髓病灶部位。

（2）皮肤划纹试验。检查者用钝尖物在患者胸腔壁两侧皮肤上适度加压画一条线，数秒后出现白线条，稍后变为红条纹，为正常反应；白线条持续较久，为交感神经兴奋性增高；红线条持续较久且明显增宽，甚至隆起，为副交感神经兴奋性增高或交感神经麻痹。

（3）卧立位试验。患者从平卧位至直立位每分钟脉搏加快超过 10～12 次，或从直立位变平卧位每分钟脉搏减少超过 10～12 次，提示自主神经兴奋性增高。

（4）眼心反射。患者平卧位休息后计数 1 min 脉搏次数，然后闭眼，检查者将右手中指和示指置于患者眼球两侧逐渐加压 20～30 s，以患者不感到疼痛为宜，然后计数 1 min 脉搏次数。正常人每分钟脉搏减少 6～8 次，减少 12 次以上提示迷走神经功能增强，减少 18～24 次提示迷走神经亢进。如压迫后脉搏不减少或反而增加，称倒错反应，为交感神经亢进的表现。

三、意识障碍检查

意识（consciousness）是指个人对周围环境和自身状态及其相互联系情况的识别和觉察能力，包括觉醒状态和意识内容两方面，前者指与睡眠呈周期性交替的清醒状态，后者指感知、思维、记忆、注意力、智能、情感等。影响意识最重要的结构是脑干上行性网状激活系统，它发放的兴奋向上传至丘脑的非特异性核团，再由此弥散地投射至整个大脑皮质，对皮质的诱发电位产生易化作用，而使皮质维持觉醒状态，该结构的损害会不可避免地导致意识障碍；其次是中枢整合机构，弥漫性的大脑皮质损害会引起意识水平下降。意识内容的变化主要由于大脑皮质病变造成。

（一）以觉醒度改变为主的意识障碍

1. 嗜睡

嗜睡是意识障碍的早期表现，患者精神萎靡，睡眠状态过度延长，能被唤醒或推动肢体被转醒，能正确回答问题及配合身体检查，但刺激停止后又进入睡眠状态。

2. 昏睡

觉醒障碍程度较嗜睡加深，须较强烈的疼痛或声音刺激才能唤醒，醒后表情茫然，能简单模糊地回答问题，不能配合检查，刺激停止后又进入睡眠状态。

3. 昏迷

意识完全丧失，无自主睁眼，缺乏觉醒-睡眠周期，对任何刺激均无反应，按昏迷程度可分为浅昏迷、中昏迷和深昏迷。昏迷程度的鉴别见表 1-2-3。

表 1-2-3　昏迷程度的鉴别

昏迷程度	疼痛刺激反应	无意识自主动作	腱反射	瞳孔对光反射	生命体征（血压、呼吸等）
浅昏迷	有	可有	存在	存在	无变化
中昏迷	重刺激可有	很少	减弱或消失	迟钝	轻度变化
深昏迷	无	无	消失	消失	明显变化

（二）以意识内容改变为主的意识障碍

1. 意识模糊

意识轻度障碍，注意力减退，定向障碍，情感淡漠，随意活动减少，言语不连贯，嗜睡。对声、光、疼痛等刺激能表现有目的的简单动作反应。

2. 谵妄状态

对客观环境的认识能力及反应能力均有下降，定向力障碍，注意力涣散，言语增多，思维不连贯，伴有觉醒-睡眠周期紊乱。常有丰富的错觉、幻觉，以错视为主，形象生动而逼真，以致有恐惧、外逃或伤人行为。病情呈波动性，夜间加重，白天减轻。发作时意识障碍明显，间歇期可完全正常。

（三）以意识范围改变为主的意识障碍

1. 朦胧状态

意识范围缩小，伴有意识清晰度降低。意识活动集中在很窄的范围，对狭窄范围内的各种刺激能够感知，并做出相应反应，常有定向力障碍，可有片段的错觉、幻觉和妄想。突发突止，发作结束后多陷入深睡，恢复后对发作过程仅能片段回忆或全部遗忘。多见于癫痫和癔症。

2. 漫游自动症

意识朦胧状态的特殊形式，以不具有幻觉、妄想和情绪改变为特点。表现为无目的、与所处环境不相适应甚至无意义的动作。持续时间短，突发突止，清醒后对发作过程不能回忆。多见于癫痫和癔症。

（四）特殊类型的意识障碍

特殊类型的意识障碍包括最低意识状态、去大脑皮质状态、植物状态和闭锁综合征（表1-2-4）。

1. 最低意识状态

最低意识状态是一种严重的意识障碍形式，意识内容受到严重损害，意识清晰度明显降低，但患者存在有限的、肯定的自我或环境意识活动，有自发的睁眼和觉醒-睡眠周期。意识行为活动间断不连续，但可重复或维持足够长的时间，具体表现为可执行简单指令，用姿势或言语表达"是"或"否"，表达可理解的语言或有目的的行为，以此区别于原始反射性活动。

2. 去大脑皮质状态

去大脑皮质状态是指大脑皮质广泛损害与功能丧失，皮质下结构与功能仍然存在。患者无意识，缺乏随意运动及情感反应，原始反射存在，腱反射亢进，病理反射阳性，大小便失禁，表现出特殊体态姿势，呈双前臂屈曲内收，腕及手指屈曲，双下肢伸直，足跖屈。

3. 植物状态

植物状态是指患者对外界和自身的认知功能完全丧失，不能与外界交流，有自发性睁眼，可有无意义的哭笑，对疼痛刺激有回避动作，原始反射存在，有觉醒-睡眠周期。

4. 闭锁综合征

闭锁综合征是指脑桥基底部病变累及双侧皮质脑干束和皮质脊髓束，导致双侧展神经核及以下运动性传出功能丧失。患者不能言语，眼球水平运动障碍，面肌、舌肌和咽喉肌麻痹，四肢上运动神经元瘫痪，但大脑半球和脑干被盖部网状激活系统无损害，因此意识清楚，对语言的理解无障碍，且动眼神经与滑车神经的功能保留，故能以眼球上下活动与周围环境建立联系。患者虽然意识清楚，但因身体不能活动，不能言语，常被误认为植物状态。

表 1-2-4　特殊类型的意识障碍

类别	意识	觉醒-睡眠周期	运动功能	听觉	视觉	交流	情感
去大脑皮质状态	无	缺乏	原始反射活动 姿势反射活动	无	无	无	无
植物状态	无	存在	姿势反射活动 疼痛刺激回避动作 偶尔无目的的动作	反射性惊觉、短暂循声	反射性惊觉、短暂注视	无	无反射性哭笑
最低意识状态	部分	存在	刺痛定位/伸手够物 触摸或握手的动作适应物体大小形态、自主运动（如瘙痒）	声源定位、间断执行指令	凝视/视觉追随	有意义发声、间断有意义的言语或姿势	有意义哭笑

续表

类别	意识	觉醒-睡眠周期	运动功能	听觉	视觉	交流	情感
闭锁综合征	清楚	存在	四肢瘫痪	保留	保留	失音、构音障碍、垂直眼动或眨眼	存在

注：脑死亡指全脑（包括大脑、小脑和脑干）功能的不可逆丧失，主要的临床表现包括 5 个方面。① 深昏迷，患者对外界环境刺激如语言或疼痛毫无反应，无任何自发性运动；② 脑干反射全部消失，持续时间为至少 12 h；③ 自主呼吸停止，须用呼吸机维持换气；④ 脑电图呈一条直线，对任何刺激无反应，至少维持 30 min，脑干听觉诱发电位引不出波形；⑤ 腱反射、腹壁反射及颈以下对疼痛刺激反应可消失，也可存在。有去大脑或去皮质强直发作说明脑干仍有功能，不能诊断为脑死亡。

四、失语症、失用症和失认症检查

失语症是指意识清楚的情况下，优势侧大脑半球语言中枢的病变导致的语言表达或理解障碍。言语和文字的失认，即感受性失语，表现为听力正常但不理解言语，视力正常但不能阅读；言语表达和书写的失用，即表达性失语，表现为发音和构音正常但不能正常言语，肢体运动功能正常但不能正常书写。

（一）失语症分类

1. 运动性失语

优势侧半球额下回后部的运动性语言中枢（Broca 区）病变引起，又称 Broca 失语。患者能理解他人言语，能发音，但言语产生困难；能理解书面文字，但不能朗读或朗读错误，也不能复述言语。表现为不能言语，或言语减少且缓慢，词汇间或语句内缺乏连接词，呈"电报"式言语；言语发音缺乏韵律和高低起伏，即音韵障碍。因此，运动性失语又被称为非流畅性失语。

2. 感觉性失语

优势侧半球颞上回后部感觉性语言中枢（Wernicke 区）病变引起，又称听感受性失语或 Wernicke 失语。患者听力正常，但不能理解他人和自己的言语，不能对他人的提问和指令作出正确反应。感觉性失语患者既不能理解他人的言语，也不能理解自己的言语，因此不能通过听觉监控和修正自己的言语错误，表现为言语无减少，词语发音、节奏和音调起伏流畅，但词汇意思杂乱无章，相互之间缺乏逻辑联系，不能构成有意义的完整语句，即"词汇的杂拌"，让人难以理解，因此又被称为流畅性失语。

3. 命名性失语

优势侧半球额中回后部病变引起。患者对言语的理解正常，自发言语和言语的复述较流利，但对物体的命名发生障碍。表现为能叙述某物的性状和用途，也能对他人称呼该物名称的对错做出正确判断，但自己不能正确说出该物名称。

4. 失写症

优势侧半球额中回后部病变引起，又称书写不能。患者手部运动功能正常，但丧失书写的能力，或写出的内容存在词汇、语义和语法方面的错误，抄写能力保留。多合并运动性失语和感觉性失语。

5. 失读症

优势侧半球顶叶、枕叶、颞叶交界区病变累及文字信息加工相关的皮质间联络纤维受损而导致。患者以往具备阅读能力，视力无严重损害，但不能辨识书面文字，不能理解文字意义。轻者能朗读文字材料，但常出现语义错误，如将"桌子"念成"椅子"、将"上"念成"下"等。重者将口头念的文字与书写的文字匹配的能力也丧失。

6. 全面性失语

优势侧半球外侧裂附近皮质病变，或累及其与尾状核-壳核或丘脑的纤维联系造成。全面性失语患者同时存在表达性失语和感受性失语，因此也被称为混合性失语。患者丧失言语交流的能力。轻者可能保留感叹性词语表达，或呈"电报"式言语；严重者呈缄默状态。

（二）失语症检查

失语症检查包括口语表达检查、听理解检查、阅读检查及书写检查等。

1. 口语表达检查

口语表达包括自发谈话、命名及复述，即通过自动性谈话、序列性语言、叙述、字词提取测验和复述等发现音韵及语调变化、组词困难或错语、语法异常、命名及复述障碍等。

2. 听理解检查

要求患者执行口头指令和单词的听辨认；亦可通过复述、口述和对人、物命名判断患者的口语理解能力。

3. 阅读检查

通过字辨认、听词辨认、词图匹配、朗读指令并执行等，以判定患者对文字的朗读及理解能力。

4. 书写检查

通过自发书写姓名、地址、系列数字等判定书写能力。

（三）失用症、失认症检查

1. 失用症分类

失用症是指患者在意识清楚、无感觉和运动功能障碍或其不足以影响相关活动的情况下，丧失完成有目的复杂活动的能力。

（1）运动性失用。观察患者的自发动作，如穿衣、洗脸、梳发、剃须和使用餐具等有无错误；有肢体运动性失用时，各肌群不能按适当的顺序协调运动，动作笨拙，不能做精细动作，也不能完成快速日常性动作如书写、系扣和弹琴等。

（2）观念性失用。嘱患者先做伸舌、闭眼、举手和解纽扣等简单动作，再做穿衣、打结、梳头、用锤子钉钉子、划火柴等复杂动作。患者表现为能做简单动作，但做复杂动作时往往出现时间、顺序障碍，以致不能完成，但模仿动作多无障碍。

（3）观念运动性失用。检查方法同上，患者不能按命令做简单动作也不能完成复杂的随意运动，但有时可自发地做出这些动作，模仿动作亦有障碍。

（4）结构性失用。令患者用积木搭房子或用火柴拼成简单的图案和图形，也可先示范，再让患者模仿，看其有无结构性失用。

2. 失认症分类

失认症是指患者在意识清楚、基本感知功能正常的情况下，不能通过特定感觉辨识以往熟悉的物体。

（1）视觉失认。给患者看一些常用物品，令其辨认并用言语、书写和手势来表达其辨认能力；辨认颜色或令其将同色者归类。空间定位，如给患者看一些建筑物或风景画片，令其描述，或让其画人形、钟面、小房子等。

（2）听觉失认。患者能辨认常见的声音，如铃声、抖动纸张声和敲击茶杯声等。

（3）触觉失认。嘱患者闭目，让其触摸手中的物体并进行辨认。

五、记忆和智能障碍及其检查

记忆和智能是认知活动的重要方面，记忆和智能障碍是中枢神经系统疾病的常见和重要表现之一。对记忆和智能障碍的判定及其特点的分析有助于疾病的诊断，神经内科医师必须掌握其检查方法。

（一）记忆障碍及其检查

记忆是既往经验在脑内的贮藏和再现的心理过程，包括信息的识记、保持和再现三个环节。根据记忆时间的长短可将其分为即刻记忆、短期记忆、近事记忆和远事记忆。根据记忆内容和形式可将其分为情景记忆、语义记忆、程序记忆和工作记忆。情景记忆是指对以往经历事件的记忆，包括时间、地点、人物和事件内容；语义记忆是指对概念、知识和理论等抽象内容的记忆；程序记忆是指对复杂行为或操作技能的记忆；工作记忆是指对完成当前认知任务所需要的信息的短时记忆。

1. 记忆障碍分类

（1）记忆减退。记忆减退指识记、保持和再现能力普遍降低。早期往往表现为对日期、专有名词和概念等的回忆障碍，且以近事记忆减退多见。随病情发展逐渐波及对远事的回忆。

（2）遗忘。遗忘指局限于某一事件或某一时期经历的丧失。遗忘可分为以下几种：① 顺行性遗忘，指不能回忆疾病发生以后一段时间内所经历的事件，如脑震荡或脑挫伤后的患者对受伤后一段时期内所有经历的事件均不能回忆。② 逆行性遗忘，指不能回忆疾病发生之前某一段时间内所经历的事件。遗忘可能是完全的，也可能是部分的，通常只涉及较短的一段时间。③ 进行性遗忘，随疾病发展，遗忘范围扩大，不能回忆的时间段逐渐延长，涉及的经历事件遗忘逐渐增加，同时还伴有其他方面的认知功能障碍和情感淡漠。

（3）错构。错构是一种记忆的错误。患者对过去生活中经历事件的时间、地点或人物回忆错误，并坚信是事实，且伴有相应的情感反应。

（4）虚构。虚构指患者在遗忘的基础上，将过去事实上从未有过的经历说成确有其事，以此来填补遗忘阶段回忆的空白。

2. 记忆的检查方法

（1）单项记忆测验。① 数字广度记忆测验：准备 3~12 个随机数字，检查者以每秒 1 个数字的速度念出，要求受试者按相同顺序重复。正常成人能够正确复述 5~9 个数字。② 关联词组记忆测验：准备相关词 10 对（如手-足、马-牛、汽车-火车），无关词 10 对（如猫-铅笔、松树-电话、蛋糕-凳子），检查者将每对词念过后，让受试者复述一遍并尽量记住。然后由检查者说出一对词中的一个，请受试者说出相应的另一个。最后统计答对数、答错数和忘记数。可重复检测三次求其均数。正常成人答对数为相关词 8~10 对，无关词 7 对以上。③ 故事记忆测验：检查者叙述简短故事，如 "8 月 13 日在广邻高速公路发生了一起重大交通事故，2 名男青年死亡，1 名女青年重伤"。在肯定受试者听清楚之后再与受试者谈论其他事情，间隔 5 min 后让受试者复述故事。正常成人能够复述其主要内容。④ 图形记忆测验：准备 15 张简单图形的卡片，将各卡片分别呈现给受试者约 5 s，移去卡片后要求受试者将看过的图形默画在一张白纸上。每一默画的图形按错误记分，主要图形保留且容易辨认的错误不超过 2 处记 0 分，主要图形保留但容易辨认的错误超过 2 处记 1 分，省略或增添而导致主要图形错误（如将四边形画成五边形或三角形）记 2 分，图形出现旋转或倒置记 3 分。15 张图形错误分之和越高表明记忆成绩越差。正常成人 15 张图形的错误总分<4 分。⑤ 经历事件记忆测验：请受试者回忆近期和远期经历的生活和历史事件，如今晨吃的食物、昨晚睡觉时间、结婚年月、子女生日以及众所周知的社会大事及其发生的时间顺序。请家属核实患者对于生活事件的回忆是否正确。

（2）成套记忆测验。国内常用临床记忆量表和韦氏记忆量表，具体检查方法请参阅神经心理学专著。① 临床记忆量表：由中国科学院心理研究所许淑莲教授主持编制，包括 5 项分测验——指向记忆、联想学习、图像自由回忆、无意义图形再认和人像特点联系回忆。前 2 项为听觉记忆，指导语和刺激词均由录音机播放；中间 2 项为视觉记忆，由检查者按规定时间呈现图片刺激；最后 1 项为听觉和视觉结合的记忆，检查者在呈现图片刺激的同时介绍图片的特征。检测结束后将 5 项分测验所得原始分换算成量表分，然后按不同年龄组量表分的等值记忆商换算表求得记忆商，以此衡量受试者的记忆水平。② 韦氏记忆量表：由美国心理学家韦克斯勒（Wechsler）编制，包括 7 项分测验——个人的日常知识、定向力、计数、逻辑记忆、数字广度记忆、视觉记忆和成对词汇联想记忆。国内龚耀先等对原表进行了修订，增加了 3 项分测验——图形回忆、图形再认和触摸记忆。检测结束后将分测验所得原始分换算成量表分，然后按量表总分的等值记忆商换算表求得记忆商，与同龄正常组平均成绩比较，衡量受试者的记忆水平。

（二）智能障碍及其检查

智能是指认识客观事物并运用知识解决实际问题的能力，包括抽象智能、机械智能、社会智能。抽象智能指理解和运用概念、符号的能力。机械智能指理解、创造和运用机械的能力。社会智能指在社会环境中采取恰当行为的适应能力。

1. 智能障碍分类

（1）精神发育迟滞。精神发育迟滞指在胎儿期、出生时或婴幼儿时期，各种病因造成的脑发育障碍使智能水平停滞在一定的阶段。

（2）痴呆。痴呆指成年期脑发育成熟后，各种疾病造成脑损害导致的智能减退，属于获得性智能障碍。痴呆可分为如下两类。① 全面性痴呆：因大脑弥散性病变影响到患者智能活动的各个方面，往往还涉及精神活动的其他方面，多伴人格改变，缺乏对自身疾病的认识。② 部分性痴呆：大脑部分区域受损，某些方面的智能活动发生障碍，人格基本特征保留，对疾病具有一定自知力。

2. 智能的检查方法

（1）一般智能检查。对于无明显脑损害症状的患者通常只需要进行一般智能状况检查。先询问患者日常生活、社会交往和工作能力有无明显变化，大致了解其智能活动的基本情况。再选择下述检查：① 数学计算力，让患者计算 11+29、65−7、5×13 和 58+2 等。② 抽象能力，请患者阐述一对词组的相似性，如橘子和香蕉、马和牛、桌子和书架、牛奶和汽水等。③ 判断力，如 500 g 铁和 500 g 棉花重量是否相同。④ 信息能力，如请患者说出现任国家主席是谁、前任国家主席是谁、一年有多少个星期以及所在省份的省会城市等。⑤ 结构性能力，如请患者画出 11 点 15 分的时钟表面、临摹一个简单的三维结构图形等。

（2）成套智能测验。对怀疑存在智能障碍的患者，须采用智能量表评定。1975 年，由福尔斯坦（Folstein）编制的简易精神状态检查（mini-mental state examination，MMSE）是目前国际上认知功能障碍筛查使用最普遍的工具之一。量表共有 30 个小项，1~5 检测时间定向，6~10 检测地点定向，11~13 检测语言即刻记忆，14~18 检测注意和计算，19~21 检测短时记忆，22~23 检测物体命名，24 检测语言复述，25 检测阅读理解，26~28 检测语言理解，29 检测语言表达，30 为图形描画（表 1-2-5）。每项回答或操作正确记 1 分，分值范围 0~30 分。根据受教育程度判定认知功能缺损的分界值：文盲组（未受教育）17 分，小学组（受教育年限≤6 年）20 分，中学及以上组（受教育年限>6 年）24 分。南斯尔丁（Nasreddine）等根据临床经验及 MMSE 的认知项目设置和评分标准制定的蒙特利尔认知评估量表（Montreal cognitive assessment，MoCA）是目前国际上广泛推荐且经循证医学验证的轻度认知功能障碍（MCI）和血管性认知功能障碍（VCI）的筛查量表（表 1-2-6），是我国《血管性认知功能损害的专家共识》中首推的神经心理检查量表。MoCA 对轻度血管性认知功能障碍（mVCI）的检测灵敏度远高于 MMSE，有利于 VCI 的早期诊断和血管性痴呆（VD）的防治。MoCA 包括 7 项分测验：定向（ORT）、视空间与执行功能（EF）、命名（NAM）、记忆（MEM，包括瞬时记忆及近记忆）、注意（ATT）、语言（LANG，包括复述与流畅性）、抽象（ABS），分别检测认知的定向、执行功能、记忆等不同方面。每份 MoCA 限在 10 min 内完成。总分为 30 分，≤26 分为有认知功能障碍。受教育年限≤12 年，得分加 1 分以校正教育偏差。

表 1-2-5　简易精神状态检查量表

	项目		记录	评分
Ⅰ定向力（10分）	星期几			0　1
	几号			0　1
	几月			0　1
	什么季节			0　1
	哪一年			0　1
	哪个国家			0　1
	哪个城市			0　1
	什么地址			0　1
	哪个医院			0　1
	第几层楼			0　1
Ⅱ记忆力（3分）	手表			0　1
	钢笔			0　1
	眼镜			0　1
Ⅲ注意力和计算力（5分）	100-7			0　1
	-7			0　1
	-7			0　1
	-7			0　1
	-7			0　1
Ⅳ回忆能力（3分）	皮球			0　1
	国旗			0　1
	树木			0　1
Ⅴ语言能力（9分）	命名能力	帽子		0　1
		毛巾		0　1
	复述能力	如果、并且、但是		0　1
	三步命令	右手拿一张纸		0　1
		两手将它对折		0　1
		放在左腿上		0　1
	阅读能力	闭上眼睛		0　1
	书写能力	写一个完整句子		0　1
	结构能力			0　1
总分				0　1

操纵说明：

1. Ⅰ定向力（10分）

（1）首先询问日期，之后再针对性地询问其他部分，如"您能告诉我现在是什么季节吗？"答对1题得1分。

（2）请依次提问，"您能告诉我，我们现在在什么省市吗？"答对1题得1分。

2. Ⅱ记忆力（3分）

告诉被测试者您将问几个问题来检查他（她）的记忆力，然后清楚、缓慢地说出3个相互无关的东西的名称（如皮球、国旗、树木，约1 s说1个）。说完所有的3个名称之后，要求被测试者重复它们。被测试者的得分取决于他们首次重复的答案，对1个得1分，最多得3分。如果他们没能完全记住，你可以重复，但重复的次数不可超出 5 次。如果 5 次后他们仍未记住所有的 3 个名称，那么对于回忆能力的检查就没有意义了。

（请跳过"Ⅳ回忆能力"检查）

3. Ⅲ注意力和计算力（5 分）

要求患者从 100 开始减 7，之后再减 7，一直减 5 次（即 93、86、79、72、65）。答对 1 个得 1 分，如果上一次错了，但下一个答案是对的，也得 1 分。

4. Ⅳ回忆能力（最高分：3 分）

如果"Ⅱ记忆力"测试中被测试者完全记住了 3 个名称，现在就让他们再重复一遍。每正确重复 1 个得 1 分，最多得 3 分。

5. Ⅴ语言能力（9 分）

（1）命名能力（2 分）：拿出手表卡片给测试者看，要求他们说出这是什么？之后拿出铅笔问他们同样的问题。

（2）复述能力（1 分）：要求被测试者注意你说的话并重复一次，注意只允许重复一次。这句话是"四十四只石狮子"，只有正确、咬字清楚的才记 1 分。

（3）三步命令（3 分）：给被测试者一张空白的平纸，要求对方按你的命令去做，注意不要重复或示范。只有他们按正确顺序做的动作才算正确，每个正确动作计 1 分。

（4）阅读能力（1 分）：拿出一张"闭上您的眼睛"卡片给被测试者看，要求被测试者读出卡片上的文字并按要求去做。只有他们确实闭上眼睛才得分。

（5）书写能力（1 分）：给被测试者一张白纸，让他们自发写出一句完整的句子。句子必须有主语、动词，并有意义。注意你不可给予任何提示。语法和标点的错误可以忽略。

（6）结构能力（1 分）：在一张白纸上画有交叉的两个五边形，要求被测试者参考样图准确地画出一样的图形。评分标准：五边形需画出 5 个清楚的角和 5 条边。同时，两个五边形交叉处形成菱形。线条的抖动和图形的旋转可以忽略。

总分为 30 分，27~30 分为正常，<27 分为认知功能障碍。

痴呆严重程度分级方法：轻度，MMSE≥21 分；中度，MMSE 10~20 分；重度，MMSE≤9 分。

表 1-2-6 轻度认知功能障碍（MCI）和血管性认知功能障碍（VCI）的筛查量表

姓名		性别		出生日期		教育水平		检查日期	

视空间与执行功能	得分
复制立方体　　画钟表（11 点 10 分）（3 分）	_____/5
[ ]　　　　　　　[ ]　　　轮廓 [ ]　指针 [ ]　数字 [ ]	

命名			
			_____/3
[ ]	[ ]	[ ]	

记忆	读出下列词语，然后由患者重复，重复 2 次，5 min 后回忆		面孔	天鹅绒	教堂	菊花	红色	不计分
		第一次						
		第二次						

注意	读出下列数字，请患者重复（每秒 1 个）	顺背 [ ]	21854	_____/2
		倒背 [ ]	742	

续表

读出下列数字，每当数字出现 1 时，患者敲 1 下桌面，错误数大于或等于 2 不得分		[　] 5213941180621519451 1141905112				＿＿＿／2
100 连续减 7	[　] 93	[　] 86	[　] 79	[　] 72	[　] 65	＿＿＿／3
4~5 个正确得 3 分，2~3 个正确得 2 分，1 个正确得 1 分，全部错误得 0 分						
语言	重复：我只知道今天张亮是来帮过忙的人 [　] 　　　狗在房间的时候，猫总是躲在沙发下面 [　]					＿＿＿／2
	流畅性：在 1 分钟内尽可能多地说出动物的名字 [　] ＿＿＿＿＿＿＿＿＿＿＿ (N≥11 名称)					＿＿＿／1
抽象	词语相似性：香蕉—橘子＝水果 [　] 火车—自行车 [　] 手表—尺子					＿＿＿／2

延迟回忆	回忆时不能提醒	面孔 [　]	天鹅绒 [　]	教堂 [　]	菊花 [　]	红色 [　]	仅根据非提示记忆得分	＿＿＿／2
	分类提示：							＿＿＿／2
	多选提示：							＿＿＿／2

定向	日期 [　] 月份 [　] 年份 [　] 星期 [　] 地点 [　] 城市 [　]	＿＿＿／6
总分		＿＿＿／30

MoCA 量表评分指导：

1. 视空间与执行功能

（1）交替连线测验。

指导语："我们有时会用'1、2、3……'或'甲、乙、丙……'来表示顺序。请您按照从数字到汉字并逐渐升高的顺序连线。从这里开始（指向数字 1），从 1 连向甲，从甲连向 2，再从 2 连向乙，按照此规律，一直连下去，到这里结束（指向汉字戊）。"

评分：当患者按照"1—甲—2—乙—3—丙—4—丁—5—戊"的顺序进行连线且没有任何交叉线时，得 1 分；当患者出现任何错误而没有立刻自我纠正时，得 0 分。

（2）视结构技能（立方体）。

指导语（检查者指着立方体）："请您照着这幅图在下面的空白处再画一遍，并尽可能精确。"

评分：完全符合下列标准时，得 1 分。

得分标准：图形为三维结构，所有的线都存在，没有多余的线，相对的边基本平行，长度基本一致（画成长方体或棱柱体也算正确）。上述标准中，违反其中任何一条，得 0 分。

（3）视结构技能（钟表）。

指导语："请您在此处画一个钟表，填上所有的数字并指示出 11 点 10 分。"

评分：每符合下列一个标准，得 1 分。

得分标准：轮廓，钟表的面必须是个圆，允许有轻微的缺陷（如圆没有闭合）；数字，所有的数字必须完整且无多余的数字，数字顺序必须正确且在所属的象限内，可以是罗马数字，数字可以放在圆圈之外；指针，必须有两个指针且一起指向正确的时间，时针必须明显短于分针，指针的中心交点必须在表内且接近钟表的中心。

2. 命名

指导语：（从左向右指着图片告知患者）"请您告诉我这个动物的名字。"

评分：答对一个得 1 分。

正确答案：狮子；犀牛；骆驼或单峰骆驼。

3. 记忆

指导语：（检查者以每秒 1 个词的速度读出 5 个词，并向患者说明测试要求）"这是一个记忆力测验，在接下来的时间我会给您读几个词，您要注意听，一定要记住。当我读完后，把您记住的词告诉我。回答时想到哪个就说哪个，不必按照我读的顺序重复。"把患者回答正确的词在"第一次"的空栏中标出。当患者回答出所有的词，或者再也回忆不起来时，把这 5 个词再读一遍，并向患者说明，"我把这些词再读一遍，努力去记并把您记住的词告诉我，包括您在第一次已经说过的词。"把患者回答正确的词在第二次的空栏中标出。第二次结束后，告诉患者一会儿还要让他回忆这些词："在检查结束后，我会让您把这些词再回忆一次。"

评分：这两次回忆测试不记分。

4. 注意

（1）数字顺背广度

指导语："我读一些数字，您仔细听，当我读完后，您跟着重复一遍。"

检查者按照每秒 1 个数字的速度读出 5 个数字。

（2）数字倒背广度

指导语："下面我再说一些数字，您仔细听，当我说完后，您必须按照原数倒着背出来。"

检查者按照每秒 1 个数字的速度读出 5 个数字。

评分：复述准确，每个数列得 1 分（注：倒背的正确答案是 2、4、7）。

（3）警觉性。

指导语："下面我要读出一系列数字，请注意听。当我读到 1 的时候，您就敲一下桌面，当我读其他的数字时不要敲桌面"。（检查者以每秒 1 个的速度读出数字串，并向患者说明）

评分：如果完全正确或只有一次错误，得 1 分，否则不得分（错误是指当读 1 的时候没有敲桌面，或读其他数字时敲桌面）。

（4）连续减 7。

指导语："现在请您做一道计算题，从 100 中减去一个 7，而后从得数中再减去一个 7，一直往下减，直到我让您停下为止。"（如果需要，可以再向患者讲一遍）

评分：本条目总分 3 分。全部错误得 0 分，1 个正确得 1 分，2~3 个正确得 2 分，4~5 个正确得 3 分。从 100 开始计算正确的减数，每一个减数都单独评定，也就是说，如果患者减错了一次，而从这一个减数开始后续的减 7 都正确，则后续的正确减数要给分。例如，如果患者的回答是 93—85—78—71—64，85 是错误的，而其他的结果都正确，因此得 3 分。

5. 语言

（1）重复。

指导语："现在我要对您说一句话，我说完后请您把我说的话尽可能重复出来（暂停一会儿］），这句话就是，我只知道今天张亮是来帮过忙的人。（患者回答完毕后）现在我再说另一句话，我说完后请您把它也尽可能重复出来（暂停一会儿），这句话就是，狗在房间的时候，猫总是躲在沙发下面。"

评分：复述正确，每句话分别得 1 分。复述必须准确。注意复述时出现的省略（如省略了"只""总是"）以及替换/增加（如"我只知道今天张亮……"说成"我只知道张亮今天……"，或将"房间"说成"房子"等）

（2）流畅性。

指导语："请您尽可能快、尽可能多地说出您所知道的动物名称。时间是 1 分钟，请您想一想，准备好了吗？好的，现在开始。"（1 分钟后停止）

评分：如果患者 1 分钟内说出的动物名称≥11 个，得 1 分。同时在检查表的背面或两边记下患者的回答内容。龙、凤凰、麒麟等神话动物也算正确。

6. 抽象

（让患者解释每一对词语在什么方面相类似，或者说他们有什么共性。指导语从例词开始）指导语："请您说说橘子和香蕉在什么方面相类似？"。如果患者回答的是一种具体特征（如都有皮或都能吃等），那么只能再提示一次："请再换一种说法，他们在什么方面相类似？"如果患者仍未给出准确回答（水果），则说："您说的没错，也可以说他们都是水果。"但不要给出其他任何解释或说明。在练习结束后，说："您再说说火车和自行车在什么方面相类似？"当患者回答完毕后，再进行下一组词："您再说说手表和尺子在什么方面相类似？"不要给出其他任何说明或启发。

评分：只对后两组词的回答进行评分。回答正确，每组词分别给 1 分。只有下列的回答被视为正确：火车和自行车：运输工具；交通工具；旅行用的。

手表和尺子：测量仪器；测量用的。

下列回答不能给分：火车和自行车：都有轮子。手表和尺子：都有数字。

7. 延迟回忆

指导语："刚才我给您读了几个词让您记住，请您再尽量回忆一下，告诉我这些词都有什么？"对未经提示而回忆正确的词，在下面的空栏中打钩（√）作标记。

评分：在未经提示下自由回忆正确的词，每个词得 1 分。

可选项目：在延迟自由回忆之后，对于未能回忆起来的词，通过语义分类线索鼓励患者尽可能地回忆。经分类提示或多选提示回忆正确者，在相应的空栏中打钩（√）作标记。先进性分类提示，如果仍不能回忆起来，再进行多选提示。例如："下列词语中哪个是刚才记过的：鼻子，面孔，手掌？"各词的分类提示和（或）多选提示如下：分类提示多选提示面孔：身体的一部分鼻子、面孔、手掌天鹅绒：一种纺织品棉布、的确良、天鹅绒教堂：一座建筑教堂、学校、医院菊花：一种花玫瑰、菊花、牡丹红色：一种颜色红色、蓝色、绿色评分：线索回忆不记分。线索回忆只用于临床目的，为检查者分析患者的记忆障碍类型提供进一步的信息。对于提取障碍导致的记忆缺陷，线索可提高回忆成绩；如果是编码障碍，则线索无助于提高回忆成绩。

8. 定向

指导语："告诉我今天是什么日期？告诉我现在是哪年？现在是哪月？今天的日期是多少？今天是星期几？"然后再问："我们现在在什么地方？"

评分：每正确回答一项，得 1 分。患者必须回答精确的日期和地点（如医院、诊所、办公室的名称）。日期上多一天或少一天都算错误，不得分。

9. 总分

把右侧栏目中各项得分相加即为总分，满分 30 分，≥26 分属于正常。如果受教育年限≤12 年则加 1 分。

第三节　神经系统疾病的辅助检查

一、腰椎穿刺和脑脊液检查

脑脊液（cerebrospinal fluid，CSF）是存在于脑室及蛛网膜下腔内的一种无色透明液体，对脑和脊髓具有保护、支持和营养等多种功能。CSF 的生理、生化等特性在许多神经系统疾病中都会发生改变，对中枢神经系统感染，如脑膜炎和脑炎、蛛网膜下腔出血、脑膜癌病和脱髓鞘等疾病的诊断、鉴别诊断、疗效和预后判断具有重要的价值。腰椎穿刺（简称腰穿）是部分疾病特殊治疗的入径。

CSF 产生的主要部位是侧脑室脉络丛，该部位产生的 CSF 约占 CSF 总量的 95%，其余来源于第三脑室和第四脑室等部位。CSF 经室间孔进入第三脑室、中脑导水管、第四脑室，最后经第四脑室的中间孔和两个侧孔流到脑和脊髓表面的蛛网膜下腔和脑池。大部分 CSF 经脑穹窿面的蛛网膜颗粒吸收至上矢状窦，小部分经脊神经根间隙吸收。

成人 CSF 总量为 110~200 mL，平均 130 mL，其生成速度为 0.3~0.5 mL/min，每日生成 400~500 mL，即人体的 CSF 每天可更新 3~4 次。在急性或慢性炎症、脑水肿和脉络丛乳头状瘤中，CSF 分泌明显增多，可达到 5 000~6 000 mL/d。正常情况下血液中的各种化学成分只能选择性地进入 CSF 中，这种功能称为血脑屏障（blood-brain barrier，BBB）。在病理情况下，BBB 破坏和其通透性增高可使 CSF 成分发生改变。通常经腰穿采取 CSF，特殊情况下也可行小脑延髓池穿刺或侧脑室穿刺；诊断性穿刺还可注入显影剂和空气等进行造影，以观察脊髓蛛网膜下腔、脑蛛网膜下腔和脑室系统的情况；治疗性穿刺主要是注入药物用以治疗。

（一）腰穿

1. 适应证

腰穿脑脊液检查有助于以下疾病的诊断与鉴别诊断。

（1）中枢神经系统感染性疾病，包括各种病原体引起的脑膜炎和脑炎。

（2）中枢神经系统非感染性的炎性疾病，如自身免疫性脑炎、炎性脱髓鞘疾病和血管炎等。

（3）临床怀疑蛛网膜下腔出血而头颅 CT 尚不能证实时或与脑膜炎等疾病鉴别有困难时。

（4）脑膜癌病、原发性或继发性中枢神经系统淋巴瘤等累及脑膜的恶性肿瘤的诊断。

（5）脊髓病变和多发性神经根病变的诊断及鉴别诊断。

（6）怀疑颅内压异常需要证实或者排除时。

（7）脊髓造影和鞘内药物治疗等。

2. 禁忌证

（1）颅内压显著升高伴有脑疝征象者，后颅窝的占位性病变，如小脑肿瘤患者。

（2）穿刺部位有化脓性感染灶或者脊椎结核者；脊髓压迫症的脊髓功能已处于即将丧失的临界状态时，腰穿可能加重病情者，需要慎行腰穿。

（3）血液系统疾病有出血倾向者，使用肝素等药物导致出血倾向者，血小板 <50 000/mm³ 者。

3. 并发症

（1）头痛。头痛是最常见的并发症，发生机制为 CSF 经穿刺部位持续渗漏，造成颅内压降低。腰穿后头痛大多在穿刺后 24 h 出现，可持续 5~8 d。头痛以前额和后枕部为著，跳痛或胀痛多见，还可伴有颈部和后背痛。咳嗽、打喷嚏或站立时症状加重，严重者还可伴有恶心、呕吐和耳鸣。平卧位可使头痛减轻，应鼓励患者大量饮水，必要时可静脉输入生理盐水。

（2）出血。腰穿出血大多数为损伤蛛网膜或硬膜的静脉所致，出血量通常较少而且一般不引起明显的临床症状。出血量较多时应注意与原发性蛛网膜下腔出血相鉴别。

（3）感染。较少见，消毒不彻底、无菌操作不当、局部有感染灶等，可能导致腰穿后感染。

（4）脑疝。脑疝是腰穿最危险的并发症，易发生于颅内压高的患者。如颅内压高者必须行腰穿才能明确诊断时，穿刺前先用脱水剂降低颅内压，腰穿后需要密切观察病情，注意脑疝的征象。

（二）CSF 常规检查

1. 压力

（1）常规压力测定。通常用测压管检查，侧卧位的正常压力为 $80 \sim 180$ mmH$_2$O，>200 mmH$_2$O 提示颅内压增高（极度肥胖者压力>220 mmH$_2$O 为增高）。CSF 压力测定应包括初压（取 CSF 之前）和终压（取 CSF 之后）。压力高可见于脑水肿、颅内占位性病变、感染、脑卒中、静脉窦血栓形成、良性颅内压增高，以及心力衰竭、肺功能不全和肝性脑病等。压力低主要见于低颅压、脱水、脊髓蛛网膜下腔梗阻和 CSF 漏等。

（2）奎肯试验（Queckenstedt test）。奎肯试验又称压颈试验，指腰穿时压迫颈部观察 CSF 的压力变化。压颈试验前应先做压腹试验，用手掌深压腹部，CSF 压力迅速上升，解除压迫后，压力迅速下降，说明穿刺针头确实在椎管内。压颈试验有指压法和压力计法，前者是用手指压迫颈静脉 10 ~ 15 s 后放松，观察其压力的变化；压力计法是将血压计气带轻缚于患者的颈部，测定初压后，可迅速充气至 20 mmHg、40 mmHg 和 60 mmHg，记录 CSF 压力变化直至压力不再上升为止，然后迅速放气，记录 CSF 压力至不再下降为止。正常情况下，压颈后 CSF 压力迅速上升 $100 \sim 200$ mmH$_2$O 以上，解除压颈后，压力迅速下降至初压水平。如在穿刺部位以上有椎管梗阻，压颈时压力不上升（完全梗阻），或上升、下降缓慢（部分梗阻），称为压颈试验阳性。如压迫一侧颈静脉，CSF 压力不上升，但压迫对侧上升正常，常指示梗阻侧的横窦闭塞。如有颅内压升高或怀疑后颅窝肿瘤者，禁行压颈试验，以免发生脑疝。压颈试验提示蛛网膜下腔完全梗阻或不完全梗阻，主要见于脊髓肿瘤、脊膜炎和椎管肿瘤等。

2. 性状

正常人 CSF 是无色透明的液体。如 CSF 为血性或粉红色，可用三管试验连续接取 CSF，前后各管为均匀一致的血性提示为蛛网膜下腔出血，前后各管的颜色依次变淡可能为穿刺损伤出血。血性CSF 离心后变为无色，可能为新鲜出血，如液体为黄色提示为陈旧性出血。CSF 如云雾状，多是细菌感染引起的细胞数增多，见于各种化脓性脑膜炎，严重时可如米汤样。CSF 放置后有纤维蛋白膜形成，见于结核性脑膜炎，此现象称为蛛网膜样凝固。CSF 呈黄色，离体后不久自动凝固如胶样，称为弗洛因综合征（Froin syndrome），是 CSF 蛋白质过多所致，常见于椎管梗阻。

3. 细胞数

正常人 CSF 中白细胞数为 $(0 \sim 5) \times 10^6$ 个/L，多为单核细胞。白细胞增多见于脑脊髓膜和脑实质的炎性病变，涂片检查如发现致病的细菌、真菌及脱落的瘤细胞等，有助于病原学的诊断。

4. 潘迪试验

潘迪试验（Pandy test）是 CSF 蛋白定性试验方法，利用 CSF 中球蛋白能与饱和苯酚结合形成不溶性蛋白盐的原理，球蛋白含量越高反应越明显，通常作为蛋白定性的参考试验，可出现假阳性反应。

（三）CSF 生化检查

1. 蛋白质

正常人 CSF 中蛋白质含量为 $0.15 \sim 0.45$ g/L，脑池液为 $0.1 \sim 0.25$ g/L，脑脊液为 $0.05 \sim 0.15$ g/L。蛋白质增高见于中枢神经系统感染、脑肿瘤、脑出血、脊髓压迫症、吉兰-巴雷综合征、听神经瘤、糖尿病性神经根神经病、黏液性水肿和全身性感染等。蛋白质降低（<0.15 g/L）见于腰穿或硬膜损伤引起 CSF 丢失、身体极度虚弱和营养不良者。

2. 糖

CSF 中糖含量取决于血糖的水平。正常值为 2.5～4.4 mmol/L（50～75 mg/dL），为血糖的 50%～70%。通常 CSF 中糖<2.25 mmol/L（45 mg/dL）为异常。糖含量明显减少见于化脓性脑膜炎，轻至中度减少见于结核性或真菌性脑膜炎（特别是隐球菌性脑膜炎）以及脑膜癌病。糖含量增加见于糖尿病。

3. 氯化物

正常人 CSF 中含氯化物 120～130 mmol/L（700～750 mg/dL），较血氯水平高。氯化物含量减低见于细菌性和真菌性脑膜炎，尤以结核性脑膜炎最为明显，还可见于全身性疾病引起的电解质紊乱等。

（四）CSF 特殊检查

1. 细胞学检查

通常采用玻片离心法或者自然沉淀法。取 1～2 mL CSF，经细胞玻片离心或者 CSF 细胞学沉淀器，使细胞沉淀在带滤纸孔的玻片上，干燥后以瑞-姬（Wright-Giemsa）染色镜检。CSF 细胞学对中枢神经系统（CNS）感染性和非感染性炎性疾病以及肿瘤等有重要辅助诊断意义。CNS 化脓性感染时，CSF 细胞学可见中性粒细胞增多，病毒性感染可见淋巴细胞增多，结核性脑膜炎可见淋巴细胞与中性粒细胞混合性细胞反应，新型隐球菌脑膜炎亦呈混合性细胞反应，并常可见新型隐球菌；颅内寄生虫感染的 CSF 细胞学常可见嗜酸性粒细胞增多。当蛛网膜下腔出血时，红细胞将刺激软脑膜发生一系列细胞反应，通常在出血后 24 h 达到高峰，如无再出血往往在 7～10 d 内迅速消失。一般在出血的 12～24 h 内出现激活的单核细胞，3 天内出现含红细胞的吞噬细胞，5 d 后出现含铁血黄素吞噬细胞，10 d 后可见胆红素吞噬细胞，如在吞噬细胞胞浆内同时见到被吞噬的新鲜红细胞、褪色的红细胞、含铁血黄素和胆红素，则为出血未止或复发出血的征象。腰穿损伤者则不会出现此类激活的单核细胞和吞噬细胞。

2. 蛋白电泳

CSF 蛋白电泳的正常值（滤纸法）为：前白蛋白为 2%～6%，白蛋白为 44%～62%，α_1 球蛋白为 4%～8%，α_2 球蛋白为 5%～11%，β 球蛋白为 8%～13%，γ 球蛋白为 7%～18%。电泳带定性定量分析对神经系统疾病的诊断有一定帮助。前白蛋白在神经系统炎症时降低，在变性病时升高；白蛋白减少多见于 γ 球蛋白增高。球蛋白升高主要见于中枢神经系统感染早期，β 球蛋白增高见于肌萎缩侧索硬化和退行性病变等，γ 球蛋白增高见于脱髓鞘疾病和中枢神经系统感染等。

3. 免疫球蛋白（Ig）

正常人 CSF-Ig 含量极少，IgG 为 10～40 mg/L，IgA 为 1～6 mg/L，IgM 含量极微。CSF-Ig 含量增高见于中枢神经系统炎性反应（细菌、病毒、螺旋体及真菌等感染），对多发性硬化、其他原因所致的脱髓鞘病变和中枢神经系统血管炎等诊断有帮助；结核性脑膜炎和化脓性脑膜炎的 IgG 和 IgA 均上升，前者更明显，结核性脑膜炎的 IgM 也升高。乙型脑炎急性期 IgG 基本正常，恢复期 IgG、IgA、IgM 均轻度增高。CSF-IgG 指数及中枢神经系统 24 h IgG 合成率的测定，可作为中枢神经系统内自身合成 Ig 的标志。

4. 寡克隆区带

寡克隆区带（OB）是检测鞘内 IgG 合成的重要方法。一般临床上检测到的是 IgG 型 OB，OB 是诊断多发性硬化的重要辅助指标。常用等电聚焦电泳和免疫印迹的方法检测 OB。OB 阳性也见于其他神经系统感染性疾病。

5. 酶

正常人 CSF 中谷草转氨酶（GOT）、谷丙转氨酶（GPT）、乳酸脱氢酶（LDH）和肌酸磷酸激酶（CK）明显低于血清中含量。在中枢神经系统疾病中，CSF 酶含量可升高，但尚缺乏诊断的特异性，有待进一步研究。

6. 病原学检测

（1）病毒学检测。① 单纯疱疹病毒（herpes simplex virus，HSV）抗原和抗体的检测：常用方法有补体结合试验（CFT）、间接免疫荧光法（IFA）、放射免疫法（RIA）和酶联免疫吸附试验（ELISA）等。抗原早期阳性提示近期感染的可能，双份血清的测定对判断近期感染更有意义；HSV-IgG 型抗体阳性在血清中可终生存在，发病初期 HSV-IgM 型抗体阳性更有意义。② 巨细胞病毒（cytomegalovirus，CMV）抗体检测。方法为 ELISA、RIA、IFA 或 CFT，CSF 中分离出病毒或聚合酶链反应（PCR）方法检测病毒阳性有助于诊断，而阴性不能排除诊断。③ EB 病毒（Epstein-Barr virus，EBV）抗体检测。方法为 ELISA 或 IFA，正常人为阴性，CSF 中分离出病毒或抗体阳性有助于诊断。

（2）CSF 涂片和 CSF 细胞学经革兰染色、抗酸染色和墨汁染色等特殊染色，对化脓性脑膜炎、结核性脑膜炎和新型隐球菌脑膜炎等的诊断有重要帮助。CSF 新型隐球菌感染，免疫学检查包括特异性抗体和特异性抗原的测定，常用的方法为 IFA、乳胶凝集（LA）和 ELISA 等。

（3）囊虫特异性抗体检测。方法有间接血凝实验、ELISA 法和酶联转印技术（EITB）等，其中 ELISA 法最常用，敏感度达 90% 以上，特异度达 98%。正常人抗体阴性，CSF 中抗体阳性有助于诊断。

二、神经系统影像学检查

（一）头颅平片和脊柱平片

随着科技进步及计算机的普遍应用，X 线摄影技术有了很大的进展，现已包括计算机 X 线摄影（CR）和数字 X 线摄影（DR），这使传统 X 线摄影提供的信息更加数字化，图像清晰度和对比度明显优于传统的 X 线平片。DR 因价格等原因尚未广泛应用于临床。常用的 X 线平片检测主要包括以下两种。

1. 头颅平片

检查简便安全，患者不适感较少。头颅平片包括正位和侧位，还可有颅底、内听道、视神经孔、舌下神经孔及蝶鞍像等。头颅平片主要观察颅骨的厚度、密度及各部位结构；颅缝的状态；颅底的裂和孔；蝶鞍及颅内钙化斑；颅板的压迹，如脑回压迹、脑膜中动脉压迹、板障静脉压迹、蛛网膜颗粒压迹等。目前很多适应头颅平片的检查已被 CT 和 MRI 等检查手段取代。

2. 脊柱平片

脊柱平片包括前后位、侧位和斜位。可观察脊柱的生理曲度，椎体有无发育异常，有无骨质破坏、骨折、脱位、变形和骨质增生等，以及椎弓根的形态、椎间孔和椎间隙的改变，椎板和棘突有无破坏或脊柱裂，椎旁有无软组织阴影等。

（二）脑血管造影和数字减影血管造影

脑血管造影是应用含碘显影剂如泛影葡胺注入颈动脉或椎动脉内，然后在动脉期、毛细血管期和静脉期分别摄片。数字减影血管造影（digital subtraction angiography，DSA）技术利用数字化成像方式取代胶片减影的方法，应用电子计算机程序将组织图像转变成数字信号输入并储存，然后经动脉或静脉注入造影剂，将所获得的第二次图像也输入计算机，然后进行减影处理，使充盈造影剂的血管图像保留下来，而骨骼、脑组织等影像等均被减影除去，保留下的血管图像经过再处理后转送到监视器上，得到清晰的血管影像。脑血管造影的方法通常采用股动脉或肱动脉作为穿刺点，做全脑血管造影以观察脑血管的走行、有无移位、闭塞和有无异常血管等。主要适应证是头颈部血管病变如动脉瘤和血管畸形等，而且是其他检查方法所不能取代的。其优点为简便快捷，血管影像清晰，可三维显示，并可做选择性拍片，减少 X 线曝光剂量等。缺点是该方法是有创性检查，需要穿刺插管和注射造影剂。DSA 也是血管内介入治疗不可缺少的技术，所有介入治疗必须通过 DSA 检查明确病变的部位、供养血管、侧支循环和引流血管等。

图 1-3-1 为脑血管 DSA 动脉期图像。

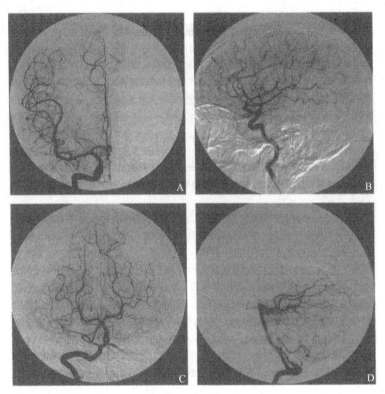

A：左侧颈内动脉注射造影剂正位；B：左侧颈内动脉侧位；C 为左侧椎动脉注射造影剂正位；
D：为椎基底动脉系统侧位。

图 1-3-1　脑血管 DSA 动脉期图像

（三）脊髓造影和脊髓血管造影

1. 脊髓造影（myelography）

将造影剂碘苯酯或甲泛葡胺经腰穿注入蛛网膜下腔后，改变体位在 X 线下观察其流动有无受阻，以及受阻的部位和形态，然后在病变部位摄片。目前已基本被 MRI 技术取代。

2. 脊髓血管造影（angiography of spinal cord）

将含碘的水溶性造影剂注入脊髓的动脉系统，显示血管分布的情况，称为动脉造影，有助于诊断脊髓血管畸形和脊髓动静脉瘘等。

（四）电子计算机体层扫描

电子计算机体层扫描（computerized tomography，CT）是由英国的亨斯菲尔德（Hounsfield）（1969）设计而成的，于 1972 年首先用于颅脑疾病的诊断，可清晰地显示不同平面的脑实质、脑室和脑池的形态和位置等图像，并很快应用于全身各部位。随着设备的进步，CT 不仅可以提供形态学方面的信息，而且开始用于某些功能性信息方面的研究。CT 诊断的原理是利用各种组织对 X 线的不同吸收系数，通过电子计算机处理得到图像。螺旋脑 CT 是一种相对较新的技术，其扫描更加快速，1 s 内即可完成一个层面的扫描；分辨率也更高，扫描层厚度可以薄至 1 mm，可以更清楚地显示微小病变。在 CT 上，对 X 线吸收高于脑实质则表现为增白的高密度阴影，如钙化和脑出血等；

对 X 线吸收低于脑实质则表现为灰黑色的低密度阴影，如坏死、水肿、囊肿及脓肿等。由于 CT 的无创性、简便和敏感性较常规 X 线检查高 100 倍以上，可较确切地显示病变，已被广泛地用于各种神经系统疾病的诊断，取代了头颅平片和脑室造影等（图 1-3-2）。

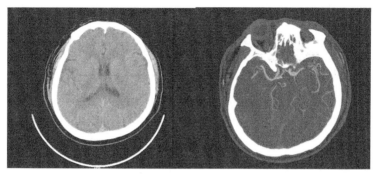
头颅 CT 图像

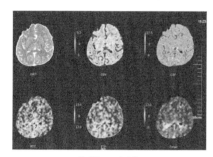
头颅 CTP 图像

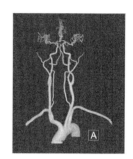
头颅 CTA 图像

图 1-3-2　头颅 CT、CTP、CTA 的检查图像

1. 常规头颅 CT

常规头颅 CT 平扫主要用于颅内血肿、脑外伤、脑出血、蛛网膜下腔出血、脑梗死、脑肿瘤、脑积水、脑萎缩、脑炎症性疾病及脑寄生虫病（如脑囊虫）、脑发育畸形等的诊断。颈椎或腰椎 CT 检查可以较 X 线更加清晰地显示骨质改变、椎管狭窄、椎间盘突出等。在急诊怀疑为脑血管病的患者，头颅 CT 为最基本的鉴别脑出血和脑梗死的方法。

2. 增强 CT

增强 CT 是指通过静脉注射造影剂（甲泛葡胺或泛影葡胺）后再进行 CT 检查，如果存在血脑屏障的破坏（如肿瘤或脑炎），则病变组织区域呈现高信号的增强效应，可以更清晰地显示病变，提高诊断的阳性率。

3. CT 血管造影

CT 血管造影（CT angiography，CTA）是指静脉注射含碘造影剂后，利用螺旋 CT 或电子束 CT，在造影剂充盈血管的高峰期进行连续薄层体积扫描，然后经计算机对图像进行处理后，重建血管的立体影像。CTA 可清楚显示 Willis 动脉环，以及大脑前、中、后动脉及其主要分支，对闭塞性血管病变可提供重要的诊断依据。

4. CT 灌注成像

CT 灌注成像可以在注射造影剂后显示局部脑血容量（rCBV）、局部脑血流量（rCBF）和平均通过时间（MTT）等，能够反映组织的血管化程度，并能动态反映脑组织的血流灌注情况，属于功能成像的范畴，在急性脑缺血发生 10 min 后即可显示脑缺血区的范围，可用于显示缺血半暗带，可通过两侧对比了解脑血流供应和代偿状态，有助于缺血性脑血管治疗方案的制订。

（五）磁共振成像

磁共振成像（magnetic resonance imaging，MRI）是 80 年代初开始用于临床的一项新的影像学诊断技术，能够提供传统的 X 线和 CT 不能提供的信息，是诊断颅内和脊髓病变最重要的检查手段，目前在我国已普遍应用。近年来新的磁共振技术如功能性磁共振成像（functional magnetic resonance imaging，fMRI）、磁共振血管成像（magnetic resonance angiography，MRA）、磁共振波谱（magnetic resonance spectroscopy，MRS）和弥散加权成像（diffusion weighted imaging，DWI）等的出现，极大推进了神经科学的发展。

1. MRI 的基本原理

MRI 是利用人体内氢质子在主磁场和射频场中被激发产生的共振信号经计算机放大、图像处理和重建后得到磁共振图像。MRI 检查时，患者被置于磁场中，接受一系列的脉冲后，打乱组织内的质子运动。脉冲停止后，质子的能级和相位恢复到激发前状态，这个过程称为弛豫。弛豫分为纵向弛豫（简称"T1"）和横向弛豫（简称"T2"）。CT 影像的黑白对比度是以人体组织密度对 X 线的衰减系数为基础，而 MRI 的黑白对比度则来源于体内各种组织 MR 信号的差异。以 T1 参数成像时，T1 短的组织（如脂肪）产生强信号呈白色，而 T2 长的组织（如体液）为低信号呈黑色；反之，T2 成像时，T1 长的组织（如体液）信号强呈白色，而 T2 短的组织信号较弱呈灰黑色。空气和骨皮质无论在 T1 或 T2 加权像上均为黑色。T1 加权像可清晰显示解剖细节，T2 加权像有利于显示病变。液体、肿瘤、梗死病灶和炎症在 T1 加权像上呈低信号，在 T2 加权像上则为极易识别的高信号。而心腔和大血管由于血流极快，使发出脉冲至接收信号时，被激发的血液已从原部位流走，信号不复存在。因此，心腔及大血管在 T1 和 T2 加权像上均呈黑色，此现象称流空效应。

2. MRI 的优势及临床应用

与 CT 比较，MRI 能提供多方位和多层面的解剖学信息，图像清晰度高，没有电离辐射，对人体无放射性损害，不出现颅骨的伪影；不需要造影剂即可清楚地显示冠状、矢状和横轴三位，可清晰地观察到脑干及后颅窝病变的形态、位置、大小及其与周围组织结构的关系，对脑灰质与脑白质可以产生明显的对比度。但对急性颅脑损伤、颅骨骨折、钙化病灶及出血性病变急性期等，MRI 检查不如 CT 敏感。另外，由于 MRI 检查所需时间较长，危重或不能配合的患者往往难以进行检查，而头颅 CT 检查快速简便，在这种情况下具有一定优势。

MRI 广泛应用于脑血管疾病、脱髓鞘疾病、脑肿瘤、颅脑先天发育畸形、颅脑外伤、各种原因所致的颅内感染及脑变性病的诊断和鉴别诊断。MRI 可以显示脊髓病变，对脊髓病变的诊断具有明显优势，常用于脊髓肿瘤、脊髓炎、脊髓空洞症、椎间盘脱出、脊椎转移瘤和脓肿等的诊断。

顺磁性造影剂 DTPA 通过改变氢质子的磁性作用，改变其弛豫时间而获得高 MR 信号，产生有效的对比作用，含血管丰富的实质性病灶或存在血脑屏障破坏的区域在 T1 加权像表现为高信号。通过增强 MRI 有助于对不同性质病变的鉴别，增加对肿瘤和炎症诊断的敏感性，可以使病灶与周围组织和结构之间的关系显示得更清晰，也可以为肿瘤的手术和放射治疗范围的确定提供重要信息。DTPA 剂量一般为 0.1 mmol/kg，静脉注射后 1 h 内可见明显的增强效果。

注意事项：体内有金属植入物，如义齿、脑动脉瘤手术放置的银夹、心脏起搏器的患者均不能使用 MRI 检查。

（1）磁共振血管成像（MRA）。

利用血液中运动质子为内在流动的标记物，使血管与周围组织形成对比，经计算机处理后显示血管形态及血流特征的一种 MRI 技术。优点是不需要穿刺、方便省时、无放射损伤及无创，可显示成像范围内所有血管，也可显示侧支血管。缺点是分辨率不适宜大范围检查，信号易产生伪影。临床主要用于颅内动脉瘤、脑血管畸形、大血管闭塞性疾病和静脉窦闭塞等。

（2）脂肪抑制成像技术和水抑制成像技术。

脂肪抑制成像技术是指在 MRI 中通过应用短时反转恢复（short time inversion recovery，STIR）序列，调整采集参数而选择性抑制脂肪信号，使其变为暗信号，以区分同样为亮信号的不同结构，在临床诊断中具有重要的意义。水抑制成像技术是指在 MRI 中通过应用液体衰减反转恢复（fluid-attenuated inversion recovery，FLAIR）序列信号，使其 T2 加权像上由亮信号变成暗信号，使 CSF 信号被抑制，而与水混杂的信号更加明显，有助于发现病灶和识别病变性质，对于脑梗死、脑白质病变、多发性硬化等疾病敏感性高。以上两种技术已经广泛应用于临床。

（3）磁共振弥散成像（DWI）。

采用回波平面成像技术，通过测量病理状态下水分子布朗运动的特征，用于缺血性脑血管病的早期诊断，发病 2 h 内即可发现缺血改变。这种弥散变化在早期是可逆的，可为早期治疗提供重要的信息。DWI 不需要注射造影剂，也可以用于癫痫的病理生理研究。

（4）磁共振灌注成像（PWI）。

静脉注射顺磁性对比剂后，通过回波平面成像技术观察成像的变化。可计算出局部脑血容量（rCBV）、局部脑血流量（rCBF）和平均药通过时间（MTT）等。PWI 的目的是显示通过毛细血管网的血流情况，提供周围组织氧和营养物质的功能状态，补充常规 MRI 和 MRA 不能获得的血流动力学和脑血管功能状态信息，有助于缺血性脑血管病的早期诊治。

（5）磁共振波谱分析（MRS）。

利用磁共振技术和质子的化学移位作用对体内的化学成分进行分析，以波谱的形式表示，可提供病变组织的代谢及生化方面的信息。最常采用的是氢质子 MRS（^{1}H-MRS），其对病变定性有一定帮助。目前，^{1}H-MRS 可测定 12 种脑的代谢物和神经递质的共振峰，其中以 N-乙酰天门冬氨酸、肌醇、肌酸、胆碱和乳酸等研究最多。主要用于中枢神经系统代谢性疾病、肿瘤和痴呆等变性疾病的研究。

（6）磁共振脑功能成像（fMRI）。

以脱氧血红蛋白的敏感效应为基础，对皮质功能进行定位成像。成像基于脑功能活动的生理学行为，大脑皮质某一区域兴奋时，局部小动脉扩张，血流量增加，但耗氧量仅仅轻微增加，故局部氧合血红蛋白含量增加，在 T1 和 T2 加权像上信号强度增高。信号强度的变化反映了该区灌注的变化，利用该原理可以进行皮质功能定位。fMRI 有视觉功能成像、听觉功能成像和运动功能成像。功能性影像和形态影像的结合将为临床诊断提供重要信息。

图 1-3-3 为头颅 MRI 图像。图 1-3-4 为头颅 MRA 图像。

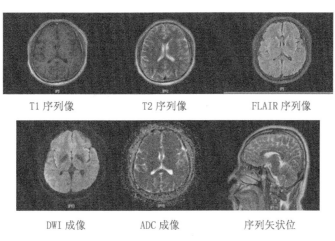

T1 序列像　　　　　　　T2 序列像　　　　　　　FLAIR 序列像

DWI 成像　　　　　　　ADC 成像　　　　　　　序列矢状位

图 1-3-3　头颅 MRI 图像

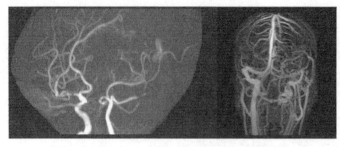

MRA 成像　　　　　　　　　　　　　MRV 成像

图 1-3-4　头颅 MRA 图像

三、神经电生理检查

（一）脑电图

脑电图（electroencephalogram，EEG）是脑生物电活动的检查技术，通过测定自发的有节律的生物电活动以了解脑功能状态，是证实癫痫并进行分类的最客观的手段。

1. 常规检测方法和电极安放

电极安放的原则是尽可能记录到异常电位。目前国际上广泛使用的电极安放方法是采用国际 10/20 系统，参考电极通常置于双耳垂。电极可采用单极和双极连接方法。

2. 特殊电极

（1）蝶骨电极。按照北京协和医院冯应琨教授的方法，将不锈钢针灸针作为电极，在耳屏切迹前 1.5~3.0 cm，额弓中点下方 2 cm 处，垂直刺入 4~5 cm 进行纪录。该方法与常规方法比较可明显提高额叶癫痫 EEG 诊断的阳性率。

（2）鼻咽电极。主要用于检测额叶底部和颞叶前内侧的病变。但因易受呼吸及吞咽动作等的影响，患者有明显的不适感，该技术的应用受到了限制。

（3）深部电极。将电极插入额叶内侧的海马及杏仁核等较深部位，为非常规的检测方法，其主要并发症是出血和感染。

3. 诱发试验

在进行常规 EEG 检查时，还可以通过一些特殊的手段诱发不明显的异常电活动，以便提高诊断的阳性率。

（1）过度换气。其原理是让患者加快呼吸频率和深度，引起短暂性呼吸性碱中毒，使常规检测中难以记录到的、不明显的异常变得明显。过度换气频率一般为 20~25 次/min，持续时间通常为 3 min，检查时应密切观察患者有无不适反应，如头痛、肢端麻木等，一旦 EEG 出现痫性放电，最好停止过度换气，以免出现癫痫发作。

（2）闪光刺激。EEG 的常规检查项目之一，特别是对光敏性癫痫有重要价值。

（3）睡眠 EEG。半数以上的癫痫发作与睡眠有关，部分患者只在睡眠中发作，因此睡眠 EEG 可提高 EEG 检查的阳性率。睡眠 EEG 的记录时间一般在 20 min 以上。

（4）其他。包括药物诱发等，常用的致痫药物有戊四氮、贝美格等静脉注射药，目前临床上已经很少应用。

4. 正常 EEG

（1）正常成人 EEG。正常成人在清醒、安静和闭眼放松状态下，脑电的基本节律为 8~12 Hz 的 α 节律，波幅为 20~100 μV，主要分布在枕部和顶部；β 活动的频率为 14~25 Hz，波幅为 5~20 μV，主要分布在额叶和颞叶；部分正常人在大脑半球前部可见少量 4~7 Hz 的 θ 波；频率在 4 Hz 以下称为 δ 波，清醒状态下的正常成人几乎没有该节律波，但入睡可出现，而且由浅入深、逐渐增多。频率为 8 Hz 以下的脑电波称为慢波。

（2）儿童 EEG。与成人不同的是，儿童 EEG 以慢波为主，随着年龄的增加，慢波逐渐减少，而 α 波逐渐增多，14~18 岁接近成人脑电波。

（3）睡眠 EEG。睡眠 EEG 根据眼球运动可分为以下几种。① 非快速眼动相或慢波相（NREM）：第 1 期为困倦期，由清醒状态向睡眠期过渡阶段，α 节律逐渐消失，被低波幅的慢波取代；在顶部可出现短暂的高波幅双侧对称的负相波，称为 "V" 波。第 2 期为浅睡期，在低波幅脑电波的基础上出现睡眠纺锤波（12~14 Hz）。第 3、4 期为深睡期，第 3 期在睡眠纺锤波的基础上出现高波幅慢波（δ 波），但其比例在 50% 以下；第 4 期时睡眠纺锤波逐渐减少至消失，δ 波的比例达 50% 以上。② 快速眼动相（REM）：以低波幅 θ 波和间歇出现的低电压 α 波为主的混合频率的电活动。

5. 常见的异常 EEG

（1）弥漫性慢波：背景活动为弥漫性慢波，是最常见的异常表现，无特异性。可见于各种原因所致的弥漫性脑病、缺氧性脑病、中枢神经系统变性病及脱髓鞘性脑病等。

（2）局灶性慢波：局部脑实质功能障碍所致。见于局灶性癫痫、脑脓肿、局灶性硬膜下或硬膜外血肿等。

（3）三相波：通常为中至高波幅，频率为 1.3~2.6 Hz 的负-正-负或正-负-正波。主要见于克-雅脑病（creutzfeldt-jakob disease，CJD）、肝性脑病和其他原因所致的中毒代谢性脑病。

（4）癫痫样放电：包括棘波、尖波、棘慢波综合、多棘波、尖慢波综合、多棘慢波综合等。50% 以上患者在癫痫发作的间期记录到癫痫样放电，放电的不同类型通常提示不同的癫痫综合征，如多棘波和多棘慢波综合通常伴有肌阵挛，见于全身性癫痫和光敏感性癫痫等。双侧同步对称、每秒 3 次、重复出现的高波幅棘慢波综合提示失神小发作。

图 1-3-5 为常见的异常 EEG。

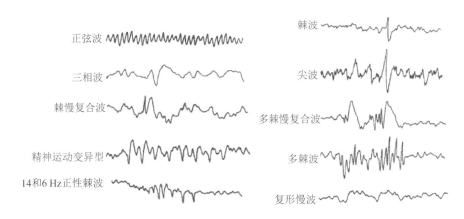

图 1-3-5　常见的异常 EEG

6. EEG 的临床应用

EEG 主要用于癫痫的诊断、分类和病灶的定位，对区别脑部器质性或功能性病变和弥漫性或局限性损害以及脑炎、中毒性和代谢性等各种原因引起脑病等的诊断均有辅助诊断价值。

（二）脑电地形图

脑电地形图（brain electrical activity mapping，BEAM）是指将脑电信号输入电子计算机进行处理，对各导联各频段的脑电波功率值分析后，用不同的颜色图像进行显示的一项较新的检查技术，可对脑电信号进行时间和空间的定量分析。BEAM 也称为脑电位分布图，是定量脑电图的分析技术之一。该技术的主要优点是将大脑的功能变化与形态定位结合起来，图像直观、形象、定位较准确，缺点是不能反映脑电波形出现的方式、不能连续检测、对识别伪差有一定的困难，因此不能取代常规 EEG 的检查，特别是对癫痫的诊断仍处于研究和探索中，与临床实用尚有距离。目前在基层医院，BEAM 主要用于脑血管病早期功能异常的显示、疗效及预后评价等研究。

（三）脑诱发电位

脑诱发电位（cerebral evoked potential，CEP）是中枢神经系统在感受体内外各种特异性刺激过程中所产生的生物电活动，也是脑电活动测定技术的基础，以了解脑的功能状态。目前不仅能对躯体感觉、视觉、听觉的感觉通路刺激进行检测，还可对运动功能及认知功能进行测定，后者称为事件相关电位（event related potential，ERP），其中最常用的是 P300 电位。

1. 躯体感觉诱发电位（SEP）

SEP 是指刺激肢体末端粗大感觉纤维，在躯体感觉上行通路不同部位记录的电位，主要反映周围神经、脊髓后束和有关神经核、脑干、丘脑、丘脑放射及皮质感觉区的功能。

（1）检测方法：表面电极置于周围神经干体表部位，用频率为 1~5 Hz 的方波脉冲刺激，刺激量以受刺激远端微动为宜。常用的刺激部位是正中神经、尺神经、胫后神经和腓总神经等。上肢记录部位通常是 Erb's 点、颈椎棘突（C_7 或 C_5）及头部相应的感觉区，下肢记录部位通常是腘窝、臀点、T_{12} 及头部相应的感觉区。

（2）波形的命名：极性+潜伏期（波峰向下为 P，向上为 N），例如潜伏期为 21 ms，波峰向上的波称为 N21。正中神经刺激对侧顶点记录（头参考）的主要电位是 P14、N20、P25 和 N35，周围电位是 Erb's 点（N9）和 C7（N11 和 N13）。胫后神经刺激顶点（Cz'）记录的主要电位是 P40、N45、P60 和 N75，周围电位是臀点（N16）和 T12（N24）。

（3）异常的判断标准是潜伏期延长和波形消失等。

（4）影响 SEP 的因素有年龄、性别和温度，正常值的判断应注意不同年龄和性别。检测中注意保持肢体皮肤温度在 34 ℃。各成分的绝对潜伏期与身高明显相关，而中枢传导时间与身高无明显相关。

（5）SEP 各波的起源：N9 为臂丛电位；N11 可能来源于颈髓后索；N13 可能为颈髓后角突触后电位；N14/P14 可能来自高颈髓或延髓；N20 可能源于一级感觉皮质（S1 区）；P40 可能来自同侧头皮中央后回；N50 可能来自顶叶 S1 后方；P60 可能来自顶叶偏后凸面；N75 分布较广，起源尚不清楚。图 1-3-6 为周围神经 SEP。

（6）SEP 的临床应用：用于检测周围神经、神经根、脊髓、脑干、丘脑及大脑的功能状态，主要应用于吉兰-巴雷综合征、颈椎病、后侧索硬化综合征、多发性硬化及脑血管病等感觉通路受累的诊断和客观评价，还可用于脑死亡的判断和脊髓手术的监护等。

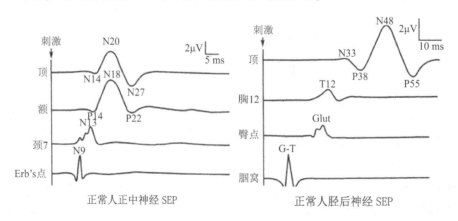

图 1-3-6　周围神经 SEP

2. 视觉诱发电位（VEP）

VEP 是经头皮记录的枕叶皮质对视觉刺激产生的电活动。

（1）检测方法：通常在光线较暗的条件下进行，检测前应粗测视力并行矫正。临床上最常用的方法为黑白棋盘格翻转刺激 VEP（PRVEP）和闪光刺激 VEP。前者的优点是波形简单易于分析、阳性率高和重复性好；后者受视敏度影响小，适用于 PRVEP 检测不能合作者。记录电极置于 O1、Oz 和 O2，参考电极通常置于 FPz。

（2）波形命名和起源：PRVEP 是一个由 NPN 组成的三相复合波，分别按各自的平均潜伏期命名为 N75、P100、N145。P100 潜伏期最稳定而且波幅高，是唯一可靠的成分。

（3）VEP 异常的判断标准：潜伏期>平均值+3SD，波幅<3 μV 以及波形分化不良或消失。

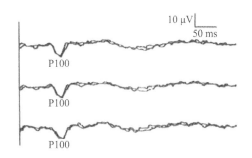

（4）VEP 的影响因素：主要受视力、性别和年龄的影响。女性潜伏期通常较男性短而且波幅高，年龄在 60 岁以上者 P100 潜伏期明显延长。图 1-3-7 为正常人 VEP。

（5）VEP 的临床应用：视通路病变，特别是对多发性硬化患者可提供早期视神经损害的客观依据。

图 1-3-7　正常人 VEP

3. 脑干听觉诱发电位（BAEP）

BAEP 是指经耳机传出的声音刺激听神经传导通路在头顶记录的电位。检查时通常不需要患者的合作，婴幼儿和昏迷患者均可进行测定。

（1）检测方法：多采用强度 50~80 dB、频率 10~15 Hz 的短声（click）刺激，持续 10~20 ms，叠加 1 000~2 000 次。记录电极通常置于 Cz，参考电极置于耳垂或乳突，接地电极置于额极中点（FPz）。

（2）波形命名：正常 BAEP 通常由 5 个波组成，依次以罗马数字 I ~ V 命名。其中 I、III 和 V 波较有价值。

（3）BAEP 各波的起源：I 波起源于听神经；II 波起源于耳蜗核，部分为听神经颅内段；III 波起源于上橄榄核；IV 波起源于外侧丘系及其核团（脑桥中、上部分）；V 波起源于下丘的中央核团区。

（4）BAEP 异常的判断标准：各波潜伏期延长>平均值+3SD 和（或）波间期延长>平均值+3SD，波形消失或波幅 I／V>200%，（III ~ V）/（I ~ III）>1.0。

（5）BAEP 的影响因素：I ~ IV 波潜伏期在出生 6 个月后基本达到成人水平；V 波潜伏期在出生 18 个月后基本达到成人水平；65 岁以后各波潜伏期明显延长，波幅降低。女性 V 波潜伏期较男性短，而且波幅高。BAEP 不受麻醉镇静药、睡眠觉醒和注意力集中程度的影响。图 1-3-8 为正常人 BAEP。

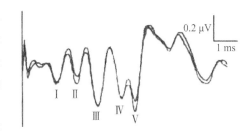

图 1-3-8　正常人 BAEP

（6）BAEP 的临床应用：可客观评价听觉检查不合作者、婴幼儿和歇斯底里患者有无听觉功能障碍；有助于多发性硬化的诊断，特别是发现亚临床病灶动态观察脑干血管病时脑干受累的情况，帮助判断疗效和预后；脑桥小脑角肿瘤手术的术中监护；监测耳毒性药物对听力的影响；脑死亡诊断和意识障碍患者转归的判断；等等。

4. 磁刺激运动诱发电位（MEP）

MEP 是指经颅磁刺激大脑皮层运动细胞、脊髓及周围神经运动通路在相应的肌肉上记录的复合肌肉动作电位。该技术在 1985 年由巴克（Barker）等人建立，近年来被广泛应用于临床，为运动通路中枢传导时间的测定提供了客观依据。MEP 的主要检测指标为各段潜伏期和中枢运动传导时间（CMCT）。

5. 事件相关电位 (ERP)

ERP 也称内源性事件相关电位, 是人对外界或环境刺激的心理反应, 潜伏期在 100 ms 以上, 因此为长潜伏期电位, 目前对其起源和确切的解剖定位尚不完全清楚。ERP 主要研究认知过程中大脑的神经电生理改变。ERP 包括 N、N1、P2 (外源性成分) 及 N2 和 P3 (内源性成分)。ERP 中应用最广泛的是 P300 电位。ERP 可通过听觉、视觉、体感刺激, 从头皮上记录到一组神经元所发出的电活动, 但与 SEP、BAEP 及 VEP 有着本质的不同。ERP 要求受试者对刺激进行主动反应, 受心理状态的影响明显, 主要反映大脑皮质认知功能状况, 也有学者将 P300 电位用于测谎等研究。

(四) 脑磁图

脑磁图 (magnetoencephalography, MEG) 是对脑组织自发的神经磁场的记录。用声音、光和电刺激后探测和描记的脑组织神经磁场称为诱发脑磁场。该技术始于 20 世纪 70 年代, 随着计算机技术和影像学信息处理技术的进展, 特别是超导量子干涉装置 (SQUID) 的应用, 脑磁图仪的设计和性能方面发生了根本的改变, 20 世纪 90 年代开始用于临床研究, 但因价格昂贵等原因尚未作为常规辅助检查手段应用于临床。MEG 的工作原理是使用 SQUID 多通道传感探测系统, 探测神经元兴奋性突触后电位产生的电流形成的生物电磁场。与 EEG 比较, MEG 有良好的空间分辨能力, 可检测出直径小于 3.0 mm 的癫痫灶, 定位误差小且灵敏度高, 而且可与 MRI 和 CT 等解剖学影像信息结合进行脑功能区定位和癫痫放电的病灶定位, 有助于难治性癫痫的外科治疗。

(五) 肌电图

肌电图 (electromyogram, EMG) 是指同心圆针电极插入肌肉后, 记录的肌肉安静状态下和不同程度随意收缩状态下及周围神经受刺激时各种电生理特性的电活动的一种技术。广义 EMG 包括常规 EMG、神经传导测定 (NCS)、重复神经电刺激 (RNS)、运动单位计数、单纤维肌电图 (SFEMG) 及巨肌电图 (mafro-EMG) 等。

1. EMG 检测步骤及正常所见

(1) 肌肉静息状态: 包括插入电位和自发电位。插入电位指针电极插入时引起的电活动, 正常人变动较大; 自发电位指终板噪音和终板电位, 后者波幅较大, 通常伴有疼痛, 动针后疼痛消失。

(2) 肌肉小力自主收缩状态: 测定运动单位动作电位 (MUAP) 的时限、波幅、波形及多相波百分比, 不同肌肉有不同的正常值范围。

(3) 肌肉大力收缩状态: 观察募集现象, 即肌肉在大力收缩时运动单位的多少及其发放频率的快慢。肌肉在轻收缩时, 只有阈值较低的 I 型纤维运动单位发放, 其频率为 5~15 Hz; 肌肉在大力收缩时, 原来已经发放的运动单位频率加快, 同时阈值高的 II 型纤维参与发放, EMG 上呈密集、相互重叠的难以分辨基线的许多运动单位电位, 即为干扰相。

2. 异常 EMG 所见及其意义

(1) 插入电位的改变: 插入电位减少或消失见于严重的肌肉萎缩、肌肉纤维化、脂肪组织浸润及肌纤维兴奋性降低等, 插入电位增多或延长见于神经源性和肌源性损害。

(2) 异常自发电位: ① 纤颤电位。纤颤电位是由失神经支配肌纤维运动终板对血中乙酰胆碱的敏感性升高引起的去极化, 或失神经支配的肌纤维静息电位降低所致的自动去极化产生的动作电位。其波形多为双相, 起始为正相, 时限为 1~5 ms, 波幅一般为 20~200 μV, 见于神经源性损害和肌源性损害。② 正锐波。正锐波的产生机制及临床意义同纤颤电位。波形特点为双相, 起始为正相, 之后为一时限较宽、波幅较低的负向波, 形状似 "V" 字形, 时限为 10~100 ms。③ 束颤电位。束颤电位是指一个或部分运动单位支配的肌纤维自发放电, 见于神经源性损害。

(3) 肌强直放电: 肌肉自主收缩或受机械刺激后出现的节律性放电。波幅通常为 10 μV~1 mV, 频率为 25~100 Hz。放电过程中波幅和频率逐渐衰减, 扩音器可传出类似飞机俯冲或摩托车减速的声音。见于萎缩性肌强直、先天性肌强直、高钾型周期性瘫痪等。

图 1-3-9 为纤颤电位和正锐波，图 1-3-10 为肌强直放电。

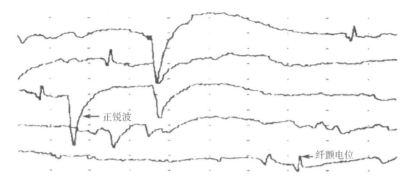

图 1-3-9　纤颤电位和正锐波

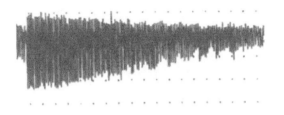

图 1-3-10　肌强直放电

（4）异常运动单位动作电位：神经源性损害 MUAP 时限增宽、波幅增高及多相波百分比增高，多见于脊髓前角细胞病变、神经根病变和周围神经病等。肌源性损害 MUAP 时限缩短、波幅降低及多相波百分比增高，多见于进行性肌营养不良、炎性肌病和其他原因所致的肌病。

（5）大力收缩募集电位的异常改变：① 单纯相和混合相。前者指肌肉大力收缩时，参加发放的运动单位数量明显减少，肌电图上表现为单个独立的电位；后者是运动单位数量部分减少，表现为单个独立的电位和部分难以分辨的电位同时存在。二者见于神经源性损害。② 病理干扰相。肌纤维变性坏死使运动单位变小，在大力收缩时参与募集的运动单位数量明显增加，表现为低波幅干扰相，见于肌源性损害。

3. EMG 的临床应用

EMG 主要用于诊断及鉴别诊断神经源性损害和肌源性损害，排除神经肌肉接头病变；特别是对早期运动神经元病、深部肌肉萎缩、肥胖儿童的肌肉萎缩可提供诊断的客观依据；结合神经传导速度的结果，有助于对脊髓前角细胞、神经根和神经丛病变的定位。近年来，肛门括约肌 EMG 检查特别是卫星电位的发现是诊断多系统萎缩的一个重要的客观指标。

（六）神经传导速度

神经传导速度（NCV）是用于评定周围神经传导功能的一项诊断技术，通常包括运动神经传导速度（MCV）、F 波和感觉神经传导速度（SCV）的测定。

1. 方法

（1）MCV 测定。

① 电极放置：阴极置于神经远端，阳极置于神经近端，相隔 2~3 cm；记录电极置于肌腹，参考电极置于肌腱；地线置于刺激电极和记录电极之间。

② 测定方法及计算：超强刺激神经干远端和近端，在该神经支配的肌肉上记录复合肌肉动作电位（CMAP），测定其不同的潜伏期，用远端和近端之间的距离除以两点间潜伏期差，即为神经的传导速度。

③ 计算公式为：神经传导速度（m/s）= 两点间距离（cm）×10/两点间潜伏期差（ms）。波幅的测定通常取峰-峰值。

（2）SCV 测定。

① 电极放置：刺激电极置于或套在手指或脚趾末端，阴极在阳极的近端；记录电极置于神经干的远端（靠近刺激端），参考电极置于神经干的近端（远离刺激部位）；地线固定于刺激电极和记录电极之间。

② 测定方法及计算：顺行测定法是将刺激电极置于感觉神经干的远端，记录电极置于神经干的近端，然后测定其潜伏期和记录感觉神经动作电位（SNAPs）；刺激电极与记录电极之间的距离除以潜伏期为 SCV。

图 1-3-11、图 1-3-12 分别为 MCV 的测定和计算示意图、SCV 的测定和计算示意图。

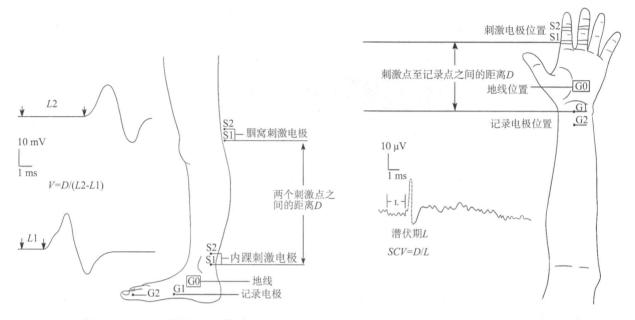

图 1-3-11　MCV 的测定和计算示意图　　　　图 1-3-12　SCV 的测定和计算示意图

（3）F 波测定。

① 原理：F 波是超强电刺激神经干在 M 波后的一个晚成分，由运动神经回返放电引起，因首先在足部小肌肉上记录而得名；F 波的特点是其波幅不随刺激量变化而改变，重复刺激时其波形和潜伏期变动较大。

② 电极放置：同 MCV 测定，不同的是阴极放在近端。

③ 潜伏期的测定：通常连续测定 10~20 个 F 波，然后计算其平均值，F 波的出现率为 80%~100%。

2. 异常 NCV 及其临床意义

MCV 和 SCV 的主要异常是传导速度减慢和波幅降低，前者主要反映髓鞘损害，后者为轴索损害，严重的髓鞘脱失也可继发轴索损害。NCV 的测定主要用于周围神经病的诊断，结合 EMG 可鉴别前角细胞、神经根、周围神经及肌源性疾病等。F 波的异常表现为出现率低、潜伏期延长或传导速度减慢及无反应等，通常提示周围神经近端病变，用于补充 MCV 的不足。

（七）重复神经电刺激

重复神经电刺激（repetitive nerve stimulation，RNS）是以不同频率的电脉冲重复刺激周围神经并记录复合肌肉动作电位，是检测神经肌肉接头功能的常用手段。正常情况下，神经干连续受刺激后，CMAPs 的波幅可有轻微的波动，而降低或升高超过一定的范围均提示神经肌肉接头病变。RNS 可根据刺激的频率分为低频 RNS（≤5 Hz）和高频 RNS（10~30 Hz）。

1. 方法

（1）电极放置：刺激电极置于神经干，记录电极置于该神经所支配的肌肉，地线置于两者之间。

（2）测定方法：常选择面神经支配的眼轮匝肌、腋神经支配的三角肌、尺神经支配的小指展肌及副神经支配的斜方肌等；近端肌肉阳性率高，但不易固定；远端肌肉灵敏度低，但结果稳定，伪差小；高频刺激常选用尺神经。

（3）正常值的计算：确定波幅递减是计算第 4 或第 5 波比第 1 波波幅下降的百分比，而波幅递增是计算最高波幅比第 1 波波幅上升的百分比。正常人低频波幅递减在 10%～15% 以内，高频刺激波幅递减在 30% 以下，而波幅递增在 50% 以下。

2. 异常 RNS 及其临床意义

正常人低频波幅递减在 10%～15%，高频刺激波幅递减在 30% 以下，而波幅递增在 50% 以下。低频波幅递减>15%（部分定为 10%）和高频刺激波幅递减>30% 为异常，称为波幅递减，见于突触后膜病变；高频刺激波幅递增>57% 为可疑异常，>100% 为异常波幅递增，见于 Lambert-Eaton 综合征（图 1-3-13）。

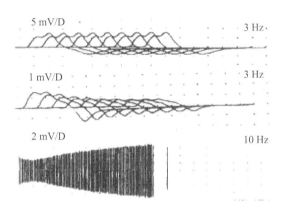

上：正常人低频 RNS；中：MG 患者低频 RNS 波幅递减；下：Lambert-Eaton 综合征患者高频 RNS 波幅递增。

图 1-3-13　正常和异常 RNS 示意图

四、超声检查

超声诊断于 20 世纪 50 年代开始应用于临床，但因超声波经过颅骨后明显衰减，超声在脑供血动脉检查中只能用于颈部血管。1982 年，挪威学者鲁内·阿萨德（Rune Aaslid）博士应用脉冲波发射超声和傅里叶转换理论，通过多普勒效应使超声波作用于血管内流动的红细胞，经计算机进行快速傅里叶转换函数处理实时计算出红细胞的运动速度及运动状态，建立了经颅多普勒超声诊断方法，并与德国 EME 公司共同研制出世界第 1 台经颅多普勒超声（transcranial doppler，TCD）检测仪，标志着对脑血管的检测技术已经由颅外进入对颅内各主要血管的经颅检测。1986 年，三维 TCD 问世，初步解决了颅内血管的显示和定位，并可显示三维血管轨迹分布图，近年来又出现了用彩色编码表示血流方向和信号强度的 M -模，使脑动脉检查和微栓子监测功能更强大。

（一）经颅多普勒超声（TCD）

1. 检查方法

TCD 仪器具有 2 MHz 和 4 MHz 两种探头。2 MHz 探头发射脉冲超声波，用来检测颅内动脉；4 MHz 探头发射脉冲或连续超声波，可以检测颅外颈部动脉。

颅内动脉常用的检查部位是颞、枕和眶三个窗口。① 颞窗位于颧弓上方的眼眶外缘和耳屏之间，经颞窗可检测大脑中动脉、颈内动脉终末端、大脑前动脉和大脑后动脉。② 枕窗位于枕骨粗隆下，经枕窗可检测椎动脉颅内段、小脑后下动脉和基底动脉。③ 眶突位于闭合眼睑上方，经眶窗可检测眼动脉和颈内动脉虹吸段。颅外动脉检查部位，在颈总动脉搏动处检测颈总动脉，在下颌角处检测颈内动脉起始段和颈外动脉起始段，在锁骨上窝检测锁骨下动脉和椎动脉起始段。TCD 检查中对各个有关血管的识别主要通过探头的位置、超声束的角度、血流方向及压颈试验等实现。

2. TCD 检测参数和临床意义

（1）深度：指被检血管距探头之间的距离。

（2）血流方向：指被检测到血管的血流相对于探头的方向。

（3）血流速度：指红细胞在血管中流动的速度，主要根据多普勒频移（ΔF）计算。计算公式：$V=\Delta F\times C/2\times f_0\times\cos\alpha$。$V$ 是移动红细胞速度，ΔF 是频移，C 是超声在组织中的传播速度，f_0 是发射超声频率的平均值，$\cos\alpha$ 是多普勒超声束与血流方向的夹角。血流速度是 TCD 频谱中判断病理情况存在的最重要参数，管径大小、远端阻力或近端压力的改变均会带来血流速度的变化。血流速度又包括收缩期峰值血流速度（systolic velocity，Vs）、舒张期血流速度（diastolic velocity，Vd）和平均血流速度（mean velocity，Vm）。Vm 是平均了整个心动周期内出现的速度信号的结果或由以下公式计算而得：$Vm=Vs+（Vd\times2）/3$。

（4）搏动指数（PI）和阻抗指数（RI）：描述频谱形态的两个参数。PI 计算公式：$PI=（Vs-Vd）/Vm$（Vs 为收缩期峰值血流速度，Vd 为舒张期末血流速度，Vm 为平均血流速度）。RI 计算公式：$RI=（Vs-Vd）/Vs$。从公式中可以看出，PI 主要受收缩和舒张期血流速度差影响，差值越大，PI 越大；差值越小，PI 越小。异常的病理情况下，低阻力动静脉畸形的异常血管团造成供血动脉远端阻抗减小，因此该血流频谱的 PI 较正常明显降低。还有临床常遇见的其他情况，如颅内压增高、大动脉严重狭窄或闭塞的近端或远端血管等均会影响 PI 的改变，因此除血流速度之外，PI 是分析 TCD 频谱的另一非常重要的参数。

（5）频谱形态：反映血液在血管内流动的状态。TCD 频谱上的纵坐标是血流速度，频谱周边（包络线）代表的是在该心动周期某一时刻最快的血流速度，基线则代表血流速度为零（图1-3-14）。TCD 频谱内的每一点则代表在该心动周期内某一时刻处于该血流速度红细胞的数量。TCD 频谱信号的强度用颜色表示，信号从弱到强的颜色变化为蓝色-黄色-红色。因此，红细胞越多的地方反射信号越强，红色就越强。红细胞数越少、信号越弱的地方呈现蓝色。正常情况下血液在血管内流动呈规律的层流状态，处于血管中央的红细胞流动最快，向周边逐渐减慢。正常情况下大多数红细胞处于接近中央最快流速的状态而只有极少部分贴近血管壁的红细胞呈低流速状态。所以，正常 TCD 频谱表现为红色集中在周边并有蓝色"频窗"的规律层流频谱。当正常层流发生变化时，TCD 频谱也会出现相应改变。血管出现严重狭窄或闭塞时，狭窄部位血流速度增快但处于高流速红细胞数量减少，呈现频谱紊乱的湍流状态；由于狭窄后血管内径的复原或代偿性扩张，使处于边缘的红细胞形成一种涡漩的反流状态，或大量处于低流速的红细胞血流表现为多向性。因此，在狭窄段包括狭窄后段在内的取样容积内检测到的 TCD 频谱完全失去了正常层流时的形态，而表现为典型的狭窄血流频谱，周边蓝色基底部"频窗"消失而被双向的红色涡流替代。

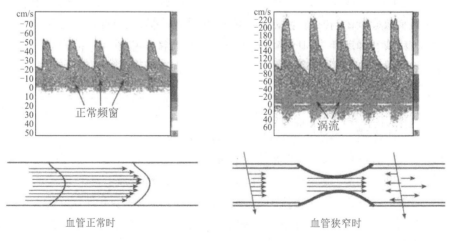

图1-3-14 TCD 频谱

3. TCD 的临床应用

（1）颅外血管狭窄或闭塞。收缩期血流速度>120 cm/s，频谱紊乱有涡流杂音，可能存在颅外血管狭窄；血管闭塞时，在该部位检测不到血流；严重狭窄或闭塞时，可有侧支循环建立；锁骨下动脉狭窄时，根据同侧椎动脉血流方向正常、部分反向或完全反向可判断是否存在锁骨下动脉盗血综合征（subclavian steal syndrome，SSS）以及盗血程度；根据对侧椎动脉血流速度和频谱形态、基底动脉血流频谱形态和枕动脉血流速度以及对患侧束臂试验的反应，可以判断椎-锁骨下动脉的盗血通路。

（2）颅内血管狭窄或闭塞。大脑中动脉收缩期血流速度>140 cm/s 或平均血流速度>80 cm/s，大脑前动脉收缩期血流速度>120 cm/s，大脑后动脉和椎基底动脉收缩期血流速度>100 cm/s，伴血流频谱紊乱，有涡流、杂音，两侧不对称超过 20%，提示该被检血管狭窄。经颞窗能检测到大脑前和大脑后动脉，但唯独检测不到大脑中动脉或大脑中动脉血流速度明显低于大脑前和大脑后动脉时，提示可能有大脑中动脉闭塞。注意：由于狭窄程度<50%时不引起血流动力学改变，因此 TCD 判断血管狭窄时通常是程度已超过 50%的狭窄。

（3）动静脉畸形和动静脉瘘供血动脉的 TCD 判断。大的动静脉畸形和动静脉瘘的 TCD 典型表现为：供血动脉内有高速血流；血流层流状态受到破坏，血流紊乱，涡流形成，可以听到粗糙的血管杂音；血管搏动性减小，PI 降低。供血动脉血流速度增高的程度与血管畸形的关系密切，血管床越大，血流速度越快；另外，血流速度越快，提示该血管与畸形血管床的关系越密切。PI 在判断供血动脉与畸形血管的关系上也很有帮助，PI 越小，说明与畸形血管的关系越密切。PI 为 0.5 左右提示该血管与畸形血管有关，0.4~0.45 说明与畸形血管床的关系很密切，≤0.40 说明该血管为畸形血管的专门供血动脉。介入治疗或手术后供血动脉发生变化，手术前后比较供血动脉的血流速度和 PI 有助于对手术效果的评价。

（4）蛛网膜下腔出血是导致脑血管痉挛最常见的原因。TCD 可代替脑血管造影通过血流速度的变化、动脉参数的变化及血流杂音等检测以判断是否存在脑血管痉挛。TCD 的随访观察对评价蛛网膜下腔出血的预后很有意义。

（5）脑动脉血流中微栓子的监测。TCD 可以监测到在脑血流中经过的固体颗粒（血栓、血小板聚集和粥样斑块）或气体颗粒，这些颗粒在血流背景信号中产生特殊的多普勒高信号。微栓子信号具有以下特点：① 短时程<300 mm；② 信号比强度背景≥3 dB；③ 单方向出现在频谱中；④ 伴有尖锐的鸟鸣音。

（6）应用双深度探头监测时在双深度之间有时间差。在具有潜在心脏源性栓塞疾病，如心房颤动、瓣膜性心脏病、房间隔缺损和卵圆孔未闭等；有潜在动脉栓塞源性疾病，如颈动脉狭窄、颈内动脉夹层动脉瘤、颈内动脉内膜剥脱术（术前、术中或术后）、椎动脉狭窄、颅内大血管狭窄以及血管检查或介入治疗患者（脑血管造影、经皮血管内成形术等），都可能在脑动脉中检测到微栓子信号。

（7）颅内压增高和脑死亡。随着颅内压的不断增高，TCD 血流频谱发生一系列改变，血流速度逐渐降低，PI 逐渐增高。当颅内压接近舒张血压时，TCD 频谱中舒张期末期的血流开始消失；当颅内压继续增高超过舒张期血压时，舒张期血流复现，但方向相反为"振荡波"；当颅内压继续增高达到和超过收缩压时，已经很难有血流进入脑循环中，TCD 表现为收缩早期针尖样血流（钉子波）；当颅内压继续增高，针尖样血流越来越小，最终在颅底大血管检测不到血流。振荡波、钉子波或无血流信号也是颅内血流停止脑死亡的特征性改变。

（二）颈动脉彩色多普勒超声

颈部血管超声是广泛应用于临床的一项无创性检测手段，可客观检测和评价颈部血管的结构、功能状态或血流动力学的改变，对头颈部血管病变，特别是缺血性脑血管疾病的诊断具有重要的意义。

1. 颈动脉彩色多普勒观察指标

颈部超声检测技术包括二维图像、彩色多普勒血流显像及脉冲多普勒频谱分析等功能。颈部血管的多普勒超声检测一般采用 5.0~10.0 MHz 探头。最常检测的血管包括双侧颈总动脉（CCA）、颈内动脉（ICA）、颈外动脉（ECA）、椎动脉（VA）和颈内静脉（ICV）等。

（1）二维图像。① 血管的位置：观察血管的起始、走行及与周围血管的关系有无变异、移位、受压及畸形等。② 血管壁结构：观察内膜、中膜和外膜的情况，如三层结构是否完整、内膜是否光滑、是否有增厚或动脉硬化斑块形成、有无夹层动脉瘤等。③ 血管内径：主要观察有无管腔狭窄和扩张，判断狭窄的程度。

（2）彩色血流显像。① 血流方向：通常朝向探头的血流为红色，背离探头的血流为蓝色。观察血流方向，判断是否有逆向血流，有助于盗血的发现。② 彩色强弱及充盈状态：通常流速缓慢的血流色彩暗淡，而流速快的血流色彩明亮。一旦发现管腔内血流信号有充盈缺损，提示有血管狭窄的存在。

2. 颈动脉彩色多普勒的临床应用

（1）颈部血管动脉粥样硬化：表现为内膜增厚、斑块形成、血管狭窄或闭塞等，还可计算血管狭窄的程度。

（2）先天性颈内动脉肌纤维发育不良：动脉管径表现为不规则的狭窄，内膜和中膜结构不清，管腔内血流充盈不均，呈"串珠样"改变。

（3）颈动脉瘤：根据动脉瘤的病理基础和结构特征可分为真性动脉瘤、假性动脉瘤和夹层动脉瘤。后者血管分成真、假两个腔，真腔内血流正常或轻度紊乱，假腔内血流紊乱或有血栓形成。

（4）大动脉炎：表现为局限性或普遍性管壁增厚，管腔缩窄，动脉内膜和中膜的结构融合，外膜表面粗糙等，单钙化性斑块较少见，诊断应结合临床。

（5）锁骨下动脉盗血综合征：通常可见锁骨下动脉或无名动脉起始部狭窄或闭塞，导致病变远端肢体血液供应障碍，可伴有异常的血流动力学改变，特别是颅内缺血的表现。

图 1-3-15 为颈动脉彩超。

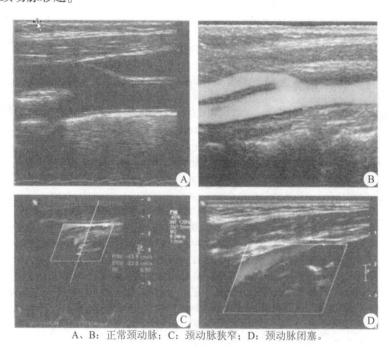

A、B：正常颈动脉；C：颈动脉狭窄；D：颈动脉闭塞。

图 1-3-15　颈动脉彩超

五、脑、神经和肌肉活组织检查

脑、神经和肌肉活组织检查的主要目的是明确病因，而且能得出特异性的诊断，也能通过病理检查的结果进一步解释临床和神经电生理的改变。随着病理诊断技术的不断发展，如组织化学、免疫组化及基因检测等技术的应用，病理诊断的阳性率不断提高。但活组织检查也有一定的局限性，如受取材的部位、大小和病变分布的限制，即使病理结果是阴性的，也不能排除诊断。部分病变较轻以至于与正常组织鉴别有困难时，应慎下结论。

1. 脑活组织检查（脑活检）

脑活检是通过脑的局部组织病理检查，达到辅助诊断的目的。脑活检在临床实践中并不如肌肉或神经活检应用得广泛。脑活检取材途径取决于病变的部位。较浅的、靠近皮层的病变可采用颅骨环钻钻孔后切开脑膜，然后锥形切取脑组织；也可先用小颅钻钻孔，然后穿刺采取脑组织。脑深部病变通常是神经外科医师行开颅手术切取标本或立体定向穿刺活检。近年来可在 MRI 定向引导下行脑组织穿刺活检。脑活检后的标本根据需要进行特殊处理，可制成冰冻切片、石蜡包埋切片、厚涂片及电镜标本制备等，然后经过不同的染色技术（组织学染色方法和免疫组织化学染色方法）标记特异性抗原显示病变。还可从脑活检组织中分离病毒或检测病毒抗原，应用 PCR 检测病毒特异性DNA（或 RNA）或原位杂交技术确定病毒的类型，是病变早期可靠的诊断方法。脑活检主要用于疑诊为亚急性硬化性全脑炎、遗传代谢性脑病（如脂质贮积病、黏多糖贮积症和脑白质营养不良等）、阿尔茨海默病、克雅氏（Creutzfeld-Jakob）病、卡纳万氏（Canavan）病和亚历山大（Alexander）病，以及经 CT 或 MRI 检查证实的占位性病变，但性质不能肯定者等。但脑活检毕竟是一种创伤性检查，有可能造成功能障碍等严重后果，因此必须权衡利弊后再作决定，特别是脑功能区活检更应慎重。

2. 神经活组织检查（神经活检）

神经活检是在人的活体上切取有病变的部分外周神经组织，因而有助于周围神经病的定性诊断和病变程度的判断。主要适应证是各种原因所致的周围神经病，对于儿童的适应证还可包括异染性脑白质营养不良、肾上腺脑白质营养不良和克拉伯（Krabbe）病等。神经活检可以发现一些特异性改变，是目前其他检查所不能取代的。可帮助诊断血管炎（如结节性多动脉炎）、原发性淀粉样变性、麻风性神经炎、多葡聚糖体病、蜡样脂褐质沉积病、感觉性神经束膜炎、恶性血管内淋巴瘤及一些遗传代谢性周围神经病。还可帮助鉴别以髓鞘脱失为主的周围神经病和以轴索损害为主的周围神经病等。神经活检最常用的取材部位是腓肠神经，原因是该神经走行表浅、易于寻找、后遗症轻微（仅为足背外侧皮肤麻木或感觉丧失）。其他的神经活检取材部位还有腓浅神经的分支等。

3. 肌肉活组织检查（肌肉活检）

肌肉活检有助于进一步明确病变的性质，区分神经源性和肌源性肌肉病变。主要适用于多发性肌炎、皮肌炎、包涵体肌炎、进行性肌营养不良、先天性肌病、脊髓性肌萎缩、代谢性肌病、内分泌肌病和癌性肌病等。肌肉活检的最后结论应参考病史特别是家族遗传史、临床特点、血清肌酶谱的测定和肌电图检查结果。肌肉活检标本根据需要进行标本的处理和染色，可制成冷冻切片和石蜡切片等，然后经过不同的染色技术（常规组织学、组织化学、生物化学及免疫组化等染色）显示病变。活检最常选用的肌肉有肱二头肌、三角肌、股四头肌和腓肠肌等。但应避免在肌电图部位附近取材，通常选择临床和神经电生理均受累的肌肉。慢性进行性病变时应选择轻、中度受累的肌肉，急性病变时应选择受累较重甚至伴有疼痛的肌肉。切忌选择严重萎缩的肌肉。

4. 皮肤神经活组织检查（皮肤神经活检）

皮肤神经活检是在局麻下，用皮肤活检针在预定部位采取 2～4 mm 的皮肤标本，经过处理后获得 30～100 μm 厚的切片，采用间接免疫荧光或免疫组织化学方法，标记出组织切片中 PGP 9.5 免疫阳性的神经纤维，也可以用 P 物质等进行标记，以显示不同功能的神经纤维，然后在光学显微镜下观察，计算出单位表皮长度或单位表皮面积中神经纤维的数量，获得表皮层神经纤维密度。皮肤神经在病理状态下呈现为神经轴索局灶性肿胀、节段性改变、串珠样改变、神经纤维弯曲、细小分支增多、神经纤维中断等现象，可以作为变性早期改变或神经再生的证据。皮肤神经活检取材方便，创伤小，能够多点取材，可以观察到小有髓纤维和无髓纤维，主要用于小纤维周围神经病变的评估和辅助诊断，在证实小纤维神经病变方面甚至较腓肠神经敏感。但由于皮肤神经活检不能显示大的有髓纤维，PGP 9.5 所标记的是神经轴索，因此皮肤神经活检无法显示髓鞘的病变以及神经束膜和间质的改变，难以提供病因诊断方面的证据，这也是皮肤神经活检无法替代腓肠神经活检，未能常规用于临床诊断的主要原因。

六、基因诊断

基因诊断利用现代分子生物学和分子遗传学的方法检查基因的结构及其功能是否正常。从DNA/RNA 水平检测分析致病基因的存在、变异和表达状态，直接或间接判断致病基因的存在，从而对疾病进行诊断。基因诊断的途径通常包括基因突变的检测、基因连锁分析和 mRNA 的检测。常用的技术和方法根据原理通常分为两大类，核酸分子杂交技术和 PCR 扩增技术。

1. 核酸分子杂交技术

核酸分子杂交技术是用已知序列 DNA 或 RNA 片段作为探针与待测样品的 DNA 或 RNA 片段进行核酸分子杂交，是基因诊断最基本、应用最广泛的技术之一，具有灵敏性高和特异性强等优点。根据杂交方式不同分为 Southern 印迹杂交、Northern 印迹杂交、斑点杂交和原位杂交等，还有蛋白质免疫印迹杂交，即 Western 杂交，其与 Southern 印迹杂交和 Northern 印迹杂交不同的是探针通过待测蛋白质的相应抗体进行检测。

2. PCR 扩增技术

PCR 是在试管中进行 DNA 复制反应，基本原理与体内相似。其特异性和高效性推动了分子生物学的发展。PCR 的基本原理是在模板 DNA、引物和四种脱氧核糖核苷三磷酸存在的条件下依赖于 DNA 聚合酶的酶促反应。由于 PCR 方法高度灵敏，少量的靶分子即可扩增至无限数，因此要防止 PCR 扩增产物因环境污染而引起的假阳性。

3. 其他基因诊断技术

其他基因诊断技术包括 DNA 的物理图谱、DNA 测序、差异文库、mRNA 差异显示和基因芯片（DNA 芯片）技术等。

传统的神经系统遗传病的诊断主要依据临床表现、生物化学和血清学的改变，有些疾病通过生化或酶活性的测定即可确诊。随着分子生物学技术的发展和对基因异质性的认识，发现相同的生化改变或酶的异常可伴有不同的临床表现；而 DNA 分析发现，不同的点突变又可引起相同的生化异常，例如，肌肉磷酸化酶基因目前已有 16 个点突变。基因诊断可以弥补临床（表型）诊断的不足，为遗传病的治疗寻求新的出路，并可能对遗传病的分类提供新的方法和依据。

神经系统遗传病占人类遗传病的 60% 以上，包括单基因遗传病、多基因遗传病、线粒体遗传病和染色体病，目前基因诊断主要用于单基因遗传病。近年来研究最多的按基因型分类的疾病有遗传性共济失调、腓骨肌萎缩症、致死性家族性失眠症（fatal familial insomnia，FFI）和家族性亚急性海绵状脑病（CJD）、遗传性压迫易感性神经病及通道病等。脊髓小脑性失调（SCA）已经明确染色体位置，近期报道已知其致病基因及其代谢产物共 30 余种类型。腓骨肌萎缩症分为常染色体显性遗传、常染色体隐性遗传、X -连锁隐性遗传和半显性遗传，已知基因分型达 50 余种类型。离子通道病，如氯离子通道病、钠离子通道病、钙离子通道病和钾离子通道病均发现不同的基因定位和致病基因。基因诊断还可用于产前诊断遗传性疾病、病原微生物的检测、预测和早期发现恶性肿瘤等。近年来基因诊断的范围已经从原来的遗传性疾病扩大到肿瘤、心脑血管病和感染性疾病等。

七、放射性核素检查

1. 单光子发射计算机断层成像（SPECT）

SPECT 是利用发射 γ 光子核素成像的放射性同位素断层显像技术。

（1）基本原理。将常用的 ^{99m}Tc 标记的放射性药物如 ^{99m}Tc-六甲基丙烯胺肟（^{99m}Tc-HM-PAO）注入血液循环，它可通过正常的血脑屏障，快速进入脑组织，在脑内的分布与局部脑血流量成正比，并在血流丰富的脑组织中发射单光子，然后利用断层扫描和影像重建，构成矢状、冠状及任意方位的断面或三维立体像。SPECT 因价格较正电子发射断层成像（PET）明显低廉，较易被临床接受和推广。用于 SPECT 检测的放射性示踪剂主要有碘、铊和锝，最常用的是 ^{99m}Tc-HM-PAO，其优点是放射剂量低、价格便宜及物理性能较理想等。

（2）临床意义。主要用于了解脑血流和脑代谢。对颅内占位性病变诊断的阳性率一般为 80% 左右，尤其是对脑膜瘤及血管丰富的或恶性度高的脑瘤，阳性率可以达到 90% 以上。该检查对急性脑血管病、癫痫、帕金森病、痴呆分型及脑生理功能的研究也有重要的价值。

2. 正电子发射断层成像（PET）

PET 是利用 β$^+$ 衰变核素成像的放射性同位素断层显像技术。

（1）基本原理。用回旋或线型加速器产生正电子发射同位素（^{11}C、^{13}N、^{15}O、^{18}F – 脱氧葡萄糖和 ^{18}F-多巴胺），经吸入和静脉注射能顺利通过血脑屏障进入脑组织，具有生物学活性，可参与脑的代谢并发出 γ 射线。用体外探测仪可测定脑不同部位示踪剂的浓度，经与 CT 和 MRI 相似的显像技术处理后获得脑切面组织的图像，并可计算出脑血流、氧摄取、葡萄糖利用和 ^{18}F-多巴胺、tau 蛋白、淀粉样蛋白的分布情况，也可在彩色图像上显示不同部位示踪剂量的差别。PET 采用短半衰期核素，因此可在短期内反复使用，空间分辨率可达 3~5 mm，而且均匀性好，影像的对比度和空间分辨率方面明显优于 SPECT。

（2）临床意义。① 用于脑肿瘤的分级、预后判断，肿瘤组织与放射性坏死组织的鉴别。② 癫痫病灶的定位。癫痫发作期表现为癫痫灶的代谢增加，而癫痫发作间歇期表现为代谢降低，其准确率可达到 80%，明显高于 CT 和 MRI 检查，对手术前原发性癫痫的病灶定位具有重要的意义。③ 帕金森病早期诊断。多巴胺受体及转运蛋白的 PET 研究，对帕金森病的诊断具有较高的敏感性和特异性，特别是对于早期和症状较轻的未经治疗的帕金森病可见到基底节高代谢，单侧帕金森病有患肢对侧基底节高代谢，有助于与帕金森综合征进行区分。④ 各种痴呆的鉴别，特别对血管性痴呆和阿尔茨海默病（AD）的鉴别更有意义。AD 表现为全脑糖代谢减低及对称性顶叶和额叶 ^{18}F-FDG 下降。血管性痴呆在糖代谢方面与 AD 不同的是，后者经过矫正脑萎缩后与正常人无明显的差别，而血管性痴呆去除梗死组织后，残留的正常脑组织仍表现为葡萄糖代谢率的降低。此外，使用各种淀粉样蛋白标记配体（如 PiB、AV45 等）的 PET 成像技术可见脑内的 Aβ 淀粉沉积，可主动识别和诊断 AD，实现早期诊断。⑤ 脑梗死的早期可见低代谢和局部脑血流减少，氧摄取系数增加，可能有助于可逆性脑缺血和不可逆组织损伤的鉴别。PET 还可用于脑功能的研究，如脑内受体、递质、生化改变及临床药理学研究等。但因该仪器十分精密，仪器设备和放射性标记物的价格均很昂贵，尚不能广泛应用，仅限于少数大医院的临床应用。

3. 脊髓腔和脑池显像

脊髓腔和脑池显像也称 CSF 显像，方法是将某些放射性药物注入蛛网膜下腔后，药物沿 CSF 循环路径运行，最后到达大脑凸面时被蛛网膜颗粒吸收而进入血液循环中。通常在患者注药后 1 h、3 h、6 h、24 h 进行扫描（γ 照相机），必要时可加做 48 h、72 h 显像。观察扫描图像中有无缺损或局部异常的放射性聚集，以了解 CSF 循环有无梗阻等病理性改变。临床主要用于显示交通性脑积水、梗阻性脑积水、脑脊液漏、脑穿通畸形、蛛网膜囊肿及脊髓压迫症所致的椎管阻塞等。

4. 脑血流量测定

脑血流量测定通常指局部脑血流量（rCBF）测定，以往采用的方法通常为颈内动脉注入^{133}Xe 法。rCBF 的测定可在床旁、手术室或 ICU 进行，操作比较简单。但因其属于有创检查，近年已逐渐被吸入法或静脉注入^{133}Xe 法以及 SPECT 所取代。

（1）测定方法：① ^{133}Xe 吸入法测定 rCBF 用特殊装置吸入^{133}Xe 气体，1 min 后切断^{133}Xe 供应。然后用多个探头的闪烁计数器置于头部进行记录，计算机通过^{133}Xe 清除的动态信息等最后计算出各局部大脑灰质和白质的 rCBF。② ^{133}Xe 静脉法测定 rCBF 只需要肘静脉注入^{133}Xe 生理盐水溶液，测定的步骤与吸入法大同小异。③ SPECT 与^{133}Xe 法比较的优越性在于可同时反映脑血流和脑代谢的情况，而且图像更清晰。

（2）临床意义：可用于各种引起 rCBF 改变的脑部疾患，如了解脑血管病、癫痫、痴呆等患者脑血流及功能变化的情况。但图像远不如 PET 和 SPECT 清晰，而且不能反映皮层下的血流灌注情况。主要用于高碳酸血症或低血压时阻力血管自主调节能力的测定。

（郝永岗）

第二章 脑血管疾病

第一节 高血压脑出血

【概述】

高血压脑出血是原发性高血压最严重的并发症之一，发病年龄常为 50~70 岁，男性略多，冬春季易发。高血压常导致脑底的小动脉发生病理性变化，突出的表现是在这些小动脉的管壁上发生玻璃样或纤维样变性和局灶性出血、缺血和坏死，削弱了血管壁的强度，出现局限性的扩张，并可形成微小动脉瘤。因情绪激动、过度脑力与体力劳动或其他因素引起血压剧烈升高，导致已病变的脑血管破裂出血所致。其中，豆纹动脉破裂最为多见，其他依次为丘脑穿通动脉、丘脑膝状动脉和脉络丛后内动脉等。出血性脑血管疾病是指血管壁不完整，血管某处变薄、撕裂或者小的血管承受不住血压的压力爆裂后导致的疾病。

【典型病例】

患者男性，49 岁，因"突发意识障碍 5 h 伴呕吐数次"入院。现病史：患者 2022 年 4 月 3 日 18 点余，无明显诱因下出现意识障碍，呼之不应，呕吐数次，呕吐物为胃内容物，被"120"救护车送至我院急诊就诊。当时查体示患者神志朦胧，四肢刺痛可定位，左侧病理征阳性；头颅 CT 示右侧基底节区出血破入脑室（图 2-1-1）；两肺实性小结节，考虑增殖灶可能，随访；双肺下叶少许渗出可能；肝囊肿可能。在抢救室予脱水降颅压、止血、护胃、预防癫痫等积极对症治疗。经过治疗，患者病情尚平稳，复查头颅 CT 示颅内血肿未明显扩大。现为求进一步治疗，我科拟以"右侧基底节区出血破入脑室"收住入院。患者既往有高血压病史数年，未服药，

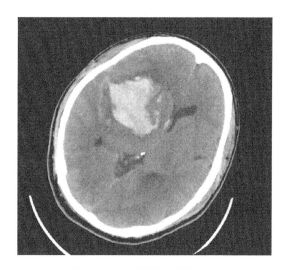

图 2-1-1 右侧基底节区出血

否认糖尿病、心脏病病史，否认肝炎、结核病史，否认外伤手术史，否认输血史，否认药物及食物过敏史。查体：神志嗜睡，双侧瞳孔等大等圆，直径 2 mm，对光反射灵敏，颈软、无抵抗，心肺未见明显异常，肌张力正常，左侧肢体偏瘫，双侧膝腱反射对称引出，左侧 Babinski 征（+）。辅助检查：头胸 CT 示右侧基底节区出血破入脑室；两肺实性小结节，考虑增殖灶可能，随访；双肺下叶少许渗出可能；肝囊肿可能。

【诊断思路】

（一）病例特点及疾病临床表现

1. 病例特点

患者中年男性，起病急，病程短。以意识障碍和偏瘫为主要症状；CT 显示出血位于右侧基底节区，出血量较大，部分破入脑室。

2. 疾病临床表现

壳核、基底节区是最常见的高血压脑出血的部位，多损及内囊，患者常有头和眼转向出血病灶侧，呈"凝视病灶"状和"三偏征"状（偏瘫、偏身感觉障碍和偏盲）。出血对侧的肢体发生瘫痪，早期瘫痪侧肢体肌张力、腱反射降低或消失，以后逐渐升高，上肢呈屈曲内收，下肢伸展强直，腱反射转为亢进，可出现踝阵挛，病理反射征阳性。出血灶对侧偏身感觉减退，针刺肢体、面部时无反应或反应较另一侧迟钝。如患者神志清楚，配合检查时还可发现病灶对侧同向偏盲。若血肿破入侧脑室，甚至充填整个侧脑室，则为侧脑室铸型，其预后不良。

（二）辅助检查

1. 头颅 CT

头颅 CT 是确诊脑出血的首选检查，早期血肿在 CT 上表现为圆形或椭圆形的高密度影，边界清楚。

2. 头颅 MRI

头颅 MRI 对幕上出血的诊断价值不如 CT，对幕下出血的检出率优于 CT。头颅 MRI 的表现主要取决于血肿中血红蛋白的氧合状态及血红蛋白的分解代谢程度等。头颅 MRI 比 CT 更容易发现脑血管畸形、肿瘤及血管瘤等病变。

3. DSA 及增强 CT、MRA 等

DSA 及增强 CT、MRA 等可显示脑血管的位置、形态及分布等，并易发现脑动脉瘤、脑血管畸形及烟雾病等脑出血的病因。增强 CT 和 CTA 检查有助于在早期评价血肿扩大风险，可根据造影剂外渗情况或 CTA 斑点征预测血肿扩大风险。

4. 常规实验室检查

血常规、血糖、肾功能、凝血功能、电解质及心电图等检查，有助于了解脑出血及其病因的评估，及时发现血糖增高和电解质紊乱，鉴别意识障碍及病情加重的原因，指导临床治疗。

（三）诊断依据、诊断步骤与定位定性诊断

1. 诊断依据

（1）多见于 50 岁以上的中老年人群。

（2）有长期高血压病史。

（3）常在白天用力活动或情绪激动时突然发病。

（4）血压常明显升高，出现头痛、恶心、呕吐等颅内压增高的表现，有偏瘫、失语等局灶性神经功能缺损症状，可伴有意识障碍。

（5）头颅 CT 或 MRI 扫描证实。

2. 诊断步骤

（1）病史及临床表现。

（2）影像学检查。

（3）临床诊断。

3. 定位定性诊断

（1）定位：右侧基底节出血。

（2）定性：高血压出血。

（3）诊断：右侧基底节高血压脑出血。

（四）鉴别诊断

1. 胶质瘤

胶质瘤起源于神经胶质细胞，患者一般病程较长，有头痛、呕吐、视乳头水肿等慢性颅内压增高的表现，甚至出现偏瘫、失语等局灶性症状，CT一般表现为低密度占位，MRI扫描可见T1低信号、T2高信号占位，增强一般为不均匀强化。MRS显示Cho峰升高、NAA峰降低。

2. 脑炎和脑脓肿

脑炎和脑脓肿患者有感染病病史，有脑膜刺激征，脑脊液检查可有白细胞数增高。

3. 动脉瘤性蛛网膜下腔出血

动脉瘤性蛛网膜下腔出血多发生于有动脉粥样硬化的中老年人群，起病突然，剧烈头痛。CT扫描可见广泛的蛛网膜下腔出血。DSA是诊断动脉瘤的"金标准"。

4. 外伤性颅内血肿

须与外伤性颅内血肿特别是硬膜下血肿相鉴别，此类疾病多有颅内压增高的症状，CT有助于鉴别。

5. 各种引起昏迷的疾病

与各种引起昏迷的疾病相鉴别，如中毒（CO中毒、酒精中毒、镇静催眠药中毒等）和某些系统性疾病（低血糖、肝性昏迷、肺性脑病、尿毒症等）。详细询问病史，进行相关实验室检查，头颅CT有助于鉴别。

【治疗】

1. 观察、吸氧

对于由高血压引发急性脑出血的患者，一定要做好观察的工作。先让患者卧床休息不要乱动，对患者的血压、血氧、体温和呼吸情况做详细观察。如果有血氧不足，需要尽快给患者吸氧。大部分由高血压引发急性脑出血的患者都会有呕吐、头晕的症状，这时患者需要禁食1~2 d。

2. 控制血压

如果已经由高血压引发了脑出血，更要控制血压。通过医生的诊断，采用合理的药物，对血压进行控制。不能一次性把血压降得太低，以防止发生脑水肿或脑梗死。

3. 药物治疗

通常有脑血栓的患者需要使用抗凝血药物，而有脑出血的患者需要使用的药物正好相反，后者需要使用止血药和凝血药进行治疗。先止血，然后使已经流出的血液在颅脑内凝固，最后等待淤血被自己颅脑内的细胞慢慢地吸收。

4. 手术

对于严重的脑出血，可以采用手术进行治疗。手术通常分为开颅血肿清除术（显微镜或神经内镜）和穿刺颅内血肿引流术等。通常颅内压持续增高，伴有脑干受严重压迫，还有意识模糊的患者可以接受手术治疗。而脑干出血和大脑深部出血者不适合进行手术治疗。大量出血、双瞳孔散大、深昏迷者也不适合进行手术治疗。

由于发病原因和出血部位的不同，治疗的方法也需要区分选择。高血压脑出血在治疗的同时还需要预防并发症的发生，如脑出血引发偏瘫或全瘫者，需要预防褥疮、肺部感染、尿路感染等并发症。

【预后】

高血压脑出血预后与出血部位、出血量及是否有并发症有关。出血量大、出血部位靠近脑干、合并其他疾病者预后不良。生存的患者常遗留后遗症，如偏瘫、不完全失语等。所以此病重在预防。

【病因及发病机制】

（一）病因

脑出血最常见的病因是高血压，其他病因包括脑动静脉畸形、动脉瘤、血液病、梗死后出血、脑淀粉样血管病、烟雾病、脑动脉炎、抗凝或溶栓治疗、肿瘤卒中等。

（二）发病机制

1. 微动脉瘤破裂

因为脑内的小动脉壁长期受高血压引起的张力影响，使血管壁薄弱的部位形成动脉瘤。高血压患者脑内穿通动脉上形成了许多微动脉瘤，多分布在基底核的纹状动脉、脑桥、大脑白质和小脑中，直径在 100~300 μm 的动脉上。这种动脉瘤在血管壁薄弱部位形成囊状，当血压突然升高时，这种囊性血管容易破裂，造成脑出血。

2. 脂肪玻璃样变或纤维坏死

长期高血压对脑实质内直径为 100~300 μm 的小穿通动脉关闭内膜起到损害作用。血浆内的脂质经损害的内膜进入到内膜下，使管壁增厚和血浆细胞浸润，形成脂肪玻璃样变，最后导致管壁坏死。当血压或血流急剧变化的时候，容易破裂出血。

3. 脑动脉粥样硬化

高血压患者的动脉内膜同时存在多种病变，如局部脂肪和复合糖类的积聚，出血或血栓的形成，纤维组织增长和钙沉着。脑动脉粥样硬化患者易发生脑梗死，在大块脑缺血软化区内的动脉易破裂出血，形成出血性坏死病灶。

4. 脑动脉的外膜和中层在结构上薄弱

大脑中动脉与其所发生的深穿支-豆纹动脉成直角，这种解剖结构在用力、激动等因素使血压骤然增高的情况下，血管容易破裂出血。

【病理及病理生理】

（一）病理

脑出血在病理上可分为三期，分别为出血期、吸收期及恢复期。

（二）病理生理

1. 主要病理生理变化

血管破裂形成血肿，其周围组织在血肿形成 30 min 后出现海绵样变性；6 h 后邻近的脑实质内，随时间变化由近及远有坏死层、出血层、海绵样变性及水肿等。血肿周围脑组织的这些变化除了机械压迫外，主要是血浆、血球成分，如血红蛋白及其他血管活性物质等起着重要作用。出血后血肿容积增大，破坏了颅内环境的稳定。其所致的脑水肿导致颅内压进一步增高，同时影响局部脑血流量和凝血纤溶系统功能。

脑出血除血肿本身的占位性损害外，还有周围脑组织血液循环障碍、代谢紊乱（如酸中毒）、血-脑脊液屏障受损及血液分解产物释放多种生物活性物质对脑组织的损害。

（1）大分子物质。血浆中的白蛋白、细胞膜性成分裂解产物及细胞内释放的大分子物质可参与脑水肿形成。

（2）血肿中的血管活性物质。血肿中的血管活性物质可向脑组织弥散，引起血管痉挛、血管扩张或血管通透性改变。

（3）血肿外的一些血管活性物质。如组胺、5-羟色胺、激肽、缓激肽、花生四烯酸及其代谢产物增多，可加重脑组织损害。

（4）自由基。红细胞外渗破坏，血红蛋白分解释放出铁离子和血红素，可诱导组织细胞产生大量自由基，加重脑损害。

（5）活性酶类释放。神经细胞内含大量溶酶体，各种水解酶释放至胞浆中，使神经细胞进一步损伤或坏死。

（6）内皮素释放。由血管内皮细胞损伤产生的内皮素可使细胞内钙离子超载，致使血管收缩，加重脑缺血。

（7）兴奋性神经毒性氨基酸。损伤区兴奋性氨基酸增加，可促使神经细胞坏死。

（8）各种免疫反应的参与。各种趋化因子促使中性粒细胞向病灶转移，并产生活性物质、酶类及自由基等，对局部脑组织造成直接而严重的损伤。

2. 脑水肿形成

脑水肿在出血灶周围最严重。同侧大脑皮质、对侧皮质和基底核区也有水肿。血肿周围脑水肿既有血管源性，也有细胞毒性，远离病灶的脑水肿是血管源性脑水肿扩散的结果。实验显示，自体血注入小鼠尾状核研究发现，同侧基底核区水肿在 24 h 内进行性加重达高峰，以后保持恒定，直到第 5 d 开始消退。

3. 脑出血对凝血、抗凝、纤溶状态的影响

一般认为，急性期脑组织损伤后释放组织凝血活酶，使血中凝血活性升高，抗凝血酶消耗性降低，纤溶活性代偿性升高。对凝血过程的研究发现，出血后 24 h 内，凝血块形成过程中释放的凝血酶会引起邻近脑水肿、血-脑脊液屏障破坏和细胞毒作用。

【健康管理】

脑出血是一种死亡率比较高的疾病。很多脑出血患者失去生命都是因为对脑出血知识缺乏了解。脑出血在发作期间，很容易引起一系列的并发症。就算脑出血得到救治，也会有部分患者出现严重的后遗症。加强脑出血的健康教育，有积极的预防意义。

脑出血不是小病，急性发作时有三分之一以上的死亡概率。一些患者对脑出血不了解，在日常生活中没有做好脑出血的预防，救治的时候也没有按照医生的吩咐休息，这些都使患者的健康受到威胁。普及脑出血的健康教育，有利于让更多人了解脑出血及其预防方法。

1. 诱发因素的临床表现教育

脑出血多发于 50 岁以上的高血压患者。目前，高血压脑出血患者有年轻化的倾向。大多数脑出血是在患者情绪激动、兴奋、用力排便的时候发作的，少数会在静态中发作。气候变化剧烈也容易诱发脑出血。脑出血发病一般都很突然，多数患者在发病前没有症状，发病后几分钟到几小时达到高峰。少数患者发病前会有头痛、头昏、动作不便、口齿不清等症状。脑出血发病后，大多数患者会出现头晕、头痛、恶心、呕吐、偏瘫失语、意识障碍、大小便失禁的症状。

2. 休息与活动指导

脑出血急性期应遵从医生的建议绝对卧床休息。如果需要翻身，要注意头部的保护，动作要轻而稳，动作幅度大容易加重出血。床头不要抬得太高，以 15°～30°为宜。昏迷患者应平卧，头偏向一侧，保持呼吸道通畅。如果患者有活动假牙，需要把假牙取下来以免患者误吸。如果患者有瘫痪肢体，要保持肢体功能位。

3. 饮食指导

昏迷、吞咽困难的患者，应给予鼻饲流食。急性期能进食的患者，应以清淡、低盐、高蛋白饮食为主，多吃富含纤维素的食物来促进肠蠕动，防止大便干结。患者每天都要保证摄入足量的水。辅助患者进食饮水时，不能过急；如果遇到患者呕吐、反呛，要暂停喂食。

4. 心理指导

脑出血发病突然，患者可能会因为突然瘫痪、卧床不起、失语、构音困难而不能表达感情。一般患者会先焦虑、易伤感、易激惹，而后出现抑郁、悲观、退缩等心理。要做好患者的心理疏导，让患者保持乐观积极的心态。

5. 康复知识教育

脑出血病情一旦稳定之后，就应该尽早进行锻炼，这样可以有效地预防脑出血后遗症，让患者早日恢复健康。可以先做被动运动，等瘫痪肢体肌力恢复之后再做主动运动。进入恢复期以后，要及时进行生活自理能力、语言、思维训练。脑出血康复是一个比较长的过程，患者要做好心理准

备，循序渐进。

　　脑出血患者在发病的时候，很容易出现不良的情绪，这时候要注意调节好情绪，尽量避免情绪过于激动而加重病情。患者治疗出院以后，要注意休息，做一些适当的锻炼，但不可以干过重的体力活。脑出血通常需要很长的时间来恢复，患者要有信心并坚持下去。

（祝海平　黄煜伦）

第二节　蛛网膜下腔出血

【概述】

　　蛛网膜下腔出血是指脑底部或脑表面血管破裂后，血液流入蛛网膜下腔，引起相应临床症状的一种脑卒中。蛛网膜下腔出血，在保守治疗时，发病最初数月内的病死率可达 50%～60%。

　　蛛网膜下腔出血的病因有多种，其中颅内动脉瘤最为常见，占 50%～85%；脑血管畸形主要是动静脉畸形，约占 2%；脑底异常血管网病约占 1%；其他夹层动脉瘤、颅内静脉系统血栓形成等也常见。蛛网膜下腔出血是一种外科疾病，发生以后需要尽快行外科手术或介入治疗以降低死亡率。

【典型病例】

　　患者男性，41 岁，因"突发四肢抽搐 1 次后剧烈头痛 3 h"于 2022 年 3 月 13 日入院。患者 3 h 前无明显诱因下出现四肢抽搐，口吐白沫，当时呼之不应，持续 5 min 左右，考虑癫痫发作可能。癫痫发作后患者自感头痛，性质较剧烈，难以忍受，伴有恶心、呕吐，呕吐物为胃内容物，呕吐后头痛无明显缓解，其间无四肢抽搐再次发作，无意识不清等。患者急诊来我院就诊，头颅 CT 提示蛛网膜下腔出血，CTA 检查提示大脑前交通动脉动脉瘤破裂，急诊予以对症治疗，拟"大脑前交通动脉动脉瘤破裂伴蛛网膜下腔出血"收治入院，建议患者急诊手术治疗。病程中患者癫痫发作 1 次，无大小便失禁，近期饮食、睡眠可，体重无明显变化。患者既往体健，否认糖尿病、冠心病等慢性病病史，否认肝炎、结核等其他传染病病史，否认食物、药物过敏史，有三叉神经微血管减压手术史。查体：神志清楚，精神可，HUNT-HESS 分级 II 级，GCS 评分 15 分，双侧瞳孔等大等圆，直径约 2 mm，对光反射灵敏，颈软、无抵抗，心、肺、腹部无异常，四肢活动可，肌力、肌张力正常，生理反射存在，病理反射未引出。辅助检查：头颈部 CTA+CT 成像，CTA/CTV（2022 年 3 月 13 日）示前交通动脉动脉瘤；蛛网膜下腔出血，考虑动脉瘤破裂所致；右侧大脑前动脉 A1 段管腔轻中度狭窄（图 2-2-1）。

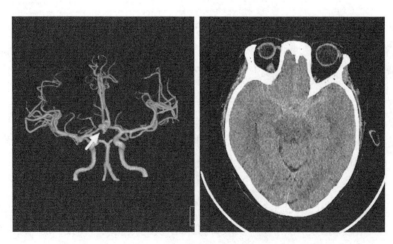

图 2-2-1　头颈部 CTA+CT 成像

【诊断思路】

（一）病例特点及疾病临床表现

1. 病例特点

患者中年男性，起病急，病程短，以意识障碍和剧烈头痛为主要症状，头颅 CT 显示蛛网膜下腔出血。

2. 疾病临床表现

（1）突发剧烈头痛、呕吐、颜面苍白、全身冷汗。

（2）意识障碍和精神症状：多数患者无意识障碍，但可有烦躁不安；危重者可有谵妄、不同程度的意识不清甚至昏迷；少数可出现癫痫发作和精神症状。

（3）脑膜刺激征：青壮年患者多见且明显，表现为脖子僵直、头疼、呕吐等。

（二）辅助检查

1. 头颅 CT 及 CTA

CT 是诊断蛛网膜下腔出血的首选方法，CT 最常见表现为基底池弥散性高密度影。CT 对蛛网膜下腔出血诊断的敏感度在 24 h 内为 90%~95%。随着影像技术的发展，高分辨 CTA 对蛛网膜下腔出血病因学的诊断价值逐渐得到认可。CTA 诊断动脉瘤的整体敏感度约为 98%，特异度为 100%。CTA 具有快速成像、易普及等优势，还能显示动脉瘤形态、载瘤动脉与骨性结构的关系，以指导手术方式的选择及夹闭手术方案的制订。当动脉瘤直径≤3 mm 时，CTA 的诊断结果并不可靠，敏感度仅为 40%~90%。此外，CTA 对 bAVM 而言还是一种安全可靠的诊断工具，具有较好的临床诊断及临床决策指导的应用价值。

2. 头颅 MRI

当发病数天后，CT 的敏感性降低时，头颅 MRI 可发挥较大的作用。发病 1~2 周后，CT 不能提供蛛网膜下腔出血的证据时，头颅 MRI 可作为诊断蛛网膜下腔出血和了解破裂动脉瘤部位的一种重要方法。

3. 脑脊液检查

如果临床怀疑为蛛网膜下腔出血且病情允许，CT 无阳性发现，则须行脑脊液检查。最好在发病 12 h 后进行脑脊液检查。

4. 脑血管影像学检查

脑血管造影是确诊蛛网膜下腔出血病因特别是颅内动脉瘤最有价值的方法。

（三）诊断依据、诊断步骤与定位定性诊断

1. 诊断依据

（1）起病急，尤其是突发的剧烈头痛伴呕吐。

（2）脑膜刺激征阳性。

（3）CT 扫描可见脑沟、脑池或外侧裂及脑室内有高密度影。

（4）CTA 用以明确蛛网膜下腔出血的原因。

2. 诊断步骤

（1）病史及临床表现。

（2）影像学检查。

（3）临床诊断。

3. 定位定性诊断

（1）定位：脑膜。

（2）定性：蛛网膜下腔出血。

（3）诊断：前交通动脉瘤、蛛网膜下腔出血。

（四）鉴别诊断

1. 脑出血

脑出血深昏迷时与蛛网膜下腔出血不易相鉴别。脑出血是指脑实质的出血，多有高血压，伴偏瘫、失语等局灶性神经功能缺失症状和体征。蛛网膜下腔出血是连接蛛网膜与大脑表面血管破裂引起的出血，常见于先天性脑动脉瘤，血压增高、情绪激动等情况下血管易破裂引起出血。详细的神经功能检查、头颅 CT 和 DSA 检查可鉴别。脑动脉瘤出血以 40~60 岁多见，出血前无明显症状，少数患者有动眼神经麻痹，血压正常或增高，复发出血常见且有规律，意识障碍多较严重，可有玻璃体积血，增强 CT 见蛛网膜下腔高密度，DSA 见动脉瘤和血管痉挛。

2. 脑炎、脑膜炎等颅内感染

各类颅内感染可表现出明显的头痛、呕吐及脑膜刺激征，有些类型的感染还会出现血性脑脊液，在临床上很容易与蛛网膜下腔出血混淆。但是，颅内感染患者会出现明显的感染征象——周围血白细胞明显升高，脑脊液呈现炎性改变。同时，颅内感染患者的头颅 CT 扫描大多正常。颅内感染可以通过以上几点与蛛网膜下腔出血进行鉴别。

3. 偏头痛

偏头痛可表现为头部剧烈疼痛、呕吐，与蛛网膜下腔出血症状有些相似。但是，偏头痛患者无脑膜刺激征（如颈强直等），CT、脑脊液检查无明显改变。

【治疗】

蛛网膜下腔出血患者应作为急症患者收入医院并进行密切监护，检测生命体征和神经系统体征变化；保持呼吸道通畅，维持稳定的呼吸、循环系统功能；安静休息，避免情绪激动和用力（如咳嗽、用力排便），保持大便通畅。对有颅内压增高者，适当限制液体摄入量。

1. 预防再出血

为防止动脉瘤周围的血块溶解引起再出血，可酌情选用抗纤维蛋白溶解剂，如氨基己酸、氨甲苯酸（也称氨甲苯酸）。

2. 防止脑血管痉挛

为防止脑血管痉挛，可以使用胶体溶液（如白蛋白、血浆）等扩充血容量、升高血压，必要时使用升压药物（如多巴胺）。早期使用钙通道阻滞剂，常用药物为尼莫地平。

3. 治疗脑积水

轻度的急、慢性脑积水，可给予乙酰唑胺治疗，也可选用甘露醇、呋塞米等药物。

4. 镇静治疗

烦躁者可给予地西泮类药物镇静，镇痛、镇咳药物可用于有相应症状者。癫痫发作时可以短期应用抗癫痫药物，如地西泮、卡马西平、丙戊酸钠等。

5. 降低颅内压

颅内压增高时，临床常用脱水剂降颅压，如甘露醇、呋塞米、甘油果糖，也可酌情选用白蛋白。

6. 手术治疗

伴发体积较大的脑内血肿时，可手术清除血肿。确诊蛛网膜下腔出血后，应请神经外科医生会诊，明确出血原因，确定有无手术指征。可选用手术夹闭动脉瘤或介入栓塞动脉瘤。如果脑动脉瘤在后循环或患者高龄，可采用介入治疗，介入治疗复发率为 13%~15%，比开颅手术略高，但它属于微创治疗，具有创伤小、恢复快、安全性高等优点。开颅手术适合合并较多脑内血肿的脑动脉瘤，开颅手术血肿残留概率比较低，为 3.8%~8%，复发率一般在 1.5% 左右。一旦出现脑积水，可选用脑室穿刺脑脊液外引流术等。

【预后】

约 10%的患者在接受治疗以前死亡。30 d 内病死率约为 25%或更高。再出血的病死率约为 50%，2 周内再出血率为 20%~25%，6 个月后的年复发率为 2%~4%。影响预后最重要的因素是发病后的时间间隔及意识水平，死亡和并发症多发生在病后 2 周内，6 个月时的病死率在昏迷患者中约为 71%，在清醒患者中约为 11%。老年患者较年轻患者预后差，动脉瘤性蛛网膜下腔出血者较非动脉瘤性蛛网膜下腔出血者预后差。

【病因及发病机制】

（一）病因

蛛网膜下腔出血是神经内、外科非常常见的脑血管病。蛛网膜是脑表面的保护膜，最常见的出血原因如下。

（1）动脉瘤破裂。血管上面类似汽车轮胎一样鼓包，在特殊的诱因下破裂，血液流到蛛网膜下腔。

（2）动静脉畸形。大多数为先天性，后天的某些因素，如腹压增高、剧烈运动或便秘等会诱发血管破裂，引起蛛网膜下腔出血。

（3）高血压。长期高血压后血管上会形成很小的动脉瘤，其破裂以后也会引起蛛网膜下腔出血。

（二）发病机制

（1）动脉瘤可能由动脉壁先天性肌层缺陷或后天获得性内弹力层变性或二者的联合作用所致。

（2）脑血管畸形是胚胎期发育异常形成的畸形血管团，血管壁极薄弱。情绪激动或不明显诱因可引起脑血管破裂出血。

（3）动脉炎或颅内炎症引起血管壁病变可破裂出血，肿瘤或转移癌可直接侵蚀血管导致出血。

【病理及病理生理】

（一）病理

动脉瘤主要位于 Willis 环及其主要分支血管，尤其是动脉的分叉处，80%~90%位于脑底动脉环前部，特别是后交通动脉和颈内动脉的连接处（约 40%）、前交通动脉与大脑前动脉分叉处（约30%）、大脑中动脉在外侧裂第一个主要分支处（约 20%）。后循环动脉瘤（又称镜像动脉瘤）最常见于基底动脉尖端或椎动脉与小脑后下动脉的连接处，动脉瘤多为单发，约 20%为多发，多位于两侧相同动脉。

动脉瘤随着年龄的增长，破裂的概率增加，高发年龄为 35~65 岁；动脉瘤的大小与破裂有关，直径大于 10 mm 时极易出血；不规则或多囊状，位于穿隆处的动脉瘤易破裂。动静脉畸形由异常血管交通形成，常见于大脑中动脉分布区。蛛网膜下腔出血可见呈紫红色的血液沉积在脑底池和脊髓池中，如鞍上池、脑桥小脑脚池、环池、小脑延髓池和终池等。出血量大时可形成薄层血凝块覆盖于颅底血管、神经和脑表面，蛛网膜呈无菌性炎症反应及软膜增厚，导致脑组织与血管或神经粘连。脑实质内广泛白质水肿，皮质可见多发斑片状缺血灶。

（二）病理生理

动脉瘤病理生理表现：① 血液流入蛛网膜下腔刺激痛觉敏感结构引起头痛。颅内容积增加使颅内压增高可加剧头痛。导致玻璃体下视网膜出血，甚至发生脑疝。② 颅内压达到系统灌注压时脑血流急剧下降，血管瘤破裂伴发的冲击作用可能是约 50%的患者发病时出现意识丧失的原因。③ 颅底或脑室内血液凝固使 CSF 回流受阻，30%~70%的患者早期出现急性阻塞性脑积水，血红蛋白及含铁血黄素沉积于蛛网膜颗粒也可导致 CSF 回流受阻，出现交通性脑积水和脑室扩张。④ 蛛网膜下腔血细胞崩解释放各种炎症物质引起化学性脑膜炎，CSF 增多使颅内压增高。⑤ 血液及分解产物直接刺激引起下丘脑功能紊乱，如发热、血糖升高、急性心肌缺血和心律失常等。⑥ 血液释放的血管活性物质如5-羟色胺（5-HT）、血栓烷 A2（TXA2）和组织胺等刺激血管和脑膜，引起血管痉挛，严重者致脑梗死。⑦ 动脉瘤出血常限于蛛网膜下腔，不造成局灶性脑损害，神经系统检查很少发现局灶体征。除大脑中动脉瘤，动静脉畸形破裂常见局灶性异常。

【健康管理】

蛛网膜下腔出血是一种死亡率比较高的疾病，很容易引发一系列的并发症。就算出血得到救治，也会有部分患者出现严重的后遗症。加强蛛网膜下腔出血的健康教育，有积极的预防意义。

（1）平时要注意适当运动，锻炼身体，增强体质。动脉瘤可能是由创伤导致的，日常谨慎避免头部创伤，可以减少发生动脉瘤的机会。

（2）养成良好的饮食习惯。饮食均衡，不挑食、不偏食，多吃蔬菜、水果，蔬菜、水果种类丰富，最好达6种以上，这样可以预防脑血管病变。

（3）日常还要注意精神调理。注意保持心态平和，不要动不动就发脾气，用良好的心态去面对生活，有助于全身疾病的预防。

（4）保持大小便通畅，及时治愈咳嗽，避免情绪激动，减少对颅内压的影响，避免动脉瘤破裂出血的发生。

（5）多吃鱼，鱼肉有助于松弛动脉和稀释血液。

（6）平时生活中吃一些豆制品，少吃高脂、高糖、高盐的食物。

（7）动脉瘤患者切忌不能吃刺激性的食物，如辣椒、浓茶、咖啡等。营养均衡有助于术后恢复。至于各种滋补品，在保证食物营养充分的前提下，可适当服用，但不提倡完全依赖滋补品。

（8）心理指导。蛛网膜下腔出血发病突然，一般患者会先焦虑、易伤感、易激惹，而后出现抑郁、悲观、退缩等心理。要给患者做好心理疏导，让患者保持乐观积极的心态。

（9）康复知识教育。蛛网膜下腔出血病情一旦稳定之后，就应该抓紧时间进行锻炼，这样可以有效预防出血后遗症，让患者早日恢复健康。进入恢复期以后，要及时进行生活自理能力、语言、思维训练。脑出血康复是一个比较长的过程，患者要做好心理准备，循序渐进。

（10）术后复诊。颅内动脉瘤患者应在手术治疗后进行正规的复查，复查的时间逐渐延长，一般为术后3个月、6个月、1~2年、3~4年各复查1次。颅内动脉瘤的术后复查非常必要，包括手术技术较好、动脉瘤本身较易处理等情况，患者应积极配合医生进行正规的复查随访，这样可在复发再破裂前尽早地处理，避免患者出现动脉瘤复发后再破裂出血的危险情况。蛛网膜下腔出血后脑积水的发生率约为20%，术后应门诊复诊，预防慢性脑积水的发生。

（祝海平　黄煜伦）

第三节　脑动静脉畸形

【概述】

脑动静脉畸形（cerebral arteriovenous malformation，cAVM）是一种先天性脑血管疾病。脑动静脉畸形由供血动脉、畸形团和引流静脉三个部分构成。畸形团是一团发育异常的病理血管，畸形团中动脉和静脉之间不经过毛细血管网直接连通。这些异常的结构使血液直接从压力较高的动脉系统流入压力较低的静脉系统，导致血流供应在脑内分布不均匀，引起头痛、癫痫和颅内出血等症状。

【典型病例】

患者女性，23岁，因"突发头痛伴恶心5 h"入院。患者5 h前无明显诱因下出现头痛，伴恶心，无呕吐，无意识不清，被送到当地医院行头颅 CT 检查示：右枕顶叶血肿，右侧侧脑室积血。

为求进一步治疗，来我院急诊，待头颅 CTA 检查示：右侧枕顶叶脑出血，右侧侧脑室积血，考虑局部血管畸形可能，建议结合 DSA 检查；右侧大脑前动脉 A2 段轻微狭窄。急诊拟"右侧顶枕叶脑出血、右侧侧脑室出血"收入病房。

既往史：既往体健，否认高血压、糖尿病、肾病病史，否认肝炎、肺结核等传染病病史，否认外伤及手术史，否认药物及食物过敏史。查体：神志清，双侧瞳孔等大等圆，直径约 2.5 mm，对光反射灵敏，颈软、无抵抗，四肢肌力 5 级，肌张力不高，生理反射存在，病理反射未引出。辅助

检查：头颅 CT（当地医院）示右枕顶叶血肿，右侧侧脑室积血。头颅 CTA 示右侧枕顶叶脑出血，右侧侧脑室积血，考虑局部血管畸形可能，建议结合 DSA 检查；右侧大脑前动脉 A2 段轻微狭窄。DSA 示右侧大脑动静脉畸形团，供血动脉为右侧大脑中动脉 M5 段，引流静脉经皮层静脉引流至上矢状窦（图 2-3-1）。

诊断：① 右侧顶枕叶脑出血；② 右侧侧脑室出血；③ 先天性大脑动静脉畸形。

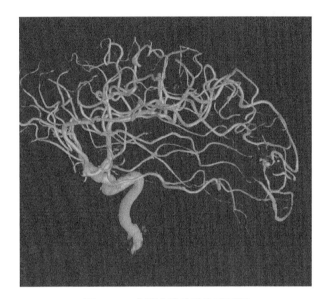

图 2-3-1 右侧大脑动静脉畸形图

【诊断思路】

（一）病例特点及疾病临床表现

1. 病例特点

患者青年女性，起病急，病程短。以突发头痛伴恶心 5 h 为主要症状；头颅 CT 显示出血位于右枕顶叶，出血量较大，破入脑室。

2. 疾病临床表现

（1）出血。

颅内出血是脑动静脉畸形最常见的症状，占 52%～77%，以出血为首发症状的稍多，占 50%。出血多发生于年龄较小的患者，50% 以上在 16～35 岁时出现。出血与季节无关，发病突然，往往出现在患者体力活动或有情绪波动时。有一组病例统计表明，出血可以反复发生，50% 以上的患者曾出血 2 次，30% 出血 3 次，20% 出血 4 次以上，最多的可出血 10 次，反复出血可造成脑组织的严重损害。与动脉瘤所致的出血相比，脑动静脉畸形出血的发病高峰年龄较早，出血程度较轻，早期再出血的发生率较低，脑血管痉挛的发生率较低。

出血可以发生在供血动脉、畸形血管团或引流静脉，也可以由脑动静脉畸形的供血动脉上的动脉瘤破裂引起。临床表现为剧烈的头痛、呕吐，有时甚至意识丧失。出血有三种形式，即脑内血肿、蛛网膜下腔出血和脑室内出血。大量脑室内出血时，神经系统症状危重，患者常常昏迷，急性脑积水的发生率较高。

影响脑动静脉畸形出血的危险因素包括曾有出血史、年龄、脑组织内畸形的大小和部位等。小型脑动静脉畸形较大型的更容易出血，深部脑动静脉畸形比浅表的容易出血。存在深部静脉引流，畸形血管团位于脑室旁、颞叶、岛叶和胼胝体，血管团内部存在动脉瘤和静脉闭塞等可以增加畸形本身的出血。

（2）癫痫。

癫痫是浅表脑动静脉畸形仅次于出血的主要症状，发生率为 28%～64%，其中有 50% 为首发症状。脑动静脉畸形诱发癫痫的原因为：脑动静脉畸形的盗血引起邻近脑组织的缺血、缺氧；出血或含铁血黄素沉着，致脑动静脉畸形周围的神经胶质增生形成致痫灶；脑动静脉畸形的刺激作用，特别是颞叶，可伴有远隔处的癫痫病灶。

癫痫的发生率与脑动静脉畸形的部位和大小有关，顶叶的发生率最高，其次是额叶和颞叶，再次为枕叶和脑深部的脑动静脉畸形，而位于基底节和颅后窝的脑动静脉畸形很少引起癫痫。脑动静脉畸形越大，癫痫发生率越高。癫痫发作的形式以部分发作为主，有时具有 Jackson 癫痫的特征，长期抽搐者肢体可逐渐出现轻偏瘫，并较健侧肢体短小细瘦。癫痫的类型与脑动静脉畸形的部位有关，前额叶脑动静脉畸形最常发生全身性发作，中央及顶枕的病变主要表现为部分发作或继发性全身发作，颞叶病灶通常为复杂部分性发作。

（3）头痛。

头痛是脑动静脉畸形的另一常见症状，但对诊断无特殊意义。16%~42%的脑动静脉畸形患者以头痛为首发症状，其中60%以上的患者有长期的头痛史。脑动静脉畸形引起的头痛性质多样，包括偏头痛、局限性头痛和全头痛。头痛严重时可影响工作。一般来说，头痛的部位与病变的部位无明显相关。但当头痛局限于一侧时，具有定位价值。枕叶由大脑后动脉供血的脑动静脉畸形易引起偏头痛。脑动静脉畸形引起头痛的原因为：脑血管扩张；颅内静脉压或颅内压增高，硬脑膜动静脉瘘，少量颅内出血。脑动静脉畸形存在的盗血现象也可导致脑缺血缺氧，从而引起头痛。

（4）神经功能缺失。

脑动静脉畸形可产生一过性或进行性的神经功能缺失，10%的患者为首发症状。7%~12%的患者有进行性的偏瘫，其他症状可有偏盲、肢体麻木、失语和共济失调等。邻近脑干和脑桥小脑角的扩张的动脉和静脉可压迫三叉神经引起疼痛。颈内动脉极度扩张可以引起视力减退。脑动静脉畸形的盗血现象可引起短暂性的缺血发作或进行性神经功能缺失，持久性的神经功能缺失通常与脑动静脉畸形出血有关。

（5）颅内杂音。

患者自己感觉到颅内及头皮上有颤动和杂音，但其他人不能听到，有人称为"脑鸣"。这种声音喧闹不堪，以致难以忍受，压迫颈动脉可使之减弱或消失。只有当脑动静脉畸形体积巨大且位置表浅时，才能在颅骨上听到收缩期增强的杂音。脑动静脉畸形累及颅外软组织或硬膜时，杂音较明显，压迫颈总动脉可使杂音消失。

（6）其他症状。

患者还可以有智力减退、眼球突出、视乳头水肿、脑积水等症状。未破裂的脑动静脉畸形极少有占位效应；脑动静脉畸形周围出现脑组织胶质化时，可出现局部的占位效应。

脑动静脉畸形分级

施彼特-马丁（Spetzler-Martin）（1986）分级是目前最常用的脑动静脉畸形分级方法，以脑动静脉畸形所在区是否有明显的神经学功能、引流静脉的模式和脑动静脉畸形血管团的最大直径为主要指标，共有6级。

（1）位于功能区，如感觉、运动、语言功能、视觉、丘脑和下丘脑、内囊区、脑干、小脑脚和小脑深部各核团记1分，否则列为"静区"记0分。

（2）引流静脉中有部分或全部导入深静脉者记1分，否则记0分。

（3）畸形体积（1分：小于3 cm；2分：3~6 cm；3分：大于6 cm）。

将上述三项得分相加，总分最低者为1分，最高者为5分，位于脑干、下丘脑不能手术切除者为6级。

（二）辅助检查

1. CT 平扫

CT 平扫可以确定有无急性期脑出血。CTA 具有良好的空间分辨率，具有微创性、快速性和易获得性，但是具有一定的辐射作用。CT 增强扫描可以显示增强后的畸形团血管。

诊断依据：CT 对急性蛛网膜下腔出血和出血性卒中的敏感度大于90%，如果有急性脑出血则表现为异常点片状高密度；尽管 CT 平扫在检测脑动静脉畸形方面有限，但它可以显示出血边缘的血管扩大或钙化，或与血管巢相对应区域的密度增加，提示存在潜在的血管异常。

注意事项：肾脏功能不全的患者不能使用造影剂做 CTA 检查。

2. MR

MR 是筛查脑动静脉畸形的首选检查方式。MR 有两种，一种是 MRI，主要用于检查神经病变；另一种是 MRA，主要用于检查血管病变。由于脑动静脉畸形涉及血管病变，又常常伴发癫痫等神经症状，因此 MR 是首选的检查方法。

诊断依据：MR 平扫可以看到异常的血管流空影。MRA 血管成像（包括动脉成像和静脉成像）可以看到畸形团，部分病灶还可以看到异常的供血动脉和引流静脉影。

注意事项：对于有幽闭恐惧症或体内有假牙、心脏支架等金属植入物的患者，不能接受 MR 检查。

3. DSA

DSA 最具有特征性，但属于有创伤的检查，需要住院后在手术室局麻下操作。

诊断依据：动脉期摄片可见一团不规则扭曲的血管团，有 1 根或数根粗大、显影较深的供血动脉，引流静脉早期出现在动脉期摄片上、扭曲扩张、导入静脉窦，病变远侧的脑动脉充盈不良或不充盈。根据 DSA 结果，可以对脑动静脉畸形进行分级，评估手术治疗的难度。

（三）诊断依据、诊断步骤与定位定性诊断

1. 诊断依据

（1）年龄在 40 岁以下。

（2）突发脑出血并破入脑室。

（3）出血前有癫痫、轻偏瘫、失语、头痛史，而无明显颅内压增高者。

（4）CT 或 MRI 的相关表现。

（5）确证有赖于 DSA。

2. 诊断步骤

（1）病史及临床表现。

（2）影像学检查。

（3）临床诊断。

3. 定位定性诊断

（1）定位：右侧枕顶叶出血。

（2）定性：出血性脑血管病。

（3）诊断：右侧枕顶叶动静脉畸形破裂出血。

（四）鉴别诊断

1. 脑海绵状血管瘤

脑海绵状血管瘤是青年人反复蛛网膜下腔出血的常见原因之一。出血前患者常无明显临床症状。脑血管造影常为阴性或出现病理性血管团，但看不到增粗的供血动脉或扩张的引流静脉。CT 平扫可表现为蜂窝状低密度区，强化后可见病变轻度增强。但最后需要手术切除及病理检查才能与脑动静脉畸形相鉴别。

2. 原发性癫痫

脑动静脉畸形常出现癫痫，并且已发生血栓的脑动静脉畸形更易出现顽固性癫痫，这时脑血管造影常不显影，故常误诊为癫痫。但原发性癫痫常见于儿童，青年人发生癫痫并有蛛网膜下腔出血，或癫痫出现在蛛网膜下腔出血之后，应考虑为脑动静脉畸形。另外，脑动静脉畸形患者除癫痫外，尚有其他症状和体征，如头痛、进行性轻偏瘫、共济失调、视力障碍等。CT 扫描有助于鉴别诊断。

3. 脑动脉瘤

脑动脉瘤是蛛网膜下腔出血最常见的原因，发病年龄比脑动静脉畸形大 20 岁左右，即多在40～50 岁发病，并且以女性多见。患者常有高血压、动脉硬化史。癫痫发作少见而动眼神经麻痹多见。根据脑血管造影不难鉴别。

4. 静脉性血管畸形

静脉性血管畸形较少见，有时可破裂出血引起蛛网膜下腔出血，并可出现颅内压增高。脑血管造影没有明显畸形血管显示，有时仅见 1 条粗大的静脉带有一些引流属支。CT 扫描显示低密度区，强化扫描可见病变增强。

5. 烟雾病

烟雾病多见于儿童及青壮年，儿童以脑缺血为主要表现，成人以颅内出血为主要症状。明确鉴别诊断有赖于脑血管造影。烟雾病脑血管造影表现为颈内动脉狭窄或闭塞，脑基底部有云雾状纤细的异常血管团。

6. 血供丰富的脑瘤

脑动静脉畸形尚须与血供丰富的胶质瘤、转移瘤、脑膜瘤及血管母细胞瘤相鉴别。由于这些肿瘤血供丰富，脑血管造影中可见动静脉之间的交通与早期出现静脉，故会与脑动静脉畸形相混淆。但根据发病年龄、病史、病程、临床症状等不难鉴别。CT 扫描有助于鉴别诊断。

【治疗】

1. 保守治疗

对于年龄较大、癫痫症状有可能通过药物控制、病变位于脑重要功能区或脑深部、病变广泛的患者可以考虑保守治疗。特别是无临床表现而偶然发现的中年以上的部分患者，建议保守治疗，尽量消除其恐惧心理，鼓励正常工作和生活。

2. 药物治疗

（1）脱水剂。

① 甘露醇注射液：治疗脑水肿、颅内压高的患者，适用于各种原因引起的脑水肿，降低颅内压，防止脑疝，但会引起水、电解质紊乱，血栓性静脉炎等不良反应。

② 甘油果糖氯化钠注射液：适应于脑外伤、脑肿瘤等引起的急慢性颅内压增高、脑水肿，无特殊不良反应，偶有瘙痒、皮疹、恶心等现象。

③ 呋塞米注射液：治疗水肿性疾病、高血压危象等，易引起水、电解质紊乱。

（2）抗癫痫、抗惊厥类药物。

① 注射用丙戊酸钠：适用于脑外伤、脑肿瘤、癫痫发作等患者，可引起锥体外系反应、肾功能异常等。

② 地西泮注射液：适用于癫痫发生、惊厥发作，静脉注射为癫痫持续状态的首选治疗。

③ 苯巴比妥钠：适用于惊厥发作、癫痫发作，可有嗜睡、眩晕等不良反应。

（3）降血压类药物。

① 硝普钠：适用于高血压急症、高血压危象、高血压脑病等，副作用主要为低血压、肌肉抽搐、焦虑等。

② 乌拉地尔注射液：适用于高血压危象、顽固性低血压，注意血压骤降可引起心动过缓、心搏骤停。

（4）其他药物。

① 助消化类药物，如奥美拉唑、西咪替丁。

② 促进脑功能类药物，如醒脑静、奥拉西坦等。

③ 补充血容量、改善微循环类药物，如复方右旋糖酐、人清血白蛋白等。

3. 手术治疗

应用显微外科技术切除脑动静脉畸形可获得较满意的疗效，但严格地掌握手术指征甚为重要。脑动静脉畸形近期再出血的发生率较低，大多数血肿不大又无脑疝危象的出血患者，经过正确的保守治疗可以度过急性期。可在血肿消失和全身症状稳定后，做脑血管造影了解脑动静脉畸形的全貌，再行病灶择期切除手术。

4. 放疗

立体定向放射外科治疗是利用现代立体定向技术和计算机功能，将大剂量的高能质子束从多个角度和方向，一次性聚集在靶点组织上，达到摧毁靶点、治疗疾病的目的。目前应用最多的立体定向放射外科技术是伽玛刀。

5. 其他

血管内治疗，经股动脉穿刺将栓塞剂注入畸形血管团及其供血动脉，以达到脑动静脉畸形闭塞的目的，是介入神经放射学的重要部分，近年来在国内外广泛开展。随着栓塞技术和栓塞材料的不断改进，其已成为治疗脑动静脉畸形的重要措施之一。

【预后】

预后情况与病情和治疗方法有关。对于早发现、早治疗的小病灶，预后效果相对理想；对于脑出血后或手术后出现肢体活动障碍的患者，需要康复训练来提高预后效果。年龄、是否完全由深静脉引流、深部动静脉畸形的位置及相关的动脉瘤都是影响预后的因素。

低级别脑动静脉畸形（1级和2级）约90%可治愈；3级治愈率不足50%；4级和5级无论何种治疗方法治愈率均很低，治疗以减少出血风险为主，多不能治愈。对于脑动静脉畸形引起癫痫的患者，使用药物或手术干预治疗后，半数患者可有效控制癫痫发作。与脑出血后遗症相同，动静脉畸形脑出血的临床后果取决于邻近脑结构损伤的程度，可导致偏瘫、失语、视力障碍或失明等并发症，严重者可死亡。

需要手术治疗或治疗之后的患者可能会有大脑功能的损伤，接受康复训练，部分神经功能可以恢复。康复周期一般为3个月。部分栓塞的脑动静脉畸形有再出血的风险，需要在手术后长期随访。生存周期与患者的年龄、动静脉畸形的位置及治疗方法有关，低级别脑动静脉畸形可以根治，患者生存周期可不受影响。

【病因及发病机制】

（一）病因

脑动静脉畸形是一种先天性疾患，是胚胎发育过程中脑血管发生变异而形成的。一般认为，在胚胎第45~60 d时发生。胚胎第4周，脑原始血管网开始形成，原脑中出现原始的血液循环。以后原始血管再分化出动脉、静脉和毛细血管。在胚胎早期，原始的动脉及静脉是相互交通的，以后由于局部毛细血管发育异常，动脉及静脉仍然以直接沟通的形式遗留下来。由于没有正常毛细血管的阻力，血液直接由动脉流入静脉，使静脉因压力增大而扩张，动脉因供血多，也逐渐增粗，加上侧支血管形成及扩大，形成迂曲、缠结、粗细不等的畸形血管团，血管壁薄弱处扩大成囊状，其内部脑动脉与静脉之间无毛细血管而直接沟通形成数量不等的瘘管。血液由供血动脉流入畸形血管团，通过瘘管直入静脉，再汇聚到1至数根引流静脉后离开血管团，流向静脉窦。由于缺乏毛细血管结构，因而产生一系列脑血流动力学的改变，出现相应的临床症状和体征。

（二）发病机制

脑动静脉畸形常以颅内出血和脑盗血引起的症状起病。发病的根本原因是脑动静脉畸形病灶中动静脉之间缺乏毛细血管结构，动脉血直接流入静脉，血流阻力骤然减少，导致局部脑动脉压下降、脑静脉压增高，由此产生一系列血流动力学的紊乱和病理生理过程。

【病理及病理生理】

（一）病理

脑动静脉畸形可发生在颅内的任何部位。80%～90%位于幕上，以大脑半球表面特别是大脑中动脉供应区的顶、颞叶外侧面最为多见；其次为大脑前动脉供应区的额叶及大脑内侧面，其他部位如枕叶、基底节、丘脑、小脑、脑干、胼胝体、脑室内较少见。幕上病变多由大脑中动脉或大脑前动脉供血，幕下脑动静脉畸形多由小脑上动脉、小脑前下或后下动脉供血。供血动脉一般只有一条，多者可有两三条，回流静脉多为一条，偶有两条。供血动脉及回流静脉多粗大，比正常动、静脉大一倍到数倍。据统计，供血动脉中大脑中动脉占60%，大脑前动脉分支占20%，大脑中动脉和大脑前动脉分支联合供血占10%，脉络膜前动脉及椎-基底动脉分支供血少见，小脑后动脉分支占2%左右。回流静脉依其病变的部位分别汇入矢状窦、大脑大静脉、鞍旁静脉丛、岩窦、横窦、直窦、岩上窦等。由于胚胎脑血管首先在软脑膜发育，故脑动静脉畸形常位于脑表面，亦可位于脑沟内或深部脑组织内。典型的脑动静脉畸形呈圆锥形，锥底在脑表面，锥尖朝向脑室，深达脑室壁，有的伸入脑室与侧脑室脉络丛相连。有少数动静脉畸形呈类球形、长条形或不规则形，边缘不整齐。

畸形血管团的大小不一，悬殊，小者只有在仔细检查下才能看到，脑血管造影不能显示，只有在术后病理检查时才能发现，有的甚至连常规病理检查亦难发现。大者病变直径可达8 cm以上，可累及两个脑叶以上，占大脑半球的1/3～1/2或广泛分布在一侧或双侧大脑或小脑半球。病变中的畸形血管纠缠成团，血管管径大小不一，有时较为细小，有时极度扩张、扭曲，甚至其行程迂曲，呈螺旋状或绕成圆圈形。不同大小的动静脉毛细血管交织在一起。其间可夹杂脑组织。

显微镜下，动静脉畸形的特点是由大小不等、走向不同的动静脉组成，管腔扩张，管壁动脉内膜增生肥厚，有的突向管腔内，内弹力层极为薄弱，甚至缺失，中层厚薄不一。动脉壁上可附有粥样硬化斑块及机化的血凝块，有的管腔部分堵塞，有的呈动脉瘤样扩张。静脉常有纤维变或玻璃样变而增厚，偶见钙化。但动脉和静脉常常难以区分。畸形血管周围常见含铁血黄素沉着，夹杂在血管之间的脑组织可变性坏死。

由于脑动静脉畸形的动静脉之间没有毛细血管，血液经动脉直接流入静脉，缺乏血管阻力，局部血流量增加，血循环速度加快。这种血流改变，引起大量"脑盗血"现象。由于动脉血直接流入静脉内，使动脉内压大幅度下降，供血动脉内压由正常体循环平均动脉压的90%降至45.1%～61.8%，而静脉内压上升，引起病变范围内静脉回流受阻而致静脉怒张、扭曲。动脉压的下降及"脑缺血"现象，使动脉的自动调节功能丧失，致使动脉扩张，以弥补远端脑供血不足。动脉内血流的冲击致使动脉瘤形成，以及静脉长期怒张、扭曲，形成巨大静脉瘤。这都是动静脉畸形破裂出血的因素。静脉内血流加快，血管壁增厚，静脉内含有动脉血，手术时可见静脉呈鲜红色，与动脉难以区分，这称为静脉的动脉化。随着动静脉的扩张，盗血量日益增加使病变范围逐渐扩大。

（二）病理生理

1. 出血

多种因素可引起颅内出血。①大流量的血液使管壁结构异常的动脉扩张扭曲，血管壁进一步受损破坏，一旦不能承受血流压力则局部破裂出血。②脑动静脉畸形伴发的动脉瘤破裂出血，伴有动脉瘤的病灶出血率达90%～100%。③大量血流冲击畸形血管团的引流静脉，管壁较薄的静脉局部扩张呈囊状或瘤状，容易破裂出血。④由于大量血液通过脑动静脉畸形内的动静脉瘘管，由动脉迅速注入静脉，局部脑动脉压下降，致使病灶周围脑组织得不到正常的灌注，动脉血流向脑动静脉畸形区，出现"脑盗血"现象。长期的缺血，周围区域的小动脉处于扩张状态，管壁结构随之发生改变。在某些情况下，如全身血压急骤上升时，这种扩张血管亦有破裂出血的可能。

脑动静脉畸形的大小与出血的危险有一定相关性。一般认为，小型脑动静脉畸形（最大径＜

2.5 cm）的出血率相对较高。原因可能是这类畸形血管的口径较小、动脉压下降幅度小，而且管壁亦薄，因此在较高压力的血流冲击下，血管破裂的机会较大。相反，大型脑动静脉畸形（最大径<5 cm）的血管口径较大，动脉压下降幅度亦较大，而且血管壁较厚，可以承受较高的血流压力，血管破裂的机会则较小。

脑动静脉畸形的部位与出血倾向亦有一定的关系。深部病灶如脑室、脑室旁、基底节、丘脑、脑岛等处的病灶出血率高于半球脑动静脉畸形，可达1.5倍左右，尤其是脑室或脑室旁的病灶出血率更高。原因可能是深部病灶一般较小，供血动脉短，口径亦小，动脉压高，脑动静脉畸形易破裂。同时，深部脑动静脉畸形的引流静脉常为深静脉。深静脉发生狭窄的机会多，易导致静脉高压，而引起静脉或脑动静脉畸形团破裂出血，尤其是仅有深静脉引流的病灶。位于脑室或脑室旁的脑动静脉畸形，因其周围缺乏脑组织的支撑，亦容易出血，常为脑室内出血。

2. 脑盗血

由盗血累及脑缺血的范围比畸形血管团的范围大，由此产生的症状与体征亦比病变区相应的功能改变广泛。盗血的严重程度与脑动静脉畸形的大小有关。畸形血管团越大，盗血量越大，脑缺血的程度越重。小型脑动静脉畸形盗血量小，脑缺血较轻，甚至不引起缺血，则不出现临床症状。严重的缺血可引起癫痫、短暂性脑缺血发作或进行性神经功能缺失，如躯体感觉障碍或偏瘫等。

3. 脑过度灌注

大量的脑盗血使邻近脑组织内的血管扩张，以获得较多的血流供应脑组织的需要，从而长期扩张的动脉壁逐渐地疲软，管壁变薄，血管的自动调节功能下降，阈值上限降低，甚至处于瘫痪状态。一旦脑灌注压升高，超过脑血管自动调节功能阈值的上限时，有自动调节功能障碍的动脉不仅不收缩反而急性扩张，脑血流量随灌注压呈线性递增，即产生脑过度灌注，表现为局部静脉压升高，周围脑组织静脉血流受阻而突然出现脑肿胀、脑水肿、颅内压增高、广泛的小血管破裂出血等一系列现象。特别是在巨大型高流量的脑动静脉畸形（最大径>6 cm）切除后极易发生。文献报道，中大型脑动静脉畸形术后，脑过度灌注现象发生率为1%～3%，巨大型脑动静脉畸形为12%～21%，其致残率和死亡率高达54%。这种现象在脑动静脉畸形的血管内介入治疗中亦可发生，是脑动静脉畸形处理过程中可能发生的最严重的危险。

罗汉（Rodhan）（1993）对脑动静脉畸形术后出现脑水肿和残腔出血提出另一种解释，认为是由脑动静脉畸形切除后引流静脉的残端狭窄、血栓形成或栓塞、周围脑组织的静脉回流障碍加重所致，因此命名为静脉闭塞性充血

4. 颅内压增高

脑动静脉畸形本身没有占位效应，但不少患者表现为颅内压增高征。一方面，脑动静脉畸形中动脉血直接进入静脉，导致脑静脉压增高，阻碍周围脑组织的静脉回流而使脑组织长期淤血和水肿，颅内压增高；另一方面，脑动静脉畸形患者常伴有脑积水，出现脑积水的原因可以是引流脑深部病灶的深静脉，扩大成球状的静脉瘤或脑室内出血堵塞脑脊液循环通路，也可以是脑静脉高压影响脑脊液的吸收或出血导致部分蛛网膜下腔的闭塞或蛛网膜颗粒的堵塞使脑脊液吸收减少，均可引起阻塞性或交通性脑积水；再一方面，出血引起的脑内血肿及血肿周围的脑水肿也是颅内压增高的重要原因。

【健康管理】

脑动静脉畸形的患者在发病后一般会出现硬膜下出血、脑内出血及蛛网膜下腔出血等情况。患者在情绪波动或体力劳动的时候会出现意识丧失、剧烈疼痛和精神萎靡等症状。约有一半的脑动静脉畸形患者在发病后都会有癫痫发作，病情严重的脑动静脉畸形患者还会出现智力减退、眼球突出、神经性功能障碍、头部疼痛和精神萎靡等情况。患者在生活中应注意以下事项。

（1）脑动静脉畸形的患者要注意养成良好的饮食习惯，辛辣和刺激性的食物一定不能吃，难以

消化、油炸、烤、熏的食物也不能吃。最为重要的是不能吸烟和饮酒。脑动静脉畸形的患者要尽量吃一些流食，多吃富含维生素和蛋白质的食物。

（2）脑动静脉畸形的患者需要保持充足的睡眠时间，可以根据自己的身体情况进行适当的体育锻炼，但是运动量不能太大。

（3）脑动静脉畸形患者一期手术的过程比较顺利，通过开颅手术或介入手术未出现异常，复查的时间选择半年或 1 年。如果畸形比较大，一次性无法完全解决，术后复查的时间可以保持在 3~6 个月，根据复查的结果决定是否要进行二期手术。脑动静脉畸形的患者主要复查头颅 CT、磁共振、血管造影等。脑动静脉畸形复发率一般不会超过 20%。

（4）心理指导。脑动静脉畸形出血发病突然，患者可能会因为突然瘫痪、卧床不起、失语、构音困难而不能表达感情。一般患者会先焦虑、易伤感、易激惹，而后出现抑郁、悲观、退缩等心理。要给患者做好心理疏导，让患者以乐观积极的心态与疾病对抗。

（5）康复知识教育。脑动静脉畸形出血病情一旦稳定之后，患者就应该抓紧时间进行锻炼，这样可以有效地预防脑出血后遗症，早日恢复健康。可以先做被动运动，等到瘫痪肢体肌力恢复之后再做主动运动。进入恢复期以后，要及时进行生活自理能力、语言、思维的训练。

（祝海平　黄煜伦）

第四节　烟雾病

【概述】

烟雾病（moyamoya disease，MMD）又称自发性颅底动脉环闭塞症或脑底异常血管网症，是一种病因不明的慢性脑血管病，以颈内动脉（ICA）末端及大脑前动脉（ACA）、大脑中动脉（MCA）起始部动脉内膜缓慢增厚，动脉管腔逐渐狭窄以至于闭塞，脑底穿支动脉代偿性扩张为特征。因颈内动脉颅内起始段狭窄或闭塞，导致脑底出现异常血管网，这些异常血管网在脑血管造影中形似"烟雾"，故而本病得名烟雾病。

烟雾病通过 MRI、MRA 和 DSA 可以判断病情的进展程度以及相应的分期。烟雾病的危害极大，严重者会出现生命危险，危害主要体现在大脑失血和出血两个方面。大脑缺血的症状主要有短暂性脑缺血发作（TIA）、脑梗死、偏瘫、癫痫等；出血相关症状包括脑出血、头痛、呕吐、意识障碍等。烟雾病治疗的重点是改善病灶处的血液循环，防止大脑血流受阻后挤压上游血管壁，造成脑出血；也要防止大脑血流受阻后，后续的血管因供血不足而出现缺血症状，导致脑细胞死亡、脑梗死等。

【典型病例】

患者男性，55 岁，因"右侧肢体无力 1 d"入院。患者 1 d 前无明显诱因突发右侧肢体无力，有头痛，性质剧烈，伴视物模糊、恶心、呕吐等症状，无意识障碍，后被工友送入我院急诊。急诊头颅 CT 示左侧放射冠区、侧脑室旁及基底节区出血破入脑室系统，CTA 示双侧大脑前、中动脉显影浅淡，考虑烟雾病可能大。急诊予以止血、抗癫痫、抑酸、维持血压等支持对症治疗，复查头颅 CT 示脑室内积血较前增多，考虑患者病情有加重可能，拟"左侧基底节出血、烟雾病"收入。病程中患者精神可，大小便正常，体重无明显变化。一般健康状况良好；有高血压病史，未服药物；否认传染病病史；按社会预防接种；否认手术、外伤史；否认输血史；否认药物、食物及其他过敏史。查体：神志清，精神软，双侧瞳孔等大等圆，直径约 2 mm，对光反射灵敏，颈软、无抵抗，心肺腹未见明显异常，右侧肢体肌力 4 级，左侧肢体肌力、肌张力正常，生理反射存在，病理反射未引出。DSA 示左侧大脑中动脉、大脑前动脉纤细，远端血管呈烟雾状改变，椎动脉通过后交通动脉向左侧大脑中动脉供血区少量代偿，见右侧大脑中动脉起始部纤细，远端血管呈烟雾状改变，后循环通过后交通动脉向右侧大脑中动脉供血区代偿，双侧颈外动脉未见明显代偿，余血管基本正常（图 2-4-1）。

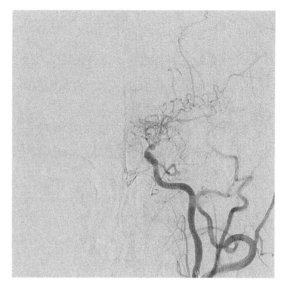

图 2-4-1 烟雾病 DSA 表现

【诊断思路】

（一）病例特点及疾病临床表现

1. 病例特点

患者中年男性，起病急，病程短。无明显诱因突发右侧肢体无力，有头痛，伴视物模糊、恶心、呕吐等症状；头颅 CT 示左侧放射冠区、侧脑室旁及基底节区出血破入脑室系统，CTA 及 DSA 均显示烟雾状血管生成。

2. 疾病临床表现

部分烟雾病患者是体检或做其他检查时偶然发现的，无症状；部分有症状的烟雾病患者的典型症状为 TIA、脑梗死、脑出血中一个或合并多个的类型。伴随症状一般为头痛、癫痫和意识障碍。

（1）TIA：包括头疼、癫痫、肢体无力、感觉异常及视力、视野改变等。

（2）脑梗死：CT 或 MRI 发现梗死灶，患者有不同程度的肢体运动或感觉障碍、视野缺损、失语等症状。

（3）脑出血：主要原因是烟雾状血管或合并的微动脉瘤破裂出血，以脑室内出血或脑实质出血破入脑室最为常见，也可见基底节区或脑叶血肿，单纯的蛛网膜下腔出血比较少见。

（二）辅助检查

1. TCD

TCD 是检测各种颅内血管异常的良好初步筛查方法。已有研究表明，TCD 参数改变能够反映烟雾病的严重程度，而且与 MRA 结果具有良好的一致性。

诊断标准：通过检测对应血管的信号数量、血流速度、频谱形态和血流方向判断烟雾病的进展和分期；通过监测微栓子信号（MES）可以预测卒中事件发生；通过检测血流频谱参数，包括搏动指数（PI）、阻力指数（RI）和平均速度（MFV），可以评估手术效果。其特异性较高，还可以用来筛查烟雾病易感人群。

2. CT

烟雾病在 CT 扫描中可单独或合并出现以下几种表现：多发性脑梗死、继发性脑萎缩、脑室扩大、颅内出血。CTA 可显示部分患者的颅内动脉狭窄征象，具有一定的诊断价值。

3. MRI 和 MRA

MRI 可显示烟雾病以下病理形态变化：陈旧性和新近性脑梗死。颅内出血者在所有成像序列中均呈高信号。局限性脑萎缩以额叶底部及颞叶最明显。颅底部异常血管网因流空效应而呈蜂窝状或网状低信号血管影像。

4. DSA

DSA 可显示颈内动脉（ICA）末端和（或）大脑前动脉（ACA）和（或）大脑中动脉（MCA）起始段狭窄或闭塞，动脉相出现颅底异常血管网。上述表现为双侧性，但双侧病变分期可能不同。

（三）诊断依据、诊断步骤与定位定性诊断

1. 诊断依据

（1）儿童及青壮年患者反复出现不明原因的 TIA、脑梗死、脑出血和蛛网膜下腔出血症状。

（2）查体可见脑缺血或脑出血的相应体征，且可能不仅仅局限于某一根血管的供血区，甚至不仅仅局限于一侧大脑半球。

（3）CT 和 MRI 影像可见脑缺血或脑出血改变。

（4）DSA 或 MRA 发现双侧颈内动脉末端狭窄或闭塞，伴有脑底烟雾状血管形成即可确诊。

2. 诊断步骤

（1）病史及临床表现。

（2）影像学检查。

（3）临床诊断。

3. 定位定性诊断

（1）定位：左侧基底节出血。

（2）定性：烟雾状血管破裂出血。

（3）诊断：烟雾病。

（四）鉴别诊断

烟雾病与烟雾综合征的鉴别缺乏分子标志物或其他特征性的客观指标，主要依赖形态学特征以及数十种伴发疾病的排除，这在临床上缺乏可操作性。而大多数情况下二者在治疗原则上并无明显差异。确诊烟雾病还需要排除的合并疾病有动脉粥样硬化、自身免疫性疾病（如系统性红斑狼疮、抗磷脂抗体综合征、结节性周围动脉炎、干燥综合征）、脑膜炎、多发性神经纤维瘤病、颅内肿瘤、Down 综合征、头部外伤、放射性损伤、甲状腺功能亢进、特纳综合征、Alagille 综合征、Williams 综合征、努南综合征、马方综合征、结节性硬化症、先天性巨结肠、Ⅰ型糖原贮积症、Prader-Willi 综合征、肾母细胞瘤、草酸盐沉积症、镰状细胞性贫血、Fanconi 贫血、球形细胞增多症、嗜酸细胞肉芽肿、Ⅱ型纤维蛋白原缺乏症、钩端螺旋体病、丙酮酸激酶缺乏症、蛋白质缺乏症、肌纤维发育不良、成骨不全症、多囊肾、口服避孕药及药物中毒（如可卡因）等。

【治疗】

烟雾病目前尚无确切有效的药物，但对处于慢性期的患者或烟雾综合征患者，针对卒中危险因素或合并疾病的某些药物治疗可能是有益的，如血管扩张剂、抗血小板聚集药物及抗凝药等，但需要警惕药物的不良反应。

烟雾病患者在治疗过程中，一定要控制好情绪，避免生气、发怒、激动、过度兴奋等，同时要正确看待疾病，不要丧失治疗信心，更不要悲观失望，有过重的思想负担。此外，还需要保持健康规律的作息，避免过累、过劳。最后，要避免过度换气，平稳呼吸，保护好手术部位，避免手术区域的血管受压。

颅内外血管重建手术是烟雾病和烟雾综合征的主要治疗方法，可有效防治缺血性卒中。近年来，其降低出血风险的疗效也逐渐得到证实。

对于该病来说，不论是出血型还是缺血型，主流观点越来越倾向于采取积极的手术治疗。同时，由于该病属于进展性疾病，一旦确诊应尽早手术，并避开脑梗死或颅内出血的急性期。具体时间间隔存在较大争议，应结合患者的病变范围和严重程度等相关因素综合考虑，通常为 1~3 个月不等。手术方法包括以下三类。

（1）直接血管重建术：① 颞浅动脉-MCA（大脑中动脉）分支吻合术，最常用；颞浅动脉-ACA（大脑前动脉）或颞浅动脉-PCA（大脑后动脉）吻合术可作为补充或替代，当 MCA 动脉分支过于纤细或者缺血区位于 ACA 或 PCA 分布区时选择应用。② 枕动脉或耳后动脉-MCA 分支吻合术，在颞浅动脉细小时可以选用。③ 枕动脉-PCA 吻合术，主要改善 PCA 分布区的血流灌注，目前应用较少。

（2）间接血管重建术：脑-硬脑膜-动脉血管融合术（EDAS）、脑-肌肉-血管融合术（EMS）、脑-肌肉-动脉血管融合术（EMAS）、脑-硬脑膜-动脉-肌肉血管融合术（EDAMS）、脑-硬膜-肌肉-血管融合术（EDMS）、多点钻孔术（MBH）以及大网膜移植术（OT）等。

（3）联合手术：直接和间接血管重建术的组合。接受联合手术治疗的烟雾病患者，医生在术前会对手术指征进行评估，包括影像学、血流动力学方面。患者的生命体征需要符合手术要求，力求将围手术期管理的风险降到最低。

【预后】

烟雾病患者的预后（治疗效果）与治疗之前出现的症状有紧密关系。对于出现症状的儿童，通常预后较差，他们往往出现频繁的脑梗死，而且精神状态会越来越差；而对于出现症状的成人（> 20 岁），治疗之后的预后相对较好。

虽然对烟雾病患者的长期随访研究较少，但 75%~80% 的患者在积极进行治疗及随访后，日常活动不会伴随明显的障碍。由于大多数卒中事件与血流动力学功能不全有关，烟雾病很少引起严重的缺血性卒中。

【病因及发病机制】

（一）病因

烟雾病目前致病原因不明，越来越多的研究证据表明，烟雾病主要是内膜增生性疾病。本病患者远端颈内动脉（ICA）的组织病理学表现为平滑肌细胞或内皮细胞增生、内膜纤维细胞增厚导致狭窄或闭塞，与 ACTA2 突变相关的平滑肌组织增生被认为是家族性烟雾病动脉闭塞的关键机制。

本病发病因素主要包括：基因、遗传性因素，环境因素，自身疾病（如血液疾病、代谢疾病、免疫疾病等），与血管狭窄和异常血管生成相关的生物标志物等。

（二）发病机制

烟雾病的发病机制为：① 颈内动脉内膜弹力纤维增生，逐渐使颈内动脉管腔狭窄甚至闭塞，导致脑血流量减少。② 为补偿减少的脑血流量，脑底细小血管代偿性扩张，形成了烟雾状血管。③ 当代偿性血管扩张形成增加脑血流的速度小于因脑供血动脉狭窄脑血流减少的速度时，即产生了脑缺血症状，出现脑梗死、脑萎缩、脑软化等；随着增生的代偿血管增多，不仅构成管壁菲薄的异常血管网，而且可形成动脉瘤，导致颅内出血。

【病理】

病理特点：① 颈内动脉末端内膜增厚致管腔狭窄或闭塞，通常是双侧性变伴脂质沉积。② 构成基底动脉环的主要动脉（大脑前、大脑中及后交通动脉）因内膜增厚致管腔不同程度地狭窄或闭塞。③ 基底动脉环周围可见很多细小的穿动脉和吻合支。④ 细小的血管在软脑膜上聚积成网。

【健康管理】

（1）饮食适量、清淡，不偏食，合理健康饮食。忌食过冷、过烫的食物；在食用面条时，不可过度用力吸食，以防增加颅内压力，造成血管破裂。建议食用高蛋白、高维生素、低脂、易消化食物，如鸡蛋、胡萝卜、鱼类和白粥等。

（2）生活中保持心态平和，情绪平稳，同时注意保护手术部位，避免受到外力压迫。

（3）接受药物治疗的患者，需要警惕血管扩张剂、抗血小板聚集药物及抗凝药物的不良反应，防止发生再出血、伤口不易愈合的情况。药物还可能导致缺血型烟雾病转化为出血型烟雾病，一旦出血，不易止血，对患者预后不利。有癫痫的患者需要遵医嘱服用抗癫痫药物、促进脑细胞功能恢复药物等。

（4）烟雾病患者大多需要接受多次手术治疗。术后患者需要保护术区血管，避免情绪激动，按时定期复查。第一次术后复查的时间控制在术后 3 个月左右；第二次及以后的复查控制在术后半年到 1 年之间。患者出院后一旦发生不适症状，需要及时就医治疗。

（5）由于烟雾病的发病机制目前尚不明确，所以没有有效的预防烟雾病发生的方法。对于未引起脑出血或脑梗死的烟雾病患者，可以通过规律健康的生活习惯以及针对性的外科手术治疗方法等，尽量避免烟雾病症状的发作。

（祝海平　黄煜伦）

第五节　短暂性脑缺血发作

【概述】

短暂性脑缺血发作（transient ischemic attack，TIA）是由局部脑或视网膜缺血引起的短暂性神经功能缺损，临床症状持续时间一般不超过 1 h，最长不超过 24 h，且影像学检查无责任病灶证据。传统的 TIA 定义为，临床症状在 24 h 内消失，不遗留神经系统体征，而不管是否存在责任病灶。近来研究证实，如果神经功能缺损症状超过 1 h，大部分神经影像学检查均可发现对应的脑部梗死小病灶。

【典型病例】

患者男性，68 岁，因"左下肢无力 10 min"入院。10 min 前，患者无明显诱因出现左下肢无力，尚可独立行走，左上肢正常，10 min 左右后左下肢无力完全缓解。既往有高血压病史 20 年，口服苯磺酸氨氯地平治疗，血压控制差。入院查体：血压 145/93 mmHg，神志清楚，颅神经症状（−），四肢肌力正常，病理征（−）。头颅 MRI 扫描未见脑梗死病灶，MRA 示颅内动脉未见明显狭窄及闭塞（图 2-5-1）。

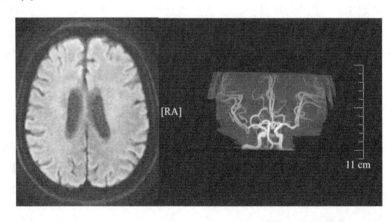

图 2-5-1　头颅 MRI（左）和 MRA（右）检测结果示意图

【诊断思路】

（一）病例特点及疾病临床表现

1. 病例特点

患者老年男性，急性起病。以左下肢无力为主要症状，10 min 左右后症状完全缓解，神经系统查体未见阳性体征。既往有高血压病史。头颅 MRI 检查未见病灶。

2. 疾病临床表现

颈内动脉系统 TIA 临床表现与受累血管分布有关。大脑中动脉（middle cerebral artery，MCA）供血区的 TIA 可出现缺血对侧肢体的单瘫、轻偏瘫、面瘫和舌瘫，可伴有偏身感觉障碍和对侧同向偏盲，优势半球受损常出现失语和失用，非优势半球受损可出现空间定向障碍。大脑前动脉

(anterior cerebral artery，ACA) 供血区缺血可出现人格和情感障碍、对侧下肢无力等。颈内动脉 (internal carotid artery，ICA) 的眼支供血区缺血表现为眼前灰暗感、云雾状或视物模糊，甚至为单眼一过性黑蒙、失明。颈内动脉主干供血区缺血可表现为眼动脉交叉瘫、Horner 交叉瘫 (患侧 Homer 征、对侧偏瘫)。

椎基底动脉系统 TIA 神经功能缺损最常见表现是眩晕、平衡障碍、眼球运动异常和复视，可有单侧或双侧面部、口周麻木，单独出现或伴有对侧肢体瘫痪、感觉障碍，呈现典型或不典型的脑干缺血综合征。

（二）辅助检查

影像学检查（CT、MRI 和 DSA）无新发梗死病灶。

（三）诊断依据与定位定性诊断

1. 诊断依据

(1) 多有脑梗死危险因素以及发病史。

(2) 影像学检查无新发病灶。

2. 定位定性诊断

(1) 定位：左侧大脑中动脉供血区。

(2) 定性：缺血性脑血管疾病。

(3) 诊断：TIA。

（四）鉴别诊断

1. 脑梗死

TIA 在神经功能缺损症状消失前需要与脑梗死相鉴别。脑梗死在发病早期，脑 CT、普通 MRI 等神经影像学检查也可正常，但 DWI 在发病早期可显示缺血灶，有利于进行鉴别诊断。如果患者神经功能缺损症状已持续存在超过 1 h，绝大部分患者均持续存在神经功能缺损对应的缺血灶。神经功能缺损范围广泛且程度严重的患者，即使急性脑血管病的发病时间只有数分钟，也基本不考虑 TIA 的诊断，而应诊断为急性脑梗死，积极进行溶栓筛查和治疗。

2. 癫痫的部分性发作

癫痫的部分性发作，特别是单纯部分性发作，常表现为持续数秒至数分钟的肢体抽搐或麻木针刺感，从躯体的一处开始，向周围扩展，可有脑电图异常，CT/MRI 检查可能发现脑内局灶性病变。

3. 心脏疾病

阿-斯综合征（Adams-Strokes syndrome），严重心律失常如室上性心动过速、多源性室性期前收缩、室性心动过速或心室颤动、病态窦房结综合征等，可因阵发性全脑供血不足出现头昏、晕倒和意识丧失，但常无神经系统局灶性症状和体征，动态心电图监测、超声心动图检查常有异常发现。

4. 其他

颅内肿瘤、脓肿、慢性硬膜下血肿、脑内寄生虫、低血糖等也可出现类似 TIA 发作症状。

【治疗】

TIA 是急症。TIA 发病后 2 d 或 7 d 内为卒中的高风险期，对患者进行紧急干预可以降低卒中发生的风险。

1. 药物治疗

(1) 抗血小板治疗。非心源性栓塞性 TIA 推荐抗血小板治疗。卒中风险较高患者，可采用阿司匹林与氯吡格雷联合抗血小板治疗 21 d。发病 30 d 内伴有症状性颅内动脉严重狭窄的 TIA 患者，应尽早给予阿司匹林与氯吡格雷联合抗血小板治疗 90 d。其他 TIA 患者可单独使用抗血小板药物：阿司匹林（50~325 mg/d），氯吡格雷（75 mg/d）。

(2) 抗凝治疗。心源性栓塞性 TIA 可采用的抗凝治疗主要包括肝素、低分子量肝素、华法林及新型口服抗凝药物。一般短期使用肝素后改为口服抗凝剂治疗，频繁发作的 TIA 或椎-基底动脉系统 TIA，以及对抗血小板治疗无效的病例也可考虑抗凝治疗。

（3）溶栓治疗。对于新近发生的 TIA 患者，即使神经影像学检查发现有明确的脑梗死责任病灶，也不作为溶栓治疗的禁忌证。若 TIA 再次发作，临床有脑梗死的诊断可能，应按照卒中指南积极进行溶栓治疗。

（4）扩容及其他治疗。纠正低灌注，适用于血流动力型 TIA。对有高纤维蛋白原血症的患者，可选用降纤酶治疗。活血化瘀性中药制剂对 TIA 患者也可能有一定的治疗作用。

2. 手术治疗

对适合颈动脉内膜切除术（carotid endarterectomy，CEA）或颈动脉血管成形和支架置入术（carotid angioplasty and stenting，CAS）者，最好在发病后 48 h 之内进行手术治疗。

【预后】

TIA 患者早期发生卒中的风险很高，发作间隔时间缩短、发作持续时间延长、临床症状逐渐加重的进展性 TIA 是发展为脑梗死的强烈预警信号。TIA 患者不仅易发生脑梗死，也易发生心肌梗死和猝死。

【病因及发病机制】

（一）病因

TIA 的发病与动脉粥样硬化、动脉狭窄、心脏疾病、血液成分改变及血流动力学变化等多种因素有关。

（二）发病机制

TIA 的发病机制主要有以下两种：① 血流动力学改变是在各种原因所致的颈内动脉系统或椎-基底动脉系统的动脉严重狭窄基础上，血压的急剧波动和下降导致原来靠侧支循环维持血液供应的脑区发生一过性缺血。血流动力型 TIA 的临床症状比较刻板，发作频繁，每次发作持续时间短暂。② 微栓塞主要来源于动脉粥样硬化的不稳定斑块或附壁血栓的破碎脱落、瓣膜性或非瓣膜性心源性栓子及胆固醇结晶等。微栓子阻塞小动脉常导致其供血区域脑组织缺血，当栓子破碎移向远端或自发溶解时，血流恢复，症状缓解。微栓塞型 TIA 的临床症状多变，发作不频繁，每次发作持续时间一般较长。

【健康管理】

脑血管病的一级预防指脑血管病首次发病的预防，即对有卒中倾向、尚无卒中病史的个体，通过早期改变不健康的生活方式，积极控制各种可控危险因素，达到使脑血管病不发生或推迟发生的目的，主要预防措施包括以下几种。

1. 控制血压

防治措施包括限制食盐摄入量、减少膳食中脂肪含量、减轻体重、适当体育运动、减少饮酒量及长期坚持降压药物治疗。普通高血压患者的血压应控制在 140/90 mmHg 以下，高血压合并糖尿病或肾病者，血压一般应控制在 130/80 mmHg 以下。

2. 戒烟

吸烟者应戒烟，可用尼古丁替代品及口服戒烟药。

3. 改善高脂血症

血脂异常患者依据其危险分层决定血脂的目标值。主要以低密度脂蛋白胆固醇作为血脂的调控目标，血脂调控首先应进行治疗性生活方式改变，改变生活方式无效者采用药物治疗。

4. 控制血糖

糖尿病患者应改进生活方式，控制饮食，加强体育锻炼。理想血糖控制为糖化血红蛋白、空腹血糖、餐后血糖及血糖波动均控制良好。2~3 个月血糖控制仍不满意者，应选用口服降糖药或使用胰岛素。

5. 治疗心房颤动

根据心房颤动患者的卒中危险分层、出血风险评估、患者意愿及当地医院是否可以进行必要的抗凝监测，决定进行何种抗栓治疗。

6. 合理膳食和营养均衡

每日饮食种类应多样化，使能量和营养的摄入趋于合理。

7. 适度运动

采用适合自己体力的活动来降低卒中的危险性。中老年人和高血压患者进行体力活动之前，应考虑进行心脏应激检查，全方位考虑自己的运动限度，制订个体化运动方案。

8. 避免饮酒过量

不饮酒者不提倡用少量饮酒的方法预防心脑血管疾病，饮酒者应适度饮酒，不要酗酒。

9. 其他

对于有心肌梗死、颈动脉狭窄、高同型半胱氨酸血症、肥胖等脑血管病危险因素者，应采取相应措施，进行干预和处理。

（郭四平　郝永岗）

第六节　大动脉粥样硬化型脑梗死

【概述】

脑梗死（cerebral infarction，CI）又称缺血性脑卒中，是指各种脑血管病变引起脑部血液供应障碍，导致局部脑组织缺血、缺氧性坏死，而迅速出现相应神经功能缺损的一类临床综合征。脑梗死是卒中最常见类型，依据局部脑组织发生缺血坏死的机制可将脑梗死分为三种主要病理生理学类型：脑血栓形成、脑栓塞和血流动力学机制所致的脑梗死。脑血栓形成和脑栓塞均是由脑供血动脉急性闭塞或严重狭窄所致。前者脑动脉是血管本身存在病变而继发血栓形成所致，故称为脑血栓形成；后者脑动脉本身没有明显病变或原有病变无明显改变，是由栓子阻塞动脉所致，故称为脑栓塞。血流动力学机制所致的脑梗死，其供血动脉没有发生急性闭塞或严重狭窄，而是由近端血管严重狭窄加上血压严重下降，导致局部脑组织灌注不足，从而出现的脑组织缺血坏死。分析脑梗死病因时，目前国内外广泛使用脑梗死 TOAST 分型，TOAST 分型按病因分为 5 种类型：大动脉粥样硬化型；心源性栓塞型；小动脉闭塞型；其他病因型，指除以上 3 种明确病因的分型外，其他少见的病因型，如各种原因血管炎、血管畸形、夹层动脉瘤、肌纤维营养不良等所致的脑梗死；不明原因型，包括两种或多种病因、辅助检查阴性未找到病因和辅助检查不充分等情况。尽管临床上进行了全面和仔细的评估，约 30% 的脑梗死患者仍然病因不明。

【典型病例】

患者男性，68 岁。主诉"口齿不清伴右侧肢体无力 1 d"。现病史：患者入院前 1 d 上午 10 点左右空腹饮酒后出现口齿不清伴右侧肢体无力，未予重视。次日右上肢无力加重至我院急诊，急诊以"脑梗死"收住入院。患者既往有高血压病史 10 年，未服用药物。入院查体：血压 158/79 mmHg，神志清楚，构音不清，双侧瞳孔等大等圆，直径 3.0 mm，对光反射灵敏，双眼球活动正常，双侧额纹对称，右侧鼻唇沟浅，伸舌居中。颈软，右侧上肢近端肌力 3 级，远端肌力 2 级，右侧下肢肌力 4 级，左侧肢体肌力 5 级，四肢肌张力正常，腱反射（++），右侧病理征阳性。深、浅感觉正常，共济运动正常，脑膜刺激征阴性。头颅 MRI 提示左侧中央前回皮层，侧脑室旁新发分水岭梗死（图 2-6-1）。头颈部 CTA 提示左侧颈内动脉 C1 局部重度狭窄（图 2-6-2）。

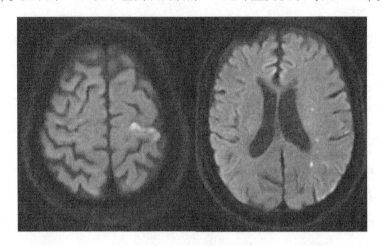

图 2-6-1　头颅 MRI

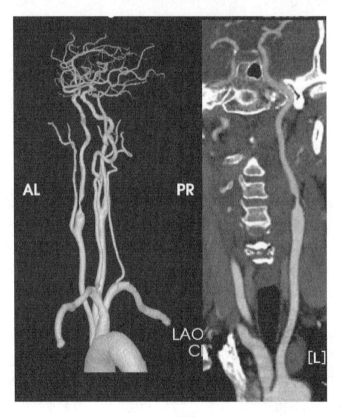

图 2-6-2　头颈部 CTA

【诊断思路】

（一）病例特点及疾病临床表现

1. 病例特点

患者老年男性，急性起病，主要表现为口齿不清、肢体无力等神经功能缺损症状，短期内逐渐加重。既往有高血压危险因素，未服药控制。通过头颅 MRI、头颈部 CTA 等辅助检查发现患者脑梗死、颈内动脉狭窄明确。

2. 疾病临床表现

动脉粥样硬化是脑梗死最常见的病因，但符合 TOAST 分型标准的大动脉粥样硬化型脑梗死患者并不是很多，近 2/3 大动脉粥样硬化型脑梗死由颈动脉病变所致。我国颅内动脉粥样硬化性狭窄较常见，甚至比颈动脉粥样硬化性狭窄还要多见。不同脑血管闭塞的临床特点如下。

（1）颈内动脉闭塞的表现。严重程度差异较大。症状性闭塞可表现为大脑中动脉和（或）大脑前动脉缺血症状。当大脑后动脉起源于颈内动脉而不是基底动脉时，这种血管变异可使颈内动脉闭塞时出现整个大脑半球的缺血。可出现单眼一过性黑蒙，偶见永久性失明（视网膜动脉缺血）或 Horner 征（颈上交感神经节后纤维受损）。颈部触诊可发现颈动脉搏动减弱或消失，听诊有时可闻及血管杂音，高调且持续到舒张期的血管杂音提示颈动脉严重狭窄，但血管完全闭塞时血管杂音消失。

（2）大脑中动脉闭塞的表现。① 主干闭塞：可导致"三偏征"，即病灶对侧偏瘫（包括中枢性面舌瘫和肢体瘫痪）、偏身感觉障碍及偏盲，伴双眼向病灶侧凝视，优势半球受累出现失语，非优势半球受累出现体象障碍，并可以出现意识障碍，大面积脑梗死继发严重脑水肿时，可导致脑疝，甚至死亡。② 皮质支闭塞：上部分支闭塞导致病灶对侧面部、上下肢瘫痪和感觉缺失，但下肢瘫痪较上肢轻，而且足部不受累，双眼向病灶侧凝视程度轻，伴 Broca 失语（优势半球）和体象障碍（非优势半球），通常不伴意识障碍；下部分支闭塞较少单独出现，导致对侧同向性上 1/4 视野缺损，伴 Wernicke 失语（优势半球），急性意识模糊状态（非优势半球），无偏瘫。③ 深穿支闭塞：最常见的是纹状体内囊梗死，表现为对侧中枢性均等性轻偏瘫、对侧偏身感觉障碍，可伴对侧同向性偏盲。优势半球病变出现皮质下失语，常为底节性失语，表现为自发性言语受限、音量小、语调低、持续时间短暂。

（3）大脑前动脉闭塞的表现。① 分出前交通动脉前的主干闭塞：可因对侧动脉的侧支循环代偿而不出现症状，但当双侧动脉起源于同一个大脑前动脉主干时，就会造成双侧大脑半球的前、内侧梗死，导致双下肢截瘫、大小便失禁、意志缺失、运动性失语和额叶人格改变等。② 分出前交通动脉后的大脑前动脉远端闭塞：导致对侧的足和下肢的感觉运动障碍，而上肢和肩部的瘫痪轻，面部和手部不受累。感觉丧失以辨别觉丧失为主，可以出现尿失禁（旁中央小叶受损）、淡漠、反应迟钝、欣快和缄默等（额极与胼胝体受损），对侧出现强握反射及吸吮反射和痉挛性强直（额叶受损）。③ 皮质支闭塞：导致对侧中枢性下肢瘫，可伴感觉障碍（胼周和胼缘动脉闭塞）；对侧肢体短暂性共济失调、强握反射及精神症状（眶动脉及额极动脉闭塞）。④ 深穿支闭塞：导致对侧中枢性面舌瘫、上肢近端轻瘫（内囊膝部和部分内囊前肢受损）。

（4）大脑后动脉闭塞的表现。因血管变异多和侧支循环代偿差异大，故症状复杂多样，主干闭塞可以出现皮质支和穿支闭塞的症状，但其典型临床表现是对侧同向性偏盲、偏身感觉障碍，不伴有偏瘫，除非大脑后动脉起始段的脚间支闭塞导致中脑大脑脚梗死才引起偏瘫。① 单侧皮质支闭塞：引起对侧同向性偏盲，上部视野较下部视野受累常见，黄斑区视力不受累（黄斑区的视皮质代表区为大脑中、后动脉双重供应）。优势半球受累可出现失读（伴或不伴失写）、命名性失语、失认等症状。② 双侧皮质支闭塞：可导致完全型皮质盲，有时伴有不成形的视幻觉、记忆受损（累及颞叶）、不能识别熟悉面孔（面容失认症）等。③ 大脑后动脉起始段的脚间支闭塞：可引起中脑中央和下丘脑综合征，包括垂直性凝视麻痹、昏睡甚至昏迷；旁正中动脉综合征，主要表现是同侧动眼神经麻痹和对侧偏瘫，即 Weber 综合征（病变位于中脑基底部，动眼神经和皮质脊髓束受累）；同侧动眼神经麻痹和对侧共济失调、震颤，即 Claude 综合征（病变位于中脑被盖部，动眼神经和结合臂）；同侧动眼神经麻痹和对侧不自主运动和震颤，即 Benedikt 综合征（病变位于中脑被盖部，动眼神经、红核和结合臂）。④ 大脑后动脉深穿支闭塞：丘脑穿通动脉闭塞产生红核丘脑综合征，表现为病灶侧舞蹈样不自主运动、意向性震颤、小脑性共济失调和对侧偏身感觉障碍；丘脑膝状体动脉闭塞产生丘脑综合征（丘脑的感觉中继核团梗死），表现为对侧深感觉障碍、自发性疼痛、感觉过度、轻偏瘫、共济失调、手部痉挛和舞蹈手足徐动症等。

（5）椎基底动脉闭塞的表现。血栓性闭塞多发生于基底动脉起始部和中部，栓塞性闭塞通常发生在基底动脉尖。基底动脉或双侧椎动脉闭塞是危及生命的严重脑血管事件，引起脑干梗死，出现眩晕、呕吐、四肢瘫痪、共济失调、肺水肿、消化道出血、昏迷和高热等。脑桥病变出现针尖样瞳孔。① 闭锁综合征（locked-in syndrome）：基底动脉的脑桥支闭塞致双侧脑桥基底部梗死，基底动脉脑桥分支双侧闭塞。患者大脑半球和脑干被盖部网状激活系统无损害，意识清醒，语言理解无障碍，出现双侧中枢性瘫痪（双侧皮质脊髓束和支配三叉神经以下的皮质脑干束受损），只能以眼球上下运动示意（动眼神经与滑车神经功能保留），眼球水平运动障碍，不能讲话，双侧面瘫，构音及吞咽运动均障碍，不能转颈耸肩，四肢全瘫，可有双侧病理反射，常被误认为昏迷。脑电图正常或有轻度慢波有助于和真性意识障碍区别。② 脑桥腹外侧综合征（Millard-Gubler syndrome）：基底动脉短旋支闭塞，表现为同侧面神经、展神经麻痹和对侧偏瘫。③ 脑桥腹内侧综合征（Foville syndrome）：又称"福维尔综合征"，基底动脉的旁中央支闭塞，同侧周围性面瘫、对侧偏瘫和双眼向病变同侧同向运动不能。④ 基底动脉尖综合征（top of basilar artery syndrome，TOBS）：基底动脉尖端分出小脑上动脉和大脑后动脉，闭塞后导致眼球运动障碍及瞳孔异常、觉醒和行为障碍，可伴有记忆力丧失、对侧偏盲或皮质盲，突发意识障碍，出现瞳孔改变、动眼神经麻痹、垂直凝视麻痹，无明显运动和感觉障碍，应想到该综合征的可能，如有皮质盲或偏盲、严重记忆障碍则更支持该诊断。CT 及 MRI 显示双侧丘脑、枕叶、颞叶和中脑多发病灶可确诊。

特殊类型的脑梗死常见以下几种类型。

（1）大面积脑梗死。通常由颈内动脉主干、大脑中动脉主干闭塞或皮质完全性闭塞所致，表现为病灶对侧完全性偏瘫、偏身感觉障碍及向病灶对侧凝视麻痹。病程呈进行性加重，易出现明显的脑水肿和颅内压增高征象，甚至发生脑疝导致死亡。

（2）分水岭脑梗死（cerebral water shed infarction，CWSI）。由相邻血管供血区交界处或分水岭区局部缺血导致，也称边缘带（border zone）脑梗死，多因血流动力学原因所致。典型病例发生于颈内动脉严重狭窄伴全身血压降低时，此时局部缺血脑组织的血供严重依赖于血压，小的血压波动即可能导致卒中或 TIAO，通常症状较轻，纠正病因后病情易得到有效控制。可分为以下几种类型：① 皮质前型见于大脑前、中动脉分水岭脑梗死，病灶位于额中回，可沿前后中央回上部带状走行，直达顶上小叶。表现为以上肢为主的偏瘫及偏身感觉障碍，伴有情感障碍、强握反射和局灶性癫痫，优势侧半球病变还可出现经皮质运动性失语。② 皮质后型见于大脑中、后动脉或大脑前、中、后动脉皮质支分水岭区梗死，病灶位于顶、枕、颞交界区。常见偏盲、象限盲，以下象限盲为主，可有皮质性感觉障碍，无偏瘫或瘫痪较轻。约半数病例有情感淡漠、记忆力减退或 Gerstmann 综合征（优势半球角回受损）。优势半球侧病变出现经皮质感觉性失语，非优势半球侧病变可见体象障碍。③ 皮质下型见于大脑前、中、后动脉皮质支与深穿支分水岭区梗死或大脑前动脉回返支（Heubner 动脉）与大脑中动脉豆纹动脉分水岭区梗死，病灶位于大脑深部白质、壳核和尾状核等。表现为纯运动性轻偏瘫或感觉障碍、不自主运动等。

（3）出血性脑梗死。由于脑梗死灶内的动脉自身滋养血管同时缺血，导致动脉血管壁损伤、坏死，在此基础上如果血管腔内血栓溶解或其侧支循环开放等原因使已损伤血管血流得到恢复，则血液会从破损的血管壁漏出，引发出血性脑梗死，常见于大面积脑梗死后。

（4）多发性脑梗死（multiple cerebral infarction）。两个或两个以上不同供血系统脑血管闭塞引起的梗死，当存在高黏血症和高凝状态时，患者的多个脑动脉狭窄可以同时形成血栓，导致多发性脑梗死，一般由反复多次发生脑梗死所致。

（二）辅助检查

对初步诊断脑卒中的患者，如果在溶栓治疗时间窗内，最初辅助检查的主要目的是进行溶栓指征的紧急筛查。血糖对明确溶栓指征是必需的。如果有出血倾向或不能确定是否使用了抗凝药，还必须化验血细胞、分析肝肾功能、凝血等指标。脑 CT 平扫是最重要的初始辅助检查，可排除脑出血和明确脑梗死诊断卒中。常规实验室检查的目的是排除类卒中或其他病因，了解脑卒中的危险因素。所有患者都应做的辅助检查项目：脑 CT 平扫、MRI、血糖、全血细胞计数、凝血、肝肾功能、电解质、血脂、心肌酶谱等心肌缺血标志物、氧饱和度、心电图、胸部 X 线检查。部分患者必要时可选择的检查项目：毒理学筛查、血液酒精水平、妊娠试验、动脉血气分析（若怀疑缺氧）、腰穿（怀疑蛛网膜下腔出血而 CT 没显示，或怀疑脑卒中继发于感染性疾病）、脑电图（怀疑癫痫发作）等。

1. 脑 CT

脑 CT 平扫可准确识别绝大多数颅内出血，并帮助鉴别非血管性病变（如脑肿瘤），是疑似脑卒中患者首选的影像学检查方法。缺点是对脑干、小脑部位病灶及较小梗死灶分辨率差。多数病例发病 24 h 后脑 CT 逐渐显示低密度梗死灶，发病后 2 d 可见均匀片状或楔形的明显低密度灶。大面积脑梗死有脑水肿和占位效应，出血性梗死呈混杂密度。发病后 2 周为梗死吸收期，由于病灶水肿消失及吞噬细胞浸润可与周围正常脑组织等密度，CT 上难以分辨，称为"模糊效应"。

2. 多模式 CT 灌注成像

多模式 CT 检查可区别可逆性和不可逆性缺血，帮助识别缺血半暗带。普通 MRI（T1 加权、T2 加权及质子相）在识别急性小梗死灶和后颅窝梗死方面明显优于脑 CT 平扫。MRI 可清晰显示早期缺血性梗死，梗死灶 T1 呈低信号、T2 呈高信号，出血性梗死时 T1 加权像有高信号混杂。MRI 弥散加权成像（DWI）在症状出现数分钟内就可显示缺血灶，虽然超早期显示的缺血灶有些是可逆的，但在发病 3 h 以后显示的缺血灶基本代表了脑梗死的大小。灌注加权成像（PWI）可显示脑血流动力学状况和脑组织缺血范围。弥散-灌注不匹配（PWI 显示低灌注区而无与其相应大小的 DWI 异常）可提示可能存在的缺血半暗带大小。T2 加权梯度回波磁共振成像（GRE-T2WI）和磁敏感加权成像（MRS）可以发现脑 CT 不能显示的无症状性微出血。MRI 还有无电离辐射和不需要碘造影剂的优点；缺点有费用较高，检查时间较长，一些患者有检查禁忌证（如有心脏起搏器、金属植入物或幽闭恐惧症等）。

3. 血管病变检查

常用检查方法包括颈动脉超声、经颅多普勒超声（TCD）、磁共振血管成像（MRA）、CT 血管成像（CTA）和数字减影血管造影（DSA）等。颈动脉超声对发现颅外颈动脉血管病变，特别是狭窄和斑块，很有帮助。TCD 对评估颅内外血管狭窄、闭塞、痉挛或侧支循环有一定帮助，也用于检查微栓子和监测治疗效果，缺点是受操作人员技术水平和骨窗影响较大。CTA 和 MRA 可以发现血管狭窄、闭塞及其他血管病变，如动脉炎、脑底异常血管网病（烟雾病）、动脉瘤和动静脉畸形等，以及评估侧支循环状态，为卒中的血管内治疗提供依据。但 MRA 对远端或分支显示不清。DSA 是脑血管病变检查的"金标准"，缺点为有创和存在一定风险。

4. 其他检查

对心电图正常但可疑存在阵发性心房纤颤的患者可行动态心电图监测。超声心动图和经食管超声可发现心脏附壁血栓、心房黏液瘤、二尖瓣脱垂和卵圆孔未闭等可疑心源性栓子来源。蛋白 C、蛋白 S、抗凝血酶等化验可用于筛查遗传性高凝状态。糖化血红蛋白、同型半胱氨酸、抗凝脂抗体等其他化验检查有利于发现脑梗死的危险因素，对鉴别诊断也有参考价值。

（三）诊断依据与定位定性诊断

1. 诊断依据

（1）急性起病，神经功能缺损症状。

（2）头颅 MRI 明确脑梗死。

（3）头颈部 CTA 明确左侧颈内动脉起始部重度狭窄。

2. 定位定性诊断

（1）定位：左侧大脑中动脉供血区。

（2）定性：缺血性脑血管疾病。

（3）诊断：脑梗死、左颈内动脉重度狭窄、高血压 2 级（极高危）。

（四）鉴别诊断

第一步，明确是否为卒中。中年以上的患者，急性起病，迅速出现局灶性脑损害的症状和体征，并能用某一动脉供血区功能损伤解释，排除非血管性病因，临床应考虑急性脑卒中。第二步，明确是缺血性还是出血性脑卒中。CT 或 MRI 检查可排除脑出血和其他病变，帮助进行鉴别诊断，当影像学检查发现责任梗死灶时，即可明确诊断。如果影像检查缺乏责任病灶，症状或体征持续 24 h 以上，也可诊断急性脑梗死。第三步，明确是否适合溶栓治疗。卒中患者首先应了解发病时间及溶栓治疗的可能性。若在溶栓治疗时间窗内，应迅速进行溶栓适应证筛查，对有指征者实施紧急血管再灌注治疗。此外，还应评估卒中的严重程度（如 NIHSS 卒中量表），了解脑梗死发病是否存在低灌注及其病理生理机制，并进行脑梗死病因分型。本病主要需要与以下疾病相鉴别。

1. 脑出血

脑梗死有时与脑出血的临床表现相似，但活动中起病、病情进展快、发病时血压明显升高常提示脑出血，CT 检查发现出血灶可明确诊断。

2. 脑栓塞

起病急骤，局灶性体征在数秒至数分钟达到高峰，常有栓子来源的基础疾病如心源性疾病（心房颤动、风湿性心脏病、冠心病、心肌梗死、亚急性细菌性心内膜炎等）和非心源性（颅内外动脉粥样硬化斑块脱落、空气、脂肪滴等）疾病。

3. 颅内占位病变

颅内肿瘤、硬膜下血肿和脑脓肿可呈卒中样发病，出现偏瘫等局灶性体征，颅内压增高征象不明显时易与脑梗死混淆，须提高警惕，CT 或 MRI 检查有助确诊。

【治疗】

挽救缺血半暗带，避免或减轻原发性脑损伤，是急性脑梗死治疗的最根本目标。"时间就是大脑"，对有指征的患者，应力争尽早实施再灌注治疗。根据患者发病时间、病因、发病机制、卒中类型、病情严重程度、伴发的基础疾病、脑血流储备功能和侧支循环状态等具体情况，制订适合患者的最佳个体化治疗方案。

1. 一般处理

（1）吸氧和通气支持。必要时可给予吸氧，以维持氧饱和度>94%。对脑干梗死和大面积脑梗死等病情危重患者或有气管受累者，需要气管支持和辅助通气。轻症、无低氧血症的卒中患者无须常规吸氧。

（2）心脏监测和心脏病变处理。脑梗死后 24 h 内应常规进行心电图检查，有条件者可根据病情进行 24 h 或更长时间的心电监护，以便早期发现阵发性心房纤颤或严重心律失常等心脏病变，避免或慎用增加心脏负担的药物。

（3）体温控制。对体温>38 ℃的患者应给予退热措施。发热主要源于下丘脑体温调节中枢受损、并发感染或吸收热、脱水等情况。体温升高可以增加脑代谢耗氧及自由基产生，从而增加卒中患者死亡率及致残率。对中枢性发热患者，应以物理降温为主（冰帽、冰毯或温水擦浴），必要时给予人工亚冬眠治疗，如存在感染应给予抗生素治疗。

（4）血压控制。约 70%脑梗死患者急性期血压升高，主要原因为病前存在高血压、疼痛、恶心、呕吐、颅内压增高、尿潴留、卒中后应激状态等。多数患者在卒中后 24 h 内血压自发降低。病情稳定且无颅内高压或其他严重并发症的患者，24 h 后血压水平基本可反映其病前水平。急性脑梗死血压的调控应遵循个体化、慎重、适度原则。准备溶栓者，血压应控制在收缩压<180 mmHg、舒张压<100 mmHg。发病 72 h 内，通常收缩压≥200 mmHg 或舒张压≥110 mmHg，或伴有急性冠状动

脉综合征、急性心力衰竭、主动脉夹层、先兆子痫/子痫等其他需要治疗的合并症，才可缓慢降压治疗，且在卒中发病最初 24 h 内降压一般不应超过原有血压水平的 70%。可选用拉贝洛尔、尼卡地平等静脉降压药物，避免使用引起血压急剧下降的药物。卒中后若病情稳定，持续血压 ≥140/90 mmHg，可于发病数天后恢复发病前使用的降压药物或开始启动降压治疗。对卒中后低血压和低血容量，应积极寻找和处理原因，必要时可采用扩容升压措施，可补液纠正低血容量，纠正可能引起心输出量减少的心律失常。

（5）血糖控制。脑卒中急性期高血糖较常见，可以是原有糖尿病的表现或应激反应，血糖超过 10 mmol/L 时应给予胰岛素治疗，并加强血糖监测，注意避免低血糖，血糖值可控制在 7.7～10 mmol/L 之间。发生低血糖时，可用葡萄糖口服或静脉注射纠正。

（6）营养支持。卒中后呕吐、吞咽困难等可引起脱水及营养不良，导致神经功能恢复减慢。应重视卒中后液体及营养状况评估。急性脑卒中入院 7 d 内应开始肠内营养，对营养不良或有营养不良风险的患者可使用营养补充剂。不能正常经口进食者可鼻饲，持续时间长者（>2 周）可行经皮内镜下胃造口术（PEG）管饲补充营养。

2. 特异性治疗

特异性治疗指针对缺血损伤病理生理机制中某一特定环节进行的干预。

（1）静脉溶栓：目前最主要的恢复血流措施。rt-PA 静脉溶栓：发病 3 h 或 3～4.5 h 内，应按照适应证和禁忌证严格筛选患者，尽快给予 rt-PA 静脉溶栓治疗。使用方法：rt-PA 0.9 mg/kg（最大剂量 90 mg）静脉滴注，其中 10% 在最初 1 min 内静脉推注，其余持续滴注 1 h。溶栓药用药期间及用药 24 h 内应严密监护患者，定期进行血压和神经功能检查，如出现严重头痛、高血压、恶心和呕吐，或神经症状体征明显恶化，考虑合并脑出血时，应立即停用溶栓药物并行脑 CT 检查。

（2）血管内介入治疗：包括动脉溶栓、桥接治疗（静脉溶栓+机械取栓）、机械取栓、血管成形和支架术等。

（3）抗血小板治疗：常用的抗血小板聚集剂包括阿司匹林和氯吡格雷。未行溶栓的急性脑梗死患者应在 48 h 内尽早服用阿司匹林（150～325 mg），阿司匹林过敏或不能使用时，可用氯吡格雷替代。一般 2 周后按二级预防方案选择抗栓治疗药物和剂量。如果发病 24 h 内，患者 NIHSS 评分为 3 分，应尽早给予阿司匹林联合氯吡格雷治疗 21 d，以预防卒中的早期复发。由于目前安全性还没有确定，通常大动脉粥样硬化型脑梗死急性期不建议阿司匹林联合氯吡格雷治疗，在溶栓后 24 h 内也不推荐抗血小板或抗凝治疗，以免增加脑出血风险。合并不稳定型心绞痛和冠状动脉支架置入是特殊情况，可能需要双重抗血小板治疗，甚至联合抗凝治疗。

（4）抗凝治疗：一般不推荐急性期应用抗凝药来预防卒中复发、阻止病情恶化或改善预后。但对于合并高凝状态、有形成深静脉血栓和肺栓塞风险的高危患者，可以使用预防剂量的抗凝治疗。对于大多数合并心房颤动的急性缺血性脑卒中患者，可在发病后 4～14 d 之间开始口服抗凝治疗，进行卒中二级预防。

（5）脑保护治疗：脑保护剂包括自由基清除剂、阿片受体阻断剂、电压门控性钙通道阻断剂、兴奋性氨基酸受体阻断剂、镁离子和他汀类药物等，可通过降低脑代谢、干预缺血引发细胞毒性机制，减轻缺血性脑损伤。大多数脑保护剂在动物实验中显示有效，但目前还没有一种脑保护剂被多中心、随机双盲的临床试验研究证实有明确的疗效。他汀类药物在内皮功能、脑血流、炎症等方面发挥神经保护作用。近来研究提示，脑梗死急性期短期停用他汀与病死率和致残率增高相关。推荐急性脑梗死前已服用他汀的患者，继续使用他汀。

（6）扩容治疗：纠正低灌注，适用于血流动力学机制所致的脑梗死。

（7）其他药物治疗：① 降纤治疗。疗效尚不明确。可选药物有巴曲酶、降纤酶和安克洛酶等，使用中应注意出血并发症。② 中药制剂。临床上常应用丹参、川芎嗪、七和葛根素等，以通过活血化瘀改善脑梗死症状，但目前尚缺乏大规模临床试验证据。③针灸。中医上可应用针刺治疗急性脑梗死，但其疗效尚需高质量大样本的临床研究进一步证实。④丁基苯酞、人尿激肽原酶对脑缺血和微循环均有一定改善作用。

3. 急性期合并症处理

（1）脑水肿和颅内压增高：治疗目标是降低颅内压、维持足够脑灌注（脑灌注压>70 mmHg）和预防脑疝发生。推荐床头角度抬高20°~45°，可使用20%甘露醇每次125~250 mL静滴，每6~8 h 1次。对心、肾功能不全患者可改用呋塞米20 mg静脉注射，每6 h 1次。可酌情同时应用甘油果糖，还可用白蛋白辅助治疗。对于发病48 h内的恶性大脑中动脉梗死伴严重颅内压增高患者，施行去骨瓣减压术是挽救生命的有效措施。对具有占位效应的小脑梗死患者，施行去骨瓣减压术可有效防治脑疝和脑干受压。去骨瓣减压术的最佳时机尚不明确，一般将脑水肿引起的意识水平降低作为选择手术的标准。

（2）脑梗死后出血：症状性出血转化应停用抗栓治疗等致出血药物，无症状性脑出血转化一般抗栓治疗可以继续使用。须抗栓治疗时，应权衡利弊，一般可于症状性出血病情稳定后数天或数周开始抗血小板治疗；对于再发血栓风险相对较低或全身情况较差者，可用抗血小板药物代替华法林。除非合并心脏机械瓣膜，症状性脑出血后至少4周内应避免抗凝治疗。

（3）癫痫：不推荐预防性应用抗癫痫药物。孤立发作1次者或急性期痫性发作控制后，不建议长期使用抗癫痫药物。脑卒中后2~3个月再发的癫痫，按常规进行抗癫痫长期药物治疗。

（4）感染：脑卒中患者（尤其存在意识障碍或延髓麻痹者）急性期容易发生呼吸道、尿路等感染，感染是导致病情加重的重要原因。应实施口腔卫生护理以降低卒中后肺炎的风险。患者采用适当的体位，经常翻身、叩背及防止误吸是预防肺炎的重要措施。肺炎的治疗主要包括呼吸支持（如氧疗）和抗生素治疗。尿路感染主要继发于尿失禁和留置导尿，尽可能避免插管和留置导尿，间歇导尿和酸化尿液可减少尿路感染的发生。一旦发生感染应及时根据细菌培养和药敏试验结果应用敏感抗生素。

（5）上消化道出血：高龄和重症脑卒中患者急性期容易发生应激性溃疡，建议常规应用静脉抗溃疡药；对已发生消化道出血患者，应进行冰盐水洗胃、局部应用止血药（如口服或鼻饲云南白药、凝血酶等）。出血量多引起休克者，必要时输注新鲜全血或红细胞成分输血，以及进行胃镜下止血或手术止血。

（6）深静脉血栓形成（deep venous thrombosis，DVT）和肺栓塞（pulmonary embolism，PE）：高龄、严重瘫痪和心房颤动均增加DVT风险，DVT增加PE风险。应鼓励患者尽早活动，下肢抬高，避免下肢静脉输液（尤其是瘫痪侧）。对发生DVT和PE风险高的患者可给予较低剂量的抗凝药物进行预防性抗凝治疗，如低分子肝素4 000 IU每日皮下注射。

（7）吞咽困难：约50%的脑卒中患者入院时存在吞咽困难。为防治脑卒中后肺炎与营养不良，应重视吞咽困难的评估与处理。患者开始进食、饮水或口服药物之前应筛查吞咽困难，识别高危误吸患者。对怀疑误吸的患者，可进行气管造影、光纤内镜等检查来确定误吸是否存在，并明确其病理生理学机制，从而指导吞咽困难的治疗。

（8）心脏损伤：脑卒中合并的心脏损伤是脑心综合征的表现之一，主要包括急性心肌缺血、心肌梗死、心律失常及心力衰竭。应密切观察心脏情况，必要时进行动态心电监测和心肌酶谱检查，及时发现心脏损伤，并及时治疗。措施包括减轻心脏负荷，慎用增加心脏负担的药物，注意输液速度及输液量。对高龄患者或原有心脏病患者，甘露醇用量减半或改用其他脱水剂，积极处理心脏损伤。

4. 常规进行卒中后抑郁的筛查

对无禁忌证的卒中后抑郁患者进行抗抑郁治疗，目的是尽量恢复患者日常生活自理能力。

5. 早期开始二级预防

不同病情患者卒中急性期长短有所不同，通常规定卒中发病 2 周后即进入恢复期。对于病情稳定的急性卒中患者，应尽可能早期安全启动卒中的二级预防，并向患者进行健康教育。

【预后】

本病发病 30 d 内的病死率为 5%～25%，致残率达 50% 以上，存活患者中 40% 以上复发，且复发次数越多，病死率和致残率越高。预后受年龄、伴发基础疾病、是否出现合并症等多种因素影响。近期研究表明，NIHSS 基线评分是早期死亡风险最强的预测指标之一。溶栓治疗前，如果 NIHSS 基线评分>20 分，溶栓合并症状性脑出血的发生率高达 17%，如果基线脑 CT 显示早期脑梗死低密度改变大于 1/3 大脑中动脉分布区，症状性脑出血的发生率则高达 31%。大动脉粥样硬化型脑梗死复发风险与其血管狭窄程度直接相关。如果症状性颅内动脉狭窄>70%，其年卒中发生率为 18%，而动脉狭窄<70%者，仅为 6%。一般症状性颅内动脉狭窄患者卒中复发风险高于颈动脉狭窄患者。

【病因及发病机制】

（一）病因

动脉粥样硬化是本病的根本病因。脑动脉粥样硬化主要以动脉分叉处多见，如颈总动脉与颈内、外动脉分叉处，大脑前、中动脉起始段，椎动脉在锁骨下动脉的起始部，椎动脉颅内段，基底动脉起始段及分叉部。动脉粥样硬化随着年龄增长而加重，高龄、高血压、高脂血症、糖尿病、吸烟等是其重要的危险因素。脑动脉粥样硬化的病理变化从动脉内中膜增厚形成粥样硬化斑块，到斑块体积逐渐增大、血管狭窄甚至闭塞。粥样硬化斑块分为易损斑块和稳定斑块两种类型。易损斑块又称不稳定斑块。其特点为斑块纤维帽薄，脂质核大，表面容易溃疡、破裂、形成血栓，斑块内出血，严重血管狭窄等。目前认为易损斑块破裂是动脉粥样硬化导致血栓栓塞事件的重要原因。斑块破裂导致血管胶原暴露，血小板黏附于胶原表面，并随着内源性和外源性凝血途径的启动，凝血酶将纤维蛋白原转变为纤维蛋白，后者与受损内膜基质中的纤维连接蛋白结合，使黏附的血小板固定于受损的内膜表面，形成不可逆血小板血栓。

动脉粥样硬化血管内皮损伤及血小板激活并在受损的内皮上黏附和聚集是动脉血栓形成的基础，血流缓慢（尤其是产生涡流时）和血液凝固性增高在血栓形成中也起着重要作用。脑动脉阻塞后是否导致脑梗死，与缺血脑组织的侧支循环和缺血程度有关，也与缺血持续时间和缺血脑组织对缺血的耐受性有关。

（二）发病机制

大动脉粥样硬化型脑梗死有多种发病机制。① 原位血栓形成：血栓性阻塞导致大动脉急性闭塞或严重狭窄，发展相对较慢，其症状常在数小时或数天不断进展，临床主要表现为大面积脑梗死。② 动脉栓塞：为动脉粥样硬化血管壁上的血栓栓子发生脱落，阻塞远端的动脉。脑梗死在主干病变血管的供血区域内，一般梗死灶较小，症状较局限。③ 斑块内破裂出血：出血常合并局部血栓形成导致脑梗死，或导致血管严重狭窄，在合并低灌注时出现局部脑缺血核心区梗死，或在缺血核心区发生梗死的同时出现血管交界区分水岭梗死。④ 低灌注：大动脉粥样硬化导致的严重血管狭窄没有明显改变，但合并低灌注导致血管交界区发生分水岭梗死。⑤ 载体动脉病变堵塞穿支动脉：动脉粥样硬化病变或血栓形成累及载体动脉分支开口，导致穿支动脉闭塞发生脑梗死。

【病理】

颈内动脉系统脑梗死占 80%，椎-基底动脉系统脑梗死占 20%。闭塞好发的血管依次为颈内动脉、大脑中动脉、大脑后动脉、大脑前动脉及椎-基底动脉等。闭塞血管内可见动脉粥样硬化改变、血栓形成或栓子。局部血液供应中断引起的脑梗死多为白色梗死（缺血性梗死）。如果闭塞的血管再开通，再灌流的血液可经已损害的血管壁大量渗出，使白色梗死转变成红色梗死（出血性梗死）。

脑梗死首先表现为凝固性坏死，然后是坏死组织液化，最后有可能形成囊腔。其典型神经元凝固性坏死的形态学改变为神经元核裂解，细胞质嗜伊红，称"红色神经元"。与凋亡性细胞死亡不同，缺血坏死性细胞死亡与细胞质和线粒体肿胀相关联，并在随后出现细胞膜的分解。两种细胞死亡方式可以并存，通常坏死性细胞死亡主要发生在脑梗死发病数小时内，而凋亡在发病数周内都可出现。脑梗死 1 d 后，梗死灶开始出现边界模糊水肿区，并出现大量炎性细胞浸润。大量毛细血管和内皮细胞增生，中性粒细胞被巨噬细胞替代。脑梗死 3~5 d 水肿达高峰，大面积梗死时脑组织高度肿胀，可向对侧移位，导致脑疝形成。在脑梗死发生的数天内，巨噬细胞数量迅速增加，吞噬大量细胞和组织碎片，并最终返回血液循环。7~14 d 梗死的坏死脑组织转变为液化的蜂窝状囊腔。3 周后小病灶形成胶质瘢痕，大病灶可形成中风囊。

脑组织一旦发生缺血，即使很快恢复供血，还会发生一系列"瀑布式"缺血级联反应，继续造成脑损害。目前一系列导致神经细胞损伤的神经生物化学和分子生物学机制已明确，如神经细胞内钙超载、兴奋性氨基酸细胞毒性作用、自由基（free radical）和再灌注损伤（reperfusion injury）、神经细胞凋亡等，并针对这些机制设计了许多神经保护药物。挽救缺血半暗带是急性脑梗死治疗的一个主要目的，而恢复缺血脑组织的供血和对缺血脑组织实施保护是挽救缺血半暗带的两个基本治疗途径。有效挽救缺血半暗带脑组织的治疗时间，称为治疗时间窗（therapeutic time window）。目前研究表明，在严格选择病例的条件下，急性缺血性脑卒中溶栓治疗的时间窗一般不超过 6 h；机械取栓的治疗时间窗一般不超过 8 h，个别患者可延长至 24 h。如果血运重建的时间超过时间窗，则不能有效挽救缺血脑组织，甚至可能因再灌注损伤和继发脑出血而加重脑损伤前驱症状，局灶性体征多在发病后约 10 h 或 1~2 d 达到高峰，临床表现取决于梗死灶的大小和部位，以及侧支循环和血管变异。

第七节　脑栓塞

【概述】

脑栓塞（cerebral embolism）是指各种栓子随血流进入脑动脉，使血管急性闭塞或严重狭窄，导致局部脑组织缺血、缺氧性坏死，而迅速出现相应神经功能缺损的一组临床综合征。脑栓塞栓子来源可分为心源性、非心源性和来源不明性三种类型。动脉粥样硬化性血栓栓子脱落导致脑栓塞比较常见，其他非心源性脑栓塞如脂肪栓塞、空气栓塞、癌栓塞、感染性脓栓、寄生虫栓和异物栓等均较少见。脑栓塞在临床上主要指心源性脑栓塞。近来研究表明，心源性脑栓塞较大动脉粥样硬化型脑梗死可能更常见，约占脑梗死的 20%。

【典型病例】

患者女性，54 岁，因"左侧肢体无力伴言语不清 3 h"入院。患者晨起活动时突发左侧肢体无力、言语不清，家属发现后急送我院急诊，入院 NIHSS 评分 14 分，完善头颅 CT 平扫排除出血。患者在溶栓时间窗内，急诊给予 rt-PA 0.9 mg/kg 溶栓治疗。溶栓后患者症状完全好转，NIHSS 评分 1 分。为求进一步诊治，急诊拟以"脑梗死"收住入院。患者既往体健，否认高血压、糖尿病、心脏病等慢性病病史。入院查体：神志清，语言利，对答切题；双侧瞳孔等大等圆、居中，对光反射灵敏，眼球活动可，未及眼震，双侧额纹、鼻唇沟对称，伸舌居中，左侧口角低垂；颈软，左侧肢体肌力 5 级，右侧肢体肌力 5 级，左侧肢体肌张力高；左侧痛觉减退，腱反射对称，双侧 Babinski 征（-），脑膜刺激征（-）。辅助检查（头颈 CTA+CTP+CT，CTA/CTV）（2022 年 7 月 24 日，我院）：右侧大脑中动脉 M2 段上干闭塞；主动脉弓钙化斑块，管腔轻度狭窄；CTP 示右侧大脑中动脉供血区缺血性灌注异常；CT 示右侧额顶颞叶部分脑沟、脑裂变浅（图 2-7-1，图 2-7-2）。考虑梗死可能。超声心动图示风湿性心脏病（图2-7-3）。

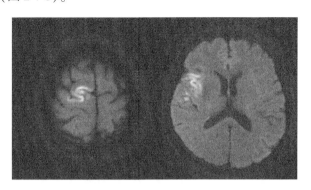

图 2-7-1　DWI 示右侧额叶皮层新发梗死，右侧颞叶、岛叶皮层新发梗死

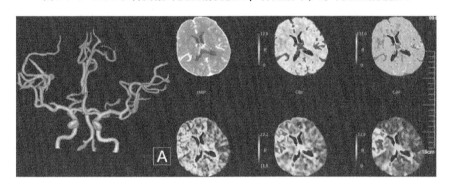

图 2-7-2　CTA 示右侧大脑中动脉，M2 分支闭塞；CTP 示右侧大脑中动脉供血区低灌注

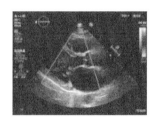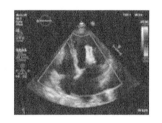

主动脉窦部内径28mm　　　　左房内径47mm　　　　　　室间隔厚度8mm
左室舒张末期内径47mm　　　左室后壁厚度8mm　　　　左室收缩末期内径30mm
EF 64%≥53　　　　　　　　　右房内径（横径）35mm　　右室内径（横径）31mm
间隔e′ 7.8cm/s　　　　　　　　侧壁e′ 6.7cm/s　　　　　　肺动脉压收缩压30mmHg

图像所见：
1. 左房增大，左室大小正常，室间隔厚度正常，左室壁厚度正常，静息状态下左室壁收缩活动正常。
2. 二尖瓣回声增强，瓣膜增粗，舒张期前叶向左室流出道膨隆，后叶上提，瓣叶开放受限，二维描记法及连续多普勒压差减半法则瓣口面积分别为1.7cm²、1.8cm²。彩色多普勒示收缩期中度反流。
3. 升主动脉内径正常，主动脉瓣形态活动未见明显异常，彩色多普勒示主动脉瓣未见明显反流。
4. 右房右室大小正常，三尖瓣心态活动未见明显异常。肺动脉未见明显异常。彩色多普勒示三尖瓣轻微反流，连续多普勒测三尖瓣反流压差27mmHg。

超声提示：
风心：二狭(轻度)、二闭(中度)
左房增大

图 2-7-3　超声心动图示风湿性心脏病

【诊断思路】

（一）病例特点及疾病临床表现

1. 病例特点

患者中老年女性，活动后急性起病，病情重，神经功能缺损症状瞬间达高峰。溶栓后患者症状明显缓解。CTA 明确患者有颅内动脉分支栓塞。超声心动图提示患者有风湿性心脏病，存在栓塞风险。

2. 疾病临床表现

脑栓塞多在活动中急骤发病，无前驱症状，局灶性神经功能缺损体征在数秒至数分钟即达到高峰。临床神经功能缺损和脑实质影像学表现与大动脉粥样硬化型脑梗死基本相同，但可能同时出现多个血管支配区的脑损害。因大多数栓子阻塞大脑中动脉及分支，临床常表现为上肢瘫痪重，下肢瘫痪相对较轻，感觉和视觉功能障碍不明显，栓子移动可能最后阻塞皮质分支，表现为单纯失语或单纯偏盲等大脑皮质功能缺损症状。心源性脑栓塞容易复发和出血，病情波动较大，病初严重，但因为血管的再通，部分病例临床症状可迅速缓解；有时因并发出血，临床症状可急剧恶化。有时因栓塞再发，稳定或一度好转的局灶性体征可再次加重，发病时出现头痛或癫痫发作。反常栓塞多在促进右向左分流的活动过程中发病，如用力排便、咳嗽、打喷嚏、性交等，患者常有久坐、近期手术等诱发下肢深静脉血栓形成的因素，或存在脱水、口服避孕药等导致高黏血症或血液高凝状态的原因，有些患者在发生脑栓塞的前后并发了肺栓塞。近 1/6 脑卒中由心房颤动导致，心房颤动引起的心源性脑栓塞是 80 岁以上人群脑梗死的首要病因。因阵发性心房颤动患者在心房颤动出现时容易引起脑栓塞，总体发生脑栓塞的风险与持续性心房颤动和永久性心房颤动相似。单纯风湿性二尖瓣关闭不全引起脑栓塞相对较少，而二尖瓣狭窄则较多，但心房颤动导致栓子脱落仍是二尖瓣狭窄引起脑栓塞的主要原因。急性心肌梗死在发病 1~2 周内心源性脑栓塞风险最高，大多数心脏附壁血栓在急性心肌梗死发病 2 周内形成。前壁心肌梗死导致左室射血分数 <40% 的患者约 18% 出现左心室血栓，而左室射血分数较高的心肌梗死患者左心室血栓形成率低于 10%。感染性心内膜炎常见于各种心脏瓣膜病、先天性心脏病、阻塞性肥厚型心肌病，以及风湿免疫性疾病，而长期服用糖皮质激素患者，发生脑栓塞主要在抗生素治疗之前或第 1 周内。脑栓塞并发颅内感染，常出现头痛、发热和弥漫性脑部症状（如记忆力下降、嗜睡、谵妄等）。有时感染性心内膜炎发生脑出血或蛛网膜下腔出血，颅内出血发生前数小时或数天可出现 TIA 或缺血性卒中（感染性栓子栓塞所致）。大多数心源性脑栓塞患者伴有心房颤动、风湿性心脏病、急性心肌梗死等提示栓子来源的病史。大约 1% 心源性脑栓塞同时并发全身性栓塞，出现肾栓塞（腰痛、血尿等）、肠系膜栓塞（腹痛、便血等）和皮肤栓塞（出血点或瘀斑）等疾病表现。

（二）辅助检查

有关卒中的常规辅助检查部分详见本节大动脉粥样硬化型脑梗死。患者有发热和白细胞增高时，应进行血培养，排除感染性心内膜炎。感染性心内膜炎产生含细菌栓子，一般脑脊液白细胞数增高，蛋白多增高，发生出血性梗死时，脑脊液可呈血性或镜下检出红细胞。部分感染性心内膜炎进行 GRE-T2WI 和 SWI 检查时可以发现脑沟和皮质多发性微出血。怀疑非细菌性血栓性心内膜炎时，应进行抗磷脂抗体等免疫学自身抗体检测。有卵圆孔未闭和不明原因的脑梗死时，应探查下肢深静脉血栓等静脉栓子来源，化验蛋白 C、蛋白 S、抗凝血酶等筛查高凝状态，经胸超声心动图（TTE）、经食管超声心动图（TEE）及经颅多普勒超声发泡实验可用于探查卵圆孔未闭和右向左分流通道，心电图检查可作为确定心肌梗死、心房颤动和其他心律失常的依据。阵发性心房颤动有时可能需要长时程连续动态心电图监测才能发现。探查心脏栓子的来源首选 TEE，但心脏 MRI 优于超声心动图检查。一般心脏 MRI 检查指征：诊断可疑左心室血栓；进一步评估 TTE 发现的心脏肿块；TEE 检查结果不一致；不能耐受或不能进行 TEE 检查。

（三）诊断依据与定位定性诊断

1. 诊断依据

（1）患者急性起病，存在神经功能缺损症状。

（2）影像学检查：MRI 明确脑梗死，CTA 证实有颅内大血管栓塞，超声心动图提示存在心源性血栓形成风险。

2. 定位定性诊断

（1）定位：右侧大脑中动脉供血区。

（2）定性：缺血性脑血管疾病。

（3）诊断：脑栓塞，风湿性心脏病。

（四）鉴别诊断

心源性脑栓塞的诊断主要基于有潜在的心源性栓子来源，要求至少存在1种高度或中度心源性脑栓塞危险因素；已排除大动脉粥样硬化型脑梗死、小动脉闭塞型脑梗死及明确的其他原因脑梗死；临床表现和神经影像学改变支持脑栓塞诊断。心源性脑栓塞高度危险因素：二尖瓣狭窄伴心房颤动、心房颤动（非孤立）、机械心脏瓣膜、病态窦房结综合征、4周内心肌梗死、左心房或左心耳血栓、左心室血栓、扩张型心肌病、左室壁节段性运动异常、左心房黏液瘤、感染性心内膜炎。心源性脑栓塞中度危险因素：二尖瓣脱垂、二尖瓣环状钙化、二尖瓣狭窄不伴心房颤动、房间隔缺损、卵圆孔未闭、心房扑动、孤立性心房颤动、生物心脏瓣膜、非细菌性血栓性心内膜炎、充血性心力衰竭、4周~6个月的心肌梗死等。根据骤然起病，数秒至数分钟达到高峰，出现偏瘫、失语等局灶性神经功能缺损，既往有栓子来源的基础疾病，如风湿性心脏病等，CT或MRI检查排除脑出血和其他病变，即可初步作出心源性脑栓塞诊断。脑梗死发病时出现意识障碍，或主要神经功能缺损症状在发病早期迅速改善，则更支持诊断。血管影像学检查证实没有与脑梗死神经功能缺损相对应的颅内或颅外大血管动脉粥样硬化性狭窄（>50%），或同时出现多个血管支配区的梗死灶，或合并身体其他脏器栓塞，则可明确诊断。

【治疗】

（1）脑栓塞治疗与大动脉粥样硬化型脑梗死治疗原则基本相同。但心源性脑栓塞急性期一般不推荐抗凝治疗，急性期的抗凝不比抗血小板更有效，但显著增加了脑出血和全身出血的风险。对大部分心房颤动导致的卒中患者，可在发病3~14 d开始口服抗凝治疗，预防卒中复发。存在出血转化的高危患者（如大面积梗死、早期影像学出血转化表现、血压控制不佳或出血倾向），抗凝一般推迟到14 d以后。无症状性脑出血转化的抗凝或抗血小板治疗一般不受影响。症状性出血转化或合并脑出血时，应权衡利弊，一般可在病情稳定后数天或数周启动抗血小板治疗，除非心脏机械瓣膜，症状性脑出血发病至少4周内应避免抗凝治疗，但下肢深静脉血栓和肺栓塞的高危患者可在脑出血停止后1 d开始给予预防剂量的抗凝治疗。

（2）原发病治疗。针对性治疗原发病有利于脑栓塞病情控制和防止心律失常复发，应予以纠正。对感染性栓塞应使用抗生素，并禁用溶栓和抗凝治疗，防止感染扩散；对非细菌性血栓性心内膜炎，口服抗凝剂（如华法林）治疗其血液高凝状态的疗效欠佳，可采用肝素或低分子量肝素治疗，心房黏液瘤可行手术切除。反常栓塞在卵圆孔未闭和深静脉血栓并存的情况下，可以考虑经导管卵圆孔封堵术治疗。

【预后】

总体来说，心源性脑栓塞比其他类型脑梗死预后差，致残率高。这主要与来源于心房和心室腔的血栓较大有关。患者多死于严重脑水肿、脑疝、肺部感染和心力衰竭。如经治疗，血管内栓子短时间被溶解或破碎，症状可很快缓解，预后较好。但如果栓子来源不能消除，10%~20%的脑栓塞患者可能在病后1周内再发，再发病时病死率更高。

【病因及发病机制】

心源性脑栓塞的栓子通常来源于心房、心室壁血栓及心脏瓣膜赘生物，少数来源于心房黏液瘤，也见于静脉栓子经未闭合的卵圆孔和缺损的房间隔迁移到脑动脉（称为反常栓塞）。导致脑栓塞的病因有非瓣膜性心房颤动、风湿性心脏病、急性心肌梗死、左心室血栓、充血性心力衰竭、人工心脏瓣膜、扩张型心肌病及其他较少见的原因，如感染性心内膜炎、非细菌性血栓性心内膜炎、病态窦房结综合征、左心房黏液瘤、房间隔缺损、卵圆孔未闭、心房扑动、二尖瓣脱垂、二尖瓣环状钙化、心内膜纤维变性等非瓣膜性心房颤动是心源性脑栓塞最常见的病因，约占心源性脑栓塞的50%。

栓子主要来源于左心耳，其主要发病机制是心房颤动导致血流缓慢淤滞，在低剪切率和其他因素作用下激活凝血级联反应，最后形成红色血栓，导致脑栓塞风湿性心脏瓣膜病患者10%～20%发生脑栓塞，栓子主要成分为红色血栓、血小板和纤维蛋白血栓（白色血栓）。狭窄的瓣膜表面不规则，逐渐出现粘连、钙化等心脏瓣膜病变，均可以激活血小板，导致血栓形成。风湿性心脏瓣膜病常合并心房颤动，导致心房和心室扩大，这些因素均显著增加了血栓形成的可能性。急性心肌梗死导致的脑栓塞约占心源性脑栓塞的10%。大多数栓子来源于左心室心肌梗死形成的附壁血栓，心尖部尤为多见；少数来源于左心房。急性心肌梗死还可以继发高凝状态，促进心脏血栓形成。这种继发高凝状态甚至还可在心肌梗死后数天或数周内导致静脉血栓形成或诱发动脉血栓形成，导致血栓栓塞事件。感染性心内膜炎约20%发生脑栓塞。其瓣膜和心内膜赘生物栓子主要由血小板、纤维蛋白、红细胞和炎性细胞组成，病原体通常被很厚的纤维素包裹，这给抗生素治疗带来很大困难。栓子一般较小，尸检时常见皮质和皮质下多发小梗死，较大的梗死多见于金黄色葡萄球菌性心内膜炎患者，少数患者出现梗死后出血转化。与心房黏液瘤或癌栓子一样，感染栓子可破坏动脉，引起脑出血或蛛网膜下腔出血。非细菌性血栓性心内膜炎是导致脑栓塞的重要病因，主要见于癌症、系统性红斑狼疮和抗磷脂抗体综合征等高凝状态疾病。虽然本病没有细菌性心内膜炎的证据，但纤维瓣膜增厚，心脏瓣膜和邻近的心内膜上出现许多赘生物。这些赘生物主要是血小板和纤维蛋白的混合物。

【病理】

80%以上心脏来源的栓子会导致脑栓塞。栓子常栓塞于颅内血管的分叉处或管腔的狭窄部位，80%心源性脑栓塞见于颈内动脉系统，其中以大脑中动脉尤为多见，特别是上部的分支最易受累，但大脑前动脉很少发生脑栓塞。约20%心源性脑栓塞见于椎-基底动脉系统，其中基底动脉尖部和大脑后动脉较多见，因穿支动脉从载体动脉分出时几乎呈90°角，故很少发生栓塞。心源性脑栓塞病理改变与大动脉粥样硬化型脑梗死基本相同，但由于栓塞性梗死发展较快，没有时间建立侧支循环，因此栓塞性脑梗死较血栓性脑梗死临床发病更快，局部脑缺血常更严重。脑栓塞引起的脑组织坏死分为缺血性、出血性和混合性梗死，其中出血性较为常见，可能由于栓塞血管内栓子破碎向远端前移，恢复血流后栓塞区缺血坏死的血管壁在血压作用下发生破裂出血。除脑梗死外，有时还可发现身体其他部位如肺、脾、肾、肠系膜、四肢等栓塞证据。

（郭四平　郝永岗）

第八节　小动脉闭塞型脑梗死

【概述】

小动脉闭塞型脑梗死又称腔隙性缺血性脑卒中，是指大脑半球或脑干深部的小穿通动脉发生病变，最终管腔闭塞，导致其供血区脑组织发生缺血性坏死（其梗死灶直径<2.0 cm），从而出现急性神经功能损害的一类临床综合征。该型脑梗死占全部脑梗死的20%～30%，累及的部位包括脑深部白质、基底核、丘脑和脑桥等。脑内无症状性小腔隙很多见，患病率是有症状者的5倍，不属于小动脉闭塞型脑梗死范畴。本病一般多见于中老年患者，男性多于女性。本病首次发病的平均年龄约为65岁，随着年龄增长，患者人数增多。

【典型病例】

患者男性，65岁，因"左侧肢体活动不利2 d"入院。患者2 d前无明显诱因突发左侧肢体活动不利，左下肢行走拖步，左上肢抬举困难，至我院门诊就诊，予阿司匹林联合氯吡格雷抗血小板聚集、他汀类药物降脂等治疗后收住院。患者既往有高血压病史10余年，目前口服非洛地平 5 mg，每天 1 次；否认糖尿病、心脏病病史。查体：血压 132/74 mmHg，神志清楚，言语流利，双侧瞳孔等大等圆，对光反射灵敏，无眼震，双侧鼻唇沟对称，伸舌居中，咽反射存在，颈软，左侧肢体肌力 4 级，右侧肢体肌力 5 级，四肢肌张力正常，双侧腱反射对称，双侧 Babinski 征（-），左侧肢体共济差。心肺听诊未见明显异常。头颅 MRI - DWI 提示右侧放射冠梗死灶（图 2-8-1）。

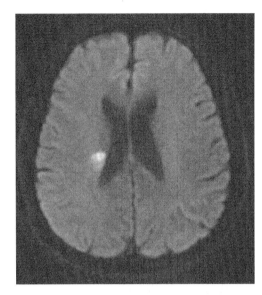

图 2-8-1 头颅 MRI - DWI 提示右侧放射冠梗死灶

【诊断思路】

（一）病例特点及疾病临床表现

1. 病例特点

患者老年男性，主要表现为左侧肢体活动不利，无肢体麻木。神经系统查体示左侧轻偏瘫，无明显感觉障碍，无语言障碍，符合纯运动性轻偏瘫综合征。

2. 疾病临床表现

半数以上的患者有高血压病史，突然或逐渐起病，出现偏瘫或偏身感觉障碍等局灶症状，通常症状较轻、体征单一、预后较好，无头痛、颅内压增高，有意识障碍等。费希尔（Fisher）根据临床和病理学资料，将本病归纳为 21 种临床综合征，其中常见的 5 种如下。

（1）纯运动性轻偏瘫（pure motor hemiparesis，PMH）。最常见，病变多位于内囊、放射冠或脑桥。表现为对侧面部及上下肢大体相同程度轻偏瘫，无感觉障碍、视觉障碍和皮质功能障碍（如失语等），多不出现眩晕、耳鸣、眼震、复视及小脑性共济失调等。常突然发病，数小时内进展，许多患者遗留受累肢体笨拙或运动缓慢。

（2）纯感觉性卒中（pure sensory stroke，PSS）。较常见，特点是偏身感觉缺失，可伴感觉异常，如麻木、烧灼或沉重感、刺痛、僵硬感等。病变主要位于对侧丘脑腹后外侧核。

（3）共济失调性轻偏瘫综合征（ataxic hemiparesis syndrome，AHS）。病变对侧轻偏瘫伴小脑性共济失调，偏瘫下肢重于上肢（足踝部明显），面部最轻，共济失调不能用无力来解释，可伴锥体束征。病变位于脑桥基底部、内囊或皮质下白质。

（4）构音障碍-手笨拙综合征（dysarthric-clumsy hand syndrome，DCHS）。表现为构音障碍、吞咽困难、病变对侧中枢性面舌瘫、面瘫侧手无力和精细动作笨拙（书写时易发现），指鼻试验不准，轻度平衡障碍病变位于脑桥基底部、内囊前肢或膝部。

（5）感觉运动性卒中（sensorimotor stroke，SMS）。以偏身感觉障碍起病，再出现轻偏瘫，病灶位于丘脑腹后核及邻近内囊后肢，由丘脑膝状体动脉分支或脉络膜后动脉丘脑支闭塞所致。

腔隙状态（lacunar state）是本病反复发作引起多发性腔隙性梗死，累及双侧皮质脊髓束和皮质脑干束，出现严重精神障碍、认知功能下降、假性延髓性麻痹、双侧锥体束征、类帕金森综合征和大小便失禁等。

（二）辅助检查

辅助检查同大动脉粥样硬化型脑梗死，CT 可见内囊基底核区、皮质下白质单个或多个圆形、卵圆形或长方形低密度病灶，直径<2.0 cm，边界清晰，无占位效应。MRI 呈 T1 低信号、T2 高信号，可较 CT 更为清楚地显示腔隙性脑梗死病灶。

（三）诊断依据与定位定性诊断

1. 诊断依据

（1）中老年发病，有长期高血压、糖尿病等危险因素，急性起病，出现局灶性神经功能缺损症状，临床表现为腔隙综合征，即可初步诊断本病。

（2）影像学检查。如果 CT 或 MRI 检查证实有与神经功能缺失一致的脑部腔隙病灶，且梗死灶主要累及脑的深部白质、基底核、丘脑和脑桥等区域，符合大脑半球或脑干深部的小穿通动脉病变，即可明确诊断。

2. 定位定性诊断

（1）定位：右侧放射冠区。

（2）定性：缺血性脑血管疾病。

（3）诊断：小动脉闭塞型脑梗死。

（四）鉴别诊断

需要与少量脑出血、感染、囊虫病、烟雾病、脑脓肿、颅外段颈动脉闭塞、脑桥出血、脱髓鞘病和转移瘤等相鉴别。

【治疗】

该型脑梗死与大动脉粥样硬化型脑梗死治疗类似。少数脑梗死患者发病早期表现为小卒中，但实际最后是严重卒中，临床上难以区别。溶栓治疗对这些患者同样是至关重要的。对于神经系统症状轻微或快速自发缓解的急性脑梗死患者，溶栓治疗也有较好的疗效。虽有研究提示严重脑白质病变和微出血及多发性腔隙性脑梗死是溶栓后脑出血的独立危险因素，但不是溶栓治疗的禁忌证。对发病 24 h 内、NIHSS 评分 3 分的急性脑梗死患者，阿司匹林短期联合氯吡格雷较单用阿司匹林有更好的疗效；但长期联合抗血小板治疗会增加出血风险。高血压、糖尿病是小动脉闭塞型脑梗死最主要的危险因素，降压、降糖等治疗能有效预防卒中、降低卒中复发率。

【预后】

小动脉闭塞型脑梗死比其他类型脑梗死一般预后好，病死率和致残率较低。发病后 1 年内，约 70% 患者临床症状完全恢复或基本恢复正常，而其他类型脑梗死仅 50% 恢复良好。发病 30 d 的病死率<4%，其他类型脑梗死病死率为 5%~25%。国外报道本病卒中年复发率<10%，但我国的小动脉闭塞型脑梗死患者有相对较高的复发率。

【病因及发病机制】

（一）病因

目前认为小动脉硬化是小动脉闭塞型脑梗死的主要病因。小动脉硬化为年龄相关或血管危险因素相关的血管病。高龄、高血压、糖尿病、吸烟和家族史是小动脉闭塞型脑梗死的发病的主要危险因素，而高胆固醇血症、过量饮酒、卒中病史等因素，与本病的发病相关性较小。

（二）发病机制

脑的深部小梗死灶或皮质下小梗死灶是单个小穿通动脉闭塞引起的。小穿通动脉通常从大脑中动脉主干、Willis 环血管（大脑前动脉 A1 段、前交通动脉，大脑后动脉 P1 段、后交通动脉）、椎-基底动脉等发出，深入大脑或脑干的灰质和白质，这些穿通动脉靠近主干动脉且血管较细小，在高血压、高血糖等因素的作用下容易出现脂质透明变性（lipohyalinosis）和微粥样硬化斑（microatheroma）等小动脉硬化病理改变。早先认为脂质透明变性是导致小穿通动脉闭塞的主要原因。但现在认为微粥样硬化斑才是导致小穿通动脉闭塞或狭窄的最主要原因。其他发病机制还有载体动脉粥样硬化病变或血栓形成累及小穿通动脉开口，当小穿通动脉狭窄时，低灌注是导致脑组织缺血坏死的重要机制。然而，责任小穿通动脉的组织病理学检查显示没有明显的血管病变，推测动脉-动脉栓塞或心源性栓塞阻塞小穿通动脉亦可能是其发病机制。

【病理】

从组织病理学上来看，小动脉闭塞型脑梗死与其他脑梗死没有不同，开始表现为凝固性坏死，随后出现巨噬细胞，并通过吞噬作用去除坏死组织，最后形成由增生的星形胶质细胞所包围的囊腔。腔隙性梗死灶呈不规则圆形、卵圆形或狭长形，直径多为 3~4 mm，病灶常位于脑深部核团（壳核约 37%、丘脑 14%、尾状核 10%）、脑桥（16%）和内囊后肢（10%），较少发生在大脑脚、锥体、内囊前肢和小脑。小动脉病变主要表现为纤维素样坏死、微粥样硬化斑、脂质透明变性、微动脉瘤等小动脉硬化改变。微粥样硬化斑是最常见的引起小穿通动脉闭塞或狭窄的病变，通常见于小动脉的起始段至前半段。从组织病理学上来看，微粥样硬化斑与大血管动脉粥样硬化相似，且几乎只见于高血压患者。闭塞的小穿通动脉具有动脉粥样硬化形成和纤维素样坏死的特征，伴有动脉内中膜脂质和嗜酸性纤维蛋白沉积。

（郭四平　郝永岗）

第九节　脑血管疾病的康复及进展

【概述】

脑血管疾病是指由突然发生的脑血管病变引起的局限性或全脑功能障碍。神经功能缺失持续时间不足 24 h 称为短暂性脑缺血发作（TIA）；神经功能缺持续时间超过 24 h 称为脑卒中（stroke），包括脑梗死（cerebral infarction）、脑出血（intracerebral hemorrhage）和蛛网膜下腔出血（subarachnoid hemorrhage）。脑梗死包括脑血栓形成（cerebral thrombosis）、脑栓塞（cerebral embolism）和腔隙性脑梗死（lacunar cerebral infarction）。本节主要介绍脑卒中的康复及进展。

（一）康复目标

1. 近期目标

通过一切有效的康复手段，控制好各类合并症（如高血压、糖尿病、心房颤动等），减少各种并发症（如坠积性肺炎、尿路感染、压疮、下肢深静脉血栓、癫痫、肩-手综合征等）的发生，改善受损的功能（如认知、运动、感觉、吞咽、语言、大小便和心理等），预防废用综合征（如肌肉萎缩、关节挛缩、骨质疏松等），促进各项受损功能尽可能恢复。

2. 远期目标

通过康复治疗及各种代偿措施，使患者的残存功能充分发挥，提高患者的日常生活能力和参与社会的能力，使其能更好地回归家庭和社会，即提高患者的生存质量。减轻患者及其家属的心理负担，降低脑血管疾病的再发概率，减轻患者的家庭和社会负担。

（二）康复时机

通常主张在生命体征稳定 24~48 h 后，原发脑血管疾病有改善或无恶化时开始康复治疗。脑卒中的恢复需要一个较长过程，部分患者由于各种原因错过了早期康复治疗的机会，但后期康复治疗对残存功能的改善仍有帮助。

（三）康复难点和重点

脑卒中起病快，病情进展迅速，一旦发病多会引起局灶性的神经功能缺损，临床多表现为意识功能障碍、认知功能障碍、语言功能障碍、运动功能障碍等，对患者日常生活质量造成严重的负面影响。其中部分患者原发损伤重，出现严重的精神障碍，或合并严重的并发症，如恶性高血压、糖尿病酮症酸中毒、急性心力衰竭或重度感染，导致康复治疗介入时间较难把握，致使错过"黄金时间"，预后较差。

（四）康复新进展

尽早的康复治疗有利于改善受损的功能，降低致残率。有研究结果证实，脑卒中后 24 h 开始运动康复，对患者运动功能的恢复有积极作用。

【康复评定】

（一）神经功能损害评定

1. 格拉斯哥昏迷量表（Glasgow coma scale，GCS）

GCS 是由英国格拉斯哥大学的两位神经外科教授格兰姆·蒂斯代尔（Graham Teasdale）和布莱恩·詹内特（Bryan Jennett）于 1974 年发明的，包括睁眼反应、语言反应和肢体运动反应 3 个方面（表 2-9-1）。

表 2-9-1　格拉斯哥昏迷量表

分值	睁眼反应	语言反应	肢体运动反应
1	无反应	无反应	无反应
2	刺痛睁眼	仅能发音	刺痛会伸直
3	呼唤睁眼	只能说词或单字	刺痛会弯曲
4	自然睁眼	答非所问	刺痛会回缩
5		回答切题	能躲避痛刺激
6			能遵嘱动作

注：① C 分。因眼肿、骨折等不能睁眼，以"C"（closed）表示。② T 分。因气管插管或切开而无法正常发声，以"T"（tube）表示。③ D 分。有言语障碍史，以"D"（dysphasic）表示。④ 采用 3 个方面相加来判定患者脑功能损伤程度，最高分为 15 分，13~15 分为轻度脑损伤；9~12 分为中度脑损伤；8 分以下为重度脑损伤，呈昏迷状态。分数越低，意识障碍越严重。

2. 美国国立卫生研究院卒中量表（National Institute of Health stroke scale，NIHSS）

NIHSS 包括 11 项检测内容，常用于评估卒中患者神经功能缺损程度和治疗后定期评估治疗效果（表 2-9-2）。

表 2-9-2　美国国立卫生研究院卒中量表

项目	评分标准	分值
1a. 意识水平	清醒	0
	嗜睡	1
	昏睡	2
	昏迷	3
1b. 意识水平提问（月份、年龄）	两项均正确	0
	一项正确	1
	两项均不正确	2
1c. 意识水平指令（睁闭眼、非瘫痪侧握拳与松开）	两项均正确	0
	一项正确	1
	两项均不正确	2
2. 凝视（只测试水平眼球运动）	正常	0
	部分凝视麻痹	1
	完全凝视麻痹或强迫凝视	2

续表

项目	评分标准	分值
3. 视野	无视野缺损	0
	部分偏盲	1
	完全偏盲	2
	双侧偏盲	3
4. 面瘫	正常	0
	轻微面瘫（微笑时鼻唇沟变平、不对称）	1
	部分面瘫（下面部完全或几乎完全瘫痪）	2
	完全面瘫（单或双侧瘫痪，上、下面部缺乏运动）	3
5. 上肢运动（置肢体于合适的位置：坐位时上肢平举 90°，仰卧时上抬 45°，掌心向下，在 10 s 内是否下落，从非瘫痪侧上肢开始。截肢或关节融合记 9 分。5a 左上肢，5b 右上肢）	10 s 内无下落	0
	10 s 内下落，但下落时不撞击床或其他支撑物	1
	能抬起，但坐位时上肢不能平举 90°，仰卧时不能上抬 45°	2
	不能抬起	3
	无运动	4
6. 下肢运动（下肢卧位抬高 30°，在 5 s 内是否下落，从非瘫痪侧下肢开始。截肢或关节融合记 9 分。6a 左下肢，6b 右下肢）	5 s 内无下落	0
	5 s 末下落，不撞击床	1
	5 s 内下落到床上，可部分抵抗重力	2
	不能抬起	3
	无运动	4
7. 肢体共济失调（进行双侧指鼻试验、跟-膝-胫试验。盲人用伸展的上肢摸鼻）	无	0
	一个肢体有	1
	两个肢体有	2
8. 感觉	正常	0
	部分感觉障碍（感觉减退但有触觉）	1
	完全感觉缺失（无触觉）	2
9. 语言（进行命名、阅读测试）	正常	0
	轻、中度失语（理解能力和流利程度部分下降，但表达无影响）	1
	重度失语（交流仅通过患者破碎的语言进行，听者须通过推理、询问、猜测来理解，交流困难）	2
	完全失语	3
10. 构音障碍（读或重复表上的单词。若有严重的失语，评估自发语言时发音的清晰度。气管插管或其他物理障碍记 9 分）	正常	0
	轻、中度障碍（有些发音不清，但能被理解）	1
	重度障碍（言语不清，无法理解，但无失语或与失语不成比例，或失音）	2
11. 忽视	正常	0
	对视、触、听、空间觉存在一种忽视	1
	存在上述一种以上的忽视	2

注：评分范围为 0~42 分，分数越高，神经受损越严重。>16 分的患者很有可能死亡，<6 分的患者很有可能恢复良好。具体分级如下：0~1 分，正常或接近正常；1~4 分，轻度（小）卒中；5~15 分，中度卒中；15~20 分，中、重度卒中；21~42 分，重度卒中。

3. 改良 Rankin 量表（modified. Rankin scale，mRS）

改良 Rankin 量表用于评估脑卒中患者的神经功能恢复情况（表 2-9-3）。

表 2-9-3　改良 Rankin 量表

患者状况	评分
完全无症状	0
尽管有症状，但无明显功能障碍，能完成所有日常工作和生活	1
轻度残疾，不能完成病前所有活动，但能自行照料	2
中度残疾，需要部分帮助，能独立行走	3
中、重度残疾，不能独立行走，日常生活需要别人帮助	4
重度残疾，卧床，大小便失禁，日常生活完全依赖他人	5
死亡	6

（二）运动功能评定

1. 肌力评定法

肌力评定法有 Lovett 分级法和 MRC 分级法（表 2-9-4，表 2-9-5）。

表 2-9-4　Lovett 分级法

分级	表现
0	无可见或可感觉到的肌肉收缩
1	可扪及轻微肌肉收缩，但无关节运动
2	在消除重力姿势下能做全关节活动范围的运动
3	能抗重力做全关节活动范围的运动，但不能抗阻力
4	能抗重力和一定的阻力运动
5	能抗重力和充分阻力的运动

表 2-9-5　MRC 分级法

级别	英文	特征
5	N	能对抗与正常相应肌肉相同的阻力，且能做全范围的活动
5-	N-	能对抗与 5 级相同的阻力，但活动范围在 50%～100% 之间
4+	G+	在活动的初、中期能对抗与 4 级相同的阻力，但末期能对抗 5 级阻力
4	G	能对抗阻力，且能完成全范围的活动，但阻力达不到 5 级水平
4-	G-	能对抗与 4 级相同的阻力，但活动范围在 50%～100% 之间
3+	F+	情况与 3 级相仿，但在运动末期能对抗一定的阻力
3	F	能对抗重力运动，且能完成全范围的活动，但不能对抗任何阻力
3-	F-	能对抗重力运动，但活动范围在 50%～100% 之间
2+	P+	能对抗重力运动，但活动范围小于 50%
2	P	不能对抗重力，但在消除重力影响后能做全范围运动
2-	P-	消除重力影响时能活动，但活动范围在 50%～100% 之间
1	T	触诊能发现有肌肉收缩，但不引起任何关节运动
0	Z	无任何肌肉收缩

2. 肌张力评定法

肌张力评定法采用改良 Ashworth 分级量表（表 2-9-6）。

表 2-9-6　改良 Ashworth 分级量表

级别	评定标准
0	肌张力不增加
1	肌张力稍增加，被动活动患肢到终末端时有轻微阻力
1+	肌张力轻度增加，被动活动患肢在 50%范围内会突然被卡，后 50%的范围有轻微阻力
2	肌张力明显增加，被动活动患肢在大部分范围内都有阻力，但仍可活动
3	肌张力严重增加，被动活动患肢较困难
4	患肢僵直，不能活动

3. 简化 Fugl-Meyer 评定法

上肢（坐位与仰卧位）共 10 个大项，包括反射活动、屈肌协同运动、伸肌协同运动、伴有协同运动的活动、脱离协同运动的活动、反射亢进、腕稳定性、肘伸直/肩前屈 30°时腕活动、手指活动、协调能力与速度（连续 5 次指鼻试验），又分为 33 个小项；下肢共 7 个大项，包括反射活动（仰卧位）、屈肌协同运动（仰卧位）、伸肌协同运动（仰卧位）、伴有协同运动的活动（坐位）、脱离协同运动的活动（站位）、反射亢进（坐位）、协调能力与速度（仰卧位连续 5 次跟-膝-胫试验），又分为 17 个小项。每个小项 0~2 分，总分 100 分。总分<50 分为严重运动功能障碍，50~84 分为重度运动功能障碍，85~95 分为中度运动功能障碍，96~99 为轻度运动功能障碍。

4. Brunnstrom 运动功能评定法

Brunnstrom 根据脑卒中患者偏瘫的运动功能恢复情况，将上肢、手、下肢的肌张力和运动模式各分为 1~6 期：1 期时患者肌迟缓，无任何随意运动出现；2 期时患者出现联合反应，痉挛，并开始出现随意运动；3 期时患者出现随意共同运动，肌张力达到最高峰；4 期时患者共同运动开始消失，出现分离运动，肌张力开始下降；5 期时患者出现精细动作，肌张力逐步恢复正常；6 期时患者运动动作基本正常，但速度、协调和精细动作稍差。

5. 步态分析方法

常用 Hoffer 步行能力分级，它分为 4 级：① 不能行走者；② 非功能性步行者，又称治疗性步行者，训练时用膝-踝-足矫形器、拐等，能在治疗室内行走，能耗大、速度慢、距离短、无功能价值，但有预防压疮、血液循环障碍、骨质疏松的治疗意义，能增强患者的自信心理；③ 家庭性步行者，用踝-足矫形器、手杖等可以在家行走自如，但不能在室外长久进行；④ 社区性步行者，用踝-足矫形器、手杖或甚至不用，可以在室外和所在社区内行走，但时间不能长，否则需要轮椅。

（三）平衡功能评定

主观评定时常用观察法和量表法，客观评定采用平衡测试仪。临床常用的有三级平衡法和 Berg 平衡量表。

1. 三级平衡法

一级平衡也称静态平衡，是指患者在无外力作用下，睁眼或闭眼均可保持坐位或站位的平衡；二级平衡也称自动态平衡，是指患者在无外力作用下，可以从一种姿势改变到另一种姿势，如从站立到行走；三级平衡也称他动态平衡，是指患者在外力作用下仍能保持坐位或站位的平衡。

2. Berg 平衡量表

Berg 平衡量表包括 14 个项目，分别是从坐到站、独立站、独立坐、从站到坐、床-椅转移、闭目站、双脚并拢站、上肢向前伸、从地上捡东西、转身向后、转身一圈、双足交替踏台阶、双足前后站、单足站，每项分 5 级，最低分 0 分，最高分 4 分。总分 41~56 分可以独立行走，21~40 分需要辅助行走，<20 分仅能坐轮椅。

（四）认知功能评定

1. 蒙特利尔认知评估

蒙特利尔认知评估（Montreal cognitive assessment，MoCA）包括视空间和执行力、语言、记忆、注意与集中、计算、抽象思维和定向力 7 个方面。总分 30 分，≥26 分为正常。最适用于轻度认知功能障碍患者。

2. 简易精神状态检查

简易精神状态检查（mini-mental state examination，MMSE）包括定向力、记忆力、注意力和计算力、回忆、命名、复述、3 级指令、阅读、书写、临摹 10 个方面。总分 30 分，该检查结果与患者的文化程度有关系，如文盲≤17 分、小学文化≤20 分、中学文化≤24 分时考虑认知功能障碍。

（五）吞咽功能评定

1. 反复唾液吞咽试验

患者坐位，先进行口内清洁，口腔干燥者需要进行口腔的湿润处理；检查者将手指放于患者的喉结与舌骨之间，嘱患者快速做吞咽动作，计时 30 s 内患者完成的吞咽次数。在 30 s 内完成≥3 次为正常，<3 次考虑吞咽障碍。

2. 饮水试验

患者坐位，嘱饮温水 30 mL，注意观察饮水过程并记录所用时间，分为下列 5 级。

（1）一级，5 s 内 1 次喝完，无呛咳。

（2）二级，分 2 次以上喝完，无呛咳。

（3）三级，1 次喝完，伴有呛咳。

（4）四级，分 2 次以上喝完，伴有呛咳。

（5）五级，多次发生呛咳，不能将水喝完。

评判结果：一级为正常，1 次喝完超过 5 s 或二级考虑可疑，三、四、五级为吞咽障碍。

（六）感觉评定

1. 浅感觉

浅感觉分为触觉、痛觉、温度觉和压觉。

2. 深感觉

深感觉分为运动觉、位置觉和振动觉。

3. 复合感觉

复合感觉分为定位觉、两点辨别觉、实体觉和图形觉。

（七）言语、语言功能评定

1. 失语症

失语症常用的评定方法有西方失语成套测验（western aphasia battery，WAB）和汉语失语成套测验（aphasia battery in Chinese，ABC）。WAB 包括自发言语、听理解、复述和命名 4 个方面，总分为 420 分。ABC 包括谈话、理解、复述、命名、阅读和书写 6 个方面。

2. 构音障碍

构音障碍常用 Frenchay 评定法，包括唇、颌、软腭、舌、喉、呼吸、言语理解度、反射 8 个方面，每个方面按损伤的严重程度分 a~e 5 个级别，a 为正常，e 为损伤最严重。

（八）日常生活活动能力评定

1. Barthel 指数

Barthel 指数（Barthel index，BI）包含如厕、大便控制、小便控制、洗澡、修饰、穿衣、进食、床-椅转移、平地行走 50 m 和上下楼梯 10 项内容，其中洗澡和修饰各 5 分，床-椅转移、平地行走

50 m 各 15 分，其余 6 项各 10 分，总分 100 分。得分越高，表明患者自理能力越好。≤20 分为极重度功能障碍，生活不能自理，完全需要帮助；21~40 分为重度功能障碍，需要很大帮助；41~60 分为中度功能障碍，需要中度帮助；>60 分表示生活基本能自理。

2. 功能独立评定量表

功能独立性评定量表（functional independence measure，FIM）包含运动功能和认知功能 2 个大项内容。运动功能包括自我照料、括约肌控制、转移和行走 4 个方面，13 个项目；认知功能包括交流和社会认知 2 个方面，5 个项目。最高分 126 分（其中运动功能 91 分，认知功能 35 分），最低分 18 分。126 分为完全独立，108~125 分为基本独立，90~107 分为极轻度依赖，72~89 分为轻度依赖，54~71 分为中度依赖，36~53 分为重度依赖，19~35 分为极重度依赖，18 分为完全依赖。

（九）心理评定

1. 抑郁评定

（1）Zung 抑郁自评量表（self-rating depression scale）。量表包含 20 个项目，每个项目按症状出现的频度评定，分 4 个等级。评分标准：1 分，没有或很少时间；2 分，少部分时间；3 分，相当多时间；4 分，绝大部分或全部时间。包括正向评分和负向评分（＊为负向评分），正向评分题（15 项）依次评为 1、2、3、4 分，负向评分题（5 项）则为 4、3、2、1 分。评定结束后，将 20 个项目中的各项分数相加，得到总分（X）乘以 1.25 后取整数部分，即标准分（Y）。由患者自行操作评定，如果自评者的文化程度太低，不能理解或看不懂问题的内容，可由其他人协助完成，但必须由自评者本人独自作出评定。在进行结果评估时，按照中国常模结果：53 分以下者为无抑郁，53~62 分者为轻微至轻度抑郁，63~72 分者为中度抑郁，72 分以上者为重度抑郁。

（2）汉密尔顿抑郁量表（Hamilton depression scale，HAMD）。量表包含 17 项内容，每项内容按照无症状、轻度、中度、重度、极重度分为 5 级，每级评定为 0~4 分。总分<7 分为正常，7~17 分为可能有抑郁，18~24 分为肯定有抑郁，>24 分为有严重抑郁。

2. 焦虑评定

（1）Zung 焦虑自评量表（self-rating anxiety scale）。量表包含 20 个项目，评分标准与评分方法同抑郁自评量表的评分。焦虑程度分级按照中国常模结果：标准分的分界值为 50 分，50~59 分为轻度焦虑，60~69 分为中度焦虑，69 分以上为重度焦虑。

（2）汉密尔顿焦虑量表（Hamilton anxiety scale，HAMA）。量表包含 14 项内容，每项内容按照无症状、轻度、中度、重度、极重度分为 5 级，每级评定为 0~4 分。总分≥29 分，可能为严重焦虑；≥21 分，肯定有明显焦虑；≥14 分，肯定有焦虑；超过 7 分，可能有焦虑；<7 分，没有焦虑。

（十）其他功能评定

根据患者的情况，可能还需要开展大小便功能评定、生活质量评定等。

【康复治疗】

1. 临床处理原则

脑卒中是危害人类健康的常见疾病，也是目前世界范围内第一高致残疾病和第二大死亡原因。脑卒中患者首先在综合性医院神经内科或神经外科，根据脑血管疾病损害的部位和引发的症状采取药物或手术等临床常规治疗和早期康复治疗，也称一级康复；待病情稍稳定后（一般为发病后 2 周）转入综合医院康复科或康复治疗中心进行康复治疗，尽量恢复其受损功能，也称二级康复；部分生活自理能力恢复后再转至社区医院或家庭继续接受康复治疗，也称三级康复。

2. 康复治疗指征

研究表明，脑卒中患者只要相应指标符合以下标准，就可进行康复治疗。

（1）呼吸≤35 次/min。

（2）心率>40 次/min 或<120 次/min。

（3）收缩压≥90 mmHg 且≤180 mmHg 和（或）舒张压≤110 mmHg，平均动脉压≥65 mmHg 且≤110 mmHg。

（4）血氧饱和度 ≥90%；机械通气患者，吸入氧浓度（FiO$_2$）≤60%，呼气末正压≤10 cmH$_2$O。

（5）在延续生命支持阶段，使用血管活性药多巴胺≤10 μg/（kg·min）或去甲肾上腺素/肾上腺素≤0.1 μg/（kg·min）。

3. 康复治疗原则与方法

（1）康复治疗原则。① 早期：生命体征平稳，病情无进展 48 h 即可开始。② 个性化：康复计划由康复治疗小组根据患者病情、年龄、兴趣和文化程度选定不同方案。③ 科学：功能评定是制订和调整康复计划的基础，康复评定贯穿康复治疗的全过程。④ 循序渐进：安全是康复治疗的首要目标，康复治疗的难易程度、强度和总量要综合考虑患者的体力、耐力和心肺功能情况，强度必须是逐步增加的。⑤ 坚持：治疗的效果需要持续一段时间才能显现，部分康复治疗需要长时间坚持，甚至终身治疗。⑥ 主动：康复治疗效果离不开患者的主动参与。

（2）康复治疗方法。目前多采用三级康复训练。① 一级康复训练：病情稳定 1 个月内进行肢体摆放与体位转换、偏瘫侧肢体关节被动运动、翻身练习及坐位与站位平衡训练等。30～45 min/次，1 次/d。② 二级康复训练：病情稳定 2～3 个月进行体位转移、站立平衡训练、步行与上下楼梯训练、日常生活能力（穿衣、吃饭）训练等。30～45 min/次，2 次/d。③ 三级康复训练：病情稳定 4～6 个月进行穿衣、吃饭、梳洗、处理个人卫生等日常生活能力训练，重点练习健肢对患肢的代偿功能。30～45 min/次，2 次/d。早期康复治疗的强度要根据患者的体质及病情来定，一般采用低强度训练。根据患者的功能障碍情况，康复治疗包括肢体功能障碍康复治疗和其他功能障碍康复治疗，其中主要是肢体功能障碍康复治疗。

4. 急性期康复

脑卒中急性期通常是指发病后的 1～2 周，相当于 Brunnstrom 分期 1～2 期，此期患者从无任何随意运动出现到出现联合反应，并开始出现随意运动；从肌迟缓到肌张力开始恢复，并开始出现轻微的屈肌与伸肌共同运动。本期为一级康复，治疗目的是通过对偏瘫肢体的活动，促进偏瘫侧肢体肌张力的恢复和主动活动的出现；通过肢体正确的摆放和体位的改变，预防可能出现的呼吸道感染、尿路感染、压疮、下肢深静脉血栓等并发症；通过对偏瘫侧各种感觉刺激及其他相关治疗（如言语和吞咽功能训练、语言训练、呼吸功能训练、心理治疗等），改善受损功能，促进各项功能障碍的恢复。

（1）呼吸练习。脑组织受损可能引发呼吸运动的调节中枢出现异常，患者呼吸频率降低、肺通气量减少等易导致肺部感染的发生。可以通过放松练习、腹部加压呼吸法和缩唇呼气法等进行腹式呼吸练习，增强患者的呼吸肌力量，提高肺活量和增强咳嗽运动，同时还可以促进肋间肌、腹肌、膈肌和盆底肌等核心肌群的恢复，对患者的姿势稳定有重要作用。

（2）翻身。由于偏瘫侧肢体不能活动，长时间不动易形成压疮，患者应 2 h 翻身 1 次。为增加对偏瘫侧肢体的感觉刺激，一般多使用偏瘫侧卧位。

（3）良肢位摆放。正确的卧床姿势可以预防和减轻异常的痉挛模式，预防关节变形和痉挛。常见的有平卧位、偏瘫侧卧位和健侧卧位。

① 平卧位：偏瘫侧肩胛骨垫薄枕，可防止日后的后缩；上肢肩关节稍外展，可预防肩关节半脱位；伸肘、伸腕、伸指、掌心向下，手中不能握东西；骨盆下垫薄枕，可防止下肢外旋；膝关节下垫一毛巾，可防止膝关节反张；踝关节呈中立位；健侧肢体自由摆放。

② 偏瘫侧卧位：偏瘫侧肩胛骨下垫薄枕，保持前伸位，肩关节呈前屈 90°，伸肘、伸指、掌心

向上；下肢呈髋关节伸直位，膝关节稍屈曲，踝关节呈中立位；健侧肢体自由摆放。

③健侧卧位：有利于患侧的血液循环，可减轻患侧肢体的痉挛和水肿，便于偏瘫侧的治疗性操作。躯干垂直于床面，偏瘫侧上肢用薄枕垫起支撑，肩关节呈前屈90°，伸肘、伸腕、伸指、掌心向下；下肢用薄枕垫起支撑，髋、膝关节微屈，踝关节呈中立位，患足不能悬空。

（4）肢体活动。多数脑卒中患者偏瘫侧肢体肌张力低，基本不能进行主动活动。为了保持关节活动度，防止关节僵硬和挛缩，促进偏瘫侧肢体尽早出现主动活动，康复治疗以偏瘫侧肢体被动活动为主，健侧肢体主动活动为辅。活动顺序为先健侧后偏瘫侧，从近端到远端，每个关节向各个方向活动2~3次，一般每日2次，每次5 min以上，直至偏瘫侧肢体主动活动恢复。活动时治疗师最好站在偏瘫侧，嘱患者头转向偏瘫侧，通过视觉反馈和治疗师言语刺激，帮助患者主动参与。被动活动宜在无痛或少痛的范围内进行，以免造成软组织损伤。

（5）床上活动。

①Bobath握手双臂上举练习：患者双手叉握，偏瘫侧手拇指放在健侧手拇指掌指关节上，在健侧上肢的带动下，做双上肢伸肘、肩关节前屈、上举运动。

②桥式运动：患者仰卧位，上肢放在身体两侧，双下肢屈髋屈膝，双足平踏于床面，嘱患者主动伸髋使臀部抬离床面，维持该姿势10 s。

③翻身活动：向偏瘫侧翻身时患者平卧位，肩前屈90°、伸肘、双手叉握、患侧手拇指在上，健侧下肢屈膝屈髋、足踩在床面上，双上肢左右摆动，头转向偏瘫侧，健侧上肢带动偏瘫侧上肢和躯干转向偏瘫侧，同时健侧足踏在床面用力使骨盆和下肢转向偏瘫侧；向健侧翻身时患者平卧位，将健侧腿伸入偏瘫侧腿下方，上肢动作要领同前，左右摆动，当摆至健侧时，顺势将身体翻向健侧，用健侧腿将偏瘫侧腿带到健侧。

④侧向移动：先将健侧腿伸到偏瘫侧腿下，用健侧腿抬起偏瘫侧腿向右（左）移动，用健侧足和肩支起臀部，同时将臀部移向右（左）侧，臀部右（左）移动完毕后，再慢慢将肩、头移右（左）侧。

（6）卧-坐位练习。部分患者由于体质虚弱或卧床时间较长，在开始练习坐起前，须将床头逐步抬高，以免突然坐起发生体位性低血压。床头抬高角度应从30°开始，直至90°。坐-起位练习具体方法如下。

①患者首先侧移至床边平卧。

②健侧手握住偏瘫侧前臂或手腕部，健侧腿自偏瘫侧的膝下插入并伸直，双下肢交叉，偏瘫侧膝关节自然屈曲，上肢左右摆动，健侧肢体带动身体翻向健侧，变成健侧卧位后，健侧上肢屈曲置于身体下，健侧下肢将偏瘫侧下肢移至床边。

③头向上抬，躯干向患侧侧屈，用健侧上肢支撑，上半身离床。用健侧下肢移动偏瘫侧下肢直至床边下。

（7）坐位训练。

①床上坐位：患者的髋关节屈曲90°，双下肢和躯干均伸直，双手叉握、伸肘，手与前臂放在胸前桌子上。

②独立坐位：患者端坐，躯干伸直，髋、膝、踝关节均保持屈曲90°，无踝关节内翻与足下垂。

（8）运动想象疗法。运动想象疗法主要通过反复运动想象的练习来提高患者的运动能力，可用于脑卒中恢复康复治疗的全过程。实施与患者的残存运动功能无关，但使用前须先进行患者运动想象能力评定，可采用运动觉和视觉想象问卷和运动想象筛选试验进行评定，认知功能障碍对该疗法效果影响较大。实施一般在每次功能训练后，时间为12~15 min，包括以下4个过程。

①讲解任务，让患者了解运动想象疗法。②实施运动想象疗法。③改进运动想象疗法。④继

续运动想象疗法。运动想象疗法的实施，可改善患者上、下肢功能。

（9）物理因子治疗。物理因子治疗方法是利用电、光、声等各种物理学因素，包括电刺激、经颅磁刺激（transcranial magnetic stimulation，TMS）、肌电生物反馈（electromyographic biofeedback，EMGB）、超声波等来进行康复治疗的方法。其中电刺激疗法主要包括三种：经皮神经电刺激（transcutaneous electrical nerve stimulation，TENS）、神经肌肉电刺激（neuromuscular electrical stimulation，NMES）和经颅直流电刺激（transcranial direct-current stimulation，tDCS）。TENS 是通过皮肤将特定的低频脉冲电流输入人体，刺激神经达到镇痛的无损伤性治疗方法，也称为周围神经粗纤维电刺激疗法；NMES 是通过刺激特定肌肉使其收缩，促进局部血液循环及肌肉运动再学习能力和易化作用，防止肌肉萎缩，减少痉挛的发生；tDCS 阳极可引起刺激部位神经细胞去极化，增强大脑皮质的兴奋性，而阴极刺激则引起神经细胞超极化，抑制大脑皮质的兴奋性，引起刺激部位皮质神经元兴奋性的改变来诱发脑功能的变化从而达到治疗作用。TMS 能调控大脑皮质的兴奋性，调整局部脑组织的血流，重组新的传导通路，调节周围神经递质、神经生长因子的代谢和分泌。EMGB 是通过表面电极采集靶肌肉的肌电信号，并将信号反馈给大脑皮质来促进中枢功能，根据患者残存的肌肉主动收缩参与成分进行反馈刺激，进行主动收缩的同时给予相应强度的肌肉电刺激以增加中枢输入，促使大脑皮质条件反射的形成，避免大脑皮质肢体运动区的萎缩，提高患者残存脑神经组织的反应性、兴奋性及灵活性，有效修正神经缺损，促使瘫痪肢体恢复。

（10）中医治疗。常采用辨证后中药内服来改善脑循环、促进神经细胞代谢。使用针刺百会、四神聪、神庭等穴位引起神经及骨膜效应，兴奋中枢运动神经，加强神经冲动，改善大脑局部血液循环，增加脑血流量，消除脑水肿，调节大脑神经细胞兴奋性，激发细胞活化，促使受损后处于半休眠状态的细胞复苏。

（11）日常生活活动能力的训练。使用健侧手开展进食、洗漱等活动。

5. 恢复期康复

按照发病的时间和肌肉的活动情况，可将恢复期分为早期、中期和晚期三个阶段，各期的康复治疗又各有侧重。

（1）恢复早期康复治疗。

早期是指发病后的 3~4 周，相当于 Brunnstrom 分期的 2~3 期，本期患者的偏瘫侧肢体屈肌与伸肌共同运动逐步明显，到 3 期时痉挛最严重。本期患者偏瘫侧能主动活动，但均为共同运动。本期康复治疗目标为抑制肌痉挛、促进分离运动恢复，加强偏瘫侧肢体的主动活动并与日常生活活动相结合。同时，针对患者其他方面的功能障碍予以相应的康复治疗。

① 转移训练：根据患者的情况，分为在他人帮助下转移（转移相关的主要关键肌肉肌力≤2级）和独立转移（转移相关的主要关键肌肉肌力≥3级）。

a. 坐位到站立位：需要他人帮助者，可采用骨盆（前臂）扶抱法，帮助者在患者面前，双膝、脚放在患者双膝、脚外侧，锁住患者膝部，双手抱住患者骨盆（前臂），向上用力。能独立者，先将脚跟移动到膝关节重力线的后方，双手呈 Bobath 握手，双臂前伸，上身前倾，重心前移，臀部离开座椅，然后将手臂突然上举，利用手臂上举的惯性和股四头肌收缩，完成站立动作。

b. 床向轮椅转移：床铺高度要与轮椅座位高度接近，轮椅放在患者的健侧。轮椅与床尾呈 30°~45°。患者坐在床旁，先将轮椅制动，躯体前倾，在健肢帮助下移至床边。将健侧膝屈曲 90° 以上，把健侧脚移至偏瘫侧脚的稍后方，抓住床扶手，患者躯体向前移动，用自己的健侧臂向前撑，使大部分体重转移到健侧小腿，达到站立体位。患者手移到轮椅远侧扶手的中部，并移动两脚坐于轮椅上。

c. 轮椅向床转移：将轮椅朝向床头位置，患者健侧靠近床边，先将轮椅制动，用健侧手将患腿提起，将搁脚板移向侧边。躯体向前倾，偏瘫侧脚先于健侧脚。抓住轮椅扶手，躯体前移，用健侧肢体支撑站立。把手移到床扶手上，缓慢转动身体坐到床边。

d. 轮椅向座厕转移：轮椅斜放，使患者健侧靠近座厕，将轮椅制动，脚离开搁脚板并将其移至侧边。用健侧手移到轮椅的扶手上，躯体前倾，在轮椅内向前移动。用健侧腿支撑站立、弯腰，同时用健侧手抓住座厕对侧扶手或远端的座厕圈盖，以健侧腿为轴慢慢转动身体移至座厕正前方。将裤子退下并坐在座厕上。从坐厕向轮椅转移的程序与之相反。

② 站立训练：对于需要借助助行器或拐杖才能行走的患者，训练前需要先开展上肢肩下降肌群，肘、腕关节的伸肌群，下肢髋关节的伸肌群、外展肌群及膝关节的伸肌群的训练。站立训练常包括起立床训练和平行杠训练。开展起立床训练时，对于长期卧床的患者，为预防体位性低血压，要采用循序渐进的方法，可利用起立床将患者逐渐从水平位倾斜至垂直位，倾斜的角度可以每天调整 5°的速度逐渐改变，最终到站立状态，训练时间一般为 30 min/次，2 次/d。开展平行杠内的站立训练时，治疗师面向患者站在平行杠内，用双膝在患者双膝的外侧锁住其双膝关节，双手置于患者的臀部两侧向上用力，患者身体前倾，双手扶握平行杠向下用力支撑站立，开始时 10~20 min/次，随后可根据患者体能状况而逐渐延长站立时间。

③ 平衡训练：根据体位可分为坐位平衡训练和站立位平衡训练，并根据外力干扰情况再分为 Ⅰ~Ⅲ 级平衡训练，常采用运动再学习技术。开展坐位平衡训练时常用的设备有座椅和 Bobath 球，开展站位平衡训练的设备有平行杠和平衡板，后期患者平衡能力提高后还可在滑板和水中进行训练。

a. 坐位平衡训练：患者取坐位，手放在身体两侧或大腿部，保持心情放松。Ⅰ 级平衡训练时，患者通过自己协调躯体肌肉以保持身体直立；Ⅱ 级平衡训练时，患者进行身体重心转移，如躯体屈曲、伸展、左右倾斜及旋转运动，拾取身体周围物品或通过坐位作业的方式进行平衡训练；Ⅲ 级平衡训练时，患者双手抱肘在胸前，由治疗师施加外力破坏患者坐位的稳定，诱发头部及躯体向正中线的调整反应。

b. 站立位平衡训练：Ⅰ 级平衡训练时，患者用下肢支撑体重保持站立位，必要时治疗师可用双膝控制患者下肢或使用支架帮助患者固定膝关节保持站立；Ⅱ 级平衡训练时，患者在站立姿势下独立完成身体重心转移，如躯体屈曲、伸展、左右倾斜及旋转运动；Ⅲ 级平衡训练时，患者在站立姿势下进行抵抗外力保持身体平衡的训练。

④ 步行训练：开始步行训练前，上肢、躯体和下肢的相关肌群要达到足够的肌力支持，特别是下肢。患者双下肢相关肌群肌力至少达到 3 级，站立位平衡达到 Ⅱ 级，行走时相关关节的活动度能达到活动需要。如需助行器、拐杖和手杖等辅助工具的帮助，患者应掌握辅助工具的使用方法。

a. 减重步行训练：在偏瘫侧下肢还不能完成单腿支撑的情况下首选的训练方式，它利用悬吊装置减少体重对下肢造成的负荷，帮助下肢肌力较弱者维持直立状态，经传送带强迫性运动使髋关节被动过伸，有利于髋、膝、踝、足和躯体肌肉、神经间协同运动恢复。

b. 平行杠内步行训练：在偏瘫侧下肢能完成单腿支撑的情况下选用，它包括四点步训练、摆至步训练和摆过步训练。

c. 使用助行器步行训练：最适用于上肢运动功能好但下肢运动功能较差或平衡功能较差的患者，训练时注意偏瘫侧下肢先迈步，后迈出健侧下肢。

d. 使用拐杖步行训练：根据患者上肢和下肢的肌力情况，可采用四点步、三点步及两点步方式进行训练。

e. 使用手杖步行训练：常在使用双拐过渡到独立行走时使用，包括三点步和两点步训练方式。

⑤ 运动疗法：先进行健侧的主动活动，后按照先躯干后四肢、先近端后远端的原则开展偏瘫侧的运动疗法，每天 2 次。对于偏瘫侧上肢的训练，还可采用强制性运动疗法，它包括限制健侧上肢的使用、强化训练偏瘫侧上肢和将训练内容融进日常生活中。要求患者在 90% 的清醒时间内限制健

侧上肢，使用偏瘫侧上肢，每天对偏瘫侧上肢训练 6 h，每周 5 d，连续 10 d。

⑥ 物理因子治疗：继续采用电疗法、肌电生物反馈等，主要对偏瘫侧肱三头肌、前臂腕伸肌、指伸肌和股二头肌、胫前肌、腓骨长短肌进行刺激，促进上述肌群肌力恢复，促使主动伸肘、伸腕、伸指运动和屈膝、踝背屈运动出现，缓解上肢屈肌和下肢伸肌痉挛。

⑦ 中医治疗：可对偏瘫侧上肢的伸肌和下肢屈肌采用按摩和针刺治疗，促进上述肌群肌力恢复。

⑧ 日常生活活动能力训练：独立或利用辅助用具（如轮椅、助行器、拐杖和手杖等）进行饮食、如厕、洗漱等训练，提高偏瘫侧肢体的肌力和平衡能力。

（2）恢复中期康复治疗。

中期一般是指发病后的 1~3 个月，相当于 Brunstrom 分期的 3~5 期，本期患者偏瘫侧肢体肌肉痉挛从最严重到逐渐减轻，能主动活动偏瘫侧肢体，肌肉活动从共同运动到开始出现分离运动。本期的康复治疗重点为抗痉挛，抑制偏瘫侧肢体和躯干的痉挛模式，促进分离运动，其目标是以加强协调性和选择性随意运动为主，并结合日常生活活动进行上肢和下肢实用功能的强化训练。训练的重点应放在正常运动模式和运动控制能力的恢复上，训练主要围绕偏瘫侧肢体和躯干的训练，偏瘫侧肢体包括上肢、手和下肢。正确的感觉刺激能诱导出正常运动模式和肌张力。本期可采用 Rood 疗法，也可采用物理因子（冷、热、电等）治疗来缓解肌张力。

① 上肢训练：训练以降低偏瘫侧肢体的屈肌张力为主，常采用反射性抑制模式（RIP）。患者仰卧，通过被动活动使其肩关节稍外展，伸肘，前臂旋后，腕背伸，伸指并拇指外展。通过缓慢、持续牵伸屈肌来降低屈肌的张力，重复使用该方法；肩胛骨的前伸运动也可降低上肢屈肌张力，具体训练方法有滚筒训练，Baboth 握手健侧带动偏瘫侧上肢在滚筒上反复滚动，缓解肌痉挛；手摸后腰训练，转动躯干，偏瘫手背触摸腰背部来破坏胸大肌共同运动。肘伸展前臂旋前可破坏屈肌共同运动，旋后可破坏伸肌共同运动。也可通过双侧抗阻划船训练来引出偏瘫侧的屈伸活动。通过以上活动训练来破坏共同运动，可促进分离运动。

② 手功能训练：主要是伸腕和伸指活动。此期由于肌张力较高，且上肢近端屈肌收缩时诱发远端的手和腕关节也出现屈曲的共同运动，多数情况下偏瘫侧手不能抓握和伸展。在训练时做好手指屈曲的诱发训练来完成抓握动作，通过手指伸展的诱发训练来完成手的伸指动作。

③ 下肢训练：训练以降低偏瘫侧下肢伸肌张力，促进屈肌功能恢复为主，达到打破下肢的共同运动，诱发分离运动的目的。可通过腰椎旋转、偏瘫侧躯干肌的持续牵伸和跟腱持续牵拉来降低下肢肌张力。可采用髋关节分离诱发训练（患者仰卧，治疗师将偏瘫侧下肢膝关节以下置于床边，一只手托住患者膝关节，另一只手握住患者足前部，让患者练习屈髋提膝将足放在床面上的动作。治疗师视其情况是否辅助，但髋关节不能外展外旋）、膝关节分离运动诱发训练（患者仰卧，治疗师将偏瘫侧下肢膝关节以下置于床边，一只手握住足前部，另一只手放在膝关节下方，让患者练习伸膝动作，但不能屈髋）、踝关节背伸外翻训练（患者仰卧，屈髋屈膝足平放于床面，治疗师一只手扶住踝关节后方固定下肢和足跟，另一只手放在足底，进行踝关节背伸外翻）等来诱发下肢的分离运动。下肢运动控制训练中，主要练习不同屈膝位的主动伸膝、屈膝和踝背屈运动，可在屈髋屈膝位、屈髋伸膝位、伸髋屈膝位下进行，同时指压第 1、2 跖骨间的肌肉，以促进踝背屈功能的恢复。下肢的功能主要是负重和行走。如果存在偏瘫侧踝背伸肌力弱引发足内翻畸形，可在行走时用弹性绷带或踝足矫形器（AFO）使其患足至踝背屈位，休息时去除。还可根据患者的具体情况，选用手杖、拐杖或步行架等辅助工具来进行行走训练。

④ 中医治疗：可使用推拿、针灸等中医传统疗法，但应以促进上肢伸肌（如肱三头肌和伸腕、伸指肌群）和下肢的屈肌（如胫前肌）功能恢复为主。

⑤ 日常生活活动能力训练：作为恢复期重要的训练内容，可根据患者需要进行写字、绘画、穿

衣和社区行走等。

（3）恢复晚期康复治疗。

晚期多指发病后的 4~6 个月，相当于 Brunnstrom 分期的 5~6 期，本期患者大多数肌肉自主活动出现，偏瘫侧肢体肌肉痉挛逐渐消失，分离运动平稳，协调性良好，但速度偏慢还未恢复正常。本期治疗目标是改善痉挛，纠正异常运动模式，改善运动控制能力，促进精细运动发生。上肢和手治疗主要目标是提高运动速度，促进手的精细动作，临床上常采用功能性电刺激循环运动（FES-cycling）联合低频重复经颅磁刺激（repetitive transcranial magnetic stimulation，rTMS）来促进患者上肢功能恢复；下肢的主要训练目标是促进下肢运动的协调性，提高实用性步行的能力。此期中医辨证病机多为虚实夹杂，治当扶正祛邪，标本兼治，其中以益气养血法、滋养肝肾、化痰祛瘀、解毒通络等治法为主。通过开展如厕、洗澡、修饰、上下楼梯等日常生活活动的训练，提高日常生活活动能力，达到最大限度地提高患者生存质量的目标。

6. 后遗症期康复

后遗症期指发病后引起的功能障碍经过各种治疗，受损的功能在相当长的时间内改善不明显的时期，常指发病后 1~2 年。一般认为，脑卒中经过急性期及恢复期后，后遗症期时已经失去了最佳的康复治疗时机。近年来临床研究表明，脑损伤的恢复并没有终点，规范的综合康复治疗在脑卒中偏瘫的各个阶段功能恢复中，均起着明显的促进作用，只是在不同阶段恢复速度有所改变。与后遗症期相比，急性期和恢复期恢复的速度较快，脑功能恢复甚至持续 5~7 年。

此期的康复治疗为三级康复，康复治疗常在社区和家庭中进行，主要针对前期残存和已有的功能进行训练，即代偿性功能训练，包括结合矫形器、步行架和轮椅等辅具的应用，以及家庭环境改造，帮助患者下床活动，进行适当的户外活动，注意多与患者交流和进行必要的心理疏导，激发其主动参与的意识，结合患者的具体情况开展职业技能训练，发挥家庭和社会的作用，使其更好地融入社会。同时，要注意防止异常肌张力和挛缩的进一步加重，避免失用综合征、骨质疏松和其他并发症的发生。

7. 脑卒中特殊功能障碍的康复

（1）感觉功能障碍康复。

布伦斯特姆（Brunnstrom）认为，偏瘫不仅是运动功能障碍，更重要的是感觉上的障碍，因此感觉功能障碍的康复非常重要。脑卒中感觉功能障碍包括浅感觉障碍和深感觉障碍。浅感觉障碍主要表现为感觉过敏、倒错、过度、错位和异常等。皮肤浅表感觉的减退或缺失可能导致烫伤、冻伤、压疮等发生，对运动功能恢复的进程和整体康复疗效产生不利影响。深感觉即本体感觉，脑卒中患者由于血肿压迫或局部脑组织缺血坏死引起本体感觉中枢及传导通路受损，继而出现不同程度的本体感觉障碍。当本体感觉发生障碍时，患者会对关节位置、运动速度、力量、方向等不能及时感知和调整，导致平衡和协调障碍，严重影响运动功能和整体能力的恢复。目前临床对脑卒中后感觉功能障碍患者主要给予早期康复治疗，以促进患者浅感觉和深感觉的恢复，改善日常生活能力。针对浅感觉障碍的早期康复治疗包括温度觉训练（用冰水和热水交替刺激患者皮肤，每次 5 min）、痛觉训练（用大头针的钝端及针尖刺激患者皮肤，每次 5 min）、触觉训练（从患者患肢由远端向近端拍打、按压，每次 5 min）；针对深感觉障碍的康复治疗包括神经肌肉促进技术、Rood 技术、Frenkle 训练等方法，如大脑皮质觉、实体觉及定位觉训练（让患者闭眼，用大头针交替刺激健肢和患肢皮肤，刺激强度从强到弱，嘱患者体验两侧肢体刺激的区别，每次 5 min），位置觉及运动觉训练（视觉生物反馈、患肢关节负重等训练）。临床还可采用服用甲钴胺、蜡疗、腕踝针、镜像疗法、感觉再学习和脱敏治疗。

对于感觉减弱或缺失的患者，常采用以下方法对偏瘫侧肢体进行保护：① 定时变换体位；② 对身体骨突出部位进行保护；③ 包裹具有锐利部位的物体；④ 加倍小心容易烫伤或冻伤的部位；⑤ 禁忌将皮肤与物体摩擦；⑥ 使用其他感觉措施以代偿感觉减弱或缺失，如视觉、听觉。

（2）吞咽功能障碍康复。

正常的吞咽过程包括口腔期、咽期和食管期，脑卒中患者的吞咽功能障碍主要发生在口腔期和咽期。吞咽功能的训练主要包括基础训练和摄食训练。基础训练是指对咽、声门等器官进行训练，如咽部冷刺激恢复吞咽反射，声门闭锁训练增强软腭的肌力利于食物吞咽。摄食训练时患者取躯干30°仰卧位或坐位，头部前屈，偏瘫侧肩部垫枕，辅助者位于健侧。一般先用糊状或胶状食物进行训练，少量多次，逐步过渡到普通食物。同步还需要开展排痰的指导、上肢的摄食动作训练和辅助工具的选择与使用等，另需要注意食物的调配和口腔卫生因素。整个康复训练需要言语治疗师、物理治疗师、作业治疗师、康复护士和营养师等团队成员的密切配合。

（3）认知功能障碍康复。

认知功能障碍主要表现为执行功能障碍、记忆障碍、单侧忽略症、听力理解障碍、失用症和失认症等，其出现的各种障碍随损伤部位的不同而有所差别。认知功能障碍严重影响患者的恢复和预后，同时也给患者家庭和社会带来很大影响。治疗认知功能障碍的方法包括药物治疗、康复训练和神经调控技术。药物治疗的中药包括有单味药、复方制剂和中成药，西药常用治疗阿尔茨海默病的药物，如多哌奈齐、加兰他敏、利伐斯的明等；康复训练有记忆训练、排列顺序训练、物品分类训练、计算和预算训练、阅读训练等；近年来研究表明，使用神经调控技术 rTMS 治疗，认知功能改善明显。

（4）言语功能障碍康复。

言语功能障碍是脑卒中患者常见后遗症，发病率约为 30%，分为失语症和构音障碍。恢复不佳会影响患者预后生活质量，对患者的整体康复有着不利影响。失语症常表现在自发语言、听理解、复述和命名四方面的障碍；构音障碍表现为音量低、发音不准、咬字不清、发音时间短、音调拖长、鼻音过重等。失语症的训练包括口语理解、口语表达、言语失用、阅读和书写等言语功能的训练。患者病情稳定，能耐受集中训练 30 min 作为训练开始时间，发病 3~6 个月为恢复高峰期，但近来研究表明，发病 2~3 年患者也有言语功能的恢复。构音障碍训练时首先要求全身放松，特别是颈部肌肉的放松。其次进行呼吸的训练，训练的核心是基于生理运动的构音运动训练，一般按照呼吸、腭、舌体、舌尖、唇、下颌运动进行训练。

8. 并发症的康复治疗

（1）肺部感染。

肺部感染是脑卒中患者常见的并发症之一，常发生于昏迷或有吞咽障碍的患者，分为吸入性肺炎和坠积性肺炎，病情变化快，死亡率高，应早期进行预防和治疗。

吸入性肺炎常常由吸入食物、呕吐物、气管分泌物导致。多数患者由于昏迷或咳嗽反射消失或减退，而导致呕吐物、气管分泌物误吸（听诊肺部有啰音）引起肺炎。吸入性肺炎要以预防为主。

脑卒中患者发病后通常需要长时间卧床，长期卧床会导致患者肺下部血液循环减慢，易出现淤血和水肿，引发坠积性肺炎，且患者卧床时间越长，发生率越高。肺部感染康复训练包括体位训练、呼吸训练（腹式呼吸训练、缩唇呼吸训练、呼吸操、主动循环呼吸）、咳嗽训练和超短波治疗等。

（2）尿路感染。

尿路感染是重症脑卒中患者常见并发症。发生的原因有：① 脑卒中患者常出现尿失禁及尿潴留，治疗时需要留置尿管以排尿和观察出入量，反复插导尿管及长时间留置导尿管；② 脑卒中患者肢体功能障碍及腹肌无力，致排尿不畅；③ 脑卒中患者饮水较少，排尿减少，不利于清除尿道细菌。

尿路感染的治疗应尽可能地缩短导尿管的留置时间，可以通过热敷、按摩、针灸等促进患者早日自主排尿。根据患者情况，可以使用抗胆碱能药物和三环类抗抑郁药物以利排尿。已发生尿路感染者，必须尽早治疗，膀胱冲洗、全身使用抗生素、定时更换导尿管、膀胱造瘘等都是必要的措施。

（3）压疮。

脑卒中患者由于发生意识障碍、偏瘫、长期卧床等，易发生压疮。小而浅的压疮及早治疗可治愈，重者累及骨骼，甚至发生严重感染，可危及生命。压疮的发生内因是肌肉和血管失去神经支配后舒缩功能丧失导致局部血液循环障碍，缺血可使纤维蛋白溶解能力下降，造成组织坏死；外因有压力、摩擦、潮湿、感染等。

压疮的治疗以预防为主，可通过定时变换体位（卧床患者应每2 h翻身1次；坐轮椅者须每隔20~30 min伸直一会儿双上肢，撑起躯干使臀部离开一会儿坐垫，防止坐骨结节受压时间过长）、使用减压装置、加强皮肤护理、改善全身营养状况等减少压疮的发生。压疮发生后须及时进行局部伤口治疗、外科手术治疗等。

（4）肩关节半脱位和肩-手综合征。

脑卒中患者常发生肩关节半脱位和肩-手综合征等肩部症状。

肩关节半脱位多发于脑卒中患者软瘫期（Brunnstrom分期的1~2期），多数发生在病后1个月内。临床常表现为可在肩峰和肱骨头间触及凹陷，一般不痛，只是在上肢体位摆放不适当和不正确的牵拉时可诱发疼痛，发生后严重影响患者预后和生活质量。发生原因有肩关节周围肌肉瘫痪致关节囊松弛、上肢重力影响、护理不当等。治疗以预防为主，预防包括开展康复宣教，正确护理上肢；治疗有纠正肩胛骨的位置，做好良肢位摆放，纠正肩胛骨后缩等措施，提高肩关节周围肌肉张力，开展康复训练。康复训练有传统康复治疗和现代康复治疗两种，传统康复治疗包括针灸和推拿，现代康复治疗有物理因子治疗（低频电疗、中频电疗、红外线疗法、超声波、生物反馈）、神经肌肉促进技术（Bobath技术、本体感觉神经肌肉促进技术、Rood技术）、运动想象疗法、上肢康复机器人等。近年来肌内效贴使用得较多，效果明显。

肩-手综合征又称反射性交感神经性营养不良综合征，是脑卒中后常见的并发症之一，发生率最高可达70%。在脑卒中后1~3个月高发，起病快。主要表现为患侧肩部疼痛、活动受限，患侧手腕肿痛，部分患者伴有局部皮温升高，后期患手肌肉发生萎缩，严重者可出现手指挛缩畸形或骨质改变，严重影响预后。治疗方法有良肢位摆放，抬高患肢，将患侧腕关节保持背屈位，定期对患者进行肢体按摩，同时做被动及主动运动，还可采用向心性加压线缠绕治疗、向心性气压治疗、手部冷热交替敷、肩关节腔和肌腱鞘注射类固醇制剂、红外线照射等。

（5）肌张力增高。

脑卒中患者到了恢复期约有90%会出现肌张力升高，引起肌痉挛，其原因是上运动神经元受损后对下行抑制减弱或消失。肌痉挛上肢以屈肌痉挛为主，下肢以伸肌痉挛为主，因此脑卒中后肌痉挛患者常会出现典型的上肢挎篮式动作和下肢划圈步态。肌痉挛导致关节活动度减小，长期关节活动度减小导致关节僵硬发生。由于发生肌痉挛对患肢活动影响大，因此脑卒中后能否有效抑制痉挛模式是提高患者康复预后水平的关键。

肌张力增高的治疗以预防为主，良肢位摆放可降低瘫痪肢体肌张力；内科药物治疗常常以口服药物为主，如巴氯芬（常用剂量为15~80 mg/d）、替扎尼定（常用剂量为4 mg/d起，可逐渐加量至24 mg/d）和乙哌立松（常用剂量为500 mg，tid），但是使用此类药物要注意观察患者是否有肌肉无力、嗜睡、头晕等不适症状，如出现要及时调整剂量，效果不佳时可在肌电图或超声引导下使用A型肉毒毒素注射。康复治疗包括神经肌肉促进技术（Bobath技术、本体感觉神经肌肉促进技术）、肌电生物反馈治疗、康复机器人结合中医治疗等。

（6）下肢深静脉血栓。

脑卒中患者由于偏瘫侧下肢主动活动少、长时间卧床等，肢体肌肉对静脉泵的作用降低，使得下肢血流速度减慢、血液呈高凝状态及血管内皮的破坏，血小板沉积形成血栓。临床表现为偏瘫侧下肢肿胀、疼痛，局部皮温可稍高，严重的可出现发绀、肢体远端坏死。如血栓脱落致肺动脉栓塞，患者突发呼吸困难、胸闷、急性心力衰竭，危及生命。临床上首选超声检查进行诊断。

深静脉血栓的治疗以预防为主，常用的方法有：① 下肢主动运动和被动运动；② 卧床时抬高下肢和穿弹力袜；③ 间歇气压治疗；④ 对主动活动差的患者进行下肢肌肉功能性电刺激等，还可以对高危患者用普通肝素预防。下肢深静血栓发生后患者早期一般要求绝对卧床，抬高患肢，保守治疗包括抗凝、扩容、祛聚治疗。急性期有条件者可以手术取栓，发病 72 h 可考虑溶栓、血管外科手术或介入治疗。

（7）抑郁。

脑卒中患者抑郁的发生率为 30%~60%，主要表现在情感、行为和自主神经方面的改变，轻者表现为淡漠、悲观、意志力减退、注意力分散、睡眠障碍等；重者表现为焦虑、有绝望感，甚至精神行为异常，出现厌世和自杀等行为。抑郁严重降低患者的生活质量，在脑卒中各期均可发病。

目前临床治疗包括药物治疗、心理治疗和物理治疗，其中以药物治疗为主，心理治疗及物理治疗为辅。① 药物治疗：可用 5-羟色胺再摄取抑制剂、三环类或四环类抗抑郁药等。5-羟色胺再摄取抑制剂常用的药物包括氟西汀、帕罗西汀、舍曲林、氟伏沙明、西酞普兰、艾司西酞普兰等，三环类抗抑郁药目前临床常用的是丙咪嗪、氯丙咪嗪（氯米帕明）、阿米替林、多塞平（多虑平）等，四环类抗抑郁药主要包括曲唑酮、米色安林、马普替林等。② 心理治疗：可采用个别治疗或集体治疗，治疗需要患者的家属、朋友或同事等社会成员的参与。心理治疗人员需要与患者建立良好的医患关系，使患者身心放松，解除其内心的痛苦，矫正或重建某种行为等。③ 物理治疗：电惊厥、高压氧治疗，近年来采用 rTMS，效果良好。

【康复结局】

1. 脑卒中患者预后估计

血压参数、硝酸氧化代谢产物（NO_x）及肾上腺髓质素（AM）对脑卒中远期预后有预测作用，除此之外，Brunnstrom 运动功能恢复分期、Fugl-Meyer 运动功能评定、FIM 量表和 Barthel 指数，以及反映神经功能缺损的脑卒中量表如 NIHSS、改良 Rankin 量表等均可预测脑卒中预后。

2. 影响脑卒中预后的因素

（1）年龄。老年患者各器官功能随年龄的增长减退，易并发慢性疾病，其神经功能恢复潜力降低，年龄越大，恢复越差。

（2）合并症与并发症。合并有高血压、糖尿病、心脏病的脑卒中患者，由于相关疾病可影响功能障碍的改善；并发有运动障碍、感觉障碍、认知障碍、吞咽困难、失语和构音障碍、大小便失禁和抑郁后，也会导致住院时间延长，影响患者受损功能恢复的速度。

（3）病灶部位。研究表明，右半球损害的患者功能恢复较左半球损害差。

（4）康复治疗。临床实践证明，规范康复治疗可以促进脑卒中患者的功能恢复。早期康复治疗可以预防和减少并发症的发生，缩短住院时间和恢复时间。

（5）家庭与社会的参与。在恢复过程中，家庭成员的积极配合和社会相关因素的参与，都将对其功能结局产生积极的影响。

3. 脑卒中患者康复结局

一般来说，脑卒中患者康复后有两种结局：① 经康复治疗，其受损功能完全恢复，临床痊愈；② 经康复治疗，仍留有不同程度的功能障碍。

【健康教育】

脑卒中的健康教育主要针对易患人群和已患病者分别进行相关的健康知识宣传普及，包括心理指导、饮食指导、用药指导、疾病相关知识指导、日常生活行为指导。

对于脑卒中易患人群，应采取各种有效的措施，对脑卒中可调控的危险因素（如高血压、心脏病、糖尿病、高脂血症等）加以控制。脑卒中的危险因素分类：① 可改变的因素，如不良生活习惯（过量饮酒、吸烟、缺少锻炼等）；② 可调控的因素，如高血压、心脏病、糖尿病、高脂血症、心房颤动、颈动脉狭窄、滥用药物、短暂性脑缺血发作等；③ 不可改变的因素，如年龄、性别、种族、家族史等。除了不可改变的因素外，我们可以对前两个因素进行积极干预，降低脑卒中发病率。

对于脑卒中患者，在进行康复治疗的同时，应控制相关的危险因素，预防脑卒中的复发。在脑卒中恢复期或后遗症期，特别是患者在三级康复阶段，应指导患者对家中的生活环境进行必要的改造，并开展患者职业技能培训，提高其主动参与社会生活的能力，使其早日回归社会。

（赵德福）

第三章　中枢神经系统感染

第一节　病毒感染

【概述】

病毒侵犯中枢神经系统的实质、被膜及血管等组织引起的急性或慢性炎症性疾病，少数在病理上表现为非炎症性改变，称为中枢神经系统病毒感染。病毒进入中枢神经系统可引起急性脑炎、脑膜炎综合征，或形成潜伏和持续状态，导致慢性和复发性感染。

病毒感染根据发病缓急及疾病进展速度可分为急性病毒感染和慢性病毒感染，根据病毒核酸特点可分为 DNA 病毒感染和 RNA 病毒感染。引起中枢神经系统感染的病毒中最具代表性的为 DNA 病毒中的单纯疱疹病毒、水痘-带状疱疹病毒、巨细胞病毒等，RNA 病毒中的脊髓灰质炎病毒、柯萨奇病毒等。

【典型病例】

患者老年男性，63 岁，因"头痛伴恶心呕吐 5 d"入院。1 个月前，患者因左下肢外伤居家休养。患者入院后出现头痛症状加重，左侧眼部疼痛、发红、畏光、流泪，伴畏寒、发热；入院 3 d 出现左侧眼睑及左侧角膜簇状水泡伴肿胀、疼痛。入院查体：生命体征平稳，高热，意识清，精神软，双侧瞳孔等大等圆，对光反射灵敏，左侧眼睑红肿，左侧眼睑及左侧角膜簇状水泡，言语利，对答切题，颈强直，四肢肌力及肌张力正常，双侧 Kernig 征（+），双侧 Babinski 征（−）。头颅 MRI 未见明显异常，沟通后完善腰穿，提示腰压 280 mmH$_2$O，细胞数升高（淋巴细胞为主），糖和氯化物正常，血清及脑脊液带状疱疹病毒 IgG 阳性；建议外送脑脊液 NGS 检测（二代测序技术），但患者因经济原因拒绝。诊断：病毒性脑膜炎（viral meningitis）（水痘-带状疱疹病毒感染）。治疗：给予抗病毒、干扰素、适当脱水降颅压、更昔洛韦乳膏外涂、物理降温等对症支持治疗。2 周后患者症状好转。

【诊断思路】

（一）病例特点及疾病临床表现

1. 病例特点

患者老年男性，急性起病，以颅内压增高为主要症状，入院后逐步出现发热、皮肤疱疹等症状，头颅 MRI 未见明显异常，查体见脑膜刺激征，腰穿示腰压增高，淋巴细胞数增加，血清及脑脊液带状疱疹病毒 IgG 阳性。

2. 疾病临床表现

病毒性脑膜炎是由各种嗜神经病毒感染引起的软脑膜及软脊膜急性炎症性疾病。常表现为急性或亚急性病程，病程多为 1~2 周，任何年龄均可发病，青少年常见。多以发热、头痛和脑膜刺激征为主要临床表现。体温一般不超过 40 ℃，常伴有病毒感染的全身症状，如发热、畏光、肌肉酸痛、食欲缺乏、腹泻、全身乏力等。部分患者头痛剧烈，部位多在额部或眶后，同时伴有恶心、呕吐等颅高压症状。部分病毒感染会伴有特殊表现或特定部位的特征性皮疹。神经科查体主要为颈强直、Kernig 征（+）。少部分患者合并局灶性神经功能障碍、癫痫发作、病理征等，这时常考虑合并脑实质受累及脑膜脑炎。

（二）辅助检查

1. 脑脊液检查

腰压正常或轻中度增高；外观无色透明；白细胞（WBC）正常或轻度增高，数量多在 100×10^6/L 以下，形态以淋巴细胞为主；蛋白正常或轻度增高；糖和氯化物正常。

2. 头颅 CT 或头颅 MRI 检查

头颅 CT 或头颅 MRI 平扫一般无阳性发现，部分患者头颅 MRI 增强，可见软脑膜细线样强化。

3. 病原学检测

（1）病毒抗体检测。比较急性期与恢复期抗体 IgM 或 IgG 滴度，有明显增高（大于 4 倍）为有意义。

（2）脑脊液病毒培养。可以确诊，但耗时长，临床意义不大。

（3）NGS 检测。敏感性和特异性均高于脑脊液病毒培养，且耗时短，临床意义较大。

（三）诊断依据、诊断步骤与定位定性诊断

1. 诊断依据

（1）急性起病。

（2）病毒感染的全身症状+脑膜刺激征+病毒感染的特征皮疹。

（3）辅助检查：脑脊液压力轻度增高，淋巴细胞计数轻度增高，糖和氯化物正常。

（4）确诊：需要脑脊液病原学检测（本例患者因经济原因未进行 NGS 检测），但患者血清及脑脊液带状疱疹病毒 IgG 阳性，可以辅助诊断。

2. 诊断步骤

（1）病史及临床表现。

（2）脑脊液检查等辅助检查。

（3）临床诊断。

（4）病原学检测是佐证。

3. 定位定性诊断

（1）定位：软脑膜。

（2）定性：水痘-带状疱疹病毒感染。

（3）诊断：病毒性脑膜炎。

（四）鉴别诊断

1. 化脓性脑膜炎

化脓性脑膜炎急性起病，全身中毒症状重，颅内压增高，脑膜刺激征明显，可伴有脑实质受累表现；腰压增高明显，脑脊液外观混浊或脓性，细胞数明显增加，且以中性粒细胞为主，蛋白升高，潘氏试验（+），糖和氯化物降低；头颅 MRI 增强，可见软脑膜及蛛网膜弥漫性线状或条索状明显强化。

2. 结核性脑膜炎

结核性脑膜炎亚急性或慢性起病，有结核病接触史或已患结核病（如肺结核），常常伴有典型的结核中毒症状（如午后低热、盗汗、消瘦等），可有脑神经损害，颅内压增高，脑膜刺激征明显，也可因血管炎导致的动脉狭窄而出现脑梗死的症状；腰压增高明显，可达 400 mmH_2O 或以上，脑脊液外观呈黄绿色，WBC 轻中度增高，且以淋巴细胞为主，蛋白明显增高，糖和氯化物下降，氯化物下降明显是其典型表现，脑脊液抗酸染色阳性，影像学检查见颅底脑膜及侧裂池呈点状或团块状强化，伴有脑积水。

3. 隐球菌性脑膜炎

隐球菌性脑膜炎隐匿起病，病情迁延，脑神经尤以视神经受累常见，常表现为间歇性剧烈头痛，颅高压症状明显，脑膜刺激征明显；腰压增高明显，脑脊液无色透明，WBC 多低于 $500×10^6/$ L，以淋巴细胞为主，蛋白增高，糖和氯化物降低，墨汁染色可见新型隐球菌，乳胶凝集试验可检测出隐球菌抗原，影像学见明显脑膜强化征。

4. 无菌性脑膜炎

无菌性脑膜炎是一种临床综合征，多表现为发热、头痛等症状，同时伴有脑膜刺激征。腰穿提示细胞数增加，但细菌培养或抗原检测阴性。病因包括感染性或非感染性因素，感染性因素常见有病毒性脑膜炎或治疗不彻底的细菌性脑膜炎；非感染性因素有血管炎、结缔组织病、肿瘤脑膜转移等。

【治疗】

1. 对症治疗

对症治疗可以很好地缓解患者症状，适当予以脱水降颅压药物，必要时加用止痛药，但需要明确病因，以免延误治疗时机。

2. 对因治疗

抗病毒治疗可明显缩短病程，应酌情使用，疗程一般不超过 2 周，但需要监测肝肾功能。

3. 支持治疗

防治并发症，维持水、电解质平衡，加强营养等。

【预后】

本病为自限性疾病，多为良性，病程短，无后遗症，预后好。

【病因及发病机制】

目前流行病学显示，肠道病毒是病毒性脑膜炎最常见的病因。本例患者是由水痘-带状疱疹病毒感染所致。带状-疱疹病毒感染多见于免疫力下降、精神压力大、糖尿病或肿瘤患者，该病毒是一种嗜神经病毒，平时潜伏在神经节中，当人体免疫力下降时出现，表现为沿周围神经分布的单侧成簇水泡，因神经脱髓鞘损害出现疼痛症状，部分患者会遗留神经痛。颜面部的疱疹感染，如常见的口角单纯疱疹、三叉神经及面神经带状疱疹感染，可逆行感染入颅，导致脑膜炎，严重时可导致脑炎。同时病毒血症可以侵犯脑膜，引发脑膜炎性病变。

【病理】

病理多见于合并严重脑实质损害的病例。表现为弥漫性软脑膜增厚、脑组织水肿、脑回变宽、脑沟变浅。显微镜下可见软脑膜炎性细胞浸润，侧脑室和第四脑室的脉络丛亦可有炎症细胞浸润，伴室管膜内层局灶性破坏的血管壁纤维化、纤维化的基底软脑膜炎及室管膜下星形细胞增多和增大等改变。

【健康管理】

如出现头痛，伴恶心、呕吐，意味着患者很有可能伴有颅内压增高的症状，同时伴有发热、高烧不退，则需要尽快就医，选择神经科就诊，专科医生通过简单的查体能迅速评估患者有无脑膜刺激征，患者应积极配合医生完善腰穿，取得脑脊液直接证据。目前，随着科学的进步，建议同时完善 NGS 检测，这样能准确地查找病原体，实现精准治疗。

（何建丽　郝永岗）

第二节 细菌感染

一、化脓性脑膜炎

【概述】

成人化脓性脑膜炎（purulent meningitis）是由化脓性细菌引起的中枢神经系统急性感染性疾病，会引起急性脑和脊髓的软脑膜、软脊膜、蛛网膜及脑脊液的炎症，常合并化脓性脑炎或脑脓肿，是一种极为严重的颅内感染性疾病。

【典型病例】

患者老年男性，57 岁，因"高热伴意识障碍 2 d"入院。既往有化脓性脑膜炎病史。患者 2 d 前感冒后突发高热，伴畏寒、寒战，后出现意识障碍。入院查体：呼之可应，对答不能，言语混乱，双侧瞳孔直径 3 mm，对光反射灵敏，颈强直，双侧 Kernig 征（++），四肢肢体有自主活动，双侧 Babinski 征（-），余查体无法配合。辅助检查提示患者血象、降钙素原、红细胞沉降率明显增高，伴有肌酶增高、肝功能增高，胸部 CT 提示双下肺少许坠积性炎症，头颅 CT 未见明显异常。完善腰穿见淡黄微混脑脊液，腰压 270 mmH$_2$O，WBC 970×10^6/L，中性粒细胞占绝对优势，蛋白含量明显增高，为 5 568.3 mg/L，糖和氯化物正常。诊断：化脓性脑膜炎。经验性予以头孢曲松抗感染治疗，同时予以对症支持治疗（降温，维持水、电解质、酸碱平衡）。治疗后患者体温恢复正常、神志转清，脑脊液及痰培养结果提示肺炎球菌感染，动态复查脑脊液结果提示 WBC 及蛋白逐步下降，症状好转出院。

【诊断思路】

（一）病例特点及疾病临床表现

1. 病例特点

患者老年男性，急性起病，病情进展快，以发热、脑膜刺激征、意识障碍为主要症状，头颅 CT 未见明显异常，腰压增高，WBC 及蛋白明显增加，脑脊液淡黄微混，后脑脊液及痰培养结果提示肺炎球菌，第三代头孢治疗有效。

2. 疾病临床表现

各种细菌感染引起的化脓性脑膜炎多呈暴发性或急性起病，起病症状为发热、寒战、上呼吸道感染等，脑膜刺激征明显，剧烈的头痛、呕吐、意识障碍是颅内压增高的典型特征。但随着病情的迅速发展，患者会出现意识障碍。起病时若伴有抽搐，则预后较差；若出现病理征，则伴随脑实质损害，出现皮层定位征。部分患者有比较特殊的临床特征，如脑膜炎双球菌导致菌血症时出现的出血性皮疹，开始为弥散性红色斑丘疹，后迅速转变成皮肤瘀点、瘀斑，主要见于躯干下肢、黏膜及结膜，偶见于手掌及足底。

（二）辅助检查

1. 脑脊液检查

腰穿示腰压增高，外观混浊或呈脓性，WBC 明显增多，数量常为（1 000~10 000）×10^6/L，中性粒细胞占绝对优势，蛋白增多，糖明显下降，氯化物降低，乳酸增高。

2. 影像学检查

MRI 检查在明确病变范围、分析受累程度等方面与 CT 检查相比体现出明显优势。特征性的表现为，MRI 增强扫描 T1 加权像可见幕上沟回表面蛛网膜及软脑膜弥漫性明显强化，强化的脑膜可以增厚，并可伸入到脑沟内，呈条索状或线状；可以将多种并发症同时显示出来，如脑水肿、脑炎、脑脓肿等。因此，临床上将 MRI 检查作为化脓性脑膜炎辅助检查的首选方法。

3. 病原学检测

细菌涂片和（或）细菌培养可检出病原菌，有时因临床表现不典型或抗菌药物不规则使用，使脑膜炎的鉴别诊断有一定困难。此时，应坚持反复、多次进行病原菌检测，以提高病原菌检出的阳性率。

4. 其他

血常规提示外周血中 WBC 及中性粒细胞均明显升高。脑电图检查无特征性改变，可表现为弥漫性慢波。

（三）诊断依据、诊断步骤与定位定性诊断

1. 诊断依据

（1）急性或暴发性起病。

（2）高热、头痛、呕吐、抽搐、意识障碍及脑膜刺激征。

（3）辅助检查：腰穿提示颅内压增高，脑脊液以中性粒细胞为主的白细胞明显升高即可考虑化脓性脑膜炎；脑脊液糖明显降低，脑脊液乳酸增高支持化脓性脑膜炎诊断；影像学可见幕上沟回表面软脑膜及蛛网膜弥漫性线状或条索状明显强化。

（4）确诊：脑脊液细菌涂片检出病原菌和细菌培养阳性可确诊。

2. 诊断步骤

（1）病史及临床表现。

（2）脑脊液检查等辅助检查。

（3）临床诊断。

（4）病原学检测是佐证。

3. 定位定性诊断

（1）定位：软脑膜和部分脑实质。

（2）定性：肺炎链球菌。

（3）诊断：化脓性脑膜炎。

（四）鉴别诊断

1. 病毒性脑膜炎

病毒性脑膜炎起病稍缓，通常病情较轻，全身中毒症状较轻，脑脊液 WBC 通常低于 100×10^6/L，糖及氯化物一般正常或稍低，细菌涂片或细菌培养结果阴性。头颅 MRI 增强扫描可见幕上软脑膜及蛛网膜轻微强化（也可正常）。

2. 结核性脑膜炎

结核性脑膜炎通常亚急性起病，脑神经损害常见，有结核病患者接触史或体内已感染结核杆菌，脑脊液检查 WBC 升高和糖、氯降低往往不如化脓性脑膜炎明显，但蛋白增高和氯化物降低明显，抗酸染色可以鉴别，病原学检测有助于进一步鉴别。

3. 隐球菌脑膜炎

隐球菌脑膜炎隐匿起病，病程迁延，脑神经尤其是视神经受累常见，脑脊液 WBC 通常低于 500×10^6/L，以淋巴细胞为主，墨汁染色可见新型隐球菌，乳胶凝集试验可检测出隐球菌抗原。

【治疗】

1. 病原学治疗

病原学治疗应掌握的原则是及早使用抗生素，常在确定病原菌之前使用广谱抗生素，若明确病原菌则应选用敏感的抗生素。

（1）未确定病原菌。第三代头孢中的头孢曲松、头孢噻肟常作为化脓性脑膜炎的首选药物，对脑膜炎球菌、肺炎球菌、流感嗜血杆菌及 B 型链球菌引起的化脓性脑膜炎疗效较好。

（2）确定病原菌。应根据病原菌选择敏感的抗生素。

① 肺炎球菌：对青霉素敏感者可用大剂量青霉素，成人每天 2 000 万~2 400 万单位。对青霉素耐药者，可考虑用头孢曲松，必要时联合万古霉素治疗。2 周为 1 个疗程，通常开始抗生素治疗后 24~36 h 内复查脑脊液，以评价治疗效果。

② 脑膜炎球菌：首选青霉素，青霉素耐药者选用头孢噻肟或头孢曲松，可与氨苄西林或氯霉素联用。对青霉素或 β-内酰胺类抗生素过敏者可用氯霉素。

③ 革兰阴性杆菌：铜绿假单胞菌脑膜炎可使用头孢他啶，其他革兰阴性杆菌脑膜炎可用头孢曲松、头孢噻肟或头孢他啶。疗程常为 3 周。

2. 对症治疗

（1）激素可以抑制炎性细胞因子的释放，稳定血脑屏障，对病情较重且没有明显激素禁忌证的患者可考虑应用。通常给予地塞米松 10 mg 静脉滴注，连用 3~5 d。

（2）高颅压患者予甘露醇脱水降颅压；高热者予物理降温或退热剂；惊厥者予抗癫痫药物；化脓性脑膜炎易发生低钠血症，应注意维持水和电解质平衡。

（3）防治感染性休克，维持血压、防止脑疝。

【预后】

化脓性脑膜炎病死率为 15%，尽管抗生素的研制进展迅速，但其病死率和病残率仍然较高。其预后与病原菌、机体状况和及早有效的抗生素治疗密切相关。少数患者病后可遗留智力减低、癫痫、脑积水等后遗症。

【病因及发病机制】

（一）病因

化脓性脑膜炎最常见的致病菌是脑膜炎双球菌、肺炎球菌和流感嗜血杆菌 B 型，占比 80% 以上。其次为金黄色葡萄球菌、链球菌、大肠杆菌、变形杆菌、厌氧杆菌、沙门菌、绿脓杆菌等。化脓性脑膜炎常见病原菌有一定的致病规律：肺炎链球菌好发于有邻近及远隔部位感染者，免疫力低下或缺陷者及脑外伤颅骨骨折合并脑脊液漏者；脑膜炎双球菌所致的流行性脑膜炎好发于儿童及青年人。化脓性脑膜炎感染途径有以下几种：① 血行感染；② 邻近病灶直接侵犯；③ 颅内病灶直接蔓延；④ 医源性感染。

（二）发病机制

细菌侵入中枢神经系统后，血管内皮细胞炎性激活，大量中性粒细胞侵入，释放炎症介质。血脑屏障破坏，细菌繁殖、自溶，一方面生成大量细菌毒素，损伤线粒体功能，引起神经元及小胶质细胞凋亡；另一方面病原体表达的病原体相关分子模式（pathogen-associated molecular pattern，PAMP）被免疫识别，激活信号通路介导级联式炎症反应，导致脑水肿、颅内压增高、神经细胞损伤。

【病理】

急性化脓性脑膜炎的基本病理改变是软脑膜炎、脑膜血管充血和炎性细胞浸润，早期可见软脑膜及大脑浅表血管充血、扩张，蛛网膜下腔大量脓性渗出物覆盖脑表面，并沉积于脑沟及脑基底池，也可见于脑室内；后期蛛网膜纤维化、蛛网膜粘连，引起脑脊液吸收及循环障碍，导致交通性或非交通性脑积水。脑膜及脑皮质血管充血，有血栓形成。脑实质中偶有小脓肿存在。

【健康管理】

一般化脓性脑膜炎多呈爆发性或急性病程，常伴有发热、寒战、上呼吸道感染等症状，常合并化脓性脑炎或脑脓肿，是一种极为严重的颅内感染性疾病。患者表现为剧烈头痛、呕吐，严重者可有意识障碍。如出现上述症状，请立即就医，选择专业的神经科就诊，配合神经科医生完成腰穿，取脑脊液进行脑脊液常规、生化、病原学检查等；早期积极治疗，明确病原菌；应用对病原菌敏感的抗生素，并且足量、足疗程给药，对于患者的早期治愈及预防重症、减少并发症等特别有效，可降低致残率和病死率。

二、结核性脑膜炎

【概述】

结核性脑膜炎（tuberculous meningitis，TBM）是由结核杆菌引起的脑膜非化脓性炎性疾病。TBM 占神经系统结核病的 70% 左右。近 10 年，随着多种耐药结核的增加，合并艾滋病（AIDS）患者的增多，结核性脑膜炎的发病率有逐渐增高的趋势。而结核性脑膜炎是结核感染最严重的形式之一，病死率和致残率均高，及早诊断和及时治疗决定预后。

【典型病例】

男性青年患者，20 岁，因"发热、咳嗽、头痛、呕吐 3 d，神志不清 10 h 余"入院。3 d 前患者受凉后出现畏寒、发热，伴咳嗽，且有持续性全头胀痛，伴恶心、呕吐，10 h 余前患者出现神志模糊，查体欠合作，精神萎靡，反应迟钝，对答部分切题，颈部及足部可见数个瘀点，颅神经检查未见异常，颈强三横指，双肺呼吸音粗，未闻及干湿啰音，四肢肌力检查不合作，可见自主活动，双侧病理征阴性。完善相关检查（头颅 MRI、胸片正常，结核菌素试验弱阳性），行呼吸道隔离、抗感染、脱水降颅压及营养支持治疗 3 d，患者症状无改善，体温波动在 38.1～39 ℃，并伴剧烈头痛及频繁呕吐。进一步检查，支原体、衣原体、军团菌、结核杆菌等抗体阴性；人类免疫缺陷病毒（HIV）、流行性感冒病毒、巨细胞病毒、麻疹病毒等抗体阴性；类风湿因子、抗核抗体谱、抗中性粒细胞胞浆抗体阴性，腰穿脑脊液压力 230 mmH$_2$O，白细胞 120×10^6/L，蛋白 1 050 mg/L，糖 1.8 mmol/L，氯化物 102 mmol/L，涂片未见革兰阴性球菌，墨汁染色及抗酸染色均阴性，诊断为颅内感染（病毒性脑膜炎可能性大，结核性脑膜炎待排）。加用抗病毒及激素治疗，治疗 3 d 后患者症状缓解，激素减量后"反跳"，复查脑脊液显示脑脊液淡黄色、脑脊液压力 250 mmH$_2$O，白细胞 360×10^6/L，蛋白 1 900 mg/L，糖 1.64 mmol/L，氯化物 93 mmol/L，涂片未见革兰阴性球菌，墨汁染色及抗酸染色均阴性。患者治疗效果不佳，高度怀疑结核性脑膜炎。予以完善胸部高分辨 CT，两肺均匀分布大小一致的粟粒结节影，考虑诊断急性粟粒性肺结核。外院送检结核 PCR 检测及加用异烟肼、利福平、吡嗪酰胺、乙胺丁醇诊断性抗结核治疗。治疗 4 d 后患者头痛明显减轻，间断低热，无呕吐。外院送检结核 PCR 检测阳性，继续抗结核等对症支持治疗 25 d 后患者病情明显好转，复查脑脊液基本正常，胸部 CT 较前好转，遂携带抗结核药物出院。1 个月后电话随访，患者诉反应迟钝改善，未诉其他不适，嘱继续服用抗结核药，每月至我院随诊并复查血常规、肝肾功能等。

【诊断思路】

（一）病例特点及疾病临床表现

1. 病例特点

患者青年男性，起病急，无明显结核接触史，以上呼吸道感染、颅内压增高性头痛、意识障碍症状为主，脑膜刺激征阳性，一般抗感染、抗病毒、激素等治疗效果不佳，多次腰穿结果提示压力增高，蛋白明显增高，细胞数增高，糖、氯化物明显降低，外送结核 PCR 检测阳性，胸部高分辨 CT 提示急性粟粒性肺结核。

2. 疾病临床表现

起病隐匿，急性或亚急性起病，可缺乏结核接触史，病程较长症状往往轻重不一，缺乏特异性。①结核菌毒血症状典型，表现为低热、盗汗、食欲减退、全身倦怠无力、精神萎靡不振常常持久存在；② 头痛、恶心、呕吐、视神经盘水肿的颅内压增高表现；③ 脑膜刺激征明显，剧烈头痛、颈强直，Kernig 征和 Brudzinski 征阳性；④ 单侧或双侧脑神经受累，展神经最多见，其次是动眼、神经滑车神经、面神经，受累表现随病情进展逐渐加重；⑤ 结核性闭塞性动脉炎，血管逐渐狭窄甚至闭塞会出现相应血管闭塞症状，需要与急性脑血管病相鉴别。脑实质损害如早期未能及时治疗，随着病情进展，严重时会出现脑实质损害症状，或出现去大脑、去皮层强直表现。

（二）辅助检查

1. 脑脊液检查

初压明显增高，脑脊液常规提示细胞数增多，以淋巴细胞为主，蛋白增加，伴糖和氯化物明显降低。墨汁染色未发现隐球菌。

2. 影像学检查

（1）胸部 X 线片或胸部 CT。由于结核性脑膜炎常为全身性结核的一部分，部分患者甚至有肺部粟粒性结核。因此，胸部 X 线片能很好地显示陈旧结核病灶和钙化，但对活动期病灶显示不如胸部 CT。胸部 CT 能很好地显示肺部粟粒性病灶。

（2）影像学改变。头颅 CT 平扫可发现脑积水造成的脑室扩张和脑室旁低密度，增强 CT 扫描可显示颅底基底池、外侧裂及脑干周围脑膜强化。颅内结核病变的 MRI 表现有赖于其病理基础，增强扫描可见颅底脑膜及侧裂池呈不规则条状、结节状显著强化，脑神经增粗。MRA 与 CTA 可显示颈内动脉远端及大脑前中动脉近端血管狭窄，MRI - DWI 可显示合并脑梗死的影像学改变。

3. 病原学检测

（1）脑脊液涂片和培养。脑脊液抗酸染色涂片阳性和脑脊液培养出结核分枝杆菌可确诊。

（2）核酸检测。用 PCR 检测脑脊液中结核分枝杆菌的 DNA 片段是目前诊断结核性脑膜炎最快的方法，其缺点是容易出现假阳性。

（3）腺苷脱氨酶（ADA）。脑脊液 ADA 增高有助于结核性脑膜炎诊断，但是 ADA 指标的特异性较低。

4. 实验室检查

血常规大多正常或 WBC 轻度增高，部分患者红细胞沉降率可增快，由于结核性脑膜炎可引起抗利尿激素分泌综合征，患者可出现低钠和低氯血症。

5. 结核菌素试验

结核菌素试验阳性提示活动性结核、曾经进行过卡介苗接种或感染过结核杆菌，营养不良、严重全身性疾病、严重结核患者的结核菌素试验可为阴性。

（三）诊断依据、诊断步骤与定位定性诊断

1. 诊断依据

（1）亚急性或慢性病程，有结核接触史或体内已有结核（如肺结核）。

（2）伴有典型的结核中毒症状（如午后低热、盗汗、消瘦等），可有脑神经损害，颅内压增高、脑膜刺激征明显，也可出现血管炎导致的动脉狭窄，出现脑梗死的症状。

（3）辅助检查：脑脊液压力明显增高，可达 400 mmH$_2$O 以上；脑脊液外观呈黄绿色；白细胞轻中度增加，以淋巴细胞为主；蛋白明显增高；糖和氯化物下降，氯化物下降明显是其典型表现；脑脊液抗酸染色阳性；影像上见颅底脑膜及侧裂池呈点状或团块状强化，伴有脑积水。

（4）确诊：需要脑脊液病原学检查。

2. 诊断步骤

（1）病史及临床表现。

（2）脑脊液检查等辅助检查。

（3）临床诊断。

（4）病原学检测是佐证。

3. 定位定性诊断

（1）定位：脑膜+脑实质。

（2）定性：结核分枝杆菌引起的中枢神经系统感染。

（3）诊断：结核性脑膜炎。

（四）鉴别诊断

1. 单纯疱疹病毒性脑炎

单纯疱疹病毒性脑炎急性起病，有发热、咳嗽等上呼吸道感染前驱症状，可有精神行为异常，部分患者出现癫痫发作或癫痫持续状态，头颅 CT 或 MRI 可见额、颞区局灶性出血性脑软化灶。脑脊液常规见 WBC 轻度增多，可有红细胞，糖和氯化物多正常，脑电图（EEG）提示以额、颞区损害为主的脑弥漫性损害。特异性抗病毒药如阿昔洛韦、更昔洛韦治疗有效。

2. 化脓性脑膜炎

化脓性脑膜炎急性起病，伴高热，多伴有感染性休克或败血症表现，脑脊液检查提示 WBC 明显增多，多超过 $1\,000 \times 10^6/L$，早期以中性粒细胞增多为主，晚期可以淋巴细胞增多为主，糖降低，但氯化物一般正常。

3. 新型隐球菌性脑膜炎

新型隐球菌性脑膜炎常有慢性消耗性疾病或全身免疫缺陷疾病，隐匿起病，脑神经尤其是视神经受累常见，脑脊液 WBC 增多，但多少于 $200 \times 10^6/L$，以淋巴细胞为主，墨汁染色可见新型隐球菌。

4. 脑膜癌病

脑膜癌病中老年多发，是由身体其他器官的恶性肿瘤转移到脑膜所致。结核性脑膜炎青年人多发，起病较脑膜癌病急。通过全面检查发现，颅外的癌性病灶有助于脑膜癌病的诊断，脑脊液脱落细胞找到肿瘤细胞能诊断脑膜癌病。

5. 肥厚性硬脑膜炎

肥厚性硬脑膜炎临床以持续性头痛、第Ⅱ～Ⅶ对脑神经病变、小脑性共济失调为主要特征。无发热、盗汗等结核中毒症状。腰穿脑脊液压力增高或降低，脑脊液常规及生化检查多正常。头颅 CT 及 MRI 有助于鉴别诊断，可见沿颅顶或颅底内层及小脑幕、大脑镰分布的硬脑膜局部或弥散性增厚，增强扫描可见强化。

【治疗】

表 3-2-1 为抗结核治疗的主要一线药物的用法。

表 3-2-1　抗结核治疗的主要一线药物的用法

药物	每日用量/（mg/kg）	成人每日常用量/mg	每日给药次数	用药途径	用药持续时间
异烟肼	10～20	600	1	静脉/口服	1～2 年
利福平	10～20	450～600	1	口服	6～12 个月
吡嗪酰胺	20～30	1 500	3	口服	2～3 个月
乙胺丁醇	15～20	750	1	口服	2～3 个月
链霉素	20～30	750	1	肌注	3～6 个月

1. 抗结核治疗

使用原则是早期、联合、足量和长期用药。同时需要防治药物的不良反应。

2. 激素治疗

必须在足量抗结核治疗基础上使用，有助于减轻脑水肿、颅底粘连和结核中毒症状。

3. 对症治疗

甘露醇等脱水降颅压；退热，包括物理和药物退热；营养支持，纠正并维持水、电解质及酸碱平衡。癫痫发作患者予以抗癫痫药物；抗结核和激素等治疗无效的脑积水，可考虑神经外科治疗，如脑室分流或引流术、第三脑室底造瘘术。

【预后】

结核性脑膜炎预后取决于病情的轻重。治疗的及时性和治疗是否彻底。发病时出现昏迷是预后不良的重要指标。临床症状、体征完全消失，脑脊液的细胞数、蛋白、糖和氯化物恢复正常，提示预后良好。婴幼儿、老年人和免疫力缺陷者一般预后较差。

【病因及发病机制】

结核性脑膜炎病原菌大多为人型结核分枝杆菌，少部分为牛型结核分枝杆菌。结核分枝杆菌细长而弯，属好氧菌，不易染色，但经品红加热染色后不能被乙醇脱色，故称抗酸杆菌。结核分枝杆菌生长缓慢，至少需要培养 2 周才可见菌落。中枢神经系统结核分枝杆菌的感染与全身其他部位的感染一样，均由呼吸道感染，2~4 周内播散到全身各器官，如脑膜和邻近脑组织，并激活细胞免疫反应，病原体可以被激活的巨噬细胞消灭，形成结核肉芽肿，肉芽肿可以休眠数年。当机体免疫力降低时，肉芽肿中心形成干酪样坏死，病原体迅速繁殖，并导致结核结节破裂，释放结核分枝杆菌至蛛网膜下腔导致结核性脑膜炎。此外，少数颅内结核还可由颅骨、脊椎骨、乳突等邻近组织的结核病灶直接向颅内或椎管内侵入引发。

【病理】

结核性脑膜炎主要累及脑膜、脑血管、脑实质。主要病理改变为脑底脑膜的渗出性炎症，结核性渗出物又可继发一系列病理改变，包括脑膜弥漫性渗出性炎症、血管炎和脑积水。渗出物在颅底引起粘连并累及脑膜，除引起脑脊液循环障碍外，还可牵拉脑神经，特别是展神经、动眼神经、滑车神经、面神经等。

【健康管理】

结核性脑膜炎的早期临床表现可不典型，容易出现误诊和漏诊。2009 年提出的结核性脑膜炎诊断评分标准综合了患者的临床症状、脑脊液特点、影像学特点及其他结核证据，临床操作性强，可以在缺乏特异性病原学结果时协助早期临床诊断。其最终确诊也需要特异性的病原学依据，如脑脊液的抗酸染色涂片、脑脊液结核菌的培养及脑脊液结核核酸检测。因此，临床上考虑诊断细菌性脑膜炎，而积极抗菌治疗效果不佳时，须警惕结核性脑膜炎的可能性，同时注意寻找脑脊液的病原学依据。如出现头痛、发热、恶心、呕吐，同时伴有脑膜颅内压增高的体征以及结核菌毒血症状，应及早就医，尽早诊断。在足量抗结核治疗的基础上，对颅底粘连、脑水肿明显和结核中毒症状明显的患者可加用激素治疗，同时还需要注意营养支持和对症处理。治疗的及时性、治疗是否彻底及病情的轻重决定了本病的预后。牢记抗结核药物的治疗原则，即早期、联合、足量和长期用药。同时，需要定期到结核病专科医院复诊，长期随访。

（何建丽　郝永岗）

第三节　朊病毒病

【概述】

朊病毒病（prion disease）是由朊病毒引起的中枢神经系统变性疾病。朊病毒病是一种人畜共患病，是中枢神经系统慢性非炎性致死性疾病。目前已明确的人类朊病毒病有克罗伊茨费尔特-雅各布病（Creutzfeldt-Jakob disease，CJD）、格斯特曼-施物劳斯纳病（Gerstmann-Straussler-Scheinker，GSS）、库鲁病（Kuru disease）及致死性家族型失眠症（fatal familial insomnia，FFI）。

CJD 是指由朊病毒感染而表现为精神障碍、痴呆、帕金森样、共济失调、肌阵挛、肌肉萎缩等的慢性或亚急性、进展性疾病，又称皮质-纹状体-脊髓变性（cortico-striato-spinal degeneration）、亚急性海绵状脑病（subacute spongiform encephalopathy）等。CJD 是最常见的一种朊病毒病，好发于50~70 岁人群，男女均可发病，潜伏期为 4~30 年。临床中常将 CJD 分为散发型、遗传型、医源型和新变异型 4 种类型。

【典型病例】

患者老年男性，64 岁，因"精神行为异常 1 个月，加重伴发作性意识丧失 2 d"入院。患者 1个月前无明显诱因出现精神行为异常，表现为夜间不能入睡，脾气暴躁，打骂妻子，伴有发作性言语混乱，曾因酒精戒断综合征住院治疗，症状无好转。本次入院前 2 d 精神症状加重，伴发作性意识丧失，发作时头部向左侧歪斜，双眼向左凝视，伴四肢不自主抽动，发作多次，每次持续 2~3min 后自行缓解。入院查体：烦躁，意识模糊，问话不答，无自主言语，双侧瞳孔等大正圆，对光反射存在，双眼向左凝视，眼震试验阴性，伸舌示齿不合作，面部及四肢可见抽动，肌张力、肌力检查不合作，指鼻试验、跟-膝-胫试验、感觉查体不合作，腱反射对称存在，双侧病理征阴性，颈软无抵抗，Kernig 征（一）。辅助检查：血象偏高，以中性粒细胞为主，余实验室检查无明显异常；头颅 MRI－DWI 可见右侧尾状核头、双侧额叶、右侧颞顶枕叶皮质线状高信号（花边征）（图 3-3-1）。脑电图可见大量同步周期性出现的 2~2.5 Hz 三相波及尖慢综合波，波幅 75~150 μV，间隔 0.5~1.0 s，以中央及顶区为著（图 3-3-2）。中国疾病预防控制中心病毒病预防控制所回报：脑脊液14-3-3 蛋白阳性，PRNP 基因检测 E196K 突变。诊断为遗传型 CJD。患者在住院第 6 d 因不易控制的癫痫、意识模糊自动出院，出院 6 d 后死亡。

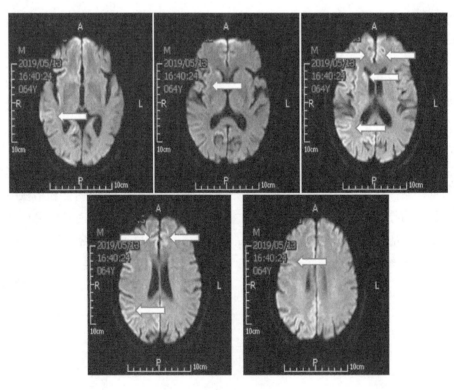

图 3-3-1　头颅 MRI－DWI

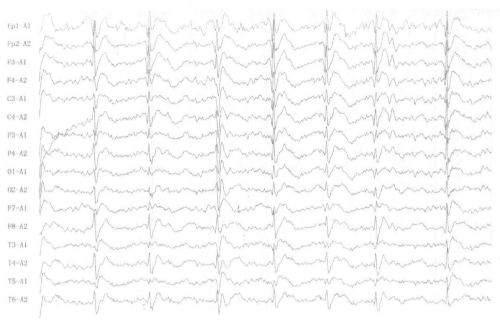

图 3-3-2　脑电图

【诊断思路】

（一）病例特点及疾病临床表现

1. 病例特点

患者老年男性，亚急性起病，急性加重，病程进展迅速。以精神障碍、皮层功能障碍起病，意识障碍时加重，伴癫痫反复发作，查体无法配合，有单侧凝视及头眼歪斜，头颅 MRI 提示 DWI 可见典型"花边征"，脑电图可见大量同步周期性三相波及尖慢综合波。脑脊液 14-3-3 蛋白阳性，PRNP 基因检测 E196K 突变。诊断为遗传型 CJD。治疗效果差，预后不佳。

2. 疾病临床表现

起病多为慢性或亚急性，呈进行性发展。主要表现为皮层功能损害、小脑功能障碍、脊髓前角损害和锥体束受损等症状及体征。大体可分为三个阶段。① 早期：精神与智力障碍为主，类似神经衰弱样或抑郁症表现。② 中期：进行性痴呆、肌阵挛、精神异常、锥体束征和锥体外系症状。肌阵挛常被认为是特征性临床表现。③ 晚期：出现大小便失禁、无动性缄默、昏迷或去皮质强直状态。

（二）辅助检查

1. 实验室检查

血常规、脑脊液常规及生化检查均正常。

2. 脑电图

脑电图改变是临床诊断 CJD 的重要依据。CJD 早期出现广泛的非特异性慢波，中期以后 90% 患者出现弥漫性慢波，脑部出现特异性周期性同步放电（periodic synchronous discharge，PSD），表现形式为各导联间歇性或连续性同步出现中至高波幅，频率为 1~2 Hz 的三相尖慢波或棘慢波。目前认为，PSD 的出现和肌阵挛关系密切。晚期患者 PSD 消失。

3. 影像学检查

（1）头颅 CT。早期无明显异常，中后期可出现脑萎缩性改变。

（2）头颅 MRI。早期即可在头颅 MRI – DWI 上出现皮层和（或）基底节区的异常高信号，沿皮层走形的异常带状高信号被称为"飘带征"或"花边征"；晚期 DWI 异常高信号可消失。

4. 病原学检测

CJD 患者可出现脑脊液 14-3-3 蛋白阳性。但脑脊液 14-3-3 蛋白阳性还可见于其他疾病，如急性脑梗死、病毒性脑炎、CO 中毒、副肿瘤综合征。

5. 脑活检

脑活检可发现脑海绵状变性和致病性朊病毒（PrPsc）。

（三）诊断依据、诊断步骤与定位定性诊断

1. 诊断依据

（1）在 2 年内发生的进行性痴呆。

（2）肌阵挛、视力障碍、小脑症状、无动性缄默，4 项中至少具有 2 项。

（3）辅助检查：脑电图 PSD 的特征性改变。

（4）确诊：脑活检发现脑海绵状变性和 PrPsc。可用脑蛋白检测代替脑电图特异性改变。

2. 诊断步骤

（1）病史及临床表现。

（2）脑脊液检查等辅助检查。

（3）临床诊断。

（4）病原学检测是佐证。

3. 定位定性诊断

（1）定位：大脑皮质+锥体外系+双侧锥体束。

（2）定性：CJD（散发型）。

（3）诊断：朊病毒病。

（四）鉴别诊断

1. 阿尔茨海默病

阿尔茨海默病表现为进行性痴呆，通常隐匿起病、进展缓慢，初期可有人格改变，2～3 年后可达高峰，一般无锥体外系受累。

2. 免疫性脑炎

免疫性脑炎急性或亚急性起病，症状多样，可伴有认知障碍，脑脊液相关抗体检查阳性可诊断。

3. 额颞叶痴呆

额颞叶痴呆表现为缓慢进展的认知和行为障碍，早期显示额叶损害症状（人格行为障碍），影像学检查显示局限的额叶和（或）前额叶萎缩，额极和前颞极皮质变薄。

4. 路易体痴呆

路易体痴呆以发作性谵妄的波动性认知障碍、突出的精神症状（尤其是视幻觉）、锥体外系症状（帕金森样症状）为临床特点，头颅 MRI 检查可见皮质弥漫性萎缩。

5. 帕金森病伴发的认知障碍

帕金森病伴发的认知障碍有典型帕金森病表现，运动迟缓、肌张力增高、静止性震颤和姿势步态异常，须与非运动症状相鉴别，呈"N"形发病。而 CJD 病情进展迅速，有其他局灶性损害表现，且脑电图检查无典型的周期性三相波。

6. 锥体外系损害

肌阵挛须与肝豆状核变性、帕金森病、多系统萎缩、遗传性进行性舞蹈症相鉴别，这些疾病中没有脑电图检查中典型的周期性三相波，也无肌阵挛。

【治疗】

无有效的治疗方法，临床仅为对症处理。CJD 一旦发病，进展快，患者多在发病后 1 年内死亡，无特殊治疗方法，早期诊断困难。CJD 患者一经确诊，首先应隔离，并对患者使用过的生活用品和医疗用品进行彻底销毁。

【预后】

CJD 患者死亡率达 100%，绝大多数患者在发病后 1 年内死亡，平均存活时间为 6 个月。

【病因及发病机制】

（一）病因

引起人类朊病毒病的病因有两种：一种为外源性朊病毒的感染，主要为携带朊病毒的动物和少数的医源性感染，感染途径主要是通过破损的皮肤黏膜侵入人体；另一种为朊病毒基因突变。朊病毒是一种具有感染性的特殊蛋白质，简称 PrP。PrP 自身不具备核酸，但可直接指导宿主细胞的核酸合成变异朊蛋白（即不溶性朊蛋白）。健康人体的中枢神经系统细胞表面也存在朊蛋白，称为 PrPc。PrPc 是一种单基因编码的糖蛋白，由 253 个氨基酸组成，由位于人类第 20 号染色体短臂上的 PRNP 基因编码，是保持神经系统信息传递不可缺少的重要物质。若 PrPc 基因发生突变，则可使可溶性 PrPc 转变成不溶性 PrPc。新变异型 CJD 患者脑组织的动物传染实验证实，CJD 与疯牛病具有相似的种系特异性，变异型 CJD 被认为是牛海绵状脑病，即疯牛病传播给人类所致。内源性发病原因为家族性 CJD 患者自身的朊病毒基因突变，为常染色体显性遗传。

（二）发病机制

朊病毒病的致病机制可能为感染外源性朊病毒或基因突变，导致神经细胞内合成大量新的不溶性朊蛋白，使宿主细胞逐渐失去功能，最终导致神经细胞死亡。

【病理】

朊病毒病患者脑呈海绵状变性，皮质、基底节和脊髓萎缩变性，且与病程长短有关。四大病理特征：星形胶质细胞增生、神经元损害、病理朊病毒的病理堆积及海绵体状改变。

【健康管理】

CJD 是中枢神经系统罕见疾病，患病率为 1/100 万，病死率高，确诊需依靠病理。人类朊病毒病有如下几个特点：① 除新变异型 CJD 外，其余 3 种疾病多为中年以上发病；② 临床表现为进展性的精神症状、智力障碍、锥体外系症状等中枢神经系统损伤；③ 病理改变主要是神经细胞脱失，星形胶质细胞增生和以灰质为主的神经毡海绵状变性，无任何炎性改变；④ 实验动物可以传递；⑤ 预后不良，CJD 患者多于发病后 1 年内死亡，GSS 患者多于发病 5 年后死亡，FFI 患者发病后平均存活 13.3 个月。

（何建丽　郝永岗）

第四节　神经梅毒

【概述】

神经梅毒（neurosyphilis）是由苍白密螺旋体感染引起的中枢神经系统病变所致的慢性临床综合征，脑、脊髓、周围神经等均可受累，临床表现多变，主要与受累的责任病灶相关。既往研究认为，神经梅毒为晚期梅毒的表现；而最新研究表明，神经梅毒可在初次感染后的任何时间出现。早期梅毒主要侵犯皮肤和黏膜，晚期梅毒则侵犯内脏，特别是中枢神经系统和心血管系统。神经梅毒侵犯的部位广泛，包括脑脊髓膜、血管和脑、脊髓实质等。近年来，梅毒和神经梅毒的发病率逐渐升高，不典型表现增多，诊断主要依靠血清学检查，漏诊率及误诊率较高。

【典型病例】

患者老年女性，64 岁，因"精神行为异常 2 个月，加重伴意识障碍 1 d"入院。2 个月前，患者无明显诱因出现情绪波动，伴性格改变，记忆力减退，接触被动，行为异常等，无主诉头痛、头晕、畏寒、发热等不适。1 d 前患者被家属发现呼之不应、寒战、高热,遂来院就诊,醒后出现谵妄。入院查体:神志模糊,呼之可应,无法对答,查体无法配合,双侧瞳孔直径 2.5 mm,对光反射灵敏,颈强直,四肢有自主活动,四肢肌张力偏低,双侧 Babinski 征 (-),双侧 Kernig 征 (+)。血清 Trust 梅毒滴度试验 1:16(阳性),脑脊液 Trust 梅毒滴度试验 1:8(阳性)。头颅 MRI 检查 T1、T2、FLAIR 见双侧额颞部大片异常信号灶,EEG 提示双侧额颞部大量慢波发放。入院后予以头孢曲松驱梅治疗,同时进行激素预防赫氏反应、物理降温、对症支持治疗等。治疗 2 周后患者症状好转,神志转清,认知功能较前改善,生活半自理。

【诊断思路】

(一)病例特点及疾病临床表现

1. 病例特点

患者老年女性,亚急性起病,急性加重,病程不长。以脑神经功能障碍、精神障碍起病,意识障碍时加重,同时伴有脑膜刺激征,头颅 MRI 提示双侧额颞部大片异常信号灶,同时该部位 EEG 提示大量慢波发放。血清及脑脊液 Trust 梅毒滴度试验阳性,且滴度较高,驱梅治疗有效。

2. 疾病临床表现

神经梅毒依据病理改变及临床表现可分为无症状型神经梅毒、间质型神经梅毒和实质型神经梅毒。在临床工作中,典型的神经梅毒主要分为以下 5 类:无症状神经梅毒、梅毒性脑膜炎、血管型梅毒、脊髓痨、麻痹性痴呆。其他表现如梅毒性树胶肿、Erb 氏梅毒性痉挛截瘫等少见。

(1)无症状神经梅毒。患者无明显症状或体征,但存在脑脊液异常改变。梅毒血清反应阳性。

(2)梅毒性脑膜炎。潜伏期多为 2 个月至 2 年。急性梅毒性脑膜炎多于二期梅毒疹时出现,表现为发热、头痛、精神行为异常等,严重者可出现癫痫发作、意识障碍,查体脑膜刺激征阳性;慢性及亚急性梅毒性脑膜炎主要累及颅底脑膜,可出现第 Ⅱ、Ⅲ、Ⅳ、Ⅴ、Ⅵ、Ⅷ对脑神经损害,尤以第 Ⅷ 对脑神经损害常见。

(3)血管型梅毒。潜伏期多为 5~12 年。脑血管型梅毒发病前数周或数个月可出现前驱症状,如人格改变、情绪不稳、头晕、失眠、癫痫发作等,多为缺血性卒中,主要累及大脑中动脉供血区,出现偏瘫、失语、偏身感觉障碍等表现。脊髓血管型梅毒表现为横贯性脊髓病变,出现神经根痛、运动及感觉障碍、大小便障碍,需要同脊髓痨相鉴别。

(4)脊髓痨。潜伏期多为 15~25 年。脊髓痨主要累及脊髓后根、后索,但也可累及脊膜、脑膜、脑神经、前角细胞、前根、自主神经系统等。临床表现可出现闪电痛、感觉异常、共济失调、膀胱直肠功能障碍、内脏危象等,典型的"三联征"包括闪电样痛、感觉障碍、尿潴留。查体可出现阿-罗瞳孔(特征性病变)、腱反射减弱、Romberg 征阳性、深感觉减退、Charcot 关节等,前三种为最常见和最早出现的体征。

(5)麻痹性痴呆。潜伏期为 10~15 年。麻痹性痴呆主要表现为精神智能减退,如记忆力下降、行为异常、性格改变等,同时也可出现共济失调、面-唇-舌-手指震颤等。

(二)辅助检查

1. 脑脊液检查

腰穿示腰压升高,脑脊液中 WBC 增多(以淋巴细胞为主),多在 100×10^6/L 以下;蛋白升高,为 0.5~1.5 g/L;IgG、IgM 升高;糖和氯化物正常。

2. 头颅 CT 或 MRI

有多种影像学表现,如脑萎缩、白质病变、肉芽肿、皮层或皮层下梗死及脑膜强化等,特异性不高。

3. 病原学检测

梅毒螺旋体血清学试验包括两大类:一类为非梅毒螺旋体血清学试验(又称梅毒非特异性抗体

试验），包括性病研究实验室实验（venereal disease research laboratory，VDRL）、快速血浆抗体试验（rapid plasma reagin，RPR）、甲苯胺红不加热血清试验（toluidine red unheated rerum test，TRUST）；另一类为梅毒螺旋体血清学试验（又称梅毒特异性抗体试验），包括荧光梅毒螺旋体抗体吸附试验（fluorescence treponemal antibody absorption test，FTA-ABS）、梅毒螺旋体颗粒凝集试验（treponemal pallidum particle agglutination，TPPA）、梅毒螺旋体血凝试验（treponemal pallidum particle agglutination，TPPA）、梅毒螺旋体微血凝试验（microhemagglutination assay for antibodies to treponema palldum，MHA-TP）、各种酶联免疫试验、化学发光免疫分析等。非梅毒螺旋体血清学试验主要诊断现症感染患者，其滴度随治疗会逐渐下降，可作为疗效及是否再感染的监测指标；梅毒特异性抗体在多数患者体内终身存在，可作为梅毒确诊的标准。非梅毒螺旋体血清学试验的敏感性及特异性较低。梅毒螺旋体血清学试验敏感性及特异性均较高。

可同时对脑脊液行梅毒螺旋体直接检查及核酸检测，但其操作复杂、阳性率低，不适用于临床。在非梅毒螺旋体血清学试验中，VDRL被认为是检测脑脊液标准的梅毒血清学试验，TRUST与RPR有较好的一致性，RPR特异性高于RPR。2018年，我国卫生行业标准公布的《梅毒诊断》表明，脑脊液VDRL/RPR/TRUST阳性可作为神经梅毒实验室确诊的条件。

（三）诊断依据、诊断步骤与定位定性诊断

1. 诊断依据

（1）亚急性起病，急性加重。

（2）先天或后天梅毒感染史+神经梅毒的临床症状和体征(如阿-罗瞳孔等)。

（3）辅助检查：脑脊液压力增高，淋巴细胞计数轻度增高，血清和脑脊液梅毒非特异性抗体试验阳性。

（4）确诊：血清和脑脊液梅毒特异性试验阳性。

2. 诊断步骤

（1）病史及临床表现。

（2）脑脊液检查等辅助检查。

（3）临床诊断。

（4）病原学检测是佐证。

3. 定位定性诊断

（1）定位：脑脊髓膜+脑实质。

（2）定性：苍白密螺旋体感染。

（3）诊断：神经梅毒。

（四）鉴别诊断

神经梅毒侵犯部位较广，临床上应注意与各种类型的脑膜炎、脑炎、脑血管病，各种原因引起的痴呆，脊髓或周围神经疾病等相鉴别。病史和病原学检查有助于鉴别诊断。

【治疗】

1. 对症治疗

此方法可以很好地缓解患者症状。适当予以脱水降颅压药物，必要时加用止痛药（如卡马西平用于闪电样疼痛），缓解内脏危险，其他还有抗癫痫治疗、抗精神病治疗及骨关节保护治疗。有明显神经压迫症状的患者应给予及时的手术治疗。

2. 对因治疗

驱梅治疗：首选大剂量青霉素，及时、足量、足疗程，对于无症状或有症状的梅毒患者均可使用且安全有效。首选水溶青霉素，可预防晚期梅毒的发生，剂量为每天（1 800～2 400）万单位，每4 h 1次,静脉滴注，10～14 d为1个疗程。后续再用苄星青霉素，剂量为240万单位，肌内注射，每周 1 次，共 4 周。也可以选择普鲁卡因青霉素或头孢曲松钠。

应用抗生素治疗梅毒时应注意预防赫氏反应（Herxheimer reaction）。赫氏反应是指梅毒患者第一次使用抗生素治疗后，其症状反应加重，并出现寒战、高热、头痛、呕吐、全身不适、多汗甚至休克。一般在首剂注射后 14~16 h 发生，这是由于抗生素杀死了大量螺旋体，释放大量异性蛋白及内毒素，导致机体发生了过敏反应。在应用抗生素之前先使用皮质激素能减少赫氏反应的发生，使用方法为：青霉素等药物治疗的前 3 d，口服泼尼松，每次 20 mg，每日 1 次，连续 3 d。

复查：治疗后的第 1、3、6、12、18、24 个月复查血及脑脊液。治疗 2 年后，每年复查 1 次血及脑脊液，如有阳性发现须重复治疗，直至连续 2 次脑脊液常规、生化检查正常且梅毒试验阴性。

3. 支持治疗及防治并发症

维持水、电解质平衡，加强营养及神经功能康复训练等。

【预后】

大多数神经梅毒经积极治疗和检测，均能得到较好转归。但其预后与梅毒的类型有关系，如麻痹性痴呆，若不进行治疗，患者患病后 3~4 年死亡；而脊髓梅毒预后不确定，大多数可缓解或改善。

【病因及发病机制】

苍白密螺旋体感染人体后通常在 3~18 个月内侵入中枢神经系统，有垂直传播和性传播两种传播途径。多数患者感染梅毒螺旋体后 2 年即可出现临床症状，但也有约 10% 的患者感染后经过数年甚至数十年的潜伏期后才开始出现临床症状，也有终生不发病者。发病与否取决于患者对梅毒螺旋体的免疫反应。人类感染梅毒螺旋体后，梅毒螺旋体与血管内皮细胞膜上的透明质酸酶相黏附，分解内皮细胞膜上的黏多糖，引起血管支架的基质破坏，造成小动脉管腔狭窄甚至闭塞，使远端出现供血不足，引起闭塞性动脉炎、动脉内膜炎、动脉周围炎、动脉瘤等。梅毒螺旋体感染还可引起脑膜、脊膜和小动脉的淋巴细胞、浆细胞等炎性细胞浸润，导致脑膜、脊膜变厚，引起脑软化、脊髓炎和神经炎等。实质损害表现为脑、脊髓神经细胞变性、数量减少，胶质细胞增生，大脑皮质、脊髓后索及后根萎缩。

【病理】

神经梅毒的病理可见到间质型和主质型两类病变。间质型病理改变主要有急性脑膜炎、动脉及动脉周围的炎性浸润、梅毒性树胶肿（肉芽肿）。主质型病理改变则以神经细胞的脱失、脱髓鞘等为主。

【健康管理】

注意安全性行为，如有高危接触史，须定期检测；如出现一期或二期梅毒症状，须及早规范、足疗程治疗，同时主动告知性伴侣并共同治疗。早期治疗能较大程度预防三期梅毒，改善预后。定期复查，及时就诊。

（何建丽　郝永岗）

第五节　人类免疫缺陷病毒所致神经系统障碍

【概述】

人类免疫缺陷病毒（human immunodeficiency virus，HIV）感染人类所引起的一种获得性免疫缺陷性疾病，称为获得性免疫缺陷综合征（acquired immunodeficiency syndrome，AIDS），艾滋病是其英文缩写"AIDS"的音译。AIDS 自 1981 年被首次报道以来，现已在 150 多个国家和地区被发现，近年来 HIV 感染者和 AIDS 患者数量正在不断增多，特别是在非洲和亚洲的发展中国家。由于 HIV 是一种嗜神经病毒，可高度选择性地侵袭神经系统，即使给予有效抗病毒治疗，仍有 30%～50% AIDS 患者会出现神经系统症状，10%～27%的 AIDS 患者以神经系统损害表现为首发症状。

【典型病例】

患者青年男性，21 岁，因"咳嗽、咳痰、间断发热 1 年余，头痛、恶心、呕吐 5 d"入院。患者 6 年前曾行唇腭裂修补术，术中输血 400 mL。入院查体：神志清楚，颅神经检查无异常，四肢肌力、肌张力正常，左侧膝腱反射活跃，左侧 Babinski 征（＋），颈强直，Kernig 征（－）。实验室检查：血白细胞 $7.2×10^9/L$，中性粒细胞 0.92，淋巴细胞 0.06，单核细胞 0.02；肝、肾功能正常；甲、乙、丙肝病毒学标记阴性，酶联免疫吸附试验示 HIV 抗体阳性。腰穿测颅内压为 400 mmH$_2$O，脑脊液外观清亮，潘氏试验阴性，白细胞 $10×10^6/L$，红细胞 $14×10^6/L$，脑脊液生化正常。影像学检查：胸片无异常，头颅 CT 示双侧脑室轻度扩大。追问病史得知患者半年前被省市两级卫生防疫部门诊断为 AIDS，为其供血者已因 AIDS 死亡。患者最后诊断为 AIDS 伴 HIV 脑病。入院次日患者头痛加剧，发作性四肢抽搐 3 次，经脱水、抗癫痫、抗炎等治疗后症状控制，病情好转，1 周后出院。

【诊断思路】

（一）病例特点及疾病临床表现

1. 病例特点

患者青年男性，慢性起病，急性加重，病程较长。以肺部感染、消耗性疾病为基础，短期合并颅内高压症状，同时伴有脑膜刺激征、神经功能损害定位体征阳性，既往因输血史感染 HIV，头颅 CT 示双侧脑室轻度扩大。腰穿提示颅内压明显增高，酶联免疫吸附试验示 HIV 抗体阳性，诊断为 AIDS 伴 HIV 脑病。

2. 疾病临床表现

AIDS 全身性疾病的临床表现：严重非特异性症状，如发热、体重下降、盗汗、食欲缺乏、嗜睡、咽痛、咳嗽、腹泻、消化不良、皮肤病变及眼部不适，慢性全身淋巴结及肝脾肿大等。

AIDS 神经系统损害的临床表现如下。

（1）神经系统原发感染。① 急性脑膜脑炎：HIV 进入人体后 6 周左右发病，表现为急性精神症状、意识障碍和癫痫发作；症状可在几周内消失，以后可发展为亚急性或慢性脑炎。② 慢性脑膜炎：表现为慢性头痛和脑膜刺激征阳性，并伴第 Ⅴ、Ⅶ、Ⅷ 颅神经受损症状。③ AIDS 脑病：常为 AIDS 首发症状，患者出现显著的认知障碍并导致日常生活功能严重受损，临床表现为渐进性痴呆，晚期表现为严重的痴呆缄默、截瘫及大小便失禁。④ HIV 脊髓病：主要侵犯脊髓侧索及后索，胸段最明显，其特征是亚急性起病，常表现为显著的步态不稳和痉挛状态，随后出现大小便障碍，体检可见腱反射亢进和病理反射；脊髓后索受累，表现为完全性感觉性共济失调；感觉系统受累，表现为下肢感觉异常和感觉迟钝。⑤ 周围神经病：远端对称性周围神经病最常见表现为痛性感觉异常，呈烧灼样或针刺样疼痛。还可表现为近端不对称性多发性神经根炎或多发性单神经病，部分病例可伴有 AIDS 脑病。⑥ 肌病：炎性肌病最为常见，常被称作 HIV 多发性肌炎，表现为亚急性起病的近端肢体肌无力、肌肉酸痛，肌酸肌酶或乳酸脱氢酶增高。

（2）神经系统继发感染。① 寄生虫感染：以脑弓形体病最多见。脑弓形体病临床表现因病灶的多发性而复杂多样，亚急性起病，表现为持续发热和不同程度的意识障碍及精神症状等弥漫性脑损害；有半球、脑干或小脑的局灶性损害体征，如偏瘫、失语、视野缺损、癫痫等。② 真菌感染：以新型隐球菌脑膜脑炎最常见，有时亦可见到中枢神经系统的念珠菌或曲霉菌感染。③ 病毒感染：常见有巨细胞病毒性脑炎、进行性多灶性白质脑病、单纯疱疹病毒脑炎、水痘-带状疱疹病毒脑炎、脑脊髓炎等，以巨细胞病毒性脑炎最常见。④ 细菌性感染：以分枝杆菌感染多见，如结核性脑膜炎、脑膜脑炎，甚至形成结核瘤，其他还可见奴卡菌、沙门菌、李斯特菌等感染。

（3）神经系统继发肿瘤。① 原发性中枢神经系统淋巴瘤：通常出现在 HIV 感染的晚期，临床表现为脑膜、脑实质损害，高颅压症状，如头痛、意识障碍、癫痫、偏瘫、偏盲等，甚至有人格改变。② 卡波西肉瘤（Kaposi sarcoma）：中枢神经系统与其他内脏器官几乎同时受累。临床和影像学表现为局灶性损害，并合并中枢神经系统的机会性感染。

（4）HIV 相关脑卒中。HIV 感染可增加缺血性和出血性脑卒中的风险，并多见于青年 HIV 感染人群，常见病因是炎症性脑膜炎、血管炎、血液高凝状态和原发性 HIV 血管病。出血性脑卒中多继发于凝血障碍、血小板减少、颅内肿瘤或中枢神经系统感染。

（二）辅助检查

1. 脑脊液检查

腰压正常或升高，多呈非特异性炎症反应，细胞数和蛋白含量轻、中度增高。有些患者脑脊液 HIV 抗体检测为阳性，有助于中枢神经系统 AIDS 的确诊。

2. 头颅 CT 或头颅 MRI 检查

非特异性脑萎缩，脑室扩大，部分有白质病变。

3. 血常规、血涂片检查

淋巴细胞计数和分类。AIDS 患者可出现外周血淋巴细胞计数减少，CD4$^+$ T 淋巴细胞减少，CD4$^+$/CD8$^+$ 比值<1。

4. 病原学检测

采用酶联免疫吸附试验进行 HIV 抗体初筛试验，采用蛋白质印迹法（Western blot，WB）进行 HIV 抗体确证试验。血清 HIV 抗体阳性能确诊 AIDS。

5. 其他

AIDS 患者多有不同程度的机会性感染，可根据其临床表现和影像学表现选择相应的病原学检测方法。

（三）诊断依据、诊断步骤与定位定性诊断

1. 诊断依据

（1）慢性起病，急性加重，病程较长。

（2）高危人群出现中枢神经系统机会性感染、肿瘤等。

（3）辅助检查：CD4$^+$T 淋巴细胞减少，CD4$^+$/CD8$^+$ 比值下降。

（4）确诊：酶联免疫吸附试验及 WB 检测 HIV 抗体阳性。

2. 诊断步骤

（1）病史及临床表现。

（2）脑脊液检查等辅助检查。

（3）临床诊断。

（4）病原学检测是佐证。

3. 定位定性诊断

（1）定位：软脑膜+脑实质。

（2）定性：HIV 感染。

（3）诊断：AIDS 脑病。

（四）鉴别诊断

（1）其他原因引起的获得性免疫缺陷，如长期使用免疫抑制剂，血液或组织细胞恶性肿瘤等。

（2）其他病原微生物引发的脑膜炎、脑炎，各种亚急性进展的痴呆综合征，脊髓亚急性联合变性。

（3）其他原因导致的周围神经病和肌病。

【治疗】

治疗原则为抗 HIV，增强免疫功能，治疗机会性感染及肿瘤。

1. 抗 HIV 药物治疗

① 核苷类反转录酶抑制剂，如齐多夫定、司坦夫定。② 非核苷类反转录酶抑制剂，如奈韦拉平、依曲韦林。③ 蛋白酶抑制剂，如印地那韦、利托那韦。④ 整合酶抑制剂，如拉替拉韦。目前主张进行高效抗反转录病毒治疗（HAART），在患者 CD4$^+$ 细胞计数≤350×10^6/L 时开始治疗，采用"鸡尾酒疗法"，各类药物通过不同的组合增强疗效。

2. 增强免疫功能

可应用异丙肌苷、甘草酸、香菇多糖、白细胞介素-2、胸腺刺激素等，或进行骨髓移植、胸腺移植、淋巴细胞输注等进行免疫重建。

3. 治疗机会性感染及肿瘤

单纯疱疹病毒感染可用阿昔洛韦，真菌感染可用两性霉素 B 或伊曲康唑，巨细胞病毒感染可用更昔洛韦，脑弓形体病可用乙胺嘧啶和磺胺嘧啶等进行治疗。治疗肿瘤主要是针对淋巴瘤和 Kaposi 肉瘤进行治疗，应根据患者的免疫状态给予个体化综合治疗，包括手术治疗、化疗和放疗。

【预后】

预后较差，半数 AIDS 患者在发病后 1~3 年内死亡。

【病因及发病机制】

HIV 是一种逆转录的 RNA 病毒，其有两个亚型：HIV-1 型能引起免疫缺陷和 AIDS，呈世界性分布；HIV-2 仅在非洲西部和欧洲的非洲移民及其性伴侣中发生，很少引起免疫缺陷和 AIDS。HIV 主要传播方式为性传播、血液传播和垂直传播。AIDS 神经系统损害的病因是 HIV 感染导致细胞免疫系统缺陷和直接感染中枢神经系统。HIV 可选择性地感染并破坏宿主的 CD4$^+$ 淋巴细胞、单核细胞和巨噬细胞，引起严重的细胞免疫缺陷，从而导致机体对许多机会性致病菌（如肺孢子菌，弓形体，病毒、真菌及分枝杆菌等）和某些肿瘤（如 Kaposi 肉瘤、淋巴瘤等）的易感性增高，使 AIDS 患者继发出现脑弓形体病、新型隐球菌脑膜脑炎、系统性淋巴瘤等神经系统疾病。另外，HIV 也是一种危险的嗜神经病毒，受感染的淋巴细胞可通过血脑屏障直接进入中枢神经系统，并与神经细胞表面的半乳糖神经酰胺分子结合，引起直接感染，导致神经系统的功能障碍。

【病理】

HIV 相关脑病可见脑膜和脑实质的充血、水肿等病理改变。显微镜下可见病毒所导致的由细胞融合形成的多核巨细胞，此种细胞具有特征性。此外，还可见髓鞘脱失、小胶质细胞结节、弥漫性星形胶质细胞增生和血管周围单核细胞浸润等。HIV 相关脊髓病主要病理改变是髓鞘脱失和海绵状变性，以后索和侧索最为明显。继发性神经系统损害多依据机会性感染原的特点，所致病理改变有所不同。

【健康管理】

避免或减少危险行为，如节制性生活、正确使用避孕套、防止交叉感染、降低垂直传播率。放弃不良行为，建立健康生活方式，如鼓励戒毒、降低危害策略。HAART 方法复杂，价格昂贵，副作用较大，须长期服药，充分告知患者药物不良反应，如胃肠道反应、神经系统症状、骨髓抑制、脂肪代谢障碍等，帮助患者提高依从性，从而提高药物疗效。监督患者服药，患者高度的依从性是长期抗病毒治疗的关键。预防 HIV 在家中传播，勤洗手、正确处理污染物、合理包扎伤口、不共用个人物品。

（何建丽 郝永岗）

第六节　　中枢神经系统感染性疾病的康复及进展

【概述】

中枢神经系统感染是指脑实质和脊髓及其被膜和血管等受到病原微生物的侵袭而发生的急性或慢性炎症性疾病，是神经系统的常见疾病之一。引起中枢神经系统感染的病原微生物主要包括病毒、细菌、真菌、螺旋体、立克次体、朊病毒和寄生虫等。根据感染部位，中枢神经系统感染可分为脑炎、脑膜炎、脑膜脑炎、脊髓炎和脑脊髓膜炎。脑炎是指脑实质受病原微生物侵犯而引起的炎症性改变，脑膜炎指累及软脑膜的炎症性改变，脑膜脑炎指病变同时累及软脑膜和脑实质，脊髓炎指病变累及脊髓灰质或白质发生的炎症性改变，由于脑膜在组织解剖上与脊髓膜相延续，若软脑膜的炎症波及脊髓膜，则称为脑脊髓膜炎。随着免疫接种策略的实施，中枢神经系统感染的死亡率已大大降低，但患者仍可合并多种并发症及后遗症，如听力损失、肢体功能障碍、认知障碍、癫痫发作等。尽早实行康复治疗可减少并发症，改善功能障碍，提高生活质量。

（一）康复目标

尽管中枢神经系统感染在多数情况下预后良好，不同阶段的康复治疗可减少并发症，加快功能恢复的进程。在不影响临床治疗的前提下，可在不同的病情阶段根据患者的病情及功能障碍制订个体化、阶段性的康复目标及具体的康复治疗计划，全面考虑身体、心理和社会因素，提高患者生活质量。

1. 急性期目标

注意危险管理，减少并发症，避免失用综合征，尽早达到独立坐位，为全面康复治疗打好基础。

2. 恢复期目标

针对各种功能障碍行康复治疗，提高日常生活能力，尽早回归日常生活、工作或学习，回归社会。

3. 后遗症期目标

维持功能水平，扩大日常生活活动范围，参与更多社会活动，提高生存质量。

（二）康复时机

为获得最好的康复效果，减少住院时间，中枢神经系统感染患者可尽早进行康复干预，以最大程度减少并发症，改善功能障碍，提高生存质量。

患者生命体征和病情稳定后即可尽早进行康复治疗。由于感染患者存在个体差异，具体的介入时间及治疗计划可与临床医生商定。建议采用康复治疗小组的形式进行，小组中包括医生、护士、物理治疗师（PT）、言语治疗师（ST）、作业治疗师（OT）、护工及家属等，协同完成体位改变、良肢位摆放等内容。一般从指导患者行床上坐位训练开始，若床边坐位保持 5 min 左右病情无变化，可行轮椅坐位，若轮椅坐位可耐受 30 min，可至训练室行康复治疗。需要注意的是，患者在急性期易发生病情变化，因此需要注意与临床医师协作进行危险管理，重点关注患者体温、意识状态、呼吸、心率、血压、血氧饱和度、感染进展、疼痛等情况以及有无合并肺部感染、尿路感染、静脉血栓形成等并发症。

（三）康复难点和重点

急性期患者在早期住院期间可出现肺部感染、尿路感染、癫痫、脑积水等并发症，康复的难点在于预判患者可能存在的风险并采取预防措施积极应对潜在并发症。恢复期患者往往凸显各种功能障碍，主要包括运动障碍、认知障碍、言语障碍、精神行为障碍、情绪障碍、吞咽障碍、听觉障碍、日常生活活动能力下降等，且往往多种功能障碍并存，因此康复的重点在于行药物治疗的同时，利用多模态综合治疗如偏瘫肢体综合训练、作业治疗、物理疗法、言语治疗、吞咽治疗，结合中国传统疗法以达到全面系统康复的目的，需要注意患者情绪、行为等，必要时给予心理行为治疗。少数患者经临床治疗后仍遗留各种功能障碍，因此后遗症期患者康复的难点在于尽可能减轻残疾带来的影响，提高患者的生活与社会适应能力。由于中枢神经系统感染患者年龄分布较广，儿童至成人均有发病，因此行康复治疗时应注意个体特点，照顾个体需求，制订个性化方案。

（四）康复新进展

中枢神经系统感染机制的核心是炎症与氧化应激反应，若上述反应持续存在，则可能导致病情迁延不愈，加重功能障碍，因此早期康复治疗介入的目的是减少上述反应的过量发生。高压氧治疗可提高血氧分压，加大血氧弥散范围，迅速改善脑组织缺氧状态，减少氧化应激反应和炎症反应，使脑细胞代谢改善，从而有利于受损脑细胞的功能恢复。国内已有研究表明，接受高压氧治疗的脑炎患者肢体功能恢复率显著高于纯粹接受药物治疗的患者。此外，有氧运动作为一种简单可行的方法，在认知康复领域发挥的作用已越来越被重视。研究表明，有氧运动可改善空间定位、学习记忆等认知能力。其机制可能与运动后血浆中簇集素提高，发挥抗炎作用，缓解颅内氧化应激反应有关。最常用的有氧运动有广播操、太极拳、步行等，根据体力情况，可选择一项或两项进行，逐渐增加运动量，以不感到疲惫为度。

【康复评定】

根据累及部位，中枢神经系统感染可合并运动功能障碍、听觉功能障碍、吞咽功能障碍等，个体差异较大，因此康复评定的重点应围绕患者主要表现出的功能障碍进行评定，根据评定结果为患者制订急性期、恢复期、后遗症期的个性化方案。一部分患者的认知障碍较隐匿，可影响患者康复的进程和效果；此外，也有部分患者因为癫痫等神经系统后遗症而产生了心理障碍。在中枢神经系统感染患者康复过程中需要创新治疗策略团队。除了核心的物理治疗、作业治疗、言语治疗外，还需要增加提供认知、行为、心理评估、治疗和指导等。

（一）功能障碍评定

1. 全身状况

掌握生命体征情况，评估患者的皮肤、营养、大小便及心肺功能情况，熟悉患者的目前用药情况，了解患者是否合并基础疾病如高血压、糖尿病、冠心病、恶性肿瘤、骨质疏松等。

2. 意识障碍

患者常合并意识障碍，如昏迷（coma）、植物状态（vegetative state，VS）、微小意识状态（minimally conscious state，MCS）等。在使用相应量表评估之前，须明确患者意识障碍的类型。昏迷是一种无法唤醒的神经行为反应状态，表现为不能执行指令，无意向性活动，不能用言语描述，不能以口形默示。VS 是一种觉醒但无行为依据显示知晓自身或环境的状态，表现为：① 对视觉、听觉、触觉或伤害性刺激无持续性、重现性、目的性或随意性的行为反应；② 不能理解语言或用语言表达；③ 保存睡眠-觉醒周期；④ 充分保存下丘脑和脑干自主功能，从而在医疗及护理支持下可生存；⑤ 膀胱直肠功能障碍；不同程度保留脑神经和脊髓反射。MCS 是一种有最低程度但明确的依据显示知晓自身或环境的状态，以下 1 项或多项必须清晰可辨且可重复：① 遵循简单指令；② 姿态或口语示意"是/否"（无论是否准确）；③ 可理解的语言；④ 发生与相应的环境刺激密切相关且非反射活动引起的情感行为活动。

临床上常采用格拉斯哥昏迷量表（Glasgow coma scale，GCS），恢复期采用改良后昏迷恢复量表（coma recovery scaled-revised，CRS-R）。

GCS 通过累计睁眼反应（E，1~4 分）、语言表达（V，1~5 分）和肢体运动（M，1~6 分）三个方面的评分来判断患者的意识状态。≤8 分为重度意识障碍，呈昏迷状态；9~12 分为中度意识障碍；13~15分为轻度意识障碍。详见本书第二章第九节"脑血管病康复及进展"。

CRS-R 可用于区分神经行为功能方面的细微差别，包含 23 个条目，共 23 分，涉及听觉（4分）、语言（3分）、视觉（5分）、交流（2分）、运动（6分）和觉醒水平（3分）；包含脑干反射、皮质下和皮质进程相关的分级安排的项目，每个分量表的最低项目代表反射功能，最高项目代表认知功能。CRS-R 具有良好的效度、信度和诊断实用性，可用于区分 VS 和 MCS，MCS 和脱离MCS，也可用于判断预后和指导康复。详见本书第五章第三节"颅脑损伤康复及进展"。

3. 运动障碍

中枢神经系统感染所致的瘫痪、痉挛、共济失调、平衡障碍、关节活动障碍、运动模式异常等运动障碍的评定与脑卒中或脑外伤所致运动障碍评定相似，具体可采用徒手肌力评定法、Fugl-meyer 肌力评测法、Ashworth 改良痉挛量表、世界神经病联合会国际合作共济失调量表、三级平衡、Berg 平衡量表、关节活动度测量、Brunnstrom 分期、步态分析法等。详见本书第二章第九节"脑血管病康复及进展"。

4. 认知障碍

国外多中心研究通过跟踪、随访感染所致脑炎、脑膜炎或脑膜脑炎的患者发现，在感染后的 1年左右，约有 22% 的患者仍存在认知障碍。而在急性期或恢复期，疾病本身或肢体运动障碍、意识障碍往往被关注，而认知功能缺损往往被忽略，因此早期进行相关筛查评定，有利于及早干预及防止认知障碍进一步加重。

认知是个体的感觉器官对所接收的信息进行加工处理后判断、解决问题的过程。认知包括多个领域，认知障碍即受到各类因素影响，机体大脑将所接收的处理信息转化为内在心理活动与具体行为的功能出现异常。下面将从临床认知障碍筛查、记忆功能、执行功能相关的评定进行详细介绍。

（1）认知障碍的筛查评定。

对于怀疑存在认知障碍的患者，可采用简易精神状态检查量表（mini-mental state examination，MMSE）和长谷川痴呆量表（Hasegava dementia scale，HDS）进行总体认知功能的初筛。MMSE 共10题，30 项检查，包括时间定向、地点定向、语言即刻和延迟记忆、注意力和计算能力、短时记忆、物体命名、复述、阅读理解、语言理解、言语表达和图形描画视空间能力等内容，量表总分30分，具有良好的信度和效度。HDS 总计 11 项问题，其中包括定向力（2题）、记忆功能（4题）、常识（2题）、计算（1题）、物体铭记命名回忆（2题），并根据我国国情对一些题目作了修改，且按文化程度标准化，更符合我国患者实际情况。

（2）记忆功能的评定。

记忆是人脑对信息的储存和提取，是对过去经历的事物的一种反应，可分为长时记忆、短时记忆和瞬时记忆三种，记忆功能是人脑基本的认知功能之一。常使用韦氏记忆量表（Wechsler memory scale，WMS）进行评估，WMS 是应用较广的成套记忆测验，共有 10 项分测验，可以对长时记忆（经历、定向、数字顺序关系）、短时记忆（再认、图片记忆、视觉再生、联想学习、触觉记忆和逻辑记忆）和瞬间记忆（背诵数目）进行评定，记忆的总水平用记忆商（memory quotient，MQ）表示，分测验 A~C 测长时记忆，D~I 测短时记忆，J 测瞬时记忆。130 分以上为很优秀、120~129 分为优秀、110~119 分为中上、90~109 分为中等、80~89 分为中下、70~79 分为差、69 分以下为很差。具体评分内容见表3-6-1。

表 3-6-1 韦氏记忆量表

测试题目	内容	评分方法
经历	5个与个人相关的问题	每答对一题记 1 分
定向	5个有关时间和空间的问题	每答对一题记 1 分

续表

测试题目	内容	评分方法
数字顺序关系	① 顺数 1 至 100	限时记错、记漏或退数次数，扣分分别按记分公式算出原始分
	② 倒数 100 至 1	限时记错、记漏或退数次数，扣分分别按记分公式算出原始分
	③ 累加从 1 起每次加 3，至 49 为止	限时记错、记漏或退数次数，扣分分别按记分公式算出原始分
再认	每套识记卡片有 8 项内容，呈现给受试 30 s 后，让受试者再认	根据受试者再认内容与呈现的相关性分别记 2 分、1 分、0 分或 −1 分，最高分 16 分
图片记忆	每套图片中有 20 项内容，呈现 1 min 30 s 后，要求受试者说出呈现内容	正确回忆记 1 分，错误扣 1 分，最高得分 20 分
视觉再生	每套图片中有 3 张，每张上有 1~2 个图形，呈现 10 s 后让受试者画出来	按所画图形的准确度记分，最高分为 14 分
联想学习	每套卡片上有 10 对词，分别读给受试者听，同时呈现 2 s 10 对词完毕后，停 5 s，再读每对词的前一词，要受试者说出后一词	5 s 内正确回答 1 词记 1 分，3 遍测验的容易联想分相加后除以 2，与困难联想分之和即为测验总分，最高分为 21 分
触觉记忆	使用一副槽板，上有 9 个图形，让受试者蒙眼用利手、非利手和双手分别将 3 个木块放入相应槽中，再睁眼，将各木块的图形及位置默画出来	计时并正确计算回忆和位置的数目根据公式推断出测验原始分
逻辑记忆	3 个故事包括 14、20 和 30 个内容，将故事讲给受试者听，同时让其看着卡片上的故事，念完后要求复述	回忆第一个内容记 0.5 分，最高分为 25 分和 17 分
背诵数目	要求顺背 3~9 位数，倒背 2~8 位数	以能背诵和最高位数为准，最高分分别为 9 分和 8 分，共 17 分

（3）执行功能的评定。

执行功能（executive function，EF）是一种高级认知加工过程，是个体从事独立、有目的、自我负责的行为的能力，分为动机、程序、反应控制和演绎推理 4 部分。执行功能障碍分为 5 类，主要包括：心理惰性；抽象思维能力减退；认知评估障碍；处理新信息、应对新情景能力减退；有控制目标导向的行为障碍。

执行功能评定如下。

① 范畴测验。主要测试注意、集中、概念形成、抽象推理，精练能力，产生和检验假设的能力；专注于积极利用反馈的能力；从熟悉的事物推广到新的但又类似的状况中去的能力。具体方法为：将 155 张图片分为 7 个子测验组，前 6 组各按一定的规则分类，第 7 组为前 6 组的混合，供检查回想之用。测验时将四个按键放在患者面前，让患者在图形出现时按指定的原则按相应的键。例如，在第一组图片中出现中文数字"三"时，应按第三个键；在第二组中出现两个小人图形时应按第二个键；在第三组中依次排列着三角形、圆形、圆形、圆形四个图形时，应按第一个键（因三角与其他不同）等，按正确时立刻给予悦耳的铃声反馈；按错误时则给予不悦耳的铃声反馈。记下按错的数目作为评分标准。

② 威斯康星卡片分类测验（Wisconsin card sorting test，WCST）。WCST 被用于抽象思维及思维转换模式的研究。测试者向受试者提供 64 张印有不同颜色（红、绿、黄、蓝）和不同图形（三角形、星形、十字架、圆圈）的卡片。图形的数量有可能是 1~4 个，不存在完全相同的两张图片。要求受试者根据一个未知的规则将 64 张卡片分为 4 类。当受试者对卡片进行分类时，测试者做出"正确"或"错误"的反馈。当受试者能够连续 10 次正确地将卡片进行分类后，测试改变规则并且不

提醒受试者，测验持续直到受试者再次连续 10 次正确地将卡片进行分类。测试进行 6 轮后结束。

③ Stroop 色词测验。主要反映患者的执行控制功能，尤其是抑制功能，检查以不同颜色书写代表颜色名称的名词时，被试克服字体颜色的影响，对这些名词进行命名的能力。前额叶损伤的患者对用红色写的"绿"回答"红"的反应时间明显长于对用红色写的"红"的反应时间，且错误率明显增加。

④ 连线测验（trail making test，TMT）。主要反映注意、次序排列、心理灵活性、视觉搜索和运动功能、定势转移、手眼协调能力、空间知觉和注意能力的一项测验。该测验分为 A、B 两部分，在 TMT-A 部分，将 1~25 的数字按照顺序连接起来；在 TMT-B 部分，按照数字和字母的交替顺序连接。

（4）感知障碍评定。

感知是人脑对于客观事物的个别属性和整体属性的反映，包括感觉（sensation）和知觉（perception）两个方面。感觉障碍和知觉障碍统称为感知障碍。感觉分为一般感觉和特殊感觉。知觉分为简单知觉（视知觉、听知觉、触知觉、嗅知觉、味知觉）和综合知觉（空间和运动知觉、时间知觉）。感觉和知觉障碍的分类见图 3-6-1。

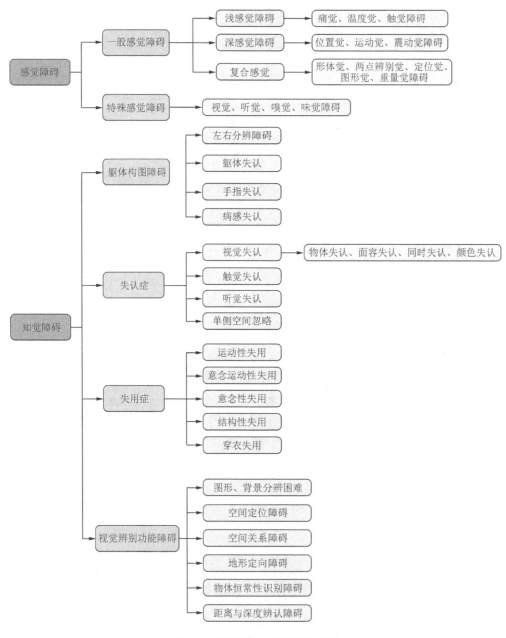

图 3-6-1 感觉和知觉障碍分类图

① 感觉障碍的评定。

感觉障碍的诊断主要依靠患者对感觉刺激进行主观描述，因此须注意患者必须意识清醒。检查前说明目的和检查方法，取得患者合作。先检查健侧，后检查受累侧，两侧对称部位比较，先检查浅感觉再检查深感觉和复合感觉，根据感觉神经的支配和分布的皮区检查，所给的刺激以不规则的方法由远而近。先检查整个部位，如果有感觉障碍，再仔细找出其具体的范围。如有感觉障碍，应注意感觉障碍的类型。

a. 浅感觉检查。

轻触觉：受试者闭眼，检查者用棉花等依次轻刷面部、颈部、上肢、躯干和下肢的皮肤，让受试者回答是否有棉签触及时的"轻痒感"及触及的次数。

痛觉：受试者闭眼，测试者用大头针的尖端和钝端以同等的力量随机轻刺受试者的皮肤，要求受试者立即说出具体的感受及部位。注意：对痛觉减退的患者要从有障碍的部位向正常的部位检查，对痛觉过敏的患者则要从正常的部位向有障碍的部位检查。

温度觉：受试者闭眼，测试者用盛冷水（5~10 ℃）和热水（40~50 ℃）的试管交替地、随意地去刺激皮肤，请受试者指出是"冷"还是"热"。注意，试管与皮肤的接触时间为 2~3 s，检查部位要对称。

b. 深感觉。

位置觉：受试者闭眼，检查者被动活动受试者的关节，让受试者说出所放的位置或用对侧相应肢体模仿。

运动觉：受试者闭眼，测试者将受试者的肢体或关节移到某个范围，请受试者说出肢体运动的方向，如上、下、左、右等。

振动觉：受试者闭眼，测试者将 128 Hz 的音叉置于受试者身体的骨骼突出部位，如胸骨、肩峰、鹰嘴、尺骨小头、桡骨小头、棘突、髂前上棘、内外踝等，请受试者指出是否震动。检查时应注意身体上下、左右对比。

c. 复合感觉。

形体觉：受试者闭眼，测试者将一些常用的不同大小和形状的物体（如橡皮、钢笔、钥匙等）轮流地放入受试者的手中，受试者可以随意触摸，并说出物体的名称。检查时应先测患侧，实体觉缺失时，受试者不能辨别出是何物体。

两点辨别觉：受试者闭眼，测试者将测试器的两个针尖同时接触皮肤，沿测试皮肤两侧纵向或横向测试，从 10 mm 开始逐步缩小或扩大，接触 3~5 s，令受试者立即说出是否有两点；移动针尖进行重复测试，10 次中有 7 次准确的数值即为结果（或 3 次中有 2 次）。然后逐渐减小两点的距离，直到受试者只能感觉到一点为止。此时两点间的距离即为两点辨别觉的值。人体不同部位的两点辨别觉不同，指尖最敏感，背部、股、腿处最差，正常时指尖 2~4 mm，手掌 8~12 mm，前臂和上臂 7~8 mm。

定位觉：受试者闭眼，测试者用手去压一处皮肤区域，请受试者说出被压的地方，然后测量和记录与第一次刺激部位的距离。

图形觉：受试者闭眼，检查者用竹签或笔杆在患者皮肤上画一几何图形（圆形、方形、三角形等）或数字，看患者能否辨别，可左右分别测试。

② 知觉障碍评定。

知觉障碍（perception deficit）指在感觉传导系统完整的情况下大脑皮质特定区域对感觉刺激的认识和整合障碍，即各种原因所致的局灶性或弥漫性脑损伤时，大脑对感觉刺激的解释和整合发生障碍。结合图 3-6-1，下面对各种知觉障碍的评定进行介绍。

躯体构图障碍：躯体构图指本体感觉、触觉、视觉、肌肉运动觉及前庭觉传入信息整合后形成的神经性姿势模型，包含人体各部分之间的相互关系及人体与环境关系的认识。躯体构图障碍包括左右分辨障碍、躯体失认、手指失认、病感失认。

左右分辨障碍：指不能理解和应用左右的概念，不能辨别自身、他人及环境的左右侧，可以应用 Ayres 左右辨别检查。

- 请伸出你的右手。
- 请摸你的左耳朵。
- 请用右手拿走铅笔。
- 请把铅笔放在我的右手上。
- 现在铅笔是在你的右边还是左边？
- 请摸你右边的眼睛。
- 请伸出你的左脚。
- 铅笔在你的右边还是左边？
- 请用左手来拿铅笔。
- 请将铅笔放在我的左手上。

躯体失认：当病变累及部位为左脑顶叶或颞叶后部时可出现，躯体失认是缺乏对自身的视觉和心理印象，包括对自己的感觉，特别是与疾病有关的感觉，不能辨别身体的结构和各部位的关系。评价方式如下。

a. 按指令指出身体部位。

b. 模仿指出身体部位。

c. 回答有关身体部位和相互关系问题，如下所示。

- 一般来说，一个人的牙齿是在嘴的里面还是外面？
- 你的腿是在胃的下面吗？
- 你的脚和胃，哪一个离鼻子远？
- 你的嘴是在眼睛的上方吗？
- 你的脖子和肩膀，哪一个离嘴近？
- 你的手指是在胳膊肘和手之间吗？
- 你的脚后跟和胳膊肘，哪一个离脚尖远？
- 你的胳膊和腿，哪一个离头近？
- 在你的头顶上有头发还是眼睛？
- 你的背是在身体的前面还是后面？
- 你的胃是在身体的前面还是后面？
- 你的胳膊肘在肩的上方还是下方？
- 你的鼻子在脖子的上方还是下方？

画人体图：画图部位分别是头、躯干、右臂、左臂、右腿、左腿、右手、左手、右脚、左脚，画对一部位得 1 分，共 10 分。6~9 分提示轻度障碍，5 分以下为重度障碍。

手指失认：当病变部位位于左侧顶叶角回或缘上回，部分患者在感觉存在的情况下不能识别自己和他人的手指，包括不能命名或指出被触及的手指。当双侧手指失认同时合并左右分辨障碍、失写、失算时称为格斯特曼综合征。其与优势半球角回损伤有关，故又称角回综合征。手指失认的评价包括：① 指出相同的手指；② 按名称指认手指；③ 模仿手指动作。

病感失认：指否认、忽视或不知道瘫痪的存在及其程度，表现为对瘫痪漠不关心或完全否认。严重者常伴有偏身感觉缺失、左侧空间忽略及智力和记忆的损害。当疾病开始恢复时，病感失认会逐渐好转。

失认症：不能通过相应的感官感受和认识以往熟悉的事物，但仍可以利用其他感觉途径对其进行识别的一类症状。这是由于感觉皮质整合功能发生了障碍所致，是大脑皮质功能障碍感觉信息向概念化水平的传输和整合过程受到破坏的结果，失认症包括视觉失认、触觉失认、听觉失认、单侧空间忽略。

视觉失认：当患者大脑左右半球颞-顶-枕联合皮质区受损时，在没有语言障碍、智力障碍、视觉障碍等情况下，不能通过视觉认识原来熟悉物品的质、形和名称，即不能识别视觉刺激的意义。视觉失认包括物体失认、面容失认、同时失认、颜色失认等。

• 物体失认的评价：① 物品命名或辨认，让受试者对日常用品的实物或照片命名。② 物品特征描述和模仿应用，对物品的特征进行描述（形状、轮廓、表面特征、颜色及用途等）。③ 复制图形，复制并命名常见物品的线条图形。④ 提示性视觉分辨，根据检查描述的特征，要求患者指出物品。⑤ 触摸命名。

• 面容失认的评价：① 面部特征描述。② 面部识别和命名，如对其亲人、朋友或熟悉的公众人物的照片进行辨认和命名。③ 面部匹配。④ 利用其他感觉特征识别，如声音、步态、服装等。

• 同时失认的评价：① 视野检查，排除视野缺损。② 数点测验，要求受试者对一张整版印有印刷符号如小圆点的作业纸数点，观察受试者是否仅注意排列在中央的部分或其他某一部分。③ 描述或复制图画，要求受试者描述或复制一幅通俗的情景画。

• 颜色失认的评价：① 颜色命名；② 颜色分类；③ 颜色辨别；④ 非颜色视觉检查（颜色知识）；⑤ 给轮廓图填充涂色。

触觉失认：当病变累及顶叶时，患者触觉、温度觉、本体感觉及注意力均正常，却不能通过触摸识别原已熟悉的物品而说出物品的名称，也不能说明和演示物品的功能、用途等。触觉失认的评价包括：① 通过感觉检查排除感觉障碍。② 辨质觉辨认测验。受试者闭眼触摸粗砂纸、细砂纸、布料、绸缎等。③ 形态觉辨认测验。受试者闭眼触摸一块塑料几何图形进行辨认，然后睁眼从中寻找出与刚才触摸的相同的图形。④ 实体觉辨认测验。在桌上放球、铅笔、硬币、曲别针、纽扣、积木、剪刀等，先让受试者闭眼用手触摸其中一件，然后放回桌面，再让受试者睁开眼睛，从中挑出刚才触摸过的物品。⑤ 语义相关性检查。用手触摸三种物品（如短小的铅笔、橡皮、牙签），从中选出两个语义相关的物品（铅笔和橡皮），左右手分别测试。⑥ 视觉识别测验。要求受试者看物品图片后对其命名。

听觉失认：没有听力下降或丧失，能判断声音的存在，但不能识别和肯定原本熟悉的声音的意义。听觉失认可分为言语听觉失认和非言语听觉失认。非言语听觉失认是指患者不能将一种物体和它所发出的声音联系在一起，表现为不能分辨各种声音的性质。狭义的听觉失认即指非言语听觉失认。言语听觉失认是指纯词聋，患者仅听理解被破坏，其他语言功能（如阅读理解、书写和自发语）均正常。

单侧空间忽略：当病变部位及右侧顶叶、丘脑时，受损对侧肢体感知觉缺失，不能注意到对侧视觉、听觉、触觉或嗅觉的刺激，伴空间定位等行为能力的异常。常用评定方法如下。

• 二等分试验：在一张纸的中央画一条 20 cm 长的水平直线，让受试者目测找出中点，测量左右两侧的线段长度，计算偏离百分数。计算公式如下。

$$偏离百分数=（测出左侧半-实际左侧半）/实际左侧半×100\%$$

• Albert 划线检查：40 条 2.5 cm 长的短线在不同方向有规律地分布在一张 16 开白纸的左、中、右，让受试者将整页纸的线条全部画掉。

• 高声朗读测验：高声朗读一段文章，表现在阅读时另起一行困难，常常漏掉左半边的字母和音节，阅读复合字或数字时，随着字数增多可以观察到同样类型的异常。

失用症：患者不存在瘫痪和深感觉障碍，却出现肢体的运用障碍，患者神志清楚，对被要求完成的动作能充分地理解，却不能执行，不能完成他原先能完成的、有目的性的技巧动作。

运动性失用：患者无肌肉瘫痪、共济失调、感觉障碍、异常反射等运动障碍，却不能按要求进行有目的的运动。可以通过以下测试验证。

① 手指或足尖敲击试验：令受试者用一只手的手指快速连续敲击桌面，或用一只脚的脚尖快速连续敲击地面。

② 手指模仿试验：测试者用手演示日常生活常用的动作，如拧瓶盖、洗手等，要求受试者模仿。

③ 手指轮替试验：受试者快速地进行前臂的旋前、旋后动作。

④ 手指屈曲试验：受试者快速进行示指屈曲动作。

⑤ 集团屈伸速度测试：受试者快速进行手指的屈曲和伸展抓握运动。

意念运动性失用：指患者不能执行运动口令，也不能按口令徒手表演使用某一工具的活动，但如果交给患者某一常用工具，则可自动做出使用该工具的动作。意念运动性失用的评定可通过执行动作口令能力进行测试。令受试者表演使用某种工具的动作，或测试者做出使用某种工具的动作，要求受试者模仿。

意念性失用：动作意念或概念的形成障碍，表现为可以正确地完成复杂动作中的每一个分解动作，但不能把各分解动作按照一定顺序排列成为一套连贯、协调的功能活动，也不能描述一项复杂活动的实施步骤。患者既不能执行指令也不能自发完成动作。评价方法：准备系列日常生活常用物品，要求受试者完成系列的日常生活活动。意念性失用的患者由于对完成某种事情的目的性和规划性缺乏正确的认识和理解，而不能正确完成系列活动过程，但可以按指令完成每一个分解动作。

结构性失用：当左侧大脑或右侧大脑半球的顶叶后部损伤时，患者不能将各个不同的部件按正常空间关系组合成为一体化的结构，不能将物体各个部分连贯成一个整体。结构性失用的评定包括以下几点。

① 复制几何图形：要求受试者复制二维的平面几何图形。

② 复制图画：要求受试者按照给出的图画进行模仿绘画。

③ 功能活动：令受试者进行实物组装及部分日常生活活动，观察其功能活动是否受到影响。

④ 拼图：出示拼图图案。

穿衣失用：当病变部位累及非优势半球顶叶或枕叶时，患者日常的自主性穿衣动作能力丧失。由于对衣服的上下、表里、左右等和自己身体的关系发生混乱，所以不能将衣服穿在身上。穿衣失用是视空间关系障碍，因而穿衣失用可以是结构性失用、躯体构图障碍或单侧忽略的结果。穿衣失用评定可通过穿衣的过程，观察受试者是否能够分清衣服上下、里外的关系，是否与身体的相应部位对应。首先让受试者给自己穿衣、系扣、系鞋带，如对衣服的正反、左右不分，手穿不进袖子，系扣、系带困难者为穿衣失用，不能在合理时间内完成上述指令者也为穿衣失用。

视觉辨别功能障碍：视觉辨别功能障碍指观察两者之间或自己与两个或两个以上物体之间的空间位置关系和距离的障碍，包含图形背景分辨困难、空间定位障碍、空间关系障碍、地形定向障碍、物体恒常性识别障碍等多种症状。

图形背景分辨困难，评定如下。

① 图片测试法：向受试者出示三种物品重叠到一起的图片，要求在一分钟之内说出所见物品的名称。

② 功能检测法：在卧室的床上铺上白色床单，要求受试者挑选出床上摆放的白色浴巾或毛巾；或要求受试者从没有分类的柜橱中找出勺子，不能完成者为有图形背景分辨障碍。

空间定位障碍：空间定位障碍的评定如下。

① 图片测试法：将一张画有正方形的纸放在受试者面前，令其在正方形纸的上方或下方画

圆圈。

② 功能检测法：将生活中常用的物品摆放在受试者面前，要求受试者按照指令完成相应的动作，不能完成指令者为存在空间定位障碍。

空间关系障碍：空间关系障碍的评定如下。

① 点式图连接测试：将一张画有左右相同的点式图纸出示给受试者，左边通过各点的连接形成一个图案，要求受试者按照左侧图的形状，将右侧的点连接成与左侧一样的图案。

② 十字标测试：在示范卡片的不同位置画上十字标，要求受试者按照示范卡的样子，将十字标准确无误地画在另一个卡片上，如果受试者不理解指令，检查者给予示范。

③ ADL 测试：让受试者根据检查者的指令进行穿衣、梳洗、转移、进食等日常生活活动，观察其使用物品、摆放物品、处理物品之间位置关系的能力。

④ 结构性运用测试：准备好盘子、碗、筷子、汤匙等餐具，令受试者将餐具摆放在餐桌的合适位置上，观察其是否能够合理摆放；也可以准备画笔、纸、绘有表盘的简笔画，令受试者按简笔画进行模仿绘图，观察其绘画中时针与分针的位置关系。

地形定向障碍：给受试者一张其居住城市的地图，令其指出其所在的位置，并按地图所指到达指定地点，观察其是否能准确到达目的地。不能根据地图确定目的地的线路，也不能描述或画出过去熟悉环境的线路图者，为存在地形定向障碍。

物体恒常性识别障碍：将图片（画有相似的字或物体）和生活中常见的物品毫无规律地混放在一起，每一个物品从不同的角度呈现给受试者，让其辨认，不能正确识别相似物品者为存在物体恒常性识别障碍。

距离与深度辨认障碍：将一物体抛向空中，让受试者接取（正常时可以接到）。或将物品摆放在桌子上，让受试者抓取（正常时可以准确抓取到）。

5. 言语语言障碍

言语功能评定包括失语症评定、构音障碍评定。目前常用的失语症筛查量表有 Token 测验，测验使用 20 个标志物，让患者指出或挑出相应的标志物，测验由逐渐加长和难度逐渐增加的指令组成。波士顿诊断性失语症检查（Boston diagnostic aphasia examination，BDAE）由 27 个测验组成，分为对话和自发言语、听理解、口语表达、书面语言理解和书写 5 个项目，但所需检查时间较长。西方失语成套测验（western aphasia battery，WAB）克服了 BDAE 冗长的特点，可为失语症分类。除了检查失语症外，还包含对运用、视空间功能、非言语性智能、结构能力、计算能力等方面的检查。构音障碍的评定方法主要是 Frenchay 构音障碍评定法，该评定量表分为反射、呼吸、唇、颌、软腭、喉、舌、言语 8 大项和 28 个细项，每项按严重程度分为 a~e 五个等级，a 为正常，e 为严重障碍。a 等级 27~28 个为正常，18~26 个为轻度障碍，14~17 个为中度障碍，7~13 个为重度障碍，0~6 个为极重度障碍。

6. 听觉障碍

可采用行为观察法、条件反应测听、视觉加强听力测验、听力计检查法。

7. 吞咽障碍

吞咽评估可分为床旁评估和仪器评估，床旁评估通过洼田饮水试验、容积-黏度吞咽测试（volume-viscosity swallow test，V-VST）发现结构和功能损害，明确吞咽困难的原因，判断是否可以经口进食。经评估筛选发现有可疑吞咽障碍患者可行吞咽造影检查（video fluoroscopic swallowing study，VFSS）、纤维喉镜吞咽功能检查（fibreoptic endoscopic exploration of swallowing，FEES）、超声检查（ultrasonography，US）、高分辨率食管测压（high-resolution manometry，HRM）和表面肌电信号（surface electromyography，SEMG）来评定。所有采取非经口进食或采用改良食物的患者要进行定期再评定。常见的吞咽障碍评估流程可见下图 3-6-2。急性期患者应在发病后 1 周及 1 个月时分别进行再评定，每 2~3 个月进行 1 次评估，1 年后每 6 个月进行 1 次评定。

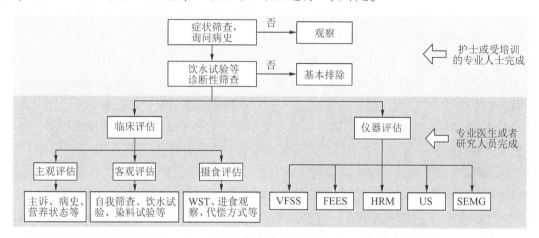

V-VST，容积–黏度吞咽测试；VFSS，吞咽造影检查；FEES，纤维喉镜吞咽功能检查；HRM，高分辨率食管测压；US，超声检查；SEMG，表面肌电信号。

图 3-6-2　吞咽障碍的评估流程

8. 排尿功能障碍

排尿功能障碍使患者在各种环境下处于窘迫状态，导致治疗过程中断，增加康复难度，因此须通过评估明确排尿障碍的原因。排尿日记通过让患者记录 24 h 的排尿次数、出现失禁的次数、时间及量、伴随症状（如尿急、尿痛）和程度、饮水量、饮食结构、尿垫使用情况等，了解排尿功能障碍的类型和严重程度。通过此法可评估在他们所习惯的环境中下尿路功能的严重程度。

此外可通过尿垫称重量化漏尿诱发试验的尿量，评估尿失禁程度。① 短时测试：历时 1 h，尿垫重量大于 1 g 为阳性；② 长时测试：历时 24 h，尿垫重量大于 4 g 为阳性。

尿流动力学检查是借助流体动力学和电生理学的基本原理和方法，检测尿路各部压力、流率及生物电活动，从而了解尿路排送尿液的功能机制，以及排尿功能障碍性疾病的病理生理学变化，可为排尿功能障碍性疾病的诊断、治疗方法的选择及疗效评定提供客观依据。常用的尿流动力学检查主要包括尿流率测定、膀胱压力容积测定、尿道压力分布测定、肌电图测定、联合测定及动态放射学观察等。

9. 精神障碍

可行人格测验、神经心理测验等。人格测验主要有明尼苏达多项人格测验、罗夏墨迹测验、画人测验等。神经心理测验常用 H-R 神经心理成套测验。

10. 心理障碍

中枢神经系统感染患者中，部分患者会遗留癫痫、瘫痪等后遗症，此类患者常伴心理问题，如抑郁、焦虑、逆反等负面情绪，自卑、孤僻、社会交往障碍，适应力差；学习障碍、对治疗缺乏信心、依从性差等，常采用汉密尔顿焦虑和汉密尔顿抑郁量表、自评焦虑量表、自评抑郁量表等，具体评定方式参考脑血管病康复相关章节。

（二）日常生活能力评定

日常生活活动（activity of daily living，ADL）是指人在独立生活中反复进行的、必要的基本活动，主要包括床上活动、穿衣、起坐、个人卫生、进食、步行、如厕、大小便控制、转移和使用轮椅等。ADL 评定有助于为提高患者的日常生活自理能力而制订训练计划，也可用作评定阶段性训练效果，以期帮助患者回归日常生活。目前世界上公认的最为常用的评估 ADL 能力的量表为 Barthel 指数评定量表（Barthel index）和改良的 Barthel 指数评定量表（modified Barther index，MBI），它们是目前应用最广泛的评估方法，但仅有运动方面的内容，缺乏认知等方面的内容。功能独立测量（functional independence measure，FIM）不仅能评定运动功能，还涉及语言、认知和社会功能，评定内容共 18 项，包括运动功能 13 项，语言功能 2 项，认知功能 2 项，社会功能 1 项，每项满分为 7 分，总分最低分为 18 分，最高分为 126 分。

（三）参与能力评定

生活质量（quality of life，QOL）评定常用的量表有 WHO 生活质量测定量表（WHO-QOL100）、健康状况调查问卷、健康生存质量表（quanlity of well-being scale，QWB）、疾病影响程度表（sickness impact profile，SIP）、生活满意度量表（satisfaction with life scale，SWLS）。

【康复治疗】

（一）临床处理原则

中枢神经系统感染的诊治流程可参考图 3-6-3。

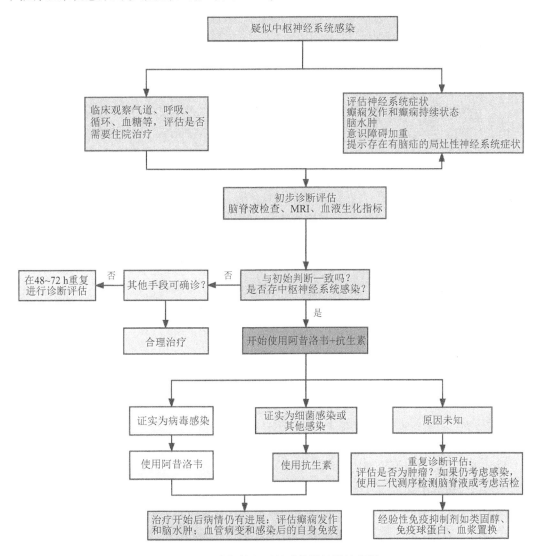

图 3-6-3 中枢神经系统感染的诊治流程图

（二）康复治疗指征

1. 适应证

脑实质受累引起的各种功能障碍，包括肢体运动、认知、行为、言语、吞咽、感知觉、排尿排便、精神及情绪等方面的功能障碍以及继发性功能障碍都是康复治疗的适应证。

2. 禁忌证

意识障碍加重、生命体征不稳定、神经系统症状体征发生进展、感染进行性加重、弥漫性脑肿胀、高热、癫痫发作等。

3. 目的

通过康复治疗使脑实质受累引起的功能障碍能够最大程度地降低，残余的功能能够最大程度地提高及代偿，尽可能地防止继发性功能障碍的发生。

（三）康复治疗原则与方法

1. 早期介入

在患者生命体征稳定、感染控制、神经系统体征不再发生进展的 2~3 d 后开始，需要患者具备一些交流能力以及对疼痛刺激有反应，并不要求患者完全清醒或可以正常交流。

2. 避免加重病情

急性期康复应以不影响临床治疗为前提，病情有进展时，须与临床医生沟通协作，做好危险管理。

3. 避免并发症

预防和处理各种并发症，注意防止各种不动或制动所引起的废用综合征。

4. 全面系统康复

脑实质受累的患者引起的功能障碍多样，因此康复治疗必须从整体考虑。要将物理治疗、作业治疗、言语治疗、心理治疗、中医传统疗法、矫形器治疗等综合应用，实现全面系统的康复治疗措施，并以多学科协作，康复团队与家属共同参与，以保证患者功能最大程度地恢复，提高日常生活能力和生活质量，争取回归社会。

5. 循序渐进

在进行康复治疗的过程中要注意：难度由简单到困难，时间由短到长，使患者耐受性逐渐增加，同时注意保持和增强患者对治疗的信心，以期获得最大的配合度。

6. 个体化治疗

中枢神经系统感染的患者年龄分布跨度大，儿童至成年均有发病，针对同样的功能障碍，个体对康复治疗的疗效、耐受程度也各不相同，康复治疗须考虑到个体康复的需求，如个体对时长及强度的不同需求，以符合个体特点。

（四）急性期康复治疗

（1）合理的仰卧位及侧卧位。头的位置不宜过低，睡眠时上身略高于下半身，以利于颅内静脉回流。肢体置于功能位或良肢位，注意防止下肢屈曲挛缩和足下垂畸形。

（2）解除压迫、定时翻身、合理使用减压装置、保持皮肤干燥清洁以防止压疮。

（3）定时变换体位，保持良好肢位，被动及主动关节活动以防止关节挛缩畸形与深静脉血栓，可用弹力绷带或气压袋，也可按摩协助静脉回流。避免腕关节过度掌屈，影响手部静脉回流造成水肿。从卧位到坐位过程中保护肩及腕关节，坐位时腕关节置于胸前的搁板上。避免长时间患侧上肢侧方支撑及被动关节活动中手指的过度伸展。保护好肩关节，防止半脱位。

（4）改善患者营养状况，部分病重患者慢性消耗大，可采用肠内营养或肠外营养路径，注意水电解质平衡、出入量平衡和正氮平衡。最好的营养状态是维持理想体重、适当的减肥和理想的前白蛋白水平。注意高钙饮食、补钙药物、日光照射等以防骨质疏松。患者意识好转时须及早进行吞咽障碍筛查，明确有无经口进食的风险，保持口腔清洁，注意避免口腔残留误吸引起肺部感染。

（5）坐起或站、起立床练习。给予交感神经刺激，改善血容量及增强血管收缩。做深呼吸运动，促进反射性血管收缩效果，但有高颅压者禁忌。对健侧肢体、躯干、头部做阻力运动，增加心搏出量、刺激循环反射，推动内脏及下肢血液回流。按摩四肢，冷水摩擦皮肤。下肢、腹部用弹性绷带，促使血液回流量增加。

（6）重症患者易出现泌尿系感染、坠积性肺炎、癫痫、脑积水等，须采取预防措施并积极处理，如做好排痰训练及呼吸训练、大小便排泄管理、营养支持及其他处理。出现并发症时更应积极应对，治疗得当。

（7）做好危险管理，重视心肺功能，防范继发肺栓塞、跌倒伤害、坠床伤害等。注意稳定情绪，避免精神行为障碍致负面影响。练习过程中要适当休息，避免过度疲劳。过快、用力过大和时间过长的训练是有害的，对年老体弱患者及年幼患者更要注意。训练期间若安静时心率超过 100 次/min，血压收缩压超过 180 mmHg，有心绞痛发作或严重心律失常时，应暂停训练。体温高于正常及有呼吸困难时可与临床医师协商决定康复治疗内容。

（8）综合促醒治疗

高压氧治疗：高压氧治疗可增加血氧含量，提高血氧张力，血氧弥散量及有效弥散距离大幅度增加，能有效地消除脑水肿，控制脑缺氧、脑水肿恶性循环的发展。对意识障碍有一定的疗效。高压氧治疗可降低重型脑炎脑膜炎的死亡率，减少致残率和提高生存者生活质量。

多种感觉刺激技术：触觉刺激（冷热、软硬、粗糙光滑等感觉刺激）、听觉刺激（用熟悉的声音、音乐、动物叫声刺激）、视觉刺激（用熟悉的物体或不断变幻的彩光刺激）、味觉与嗅觉刺激（用香料食物刺激嗅觉，酸甜苦咸的食物刺激味觉）、生活护理刺激（给患者梳头、洗脸、擦脸、擦汗等）、直流电刺激（脊柱通电疗法和额枕通电疗法）、电兴奋刺激（刺激穴位、神经兴奋点或头皮脑功能定位区），针刺刺激如百会、涌泉、内关、人中、三阴交、十二井、合谷、太冲等穴位可促进意识恢复。有抽搐发作的患者使用感觉刺激技术时应谨慎。

（五）恢复期的康复治疗

1. 运动障碍的康复治疗

（1）瘫痪。康复治疗的原则主要是抑制异常的、原始的反射活动，改善运动模式，重建正常的运动模式，其次是加强软弱肌肉力量训练，具体可参照脑和脊髓病变康复相关章节。治疗技术上可以应用 Bobath 治疗技术、Rood 治疗技术、Brunnstrom 治疗技术、运动再学习治疗技术及 PNF 治疗技术等，也可以应用强制运动疗法、运动想象治疗、减重步行训练、机器人训练、辅具及矫形器治疗等。

运动训练大体按照运动发育的顺序和不同姿势反射水平进行：翻身→坐起→坐位（坐位平衡）→双膝立位平衡→单膝跪位平衡→站起→立位（站立平衡）→步行。大多数患者可跨越跪位和跪行的阶段，由坐位直接练习站起至立位。但对躯干肌、臀肌力量太差的患者仍需训练跪立位和跪行。具体应根据患者病情决定从哪个水平开始训练。

（2）共济失调。可通过增强近端稳定性和改善平衡调节来改善患者的运动姿势基础；训练时注意改善主动肌、协同肌、拮抗肌的协同，使患者的运动变得平稳和流畅；在抗重力的位置上，让患者体验有目的的抗重力运动；改善视固定和眼、手协调，使患者能利用视觉帮助稳定；训练患者恢复正常的中线感和垂直感，以便他们在运动中有返回中线的参考点。具体的治疗可采取 Frenkel 体操、Keim 体操等。

（3）物理因子治疗。病情稳定即可开始，针对瘫痪肢体使用功能性电刺激疗法、肌电生物反馈和局部气压治疗等，是肌肉被动引发收缩与放松，此外还有痉挛肌电刺激疗法、经皮神经电刺激疗法、吞咽肌电刺激疗法、温热水浴疗法等。

（4）作业治疗。通过基础作业活动，可以促进躯干及肢体的运动能力。针对患者的功能状况选择合适的功能活动内容，如穿脱衣服、系鞋带、书写、画图等。

2. 认知障碍的康复治疗

中枢神经系统感染的患者在急性期和恢复期可出现认知障碍，此外，对于合并有癫痫并发症的患者，抗癫痫药物可引起较为广泛的认知损害，尤其在记忆力、注意力及精神运动能力方面，在恢复期介入认知障碍康复可帮助患者早日增加日常生活适应能力，有助于其他功能障碍的全面康复。

（1）注意障碍康复治疗。注意力康复是认知障碍康复的中心问题，是指专注于某一特定刺激的能力。注意力障碍者不能整合所获得的信息。训练方法有信息处理训练、以技术为基础的训练、分类训练、电脑辅助法、综合性训练，即在日常生活活动中应用的训练方法，要处理或代偿的策略取决于脑损伤患者在日常生活中所面对的特殊挑战。

（2）记忆力康复治疗。记忆包括信息登录/编码、证实/储存、回忆/调集。患者可因记忆力下降而发生遗忘，导致学习能力下降。对于以记忆障碍为主的患者，康复治疗的总体目标应当是逐渐增加或延长刺激与回忆的间隔时间，最终使患者在相对较长时间后仍能够记住应当进行的特定作业或活动，提高日常生活活动能力的独立程度，改善或补偿记忆障碍的方法大体分为内在记忆辅助和外辅助代偿。

内在记忆辅助指通过调动自身因素，以损害较轻或正常的功能代替损伤的功能，以改善或补偿记忆障碍的一些对策。内部辅助包括复述、助记术、PQRST 练习法等。

外在记忆辅助是利用身体外在辅助物品或提示来帮助记忆障碍者的方法，外辅助是一类代偿技术，通过提示，将由于记忆障碍给日常生活带来的不便减少到最低限度，适用于年轻、记忆问题不太严重并且其他认知障碍较少的患者。常用的辅助工具可分为：储存类工具，如笔记本、录音机、时间安排表、计算机等；提示类工具，如报时手表、定时器、闹钟、日历、标志性张贴。

（3）执行功能障碍康复治疗。执行功能分为三部分，即开始、终止和自动调节。各个环节均可能出现障碍，康复治疗策略针对每一个环节单独设计治疗方案。主要包括：① 重复训练以改进行为（如练习达到最好）；② 给患者提供从基本到复杂的有等级的任务，让患者逐渐进步；③ 充分利用仍保存的技能或功能；④ 改变患者的生活环境、社会或工作角色及个人的资源；⑤ 使每天的活动尽可能变为常规的（如每天定点吃饭，定点干同一件事情）；⑥ 指导患者调整自己的节奏，以保证有充足的额外的时间以避免感觉匆忙；⑦ 康复训练不要超过患者能够承受的限度。治疗慢性的开始缺陷包括环境改变、行为改变和药物治疗，此外，可借助计算机辅助设备、开放性作业训练和执行功能的自我管理从而改善执行障碍。

（4）解决问题能力障碍康复治疗。患者往往难以处理日常活动，如购物、备餐等，社交能力、组织能力和判断力均下降。训练内容包括指出报纸中的消息、排列数字、将物品分类等。

3. 知觉障碍的康复治疗

（1）单侧忽略。可采用视扫描训练、忽略侧肢体的作业活动训练、加强忽略侧肢体的感觉输入训练、阅读训练、环境策略等。

（2）各种失用症康复。

运动性失用：练习中给予暗示、提醒或亲手教，症状改善后逐渐减少提示并加入复杂动作，活动前可先给予肢体本体感觉、触觉、运动觉刺激。

意念运动性失用：在治疗前及治疗中给患肢以触觉、本体感觉和运动觉刺激，加强正常运动模式和运动计划的输出。对于动作笨拙和动作异常尽量不用语言来纠正，而应握住患者的手帮助其完成并随动作的改善逐渐减少辅助量。

意念性失用：把某项 ADL 活动分解为若干步骤练习，逐步串连起来完成一整套系列动作。也可以让患者大声说出活动步骤，逐渐变为低声重复，直至默念，若不能通过描述活动顺序来促进运动改善时，应回避口头提示而采用视觉或触觉提示。

结构性失用：让患者先按照治疗师的步骤模仿进行如做饭、摆餐具、裁剪衣服等活动，开始练习时可一步一步给予暗示、提醒，并逐渐增加难度。可进行基本技能训练和实用功能活动训练。

穿衣失用：在穿衣过程中给予患者语言和视觉提示，如某个步骤出现停顿或困难可重新给予提示，也可以交给患者一套固定的穿衣方法，反复练习掌握要领。教会患者根据商标或做标记区分衣服的不同部位。

（3）各种失认症康复。

物品失认：患者可进行与物品相关的各种匹配强化训练，如图形-汉字匹配、图形的相似匹配、声-图匹配、图形指认等。

视觉失认：患者虽然不能通过眼睛认识以往熟悉的事物，但仍可以利用其他感觉途径如触觉、嗅觉、听觉等对那些"视而不认"的物品、人物进行识别。

面容失认：患者学习和掌握通过固定衣服的颜色或发型来认识生活在自己身边的熟人，用亲人的照片，让患者反复看，然后把亲人的照片混放在几张无关的照片中，让患者辨认出亲人的照片。

颜色失认：用各种颜色的图片和拼版，先让患者进行辨认、学习。然后进行颜色匹配和拼出不同颜色的图案，反复训练。

4. 言语语言障碍的康复治疗

中枢神经系统感染患者在恢复期往往在听、说、读、写等口语和书写语言上有多方面受损，应进行综合训练，但治疗的重点和目标应放在口语的康复训练上，首先从提高患者的听理解力开始。随着患者听理解力的改善，再将重点转移到口语训练上来。一些患者在有失语症的同时可能伴有构音障碍，要注意构音器官和发音清晰度的治疗。对于改善构音来说，可行舌、唇运动训练、先训练发元音，然后发辅音。辅音从双唇音开始，如 b、p、m、f 等，能发音后将辅音与元音相结合，发音节"ba、pa、ma、fa"，熟练后用元音加辅音再加元音，最后到单词和句子的训练，训练时可利用节拍器控制速度，以便纠正不准确的发音，由慢开始，逐渐变快。用"推撑"疗法、引导气流法可加强软腭肌肉的强度，从而克服鼻音；对音调单一的患者，可通过训练发音由低到高，乐器的音阶变化也可以用来克服单一的音调。此外还要注意训练患者强有力的呼吸并延长呼气的时间，这样可增加患者对音量的控制和调节能力。

5. 吞咽障碍的康复治疗

吞咽障碍的治疗性训练主要包括行为治疗、导管球囊扩张术和呼吸训练技术。

（1）吞咽障碍的行为治疗包括以下训练。

① 口腔感觉训练：常用的训练方法有感觉促进综合训练、温度刺激训练、嗅觉刺激、味觉刺激、气脉冲感觉刺激等；上运动神经元损伤的口腔期牙关紧闭或张口困难、吞咽启动延迟的患者可使用 K 点刺激法。K 点位于磨牙后三角的高度，在腭舌弓和翼突下颌帆的凹陷处，通常按压 K 点之后敏感者可以反射性地张口；对于吞咽启动延迟而又无张口困难的患者，按压 K 点继而可见吞咽动作产生。深层咽肌神经刺激疗法是利用一系列的冰冻柠檬棒刺激咽喉的反射功能，着重强调三个反射区，即舌根部、软腭、上咽与中咽缩肌，达到强化口腔肌肉功能与咽喉反射，改善吞咽功能的目的。利用改良振动棒感觉训练可为口腔提供口腔振动感觉刺激，通过振动刺激深感觉的传入反射性强化运动传出，改善口腔颜面运动功能。

② 口腔运动训练：如口颜面操、舌压抗阻反馈练习、舌肌主被动康复训练等。Masako 训练法又称舌制动吞咽法，适合咽腔压力不足、咽后壁向前运动较弱的患者。可增加舌根的力量；延长舌根与咽喉壁的接触时间；促进咽后壁肌群代偿性向前运动。Shaker 训练法即头抬升训练，也称等长/等张吞咽训练法。其有助于增强食管上括约肌（UES）开放的肌肉力量，通过强化口舌及舌根的运动范围，增加 UES 的开放；增加 UES 开放的前后径；减少下咽腔食团内的压力，使食团通过 UES 口时阻力减小，改善吞咽后食物残留和误吸；注意：颈椎病、颈部运动受限（如一些头/颈部癌症的患者）、有认知功能障碍以及配合能力差的患者应慎用。

③ 气管保护手法训练：是一组旨在增加患者口、舌、咽等结构本身运动范围，增强运动力度，增强患者对感觉和运动协调性的自主控制，避免误吸、保护气管的操作训练方法。气管保护手法主要包括：保护气管的声门上吞咽法及超声门上吞咽法，增加吞咽通道压力的用力吞咽法，延长吞咽时间的门德尔松手法等。上述各种方法旨在帮助自主控制某方面的吞咽机制，但侧重点不同，适应

证及原理见表 3-6-2。

表 3-6-2　气管保护方法适应证及作用

气道保护方法	适应证	作用
声门上吞咽法	声带关闭减少或延迟	保持随时屏气常可在吞咽前或吞咽中关闭声带
	咽期吞咽延迟	在其延迟之前或延迟时关闭声带
超声门上吞咽法	气管入口关闭减少	努力屏气使杓状软骨向前倾斜，在吞咽之前或吞咽时关闭屏气管入口
用力吞咽法	舌根向后的运动减少	用力增加舌根后部运动
门德尔松手法	喉运动减少	喉的运动可开启食管上括约肌，延长和保持喉上升的时间，延长食管上括约肌开放的时间
	吞咽不协调	促进咽吞咽的正常化

④ 生物反馈训练：在尝试吞咽的过程中，使用表面肌电生物反馈可帮患者维持并提高吞咽能力。与此同时，患者通过渐进的吞咽来获得即刻语音反馈。在进行一系列食团吞咽和气道保护训练的同时，使用生物反馈可以明显提高吞咽训练的疗效。

⑤ 代偿性吞咽治疗：可提高咽喉结构运动功能。常用的方法包括口咽活动度训练、行为学方法等。口咽活动度训练包括：改善口面肌群运动，目的是增强口轮匝肌、颊肌、咬肌等口面肌功能及运动协调性，加强闭口能力，减少流涎，增强口腔对食团的控制；增强舌运动，目的是增强聚合食团能力，食团控制，防止食团过早通过口腔，引起吞咽前误吸；增强吞咽反射，目的是防止吞咽反射减弱/消失/延迟造成的吞咽前吸入；声带内收训练，目的是增强声带闭锁肌功能。达到屏息时声带闭合；增强喉上抬能力，目的是保证喉入口闭合，增大咽部空间，增强使食管上括约肌开放的被动牵引力；咽收缩训练，目的是改善咽闭合功能，增强清咽能力。行为学方法是通过体位、头位调整，不改变患者吞咽生理的情况下，改变食物通过的路径，来改善患者的吞咽障碍的方法。使用这些方法需要患者具有遵从复杂指令的能力和加强的肌肉运动。对于理解力差或易于疲劳的患者不适宜。具体采用何种方法，应在进行 VFSS 全面评价后再选择适宜的方法。

（2）导管球囊扩张术。采用机械牵拉的方法，使得环咽肌张力、收缩性和（或）弹性正常化，促进食管上括约肌生理性开放，解决环咽肌功能障碍导致的吞咽困难，称之为扩张技术。常用的治疗方法包括在内镜或无内镜引导下，用探条、导丝引导的聚乙烯扩张器、充气气囊或充水球囊、水银扩张管对环咽肌进行扩张。其中充气气囊或充水球囊扩张治疗方法操作简单，安全实用。

（3）呼吸训练技术。呼吸训练是通过指导患者学会呼吸控制并运用有效呼吸模式，使吸气时胸腔扩大，呼气时胸腔缩小，促进胸腔运动，改善通气功能及协调功能的方法。其训练目的是建立正确的口、鼻呼吸模式，改善呼吸功能。尽可能恢复有效的腹式呼吸，增强咳嗽运动，清除气道内分泌物，减少气道刺激因素，保持呼吸道通畅和卫生。增加咳嗽技巧的有效性。建立正常的呼吸与吞咽协调模式及预防并发症。采用呼吸放松训练和口鼻呼吸分离训练方法改善呼吸方式异常；生理腹式呼吸训练、缩唇呼吸、快速用力呼气法、缓慢平稳呼气法、诱发呼吸训练法、咳嗽训练改善呼吸支持不足；吞咽气管保护机制训练，适用于吞咽时吸气或呼气不协调的患者；利用生理呼吸控制，来协调吞咽时的呼吸暂停。

6. 排尿障碍的康复治疗

除了药物治疗外，清洁间歇导尿是最为常用的一种能有效预防感染、防止肾积水等并发症的方法。其次须注意排尿意识及排尿手法的训练。

（1）排尿意识训练：每次导尿时嘱患者做正常排尿动作，使协同肌配合以利于排尿反射的形成。

（2）排尿手法训练：可通过牵拉阴毛、挤压阴茎、刺激肛门、轻叩耻骨上区或骶尾部等，引发急迫性膀胱、反射性膀胱逼尿肌收缩，诱发排尿。

7. 精神心理康复治疗

脑炎及脑膜炎患者除具有一般患者的心理变化外，还有因脑部受损的部位、范围和程度不同，或者是由于长期的疾病、用药及功能障碍引起的社会偏见等原因，易于出现精神心理问题，表现为忧愁、悲观、失望、焦虑、淡漠、迟钝、兴致索然、失眠、企图自杀等。另外，由于患者大脑皮质功能紊乱，使高级神经系统对情感释放失控，使患者情绪极不稳定，只要有轻微的刺激常会引起激动、发脾气或伤感、哭泣或呆笑，对其生活质量造成很大负面影响，甚至导致自杀。精神心理问题是由疾病、环境和社会因素多方面导致的，因此需要及早针对疾病、心理问题、社会生活因素进行综合干预。

（1）排除诱因。如电解质紊乱、营养不良、癫痫、睡眠障碍、感染加重、低血糖、药物（如镇静药、抗高血压药物等）均可引起躁动。注意分析，给予排除。

（2）注重环境管理：保持病房安静，如果可能，去掉有可能引起伤害刺激的导管、引流管，限制不必要的声音，限制探视者数量等。避免患者自伤或伤害他人，允许患者情感宣泄。尽可能固定专人护理及治疗。在减少破坏性行为方面，保持一致性。如同一环境里治疗，对行为给予一致反应，每天同时间、同地点给予相同的治疗。

（3）心理干预及康复：不要刻意隐瞒病情，帮助他们正确认识疾病，须采用相应药物和心理治疗。心理治疗可采用精神上的安慰、支持、劝解、保证、疏导和环境调整等，并对患者进行启发、诱导和引导式教育，帮助他们认识疾病。常用的方法有认知疗法、个别心理治疗、暗示治疗、行为治疗与生物反馈等。

（4）行为干预：听音乐、弹琴、绘画、书法、做手工、心理咨询、利用聚会的形式交流等可一定程度上稳定患者的情绪，保持健康的生活方式。不必过度限制外出活动，会加重自我封闭和焦虑抑郁等心理障碍的发生，从而影响生活质量；适当的、有陪护的户外集体活动有利于改善注意力、调节情绪。

（六）后遗症期的康复治疗

此期患者不同程度地留有各种后遗症，如痉挛、挛缩畸形、共济失调、姿势异常等。康复治疗的目的是继续训练和利用残余功能，防止功能退化，并尽可能改善患者的周围环境条件以适应残疾，争取最大限度的日常生活自理。同时进行职业康复训练，使患者尽可能回归社会。可以在家庭、社区继续进行维持性康复训练。使用必要的辅助器具（如手杖、步行器、轮椅、矫形器等），以补偿患肢的功能。进行日常生活能力的训练，如做饭、洗碗、洗衣、整理卫生、购物、自我安全管理（金钱、危险品等）、公共交通工具的利用、公共设施的利用等。社会参与能力的培养，如处理人际关系、交流沟通能力等。对家属进行指导，提供福利政策、房屋改造等方面的指导和建议。改造家庭环境及可能的社区环境以适应患者完成日常生活活动的需要，如门槛和台阶改坡道，蹲式便器改坐式便器，厕所及浴室加扶手等。对于癫痫患者，须注意对其不适合的工作给予更改建议，如飞行、商业潜水、高空作业、驾驶等，针对患者的思想顾虑及时疏导。

【康复结局】

1. 中枢神经系统感染患者预后估计

中枢神经系统感染多数预后良好，但少数仍遗留有后遗症及死亡风险。

由病毒引起的中枢神经系统感染一般都有自限性，除单纯疱疹病毒性脑炎、流行性乙型脑炎等之外多无并发症。单纯疱疹病毒性脑炎起病凶险，进展快，死亡率较高，存活患者中多数可出现神经、精神系统后遗症，如认知下降、性格行为改变、言语障碍等；流行性乙型脑炎可致脑实质广泛病变而常常遗留有后遗症。EV71感染引起的重症手足口病所导致的脑干脑炎多数预后不良，患者需要长期呼吸机辅助呼吸，休克和肺水肿的风险较高，一旦发生，死亡率可达90%。

由于疫苗接种的实施，由细菌引起的中枢神经系统感染在发达国家的死亡率已低于10%，但在发展中国家仍有较高的死亡率和后遗症发生率。其中，由肺炎链球菌引起的死亡率最高，可达

19%~37%。年轻患者常常死于神经系统并发症，而老年患者主要死于全身并发症。存活下来的患者中，有50%的患者遗留有长期的神经系统后遗症，包括认知障碍、耳聋、癫痫等。

由结核分枝杆菌引起的中枢神经系统感染与治疗介入的时间及方案、结核分枝杆菌的耐药性、发病年龄有关。如早期合理治疗，则可完全治愈；若患者年龄太小，早期未及时诊断治疗，或病变太严重，则仍有15%~36%的病死率，且可遗留多种功能障碍，儿童可出现智力低下。

由真菌如新型隐球菌引起的脑膜炎由于早期难以被诊断且病情迁延，缺乏有效治疗，多数患者预后不良，极个别可自愈。

2. 中枢神经系统感染患者康复过程

病毒性脑炎大多具有自限性，病程一般不超过3周。随着特异性抗HSV药物的应用，单纯疱疹病毒性脑炎的死亡率下降，但存活的患者中约2/3存在功能障碍，少数成为植物状态。5%~20%的流行性乙型脑炎患者可出现痴呆、失语、瘫痪、癫痫、精神障碍等后遗症。细菌性脑膜炎患者若治疗延误6 h以上则出现功能障碍如听力损伤、癫痫的概率增加。结核性脑膜炎若早期合理治疗可不遗留功能障碍，少数延误治疗、年龄太小或重症患者可遗留肢体瘫痪、失语、智力低下等后遗症。新型隐球菌性脑膜炎则有较高的致死率和致残率。多数患者在急性期时入院，此时病情可能尚不稳定，不能配合进行主动锻炼，此时应注意保持良肢位的摆放、保持关节活动范围、注意营养和皮肤管理等，以防因肺炎、深静脉血栓、压疮等而延误康复进程，在急性期、恢复期介入规范的康复治疗后功能障碍可不同程度恢复。多数患者经治疗出院后可完全回归家庭和社会，但瘫痪、癫痫、认知障碍等可能持续终生，因此需要做好从院内康复过渡，把康复训练贯穿于家庭日常生活中。

3. 中枢神经感染疾病患者康复结局

中枢神经系统感染患者的神经功能障碍与病变累及部位、发病至接受治疗的时间、病原菌的毒力、康复介入的时间、患者身体状况及基础疾病状况、年龄、并发症、家庭及生活环境情况等密切相关。神经功能障碍涉及运动、认知、语言、精神等多个方面，其恢复程度直接决定了患者的生存质量。随着现代神经康复医学理论的飞速发展、康复手段的不断更新，大部分存在神经功能障碍的患者，可以通过具有针对性的康复训练，使其神经功能障碍尽快减轻到最低程度或得到代偿，回归家庭和社会。植物状态患者也可降低并发症的发生率，延长寿命，以期为创新性技术的发明和应用争取一定的时间。此外，随着文明的发展，社会已逐步展现出各种人性化设计及人文关怀以更加照顾到功能障碍患者的需求，如设立自动轮椅扶梯、专用停车场、提供专属工作岗位等，以方便患者更好地回归生活、社区与社会。

【健康教育】

中枢神经系统感染有一定的致死和致残风险，需要做好预防宣教工作。一级预防：防止致残性功能障碍的发生，疫苗能够预防许多病原体引起的神经系统严重疾病，如脊髓灰质炎、结核感染、疱疹性脑炎、腮腺炎、脑膜脑炎、流脑及乙型脑炎等，所以应普及疫苗接种，按照国家要求及时接种疫苗如卡介苗、肺炎链球菌疫苗等。每年的4月24日为"世界脑膜炎日"，可借此机会向社会普及脑膜炎、脑炎等相关知识，改善生活环境，提高免疫力，控制传染源，避免交叉感染，加强传染病的监测。二级预防：出现不明原因发热、咽痛、头痛等症状应提高警惕，早就医。若出现高烧不退、喷射状呕吐、剧烈头痛，应立即就医，避免延误，医生早期诊断、早期治疗，若出现功能障碍，早期康复治疗介入，这样能够有助防止并发症，减少后遗症。三级预防：当残疾已经发生，则应积极开展康复治疗，避免加重并发展为严重功能障碍。在此阶段，患者和家属应明确康复的目的是回归家庭和社会，应把康复训练贯穿到家庭日常生活中，保证患者在家庭得到长期、专业、合理的训练，需要做好终身训练的准备。予以家庭及社会支持，减轻及克服残疾的影响，提高患者的生活和社会适应能力。

（郑　凯）

第四章　神经免疫疾病

第一节　自身免疫性脑炎

【概述】

自身免疫性脑炎（autoimmune encephalitis，AE）是一类由自身免疫机制介导的针对中枢神经系统抗原产生免疫反应所导致的脑炎，临床主要表现为精神行为异常、认知功能障碍和急性或亚急性发作的癫痫等。自身免疫性脑炎占所有脑炎病例的10%~20%，其中以抗N-甲基-D-天冬氨酸受体（N-methyl-D-aspartate receptor，NMDAR）脑炎最为常见，约占所有自身免疫性脑炎病例的80%，其次为抗富含亮氨酸胶质瘤失活1蛋白（leucine rich glioma inactivated 1，LGI1）抗体相关脑炎、抗γ-氨基丁酸B型受体（GABABR）相关脑炎。这些脑炎主要累及边缘系统。

【典型病例】

病例为西安国际医学中心医院于2020年1月4日收治的一名突触蛋白-3α IgG阳性自身免疫性脑炎患者。

患者男性，56岁，因"发热10 d，认知功能下降伴抽搐5 d"入院。10 d前，患者受凉后出现发热，体温波动在38.5 ℃左右，伴咳嗽、浑身乏力，自行口服退热药及阿莫西林等药物治疗，症状未见明显好转；5 d前，家属发现患者反应迟钝，主要表现为不认识熟人、近事记忆力下降，当天突发意识丧失，双眼上翻，口角向右抽动伴双上肢屈曲、双下肢强直抽搐，约2 min后抽搐自行停止。于当地县医院完善头颅CT未见异常，腰穿提示压力280 mmH$_2$O，细胞数和生化正常，给予对症处理后转至西安市某三甲医院，完善头颅MRI示双侧海马旁回及海马区异常信号。按照中枢神经系统感染和痫性发作给予抗病毒、抗感染、脱水等对症治疗3 d，患者意识逐渐好转，可简单言语，但间断有烦躁不安，出现反复咬唇、吞咽、吹气、咬食被单等异常行为。入院查体：体温38.3 ℃，脉搏88次/min，呼吸20次/min，血压170/94 mmHg，意识清楚，主动言语减少，粗测记忆力、理解力、定向力、计算力下降，双上肢屈曲样肌张力增高，以右上肢为主，余神经系统体格检查未见异常。住院次日再次出现发作性咀嚼动作、意识丧失伴四肢强直抽搐，发作期间大汗、心率和呼吸增快，每次持续1~5 min不等，发作间期意识不清，按照癫痫持续状态给予静脉药物抗癫痫后，患者仍有右下肢节律性阵挛样发作、右腓肠肌痉挛、足趾徐动样不自主运动。

入院后完善辅助检查：床旁视频脑电图示爆发-抑制背景脑电图，临床发作时颞、枕、额区发现异常放电。腰穿脑脊液细胞数、生化均正常，甲状腺功能五项+甲状腺过氧化物酶抗体正常，肿瘤标志物神经元特异性烯醇化酶18.18 ng/mL（正常值<16.30 ng/mL，1 ng/mL=1 μg/L），人类免疫缺陷病毒、梅毒阴性。复查头颅MRI示双侧海马旁回、海马及颞岛叶异常信号（图4-1-1）。

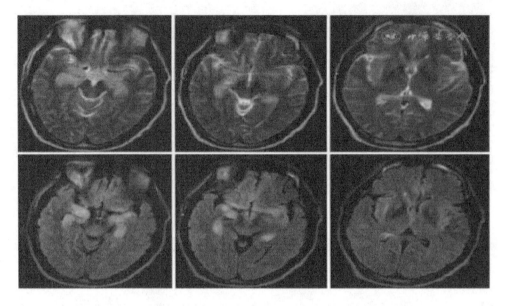

图 4-1-1　自身免疫性脑炎 T2WI 和液体衰减反转恢复序列高信号

北京海斯特医学检验实验室使用突触蛋白-3α 过表达的人胚肾 293 细胞进行基于细胞底物的实验（cell based assay，CBA），结果显示：患者血清和脑脊液与表达突触蛋白-3α 抗体的人胚肾 293 细胞发生反应，血清抗突触蛋白-3α 抗体 IgG 1∶100、脑脊液抗突触蛋白-3α 抗体 IgG 1∶3.2。基于组织底物的实验（tissue based assay，TBA）结果显示：患者血清与鼠小脑神经元存在免疫反应，对照组未见相应免疫反应。最终确诊为突触蛋白-3α 抗体介导的脑炎。

入院后次日开始给予甲泼尼龙 500 mg/d 以及对症抗感染、抗癫痫治疗，患者仍间断发热、发作性呼吸频率及心率增快，间断出现双上肢屈曲及双下肢强直样发作，发作间期右上肢肌张力增高，右下肢节律性阵挛样发作、右腓肠肌痉挛、伴足趾徐动样不自主运动。入院后第 5 d 联合给予静脉注射人免疫球蛋白 [0.4 g/（kg·d）] 治疗，治疗 1 d。患者夜间呼吸频率波动于 35~50 次/min，血氧饱和度波动于 88%~95%，间断出现四肢强直发作，给予气管插管，持续咪达唑仑泵入抗癫痫治疗后，患者呼吸、心率波动恢复到正常范围，家属经过商议后要求放弃治疗并自动出院，出院后患者死亡。

【诊断思路】

（一）病例特点及疾病临床表现

1. 病例特点

患者老年男性，急性起病，病前有前驱发热史，逐渐进展至认知功能减退、精神行为异常、难治性癫痫、自主神经功能障碍（心动过速、呼吸频率快），伴有口周、偏侧肢体不自主运动，经 CBA 检测抗突触蛋白-3α 抗体，结果显示血清和脑脊液弱阳性。进一步行 TBA，提示患者血清与鼠小脑神经元存在免疫反应，确诊为突触蛋白-3α 抗体脑炎。

2. 疾病临床表现

（1）前驱症状与前驱事件。抗 NMDAR 脑炎常见发热、头痛等前驱症状。抗 NMDAR 脑炎偶尔可以发生于单纯疱疹病毒性脑炎等中枢神经系统（central nervous system，CNS）病毒感染之后。

（2）主要症状。主要症状包括精神行为异常、认知障碍、近事记忆力下降、癫痫发作、言语障碍、运动障碍、不自主运动、意识水平下降与昏迷、自主神经功能障碍等。抗 NMDAR 脑炎的症状最为多样。一些 AE 患者以单一的神经或精神症状起病，并在起病数周甚至数月之后才进展出现其他症状。不自主运动在抗 NMDAR 脑炎中比较常见，可以非常剧烈，包括口面部的不自主运动、肢体震颤、舞蹈样动作，甚至角弓反张。抗 LGI1 抗体相关脑炎患者也可见肢体震颤和不自主运动。自主神经功能障碍包括窦性心动过速、泌涎增多、窦性心动过缓、低血压、中枢性发热、体温过低和中枢性低通气等，在抗 NMDAR 脑炎中相对多见。

（3）其他症状。

① 睡眠障碍：AE 患者可有各种形式的睡眠障碍，包括失眠、快速眼动睡眠期行为异常、日间过度睡眠、嗜睡、睡眠觉醒周期紊乱，在抗 NMDAR 脑炎、抗 LGI1 抗体相关脑炎、抗 IgLON5 抗体相关脑病中较常见。

② CNS 局灶性损害：相对少见，抗 NMDAR 脑炎可累及脑干、小脑等，引起复视、共济失调和肢体瘫痪等。

③ 周围神经和神经肌肉接头受累：神经性肌强直等周围神经兴奋性增高的表现见于抗 CASPR2 抗体相关莫旺综合征，抗 GABAR 抗体相关边缘性脑炎可以合并肌无力综合征，抗 DPPX 抗体相关脑炎常伴有腹泻。

（二）辅助检查

1. 脑脊液检查

脑脊液检查包括压力、细胞计数与细胞学、生化、寡克隆区带、合理的感染病原体检测。脑脊液异常包括白细胞增多（$>5×10^6/L$），脑脊液细胞学呈淋巴细胞性炎症，脑脊液寡克隆区带阳性。

2. 神经影像学或电生理检查

异常表现包括 MRI 边缘系统 T2 或 FLAIR 异常信号，单侧、双侧或其他区域的 T2 或 FLAIR 异常信号（非特异性白质改变和卒中除外），或 PET 边缘系统高代谢改变，或多发的皮质和（或）基底节的高代谢。脑电图异常：局灶性癫痫或癫痫样放电（位于颞叶或颞叶以外），弥漫或多灶分布的慢波节律。

3. 确诊实验

抗神经元表面抗原的自身抗体阳性。抗体检测主要采用间接免疫荧光（indirect immunofluorescence，IIF）法。根据抗原底物分为基于细胞底物的实验（CBA）与基于组织底物的实验（TBA）两种。CBA 采用表达神经元细胞表面抗原的转染细胞，TBA 采用动物的脑组织切片为抗原底物。CBA 具有较高的特异度和敏感度。应尽量对患者的配对的脑脊液与血清标本进行检测，脑脊液与血清的起始稀释滴度分别为 1∶1 与 1∶10。

4. 其他检查

其他包括肿瘤检查、多导睡眠监测、基因检测、神经病理学检查等。

（三）诊断依据、诊断步骤与定位定性诊断

1. 诊断依据

（1）患者的发病年龄和临床表现。

（2）结合影像学检查，如头颅 MRI 示双侧海马旁回、海马及颞岛叶异常信号；视频脑电图示爆发-抑制背景脑电图，临床发作时颞、枕、额区发现异常放电。

（3）确诊实验：经 CBA 检测抗突触蛋白-3α 抗体，结果显示血清和脑脊液弱阳性。进一步行 TBA，提示患者血清与鼠小脑神经元存在免疫反应。

2. 诊断步骤

（1）病史和临床表现。

（2）实验室及影像学检查。

（3）确诊实验。

3. 定位定性诊断

（1）定位：边缘系统。

（2）定性：自身免疫介导的中枢神经系统感染。

（3）诊断：突触蛋白-3α IgG 阳性自身免疫性脑炎。

（四）鉴别诊断

1. 感染性疾病

感染性疾病包括病毒性脑炎，例如单纯疱疹病毒性脑炎与流行性乙型脑炎等，神经梅毒、细菌、真菌和寄生虫所致的中枢神经系统感染、克雅病及免疫抑制剂或抗肿瘤药物相关的机会性感染性疾病。病毒性脑炎急性期脑脊液抗 NMDAR 抗体阴性。对抗神经元抗体阴性的边缘性脑炎，需要考虑单纯疱疹病毒性脑炎的可能，可试用阿昔洛韦抗病毒治疗。少数单纯疱疹病毒性脑炎患者在恢复期重新出现脑炎症状，此时脑脊液病毒核酸转阴而抗 NMDAR 抗体呈阳性，属于感染后 AE，病毒感染是 AE 的诱因之一。

2. 代谢性与中毒性脑病

代谢性与中毒性脑病包括 Wernicke 脑病、肝性脑病和肺性脑病等代谢性脑病，青霉素类或喹诺酮类等抗生素、化疗药物或免疫抑制剂等引起的中毒性脑病，放射性脑病，等等。

3. 桥本脑病

如果同时存在抗神经元表面蛋白抗体，则可视为确诊的 AE；如果其抗神经元抗体阴性，则可视为可能的 AE。

4. 中枢神经系统肿瘤

中枢神经系统肿瘤，尤其是弥漫性或多灶性的脑肿瘤，如大脑胶质瘤病、原发 CNS 淋巴瘤、转移癌等。

5. 遗传性疾病

遗传性疾病包括线粒体脑病、甲基丙二酸血症、肾上腺脑白质营养不良等。

6. 神经系统变性病

神经系统变性病包括路易体痴呆、多系统萎缩和遗传性小脑变性等。

【治疗】

AE 的治疗包括免疫治疗、对癫痫发作和精神症状的治疗、支持治疗、康复治疗。合并肿瘤者进行切除肿瘤等抗肿瘤治疗。

1. 免疫治疗

免疫治疗分为一线免疫治疗、二线免疫治疗和长程免疫治疗。一线免疫治疗包括糖皮质激素、静脉注射免疫球蛋白（IVIG）和血浆交换。二线免疫治疗药物包括利妥昔单抗与静脉用环磷酰胺，主要用于一线免疫治疗效果不佳的患者。长程免疫治疗药物包括吗替麦考酚酯与硫唑嘌呤等，主要用于复发病例，也可以用于一线免疫治疗效果不佳的患者和肿瘤阴性的抗 NMDAR 脑炎患者。对可能的 AE，也可酌情试用一线免疫治疗药物。

（1）糖皮质激素：一般采用糖皮质激素冲击治疗，方法为甲泼尼龙 1 000 mg/d，连续静脉滴注 3 d，然后改为 500 mg/d，静脉滴注 3 d。而后可减量为甲泼尼龙 40~80 mg/d，静脉滴注 2 周；或者改为口服醋酸泼尼松 1 mg/（kg·d），2 周（或者口服甲泼尼龙，按 5 mg 醋酸泼尼松＝4 mg 甲泼尼龙换算）；之后每 2 周减 5 mg。对于轻症患者，可以不采用冲击治疗而直接采用口服激素。口服激素总疗程为 6 个月左右。在减停激素的过程中需要评估脑炎的活动性，注意病情波动与复发。

（2）IVIg：根据患者体重按总量 2 g/kg，分 3~5 d 静脉滴注。对于重症患者，建议与激素联合使用，可每 2~4 周重复应用 IVIg。重复或多轮 IVIg 适用于重症 AE 患者和复发性 AE 患者。

（3）血浆交换：可与激素联合使用。在静脉注射免疫球蛋白之后不宜立即进行血浆交换。血浆交换可能难以作用于鞘内自身抗体合成。对于脑脊液抗体阳性而血清抗体阴性的病例，血浆交换疗效有待证实。

（4）利妥昔单抗：按 375 mg/m² 体表面积静脉滴注，每周 1 次，根据外周血 CD 阳性的 B 细胞水平，共给药 3~4 次，至清除外周血 CD2 细胞为止。如果一线治疗无显著效果，可以在其后 1~2

周使用利妥昔单抗。国外抗 NMDAR 脑炎患者采用利妥昔单抗的比例在 50% 以上。在国内，该药用于 AE 属于超说明书用药，需要尊重患者的自主决定权，履行知情同意与药事程序，并注意其加重感染的风险与不良反应。

（5）静脉注射环磷酰胺：按 750 mg/m² 体表面积溶于 100 mL 生理盐水静脉滴注，时间超过 1 h，每 4 周 1 次。病情缓解后停用。

（6）吗替麦考酚酯：口服剂量为 1 000~2 000 mg/d，至少 1 年。主要用于复发的患者，也可用于一线免疫治疗效果不佳的 AE 患者，以及肿瘤阴性的重症抗 NMDAR 脑炎患者。

（7）硫唑嘌呤：口服剂量为 100 mg/d，至少 1 年。主要用于预防复发。

2. 肿瘤的治疗

抗 NMDAR 脑炎患者一经发现卵巢畸胎瘤，应尽快予以切除。对于未发现肿瘤且年龄≥12 岁的女性抗 NMDAR 脑炎患者，建议病后 4 年内每 6~12 个月进行 1 次盆腔超声检查。AE 患者如果合并恶性肿瘤，应由相关专科进行手术、化疗与放疗等综合抗肿瘤治疗；在抗肿瘤治疗期间一般需要维持对 AE 的免疫治疗，并以一线免疫治疗为主。

3. 癫痫症状的控制

AE 发作一般对于抗癫痫药物反应较差。可选用广谱抗癫痫药物，如苯二氮䓬类、丙戊酸钠、左乙拉西坦、拉莫三嗪和托吡酯等。终止癫痫持续状态的一线抗癫痫药物包括地西泮静脉推注或咪达唑仑肌内注射；二线抗癫痫药物包括静脉用丙戊酸钠；三线癫痫药物包括丙泊酚与咪达唑仑。丙泊酚可用于终止抗 NMDAR 脑炎患者难治性癫痫持续状态。恢复期 AE 患者一般不需要长期维持抗癫痫药物治疗。需要注意的情况：奥卡西平可能诱发或加重低钠血症；抗 LGI1 抗体相关脑炎患者的特异性不良反应发生率较高，如果使用卡马西平、奥卡西平、拉莫三嗪等药物，需要特别注意不良反应。

4. 精神症状的控制

可以选用的药物有奥氮平、氯硝西泮、丙戊酸钠、氟哌啶醇和喹硫平等药物。需要注意药物对意识水平的影响和对锥体外系的不良反应等；免疫治疗起效后应及时减停抗精神病药物。

【预后】

AE 总体预后良好。80% 左右的抗 NMDAR 脑炎患者功能恢复良好（改良 Rankin 评分为 0~2 分）。早期接受免疫治疗和非重症患者的预后较好。重症抗 NMDAR 脑炎患者的平均重症监护病房治疗周期为 1~2 个月，病死率为 2.9%~9.5%，其中少数患者完全康复需要 2 年以上。抗 LGI1 抗体相关脑炎患者的病死率为 6%。抗 GABAR 抗体相关脑炎合并小细胞肺癌者预后较差。

AE 患者在症状好转或稳定 2 个月以上后重新出现症状，或者症状加重（改良 Rankin 评分增加 1 分及以上）则视为复发。抗 NMDAR 脑炎患者复发率为 12.0%~31.4%，可以单次复发或多次复发，复发的间隔时间平均为 5 个月，通常复发时的病情较首次发病时轻。肿瘤阴性患者和未进行二线免疫治疗的患者复发率高。

【病因及发病机制】

（一）病因

研究提示，肿瘤、感染及遗传因素与部分 AE 发病密切相关，它们是 AE 发病的重要诱因。

1. 肿瘤因素

AE 相关抗体最初在合并肿瘤的患者中被发现，其中最常见的肿瘤是卵巢肿瘤、小细胞肺癌和淋巴瘤。目前已有研究发现，在 18~45 岁的女性抗 NMDAR 脑炎患者中，合并卵巢畸胎瘤者达到 58%，但儿童或男性抗 NMDAR 脑炎患者很少合并肿瘤，50% 的抗 GABABR 抗体相关脑炎患者合并小细胞肺癌，64% 的抗 AMPAR 抗体相关脑炎患者合并小细胞肺癌、胸腺瘤或乳腺癌，5% 的抗 LGI1 抗体相关脑炎患者合并胸腺瘤。

2. 感染因素

CNS 病毒感染可诱发 AE。病毒性脑炎患者在病情恢复期出现病情反复或加重，除考虑病毒复燃外，须警惕继发 AE，应尽早完善已知的 AE 相关抗体（包括抗 NMDAR 抗体、抗 GABAAR 抗体、抗 AMPAR 抗体等）检测。若已知的 AE 相关抗体检测均为阴性，可采用基于大鼠脑组织切片为抗原底物的间接免疫荧光法来验证未知抗体的存在。如证实有 AE 相关抗体或除外病毒复燃，应尽早开始免疫抑制治疗以改善预后。

3. 遗传因素

人类白细胞抗原（human leukocyte antigen，HLA）是目前已知的人类基因组中最复杂、最具有多态性的基因系统，是人体对疾病易感的主要免疫遗传学成分，也是调控人体特异性免疫应答和决定疾病易感性个体差异的主要基因系统。据报道，多种 CNS 免疫性疾病（如重症肌无力、多发性硬化、Lambert-Eaton 肌无力综合征）的易感性与 HLA 基因多态性有关。HLA 基因多态性也与 AE 相关。

（二）发病机制

AE 可分为细胞免疫介导型及体液免疫介导型。

细胞免疫介导型 AE 中抗体多为 INAab 或 SYAab，提示合并某种肿瘤而其本身并不致病。体液免疫介导型 AE 中抗体多为 CSAb，其针对的靶抗原是参与神经元信号传导和突触延展性的细胞表面蛋白。多项动物实验发现，通过基因改造或药物拮抗剂改变同一蛋白功能所产生的综合征和 AE 患者表现的综合征非常相似。

CSAab 可能的致病机制包括：① 抗 N-甲基-D-天冬氨酸受体（N-methyl-D-aspartate receptor，NMDAR）-IgG 使神经元表面 NMDAR 交联并内化；② 抗富含亮氨酸胶质瘤失活蛋白 1（leucine-rich glioma-inactivated protein1，LGI1）-IgG 阻断蛋白-蛋白间相互作用，影响电压门控钾通道，致使 α-氨基-3-羟基-5-甲基-4-异唑酸受体（α-amino-3-hydroxy-5-methyl-4-isoxazolepropionic acid receptor，AMPAR）水平下降，进而影响神经元功能；③ 抗 γ-氨基丁酸 B 型受体（γ-amino butyric acid type B receptor，GABABR）-IgG 直接阻断受体 B1 亚单位。此外，CSAab 还能促进补体沉积和自然杀伤细胞激活，从而导致细胞死亡。

SYAab 往往通过影响神经递质释放产生症状。INAab 由于无法接触细胞内抗原，主要通过细胞毒性 T 细胞释放穿孔素和颗粒酶杀伤靶细胞而发挥致病效应，而抗体本身可能仅是一种附带效应。

【病理】

AE 在病理上主要表现为以淋巴细胞为主的炎性细胞浸润脑实质，并在血管周围形成套袖样改变，可伴有小胶质细胞激活及浆细胞脑膜浸润，而组织中出血坏死、病毒抗原、核酸及包涵体少见。根据主要受累部位的不同，AE 在病理上可以分为三型：灰质受累为主型、白质受累为主型和血管炎型。

【健康管理】

AE 任何年龄均可发病，无明显性别差异，急性或亚急性起病，可有复发。部分患者有前驱症状，如抗 NMDAR 脑炎常有发热、头痛等症状，或发生于单纯疱疹病毒性脑炎之后。有一些核心特征有助于识别 AE：多数患者出现近事记忆力减退、精神行为异常、意识水平下降、癫痫和局灶性神经功能缺损，亦可有不自主运动，睡眠障碍如失眠、异常睡眠活动和行为、睡眠呼吸暂停和过度睡眠，自主神经功能障碍如血压异常、心动过速和通气不足，胃肠症状如腹泻、胃瘫和便秘，周围神经兴奋性增高等。上述症状可能提示特定抗体和潜在肿瘤。

AE 是一种复杂的疾病，不同症状可能出现在不同时间且强度水平不同，使其容易与其他疾病相混淆，通常需要多个学科之间的协作来进行有效的诊断和治疗。早期诊断和积极治疗可显著改善预后，延迟诊断和治疗会导致永久性脑损伤和生命损失。

AE 患者出院后通常须进行长期免疫抑制治疗，并需要定期进行肿瘤筛查。

（王　瑞　郝永岗）

第二节　脱髓鞘疾病

一、多发性硬化

【概述】

多发性硬化（multiple sclerosis，MS）是一种以中枢神经系统（CNS）炎性脱髓鞘病变为主要特点的免疫介导性疾病，病变主要累及白质。其病因尚不明确，可能与遗传、环境、病毒感染等多种因素相关。MS 病理上表现为 CNS 多发髓鞘脱失，可伴有神经细胞及其轴索损伤，MRI 上病灶分布、形态及信号表现具有一定特征性。MS 病变具有时间多发（DIT）和空间多发（DIS）的特点。

MS 好发于青壮年，女性更为多见，男女患病比例为 1∶1.5～1∶2。CNS 各个部位均可受累，临床表现多样。其常见症状包括视力下降、复视、肢体感觉障碍、肢体运动障碍、共济失调、膀胱或直肠功能障碍等。临床分型包括复发缓解型 MS（RR-MS）、继发进展型 MS（SP-MS）、原发进展型 MS（PP-MS）、进展复发型 MS（PR-MS）。

【典型病例】

病例为河北医科大学第二医院于 2019 年 5 月 29 日收治的一名 MS 患者。

患者男性，48 岁，因"反应迟钝，言语减少 1 个月"入院。患者于 1 个月前无明显诱因出现反应迟钝，表现为应答减少，打字出错，后出现肢体乏力，表情淡漠，极少回应，说话偶有颠三倒四。就诊于当地医院，MRI 示脑内组织多发异常强化灶，考虑炎性病变，腰穿外送寡克隆区带（OB）血与脑脊液均阴性，24 h IgG 合成率在正常范围，血寄生虫全套阴性。诊断急性播散性脑脊髓炎，后予甲泼尼龙冲击治疗，效果欠佳。复查头颅 MRI 示双侧大脑半球多发异常信号，考虑感染性病变，对比之前检查强化减低。入院体格检查：体温 36.7 ℃，脉搏 80 次/min，呼吸 20 次/min，血压 126/74 mmHg，一般内科体格检查未见明显异常。神经系统体格检查：神志清，不语，有注视，缄默，情感反应淡漠，定向力、计算力欠合作，语言、行为均无交流。体格检查不配合。智力评定不能完成。双侧瞳孔等大等圆，对光反射灵敏。额纹及鼻唇沟对称，余脑神经体格检查欠合作。四肢可见自主活动，肌张力正常，腱反射（++），病理征未引出，脑膜刺激征阴性。既往糖尿病 20年，高血压 5 年，30 余年前有被狗咬伤史，24 h 内行狂犬疫苗接种，4 年前再次被狗咬伤，24 h 左右行狂犬疫苗接种，否认肝炎、结核等病史。

入院后完善辅助检查。血常规：中性粒细胞 0.777%，淋巴细胞 0.186%，嗜酸性粒细胞 0.001%，血红蛋白 111 g/L，血小板计数 110×10^9/L；尿常规：葡萄糖（++），尿蛋白（+）；大便培养：菌群失调，有酵母样真菌生长；红细胞沉降率为 22 mm/h。血生化、凝血常规、便常规、甲状腺功能 4 项、术前 4 项、自身抗体、风湿 4 项、抗角质蛋白抗体、男性肿瘤全项、真菌 D-葡聚糖、病毒系列均为阴性。脑脊液 IgG 合成率 12.3 mg/d（-9.9～3.3 mg/d），血清及脑脊液寡克隆区带阴性，抗 MOG 抗体 IgG 阴性，脑脊液蛋白 1.1 g/L。脑脊液细胞学示：脑脊液可见 12 个淋巴细胞，13 个单核细胞，3 个嗜中性粒细胞。脑脊液二代测序检测阴性。头颅 MRI 示：双侧大脑半球多发异常信号，弥散受限，符合脱髓鞘病变表现，感染继发？结合临床检查结果(图 4-2-1)，不排除脱髓鞘病变。认知筛查：认知异常（欠合作），简易智力状态检查量表（MMSE）8 分，蒙特利尔认知评估量表（MoCA）2 分，画钟检测 0 分。脑电图示中度异常，基本节律 9 Hz，各导联混有大量中高幅 3~7 Hz 慢波及较多低幅 18~28 Hz 快波，尤以前头部导联为著。

立体定向脑活检病理报告：少许脑白质组织，伴局灶髓鞘脱失、散在的泡沫细胞聚集及显著的胶质细胞增生、微囊变，可见多量的肥胖型星形细胞，免疫组化（NF）染色显示病变区轴索保留，未见明确血管周淋巴套袖形成，结合病史、影像学、特殊染色及免疫组化等不排除脱髓鞘病变（非活动期）。特殊 Luxol Fast Blue 染色：局灶髓鞘脱失。免疫组化结果：CD68（+），GFAP（+），IDH1（-），NeuN（-），NF（+），Ki-67（+1%），MAP-2（-），Olig-2（少许+），IDH-1（-），ATRX（+），p53（-），MGMT（+），抗酸病理（-）。

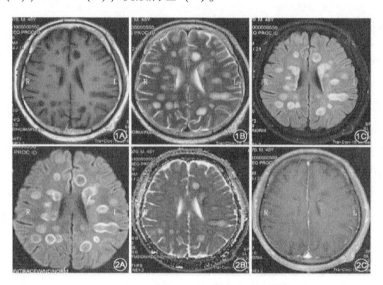

1A、1B、1C：侧脑室旁 MS 病灶呈圆形或椭圆形，中心区为圆核状长 T1、长 T2、低 FLAIR 信号，核的外周环以稍长 T1、稍长 T2、高 FLAIR 信号为主，称为"膏药征"或"融冰征"；2A、2B、2C：侧脑室旁多发圆形或类圆形病灶，有些已融合，有些病灶 DWI 上中心呈低信号，其 ADC 值升高，外周为环形的高信号，其 ADC 值相对减低，考虑为急性期，有些病灶 DWI 上外周环形高信号边界稍模糊。

图 4-2-1　临床检查结果

给予患者甲泼尼龙琥珀酸钠冲击，丙种球蛋白，吗替麦考酚酯，鞘内注射氨甲蝶呤。治疗 4 个月后复查，MRI 显示颅内脑质多发异常信号，较前病变范围程度明显减轻（图 4-2-2）。患者认知明显提高，MMSE 17 分（治疗前 8 分），MoCA 13 分（治疗前 2 分），画钟检测 0 分（治疗前 0 分）。患者能主动讲笑话，可进行简单的生活自理，可简单购物等。

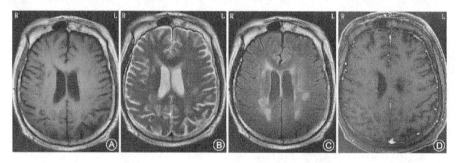

脑室旁、皮层及皮层下病灶明显减少，D 图增强 MRI 已无强化。

图 4-2-2　患者治疗 4 个月后随访 MRI 结果

【诊断思路】

（一）病例特点及疾病临床表现

1. 病例特点

患者中年男性，急性起病，主要表现为认知障碍，头颅 MRI 呈空间多发性病变，图 4-2-2-C 证实时间多发性，脑脊液 IgG 鞘内合成增高，脑组织病理提示脱髓鞘病变。

2. 疾病临床表现

绝大多数患者在临床上表现为空间和时间多发性。空间多发性是指病变部位多发，时间多发性是指缓解-复发的病程。少数病例在整个病程中呈现单病灶征象。由于 MS 患者大脑、脑干、小脑、脊髓可同时或相继受累，故其临床症状和体征多种多样，主要特点如下。

（1）肢体无力。最多见，大约 50% 的患者首发症状包括一个或多个肢体无力。运动障碍一般下肢比上肢明显，可为偏瘫、截瘫或四肢瘫，其中以不对称瘫痪最常见。腱反射早期正常，以后可发展为亢进，腹壁反射消失，病理反射阳性。

（2）感觉异常。浅感觉障碍表现为肢体、躯干或面部针刺麻木感，异常的肢体发冷、蚁走感、瘙痒感，尖锐、烧灼样疼痛及定位不明确的感觉异常。疼痛感可能与脊髓神经根部的脱髓鞘病灶有关，具有显著特征性。亦可有深感觉障碍。

（3）眼部症状。常表现为急性视神经炎或球后视神经炎，多为急性起病的单眼视力下降，有时双眼同时受累。眼底检查早期可见视乳头水肿或正常，以后出现视神经萎缩。约 30% 的病例有眼肌麻痹及复视。眼球震颤多为水平性或水平加旋转性。病变侵犯内侧纵束引起核间性眼肌麻痹，侵犯脑桥旁正中网状结构导致一个半综合征。

（4）共济失调。30%~40% 的患者有不同程度的共济运动障碍，但 Charcot 三主征（眼震、意向性震颤和吟诗样语言）仅见于部分晚期 MS 患者。

（5）发性症状。指持续时间短暂、可被特殊因素诱发的感觉或运动异常。发作性的神经功能障碍每次持续数秒至数分钟不等，频繁、过度换气、虑或维持体某种姿势可诱发，是 MS 比较特征性的症状之一。强直痉挛、感觉异常、构音障碍、共济失调、癫痫和疼痛不适是较常见的 MS 发作性症状。其中，局限于肢体或面部的强直性痉挛，常伴放射性异常疼痛，亦称痛性痉挛，发作时一般无意识丧失和脑电图异常。被动屈颈时会诱导出刺痛感或闪电样感觉，自颈部沿脊柱放散至大腿或足部，称为莱尔米特征，是因屈颈时脊髓局部的牵拉力和压力升高、脱髓鞘的脊髓颈段后索受激惹引起。

（6）精神症状。在 MS 患者中较常见，多表现为抑郁、易怒和脾气暴躁，部分患者出现欣快、兴奋，也可表现为淡漠、嗜睡、强哭强笑、反应迟钝、智力低下、重复言语、猜疑和被害妄想等。可出现记忆力减退、注意力损害。

（7）其他症状。膀胱功能障碍是 MS 患者的主要痛苦之一，包括尿频、尿急、尿潴留、尿失禁，常与脊髓功能障碍合并出现。此外，男性 MS 患者还可出现原发性或继发性性功能障碍。

（8）临床孤立综合征（CIS）。CIS 定义为因首次发生的中枢神经系统脱髓鞘事件所导致的一组临床综合征，临床上既可表现为孤立的视神经炎、脑干脑炎、脊髓炎或某个解剖部位受累后的症状和体征（通常不包括脑干脑炎以外的其他脑炎），亦可出现多部位同时受累的复合临床表现。常见的有视力下降、肢体麻木、肢体无力、大小便障碍等；病灶特点表现为时间上的孤立；且临床症状持续 24 h 以上。

（9）身体免疫性疾病 MS 尚可伴有周围神经损害和多种其他自身免疫性疾病，如风湿病、类风湿综合征、干燥综合征、重症肌无力等。MS 合并其他自身免疫性疾病是机体的免疫调节障碍引起多个靶点受累的结果。

（二）辅助检查

1. 脑脊液（CSF）检查

（1）CSF 单个核细胞数：轻度增高或正常，一般在 $15 \times 10^6/L$ 以内，约 1/3 急性起病或恶化的病例可轻至中度增高，通常不超过 $50 \times 10^6/L$，约 40% MS 病例 CSF 蛋白轻度增高。

（2）IgG 鞘内合成检测：CSF-IgG 指数是 IgG 鞘内合成的定量指标，70% 以上 MS 患者增高。

CSF-IgG 寡克隆区带（OB）是 IgG 鞘内合成的定性指标，OB 阳性率可达 95% 以上。应同时检测 CSF 和血清，只有 CSF 中存在 OB 而血清缺如，且 OB 检测需要用等电聚焦法检测方视为有效，才支持 MS 诊断。

2. 诱发电位检查

包括视觉诱发电位（VEP）、脑干听觉诱发电位（BAEP）和体感诱发电位（SEP）等，50%~90% 的 MS 患者可有一项或多项异常。

3. MRI 检查

MRI 检查可识别无临床症状的病灶，使 MS 诊断不再只依赖临床标准。可见大小不一类圆形的 T1 低信号、T2 高信号，常见于侧脑室前角与后角周围、半卵圆中心及胼胝体，或为融合斑，多位于侧脑室体部，视神经可见水肿、增粗；脑干、小脑和脊髓可见斑点状不规则 T1 低信号及 T2 高信号斑块；病程长的患者多数可伴脑室系统扩张、脑沟增宽等脑白质萎缩征象。

4. 脑组织病理检查

中枢神经系统白质内多发性脱髓鞘斑块为 MS 的特征性病理改变，多发于侧脑室周围、脊髓、视神经的白质。镜下急性期可有病灶充血水肿，以淋巴细胞为主，病灶内大多数髓鞘可被破坏，伴或不伴轴索损伤。

（三）诊断依据、诊断步骤与定位定性诊断

1. 诊断依据

（1）患者发病年龄和临床表现。

（2）结合辅助检查：头颅 MRI 符合 DIS 和 DIT，脑脊液 IgG 鞘内合成增高。

（3）脑组织病理提示脱髓鞘病变。

2. 诊断步骤

（1）年龄、起病形式、临床表现和病程发展。

（2）实验室及影像学检查。

（3）排除其他病因。

3. 定位定性诊断

（1）定位：脑室旁，皮层及皮层下。

（2）定性：炎性脱髓鞘疾病。

（3）诊断：MS，高血压，糖尿病。

（四）鉴别诊断

1. 原发性中枢神经系统淋巴瘤

原发性中枢神经系统淋巴瘤是一种罕见的恶性淋巴瘤，占原发性颅内肿瘤的 2%，占非霍奇金淋巴瘤的 1%，其中以弥漫性大 B 细胞淋巴瘤多见，好发于免疫缺陷患者，典型原发性中枢神经系统淋巴瘤多发生于幕上脑深部、邻近脑室，表现为单发或多发病变，形态可规则，T1WI 呈等或稍低信号，T2WI 及 T2FLAIR 呈等或稍低信号；增强扫描时因为血脑屏障破坏而表现为均匀环形强化，典型病例可出现"握拳样""团块状"强化，可见"尖角征"等特征性改变。激素治疗可使肿瘤缩小，症状减缓，且效果明显。

2. 多发结核瘤

结核性脑膜炎通常会侵犯蛛网膜或者软脑膜，当侵犯脑实质时可出现结核瘤，常见的起病表现为头痛、发热、恶心、呕吐、意识障碍等，伴有脑膜刺激征，CSF 呈混杂细胞学反应，MRI 上也可出现多发环靶征样结节或病灶，T2 环靶征的形成，由内向外：高-低-高-低（液化坏死-干酪-炎性肉芽-纤维组织）。而病灶多位于脑内灰白质交界处和基底节区，少数位于颅底，分布特点符合经动脉的血源性播散。

3. 进行性多灶性白质脑病

进行性多灶性白质脑病是一种进行性亚急性脱髓鞘疾病，因 JC 病毒激活而导致局灶性或多灶性神经功能缺损，一般发生于细胞免疫反应缺陷患者。MRI 表现为 T2/FLAIR 高信号，主要累及皮层下及脑室旁白质，额顶叶为著，有较轻的占位效应。病理特征：重度脱髓鞘并见肿胀的少突胶质细胞，伴或不伴广泛或局限性血管周围明显的炎性反应浸润。

4. 同心圆硬化

同心圆硬化又称 Balo 病，是一种罕见的中枢神经系统炎性脱髓鞘疾病，具有特异性病理改变，即病灶内脱髓鞘带与部分保留髓鞘，故称为同心圆硬化。头颅 MRI 具有典型的特征性改变：在白质区可见洋葱头样或树木年轮样黑白相间类圆形病灶，脱髓鞘区在 T1WI 上呈低信号环，在 T2WI 及 FLAIR 上呈高信号，正常髓鞘区在 T1WI、T2WI 及 FLAIR 上。病理检查提示髓鞘保留区与髓鞘丢失区交替出现，脱髓鞘带中可见小血管周围淋巴细胞浸润并形成血管套。

5. 急性播散性脑脊髓炎（ADEM）

ADEM 是广泛累及脑和脊髓白质的急性炎症性脱髓鞘疾病，通常发生在感染后、出疹后或疫苗接种后，常起病急，病情危重，合并脑病。其病理特征为多灶性、弥散性髓鞘脱失，病灶多围绕在静脉周围，血管周围有炎性细胞浸润形成血管套袖。临床上常与首次发作的急性 MS 难以区分，有文献表明，从病理角度考虑，静脉周围脱髓鞘常考虑 ADEM，而融合性脱髓鞘常考虑 MS。

6. 视神经脊髓炎谱系病（NMOSD）

MS 和 NMOSD 同属于中枢神经炎性脱髓鞘疾病，两种疾病的临床表现也有很多相似之处。2004 年以前，NMOSD 一直被作为 MS 的亚型，直到 2004 年水通道蛋白抗体的发现，两个疾病才被区分开。MS 患者有单眼或双眼视力下降或视野缺损，但急性期后视力和视野功能恢复比 NMOSD 的患者要好；与 NMOSD 患者相比，MS 患者的脊髓病灶要小于 NMOSD，病变节段大多少于 2 个脊髓节段，病灶往往偏于脊髓的一侧，脊髓少有水肿及增粗的表现，所以 MS 脊髓受累的相关症状要轻于 NMOSD。

【治疗】

MS 的治疗主要分为急性期治疗、缓解期治疗（修饰治疗）、对症治疗和康复治疗。

1. 急性期治疗

MS 的急性期治疗以减轻症状、缩短病程、改善残疾程度和防治并发症为治疗目标。

（1）糖皮质激素。

治疗原则：大剂量、短疗程。成人从每天 1 g 开始，共 3~5 d。如临床神经功能缺损明显恢复，可直接停用；如临床神经功能缺损恢复不明显，可改为口服醋酸泼尼松或泼尼松龙 60~80 mg，1 次/d，每 2 d 减 5~10 mg，直至减停，原则上总疗程不超过 3~4 周。治疗过程中应常规补钙、补钾、抑酸护胃等预防不良反应。

（2）血浆置换。

血浆置换为二线治疗。急性重症或对激素治疗无效者可于起病 2~3 周内应用 5~7 d 的血浆置换。

（3）免疫球蛋白（IVIG）。

IVIG 一般不作为首选药，仅用于妊娠或哺乳期妇女不能应用激素治疗的成人患者或对激素治疗无效的儿童患者。推荐用法为：静脉滴注 0.4 g/(kg·d)，连续 5 d 为 1 个疗程。

2. 缓解期治疗

MS 缓解期治疗以控制疾病进展为主要目标，推荐使用免疫修饰（DMT）治疗。

（1）注射用重组人 β-1b 干扰素。

注射用重组人 β-1b 干扰素为 DMT 中的一线治疗药物，可减少 CIS 和 RR-MS 患者临床复发和

MRI 病灶活动，改善 RR-MS 患者残疾程度。治疗原则：早期、序贯、长期。推荐用法：推荐剂量为 250 μg，皮下注射，隔日 1 次。起始剂量为 62.5 μg，皮下注射，隔日 1 次，以后每注射 2 次后，增加 62.5 μg，直至推荐剂量。应注意预防注射部位皮肤局部坏死、流感样症状、白细胞减少等不良反应。

（2）特立氟胺。

特立氟胺为一线 DMT 口服治疗药物，也是目前国内上市的唯一的 DMT 口服药物。特立氟胺可有效降低 CIS 患者转化为临床确诊的 MS（CDMS）的风险，降低复发或新发 MRI 病灶的风险。治疗原则：早期、长期。推荐用法：我国 CIS 患者推荐 14 mg，口服，1 次/d。常见不良反应为腹泻、呕吐、转氨酶升高。

（3）米托蒽醌。

米托蒽醌为第一个被美国 FDA 批准用于治疗 MS 的免疫抑制剂。推荐用法：$8 \sim 12 \text{ mg/m}^2$，静脉注射，每 3 个月 1 次，疗程不宜超过 2 年。米托蒽醌可以减少 RR-MS 患者的复发率，延缓 RR-MS、SP-MS 和 PR-MS 患者的疾病进展，其主要不良反应为心脏毒性和白血病。

（4）单克隆抗体。

① 那他珠单抗：可明显减少残疾进展风险和 MRI 病灶数量，其主要风险为可导致进行性多灶性白质脑病（PML）。② 阿仑珠单抗：已确诊的复发型 MS 患者（RR-MS 和有复发的 SP-MS 患者）可给予阿仑珠单抗治疗。其主要不良反应为输液反应、感染和自身免疫性疾病。除上述 2 种单克隆抗体，尚有达利珠单抗和奥瑞珠单抗等单克隆抗体。

3. 对症治疗

在 MS 的发病过程中，常有肢体麻木、疼痛、乏力、焦虑及抑郁等症状，需要对症治疗。① 痛性痉挛：最为常见，可加用卡马西平、替扎尼定、加巴喷丁、巴氯芬等药物治疗。② 慢性疼痛、感觉异常等：可加用阿米替林、普瑞巴林、选择性 5-羟色胺及去甲肾上腺素再摄取抑制剂（SNRI）及去甲肾上腺素能与特异性 5-羟色胺能抗抑郁类药物（NaSSA）治疗。③ 焦虑、抑郁：可应用选择性 5-羟色胺再摄取抑制剂、SNRI、NaSSA 类药物及心理治疗。④ 乏力、疲劳：可加用莫达非尼、金刚烷胺治疗。⑤ 震颤：可应用盐酸苯海索、盐酸阿罗洛尔等药物治疗。⑥ 膀胱直肠功能障碍：配合药物治疗或借助导尿等处理。⑦ 性功能障碍：可应用改善性功能药物等治疗。⑧认知障碍：可应用胆碱酯酶抑制剂等治疗。

【预后】

急性发作后患者至少可部分恢复，但复发的频率和严重程度难以预测。提示预后良好的因素包括女性、40 岁以前发病、单病灶起病、临床表现视觉或感觉障碍、最初 2~5 年的低复发率等，出现锥体系或小脑功能障碍提示预后较差。尽管最终可能导致某种程度功能障碍，但大多数 MS 患者预后较乐观，约半数患者发病后 10 年只遗留轻度或中度功能障碍，病后存活期可长达 20~30 年，但少数可于数年内死亡。

【病因及发病机制】

1. 病毒感染与自身免疫反应

MS 病因及发病机制迄今不明，MS 与儿童期接触的某种环境因素如病毒感染有关，曾高度怀疑一些病毒如 EB 病毒、人类疱疹病毒 6 型、麻疹病毒、人类嗜 T 淋巴细胞病毒 I 型，但从未在 MS 患者脑组织证实或分离出病毒。

目前的资料支持 MS 是自身免疫性疾病。MS 的组织损伤及神经系统症状被认为是直接针对髓鞘抗原的免疫反应所致，如针对自身髓鞘碱性蛋白（MBP）产生的免疫攻击，导致中枢神经系统白质髓鞘的脱失，临床上出现各种神经功能的障碍。

分子模拟学说认为患者感染的病毒可能与 MBP 或髓鞘少突胶质细胞糖蛋白（MOG）存在共同

抗原，即病毒氨基酸序列与 MBP、MOG 等神经髓鞘组分的某段多肽氨基酸序列相同或极为相近。推测外界病原体感染机体后体内激活 T 细胞并生成相应抗体，在攻击外界病原体的同时，其可与神经髓鞘多肽片段发生交叉免疫反应从而导致脱髓鞘病变。

2. 遗传因素

MS 有明显的家族遗传倾向，子代可同时患病，约 15% 的 MS 患者有一个患病的亲属。患者的一级亲属患病风险较一般人群高 12~15 倍。MS 遗传易感性可能受多数微效基因的相互作用影响，与 6 号染色体组织相容性抗原 HLA-DR 位点相关。

3. 环境因素

MS 发病率随纬度增高而呈增加趋势，离赤道越远发病率越高，南北半球皆然。这提示日照减少和维生素 D 缺乏可能会增加患 MS 的风险。MS 高危地区包括美国北部、加拿大、冰岛、英国、北欧、澳洲的塔斯马尼亚岛和新西兰南部，患病率为 40/10 万或更高。赤道国家发病率小于 1/10 万，亚洲和非洲国家发病率较低，约为 5/10 万。我国属于低发病区。

【病理】

MS 病理特点为炎性脱髓鞘，进展阶段主要病理为神经元变性。病理可见中枢神经系统白质内多发性脱髓鞘斑块，多位于侧脑室周围，伴反应性神经胶质增生，也可有轴突损伤。病变可累及大脑白质、视神经、脊髓、脑干和小脑。脑和脊髓冠状切面肉眼可见较多粉灰色分散的形态各异的脱髓鞘病灶，大小不一，直径为 1~20 mm，以半卵圆中心和脑室周围，尤其是侧脑室前角最多见。镜下可见急性期髓鞘崩解和脱失，轴突相对完好，少突胶质细胞轻度变性和增生，可见小静脉周围炎性细胞（单核、淋巴和浆细胞）浸润。病变晚期轴突崩解，神经细胞减少，代之以神经胶质形成的硬化斑。

【健康管理】

我国 MS 患者普遍确诊周期长，47% 的患者不能被立即确诊，38% 的患者被误诊为其他疾病。MS 好发于 20~40 岁的中青年人群，年轻女性更多见，要警惕的症状有肢体无力、视力障碍、感觉异常、共济失调、疲乏、认知损害、膀胱或直肠功能障碍等。

MS 是终身性疾病，但就像高血压、糖尿病等慢性病一样，只要通过长期的正确治疗，患者仍能有效控制病情复发率和进展，回归正常的生活。除了长期服药、定期复诊、注意药物相关副作用之外，在生活上还要积极康复锻炼，避免温度过高的热水澡或强烈阳光下的高温暴晒，保持心情愉快、作息规律、适当运动、补充维生素 D 等。

二、视神经脊髓炎谱系病

【概述】

视神经脊髓炎（neuromyelitis optica, NMO）是一种免疫介导的以视神经和脊髓受累为主的中枢神经系统炎性脱髓鞘疾病，病因主要与水通道蛋白 4 抗体（AOP4-IgG）相关，临床上多以严重的视神经炎（optic neuritis, ON）和纵向延伸的长节段横贯性脊髓炎（longitudinally extensive transverse myelitis, LETM）为特征表现。

传统概念的 NMO 被认为病变仅局限于视神经和脊髓。随着深入研究发现，NMO 的临床特征更为广泛，包括一些非视神经和脊髓表现。这些病变多分布于室管膜周围 AOP4 高表达区域，如延髓最后区、丘脑、下丘脑、第三和第四脑室周围、脑室旁、胼胝体、大脑半球白质等。AQP4-IgG 的高度特异性进一步扩展了对 NMO 及其相关疾病的研究。临床上有一组尚不能满足 NMO 诊断标准的局限形式的脱髓鞘疾病，可伴随或不伴随 AQP4-IgG 阳性，例如，单发或复发性 ON（ON/r-ON）、单发或复发性 LETM（LETM/r-LETM）、伴有风湿免疫疾病或风湿免疫相关自身免疫抗体阳性的 ON 或 LETM 等，它们具有与 NMO 相似的发病机制及临床特征，部分病例最终演变为 NMO。2007 年，温格查克（Wingerchuk）等把上述疾病统一命名为视神经脊髓炎谱系病（neuromyelitis optica spectrum disorders，NMOSD）。

2015 年，国际 NMO 诊断小组（IPND）制定了新的 NMOSD 诊断标准，取消了 NMO 的单独定义，将 NMO 整合入更广义的 NMOSD 疾病范畴中。自此，NMO 与 NMOSD 统一命名为 NMOSD，它是一组主要由体液免疫参与的抗原抗体介导的 CNS 炎性脱髓鞘疾病谱。在性别构成上，NMOSD 女性明显高发，女男患病比例高达（9～11）∶1。NMOSD 首次发病见于各年龄阶段，以青壮年居多，中位数年龄为 39 岁。NMOSD 常与一些自身免疫疾病如干燥综合征、系统性红斑狼疮、桥本氏病等发生共病现象。

【典型病例】

患者女性，35 岁，主因"视物重影伴行走不稳 1 个月，视力下降 9 d"于 2021 年 5 月 28 日入院。患者于 1 个月前晨起后出现视物重影，右侧水平凝视时明显，呈水平性，伴行走不稳；5 月 18 日出现右眼视物持续性右下视野黑影，5 月 20 日出现视物暗沉、模糊，5 月 21 日症状进一步进展，右眼仅存光感。5 月 27 日至我院眼科就诊，眼底提示右眼视乳头水肿伴出血。随后出现左眼视物模糊，至我科住院。入院查体：神志清，精神可，言语流利，对答切题；双侧瞳孔等大等圆，直径约 3 mm，对光反射迟钝，右眼仅存光感，左侧凝视时右侧快向性眼震，活动可，双侧鼻唇沟对称，伸舌居中。颈软，四肢肌力、肌张力正常，双侧腱反射对称，浅感觉未及异常，双侧指鼻稳准，直线行走不稳，Romberg 征睁眼闭眼均阳性，双侧 Babinski 征阴性。既往史无特殊。

入院后完善辅助检查：常规、生化、凝血、甲状腺功能、风湿免疫、感染八项、肿瘤指标均未见明显异常。腰穿测压 200 mmH$_2$O，脑脊液生化示蛋白 472 mg/L（正常 150～450 mg/L），常规、隐球菌、一般细菌培养及鉴定阴性。头颅平扫+增强 MR+CE-MRV：左侧小脑脚、两侧乳头体、脑干异常信号，视交叉增粗，右侧额叶缺血灶可能大，空泡蝶鞍，MRV 未见明显异常（图 4-2-3）。视觉诱发电位：双眼 P100 波幅下降，右眼 1.0 deg 潜伏期正常，15 min 潜伏期 2 次中 1 次异常；左眼 1.0 deg 潜伏期 2 次中 1 次异常，15 min 潜伏期 2 次中 1 次异常。外送血清及脑脊液脱髓鞘抗体及 OB：抗 AQP4 抗体 IgG 阳性（脑脊液 3.95 μ/mL，血清 12.57 μ/mL）。故考虑 NMOSD，给予患者甲泼尼龙琥珀酸钠冲击治疗。6 月 5 日患者视力较前恢复，但出现左侧味觉减退，屈颈时左颈部及肩背、左上肢刺痛感，左侧乳头平面以下感觉减退伴偏身僵硬感，查体示左侧乳头平面以下痛觉与温度觉减退，左侧腱反射减弱，莱尔米特征（Lhermitte sign）阳性。完善颈胸椎 MRI 平扫+增强：脑桥背侧、上颈髓及胸髓内多发异常信号（图 4-2-4）。予以激素逐渐减量，联合硫唑嘌呤免疫抑制治疗。患者症状逐渐好转，出院时视力恢复至可辨别五指，无明显行走不稳，左侧偏身僵硬感明显缓解。

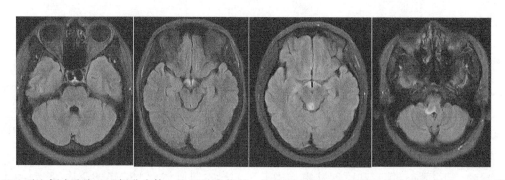

MRI 示左侧小脑脚、两侧乳头体、脑干异常信号，视交叉增粗，右侧额叶缺血灶可能大，空泡蝶鞍，MRV 未见明显异常。

图 4-2-3　MRI 和 MRV 检查结果

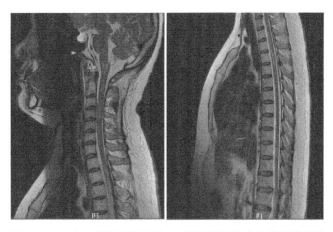

图 4-2-4　平扫+增强脑桥背侧、上颈髓及胸髓内多发异常信号

【诊断思路】

（一）病例特点及疾病临床表现

1. 病例特点

患者中青年女性，急性起病，主要表现为视神经、脑干、小脑、脊髓受累的症状；头颅和脊髓MRI 提示左侧小脑脚、乳头体、脑桥、上颈髓及胸髓内多发异常信号，视交叉增粗；血清及脑脊液抗 AQP4 抗体 IgG 阳性；视觉诱发电位见双眼 P100 波幅下降。

2. 疾病临床表现

NMOSD 有六组核心症候，其临床表现及影像学特点见表 4-2-1。NMOSD 患者视神经病变 MRI影像特征见图 4-2-5，脊髓病变见图 4-2-6，颅内病变见图 4-2-7。

表 4-2-1　NMOSD 的临床与 MRI 影像特征

疾病	临床表现	MRI 影像特征
ON	急性起病，迅速达峰。多为双眼同时或相继发病，伴有眼痛，视功能受损，程度多严重；视野缺损，视力明显下降，严重者仅留光感甚至失明	眼眶 MRI：病变节段多大于 1/2 视神经长度，视交叉易受累。急性期视神经增粗、强化，可合并视神经周围组织强化。缓解期视神经萎缩、变细，形成双轨征。也可以为阴性
急性脊髓炎	急性起病，多出现明显感觉、运动及大小便障碍。多有根性疼痛，颈髓后索受累可出现 Lhermitte 征。严重者可表现为截瘫或四肢瘫，甚至呼吸肌麻痹。恢复期易残留较长时期痛性或非痛性痉挛、瘙痒、大小便障碍等	脊髓病变长度多超过 3 个椎体节段，甚至可累及全脊髓。轴位多为横贯性，累及脊髓中央灰质和部分白质，呈圆形或"H"形，脊髓后索易受累。少数病变可小于 2 个椎体节段。急性期病变肿胀明显，可呈亮斑样、斑片样或线样强化，脊膜亦可强化。缓解期长节段病变可转变为间断、不连续信号，部分可有萎缩或空洞形成
极后区综合征	不能用其他原因解释的顽固性呃逆、恶心、呕吐，亦可无临床症候	延髓背侧为主，轴位主要累及最后区域，矢状位呈片状或线状长 T2 信号，可与颈髓病变相连
急性脑干综合征	头晕、复视、面部感觉障碍、共济失调，亦可无临床症候	脑干背盖部、四脑室周边、桥小脑脚；病变呈弥漫性、斑片状，边界不清
急性间脑综合征	嗜睡、发作性睡病、体温调节异常、低钠血症等，亦可无临床症候	丘脑、下丘脑、三脑室周边弥漫性病变，边界不清
大脑综合征	意识水平下降、高级皮层功能减退、头痛等，亦可无临床症候	不符合经典 MS 影像特征，幕上病变多位于皮层下白质，呈弥漫云雾状。可以出现点状、泼墨状病变。胼胝体病变 纵向可大于 1/2 全长，多弥漫，边界模糊。病变可沿锥体束走行，包括基底节、内囊后肢、大脑脚。少部分可为 ADEM 或 TDLs 表现，有轻度占位效应等

注：NMOSD，视神经脊髓炎谱系病；ON，视神经炎；ADEM，急性播散性脑脊髓炎；TDLs，肿瘤样脱髓鞘病变。

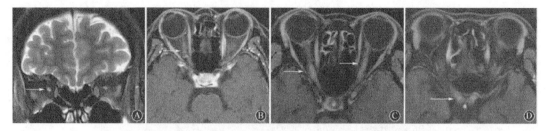

A：T2 像显示单侧 ON（箭头所示）；B：T1 增强像显示急性期视神经强化（箭头所示）；C：T1 增强像显示双侧 ON，病变节段>1/2 视神经（箭头所示）；D：T1 增强像显示病变累及视交叉（箭头所示）。

图 4-2-5　NMOSD 患者视神经病变 MRI 影像特征

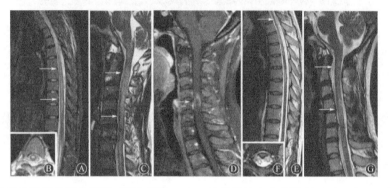

A、B：T2 像显示脊髓长节段损害（箭头所示，A），轴位像呈中央型损害（B）；C：T2 增强像显示脊髓长节段横贯性损害，急性期脊髓肿胀（箭头所示）；D：T1 增强像显示急性期病变明显强化（箭头所示）；E、F：T2 像显示慢性期脊髓变细、萎缩（箭头所示）；G：T2 像显示慢性期病变间断、不连续（箭头所示）。

图 4-2-6　NMOSD 患者脊髓病变 MRI 影像特征

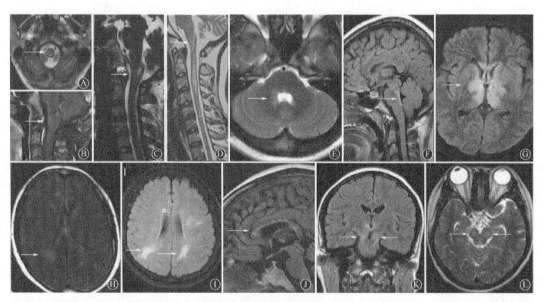

A：T2 像显示延髓病变；B：T1 增强像显示急性期延髓病变强化；C：T2 像显示最后区线状病变；D：T2 像显示最后区片状病变，与颈髓病变相连；E、F：T2 及 FLAIR 像显示第四脑室周围病变；G：FLAIR 像显示丘脑、下丘脑、第三脑室周围病变；H、I：FLAIR 像显示大脑半球病灶弥漫云雾状；J：FLAIR 像显示胼胝体弥漫病变；K、L：FLAIR 及 T2 像显示沿锥体束走行病变，累及大脑脚。

图 4-2-7　NMOSD 患者颅内病变 MRI 影像特征

（二）辅助检查

1. 影像学检查

MRI 检查特点见表 4-2-1。

2. 实验室检查

（1）AQP4-IgG 是具有高度特异性的诊断标志物，特异度高达 90%，敏感度约 70%。推荐使用基于细胞转染的免疫荧光技术（CBA）或流式细胞技术进行血清检测。酶联免疫吸附试验（ELISA）较为敏感，但特异度有所降低，不推荐作为确立诊断的检测方法，但纵向监测抗体滴度对疾病进展和治疗的评估有一定价值。

（2）脑脊液（CSF）压力多数正常；急性期白细胞多大于 $10 \times 10^6/L$，约 1/3 患者大于 $50 \times 10^6/L$，少数病例可达 $500 \times 10^6/L$，可见中性粒细胞及嗜酸性粒细胞增多。急性期生化：蛋白多明显增高，可大于 1 g/L，糖及氯化物多正常；约 20% 患者 CSF 特异性寡克隆区带阳性，IgG 明显增高。

（3）MOG-IgG 是 MOGAD 的生物诊断标志物，几乎不与 AQP4-IgG 同时阳性，具有重要鉴别诊断价值。推荐采用 CBA 法对血清及 CSF MOG-IgG 进行检测。需要注意的是，一些疾病急性期可表现为一过性 MOG-IgG 阳性，须结合临床进行解读。

（4）其他自身免疫抗体。约 50% AQP4-IgG 阳性的 NMOSD 患者合并其他自身免疫抗体阳性，常见有血清抗核抗体（ANAs）、抗 SSA 抗体、抗 SSB 抗体、甲状腺过氧化酶抗体（TPO）阳性等。

3. 视功能检查

（1）视敏度。视力多明显下降，严重患者残留视力小于 0.1，甚至全盲。

（2）视野。可单眼或双眼受累，表现为各种形式的视野缺损。

（3）眼底。慢性病变多有视神经萎缩，表现为视乳头苍白。

（4）视觉诱发电位（VEP）。多有明显异常，P100 波幅降低及潜伏期延长，严重者诱发不出波形。

（5）光学相干断层扫描（OCT）。多见较明显的视网膜神经纤维层厚度变薄。

（三）诊断依据、诊断步骤与定位定性诊断

1. 诊断依据

（1）患者发病年龄和临床表现。

（2）结合辅助检查：头颅和脊髓 MRI 符合炎性脱髓鞘病变；血清及脑脊液抗 AQP4 抗体 IgG 阳性；视力明显下降伴 VEP 双眼 P100 波幅下降。

2. 诊断步骤

（1）发病年龄和核心临床症状。

（2）影像学特征。

（3）生物标志物。

3. 定位定性诊断

（1）定位：视神经、脑干、小脑、脊髓。

（2）定性：炎性脱髓鞘疾病。

（3）诊断：NMOSD。

四、鉴别诊断

（1）CNS 炎性脱髓鞘病变：MOGAD、MS、ADEM、TDLs 等，NMOSD 与 MS 和 MOGAD 的鉴别诊断具体见表 4-2-2。

（2）系统性疾病：系统性红斑狼疮、白塞病、干燥综合征、结节病、系统性血管炎等。

（3）血管性疾病：缺血性视神经病、脑小血管病、脊髓硬脊膜动静脉瘘、脊髓血管畸形、亚急性坏死性脊髓病等。

（4）感染性疾病：结核病、AIDS、梅毒、布氏杆菌感染、热带痉挛性截瘫等。

（5）代谢中毒性疾病：中毒性视神经病、亚急性联合变性、肝性脊髓病、Wernicke 脑病、缺血缺氧性脑病等。

（6）遗传性疾病：Leber 视神经病、遗传性痉挛性截瘫、肾上腺脑白质营养不良等。

（7）肿瘤及副肿瘤相关疾病：脊髓胶质瘤、室管膜瘤、淋巴瘤、淋巴瘤样肉芽肿、脊髓副肿瘤综合征等。

（8）其他：颅底畸形、脊髓压迫症等。

【治疗】

NMOSD 的治疗分为急性期治疗、序贯治疗（预防复发治疗）、对症治疗和康复治疗。

1. 急性期治疗

治疗目标：减轻急性期症状、缩短病程、改善残疾程度和防治并发症。

治疗人群：有客观临床及影像发作证据的急性发作期患者。

（1）糖皮质激素。

甲泼尼松龙 1 g 静脉滴注，1 次/d，3~5 d；视病情减量至 500 mg 静脉滴注，1 次/d，3 d；240 mg 静脉滴注，1 次/d，3 d；120 mg 静脉滴注，1 次/d，3 d；改为泼尼松 60 mg 口服，1 次/d，5~7 d；50 mg 口服，1 次/d，5~7 d；顺序阶梯递减至中等剂量 30~40 mg/d 后，依据序贯免疫治疗药物起效时效快慢，逐步放缓减量速度，例如，每 2 周递减 5 mg，至 5~10 mg 口服，1 次/d，长期维持或停用。

（2）血浆置换（plasma exchange，PE）及免疫吸附（immunoadsorption，IA）。

PE 和 IA 用于高 AQP4-IgG 抗体滴度、重症、视功能损害严重、激素冲击疗效不佳或不耐受 IVMP 患者早期联合或辅助治疗。推荐用法：PE/IA，单次置换剂量以患者血浆容量的 1.0~1.5 倍为宜，隔日 1 次，2 周内重复 5~7 次。

（3）静脉注射人免疫球蛋白（intravenous immunoglobulin，IVIG）。

对激素冲击疗效不佳、合并感染、低免疫球蛋白血症及妊娠期患者可选择 IVIG 治疗，0.4 g/（kg·d），静脉滴注，连续 5 d 为 1 个疗程。

2. 序贯治疗（预防复发治疗）

治疗目标：预防复发，减少疾病反复发作导致的神经功能障碍累积。

治疗人群：适用于 AQP4-IgG 阳性以及 AQP4-IgG 未知或阴性、复发病程的 NMOSD 患者。确诊后尽早启动治疗，并坚持长程治疗。

（1）萨特利珠单抗（satralizumab）。

① 治疗人群：12 周岁以上儿童及成人 AQP4-IgG 阳性的 NMOSD 患者。

② 推荐用法：萨特利珠单抗 120 mg 皮下注射，首次先给予负荷剂量，第 0、2、4 周皮下注射；以后每 4 周重复皮下注射。

③ 注意事项：萨特利珠单抗耐受性良好，常见不良反应有鼻咽炎、头痛、上呼吸道感染、中性粒细胞轻度下降等。推荐在第一次用药前进行乙型肝炎病毒（HBV）和结核病筛查。在开始治疗的 1 年内，每 4 周定期监测肝功能及中性粒细胞。

（2）利妥昔单抗（rituximab，RTX）

① 推荐用法：① 国际方案为按体表面积 375 mg/m² 静脉滴注，每周 1 次，连用 4 周；或 1 000 mg 静脉滴注，共用 2 次（间隔 2 周）。② 国内方案为单次 500~600 mg 静脉滴注，或 100 mg 静脉滴注，1 次/周，连用 4 周，6~12 个月后重复应用。大部分患者治疗后可维持 B 淋巴细胞 6~8 个月。推荐监测 B 淋巴细胞亚群，若 CD19 或 CD20 阳性细胞比例>1% 或 CD27 阳性记忆性 B 淋巴细

胞比例>0.05%，则建议重复进行 RTX 注射治疗。

②注意事项：RTX 表现出可接受的耐受性，不良事件主要为输液相关的不良反应；RTX 开始静脉滴注速度要慢，输注前可应用对乙酰氨基酚、泼尼松龙以减少副反应；RTX 不良反应多见中性粒细胞减低，少部分患者出现低免疫球蛋白血症；对卧床患者，有继发严重感染可能，如卡氏肺孢子虫性肺炎。

（3）吗替麦考酚酯（mycophenolate mofetil，MMF）。

①推荐用法：1.0~2.0 g/d，口服。

②注意事项：MMF 依从性较好，副作用主要为胃肠道症状和继发感染机会。可监测 MMF 血药波谷及波峰浓度。

（4）硫唑嘌呤（azathioprine，AZA）

①推荐用法：按体重 2~3 mg/（kg·d），通常在 AZA 达到有效以后（4~5 个月）将泼尼松渐减量至小剂量长期维持。

②注意事项：AZA 的不良反应发生概率较高。常见不良反应有白细胞降低、肝功能损害、恶心呕吐等胃肠道副反应，可增加肿瘤风险。首次应用前可测定硫代嘌呤甲基转移酶（TMTP）活性或进行相关药物基因检测；推荐定期监测血常规和肝功能及 AZA 血药浓度。

（5）氨甲蝶呤（methotrexate）

①推荐用法：15 mg/周，单用或与小剂量泼尼松合用。

②注意事项：其耐受性和依从性较好。副作用主要有白细胞减少及继发感染。

（6）托珠单抗（tocilizumab）

①推荐用法：8 mg/kg，静脉输注，每 4 周重复 1 次。

②注意事项：托珠单抗可导致淋巴细胞减少、贫血和转氨酶升高。推荐在第一次用药前进行 HBV 和结核病筛查。在开始治疗的 1 年内，每 4 周定期监测肝功能及中性粒细胞。

（7）他克莫司（tacrolimus）

①推荐用法：2~3 mg/d，分 2 次空腹口服。

②注意事项：他克莫司可导致血糖升高、血镁降低、震颤、肝肾功损害以及罕见的骨髓抑制。推荐在第一次用药前进行 HBV 和结核病筛查。有条件时可监测他克莫司血药浓度，谷浓度在 4~10 ng/mL。

（8）环磷酰胺。

①推荐用法：600 mg 静脉滴注，1 次/2 周，连续 5 个月；600 mg 静脉滴注，每个月 1 次，共 12 个月。年总负荷剂量不超过 10~15 g。

②注意事项：主要副作用有恶心、呕吐、感染、脱发、性腺抑制、月经不调、停经和出血性膀胱炎。预防出血性膀胱炎可同时应用美司钠（uromitexan）注射，恶心和呕吐可适当应用止吐药对抗。白细胞减少时应及时减量或停用。

（9）米托蒽醌。

①推荐方法：按体表面积（10~12）mg/m² 静脉滴注，每个月 1 次，共 3 个月，后每 3 个月 1 次，再用 3 次，总量不超过 100 mg/m²。

②注意事项：主要副作用为心脏毒性和治疗相关的白血病。应用米托蒽醌治疗致使发生心脏收缩功能障碍、心功能衰竭和急性白血病的风险分别为 12%、0.4% 和 0.8%。使用时应注意监测其心脏毒性，每次注射前应检测左室射血分数（LVEF），若 LVEF<50% 或较前明显下降，应停用米托蒽醌。此外，因米托蒽醌的心脏毒性有迟发效应，整个疗程结束后，也应定期监测 LEVF。

（10）伊纳利珠单抗（inebilizumab，MEDI-551）

①推荐人群：AQP4-IgG 阳性的 NMOSD 患者。

② 推荐用法：初始负荷剂量，第 0、2 周 300 mg，静脉注射。以后每 6 个月重复静脉注射 300 mg。

③ 注意事项：常见不良事件为尿路感染、关节痛、输液反应、鼻咽炎、头痛和背痛，输液相关反应及感染发生率较低。推荐在第一次用药前进行 HBV 和结核病筛查。治疗期间监测免疫球蛋白水平。

（11）依库珠单抗（eculizumab）

① 推荐人群：AQP4-IgG 阳性的 NMOSD 患者。

② 推荐用法：推荐方案为第 0、2、3、4 周 900 mg，以后每 2 周 1 200 mg。采用静脉注射，输注时间控制在 25～45 min（欧盟）或 35 min（美国），每次注射后应继续监测患者 1 h。如果在给药期间发生不良事件，医师可自行决定减缓或停止输液，总输液时间不得超过 2 h。

③ 注意事项：有增加脑膜炎球菌和包裹性细菌感染的风险，推荐首次用药前 2 周接种脑膜炎球菌疫苗。常见不良反应是上呼吸道感染、头痛、鼻咽炎和恶心。

3. 应该避免应用的药物

一些治疗 MS 的药物，如 β 干扰素、芬戈莫德、那他珠单抗、阿伦单抗可能会导致 NMOSD 的恶化，不推荐应用。

4. 生育期患者应用免疫抑制剂的相关风险

NMOSD 患者妊娠期复发的概率与非妊娠期相似；分娩或流产后的 0～6 个月复发率显著升高。年龄较小、AQP4-IgG 滴度较高和治疗不足的患者发生妊娠相关疾病的风险较高。对于育龄期患者，激素及人免疫球蛋白是安全的，其他免疫抑制剂及单克隆抗体药物尚缺乏充足临床循证数据，不推荐或谨慎使用。

5. 对症治疗

（1）痛性痉挛。应用卡马西平、加巴喷汀、普瑞巴林、巴氯芬等药物。

（2）慢性疼痛、感觉异常。阿米替林、普瑞巴林、选择性 5-羟色胺及去甲肾上腺素再摄取抑制剂（SNRI）、去甲肾上腺素能与特异性 5-羟色胺能抗抑郁药物（NaSSA）。

（3）顽固性呃逆。应用巴氯芬。

（4）抑郁、焦虑。应用 SSRI、SNRI、NaSSA 类药物及心理治疗。

（5）乏力、疲劳。应用莫达非尼、金刚烷胺、氨力农（钾通道阻滞剂）。

（6）震颤。应用盐酸苯海索、盐酸阿罗洛尔等药物。

（7）膀胱直肠功能障碍。尿失禁可应用丙咪嗪、奥昔布宁、哌唑嗪、盐酸坦索罗辛等，尿潴留应导尿，便秘可用缓泻药，重者可给予灌肠处理。

（8）性功能障碍。改善性功能药物等。

（9）认知障碍。胆碱酯酶抑制剂等。

（10）肌张力增高。巴氯芬，肉毒毒素 A。

（11）其他。对于合并高胆固醇、高三酰甘油血症患者，推荐他汀类药物降脂治疗。

【预后】

NMOSD 为高复发、高致残性疾病，90% 以上患者为多时相病程，其中 40%～60% 的患者在 1 年内复发，90% 的患者在 3 年内复发；自然病程患者中，约 50% 患者在 5～10 年内遗留有严重的视力障碍和（或）肢体功能障碍、大小便障碍。

【病因及发病机制】

NMOSD 的确切病因和发病机制尚不明确，目前认为其是在遗传易感基础上，由环境因素作用影响自身免疫系统所致。AQP4-Ab 阳性患者病理生理机制已有较多阐述，其靶抗原为星形胶质细胞；在 AQP4-Ab 阴性患者中，约 20% 患者可检测到 MOG-Ab，其靶抗原为少突胶质细胞，两者存在不同的病理生理基础。

对于合并肿瘤的 NMOSD，既往多被认为是一种罕见病和一种常见病的共病，但近年来研究发现癌细胞可表达 AQP4，两者间可能存在直接的病理学联系。AQP4-Ab 可能由抗肿瘤的免疫反应产生，但不一定会出现 NMOSD 相关临床表现，其发病需要其他因素参与。

约 30% 的 NMOSD 患者在疾病首发或复发前经历过感染，感染可能是 NMOSD 自身免疫反应的触发因素，机制可能与分子模拟、AQP4 的免疫耐受性被打破或全身细胞因子反应引起免疫紊乱有关。

虽然典型的病例呈散发性，但也有报道显示约 3% 为家族型，且不同种族间发病率存在差异提示 NMOSD 发病与基因多态性有关。随着研究的深入，越来越多的基因被发现对 NMOSD 的发病具有保护或易感作用，但两者间确切的关系仍需进一步验证。

维生素 D 对细胞因子的产生、免疫细胞的发育和分化以及抗体的产生均有调节作用，其水平降低与 NMOSD 的疾病活动有关，可能参与了 NMOSD 的发病过程。肠道菌群结构的改变也被认为是诱发 NMOSD 的可能环境因素之一。此外，饮食习惯、生活方式、头部外伤史和流产等亦与 NMOSD 的发生存在相关性。

【病理】

AQP4-IgG 阳性患者 CNS 病变的特征是血管中心性 IgG 和 IgM 沉积，在血管周围最为突出，以及补体沉积和由巨噬细胞/小胶质、中性粒细胞、嗜酸性粒细胞、B 细胞和一些 T 细胞组成的细胞浸润。标志性的组织病理学诊断特征包括大量星形胶质细胞的丢失，少突胶质细胞和神经元的保留或继发性丢失，取决于病变的阶段和发作的严重程度。神经元和少突胶质细胞的继发性丢失是由于星形胶质细胞功能障碍和（或）旁观者炎症损伤所致。

【健康管理】

对于 NMOSD，早期确诊后针对急性加重迅速治疗，并针对复发问题进行预防性治疗是十分重要的。

NMOSD 一般呈急性或亚急性起病，分别在数天内和 1~2 个月内达到高峰。少数慢性起病者病情在数月内稳步进展，呈进行性加重。视神经损害表现：双眼同时或先后受累，眼球胀痛、视力下降、视力部分或完全丧失；视野缩小，也可出现偏盲或象限盲。脊髓损害表现：脊髓完全横贯性损害，双侧脊髓的运动、感觉和自主神经功能严重受损，运动障碍可迅速进展为截瘫或四肢瘫痪。因严重的脱髓鞘使神经冲动扩散，导致痛性痉挛发作、阵发性抽搐亦常见。其他症状：眩晕、面部麻木、眼震、头痛及体位性震颤、眼外肌麻痹、癫痫、共济失调、构音障碍及周围神经损害等。

如果出现以上相关症状，建议到正规医院进行检查，脑脊液检查、AQP4-IgG、血清自身免疫抗体检测、MRI、视觉诱发电位等检查有助于诊断和鉴别诊断。

为了尽量减少或预防复发，视神经脊髓炎患者在生活方面需要注意以下几点。

（1）尽量避免呼吸道、尿路和胃肠道感染等，感染是诱发视神经脊髓炎复发的危险因素之一。

（2）尽量避免减毒活疫苗的接种。

（3）尽量避免使体温升高，如发热、暴晒、汗蒸、泡温泉、洗桑拿浴等。

（4）和其他慢性病一样，NMO 患者需要科学、有计划、持之以恒地康复锻炼，保持适当户外阳光下活动，补充维生素 D 等。

（5）要避免过度劳累、情绪情感重大波动等。

（6）对于有睡眠障碍、情绪低落、焦虑情绪的患者，进行必要的抗焦虑、抗抑郁治疗对整体疾病的治疗是有积极作用的。

三、髓鞘少突胶质细胞糖蛋白抗体相关疾病

【概述】

抗髓鞘少突胶质细胞糖蛋白免疫球蛋白 G 抗体（anti-myelin oligodendrocyte glycoprotein-IgG，MOG-IgG）相关疾病（MOG-IgG associated disorders，MOGAD）是近年来提出的一种免疫介导的中枢神经系统炎性脱髓鞘疾病。目前研究认为，MOG-IgG 可能是 MOGAD 的致病性抗体，MOGAD 是不同于 MS 和 NMOSD 的独立疾病谱。MOGAD 在儿童发病率较高，性别差异不明显。MOGAD 可为单相或复发病程，主要症状包括 ON、脑膜脑炎、脑干脑炎和脊髓炎等。糖皮质激素治疗 MOGAD 有效，但患者常出现激素依赖而反复发作。多数 MOGAD 患者预后良好，部分遗留残疾。

目前尚无一种特发性炎性脱髓鞘疾病可囊括 MOGAD 的所有表现，仅从临床症状上来看，MOGAD 既可符合非典型 MS、AQP4-IgG 阴性 NMOSD、急性播散性脑脊髓炎（acute disseminated encephalomyelitis，ADEM）的诊断标准，又可表现为局限性的 ON 和横贯性脊髓炎（transverse myelitis，TM）。国内外学者对 MOGAD 的系列研究发现，MOGAD 具有区别于其他炎性脱髓鞘疾病的临床特征，且 MOG-IgG 滴度与 MOGAD 病情严重程度相关。

MOGAD 男女发病比例为 1∶1~1∶2。起病前可有感染或疫苗接种等诱因，诱因出现后 4 d 至 4 周内发病。MOGAD 可呈单相或复发病程，复发者可出现频繁发作。MOGAD 病灶可广泛累及 CNS，临床表现多样，包括 ON、脑膜脑炎、脑干脑炎、脊髓炎等，可为单一症状或以上症状的多种组合，这些症状的确认需要相应的影像学支持。

【典型病例】

患者女性，15 岁，学生。因"右眼视力下降伴头痛、肢体麻木 2 个月，左眼视力下降 2 周"入院。入院 2 个月前无明显诱因右眼视力下降，表现为颞侧视物遮挡，无明显眼痛，同时出现右侧头部剧烈头痛，口服布洛芬缓释胶囊后短时间缓解，但仍有间断反复头痛发作，其后出现左下肢麻木及虫噬异物感，伴一过性发热，体温最高 37.5 ℃，伴喷射样呕吐胃内容物 1 次；于当地医院行甘露醇对症治疗后头痛、呕吐逐渐缓解。右眼视力下降急性加重，最差视力至光感水平，并再次出现一过性发热，体温最高 38.2 ℃，伴上腹部及肩背部痛觉过敏，仍有左下肢麻木及虫噬感。

患者于外院住院治疗，做 MRI 检查（图 4-2-8）及腰穿显示：脑脊液蛋白偏高，氯化物及糖正常，细胞学示淋巴细胞及中性粒细胞为主的炎症，诊断为"病毒性脑膜脑炎"。予阿昔洛韦（0.5 mg/次，21 d）和小剂量地塞米松（10 mg/次，7 d；5 mg/次，7 d）治疗，出院时自觉上述症状完全缓解。入院 4 周前（外院出院第 3 d）再次出现右眼视力下降，迅速达峰至眼前手动，伴转眼痛，于当地医院接受阿昔洛韦、阿糖胞苷治疗（持续 3 周）。入院 2 周前出现左眼视力下降，2 d 达峰至眼前光感，于当地医院接受口服甲泼尼龙治疗（12 mg/次，1 次/d，11 d），自觉双眼视力逐渐改善。既往体健，否认相关家族史。

入院查体。视力：右眼 1 m 指数，左眼 10 cm 手动。双侧瞳孔对光反射存在，左侧相对性传入性瞳孔障碍（+）。Humphrey 视野：右眼视野无法检查，左眼鼻侧及颞上 3/4 视野缺损。眼底：双侧视盘边界不清（图 4-2-9）。余神经系统查体未见明显异常。

辅助检查：血人抗髓鞘少突胶质细胞糖蛋白 1∶100（++）（CBA 法），血 AQP4-Ab、MBP-Ab、Ig G4-Ab（−）；脑脊液 AQP4-Ab 及神经系统副肿瘤综合征相关抗体（−），寡克隆区带（−）；血常规及系统性自身免疫病相关指标等未见明显异常；入院后腰穿测压正常，脑脊液实验室检查示脱落细胞学检查（脑脊液）、常规、生化、革兰染色、抗酸染色、新型隐球菌荚膜抗原测定、结核分枝杆菌鉴定、24 h Ig G 鞘内合成率测定、病毒五项（弓形虫、风疹病毒、巨细胞病毒、单纯疱疹病毒 1 型及 2 型 Ig G 及 Ig M）未见明显异常。矫正视力：右眼 1 m 指数，左眼前指数；光学相干断层扫描检查：左眼视盘轻度水肿；视觉电生理检查：P-VEP 双侧波形未引出；F-VEP 双侧各波 P100 潜

伏期均中度延长，波幅在正常范围。脑 MRI 示：左侧侧脑室体旁、基底节区、视束走行区、左侧额叶皮层下白质区炎性脱髓鞘病变，右侧额叶皮层下白质区腔隙性软化灶，右侧视神经、视交叉右侧及左侧视神经眶内段多发异常信号伴强化。颈椎 MRI 示：C3—C7 椎体水平脊髓可见线样略长 T2 信号影，增强扫描可见异常强化影（图 4-2-10）。

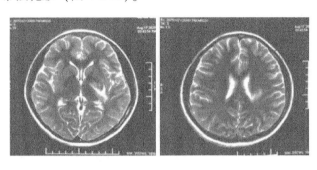

图 4-2-8　入院前 2 个月颅脑 MRI

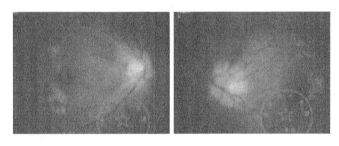

图 4-2-9　彩色眼底照相

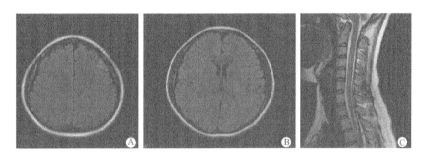

A、B：脑 MRI 多发脱髓鞘病灶；C：C3—C7 颈髓线样长 T2 影。

图 4-2-10　MRI

根据实验室检查及影像学检查结果，考虑为 MOG 抗体病。行静脉滴注人丙种球蛋白 0.4 g/（kg·d），连续应用 5 d 后，行激素大剂量冲击治疗及序贯减量治疗（1 000 mg/d 静脉滴注共 3 d，500 mg/d 静脉滴注共 3 d，后改为口服甲泼尼龙 44 mg/d，2 个月后减至 12 mg 时门诊随诊；配合补钙、补钾及保护胃黏膜治疗。出院 2 个月，双眼视力明显改善至右眼 0.8，左眼 0.6，无肢体麻木，仍在继续随访中。

【诊断思路】

（一）病例特点及疾病临床表现

1. 病例特点

患者青少年女性，急性起病，缓解、复发性病程，表现为双眼先后视力下降均迅速达峰、双上肢痛觉过敏、左下肢麻木，伴发热；MRI 示颅内多发脱髓鞘病灶；C3—C7 颈髓线样长 T2 影；眼底照相示双侧视神经盘水肿，盘周出血；血人抗髓鞘少突胶质细胞糖蛋白 1∶100（++）。

2. 疾病临床表现

MOGAD 临床表现存在年龄相关性特征，儿童多表现为 ADEM 样表型（ADEM、ADEM 相关性

ON、多时相 ADEM 和脑炎），而成人多表现为视神经-脊髓表型（ON、脊髓炎）和脑干脑炎。

（1）ON。ON 是 MOGAD 最常见的临床分型，在成年患者中视神经累及率可高达 90%。男女发病比例波动于 1∶2.8～1∶0.8 之间。MOGAD 相关的 ON（MOGAD-ON）患者常诉有比较明显的眼痛或眼球转动痛，常合并眼眶痛；急性期出现单眼或双眼视力急剧下降、视野缺损、色觉改变以及对比敏感度下降。发病部位可累及双侧视神经，特别是视神经前段，导致视乳头水肿多见（90%）。MOGAD-ON 常合并眼眶结缔组织受累，导致视神经周围炎。另外，MOGAD 患者视神经本身水肿明显。而在其他类型 ON，如 MS、NMOSD 相关的 ON，视神经水肿轻，且极少出现眼眶结缔组织受累。MOGAD-ON 的另一特点是复发率高，复发周期短，所以在复发性 ON 中 MOG-IgG 阳性更常见。研究显示，MOGAD 中 ON 复发率最高（64%），其次为脊髓炎（50%），同时伴有 ON 和脊髓炎的 MOGAD 最低（41%），儿童患者复发率低于青年，MOGAD-ON 的视功能预后较好。

（2）脑膜脑炎。除脑部局灶性定位症状外，意识障碍、认知障碍、行为改变或癫痫发作是 MOGAD 的常见脑部症状，可伴随脑膜炎症状。国内研究结果显示，MOGAD 出现癫痫的比例达 10.3%～24.0%，部分以癫痫为首发症状，或在病程中出现。12% 的 MOGAD 患者出现不同程度的脑膜受累表现，包括头痛、恶心、呕吐和脑膜刺激征等。存在脑膜炎表现的 MOGAD 常合并颅内压升高，脑脊液白细胞可超过 $100\times10^6/L$，并伴随 CSF 总蛋白水平上升。出现脑膜脑炎的 MOGAD 患者脑电图可有慢波表现。

（3）脑干脑炎。30% 的 MOGAD 可出现脑干脑炎表现。MOGAD 脑干脑炎的症状包括呼吸功能衰竭、顽固性恶心和呕吐、构音障碍、吞咽困难、动眼神经麻痹和复视、眼球震颤、核间性眼肌麻痹、面神经麻痹、三叉神经感觉迟钝、眩晕、听力丧失、平衡障碍等。同样，脑干脑炎必须有提示脱髓鞘病变的影像学证据。

（4）脊髓炎。MOGAD 出现脊髓炎者占 20%～30%。MOGAD 脊髓炎可为长节段性 TM，也可见短节段脊髓炎，可出现肢体乏力、感觉障碍和大小便障碍等自主功能症状。国外研究结果显示，MOGAD 脊髓炎累及腰髓和圆锥常见。脊髓炎后可残留括约肌和（或）勃起障碍。

（5）其他。已有 MOGAD 炎性脱髓鞘假瘤表现的报道。根据假瘤累及部位，患者可出现多种不同的临床表现。脑活组织检查显示，此型患者可有 T 细胞、巨噬细胞浸润和补体介导的脱髓鞘等病理改变。

（二）辅助检查

1. 实验室检查

（1）MOG-IgG 检测。MOG-IgG 是 MOGAD 的诊断生物学标志物。所有特发性炎性脱髓鞘患者血清和（或）CSF MOG-IgG 阳性率约为 6%。因 MOG-IgG 在外周血产生，故血清是首选的检测样品，CSF 检测仅提供补充信息。

血清 MOG-IgG 滴度与疾病活动性相关，在疾病急性期其滴度高于缓解期；此外，血清 MOG-IgG 滴度也与治疗状态相关，患者经免疫抑制或血浆置换治疗后其滴度下降。部分 MOGAD 患者为单相病程，MOG-IgG 可于症状恢复后消失。因此，对于临床高度怀疑 MOGAD 而 MOG-IgG 检测为阴性患者，建议在急性发作期、未治疗的间隔期或血浆置换治疗后 1～3 个月重新检测。

血清 MOG-IgG 滴度水平变化与临床病程相关。MOG-IgG 持续阳性的 MOGAD 患者更可能出现复发性病程，而 MOG 抗体滴度下降与单相病程相关。免疫调节治疗期间血清 MOG-IgG 可转化为阴性。因此，建议 MOGAD 患者发病后 6 个月和 1 年后复查 MOG-IgG，以指导治疗。

（2）CSF 检查。MOGAD 患者 CSF 常规检查指标可正常，50% 患者 CSF 中白细胞计数 $>5\times10^6/L$。CSF 蛋白水平也可升高。10% 的 MOGAD 患者 IgG 寡克隆区带阳性。

2. 影像学检查方法

（1）视神经 MRI。累及前部多见，包括视盘；长节段病灶多见，长度 20 mm 左右；视神经增粗明显，边缘模糊，明显和均匀强化；双侧多见。

（2）头颅 MRI。病灶分布不如 MS 具有特异性，两侧脑室旁白质区病灶多见，皮层、丘脑、海马病灶在 MOGAD 具有相对特异性，病灶亦可见于胼胝体、内囊和脑干、小脑。多发病灶常见，病灶绝大多数呈现斑片状。大病灶可类似于脱髓鞘假瘤样，中、小病灶一般数目不多。病灶可有或无强化，脑病或癫痫患者有时可出现软脑膜强化。

（3）脊髓 MRI。可出现长节段及短节段病灶，短节段病灶相对多见，横断面病灶可见于脊髓中央或周边，呈斑片状。脊髓病灶累及腰髓和圆锥常见。

3. 眼科检查

（1）眼底检查。MOGAD 急性期可发现显著视乳头水肿/乳头炎/视盘肿胀，而视盘表现正常的球后 ON 型比较少见。水肿发展迅速且严重的患者会出现视盘线状出血表现。随病程进展，水肿消退，大多数患者可观察到视盘苍白或视神经萎缩，视神经纤维厚度变薄明显。

（2）视野。MOGAD 患者急性期视野缩小，如治疗及时，多视力恢复较好，甚至完全无视野损伤。但重症及治疗不及时的患者会有视野残余损伤。

（3）视觉诱发电位。急性发作期由于受 ON 的影响，VEP 表现明显，P100 波潜伏期延迟，振幅降低程度与视神经受累的严重程度相关。

（4）光学相干断层扫描。虽然 MOGAD-ON 的视功能转归明显优于 NMOSD-ON，然而两者在视神经结构损伤方面却无显著差异，MOGAD-ON 患者急性发作后视盘周围视网膜神经纤维层（peri-papillary retinal nerve fiber layer，pRNFL）及视网膜节细胞-内丛状层复合体带（ganglion cell/inner plexiform，GCIP）出现明显变薄。此外，由于 MOGAD-ON 的复发率更高，随着复发次数的增加，pRNFL 有变薄趋势。值得注意的是，MOGAD-ON 存在隐匿性视神经萎缩现象，即患者无视功能恶化主诉，甚至视野也维持正常，然而在常规复诊中却检测出视神经纤维层变薄。这一现象在 NMOSD-ON 患者中未见报道。

（三）诊断依据、诊断步骤与定位定性诊断

1. 诊断依据

（1）患者发病年龄、临床表现和缓解、复发性病程。

（2）结合辅助检查：头颅和脊髓 MRI 符合炎性脱髓鞘病变；眼底照相示双侧视神经盘水肿，盘周出血；血人抗髓鞘少突胶质细胞糖蛋白 1：100（++）。

2. 诊断步骤

（1）发病年龄和临床表现：视神经炎、脊髓炎、脑炎或脑膜脑炎、脑干脑炎。

（2）与 CNS 脱髓鞘相关的 MRI 或电生理（孤立性 ON 患者的 VEP）检查结果。

（3）血清 MOG-IgG 阳性。

（4）排除其他诊断。

3. 定位定性诊断

（1）定位：视神经、脑膜、脑实质、脊髓。

（2）定性：炎性脱髓鞘性疾病。

（3）诊断：髓鞘少突胶质细胞糖蛋白抗体相关疾病。

（四）鉴别诊断

MOGAD 主要与常见的特发性炎性脱髓鞘疾病如 MS 和 NMOSD 进行重点鉴别（表 4-2-2）。

表 4-2-2　NMOSD 与 MS 和 MOGAD 的鉴别诊断

特征	MS	NMOSD（AQP4-IgG 阳性）	MOGAD
生物标志物	CSF 特异性 OCB 阳性	血清 AQP4-IgG 阳性	血清 MOG-IgG 阳性
女性∶男性	3∶1	（8~9）∶1	（1~2）∶1
常见发病年龄	30 岁左右	40 岁左右	儿童期较成人常见
病程	复发缓解型或慢性进展型	复发型多见	复发缓解型多见
临床表现	ON、部分性脊髓炎、脑干或小脑症状，认知功能障碍和累及其他 MS 典型脑区的症状	较严重 ON，LETM，极后区综合征，脑干综合征，急性间脑综合征，大脑综合征	复发性 ON，ADEM，脑炎或脑膜脑炎，视神经-脊髓炎
脑部 MRI	累及皮层/近皮层、脑室旁、幕下；病灶 3 mm-2 cm；呈卵圆形、圆形、Dawson 指状征；急性期环形或开环强化；煎蛋征	无脑部病变，或不符合经典 MS 病变；累及极后区、第四脑室、第三脑室、中脑导水管、丘脑下丘脑、胼胝体；病变弥漫、边界欠清	不符合经典 MS 病变 ADEM，累及皮层、丘脑、下丘脑、大脑脚、桥脑；急性期可伴有脑膜强化
脊髓 MRI	短节段病灶；偏侧部分性病变	长节段病变（多长于 3 个椎体节段）；颈段及颈胸段最多受累；轴位呈横贯性；急性期肿胀明显，亮斑样强化；慢性病变可见脊髓萎缩，病变可不连续，空洞	长节段病灶（长于 3 个椎体节段），部分短节段病灶，累及腰髓和圆锥；轴位呈横贯性
视神经 MRI	短节段或未见异常	病变长（长于视神经 1/2），视神经后段或视交叉易受累	病变长，视神经前段易受累
CSF 细胞增多	轻度（<50% 患者）	常见（>70% 患者）	常见（>70% 患者）
治疗	免疫调节剂	免疫抑制剂	免疫抑制剂
预后	致残率高，与疾病进展相关	致残率高，与高复发率和发作时恢复不良相关	致残率低，发作后恢复较好

【治疗】

（一）急性期治疗

主要药物及疗法包括激素、静脉注射大剂量免疫球蛋白（intravenous immunoglobulin，IVIG）和血浆置换（plasma exchange，PE）。

1. 激素

激素治疗有助于急性期 MOGAD 患者的神经功能恢复，推荐用法为大剂量冲击，缓慢阶梯减量，小剂量维持。成人甲泼尼龙 1 g 静脉注射，1 次/d，共 3~5 d；逐渐减量，改为泼尼松 60 mg 口服，1 次/d；递减至中等剂量 30~40 mg/d 时，依据免疫抑制剂起效快慢与之衔接，逐步放缓减量速度，如每 2 周递减 5 mg，至 10~15 mg 口服，1 次/d，长期维持，一般维持 6 个月至 1 年。需要注意部分 MOGAD 患者对激素依赖，减量过程中可出现病情再次加重。对这部分患者激素减量要慢，并可与免疫抑制剂联合使用。

2. IVIG

对大剂量激素冲击治疗疗效差的 MOGAD 患者，可试用 IVIG 治疗，剂量为 0.4 g/（kg·d），连续用 5 d 为 1 个疗程。

3. PE

PE 可能是激素和 IVIG 治疗失败后的一个选择。小样本研究显示，对激素治疗无效的 MOGAD 患者行 PE 后显示较良好的预后，但一些患者神经功能仅部分恢复。建议行 PE 治疗 5~7 次，每次置换血浆 1~2 L。临床应避免 PE 与 IVIG 同时使用。

（二）缓解期治疗

对于已出现复发的 MOGAD 患者应进行缓解期预防复发的治疗，对初次发作的 MOGAD 患者是否需要长期免疫调节治疗有待进一步观察，须根据患者受累部位、病情轻重、MOG-IgG 滴度和阳性持续时间等综合评估。不同免疫药物，包括小剂量激素、硫唑嘌呤、吗替麦考酚酯、利妥昔单抗和氨甲蝶呤等，可能会降低 MOGAD 患者的复发风险，特别是当治疗持续 3 个月以上时。但对 MS 有效的疾病修正治疗药物，如干扰素-β、醋酸格拉替雷和那他珠单抗等可能对 MOGAD 无效。

1. 小剂量激素维持治疗

10~15 mg/d 的泼尼松（或相等当量的其他口服激素）。治疗时间少于 3 个月的患者复发概率是治疗时间更长患者的 2 倍，因此建议小剂量激素维持治疗应超过 6 个月。

2. 硫唑嘌呤

按体质量 2~3 mg/(kg·d) 单用或联合口服泼尼松［按体质量 0.75 mg/(kg·d)］。一般于硫唑嘌呤起效后（4~5 个月）将泼尼松渐减量至小剂量以长期维持。

3. 吗替麦考酚酯

1~1.5 g/d 口服，由于吗替麦考酚酯需要数个月才能充分起效，因此联合使用的泼尼松需要缓慢减量。

4. 利妥昔单抗

按体表面积 375 mg/m² 计算剂量，第 1 d 及第 15 d 分别静脉注射。大部分患者利妥昔单抗治疗后 B 淋巴细胞消减可维持 6 个月，若 B 淋巴细胞再募集，可进行第 2 疗程治疗。

5. 氨甲蝶呤

15 mg/周单用或与小剂量激素合用，适用于不能耐受硫唑嘌呤副作用及经济条件有限的患者。

【预后】

尽管早期报道 MOGAD 常为单相病程，预后相对理想。近期有研究结果表明，MOGAD 有相当比例的患者有复发倾向，血清 MOG-IgG 滴度在复发期较缓解期增高。较大样本研究结果显示，80% 的患者呈多相病程，62.2% 的患者首次发作后完全恢复，40.6% 在随后发作中完全恢复，而在第 5 次复发时这一比例降低至 26.4%。71% 的患者需要应用免疫抑制剂干预治疗。此外有研究发现，高滴度 MOG-IgG 及抗体持续阳性的患者更易出现病情反复。由于治疗失败及复发可导致急剧的神经功能障碍，因此部分患者不仅需要急性期治疗，更需要以预防复发为目的的长程治疗。长程治疗药物包括激素、免疫抑制剂和生物制剂等。

【病因及发病机制】

MOGAD 的发病机制尚不明确，目前研究认为，其是一种由细胞黏附分子参与调节寡聚细胞微管稳定性及补体介导的级联免疫反应。大部分研究认为，识别 MOG 抗原的特异性 B 细胞可能存在于外周血，但由于骨髓中缺乏 MOG 抗原表达，使 MOG 特异性未成熟 B 细胞处于无反应状态，同时由于缺乏相应的辅助 T 细胞（Th 细胞）辅助作用，识别 MOG 特异性 B 细胞不能活化，而仅在外周血中增殖。当嗜神经病毒感染机体时，血-脑屏障被破坏，MOG 抗原漏入外周，激活 CD_4^+ T 细胞，对 MOG 特异性 B 细胞募集和激活增加，产生大量 MOG-IgG；同时促炎 T 细胞进入中枢，募集 MOG 特异性 B 细胞流入中枢，产生相应抗体。在一些体外实验中已证实 MOG-IgG 可以通过补体和抗体途径介导细胞杀伤作用。而 CD_4^+ T 细胞在一些细胞因子诱导下分化为 Th1、Th17、Th9 细胞，分泌 TFN-γ、白细胞介素（IL）-12、IL-23、IL-17A 等细胞因子，通过趋化因子吸引不同种类免疫细胞，如髓样细胞、巨噬细胞等，诱发炎性级联反应，介导中枢髓鞘脱失。还有研究者在表达识别 MOG 的特异性 T 细胞受体的转基因老鼠中可以观察到自发的视神经炎，支持 T 细胞在 MOG 抗体病中起重要作用。

【病理】

脱髓鞘病变通常包括以活化的巨噬细胞、小胶质细胞、淋巴细胞为主的免疫细胞浸润，以及不同程度的免疫球蛋白和补体沉积。MOGAD 和 NMOSD 中 CD_4^+ T 细胞多于 CD_8^+ T 细胞，MS 中以 CD_8^+ T 细胞为主；MOGAD 和 NMOSD 中可见粒细胞浸润，MS 中不常见。

MOG-AD 特征性病理改变是伴有 MOG 显著性髓鞘丢失的 ADEM 样静脉周围炎性脱髓鞘。这些病理特征明显不同于 MS 和 AQP4 抗体阳性的 NMOSD，提示 MOGAD 是一种独立的自身免疫性脱髓鞘疾病。在脑组织活检的病理研究中，与典型的 MS 相比，MOG-IgG 抗体阳性患者的静脉周围融合型白质脱髓鞘及皮质内脱髓鞘病变多见。与 NMOSD 严重的星形细胞损伤和少突胶质细胞丢失不同的是，在 MOGAD 相关的脱髓鞘中，少突胶质细胞丢失较少。

【健康管理】

MOGAD 典型的发病年龄在 20~30 岁，但儿童和老年人也可发生。最近的研究表明，男性和女性患病率相同。

MOGAD 有多种临床表现。最常见的表现之一类似 NMOSD，并伴有复发性视神经炎、横贯性脊髓炎或两者兼有。另一个常见的表现是 ADEM，ADEM 可表现出典型的脑炎症状，包括意识下降、头痛和行为改变。癫痫发作也可能发生在 MOGAD 相关的 ADEM 表现中。其他表现包括脑干综合征和短节段横贯性脊髓炎。通常，老年患者更容易出现视神经炎，而年轻的患者则更容易出现脑脊髓炎。通常我们考虑对具有以下任何临床表现的任何患者进行 MOG-IgG 检测：ADEM，视神经炎，横贯性脊髓炎，非典型 MS 的脑或脑干病变患者。

MOG-IgG 可能呈单相或复发性疾病。在 ADEM 表现为主诉症状的情况下，它可能是单相的，尤其是在儿科人群中。持续高水平的 MOG 抗体滴度更可能预测复发过程，有必要考虑预防复发的免疫抑制治疗。

四、急性播散性脑脊髓炎

【概述】

急性播散性脑脊髓炎（acute disseminated encephalomyelitis，ADEM）是一种免疫介导的、临床表现多样的、广泛累及中枢神经系统白质的特发性炎症脱髓鞘疾病，常见于儿童与青少年，往往与感染、疫苗接种有关。ADEM 年发病率为 (0.2~0.8)/10 万，以 10 岁以下儿童多发，约占 80%。

ADEM 以急性或亚急性起病，具有单相病程、多发病灶、病程发展快速等特点。ADEM 临床症状复杂多变，且轻重程度不一，与病变侵害的部位和严重程度有关。ADEM 的临床症状起初不具有特征性，有头痛、呕吐、发热等表现，伴随着病情越来越严重，有脑病、锥体征、共济失调、偏瘫、视神经炎或其他脑神经损害、惊厥、脊髓炎综合征及言语障碍等中枢神经系统症状。

【典型病例】

患者男性，63 岁，农民，因"头痛 1 个月余，视物模糊 20 d 余，左侧肢体无力 5 d"入院。患者 1 个月前受凉后出现头痛伴咳嗽，双眼胀痛不适。约 20 d 前出现视物模糊、成双伴行走不稳。5 d 前出现左侧肢体无力伴口角歪斜，烦躁不安，失眠，臀部及左下肢疼痛不适。于当地医院就诊，头颈 MRI 平扫示延髓、颈髓异常信号，脑脊液蛋白 1 363.1 mg/L。既往史：高血压病史，血压最高 160/100 mmHg，长期口服依那普利片，血压控制可。入院查体：神志清楚，言语清晰，定向力、计算力、记忆力、执行力正常，双侧瞳孔等大等圆，直径约为 3 mm，对光反射灵敏，左侧额纹浅，左侧眼睑闭合不全，左侧眼球外展受限，有水平复视，无眼震，左侧鼻唇沟变浅，伸舌左偏，咽反射存在；四肢肌张力正常，左侧上下肢肌力 4 级，右侧上下肢肌力 5 级，四肢腱反射正常，双侧指鼻试验、轮替试验、跟-膝-胫试验稳准，Romberg 征阳性，"一"字步不能，左侧 Babinski 征阳性，脑膜刺激征阴性。

入院后辅助检查：血常规、大小便常规、生化、凝血、同型半胱氨酸、甲功、风湿三项、ANA+ENA、ANCA 等均未见明显异常；肿瘤标志物，CA-125 17 041 μ/mL（<3~5），CA-199 65.49 KU/L（<35 ku/L），铁蛋白 49 773 ng/mL（<322 ng/mL）。腰穿脑脊液无色透明，压力 110 mmH₂O。常规：白细胞 11×10⁶/L。生化：蛋白 1.89 g/L（0.15~0.45 g/L），糖、氯化物正常。余细胞学、寡克隆区带、结核抗体、抗酸+墨汁染色、TORCH 未见明显异常。血清及脑脊液 AQP4、自身免疫性脑炎相关抗体（抗-NMDAR、抗-CASPR2、抗-APMAR、抗-LGI1R、抗-AMPA2R、抗-GABAbR）、副肿瘤相关抗体均阴性。四肢肌电图+运动诱发+体感诱发诱发电位未见明显异常。EEG 显示慢波活动变化。头颈胸 MRI 平扫+增强示颅脑、脊髓内多发异常信号伴强化（图 4-2-11）。

考虑诊断 ADEM。给予甲泼尼龙琥珀酸钠 1 g 冲击治疗，逐渐递减，随后改为口服泼尼松。治疗后患者视物模糊、肢体无力及左下肢疼痛症状较前减轻。

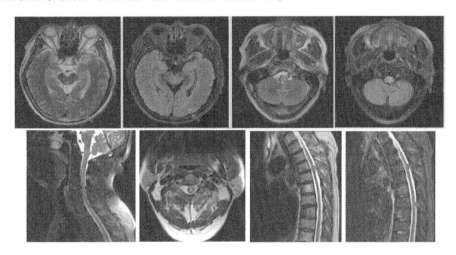

图 4-2-11　头颈胸 MRI

【诊断思路】

（一）病例特点及疾病临床表现

1. 病例特点

患者老年男性，有前驱上呼吸道感染病史，急性起病。脑实质损害的症状和体征：复视及视物模糊，左侧眼球外展受限，周围性面舌瘫，精神症状烦躁，左侧肌力减退，病理征阳性，共济运动失调，脑脊液蛋白偏高，颅脑、脊髓 MRI 示脑白质病灶和脊髓弥漫性损害。

2. 疾病临床表现

ADEM 多发生于病毒感染后 2 d 至 4 周，少数患者可出现在疫苗接种后，部分患者发病前可无诱发因素。临床主要表现为多灶性神经功能异常，提示中枢神经系统广泛受累。可以出现单侧或双侧锥体束征（60%~95%）、急性偏瘫（76%）、共济失调（18%~65%）、脑神经麻痹（22%~45%）、视神经炎（7%~23%）、癫痫发作（13%~35%）、脊髓受累（24%）、偏侧肢体感觉障碍（2%~3%）或言语障碍（5%~21%），且多伴意识障碍；发热和脑膜刺激征亦较为常见，继发于脑干损害或意识障碍，呼吸衰竭发生率为 11%~16%。另外，ADEM 较其他中枢神经系统脱髓鞘疾病更易出现周围神经病，以成年患者较为突出。

急性坏死性出血性脑脊髓炎，又称急性出血性白质脑炎，亦称 WsonoHurt 综合征，认为是 ADEM 暴发型。常见于青壮年，病前 1~2 周内可有上呼吸道感染病史，起病急骤，病情凶险，症状体征 2~4 d 内到高峰，死亡率高。表现为高热、意识模糊或昏迷进行性加深、烦躁不安、痫性发作、偏瘫或四肢瘫痪；脑脊液压力增高、细胞数增多；EEG 弥漫慢活动；CT 见大脑、脑干和小脑白质不规则低密度区。

（二）辅助检查

1. 脑脊液检查

正常或表现为白细胞计数、蛋白定量升高，PCR 检测阴性，寡克隆区带多为阴性或短暂性阳性，24 h 鞘内 IgG 合成率增加。

2. MRI

MRI 是最重要的临床诊断工具。T2WI 和 FLAIR 序列表现为片状边界不清的高信号，多发、双侧不对称；病灶累及范围广泛，包括皮质下、半卵圆中心、双侧大脑半球灰白质交界区、小脑、脑干和脊髓受累；以丘脑和基底节易受累，病灶多不对称；胼胝体和脑室旁白质较少受累，这些部位病变更易出现在 MS 患者。有 11%～30% 的患者可出现强化病灶。ADEM 的 MRI 表现为 4 种形式：多发小病灶（直径<5 mm）；弥漫性大病灶可类似肿瘤样伴周围组织水肿和占位效应；双侧丘脑病变；出血性病变。这 4 种影像学表现可单独出现，亦可相伴出现。约 80% 有脊髓症状的患者，脊髓 MRI 检查可以发现病灶，呈局灶性或节段性，但多数表现为较长脊髓节段（>3 个节段）甚至为全脊髓受累。随访期间有 37%～75% 的患者 MRI 病灶可消失，25%～53% 的患者 MRI 病灶可改善。建议 ADEM 患者发病 5 年内至少应进行两次随访，以排除 MS 及其他疾病。

（三）诊断依据、诊断步骤与定位定性诊断

1. 诊断依据

（1）患者发病年龄、临床表现和前驱感染史。

（2）结合辅助检查：脑脊液轻度异常；颅脑、脊髓 MRI 示脑白质病灶和脊髓弥漫性损害。

2. 诊断步骤

（1）病史和临床表现。

（2）头颅及脊髓 MRI、脑脊液等检查结果。

（3）排除其他诊断。

3. 定位定性诊断

（1）定位：左枕叶、脑干、脊髓（颈、胸多节段）、前庭小脑系统。

（2）定性：炎性脱髓鞘性疾病。

（3）诊断：ADEM。

（四）鉴别诊断

依据 MRI 特点，将 ADEM 的鉴别诊断进行分类，若为多灶性脑实质损害，须注意与 MS、NMOSD、原发性中枢神经系统血管炎、系统性红斑狼疮、白塞病、神经结节病、桥本脑病、线粒体脑病、病毒性脑炎相鉴别；若为双侧丘脑或纹状体病灶，须与静脉窦血栓形成、急性坏死性脑病、双侧丘脑胶质瘤、Leigh 病、西尼罗河病毒性脑炎、EB 病毒性脑炎、日本脑炎等相鉴别；若为双侧弥漫性白质病灶，须与脑白质营养不良、中毒性白质脑病、大脑胶质瘤病等相鉴别；若伴瘤样脱髓鞘病变应与星形细胞瘤相鉴别。

1. 与病毒性脑炎相鉴别

二者均可出现发热、头痛、意识障碍和精神行为异常，但病毒性脑炎为病毒侵犯脑实质，脑实质损害症状更严重、更突出，脑脊液检查抗病毒抗体滴度各项指标高于正常值或病毒 PCR 反应呈阳性，头部 MRI 表现为以皮质损害为主；ADEM 除脑组织损害外，还可出现视神经、脊髓和周围神经损害，MRI 表现为弥漫性长 T1、长 T2 异常信号，以白质损害为主。二者对药物治疗反应亦不同，病毒性脑炎治疗周期长且易残留认知功能障碍，而 ADEM 对糖皮质激素反应良好，预后较好。

2. 与 MS 相鉴别

首次发病的 MS 须与 ADEM 相鉴别。ADEM 发病年龄较小，无性别差异；多有前驱感染史或疫苗接种史；可伴脑病症状，癫痫发作；以单相病程为主；MRI 可见灰白质大片病灶，病情好转后病灶可消失或明显缩小；脑脊液白细胞计数不同程度增加，寡克隆区带阴性；对糖皮质激素治疗反应良好。MS 多于少年后发病，女性多于男性；可无前驱症状；极少出现癫痫发作；可多次反复发作；随时间进展可复发或有新病灶出现；脑脊液白细胞计数低于 50 个，寡克隆区带阳性者居多；对糖皮质激素治疗不十分敏感。复发型和多相型播散性脑脊髓炎与多发性硬化有着本质的区别，前者复发间期不出现慢性脱髓鞘改变；MRI 病灶最终可完全消失或明显缩小。而多发性硬化患者即使无临床可见的发作，其病理上也存在慢性炎症性脱髓鞘改变，MRI 可不断出现无症状性新病灶，累积达一定程度时可以再度出现症状；病理和 MRI 均表现为边缘清晰的斑块。

3. 与视神经脊髓炎相鉴别

视神经脊髓炎的脑组织损害包括丘脑、间脑、第三脑室、第四脑室及侧脑室旁的损害，累及间脑或丘脑时可出现意识障碍和认知功能障碍。因此，首次发病的 NMOSD 多伴间脑或丘脑损害。而弥漫性脑白质损害者，很难与 ADEM 相鉴别。ADEM 更易累及皮质、灰白质交界区，病灶散在、多发，AQP4 抗体表达阴性；而视神经脊髓炎主要累及水通道蛋白周围脑室和导水管-中央管旁组织，而且大多抗 AQP4 抗体表达阳性。

4. 与原发性中枢神经系统血管炎相鉴别

原发性中枢神经系统血管炎的特点包括间断性或持续性头痛，伴局灶性或多灶性神经功能缺损，呈慢性复发性病程，可累及灰质和白质，由于是小血管炎症性病变，故脑血管造影可无异常，脑组织活检有助于诊断。

【治疗】

目前尚无关于 ADEM 药物治疗的大样本多中心随机对照临床试验。糖皮质激素被认为是一线治疗药物，应用方法为 20~30 mg/kg（<1 g/d）静脉滴注 3~5 d，继之以泼尼松 1~2 mg/（kg·d）口服 1~2 周，逐渐减量，4~6 周停药；若激素减量时间少于 3 周则增加复发风险。

对于不能耐受糖皮质激素治疗、存在禁忌证或治疗效果欠佳的患者，可选择静脉滴注免疫球蛋白，为二线治疗药物，2 g/kg（总剂量）分 2~5 d 静脉滴注。

血浆置换疗法主要对体液免疫产生调节作用，可清除病理性抗体、补体和细胞因子，用于对糖皮质激素治疗无反应的急性暴发性中枢神经系统脱髓鞘疾病，隔日行血浆置换疗法，共 5~7 次，不良反应包括贫血、低血压、免疫抑制和感染等。

其他免疫抑制剂，如环磷酰胺仅适用于对糖皮质激素治疗无反应的成年急性播散性脑脊髓炎患者，500~1 000 mg/m²，一次性静脉滴注或分别于治疗第 1、2、4、6 和 8 d 时分次静脉滴注；严重不良反应为继发恶性肿瘤、不孕不育、出血性膀胱炎、充血性心力衰竭、免疫抑制、感染、Stevens-Johnson 综合征及肺间质纤维化等。

【预后】

ADEM 多为单相病程，病程历时数周，预后与发病诱因和病情的严重程度有关，多数患者可以恢复。有关儿童急性播散性脑脊髓炎的研究表明，有 57%~94% 的患者可完全康复，极少有死亡病例，死亡原因以病灶伴出血或颅内高压为主；康复时间 0.25~6 个月，遗留神经功能缺损症状的患者可表现为运动障碍、感觉异常、视力损害、认知功能减退、癫痫发作等。脑干受累，无论是血管源性及细胞毒性水肿，都是较差的预后指标。

【病因及发病机制】

（一）病因

（1）感染。部分 ADEM 常见于感染后，被称为感染后脑脊髓炎，是 ADEM 最常见类型。该类型由麻疹、风疹、腮腺炎、水痘、流感病毒、A 组 β 型溶血性链球菌、支原体、立克次体，疟原虫等各种病原微生物感染而引起。

（2）疫苗接种。少数人在接种疫苗后会出现 ADEM，被称为疫苗接种后脑脊髓炎。曾有报道指出，接种狂犬病、肺结核、麻疹、流行性乙型脑炎、百日咳-白喉-破伤风、流行性感冒、风疹、脊髓灰质炎、乙肝及人乳头状瘤病毒等疫苗后有出现脑脊髓炎的案例。

（3）原因不明。还有一些患者在起病前从未接受过疫苗接种，也没有感染前驱病史，无法找到很详细的原因，所以被称为特发性急性播散性脑脊髓炎。

（二）发病机制

目前认为免疫因素与急性播散性脑脊髓炎的发病有很大的相关性，外界环境及遗传相关易感性等因素引起 B 细胞及 T 细胞自身免疫耐受性破坏而致病，主要可能与以下机制相关。

（1）分子模拟假说。发病前有病毒感染史或疫苗接种史支持这一理论。该假说认为，病原和宿主结构的部分相似诱导 T 细胞激活，但不足以使其耐受。

（2）以中枢神经系统感染作为触发因素的假说：中枢神经系统感染继发自身免疫反应，造成血-脑脊液屏障破坏，导致中枢相关性自身抗原释放入血液，经淋巴器官加工，破坏 T 细胞耐受，发生中枢性变态反应。

（3）细胞因子的影响。ADEM 患者脑脊液 IL-4、IL-10 和 TNF-α 水平升高，外周血髓鞘反应性 T 细胞较正常人高约 10 倍，分泌干扰素-γ（IFN-γ）的 $CD3^+$ T 细胞数目增加，而分泌 IL-17 的 $CD4^+$ T 细胞数目无明显改变，但后者在 MS 患者的脑脊液中显著升高。

（4）抗原抗体反应。ADEM 患者血清中可检测到抗髓鞘碱性蛋白（MBP）和抗髓鞘少突胶质细胞糖蛋白（MOG）抗体，后者在儿童患者中更为多见，经治疗后血清抗 MOG 抗体可消失，若持续存在，最终可转变为 MS。

（5）遗传易感性。有研究实验显示，在 ADEM 患者体内，人类白细胞抗原 HLA-DQB1×05 和 HLA-DRB1×16 的基因被检测率显著升高，从而提出遗传易感性可能与该疾病有联系。

【病理】

ADEM 的主要病理改变为大脑、脑干、小脑、脊髓发生播散性脱髓鞘改变，以脑室周围白质、颞叶、视神经最为显著，脱髓鞘改变多以小静脉为中心，可见小静脉炎性细胞浸润，其外层表现为以单个核细胞为主的血管周围浸润，即血管"袖套"，静脉周围白质髓鞘脱失，并呈散在神经胶质细胞增生。

ADEM 与 MS 的区别：① ADEM 病灶在小血管周围呈放射状延伸，而 MS 病灶多为不连续性。② ADEM 巨噬细胞围绕在小血管周围，而 MS 则围绕在斑块周围。③ ADEM 病灶边界模糊，而 MS 病灶边界清晰；进展至疾病后期，MS 可出现星形胶质细胞反应伴纤维胶质增生，而 ADEM 则无此表现。

【健康管理】

ADEM 在中枢神经系统的脱髓鞘疾病中普遍可见，当患者存在急性脑病症状及多灶性神经功能障碍，则须高度怀疑此病的可能。

至今还不曾有非常准确的标志性的实验室指标用于 ADEM 的诊断，而临床症状和体征及影像学资料为诊断该疾病的主要依据，但前驱病史的存在与否并不是诊断 ADEM 的特异指标。临床表现包括多灶性神经功能障碍、局灶性病变表现、脑膜及锥体外系侵害症状、脊髓受累症状等，脑脊液细胞计数可表现为以单核细胞为主的轻度增加，可发现寡克隆带，以上都是诊断 ADEM 的重要参照依据点。

当临床遇到可疑病例时，尽可能地完善腰椎刺脑脊液相关检测、头颅 MRI、脊髓 MRI、肌电图诱发电位等检查，结合患者症状、体征、发病前驱因素，尽早明确诊断，早期给予激素冲击治疗预后较好。因此，早期诊断、及时治疗，避免漏诊、误诊对于疾病的预后至关重要。

五、脑桥中央髓鞘溶解症

【概述】

脑桥中央髓鞘溶解症（central pontine myelinolysis，CPM）是一种以脑桥基底部对称性脱髓鞘为病理特征的可致死性疾病，多在电解质紊乱、营养不良的疾病基础上发生。见于长期饮酒、电解质紊乱，特别是纠正过快的低钠血症患者。

亚当（Adams）等于1959年首次详细报道了脑桥中央对称性非炎性的髓鞘溶解，并命名为脑桥中央髓鞘溶解症，1962年人们发现髓鞘脱失病变尚可累及脑桥外的其他部位，如基底节、丘脑、皮质下白质等，并可出现相似的病理改变和相应的临床症状和体征，约占CPM的10%，称为脑桥外髓鞘溶解症（extrapontine myelinolysis，EPM），二者可以单独发生也可以合并出现，统称为渗透性脱髓鞘综合征（osmotic demyelination syndrome，ODS），或渗透性髓鞘溶解综合征（osmotic myelinolysis syndrome，OMS）。

【典型病例】

患者女性，68岁，因"心悸、四肢无力1个月余"入院。患者2014年1月18日因精神刺激后出现心悸，四肢乏力，精神不振，食欲下降，门诊就诊，考虑抑郁症，给予氟哌噻吨/美利曲辛、帕罗西汀等对症治疗，症状未见明显好转，精神萎靡进行性加重。于外院查电解质示：钠116 mmol/L。给予补钠等治疗后，再次复查电解示：钠100 mmol/L，急诊收住入院。既往有高血压病史5年，冠心病病史2年，1995年因甲状腺功能亢进接受甲状腺手术治疗。入院查体：血压165/85 mmHg，神志淡漠，双肺呼吸音清晰，心率56次/min，心律不齐，偶可闻及早搏，各瓣膜听诊区未闻及病理性杂音。四肢肌力3级，肌张力正常。病理征未引出。

入院辅助检查：心电图示窦性心律，I度房室传导阻滞，U波高尖，T波低平，QU间期延长。血常规示白细胞13.64×10/L。甲状腺功能示TSH 8.620 μU/mL（正常值0.27～4.20 μU/mL），TG-Ab 1 586.00 U/mL（正常值0～115 U/mL），ATPO 131.30 U/mL（正常值0～34 U/mL）。予补液纠正电解质紊乱，营养神经等治疗，入院第5 d症状较前缓解，可自行进食。入院第7 d血钠恢复至正常。入院第9 d患者出现神情淡漠，对外界反应差，不能言语，不能进食，症状进行性加重。神经系统查体：意识欠清，精神差，查体欠合作，右眼裂3 mm，左眼裂1 mm，双眼右侧凝视，各方向活动不合作。双上肢肌力0级，右下肢肌力2级，左下肢肌力3级，双上肢肌张力减低，双下肢肌张力增强，腱反射亢进，双侧病理征阳性，无自主运动。行头颅MRI检查示：双侧基底节区、丘脑、脑桥见对称性斑片状稍长T1、稍长T2信号影，在FLAIR上呈稍高信号，DWI信号高，呈典型"蝙蝠翼样"改变（图4-2-12）。考虑CPM可能性大。

结合病史，本病例为老年女性，长期低盐饮食导致低钠血症，且不能排除入院前应用抗抑郁药导致低钠血症进一步加重致血钠低至100 mmol/L的可能。患者补钠过程中进行血钠检测，血钠24 h升高值均<10 mmol/L，但最终患者仍发生CPM。查看患者医嘱执行记录可发现，患者首个24 h内总补钠量为410 mmol/L，为8 h内输入，非24 h均匀输入，因此可能与此有关；另外，不排除与血钠浓度严重过低以及个体对于血钠升高速度的适应差异有关。给予甲泼尼龙1 000 mg冲击治疗3 d，继之减量为500 mg治疗3 d，250 mg治疗2 d，配合甲钴胺500 ug，每日1次，静脉推注；维生素B口服以及其他营养支持。

患者病情逐渐好转，意识转清，言语欠清晰，可自行进食，双手可持物，可半坐卧位。2014年4月21日复查头颅平扫MRI：双侧基底节区、丘脑、脑桥对称性异常信号影，较前MRI DWI上信号强度减低（图4-2-13）。出院时查体：意识清，精神好，眼球各方向活动灵活，双上肢肌张力低，双上肢肌力3级，双下肢肌力2级，腱反射减弱，病理征未引出。2个月后随访患者仍存活，基本情况较出院时好转。6个月后随访，患者意识清，精神可，言语清晰，四肢肌力4级，肌张力正常，基本情况较前明显改善，生活质量明显提高。

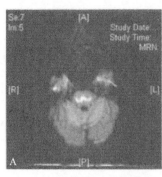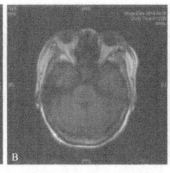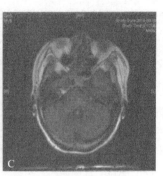

A：DWI 病变呈高信号；B：T1WI 病变呈稍低信号；C：T2WI 病变呈稍高信号。

图 4-2-12　头颅 MRI

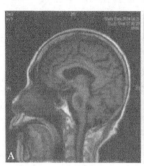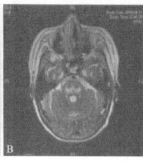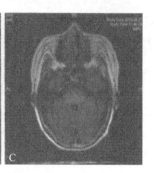

A：T1WI 病变呈低信号；B：T2WI 病变呈低信号；C：T2WI 病变呈稍高信号。

图 4-2-13　头颅 MRI 复查

【诊断思路】

（一）病例特点及疾病临床表现

1. 病例特点

患者老年女性，急性起病，低钠血症、补钠治疗后出现意识障碍、四肢肌力下降，头颅 MRI 检查示双侧基底节区、丘脑、脑桥见对称性长 T1、长 T2 信号影，呈典型"蝙蝠翼样"改变。

2. 疾病临床表现

依病灶的大小、定位，ODS 的临床表现多样，可以没有明显的临床症状，也可以出现四肢瘫痪以及不同程度的脑干功能障碍。累及皮质脊髓束，出现中枢性四肢瘫痪；累及皮质延髓束，患者表现为构音不良和吞咽困难的假性延髓麻痹症状；如果累及脑桥背侧部，可表现为瞳孔和眼球运动异常；累及上行网状激活系统可有不同程度的意识障碍，严重者表现为闭锁综合征。

典型低钠血症相关 ODS 的临床表现常分为两个阶段。潜伏期：因原发病引起的全脑症状，低钠血症性脑病，头痛、恶心、呕吐及意识模糊等，在低钠纠正后可明显改善。症状明显期：补钠后 48～72 h 出现神经功能障碍，意识障碍，假性延髓麻痹，四肢瘫痪，癫痫发作，自主神经紊乱，精神症状以等。

约 10% 的 CPM 会合并有 EPM。EPM 多表现为锥体外系症状，如共济失调，精神异常，帕金森综合征，去皮质综合征和肌张力障碍。

（二）辅助检查

1. 影像学检查

CT 有时可显示脑桥中央和脑桥外侧对称性低密度病灶，但检出率很低，常为阴性。MRI 是目前最有效的辅助检查手段。

CPM 通常对称性累及脑桥基底部、桥小脑纤维，相对保留了腹外侧桥和皮质脊髓束，在 MRI 上表现为脑桥基底部呈对称性分布的 T1WI 低信号、T2WI 高信号；发病早期在横轴位上呈类圆形，随着病情发展，病变可逐渐演变为"三叉戟样"或"蝙蝠翼样"（图 4-2-14）；边界较清，仅累及脑桥中央区、边缘部分不受累，严重的前方及侧方可仅存线状正常脑组织，而后方能达到脑桥背盖腹侧，部分患者随着病程进展能观察到典型的"猪鼻征"（图 4-2-15）。

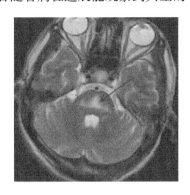 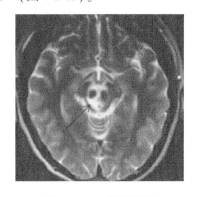

图 4-2-14　"三叉戟样"或"蝙蝠翼样"　　　　图 4-2-15　"猪鼻征"

2. 脑干听觉诱发电位（BAEP）

BAEP 可发现脑桥被盖部病变，但不能确定病灶范围，可表现为 Ⅰ～Ⅴ 波间潜伏期的异常延长。

3. EEG

EEG 可见弥漫性低波幅慢波，且与意识状态有关，无特征性。

4. 荧光脱氧葡萄糖正电子发射计算机断层成像（PET）

PET 可显示脑桥病灶区早期高代谢，晚期低代谢改变。

5. 实验室检查

实验室检查常可发现低钠血症。

（三）诊断依据、诊断步骤与定位定性诊断

1. 诊断依据

患者老年女性，急性起病，低钠血症、补钠治疗后出现意识障碍、四肢肌力下降。头颅 MRI 检查示：双侧基底节区、丘脑、脑桥见对称性长 T1、长 T2 信号影，呈典型"蝙蝠翼样"改变。

2. 诊断步骤

（1）病史和临床表现。

（2）头颅 MRI 检查典型特征。

（3）排除其他诊断。

3. 定位定性诊断

（1）定位：双侧基底节区、丘脑、脑桥。

（2）定性：脱髓鞘性疾病。

（3）诊断：CPM。

（四）鉴别诊断

1. 丘脑静脉性梗死

丘脑静脉性梗死临床表现为头痛、意识障碍等，一般以双侧丘脑对称或不对称水肿为主，可累及丘脑邻近结构如基底节区和中脑，可合并出血。

2. 病毒性脑炎

病毒性脑炎起病急，进展迅速，有发热、头痛等感染症状，表现为单个或多个分布的水肿病灶，少数也可累及深部白质、丘脑、脑干及小脑。

3. 肝豆状核变性

肝豆状核变性慢性起病，多见于青少年，MRI 上可见双侧基底核团对称性 T2WI 高信号，随病程进展可出现局限性或弥漫性脑萎缩，实验室检查血清游离铜升高，角膜缘有特异性角膜色素环。

4. ADEM、MS

病灶分布范围广，可见于大脑、脑干、小脑和脊髓，常表现为双侧分布的多灶性、对称或非对称性的病灶，呈空间上的多变性，以皮质下白质较为多见。ADEM 多见于儿童和青少年，通常呈单相病程，而 MS 在病程中有复发—缓解—再复发的多相型表现，典型者可见垂直脱髓鞘表现。

【治疗】

目前 CPM 仍以对症支持治疗为主，积极处理原发病。临床上在纠正低钠血症时应注意缓慢进行，不要用高渗盐水，升高血钠的幅度不得超过每小时 1 mmol/L，24 h 升高不得超过 10 mmol/L。急性期可用呋塞米等利尿药，以及给予甘露醇等脱水剂控制和治疗脑水肿。慢性酒精中毒患者应戒酒并给予维生素 B，如有营养不良可适当补充营养，如有感染可应用抗生素，全身衰竭的患者应给予静脉补液及能量支持疗法，如患者有严重贫血可酌情给予输血或红细胞。早期应用大剂量糖皮质激素冲击疗法可能有利于抑制本病的进展，也可试用高压氧、血浆置换及免疫球蛋白静脉滴注等，但疗效有待于进一步观察和评价。

近期有实验表明，如果发生低钠血症过度纠正的情况，应用去氨加压素片对于抑制病情进展有显著疗效。对于已经达到或超过补钠程度极限的患者，如果仍排出低渗尿液，可静脉输注去氨加压素，来预防或者逆转血钠水平的过度上升。

近期发现米诺环素可有效降低脑脱髓鞘作用，临床症状也得到改善，能有效降低低钠血症快速纠正后的死亡风险。理论基础可能与米诺环素降低血脑屏障通透性，抑制胶质细胞活化，降低了 IL-1α 的表达和蛋白质亚硝基化等相关。

【预后】

多数患者预后极差，死亡率高，可于数日或数周内死亡。少数存活者遗留痉挛性四肢瘫痪等严重神经功能障碍，偶有完全康复的患者。一般认为患者中 1/3 可完全康复，1/3 遗留一定的神经功能障碍，1/3 死亡。从神经影像学的角度出发，MRI 上病灶的消退时间长于病程。MRI 异常存在与否，与本病预后无关。在随访中发现 MRI 信号可以减少、全部消失或者终身存在，而 ADC 值的异常与临床表现之间具有密切关系，故 DWI 有助于早期预测 ODS 预后。

【病因及发病机制】

（一）病因

慢性酒精中毒、营养不良是比较肯定的病因，约占 39%。而 1986 年后低钠血症的过快纠正成为第二大病因，约占 21.5%，引起低钠的疾病有肝硬化、大量补液、滥用毒品、抗利尿激素分泌异常综合征、垂体手术、肺癌及肠癌、长期使用利尿剂等。同年报道的 CPM 17% 由肝移植所致，使其成为第三大病因。尤其在肝移植后 30 d 内，主要因素包括败血症、代谢紊乱、肝性脑病、缺氧、他克莫司和环孢菌素的使用等。烧伤、艾滋病、妊娠剧吐、中枢神经系统干燥综合征、系统性红斑狼疮、巨细胞病毒肝炎、EB 病毒相关性噬血细胞综合征、过敏性休克、中暑、精神性烦渴、神经性厌食症、急性淋巴细胞白血病造血干细胞移植后、尿毒症血液透析后、鸟氨酸转氨甲酰酶缺乏所致的高血氨治疗后及抗利尿激素受体缺乏引起的 CPM 近几年被报道。最近认为叶酸缺乏、血磷酸盐减少也是其相关因素，药物（利尿剂、生长抑素、降糖药、抗抑郁药、巴比妥类、氯贝丁酯、肠外镁制剂、精氨酸过量、锂盐中毒等）可使健康患者突然发生 CPM。

（二）发病机制

导致 CPM 的确切发生机制众说纷纭，其中比较有代表性的是凋亡假说。该假说认为代谢压力导致的神经胶质细胞凋亡是 CPM 发生的最根本原因。神经胶质细胞作为 CPM 的敏感细胞，在调节细胞外渗透压和电解质平衡方面作用显著。

低钠时大脑间质处于低渗状态，胶质细胞通过水通道将水转运入细胞内，导致细胞肿胀。为了避免进一步细胞肿胀，细胞将把渗透活性物质转出胞外以降低胞浆的渗透压，从而限制水的累积。

一旦血清钠升高，正常细胞外渗透压恢复，水将从缺离子以及低渗状态的细胞进入间质内，这将导致细胞相对脱水。细胞为了减少自身皱缩，又必须启动维持胞内渗透压的途径，此时胶质细胞为了调整胞内电解质水平，必须活化 Na^+-K^+-ATP 酶泵（NKAT）来转运离子，因此带来代谢压力，而胶质细胞的代谢特点和结构决定其对能量耗竭非常敏感，最终通过谷氨酸毒性代谢途径激活细胞凋亡。

慢性酒精中毒或肝病患者，多缺乏足够葡萄糖和肝糖原以维持胶质细胞 Na^+-K^+-ATP 酶泵的活性，导致脑内电解质紊乱，维生素 B_1 缺乏使脑对葡萄糖的摄入减少而使其加重。渗透压改变时，神经元释放谷氨酸盐和其他兴奋性物质，Ca^{2+} 通道改变、细胞内 Ca^{2+} 浓度升高引起细胞凋亡。

【病理】

病变以局限性脱髓鞘为主。病灶位于脑桥基底部，从中缝处开始向两侧发展，可扩散至脑桥被盖，向上波及中脑，不涉及软脑膜下及脑室周围区。病变区内少突胶质细胞缺乏，神经细胞的髓鞘脱失，但神经细胞核轴突保持完整。

急性期静脉周围出现炎症反应，几天后病变区液化、溶解。病变发生 3 d 后星形胶质细胞活化，7~14 d 星形胶质细胞数量达到高峰。星形胶质细胞是脑内碱性成纤维母细胞生长因子（bFGF）的主要来源。由于 bFGF 是很强的促血管壁细胞增殖因子，在诱导新血管形成中起着重要作用，因此在本病发生后病灶周围常有明显的炎性肉芽组织生成。

【健康管理】

CPM 多见于长期饮酒和营养不良患者，患者常在原发病基础上突发四肢弛缓性瘫，咀嚼、吞咽及言语障碍，眼震及眼球凝视障碍等，可呈缄默及完全或不完全闭锁综合征。

慢性酒精中毒、严重全身性疾病和低钠血症纠正过快的患者，临床上在数天之内突然发展为四肢瘫痪，假性延髓性麻痹、精神症状和闭锁综合征，结合影像上脑桥中央对称性病变，就应考虑 CPM 的诊断。

目前 CPM 尚无公认特效的疗法，主要是支持性治疗。对于患者而言，预防便是最好的治疗。在实践中发现，尽早进行康复干预，对患者的心理状态有明显改善。

六、肥厚性硬脑膜炎

【概述】

肥厚性硬脑膜炎（hypertrophic cranial pachymeningitis，HCP）是一种少见的以硬脑膜局限性或弥漫性增厚为特征的慢性炎性纤维增生性疾病。依病因可分为特发性和继发性两类，特发性 HCP 病因未明，继发性 HCP 病因多样，包括感染、自身免疫病、肿瘤、外伤等。HCP 好发于成人（平均年龄 58.3 岁），男女发病无明显差异（男女比例为 1∶0.91），我国 HCP 患病率约为 0.949/10 万，以特发性 HCP 报道多见。

【典型病例】

患者男性，42 岁，因"头痛 1 年，视力下降 5 个月"入住神经内科。既往高血压病史 3 年，血压最高 160/100 mmHg，口服苯磺酸氨氯地平片 5 mg qd，平时血压控制在 120/80 mmHg 左右。患者 2014 年 7 月饮酒后出现头痛，为胀痛，有时为血管搏动样疼痛，以双侧额部为著，伴恶心、畏声，夜间更剧。头痛持续存在，逐渐加重，夜间更重，严重影响睡眠和进食，服用止痛片不能缓解。2015 年 9 月 20 日于徐州市某三甲医院行腰穿，脑脊液压力 280 mmH_2O。常规：WBC 45 个/μL，单核细胞 91%，多核细胞 9%。生化：蛋白 0.57 g/L。头颅 MRI 平扫见左侧脑室枕角旁长 T2 信号，头颅 MRA 未见明显异常。未予特殊治疗。2015 年 2 月患者出现双眼视力下降，仍有持续性头痛。后患者双眼视力持续下降，2015 年 4 月于南京某三级医院行 IgG 亚类测定、ANCA、ESR、ACE 均正常，头颅 MRI 示双侧额顶叶、大脑镰、小脑幕硬脑膜增厚、强化。2015 年 7 月 10 日至徐医附二院神经内科门诊就诊。入院查体：神态清，语言利，双眼视力下降，左眼外展轻度露白，双眼视野范围缩小，双眼鼻侧视野缺损。四肢腱反射对称活跃，左侧掌颌反射（+），左侧 Babinski 征（+）、Chaddock 征（+），余查体未见异常。

入院后完善检查。血液学检验：免疫系列、血常规、尿常规、粪常规、凝血 7 项、血生化、病毒全套未见明显异常；腰穿：脑脊液压力≥330 mmH$_2$O，脑脊液常规、生化、免疫球蛋白、感染（细菌涂片+培养、抗酸染色、墨汁染色、TPPA+RPR、EBV-IgG/IgA/IgE）均阴性；影像学检查：头颅 MRI 平扫+增强示大脑镰、小脑幕、双侧额顶叶硬脑膜增厚伴线性强化，呈"奔驰征"（图 4-2-16）。眼科会诊：双视神经萎缩，左眼高眼压。予以甲强龙、甘露醇等药物治疗，患者头痛减轻，双眼视物较前明亮。后患者为求进一步明确诊断，于 2015 年 7 月 27 日在外院全麻下行硬脑膜活检术。

硬脑膜活检病理：玻璃样变纤维血管组织中散在淋巴细胞、浆细胞，血管周围较明显，符合 HCP 病理表现（图 4-2-17）。免疫组化：CD138（散在+），IgG（个别细胞+），IgG4（个别细胞+）。术后继续予甲强龙、甘露醇降治疗。1 年后随访，患者头痛明显减轻，仍服用泼尼松。

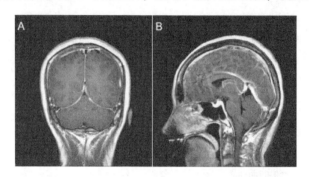

图 4-2-16　冠状位（A）、矢状位（B）均显示大脑镰、小脑幕、双侧额顶叶硬脑膜增厚伴线样强化

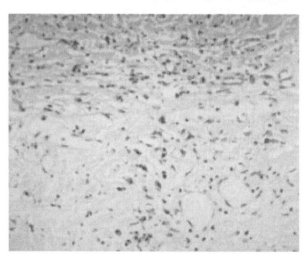

图 4-2-17　硬脑膜组织 H 染色

【诊断思路】

（一）病例特点及疾病临床表现

1. 病例特点

患者中年男性，以双侧额部胀痛起病，病程迁延，并发第 Ⅱ、Ⅲ、Ⅳ、Ⅵ 对颅神经受累症状；头颅 MRI 增强表现亦较为典型，显示大脑镰、小脑幕、双侧额顶叶硬脑膜增厚伴线样强化；行硬脑膜活检见血管中散在淋巴细胞、浆细胞，符合 HCP 病理表现。

2. 疾病临床表现

HCP 的临床表现因累及部位不同而异，以头痛和颅神经麻痹症状最常见，部分患者累及脑实质而表现为癫痫、意识障碍、精神症状、记忆及其他脑高级功能障碍。如同时合并有其他系统性疾病，则由于累及范围和程度不同而临床表现各异。

（1）头痛。头痛是最常见的临床症状，由硬脑膜炎症和颅内压增高引起，呈局限性或弥漫性。硬脑膜纤维化或动静脉瘘可致颅内静脉窦闭塞和血栓形成，进而引起弥漫性头痛。另外，静脉窦闭塞导致脑脊液循环能力下降而引起颅内压相应增高，表现为脑积水和弥漫性头痛。

（2）颅神经麻痹。颅神经麻痹是 HCP 的第二大类临床表现，多对颅神经受累较单一颅神经受累多见。十二对颅神经均可受累，并以第Ⅱ、Ⅲ、Ⅵ对颅神经损害多见，因而患者多表现为视觉缺失和眼外肌麻痹。由视神经病变导致视觉缺失少见，而硬脑膜增厚、颅内压增高、视网膜中央静脉闭塞及静脉窦受压是导致视觉障碍的可能机制。

（3）并发或继发各种并发症。如局部硬脑膜明显肥厚，引起脑实质受压，可出现单瘫、偏瘫，也可有癫痫发作；小脑幕肥厚压迫脑桥小脑脚，引起小脑性共济失调；继发静脉窦血栓形成，出现失语、偏瘫、精神症状、意识障碍等。

（4）系统性疾病症状。IgG4 相关性 HCP 同时会伴有系统性疾病的临床表现，包括体质变化（体重减轻、萎靡）和多器官受累表现，如甲状腺（甲状腺功能紊乱）、后腹膜及主动脉（腰背痛）、唾液腺及泪腺（面部或颈部肿胀）、眼眶（眼球突出）、肺（间质性肺炎、支气管狭窄）等。HCP 患者若伴有以上多个器官受累症状，应考虑到 IgG4-RD 可能。对接受脑膜活检困难者，可在影像学定位条件下行外周组织活检，这对 IgG4 相关性 HCP 的诊断起到关键作用。ANCA 相关性 HCP 如合并其他脏器受累，除发热、乏力、关节痛、体重减轻等全身症状外，肾脏是 ANCA 相关性血管炎最易累及的器官，主要表现为血尿、蛋白尿和肾功能不全。此外，上、下呼吸道受累亦常见，可出现副鼻窦炎、中耳乳突炎及肺部损害相应的症状。还可累及关节、眼、皮肤、心脏、神经及耳等。

（二）辅助检查

1. 影像学检查

HCP 的典型 MRI 表现是增厚的硬脑膜在 T1、T2 加权像呈低或等信号，增强后明显强化，常见受累部位为大脑镰、小脑幕及大脑凸面硬脑膜。增生的硬脑膜多呈条带状均匀强化，而团块样或结节样强化相对少见。大脑镰和小脑幕强化呈现的"奔驰征"和"埃菲尔铁塔征"是特征性征象。另外，增厚硬脑膜可见中心线样无强化区，而两侧轨道样强化则呈现出"轨道征"。此外还可探查到中耳乳突炎、副鼻窦炎、静脉窦血栓、脑积水等。CT 平扫可见增厚硬脑膜呈高密度，注射对比剂后明显强化。其诊断价值虽不如 MRI，但对排除其他病因可提供一定的帮助。PET 可评估受累硬脑膜及外周器官的炎症活跃程度，由于 ^{11}C 标记蛋氨酸在正常脑组织摄入少，因而适用于评估颅内脑膜的损害程度。

2. 组织病理检查

HCP 是以硬脑膜增厚为特征的纤维化炎性疾病。肉眼可见硬脑膜明显增厚，呈粉红-灰色。镜下可见增厚硬膜由多层纤维结缔组织组成。主要的病理变化为纤维化和炎性细胞浸润，部分可见慢性非特异性肉芽肿、淋巴滤泡、透明样变性、干酪样坏死、上皮样细胞和朗格汉斯细胞。IgG4 相关性 HCP 的特征性病理表现为 IgG4 阳性浆细胞浸润、纤维化和闭塞性静脉炎。病理检查能为病因诊断提供线索，同时指导治疗。对于临床症状加重和出现影像学变化者，建议行硬脑膜活检。

3. 血清学检查

非特异性炎症标志物增高见于 1/3～1/2 的 HCP 患者，如 ESR 增快、WBC 增多、C 反应蛋白升高；MPO-ANCA 及 PR3-ANCA 阳性率分别为 27.7% 和 12.6%，血清 IgG4 升高（25.9%）。另外，部分患者可见抗核抗体、抗双链 DNA 抗体、抗 SSA/SSB 抗体等阳性。血清检测亦能为病因诊断提供帮助。

4. 脑脊液检查

腰穿检查的主要价值在于排除中枢神经系统感染和肿瘤。HCP 患者的脑脊液蛋白呈正常或轻度增高，淋巴细胞不同程度增多，血-脑屏障通常呈轻-中度破坏。然而，这些表现都没有特异性。通过对 IgG4 相关性 HCP 与其他类型 HCP 患者的脑脊液进行对比研究发现，IgG4 相关性 HCP 表现为更高浓度水平的 IgG4、更高的 IgG4 指数和 IgG4 Loc 值。尤其是，当 IgG4 Loc 值大于 0.47 时，诊断 IgG4 相关性 HCP 的敏感性和特异性均为 100%。因而脑脊液 IgG4 对诊断 IgG4 相关性 HCP 十分重要。

（三）诊断依据、诊断步骤与定位定性诊断

1. 诊断依据

（1）患者中年男性，以双侧额部胀痛起病，病程迁延，并发第 Ⅱ、Ⅲ、Ⅳ、Ⅵ 对颅神经受累症状。

（2）头颅 MRI 增强表现亦较为典型，显示大脑镰、小脑幕、双侧额顶叶硬脑膜增厚伴线样强化。

（3）行硬脑膜活检见血管中散在淋巴细胞、浆细胞是 HCP 诊断的"金标准"，符合 HCP 病理表现。

2. 诊断步骤

（1）病史和临床表现。

（2）头颅 MRI 等检查结果。

（3）硬脑膜活检为"金标准"。

（4）明确有无继发性病因。

3. 定位定性诊断

（1）定位：大脑镰、小脑幕、双侧额顶叶硬脑膜。

（2）定性：慢性炎性纤维增生性疾病。

（3）诊断：HCP。

（四）鉴别诊断

1. 脑膜癌病

一般有肿瘤病史，多数患者无脑实质转移，肿瘤细胞弥漫浸润脑膜及蛛网膜下腔，可出现不同脑神经受累表现，MRI 可见脑膜呈弥漫线型强化或结节型强化，脑脊液细胞学检查可发现异型细胞，预后极差。

2. 低颅压性头痛

患者可有慢性头痛，MRI 可见部分患者额顶部硬脑膜广泛对称性均匀性强化，顶部颅脑间隙增宽，具有特征性体位相关性头痛，腰穿检查显示颅压降低是与 HCP 鉴别的关键。

【治疗】

对于继发性 HCP，应针对不同病因而采取相应治疗，药物治疗一般有效。尽管 HCP 存在自发缓解可能，然而绝大多数有症状者需要治疗。目前关于 HCP 的治疗尚未形成指南共识。对于复发者，起始选用激素，后加用免疫抑制剂治疗，效果较好。

日本指南推荐泼尼龙：起始剂量为 60 mg（kg·d），连续使用 4 周后逐渐减量，3~6 个月后维持剂量在 2.5~5.0 mg/d，持续服用 3 年。对于出现严重神经系统缺损症状者，可以采用激素冲击治疗（甲泼尼龙 1 g/d，持续 3 d），逐渐减量后口服维持治疗。

免疫抑制剂往往与激素联合应用，未证实单独使用免疫抑制剂的疗效。其中，最具前景的免疫抑制剂是利妥昔单抗，它是 $CD_{20}^{+}B$ 细胞耗竭剂，而且对 IgG4-RD 疗效肯定，能减少血清 IgG4 滴度，同时也能改善临床症状。事实上，由于血脑屏障的作用，脑膜中的药物浓度不稳定，因而利妥昔单抗治疗效果有限。

对于药物治疗无反应及神经功能缺损症状进展者，须行外科手术治疗，术后辅以激素和免疫抑制剂治疗，多数患者临床及影像学表现可改善，但临床症状完全恢复较困难，遗留神经障碍的程度与治疗前的病程呈正相关。

【预后】

尽管大多数 HCP 预后较好，但仍存在复发及难治性 HCP 可能。少数患者未经治疗病情可以保持稳定，甚至自然缓解；多数患者经治疗后临床及影像学表现可改善，但临床症状完全恢复较困难，遗留神经障碍的程度与治疗前的病程呈正相关；仍有些患者虽经上述治疗，症状仍进行性加重，最终死亡。

【病因及发病机制】

1. 继发性 HCP

继发性 HCP 病因多样，包括感染（结核、细菌、真菌、莱姆病、梅毒、T 细胞淋巴管性病毒），胶原血管病（肉芽肿性血管炎、类风湿关节炎、系统性红斑狼疮、巨细胞性动脉炎、混合结缔组织病），多灶性纤维硬化症，肿瘤（硬膜癌、淋巴瘤、斑块型脑膜瘤），其他疾病包括结节病、血液透析、黏多糖病和鞘内用药等。

2. 特发性 HCP

特发性 HCP 的发病机制仍不明确，但多数学者认为它是一种自身免疫病，ANCA 相关性 HCP 和 IgG4 相关性 HCP 已经成为 HCP 的两大主要病因类型。

（1）ANCA 相关性 HCP。

根据荧光显微镜下形态可将 ANCA 分为胞浆型（c-ANCA）、核周型（p-ANCA）和不典型 3 种。其中，c-ANCA 是肉芽肿性血管炎的特异性标志物；而 p-ANCA 主要见于显微镜下多血管炎，也可见于新月体性肾小球肾炎、Churg-Strauss 综合征、结节性多动脉硬化及其他自身免疫病。c-ANCA 和 p-ANCA 的主要靶抗原分别是蛋白酶 3（PR3）和髓过氧化物酶（MPO）。MPO-ANCA 是我国 ANCA 相关性血管炎患者血清中最主要的自身抗体。而近年发现在许多初诊 IHP 患者的血清中 MPO-ANCA 阳性、RP3-ANCA 阳性，前者更多见。MPO-ANCA、PR3-ANCA 通过直接与特异性抗原或 Fc 段结合，激活中性粒细胞和单核细胞，活化后的白细胞损害小血管，而 ANCA 与白细胞结合又能诱导白细胞趋化因子 CXCL8 的产生和释放，招募更多的中性粒细胞和单核细胞向炎症部位聚集，从而起到炎症放大作用。

（2）IgG4 相关 HCP。

IgG4 相关性疾病（IgG4-related disease，IgG4-RD）是一类以血清 IgG4 升高且对激素治疗敏感的纤维化炎性疾病。特征性的病理表现是 IgG4 阳性浆细胞浸润、纤维化和闭塞性静脉炎。IgG4 相关性 HCP 也被认为是 IgG4-RD 谱中的一种，而且占据一定比重。在许多初诊为特发性 HCP 的患者中发现血清和脑脊液 IgG4 水平升高。IgG4-RD 致病的始发机制仍不明确，最新研究认为 IgG4-RD 是一种由抗原驱动的，由依赖于 B 细胞的致病性 CD_4^+ T 细胞活化介导的纤维化炎性疾病。此外，在硬脑膜炎症部位可见 IgG4 阳性浆细胞浸润，这预示着这种纤维化炎性免疫反应是由抗一种未知抗原的特异反应所触发。

【病理】

病理组织学检查是确诊 HCP 的"金标准"，但临床能够进行病理组织活检者很少，故多数患者只能做出临床诊断。一部分 HCP 患者增生肥厚的硬脑膜活检结果显示：增生的硬脑膜为过度增生的纤维组织，可见玻璃样变性和干酪样坏死；在硬脑膜边缘伴有包括淋巴细胞、浆细胞及散在的嗜酸细胞等在内的慢性炎症细胞浸润；有的表现为慢性非特异性肉芽肿伴血管炎。硬脑膜活检还可为 HCP 的病因诊断提供依据，如发现结核杆菌、霉菌等，是鉴别特发性和继发性 HCP 的重要手段。

【健康管理】

目前 HCP 尚无公认临床诊断标准，硬脑膜活检被认为是诊断该病的"金标准"，但临床上病理活检可行性较小，故临床主要通过病史、临床特点及必要的辅助检查、试验性治疗作出诊断。

长期慢性头痛的患者出现原因不明的多发性脑神经受累，应考虑 HCP 的可能。头部 MRI 强化发现典型病灶，血清学检查排除结核病、梅毒等，ANCA、血管紧张素转化酶等检查呈阴性结果，且腰穿查 CSF 显示感染和肿瘤相关的各项指标等均呈阴性结果，临床即可诊断特发性 HCP。

HCP 症状可在数月内逐渐加重，神经系统受累范围逐渐扩大而严重影响患者的生活质量。正确治疗可使相当一部分患者临床症状得到改善甚至消失，因此及时诊断并恰当治疗对此病预后非常重要。HCP 患者中病因明确者首先应针对病因治疗，大部分患者无明确病因，多采用类固醇激素治疗。激素对特发性和自身免疫相关的 HCP 有效，一般多选用较长疗程的泼尼松，或开始采用甲泼尼龙冲击疗法。后改为口服维持。有些患者需要联合使用免疫抑制剂。当 HCP 导致严重的神经受压时，应考虑外科治疗。

（王　瑞　郝永岗）

第三节　重症肌无力

【概述】

重症肌无力（myasthenia gravis，MG）是由自身抗体介导的获得性神经-肌肉接头传递障碍的自身免疫性疾病。乙酰胆碱受体（acetylcholine receptor，AChR）抗体是最常见的致病性抗体；此外，针对突触后膜其他组分，包括肌肉特异性受体酪氨酸激酶（muscle-specific receptor tyrosine kinase，MuSK）、低密度脂蛋白受体相关蛋白 4（low-density lipoprotein receptor-related protein 4，LRP4）及兰尼碱受体（ryanodine receptor，RyR）等抗体陆续被发现参与 MG 发病，这些抗体可干扰 AChR 聚集、影响 AChR 功能及 NMJ 信号传递。

我国 MG 发病率约为 0.68/10 万，女性发病率略高；住院死亡率为 14.69‰，主要死亡原因为呼吸衰竭、肺部感染等。各个年龄阶段均可发病，30 岁和 50 岁左右呈现发病双峰，儿童及青少年 MG 患病率高达 50%，构成第 3 个发病高峰。

目前，MG 的治疗仍以胆碱酯酶抑制剂、糖皮质激素、免疫抑制剂、静脉注射免疫球蛋白（intravenous immunoglobulins，IVIG）、血浆置换（plasma exchange，PE）以及胸腺切除为主。

【典型病例】

患者男性，61 岁，外籍人士，因"右眼睑下垂 3 周"于 2021 年 9 月 8 日入住我院。患者既往甲状腺功能减退病史 5 年，口服优甲乐 125 ug qd。患者于 2021 年 6 月 29 日、2021 年 7 月 27 日分别两次接种新冠疫苗，第二针后出现全身粟粒样皮疹，持续约 2 周。3 周前晨起突发右侧眼睑下垂，视物疲劳，感晨轻暮重，无胸闷气促，无单侧肢体无力，当时未予以重视。2021 年 8 月 28 日至苏州九龙医院就诊，头颅 MR+MRA 未见明显异常，左侧乳突炎。胸部 CT 平扫显示双肺多发小结节，Lung-Rads 分级为 2；肝右叶囊肿。1 周前患者上述症状无明显好转，伴视远物重影，感头晕，活动后疲劳，至我院门诊就诊，拟"重症肌无力"收住入院。患者自发病来，神志清，精神可，大小便无殊，睡眠欠佳，体重减轻 6 kg。入院查体：神志清，精神可，言语利，双侧瞳孔等大等圆，直径约 25 mm，对光反射灵敏，眼球各向活动正常，右侧眼睑下垂（4~8 点），未及眼震，双侧鼻唇沟对称，伸舌居中，咽反射存在，颈软，四肢肌力5级，四肢肌张力正常，双侧腱反射对称，双侧感觉对称存在，两侧病理征未引出，闭目难立征阴性，指鼻试验及直线行走尚可。胸部CT示胸腺无殊。疲劳试验、新斯的明试验阳性，存在复视和上睑下垂，30 min复视相对评分100%，40 min相对评分67%。三大常规、生化、CRP、糖化血红蛋白、肿瘤标志物、血凝七项、感染八项、胸痛检验无特殊。甲功九项：抗甲状腺过氧化物酶抗体76.701 U/mL；体液免疫示轻链LAMBDA为1.07 g/L，轻链KAPPA为1.64 g/L↓。心电图、心脏彩超未见明显异常。外送血清抗骨骼肌抗体IgG、抗心肌抗体IgG（1∶320）、抗AChR抗体IgG阳性。诊断：重症肌无力，眼肌型。考虑患者偏高龄起病，为高加索人种，进展为全身型重症肌无力的概率偏高，治疗上予以甲强龙160 mg qd（3日后减量至80 mg qd）抗炎、人免疫球蛋白30 g qd及他克莫司缓释胶囊3 mg qd免疫调节、溴吡斯的明片60 mg tid抗胆碱酯酶以及甲状腺素替代、护胃、补钙、补钾等对症支持治疗、避免感染、劳累、激动、刺激运动及安定镇静类药物使用等。患者症状明显好转，出院后继续溴吡斯的明、他克莫司口服治疗。

【诊断思路】

（一）病例特点及疾病临床表现

1. 病例特点

患者中老年男性，有甲状腺功能异常病史，症状表现为右眼睑下垂、复视，有晨轻暮重特点；疲劳试验、新斯的明试验阳性；外送血清抗骨骼肌抗体IgG、抗心肌抗体IgG（1∶320）、抗AChR抗体IgG阳性；抗胆碱酯酶药及免疫抑制剂治疗效果佳。

2. 疾病临床表现

全身骨骼肌均可受累，表现为波动性无力和易疲劳性，症状呈"晨轻暮重"，活动后加重、休息后可减轻。眼外肌最易受累，表现为对称或非对称性上睑下垂和（或）双眼复视，是MG最常见的首发症状，见于80%以上的MG患者。面肌受累可致眼睑闭合无力、鼓腮漏气、鼻唇沟变浅、苦笑或呈肌病面容。咀嚼肌受累可致咀嚼困难。咽喉肌受累可出现构音障碍、吞咽困难、鼻音、饮水呛咳及声音嘶哑等。颈肌受累可出现抬头困难或不能。肢体无力以近端为著，表现为抬臂、梳头、上楼梯困难，感觉正常。呼吸肌无力可致呼吸困难。发病早期可单独出现眼外肌、咽喉肌或肢体肌肉无力；脑神经支配肌肉较脊神经支配肌肉更易受累。肌无力常从一组肌群开始，逐渐累及到其他肌群，直到全身肌无力。部分患者短期内病情可出现迅速进展，发生肌无力危象。

表4-3-1为美国重症肌无力基金会（MGFA）临床分型。表4-3-2为疾病严重程度根据定量MG评分（quantitative MG score，QMGS）评估，可评估疾病严重程度，指导治疗及评估预后。

表4-3-1　MGFA临床分型

分型	临床表现
Ⅰ型	眼肌无力，可伴闭眼无力，其他肌群肌力正常
Ⅱ型	除眼肌外的其他肌群轻度无力，可伴眼肌无力
Ⅱa型	主要累及四肢肌或（和）躯干肌，可有较轻的咽喉肌受累
Ⅱb型	主要累及咽喉肌或（和）呼吸肌，可有轻度或相同的四肢肌或（和）躯干肌受累
Ⅲ型	除眼肌外的其他肌群中度无力，可伴有任何程度的眼肌无力
Ⅲa型	主要累及四肢肌或（和）躯干肌，可有较轻的咽喉肌受累
Ⅲb型	主要累及咽喉肌或（和）呼吸肌，可有轻度或相同的四肢肌或（和）躯干肌受累
Ⅳ型	除眼肌外的其他肌群重度无力，可伴有任何程度的眼肌无力
Ⅳa型	主要累及四肢肌或（和）躯干肌受累，可有较轻的咽喉肌受累
Ⅳb型	主要累及咽喉肌或（和）呼吸肌，可有轻度或相同的四肢肌或（和）躯干肌受累
Ⅴ型	气管插管，伴或不伴机械通气（除外术后常规使用）；仅鼻饲而不进行气管插管的病例为Ⅳb型

表 4-3-2 QMGS 项目及评分标准

检查项目	评分标准			
	正常（0分）	轻度（1分）	中度（2分）	重度（3分）
左右侧视出现复视/s	≥61	11~60	1~10	自发
上视出现眼睑下垂/s	≥61	11~60	1~10	自发
眼睑闭合	正常	闭合时可抵抗部分阻力	闭合时不能抵抗阻力	不能闭合
吞咽 100 mL 水	正常	轻度呛咳	严重呛咳或鼻腔反流	不能完成
数 1~50（观察构音障碍）	无构音障碍	30~49	10~29	0~9
坐位右上肢抬起 90°时间/s	240	90~239	10~89	0~9
坐位左上肢抬起 90°时间/s	240	90~239	10~89	0~9
肺活量占预计值/%	≥80	65~79	50~64	<50
右手握力/kg				
男	≥45	15~44	5~14	0~4
女	≥30	10~29	5~9	0~4
左手握力/kg				
男	≥35	15~34	5~14	0~4
女	≥25	10~24	5~9	0~4
平卧位抬头 45°时间/s	120	30~119	1~29	0
平卧位右下肢抬起时间 45°/s	100	31~99	1~30	0
平卧位左下肢抬起时间 45°/s	100	31~99	1~30	0

表 4-3-3 为 MG 亚组分类及临床特点，由于 MG 临床表现具有极大异质性，以血清抗体及临床特点为基础的亚组分类，对 MG 个体化治疗及预后评估更具指导意义。

表 4-3-3 MG 亚组分类及临床特点

亚组分类	抗体	合并其他肌无力抗体	发病年龄	胸腺	胸腺切除
OMG	可出现 AChR、MuSK、LRP4 抗体	极少	任何年龄	正常或异常	证据不足
AChR-GMG（早发型）	AChR	极少	<50 岁	胸腺增生	获益
AChR-GMG（晚发型）	AChR	合并 Titin、RyR 抗体	>50 岁	胸腺萎缩，小部分增生	可能获益（胸腺增生）
MuSK-MG	MuSK	极少	任何年龄	正常	不推荐
LRP4-MG	LRP4	极少	任何年龄	正常	不推荐
抗体阴性 MG	未检测到 AChR、MuSK、LRP4 抗体	可能出现	任何年龄	正常或增生	证据不足
胸腺瘤相关 MG	AChR	通常合并 Titin、RyR 抗体	任何年龄	胸腺上皮细胞瘤	可能获益

注：OMG 为眼肌型 MG，即 MGFA I 型；GMG 为全身型 MG；Titin 为连接素。

（二）辅助检查

1. 药理学检查

甲硫酸新斯的明试验：成人肌内注射 1.0~1.5 mg，同时予以阿托品 0.5 mg 肌内注射，以消除其 M 胆碱样不良反应；儿童可按体重 0.02~0.04 mg/kg，最大用药剂量不超 1.0 mg。注射前可参照 MG 临床绝对评分标准，选取肌无力症状最明显的肌群，记录 1 次肌力，注射后每 10 min 记录 1 次，持续记录 60 min。以改善最显著时的单项绝对分数，按照下列公式计算相对评分作为试验结果判定值。相对评分 = (试验前该项记录评分 - 注射后每次记录评分)/试验前该项记录评分 × 100%。相对评分 ≤ 25% 为阴性，25%~60% 为可疑阳性，≥ 60% 为阳性。

2. 电生理检查

(1) 重复神经电刺激 (RNS)。采用低频 (2~3 Hz) 重复电刺激神经干，在相应肌肉记录复合肌肉动作电位 (CMAP)。常规检测的神经包括面神经、副神经、腋神经和尺神经。持续时间为 3 s，结果以第 4 波或第 5 波与第 1 波的波幅比值进行判断，波幅衰减 10% 以上为阳性，称为波幅递减。与突触前膜病变鉴别时需要进行高频 RNS (30~50 Hz) 或者大力收缩后 10 s 观察 CMAP 波幅变化，递增 100% 以上为异常，称为波幅递增。

(2) 单纤维肌电图 (SFEMG)。使用特殊的单纤维针电极测量同一神经肌纤维电位间的间隔是否延长来反应神经肌肉接头处的功能。SFEMG 不受胆碱酯酶抑制剂影响，主要用于 OMG 或临床怀疑 MG 但 RNS 未见异常的患者。

3. 血清抗体检测

(1) 抗 AChR 抗体。50%~60% 的 OMG、85%~90% 的 GMG 血清中可检测到 AChR 抗体。需要注意的是，AChR 抗体检测结果为阴性时不能排除 MG 诊断。放射免疫沉淀法 (RIA) 是 AChR 抗体的标准检测方法，可进行定量检测。ELISA 法较 RIA 法敏感性低。

(2) 抗 MuSK 抗体。在 10%~20% 的 AChR 抗体阴性 MG 患者血清中可检测到 MuSK 抗体，标准检测方法为 RIA 或 ELISA。

(3) 抗 LRP4 抗体。在 7%~33% 的 AChR、MuSK 抗体阴性 MG 患者中可检测出 LRP4 抗体。

(4) 抗横纹肌抗体。包括抗 Titin 和 RyR 抗体。Titin 抗体通常采用 ELISA 法检测，RyR 抗体可采用免疫印迹法或 ELISA 法检测。

4. 胸腺影像学检查

约 80% 的 MG 患者伴有胸腺异常，包括胸腺增生及胸腺瘤。CT 为常规检测胸腺方法，胸腺瘤检出率可达 94%；MR 有助于区分一些微小胸腺瘤和以软组织包块为表现的胸腺增生；必要时可行 CT 增强扫描；PET-CT 有助于区别胸腺癌和胸腺瘤。

5. 合并其他自身免疫性疾病检测

MG 患者可合并其他自身免疫病，如自身免疫性甲状腺疾病，最常见的是 Graves 病，其次为桥本甲状腺炎。OMG 合并自身免疫性甲状腺疾病比例更高，因此 MG 患者需常规筛查甲状腺功能及甲状腺自身抗体、甲状腺超声检查观察有无弥漫性甲状腺肿大，以及其他自身免疫性疾病相关抗体检测。

(三) 诊断依据、诊断步骤与定位定性诊断

1. 诊断依据

(1) 患者中老年男性，甲状腺功能异常病史，症状表现为右眼睑下垂、复视，有晨轻暮重特点。

(2) 疲劳试验、新斯的明试验阳性。

(3) 外送血清抗骨骼肌抗体 IgG、抗心肌抗体 IgG、抗 AChR 抗体 IgG 阳性。

2. 诊断步骤

(1) 病史和典型波动性无力的临床表现。

(2) 药理学检查 (新斯的明实验阳性相对评分 ≥ 60%)。

(3) 电生理学特征 (RNS 低频递减 10% 以上、单纤维肌电图颤抖或阻滞)。

（4）抗体检测阳性。

（5）胸部 CT 有无胸腺瘤。

3. 定位定性诊断

（1）定位：神经-肌肉接头。

（2）定性：自身免疫性疾病。

（3）诊断：重症肌无力（眼肌型）。

（四）鉴别诊断

1. 与 OMG 的鉴别诊断

（1）眼睑痉挛。发病年龄较大，表现为过度瞬目动作，可伴有眼部干燥、刺激感（须排除干燥综合征），可能会出现长时间闭眼，误认为是上睑下垂；强光刺激可加重眼睑痉挛，患者须长期戴墨镜；触摸眼角、咳嗽和说话时眼睑痉挛可得到意外改善。氟哌啶醇、阿立哌唑或者氯硝西泮治疗有效。

（2）Miller-Fisher 综合征。属于 Guillain-Barré 综合征变异型，表现为急性眼外肌麻痹、共济失调和腱反射消失，也可表现为单纯的眼外肌麻痹型，易误诊为 MG；肌电图检查示神经传导速度减慢，脑脊液检查可见蛋白-细胞分离现象，部分患者血清可检测出抗 GQ1b 抗体或 GT1a 抗体。

（3）慢性进行性眼外肌麻痹（chronic progressive external ophthal-moplegia，CPEO）或 Kearn-Sayre 综合征（KSS）。属于线粒体脑肌病，CPEO 表现为双侧进展性无波动性眼睑下垂、眼外肌麻痹，可伴近端肢体无力。若同时合并视网膜色素变性、小脑萎缩以及心脏传导阻滞，即为 KSS 综合征。肌电图检查示肌源性损害，少数患者可伴有周围神经传导速度减慢。血乳酸轻度增高，肌肉活检和基因检测有助于确诊。

（4）眼咽型肌营养不良（oculopharyngeal muscular dystrophy）。为常染色体显性遗传，存在家族史；表现为老年起病的无波动性对称性眼睑下垂，斜视明显，但无复视，逐渐出现吞咽困难、构音障碍。肌电图检查提示肌源性损害。血清肌酶多正常或轻度增高，肌肉活检和基因检测有助于诊断。

（5）脑干病变。包括脑干缺血性卒中、肿瘤、副肿瘤综合征、Wernicke 脑病、视神经脊髓炎谱系疾病、Bickerstaff 脑干脑炎及其他感染性脑炎，均可以急性双睑下垂为首发症状，易于与 MG 混淆，结合病史、头颅 MRI 以及特异性抗体检测有助于明确诊断。

（6）眶内占位病变。如眶内肿瘤、脓肿或炎性假瘤等，可表现为眼外肌麻痹并伴结膜充血、眼球突出、眼睑水肿。眼眶 MRI、CT 或超声检查有助于诊断。

（7）脑神经麻痹（Ⅲ、Ⅳ、Ⅵ）。一侧海绵窦感染、肿瘤、非特异性炎症、颈内动脉海绵窦瘘均可表现为单侧眼睑下垂、眼外肌麻痹伴疼痛，头颅 MRI 及脑脊液检查有助于鉴别诊断。此外，糖尿病也可引起单纯动眼神经或外展神经麻痹。

（8）Graves 眼病。属于自身免疫性甲状腺疾病，表现为自限性眼外肌无力、眼睑退缩，不伴眼睑下垂。眼眶 CT 或 MRI 检查显示眼外肌肿胀，甲状腺功能亢进或减退，抗甲状腺球蛋白抗体、抗甲状腺微粒体抗体或抗促甲状腺激素受体抗体阳性。

（9）先天性肌无力综合征（congenital myasthenic syndromes，CMS）。是一组罕见的由编码 NMJ 结构及功能蛋白的基因突变所致 NMJ 传递障碍的遗传性疾病，依据突变基因编码蛋白在 NMJ 的分布，CMS 可分为突触前、突触以及突触后突变。CMS 临床表现异质性很大，极易被误诊为抗体阴性的 MG、线粒体肌病等。多在出生时、婴幼儿期出现眼睑下垂、睁眼困难、喂养困难及运动发育迟滞等症状。青春期逐渐出现眼球固定，与 MG 在临床及电生理表现类似，鉴别主要依靠血清学抗体检测及全外显子测序。

2. 与 GMG 的鉴别诊断

（1）Lambert-Eaton 肌无力综合征（LEMS）。LEMS 是免疫介导的累及 NMJ 突触前膜电压门控钙通道（voltage-gated calcium channel，VGCC）的疾病，属于神经系统副肿瘤综合征，多继发于小细胞肺癌，也可继发于其他神经内分泌肿瘤。临床表现：四肢近端对称性无力，腱反射减低，以口干为突出表现的自主神经症状，极少出现眼外肌受累，腱反射在运动后可短暂恢复，其他自主神经症状如便秘、性功能障碍、出汗异常较少见。RNS 为低频刺激（2~3 Hz）出现 CMAP 波幅递减大于 10%；高频刺激（20~50 Hz）或者大力收缩后 10 s CMAP 波幅递增大于 60% 或 100%。血清 VGCC 抗体多呈阳性，合并小细胞肺癌的 LEMS 可同时出现 SOX-1 抗体阳性。

（2）运动神经元病（进行性延髓麻痹）。尤其须与 MuSK-MG 相鉴别，患者均以延髓症状为突出表现，进行性延髓麻痹可出现上运动神经元损害证据；若患者病程较长，病程中出现眼睑下垂及复视，缺乏上运动神经元损害的证据，须警惕有无 MuSK-MG 的可能，建议行 MuSK 抗体检测。

（3）CMS。CMS 临床表现异质性大，DOK7、RAPSN、CHAT 以及 GFPT1 突变所致 CMS 几乎不出现眼外肌麻痹。GFPT1 突变所致 CMS 可表现为四肢肌易疲劳，肌活检可见管聚集或空泡样改变，GMPPB 突变所致 CMS 血清肌酶明显升高，肌活检提示为肌营养不良样改变；CMS 肌电图可表现为肌源性损害。因此，肌肉活检及高通量全外显子测序有助于确诊。

（4）肉毒中毒。由肉毒杆菌毒素累及 NMJ 突触前膜所致，表现为眼外肌麻痹以及吞咽、构音、咀嚼无力，肢体对称性弛缓性瘫痪，可累及呼吸肌。若为食物肉毒毒素中毒，在肌无力之前可出现严重恶心、呕吐。瞳孔扩大和对光反射迟钝、四肢腱反射消失、突出的自主神经症状有助于将肉毒毒素中毒与 MG 鉴别。电生理检查结果与 LEMS 相似：低频 RNS 可见波幅递减，高频 RNS 波幅增高或无反应，取决于中毒程度。对血清、粪便及食物进行肉毒杆菌分离及毒素鉴定可明确诊断。

（5）Guillain-Barré 综合征。为免疫介导的急性炎性脱髓鞘性周围神经病，表现为弛缓性肢体无力，感觉丧失、腱反射减低或消失。肌电图示运动感觉神经传导末端潜伏期延长，传导速度减慢，传导波幅降低；脑脊液检查可见蛋白-细胞分离现象。咽颈臂丛型 Guillain-Barré 综合征（PCB）以延髓麻痹、抬颈及双上肢近端无力为主要表现，易误诊为 MG，尤其是 MuSK-MG。PCB 多有前驱感染病史，查体可见双上肢腱反射减低或消失，脑脊液可出现蛋白-细胞分离现象，血清抗 GT1a 抗体可呈阳性，与 Fisher 综合征共病时，GQ1b 抗体也可呈阳性。

（6）慢性炎性脱髓鞘性多发性神经病。免疫介导的慢性运动感觉周围神经病，表现为弛缓性四肢无力，套式感觉减退，腱反射减低或消失。肌电图示运动、感觉神经传导速度减慢，波幅降低和传导阻滞。脑脊液可见蛋白-细胞分离现象，周围神经活检有助于诊断。

（7）炎性肌病。多种原因导致的骨骼肌间质性炎性病变，表现为进行性加重的弛缓性四肢无力和疼痛。肌电图示肌源性损害。血肌酶明显升高、肌肉活检有助于诊断。糖皮质激素治疗有效。

（8）代谢性肌病。如肌肉代谢酶、脂质代谢或线粒体受损所致肌肉疾病表现为弛缓性四肢无力，不能耐受疲劳，腱反射减低或消失，伴有其他器官损害。肌电图示肌源性损害。血肌酶正常或轻微升高。肌活检及基因检测有助于诊断。

【治疗】

1. 急性加重期治疗

IVIG 与 PE 主要用于病情快速进展、危及患者生命的情况，如肌无力危象、严重的球麻痹所致吞咽困难、肌无力患者胸腺切除术前和围手术期治疗，可使绝大部分患者的病情得到快速缓解。为达到持续缓解，可同时启动免疫抑制治疗（非激素类免疫抑制剂），因激素早期可一过性加重病情，甚至诱发肌无力危象，于 IVIG 与 PE 使用后症状稳定时添加激素治疗。

（1）IVIG 使用方法。按体重 400 mg/(kg·d) 静脉注射 5 d。副作用包括头痛、无菌性脑膜炎、流感样症状和肾功能损害等，伴有肾功能损害的患者禁用。IVIG 多在使用后 5~10 d 起效，作用可持续 2 个月左右。在稳定的中、重度 MG 患者中重复使用并不能增加疗效或减少糖皮质激素的用量。须注意的是，使用 IVIG 治疗后 4 周内不建议进行 PE，这可能影响 IVIG 的效果。IVIG 在轻型 MG 或 OMG 患者中的疗效不确定，对于 MuSK-MG，推荐使用 PE。此外，IVIG 还可用于难治性 MG 或者免疫抑制剂治疗有禁忌的 MG 患者。

（2）PE 使用方法。剂量为 1.0~1.5 倍总血浆容量，在 10~14 d 内进行 3~6 次置换，置换液可用健康人血浆或白蛋白。多在首次或第 2 次 PE 后 2 d 左右起效，作用可持续 1~2 个月。副作用包括血钙降低、低血压、继发性感染和出血等。伴有感染的患者慎用 PE，宜在感染控制后使用；如 PE 期间发生感染则要积极控制感染，并根据病情决定是否继续进行 PE。

2. 药物治疗

（1）胆碱酯酶抑制剂。最常用的是溴吡斯的明，其是治疗所有类型 MG 的一线药物，可缓解、改善绝大部分 MG 患者的临床症状，是 MG 患者初始治疗的首选药物，依据病情与激素及其他非激素类免疫抑制联合使用。用法：一般成年人服用溴吡斯的明的首次剂量为 60 mg 口服，3~4 次/d，全天最大剂量不超过 480 mg。溴吡斯的明的副作用包括恶心、流涎、腹痛、腹泻、心动过缓及出汗增多等。妊娠期使用溴吡斯的明是安全有效的。

（2）免疫抑制治疗。

免疫抑制药物包括糖皮质激素和其他口服非激素类免疫抑制剂，如硫唑嘌呤（AZA）、他克莫司（FK-506）、吗替麦考酚酯（MMF）、环孢素、氨甲蝶呤及环磷酰胺。非激素类免疫抑制剂在糖皮质激素减量以及预防 MG 复发中发挥重要作用。

糖皮质激素：醋酸泼尼松按体重 0.5~1.0 mg/（kg·d）清晨顿服，最大剂量不超过 100 mg/d（糖皮质激素剂量换算关系为 5 mg 醋酸泼尼松＝4 mg 甲泼尼龙），一般 2 周内起效，6~8 周效果最为显著。75% 轻-中度 MG 对 200 mg 泼尼松具有良好反应，以 20 mg 起始，每 5~7 d 递增 10 mg，至目标剂量。达到治疗目标后，维持 6~8 周后逐渐减量，每 2~4 周减 5~10 mg，至 20 mg 后每 4~8 周减 5 mg，酌情隔日口服最低有效剂量，过快减量可致病情复发。

为避免口服大剂量激素，治疗初期与其他非激素类口服免疫抑制剂联用，可更快达到治疗目标。使用糖皮质激素期间必须严密观察病情变化，40%~50% 的患者在服药 2~3 周内症状一过性加重并有可能诱发肌无力危象，尤其是晚发型、病情严重或球部症状明显的患者，使用糖皮质激素早期更容易出现症状加重，因此对上述患者应慎用糖皮质激素，可先使用 IVIG 或 PE 使病情稳定后再使用糖皮质激素，并做好开放气管的准备。长期服用糖皮质激素可引起食量增加、体重增加、向心性肥胖、血压升高、血糖升高、白内障、青光眼、内分泌功能紊乱、精神障碍、骨质疏松、股骨头坏死、消化道症状等，应引起高度重视。及时补充钙剂和双膦酸盐类药物可预防或减轻骨质疏松，使用抑酸类药物可预防胃肠道并发症。

AZA：与糖皮质激素联合使用，有助于激素减量以及防止疾病复发，作为 GMG 及部分 OMG 的一线用药。AZA 起效较慢，多于服药后 3~6 个月起效，1~2 年后可达全效，可使 70%~90% 的 MG 患者症状得到明显改善。使用方法：从小剂量开始，50 mg/d，每隔 2~4 周增加 50 mg，至有效治疗剂量为止。如无严重或（和）不可耐受的不良反应，可长期服用。主要副作用包括骨髓抑制（白细胞减少、贫血、血小板减少）、肝功损害、脱发、流感样症状及消化道症状等，多发生在启动治疗后 6 周左右。

他克莫司：与环孢素作用机制相似，通过抑制钙神经素发挥免疫调节作用，耐受性较好，肾毒性小。他克莫司适用于不能耐受激素和其他免疫抑制剂副作用或对其疗效差的 MG 患者，特别是 RyR 抗体阳性者。他克莫司起效快，一般 2 周左右起效，疗效呈剂量依赖性。使用方法：3.0 mg/d，分 2 次空腹口服，或按体重 0.05~0.10 mg/（kg·d）。建议：可于服药或者调整药物剂量 3~4 d 后筛查血药浓度，理想谷浓度为 2~9 ng/mL。研究表明，他克莫司谷浓度 ≥4.8 ng/mL，92% 的患者可达到 MMS 或更好状态。主要副作用包括血糖升高、血镁降低、震颤、肝肾功损害以及罕见的骨髓抑制。

MMF：作用机制同 AZA，更安全，耐受性好，长期使用可使大多数患者达到 MMS 或更好状态。使用方法：起始剂量 0.5~1.0 g/d，分 2 次口服；维持剂量 1.0~1.5 g/d，症状稳定后每年减量不超过 500 mg/d，突然停药或快速减量可导致病情复发及恶化。MMF 不可与 AZA 同时使用。常见不良反应为恶心、呕吐、腹泻、腹痛等胃肠道反应，白细胞减低，泌尿系统感染及病毒感染等。用药后的前 6 个月，每个月监测血常规及肝肾功，此后每 3 个月监测血常规及肝肾功能。MMF 具有致畸性，备孕或怀孕妇女禁用。

环孢素：通过干扰钙调神经磷酸酶信号，抑制包括白细胞介素 2（IL-2）和 γ 干扰素在内的促炎细胞因子分泌，从而发挥免疫抑制作用。3~6 个月起效，用于对激素及 AZA 疗效差或不能耐受其副作用的患者。环孢素早期与激素联合使用，可显著改善肌无力症状，并降低血中 AChR 抗体滴度，但肾毒性较大。使用方法：按体重 2~4 mg/（kg·d）口服，使用过程中应监测血浆环孢素药物浓度，推荐血药浓度为 100~150 ng/mL，并根据浓度调整环孢素剂量。主要副作用包括肾功能损害、血压升高、震颤、牙龈增生、肌痛和流感样症状等。服药期间至少每个月监测血常规、肝肾功能 1 次，严密监测血压。因环孢素肾毒性较大以及和其他药物之间存在相互作用，不作为首选推荐。

环磷酰胺：用于其他免疫抑制剂治疗无效的难治性及伴胸腺瘤的 MG。与激素联合使用可显著改善肌无力症状，并在 6~12 个月时使激素用量减少。使用方法：成人静脉滴注 400~800 mg/周，或分 2 次口服，100 mg/d，直至总量 10~20 g，个别患者需要服用到 30 g。副作用包括白细胞减少、脱发、恶心、呕吐、腹泻、出血性膀胱炎、骨髓抑制、致畸以及远期肿瘤风险等。每次使用前均需要复查血常规和肝肾功能。

氨甲蝶呤：作为三线用药，用于其他免疫抑制剂治疗无效的难治性或伴胸腺瘤的 MG。使用方法：口服，每周 10 mg 起始，逐步加量至 20 mg/周，如不能耐受口服制剂产生的消化道不良反应，也可选择肌内注射制剂，一般肌内注射可使患者耐受更高的剂量。副作用包括胃肠道反应及肝功能异常，可伴发口腔炎、皮疹、肺纤维化、白细胞减低。治疗时须同时添加叶酸 1 mg/d 以预防口腔炎，并应密切关注骨髓抑制及肝功能损害等副作用。氨甲蝶呤有生殖致畸性，怀孕或备孕妇女禁用。

3. 靶向生物制剂治疗

目前临床上用于 MG 治疗的靶向生物制剂包括已经被美国 FDA 批准使用的靶向补体的依库珠单抗，以及适应证外用药的靶向 B 细胞的利妥昔单抗（RTX）。

（1）靶向 B 细胞治疗。RTX 通过靶向 B 细胞膜分子 CD20 实现特异性清除 B 细胞，用于对激素和免疫抑制剂疗效差的难治性 GMG，特别是 MuSK-MG，对部分 AChR-MG 有效。标准方案：诱导剂量按体表面积 375 mg/m²，间隔 1 周给药 1 次，连续给药 4 周，序贯给药 1 g，间隔 2 周治疗 1 次，共 2 次。低剂量方案包括：按体表面积 375 mg/m²，间隔 2 周给药 1 次，共 2 次或 100+500 mg 单次治疗。维持剂量为按体表面积 375~750 mg/m²。通常在给药后第 4 周，患者外周血 B 细胞比例可降至 0，1 次给药为 1 个循环，作用可维持 6 个月，6 个月后 B 细胞开始爬升。维持治疗更多为经验性治疗，有医生建议临床复发时追加 RTX 治疗，也有医生建议每隔 6 个月给予一次 RTX 治疗。RTX 主要副作用包括发热、寒战、支气管痉挛、白细胞减少、血小板减少和进行性多灶性白质脑病等。

（2）补体抑制剂。依库珠单抗为靶向补体级联反应的关键组分补体 C5 的人源化单克隆抗体，可有效抑制 C5 激活。2017 年 FDA 批准依库珠单抗用于 AChR-GMG 成年患者的治疗，其价格昂贵，建议用于中重度、难治性 MG。Zilucoplan 为另一类靶向补体 C5 的大环肽类新型抑制剂，可特异性结合 C5，阻止 C5 裂解为 C5a 和 C5b，同时可阻止 C5b 和 C6 的结合，双重作用可有效阻止补体级联反应。与依库珠单抗不同的是，Zilucoplan 是一种可以自我给药的皮下注射制剂。研究表明 Zilu-coplan 可使中重度 AChR-GMG 症状得到快速且持续的缓解。

4. 胸腺切除

合并胸腺瘤的 MG 应尽早行胸腺切除手术；对其他治疗无效的 OMG 患者可行胸腺切除，据报道缓解率为 6%~50%；针对非胸腺瘤 AChR-GMG，推荐在疾病早期行胸腺切除，可减少其他免疫抑制剂使用。MuSK-MG 不推荐行胸腺切除。

胸腺切除起效时间为 6~24 个月不等。部分 MG 患者经胸腺切除后可完全治愈，也有部分 MG 患者胸腺切除后仍需长期免疫抑制治疗。胸腺切除需在患者病情相对稳定，能够耐受手术的情况下进行。若症状严重，除非怀疑高度恶性胸腺瘤者外，可先给予相应治疗，待病情稳定后再行手术，有助于减少、防止术后肌无力危象的发生。

5. 自体造血干细胞移植（AHSCT）

AHSCT 在 MG 中的研究仅为小样本病例报道，结果显示患者远期疗效好，耐受性良好。AHSCT 有望成为 MG 治疗的重要手段之一，尤其是难治、复发 MG 患者。

6. 其他治疗

对于眼睑下垂者，可采用眼睑支架或胶带，或通过手术来改善。眼肌手术对长期固定性斜视可能有效。

7. MG 合并妊娠

（1）计划妊娠。如计划妊娠，应避免使用氨甲蝶呤和 MMF 等有致畸性的药物，若正在使用上述药物，建议停药后方可妊娠。

（2）孕期。MG 患者怀孕后对症状有何影响目前尚无明确定论。多数患者的病情不会加重，也不会影响分娩的时间和方式。溴吡斯的明仍为妊娠期的一线用药，不推荐静脉使用胆碱酯酶抑制剂，可诱发子宫收缩；激素相对安全，可以服用；尽管研究证实 AZA 相对安全，但也有一小部分专家不推荐妊娠期使用 AZA。妊娠子痫不推荐使用硫酸镁，因其可阻断 NMJ，推荐使用巴比妥类药物。

（3）分娩。提倡自然分娩；肌无力母亲分娩的新生儿可出现短暂性肌无力，应严密观察，一旦发生立即转移至新生儿监护室。

8. 危象前状态或肌无力危象

患者一旦确诊为危象前状态或肌无力危象，应积极给予快速起效治疗（IVIG 或 PE），同时评估其呼吸功能，监测动脉血气，进一步判断肌无力危象的类型（表 4-3-4）。

表 4-3-4　肌无力危象和胆碱能危象的鉴别

指标	肌无力危象	胆碱能危象
心率	心动过速	心动过缓
肌肉	无力	无力和肌束震颤
瞳孔	正常或变大	缩小
皮肤	苍白、可伴发凉	潮红、温暖
腺体分泌	正常	增多
新斯的明试验	肌无力症状改善	肌无力症状加重

一旦出现呼吸衰竭（Ⅰ型或Ⅱ型），应及时气管插管，正压通气。筛查危象诱因，如是否由感染、手术或使用加重肌无力的药物所致，并积极采取相应控制措施（如控制感染、停用加重病情的药物等）。若为肌无力危象，酌情增加胆碱酯酶抑制剂剂量，直到安全剂量范围内（全天量小于480 mg）肌无力症状改善满意为止，不主张静脉给予胆碱酯酶抑制剂，可增加呼吸道分泌物，导致

气管管理困难；若为胆碱能危象，应停用胆碱酯酶抑制剂，酌情使用阿托品，一般 5~7 d 后再次使用，从小剂量开始逐渐加量，目前胆碱能危象已很少见。机械通气的患者须加强气道护理，定时翻身、拍背、吸痰及雾化，积极控制肺部感染，逐步调整呼吸机模式，尽早脱离呼吸机。

9. MG 患者合并其他疾病

MG 患者可合并 Graves 病、多发性肌炎、多发性硬化、干燥综合征、周期性瘫痪、桥本甲状腺炎类风湿关节炎、系统性红斑狼疮、Guillain-Barré 综合征、再生障碍性贫血等疾病，部分患者还可能累及心肌，表现为心电图异常、心律失常等。因此，在积极治疗 MG 的同时，还要兼顾可能合并的其他疾病。

【预后】

MG 患者一般预后良好，但既往危象的死亡率较高。随着免疫抑制治疗在 MG 的广泛应用，绝大部分患者预后得到了明显改善，肌无力危象发生率和死亡率明显降低。

【病因及发病机制】

（一）病因

MG 的发病原因分两大类，一类是先天遗传性，较少见；第二类是自身免疫性疾病，最常见。发病原因尚不明确，普遍认为与感染、药物、环境因素有关。同时 MG 患者中有 65%~80% 有胸腺增生，10%~20% 伴发胸腺瘤。

（二）发病机制

MG 的发病机制主要由 AChR 抗体介导，在细胞免疫和补体参与下，突触后膜的 AChR 被大量破坏，不能产生足够的终板电位，导致突触后膜传递功能障碍而发生肌无力。致病性 AChR 自身抗体影响信号传递的免疫病理机制：① 通过 AChR 交联导致内吞作用增加；② 通过激活补体级联反应引起 AChR 丢失和破坏；③ 通过直接阻断乙酰胆碱与 AChR 位点的结合。

【病理】

1. 胸腺

80% 的 MG 患者胸腺重量增加，淋巴滤泡增生，生发中心增多；10%~20% 合并胸腺瘤。

2. 神经-肌肉接头

突触间隙加宽，突触后膜皱褶变浅并且数量减少，免疫电镜可见突触后膜崩解，其上 AChR 明显减少并且可见 IgG-C3-AChR 结合的免疫复合物沉积等。

3. 肌纤维

肌纤维本身变化不明显，有时可见肌纤维凝固、坏死、肿胀。少数患者肌纤维和小血管周围可见淋巴细胞浸润，称为"淋巴溢"。慢性病变可见肌萎缩。

【健康管理】

MG 患者全身骨骼肌均可受累，显著特点是肌无力于下午或傍晚劳累后加重，晨起或休息后减轻，此种现象称之为"晨轻暮重"。可有如下症状。

（1）眼皮下垂、视力模糊、复视、斜视、眼球转动不灵活。

（2）表情淡漠、苦笑面容、讲话"大舌头"、构音困难，常伴鼻音。

（3）咀嚼无力、饮水呛咳、吞咽困难、呼吸困难。

（4）颈软、抬头困难，转颈、耸肩无力。

（5）抬臂、梳头、上楼梯、下蹲、上车困难。

MG 临床表现具有很大异质性，在临床实践中，须考虑患者的发病年龄、疾病严重程度、是否合并胸腺瘤、血清学特点、治疗并发症以及治疗费用等，尽量做到安全、有效、精准化治疗。

MG 患者慎用的药物包括：部分激素类药物、部分抗感染药物（如氨基糖苷类抗生素等以及两性霉素等抗真菌药物）、部分心血管药物（如利多卡因、奎尼丁、β-受体阻滞剂、维拉帕米等）、部分抗癫痫药物（如苯妥英钠、乙琥胺等）、部分抗精神病药物（如氯丙嗪、碳酸锂、地西泮、氯硝西泮等）、部分麻醉药物（如吗啡、哌替啶等）、部分抗风湿药物（如青霉胺、氯喹等）。日常生活须注意事项包括：禁用肥皂水灌肠；注意休息、保暖；避免劳累、受凉、感冒、情绪波动等。

（王瑞　郝永岗）

第四节　吉兰-巴雷综合征

【概述】

吉兰-巴雷综合征（Guillain-Barré syndrome，GBS）是一类免疫介导的急性炎性周围神经病。临床特征为急性起病，临床症状多在 2 周左右达到高峰，表现为多发神经根及周围神经损害，常有脑脊液蛋白-细胞分离现象，多呈单时相自限性病程，静脉注射免疫球蛋白（IVIG）和血浆交换治疗有效。GBS 发病率为（0.4~2.5）/10 万，其中急性炎性脱髓鞘性多发神经根神经病（acute inflammatory demyelinating polyneuropathies，AIDP）和急性运动轴索性神经病（acute motor axonal neuropathy，AMAN）是 GBS 中最为常见的两个亚型。另外，较少见的 GBS 亚型包括急性运动感觉轴索性神经病（acute motor-sensory axonal neuropathy，AMSAN）、Miller-Fisher 综合征（MFS）、急性泛自主神经病和急性感觉神经病等。

【典型病例】

患者女性，34 岁，因"四肢无力 5 d，加重 2 d"于 2022 年 5 月 22 日入住我科。患者既往史无特殊，2022 年 3 月 20 日接种新冠疫苗第一针。患者 5 月 17 出现四肢无力，远端为主，呈进行性加重，无肢体麻木，当时未予重视。次日清晨加重，出现行走困难，伴双侧大腿肌肉疼痛不适，无大小便障碍，无踩棉花感，无束带感。至我院急诊就诊，头颅 CT 平扫（2022 年 5 月 21 日）未见明显异常。拟"周围神经病"收住入院。发病 10 余天前解稀便 7~8 次，食纳、睡眠可，大小便正常，近期体重未见明显下降。入院查体：神志清，言语利，双侧瞳等大等圆，对光反射灵敏，双侧鼻唇沟对称，伸舌居中，右上肢近端肌力 4+级，远端肌力 4 级，左上肢近端肌力 5-级，远端肌力 4 级，双下肢近端肌力 5-级，远端肌力 3 级。四肢深浅感觉对称，无明显减退，双上肢腱反射未引出，右侧膝反射（+），左侧膝反射（++），双侧病理征（-），脑膜刺激征（-）。

入院后完善检查：血生化示肌酸激酶 230.8 U/L↑；免疫系统、血常规、尿常规、粪常规、凝血七项、病毒全套、肿瘤指标、胸痛检验、甲功未示明显异常。腰穿示脑脊液压力 210 mmH$_2$O，脑脊液常规、生化、隐球菌、自身免疫性周围神经病抗体（24 项）（-）。血清周围神经病抗体：抗 Sulfatide 抗体 IgG 阳性、抗 GM1 抗体 IgG 阳性、抗 GD1b 抗体 IgG 阳性、抗 GD3 抗体 IgG 阳性。头颅 MRI 平扫+TOF-MRA+SWI 未见明显异常；颈椎 MRI 示颈椎退变。肌电图示左侧桡侧腕屈肌静息电位下可见插入电位延长。神经传导：① MCV，四肢所检神经 CMAP 波幅均显著降低、波形离散、传导速度节段性减慢。② SCV，右侧正中神经、左侧腓肠神经传导速度减慢，SNAP 波幅尚在正常范围。③ F 波，右侧正中神经、左侧腓总神经 F 波均未引出。结论：四肢周围神经损害（运动神经轴索损害为主）。予以人免疫球蛋白、小剂量甲强龙、B 族维生素、硫辛酸、鼠神经生长因子等药物治疗，患者症状很快有所好转。

【诊断思路】

（一）病例特点及疾病临床表现

1. 病例特点

患者青年女性，急性起病，病前有腹泻病史，表现为肢体对称性迟缓性瘫痪，四肢腱反射减弱。血清周围神经病抗体：抗 Sulfatide 抗体 IgG 阳性、抗 GM1 抗体 IgG 阳性、抗 GD1b 抗体 IgG 阳性、抗 GD3 抗体 IgG 阳性。电生理检查：四肢周围神经损害（运动神经轴索损害为主）。

2. 疾病临床表现

（1）AIDP。GBS 中最常见的类型，也称经典型 GBS，主要病变是多发神经根和周围神经的运动和感觉神经节段性脱髓鞘。临床特点：① 任何年龄、任何季节均可发病。② 前驱事件，如在发病前 4 周内常见有上呼吸道感染和腹泻，包括巨细胞病毒、肺炎支原体、寨卡病毒或其他病原菌感染，疫苗接种，手术，移植等。③ 病程特点为急性起病，单相病程，大部分患者病情在 2 周内达到高峰，几乎所有患者病情均在 4 周内达到高峰。④ 主要症状和体征。弛缓性肢体肌肉无力是 AIDP 的核心症状。多数患者肌无力从下肢向上肢发展，数日内逐渐加重，少数患者病初呈非对称性；肌张力正常或降低，腱反射减低或消失，而且经常在肌力仍保留较好的情况下，腱反射已明显减低或消失，无病理反射。部分患者有不同程度的脑神经运动功能障碍，以面部或延髓部肌肉无力常见，且可能作为首发症状就诊；少数有张口困难，伸舌不充分和力弱以及眼外肌麻痹。严重者出现颈肌和呼吸肌无力，导致呼吸困难。部分患者有四肢远端感觉障碍，下肢疼痛或酸痛，神经干压痛和牵拉痛。部分患者有自主神经功能障碍。少数患者可出现复发。

（2）AMAN。以脑神经和脊神经运动纤维轴索病变为主，包括两种类型，一种为运动神经轴索变性，另一种为运动神经可逆性传导阻滞。前者病情通常较重，预后差；后者在免疫治疗后可以较快恢复，预后相对较好。临床特点：① 可发生在任何年龄，儿童更常见，男女患病率相似，国内在夏秋季发病较多。② 前驱事件，如多有腹泻和上呼吸道感染等，以空肠弯曲菌感染多见。③ 急性起病，通常在 2 周内达到高峰，少数在 24~48 h 内即可达到高峰。④ 临床表现为对称性肢体无力，部分患者有脑神经运动功能受损，重症者可出现呼吸肌无力。腱反射减低或消失与肌力减退程度较一致。无明显感觉异常，无或仅有轻微自主神经功能障碍。

（3）AMSAN。以神经根和周围神经的运动与感觉纤维轴索变性为主，临床表现通常较重。临床特点：① 急性起病，通常在 2 周内达到高峰，少数在 24~48 h 内达到高峰。② 对称性肢体无力，多数伴有脑神经受累，重症者可有呼吸肌无力，呼吸衰竭。患者同时有感觉障碍，部分甚至出现感觉性共济失调。③ 常有自主神经功能障碍。

（4）MFS。与经典 GBS 相对称的肢体无力不同，MFS 以眼肌麻痹、共济失调和腱反射消失为主要临床特点。临床特点：① 任何年龄和季节均有发病。② 前驱症状可有腹泻和呼吸道感染等，以空肠弯曲菌感染常见。③ 急性起病，病情在数天至数周内达到高峰。④ 多以复视起病，也可以肌痛、四肢麻木、眩晕和共济失调起病。相继出现对称或不对称性眼外肌麻痹，部分患者有眼睑下垂，少数出现瞳孔散大，但瞳孔对光反射多数正常。可有躯干或肢体共济失调，腱反射减低或消失，肌力正常或轻度减退，部分有延髓部肌肉和面部肌肉无力。部分患者可有四肢远端和面部麻木和感觉减退，膀胱功能障碍。GQ1b 抗体相关疾病除了 MFS，还有中枢受累为主的 Bickerstaff 脑干脑炎，临床表现眼肌麻痹、共济失调、肢体无力，可伴有锥体束征和意识障碍；也有单纯眼肌麻痹受累为主者及共济失调受累为主者。

（5）急性泛自主神经病。较少见，以自主神经受累为主。临床特点：① 前驱事件，患者多有上呼吸道感染或消化道症状。② 急性发病，快速进展，多在 1~2 周内达高峰，少数呈亚急性发病。③ 临床表现包括视物模糊、畏光、瞳孔散大、对光反射减弱或消失、头晕，体位性低血压，恶心、呕吐、腹泻、腹胀、重者肠麻痹、便秘、尿潴留、阳痿，热不耐受，出汗少、眼干和口干等。④ 肌力一般正常，部分患者有远端感觉减退和腱反射消失。

（6）急性感觉神经病。少见，以感觉神经受累为主。临床特点：① 急性起病，在数天至数周内达到高峰。② 广泛对称性的四肢疼痛和麻木，感觉性共济失调，四肢和躯干深浅感觉障碍。③ 绝大多数患者腱反射减低或消失。④ 自主神经受累轻，肌力正常或有轻度无力。⑤ 病程有自限性。

（7）其他。通常可称之为 GBS 变异型，其临床表现为局灶性受累者，如咽-颈-臂型、截瘫型、多发脑神经型；部分患者可开始表现为 MFS，后进展出现四肢感觉运动障碍或明显自主神经受累；部分 GBS 患者可伴有锥体束征等中枢神经系统损害的表现。

（二）辅助检查

1. 实验室检查

（1）脑脊液蛋白-细胞分离是 GBS 的特征之一，多数在发病几天内蛋白含量正常，2~4 周内脑脊液蛋白不同程度升高；葡萄糖和氯化物正常；白细胞数一般 $<10\times10^6$/L。部分 AMAN、AMSAN 患者脑脊液抗神经节苷脂 GM1、GD1a 抗体阳性；部分 MFS 患者脑脊液抗 GQ1b、GT1a 抗体阳性。

（2）部分患者血清神经节苷脂 GM1、GD1a、抗 GQ1b、GT1a 抗体阳性，且阳性率高于脑脊液；部分患者血清空肠弯曲菌抗体阳性。

（3）部分患者粪便中可分离和培养出空肠弯曲菌，但目前国内不作为常规检测。

2. 神经电生理检查

AIDP 主要根据运动神经传导测定，判断周围神经是否存在脱髓鞘病变。通常选择一侧正中神经、尺神经、胫神经和腓总神经进行测定。神经电生理检测结果必须与临床相结合进行解释。电生理改变的程度与疾病严重程度相关，在病程的不同阶段电生理改变特点也会有所不同。神经电生理诊断标准如下。

（1）运动神经传导：至少有 2 根运动神经存在下述参数中的至少 1 项异常：① 远端潜伏期较正常值上限延长 25% 以上；② 运动神经传导速度较正常值下限下降 20% 以上；③ F 波潜伏期较正常值上限延长 20% 以上和（或）出现率下降等，F 波异常往往是最早出现的电生理改变；④ 运动神经部分传导阻滞：周围神经常规测定节段的近端与远端比较，复合肌肉动作电位（compound muscle action potential，CMAP）负相波波幅下降 20% 以上，时限增宽小于 15%；⑤ 异常波形离散：周围神经常规测定节段的近端与远端比较，CMAP 负相波时限增宽 15% 以上。当 CMAP 负相波波幅不足正常值下限的 20% 时，检测传导阻滞的可靠性下降。远端刺激无法引出 CMAP 波形时，难以鉴别脱髓鞘和轴索损害。

（2）感觉神经传导：感觉神经传导速度明显减慢，常伴有感觉神经动作电位波幅下降，部分患者可以见到腓肠神经感觉传导正常，而正中神经感觉传导异常的现象。

（3）针电极肌电图：单纯脱髓鞘病变肌电图通常正常，如果继发轴索损害，在发病 10 d 至 2 周后肌电图可出现异常自发电位。随着神经再生则出现运动单位电位时限增宽、高波幅、多相波增多，大力收缩时运动单位募集减少。

（4）AMAN 电生理检查内容与 AIDP 相同，电生理改变包括以运动神经轴索变性为主和以可逆性运动神经传导阻滞为主两种情况。以运动神经轴索变性为主者的诊断标准如下：

（5）运动神经传导：① 远端刺激时 CMAP 波幅较正常值下限下降 20% 以上，严重时引不出 CMAP 波形，2~4 周后重复测定，CMAP 波幅无改善。② 除嵌压性周围神经病常见受累部位外，所有测定神经均不符合 AIDP 标准中脱髓鞘的电生理改变（至少测定 3 条神经）。

（6）感觉神经传导测定：通常正常。

（7）针电极肌电图：早期即可见运动单位募集减少，发病 1~2 周后，肌电图可见大量异常自发电位，此后随神经再生则出现运动单位电位的时限增宽、波幅增高、多相波增多。在以可逆性运动神经传导阻滞为主的亚型，与轴索变性型 AMAN 不同之处在于，前者运动神经传导测定可见传导阻滞，免疫治疗 2~4 周后重复测定，随着临床的好转，传导阻滞和远端 CMAP 波幅可有明显改善。当远端 CMAP 波幅太低或未能引出肯定波形时，判断轴索变性和可逆性运动传导阻滞须慎重，通常需要随诊重复测定观察变化。

（8）AMSAN 电生理检查：除感觉神经传导测定可见感觉神经动作电位波幅下降或无法引出波

形外，其他同 AMAN 运动轴索变性类型。

（9）MFS 神经电生理：感觉神经传导测定可正常，部分患者见感觉神经动作电位波幅下降，传导速度减慢；脑神经受累者可出现面神经 CMAP 波幅下降；瞬目反射可见 R1、R2 潜伏期延长或波形消失。运动神经传导和肌电图一般无异常。

（10）急性泛自主神经病电生理检查：神经传导和针电极肌电图一般正常；皮肤交感反应、R-R 变异率等自主神经检查可见异常。

（11）急性感觉神经病电生理检查提示：感觉神经传导可见传导速度减慢，感觉神经动作电位波幅明显下降或消失；运动神经传导测定可有脱髓鞘的表现；针电极肌电图通常正常。

3. 神经活体组织检查（活检）

腓肠神经活检可见有髓纤维脱髓鞘、轴索变性现象，少数患者可见吞噬细胞浸润，小血管周围偶有炎性细胞浸润。神经活检并非诊断 AIDP 所必需，主要用于不典型患者的鉴别诊断。

（三）诊断依据、诊断步骤与定位定性诊断

1. 诊断依据

（1）患者青年女性，急性起病，病前腹泻病史，表现为肢体对称性迟缓性瘫痪，四肢腱反射减弱。

（2）血清周围神经病抗体：抗 Sulfatide 抗体 IgG 阳性、抗 GM1 抗体 IgG 阳性、抗 GD1b 抗体 IgG 阳性、抗 GD3 抗体 IgG 阳性。

（3）电生理检查：四肢周围神经损害（运动神经轴索损害为主）。

2. 诊断步骤

（1）前驱感染史和临床表现、查体。

（2）脑脊液蛋白-细胞分离现象。

（3）血清及脑脊液周围神经病抗体检查。

（4）神经电生理检查。

3. 定位定性诊断

（1）定位：周围神经。

（2）定性：免疫介导的急性炎性周围神经病。

（3）诊断：AMAN。

（四）鉴别诊断

需要鉴别的疾病包括：脊髓炎、周期性瘫痪、多发性肌炎、脊髓灰质炎、重症肌无力、急性横纹肌溶解症、白喉神经病、莱姆病、卟啉病周围神经病、中毒性周围神经病（如重金属、正己烷、药物）、糖尿病性周围神经病、肉毒毒素中毒、癔症性瘫痪、副肿瘤综合征等。需要根据不同患者的临床具体特点，进行个体化的、必要的鉴别。对于病情在 4 周后仍进展，或复发 2 次以上的患者，需要注意与急性起病的慢性炎性脱髓鞘性多发性神经根神经病（CIDP）鉴别。MFS 需要鉴别的疾病包括糖尿病性眼肌麻痹、脑干梗死、脑干出血、视神经脊髓炎、多发性硬化、重症肌无力等。

1. 脊髓灰质炎

起病时多有发热，肢体瘫痪常局限于一侧下肢，无感觉障碍。

2. 急性横贯性脊髓炎

急性横贯性脊髓炎即急性脊髓炎，发病前 1~2 周有发热病史，起病急，1~2 d 出现截瘫，受损平面以下运动障碍伴传导束性感觉障碍，早期出现大小便障碍，脑神经不受累。

3. 低钾性周期性瘫痪

迅速出现的四肢弛缓性瘫，无感觉障碍，呼吸肌、脑神经一般不受累，脑脊液检查正常，血清钾降低，可有反复发作史。补钾治疗有效。

4. 重症肌无力

受累骨骼肌病态疲劳、症状波动、晨轻暮重，新斯的明试验可协助鉴别。

【治疗】

1. 一般治疗

（1）抗感染。考虑有胃肠道 CJ 感染者，可用大环内酯类抗生素治疗。

（2）呼吸道管理。重症患者可累及呼吸肌致呼吸衰竭，应置于监护室，密切观察呼吸情况，定时行血气分析。当肺活量下降至正常的 25%～30%，血氧饱和度、血氧分压明显降低时，应尽早行气管插管或气管切开，机械辅助通气。加强气管护理，定时翻身、拍背，及时抽吸呼吸道分泌物，保持呼吸道通畅，预防感染。

（3）营养支持。延髓支配肌肉麻痹者有吞咽困难和饮水呛咳，须给予鼻饲营养，以保证每日足够热量、维生素，防止电解质紊乱。合并有消化道出血或胃肠麻痹者，则给予静脉营养支持。

（4）对症治疗及并发症的防治。尿潴留可加压按摩下腹部，无效时导尿，便秘可给予缓泻剂和润肠剂。抗生素预防和控制坠积性肺炎、尿路感染等。

2. 免疫治疗

（1）血浆置换（PE）。可迅速降低血浆中抗体和其他炎症因子，推荐有条件者尽早应用。PE 治疗方案：每次血浆交换量为每千克体重 30～50 mL，在 1～2 周内进行 3～5 次。血浆交换的禁忌证主要是严重感染、心律失常、心功能不全、凝血系统疾病等；其不良反应为血流动力学改变，可能造成血压变化、心律失常，使用中心导管可引发气胸和出血以及可能合并败血症。

（2）免疫球蛋白静脉注射（IVIG）。可与大量抗体竞争性阻止抗原与淋巴细胞表面抗原受体结合，达到治疗作用。IVIG 治疗方案：400 mg（kg·d），1 次/d，静脉滴注，连续 3～5 d。对用免疫球蛋白过敏或先天性 IgA 缺乏患者禁用。发热、面红为常见的不良反应，减慢输液速度可减轻。

PE 和 IVIG 为 AIDP 的一线治疗方法，但联合治疗并不增加疗效，IVIG 后使用 PE，会导致输入的丙种球蛋白被清除，故推荐单一使用，IVIG 在发病后两周内使用最佳。

（3）糖皮质激素。目前国内外指南均不推荐糖皮质激素用于 GBS 治疗。但对于无条件行 IVIG 或 PE 治疗或发病早期重症患者可试用甲泼尼龙 500 mg/d，静脉滴注，连用 5 d 后逐渐减量。

3. 神经营养治疗

应用 B 族维生素治疗，包括维生素 B_1、维生素 B_{12}、维生素 B_6 等。

4. 康复治疗

病情稳定后，早期进行正规的神经功能康复锻炼，包括被动或主动运动、理疗、针灸及按摩等，以预防失用性肌萎缩和关节挛缩。

【预后】

大部分 GBS 患者病情在 2 周内达到高峰，继而持续数天至数周后开始恢复，少数患者在病情恢复过程中出现波动。多数患者神经功能在数周至数月内基本恢复，少数遗留持久的神经功能障碍。GBS 病死率为 3% 左右，主要死于呼吸衰竭、感染、低血压、严重心律失常等并发症。

【病因及发病机制】

（一）病因

约 70% 患者病前有前驱感染。目前发现的感染原包括空肠弯曲菌、巨细胞病毒、EB 病毒、肺炎支原体、水痘-带状疱疹病毒、乙型肝炎病毒和人类免疫缺陷病毒等。在抗 GQ1b 抗体综合征中主要致病微生物为空肠弯曲菌和流感嗜血杆菌。

除以上感染因素外，本病还与疫苗接种、肿瘤、遗传、手术、器官移植等因素有关。从接种疫苗到出现 GBS 的间隔期不等，可从数日到数年。

（二）发病机制

分子模拟是目前认为导致 GBS 发病最主要的机制，此学说认为，病原体某些组分与周围神经某些成分的结构相同，在刺激机体免疫系统产生抗体后，机体免疫系统发生错误识别，自身免疫性细胞和自身抗体对正常的周围神经组分进行免疫攻击，致周围神经脱髓鞘。

【病理】

主要病理改变为周围神经组织小血管周围淋巴细胞、巨噬细胞浸润，神经纤维脱髓鞘，严重病例可继发轴突变性。

【健康管理】

GBS 的年发病率为（0.6~1.9）/10 万，男性略高于女性，各年龄段均可发病。发病前常有上呼吸道或消化道感染前驱症状，如发热、腹泻等；急性起病，2 周左右达高峰；症状表现为肢体对称性迟缓性瘫痪，四肢腱反射常减弱，部分患者可表现有脑神经运动功能受损，严重者可累及肋间肌和膈肌致呼吸麻痹；部分患者有感觉异常（如烧灼感、麻木等）以及自主神经功能障碍。MFS 是 GBS 的临床变异型，多以复视起病，逐渐出现眼肌麻痹，可有躯干或肢体腱反射低下和共济失调，伴或不伴肢体瘫痪和感觉障碍，部分有延髓部肌肉和面部肌肉无力。

GBS 病因未明，尚无有效的预防方法，可能与消化道空肠弯曲菌感染、病毒感染及使用免疫抑制剂有关。为预防本病发生，须注意加强锻炼，增强体质，防止感冒，饮食保证足够的营养、水分，多休息；疫苗接种、妊娠、手术可诱发本病，应提高警惕，有对称性肢体无力及麻木症状尽早就医。早发现、早干预、早康复有助于改善吉兰-巴雷综合征患者受损的功能，防治并发症，减轻残疾的程度，提高生活质量。

（王　瑞　郝永岗）

第五节　多发性肌炎

【概述】

多发性肌炎（polymyositis，PM）是以四肢近端肌肉受累为主要表现的获得性肌肉疾病，它与皮肌炎（DM）、散发性包涵体肌炎（s-IBM）、免疫介导坏死性肌病（IMNM）等同属特发性炎性肌病（IIM）。我国各类 IIM 发病率不详，但其中 PM 并非少见。

PM 的病因和发病机制目前尚不清楚，根据其特征性的病理改变，即 $CD8^+$ T 细胞攻击表达主要组织相容性复合物-I（MHC-I）的肌纤维，说明其为 T 细胞介导的免疫异常性肌病。

PM 临床上表现为亚急性起病，对称性四肢近端为主的肌肉无力伴压痛，血清肌酶增高，红细胞沉降率增快，肌电图呈肌源性损害，用糖皮质激素治疗效果好。

【典型病例】

患者女性，70 岁，因"四肢无力伴眼睑下垂 10 余年，加重 2 个月"入院。既往史无特殊。患者 10 余年前无明显诱因出现四肢无力，抬臂、下蹲困难，伴眼睑下垂、张口受限，易疲劳，活动后加重，休息后减轻，有晨轻暮重现象，新斯的明试验（+），查 CT 提示胸腺增生，诊断为 MG，行胸腺部分切除术，术后长期予溴吡斯的明治疗，症状缓解。2 个月前患者出现四肢近端肌无力症状加重，伴肌肉疼痛，抬头困难，饮水呛咳，不能抬臂、下蹲，上楼梯困难，无皮疹，无呼吸困难、眼睑下垂，休息后无缓解，无晨轻暮重现象，无关节肿痛，予溴吡斯的明每次 120 mg，每日 3 次治疗，症状无改善，遂来就诊。入院查体：全身皮肤无瘀点、瘀斑，双侧眼裂对称，无眼睑下垂，双侧瞳孔等大等圆，直径 3 mm，双侧直接、间接对光反射灵敏，无复视。四肢近端肌肉压痛，四肢活动受限，不能抬臂、下蹲，各关节无肿胀、压痛，四肢肌力 5 级，肌张力正常。生理反射存在，病理反射未引出。

入院后完善相关检查：谷丙转氨酶 120 U/L、谷草转氨酶 115 U/L、乳酸脱氢酶 638 U/L、肌酸激酶 1 914 U/L、肌酸激酶同工酶 191 U/L。抗核抗体 1∶320（+）颗粒型。红细胞沉降率 13 mm/h，超敏 C 反应蛋白 4.88 mg/L。AchR-Ab 水平正常。抗 ds-DNA 抗体阴性，ENA 抗体（含抗 Jo-1 抗体、抗 PM-Scl 抗体、抗 Mi-2 抗体）阴性，IgG4 阴性，抗链球菌溶血素"O"试验、类风湿因子、免疫球蛋白（IgA、IgG、IgM）等指标正常。血常规、尿常规、肾功能、血糖、血脂、电解质、凝血功能、甲状腺功能、乙型肝炎、肿瘤指标无异常。肌电图呈肌源性改变，部分面肌和肢体近端肌低频刺激波幅衰减超过正常范围。未行四肢 MRI 检查。胸部 CT 平扫+增强提示胸腺退化不全。

患者既往明确诊断 MG 并长期予溴吡斯的明治疗，此次主要为四肢近端肌无力伴肌痛，检查示肌酶升高，肌电图异常，考虑 PM 合并 MG 诊断成立。明确诊断后，给予醋酸泼尼松每次 40 mg，每日 1 次，静脉滴注；联合溴吡斯的明每次 120 mg，每日 3 次，口服。3 d 后复查肌酶较入院时下降，谷丙转氨酶 98 U/L、谷草转氨酶 75 U/L、乳酸脱氢酶 416 U/L、肌酸激酶 823 U/L、肌酸激酶同工酶 102 U/L；患者诉四肢肌无力较前无好转，考虑与较大量的激素影响 MG 有关，故改予醋酸泼尼松每次 20 mg，每日 1 次，静脉滴注；羟氯喹每次 0.2 g，每日 2 次，口服；联合溴吡斯的明每次 120 g，每日 3 次，口服。1 周后患者肌无力症状明显缓解，四肢肌痛减轻，双手可举过头顶，可缓慢下蹲。复查肌酶较入院时明显下降，谷丙转氨酶 71 U/L、谷草转氨酶 39 U/L、乳酸脱氢酶 385 U/L、肌酸激酶 331 U/L、肌酸激酶同工酶 68 U/L。继续调整治疗方案，予醋酸泼尼松缓慢加量至每次 40 mg，每日 1 次；联合羟氯喹每次 0.2 g，每日 2 次，口服；溴吡斯的明每次 120 mg，每日 3 次，并出院随访。4 周后，患者肌无力基本缓解，无肌痛，复查肌酶正常，醋酸泼尼松逐渐减量维持。

【诊断思路】

（一）病例特点及疾病临床表现

1. 病例特点

患者老年女性，亚急性起病，数月内进展。临床主要表现为对称的肢体无力和颈肌无力，伴肌痛，近端重于远端，颈屈肌重于颈伸肌；血清肌酸激酶升高；肌电图提示肌源性损害。

2. 疾病临床表现

PM 主要见于 18 岁以上的成人，儿童罕见，女性多于男性。疾病呈亚急性或隐匿起病，在数周或数月内进展。

对称性四肢近端肌无力是 PM 的特征性表现，30%～50% 的患者同时有肌痛或肌压痛。最常受累的肌群为颈屈肌及四肢近端肌，表现为平卧位抬头费力、举臂及抬腿困难，远端肌无力相对少见。严重的可累及延髓肌群和呼吸肌，出现吞咽、构音障碍及呼吸困难。很少累及面肌，通常不累及眼外肌。

除骨骼肌受累外，还会出现疲乏、发热和体重下降等全身症状，关节痛和（或）关节炎等关节表现，间质性肺炎、胸膜炎等肺部表现，心律失常、心肌炎等心脏表现，还可出现消化道受累和肾脏受累等表现以及周围血管受累的雷诺现象等。骨骼肌外受累较多见于肌炎特异性抗体阳性的患者。

（二）辅助检查

1. 血清肌酶

PM 活动期血清肌酶（如肌酸激酶、乳酸脱氢酶、谷雨转氢酶、谷草转氢酶等）均升高，其中肌酸激酶最为敏感，可高达正常上限的 5～50 倍，甚至更高。急性期可出现红细胞沉降率、C 反应蛋白水平升高。肌酸激酶的变化可部分反映患者的治疗效果及是否复发，但肌酸激酶的增高程度并不完全与肌无力程度相平行。

2. 自身抗体

自身抗体包括肌炎特异性抗体（MSAs）和肌炎相关性抗体（MAAs），如抗 Jo-1 抗体、抗 PM-Scl 抗体、抗 Mi-2 抗体、抗核蛋白（U1-RNP）抗体、抗 Hu 抗体等。

3. 肌电图

肌电图显示患者存在活动性肌源性损害，而且肌电图对于疾病治疗过程中肌无力加重是源于多发性肌炎本身还是药物所致的类固醇肌病具有鉴别价值。肌电图发现较多的异常自发电活动通常提示疾病本身加重。

4. 肌肉病理

肌肉病理是 PM 最为重要的诊断和鉴别诊断依据，应在免疫治疗前完成。PM 的病理显示肌源性损害。

5. 肌肉 MRI

肢体（常规大腿和小腿）肌肉 MRI 的短时间反转恢复序列像可见因炎症所致的弥漫或灶性水肿。

6. 其他检查

PM 常伴随其他脏器受累，所以需要常规进行肺部 CT、心电图和心脏超声等检查。另外，尽管 PM 伴发肿瘤的机会低于皮肌炎，但略高于普通人群，因此有必要进行肿瘤筛查。

（三）诊断依据、诊断步骤与定位定性诊断

1. 诊断依据

（1）患者老年女性，亚急性起病，数月内进展。临床主要表现为对称的肢体无力和颈肌无力，伴肌痛，近端重于远端，颈屈肌重于颈伸肌。

（2）血清肌酸激酶升高。

（3）肌电图提示肌源性损害。

2. 诊断步骤

（1）起病方式和症状特点。

（2）血清肌酸激酶升高。

（3）肌电图提示活动性肌源性损害。

（4）肌肉病理提示炎性肌病：肌纤维变性、坏死、细胞吞噬、再生、嗜碱变性，核膜变大，核仁明显，筋膜周围结构萎缩，纤维大小不一，伴炎性渗出。

（5）无皮肌炎的皮疹，无相关药物及毒物接触史，无甲状腺功能异常等内分泌病史，无肌营养不良等家族史。

3. 定位定性诊断

（1）定位：四肢近端肌肉 、神经-肌肉接头。

（2）定性：炎性肌病、自身免疫性疾病。

（3）诊断：PM 合并 MG。

（四）鉴别诊断

1. 包涵体肌炎

包涵体肌炎因有肌肉炎性损害、吞咽困难，须与 PM 相鉴别。但包涵体肌炎的肌无力呈非对称性，远端肌群受累常见，如屈腕屈指无力与足下垂，肌痛和肌肉压痛非常少见。血清 CK 正常或轻度升高、肌肉病理发现嗜酸性包涵体和激素治疗无效可与 PM 鉴别。

2. 肢带型肌营养不良症

肢带型肌营养不良症因有四肢近端和骨盆、肩胛带无力和萎缩，肌酶增高而须与 PM 相鉴别。

但肢带型肌营养不良症常有家族史，无肌痛，病程更缓慢，肌肉病理表现以肌纤维变性、坏死、萎缩和脂肪组织替代为主而无明显炎症性细胞浸润，可资鉴别。

3. MG

PM 患者晚期卧床不起，构音、吞咽困难，要与 MG 相鉴别。可根据 MG 病情无明显波动、抗胆碱酯酶药物治疗不敏感、血清酶活性增高而将其排除。

【治疗】

急性期症状严重的患者需要卧床休息，进行肢体的被动运动，症状控制后给予物理治疗，予高热量、高蛋白饮食，预防肺炎。

1. 糖皮质激素治疗

目前，糖皮质激素仍然是治疗 PM 的首选药物，常用方法为：初始泼尼松 1~1.5 mg/（kg·d），维持 4~8 周开始递减，减量速度通常是每 1~2 周减 5 mg，至 30~40 mg/d 以下时每 1~2 个月减 2.5~5.0 mg，根据情况调整减药速度，最后达到维持量 10~20 mg/d，维持 1~2 年。临床缓解并稳定、肌酸激酶基本正常、肌电图无自发电活动时可以考虑停药。

急性或重症患者，如出现吞咽困难、呼吸困难或合并其他脏器受累，如间质性肺炎等，首选甲泼尼龙冲击治疗，剂量为 1 000 mg/d 静脉滴注，每 3~5 d 减为对半剂量，至相当于泼尼松的初始口服剂量时改为口服（同前）。大部分 PM 患者在 2~3 个月后症状改善，若改善不明显或糖皮质激素无法耐受，则加用或换用下述免疫抑制剂治疗。

2. 免疫抑制剂治疗

对于糖皮质激素不敏感、耐受差及部分起病即较为严重的患者，可加用或换用免疫抑制剂治疗，目前最为常用的免疫抑制剂为硫唑嘌呤和氨甲蝶呤，前者起效慢于后者，分别为 3 个月和 1 个月左右。硫唑嘌呤的初始剂量是 50 mg/d，1 周后可加至 2 mg/（kg·d）维持，须密切监测患者的血常规和肝功能，特别是用药第 1 个月，建议 1 周检查 1 次。氨甲蝶呤的初始剂量是 7.5 mg/周，可每周增加 2.5 mg，一般维持在 10~20 mg/周，同时补充叶酸。由于氨甲蝶呤存在潜在的肺部损害危险，一般不用于伴发间质性肺炎的患者。

其他免疫抑制剂还有环磷酰胺、环孢素 A、他克莫司和吗替麦考酚酯等。

3. 免疫球蛋白（IVIG）治疗

对于较为严重的 PM 患者，临床上使用糖皮质激素的同时可以加用 IVIG 治疗。一般剂量为 400 mg/（kg·d），连续 5 d 静脉滴注。

4. 支持治疗

给予高蛋白和高维生素饮食，进行适当体育锻炼和理疗，重症者应预防关节挛缩及失用性肌萎缩。

【预后】

儿童预后较好。MP 患者中半数可基本痊愈。伴肿瘤的老年患者，尤其是有明显肺、心、胃肠受累者预后差。

【病因及发病机制】

（一）病因

PM 的发生可能与病毒感染有关，多数患者病前有流感病毒 A 和 B、HIV、ECMO、柯萨奇病毒感染史。遗传因素可能也增加 PM 的易患性，约半数 PM 患者与 HLA-DR3 相关，而 HLA-DR52 几乎见于所有的 PM 患者，PM 家族也有报道，说明遗传因素参与了发病。

（二）发病机制

发病机制与免疫失调有关。部分 PM 患者的血清中可以检测到 Jo-1 抗体、SRP 抗体、Mi-2 抗体抗核抗体等多种抗体，肌肉病理发现肌组织内有活化的淋巴细胞浸润，外周血淋巴细胞对肌肉抗原敏感，并对培养的肌细胞有明显的细胞毒作用，这些均说明本病是一种自身免疫性疾病。PM 的发病主要与细胞毒性介导的免疫反应有关，T 淋巴细胞可直接导致肌纤维的破坏，而细胞间黏附分子、白细胞介素-1α 与炎性细胞的浸润密切相关。

目前尚不清楚可直接诱发 PM 的自身免疫异常因素，推测某种病原体感染改变了肌纤维或内皮细胞的抗原性，从而引发免疫反应，或病毒感染后启动了机体对某些病毒肽段的免疫应答，而这些肽段与肌细胞中的某些蛋白的肽段结构相似，通过交叉免疫启动了自身免疫反应进而攻击自身的肌细胞。

【病理】

主要为骨骼肌的炎性改变，肌纤维变性、坏死、萎缩、再生和炎症细胞浸润，浸润的炎症细胞可以呈灶状分布或散在，PM 中炎症细胞主要是 CD8$^+$ T 淋巴细胞、单核细胞和少量 B 淋巴细胞，多分布于肌内膜，也可位于肌束膜和血管周围，可见活化的炎症细胞侵入非坏死肌纤维。病程长者可见肌束膜及肌内膜结缔组织增生。

【健康管理】

PM 是以对称性四肢近端、颈肌、咽部肌肉无力，肌肉压痛，血清酶增高为特征的弥漫性肌肉炎症性疾病。任何年龄均可发病，中年以上多见，女性略多。通常 PM 发病在数周至数月内达高峰，全身肌肉无力，严重者呼吸肌无力，危及生命。所以早发现、早治疗是 PM 的关键。

PM 患者应避免感染，注意保暖，尽量避免妊娠、人工流产、内分泌变化等可诱发本病加重的因素。保证充足的睡眠，不过于劳累，根据自己的体力适度进行锻炼，增强机体免疫力，不做剧烈运动。保持豁达开朗的精神状态，切莫悲观消沉。合理安排饮食，多食富含维生素类食品，如新鲜水果、蔬菜等。定期到医院就诊，监测药物副作用和调整用药。

（王　瑞　郝永岗）

第六节　神经免疫性疾病的康复及进展

神经免疫性疾病是免疫性疾病的一种，这是一种与环境遗传易感性及各种应激因素有关的自身免疫性疾病，当这些免疫性疾病累及神经系统时，就称为神经免疫性疾病，主要指多发性硬化（MS）、重症肌无力（MG）、吉兰-巴雷综合征（GBS）和肌炎等。除了 GBS，其他疾病都是慢性疾病，临床上多有复发、缓解的过程。疾病多次反复发作给患者造成的残障就会加重。而这些疾病都严重影响患者的运动功能，使生活质量降低。本节将重点介绍 GBS、MG 以及 MS 的康复治疗及进展。

一、GBS 的康复及进展

GBS 又称急性感染性脱髓鞘性多发性神经根炎，是以周围神经和神经根的脱髓鞘及小血管周围淋巴细胞及巨噬细胞的炎症反应为特点的自身免疫性疾病。

【概述】

（一）康复目标

通过康复治疗，减少短期并发症（如坠积性肺炎、泌尿系感染、压疮、下肢深静脉血栓、肌肉萎缩、关节僵直等）和后期并发症（肌力、耐力的下降以及异常姿势的出现）的发生，促进受损各项功能尽最大可能恢复。最大程度恢复患者的日常生活能力，减少残疾发生。

（二）康复时机

明确诊断后，原发疾病有改善或无恶化即可开始康复治疗。后期康复治疗对于残存功能的改善仍有帮助。

（三）康复重点和难点

由于 GBS 发病症状高峰常出现在发病后 2 周内，可出现继发性感染、肌肉萎缩、关节僵直、畸形等合并症，后期可并发肌力、耐力的下降及异常姿势。康复治疗应根据不同时期选择不同的治疗方案。同时，由于 GBS 的病情进展较快，需要及时、准确评估患者的功能变化。临床中，患者不能完全配合，需要我们准确判断患者的病情变化。

（四）康复新进展

研究发现，明确诊断后尽早开始康复训练有利于缩短患者的病程。

【康复治疗】

（一）临床处理原则

1. 糖皮质激素

激素治疗 GBS 存在一定争议。但目前主张早期用、大剂量冲击、缓慢减药，对患者多有利。

2. 免疫抑制剂

如环磷酰胺等可在急性期且其他药物效果不佳时尝试。

3. 免疫球蛋白疗法

大剂量短疗程静脉滴注免疫球蛋白治疗 GBS 越来越受到医务工作者的重视。

4. 血浆置换疗法

可以缩短疗程和减轻疾病的严重程度。

5. 对症支持治疗

（二）康复治疗指征

关于 GBS 的康复治疗指征，没有明确的定义。临床中，在明确诊断后，患者生命体征平稳，便可早期介入康复训练。

（三）康复治疗原则

GBS 的症状高峰期通常出现在发病后 2 周内，在此期间，只要患者的生命体征平稳就可以进行康复训练，急性期康复的原则为以被动活动为主，减少主动活动。中期康复的原则为针对患者残存肌力从除重力位到抗重力位，再到抗阻力运动，增加肌力训练。其日常生活能力的训练应与肌力训练同步进行，训练方法应根据患者的抵抗程度而定。后期康复的主要原则为肌力训练，改善患者步态、仪态及日常生活能力。

（四）急性期康复方法

急性期康复训练的主要目的是防止继发性感染、肌肉萎缩、关节僵直、畸形等并发症的发生。方法主要包括以下几种。

（1）保持呼吸道通畅：通过拍背、吸痰管、咳痰仪甚至纤维支气管镜技术，促进痰液的排出，有利于预防肺部炎症。

（2）防止压疮形成：定时翻身，对于一些肥胖患者，可使用翻身垫帮助其翻身。

（3）防止下肢血栓形成：鼓励患者坚持踝泵运动，必要时可辅以肢体气压。四肢保持功能位，防止关节挛缩，下肢可采用踝托，防止足下垂。

（4）通过人工或机器帮助患者肢体进行运动或者按摩，主要作用是保持和增加关节活动度，防止肌肉萎缩、挛缩变形、保持肌肉长度和肌张力、改善局部血液循环。

（五）中期康复方法

（1）翻身、起坐及坐位平衡训练：应该教会患者正确的翻身、起坐的方法。指导患者床旁扶坐、轮椅坐位等训练，在此期间，应同时指导患者坐位平衡的训练。

（2）GBS 患者对过劳性无力特别敏感，因此在制订训练计划时必须予以考虑。因此，肌力训练应按循序渐进的原则，开始以四肢肌肉的被动运动为主，然后向主动运动过渡。

（3）电动起立床的使用：在逐渐增加治疗角度的过程中，观察患者的生命体征变化，防止体位性低血压的发生。治疗目标为直立位。电动起立床可以帮助患者建立血管运动调节功能，还能给患者直立的感觉，并且形成巨大的心理支持，在治疗过程中应大力推广。

（4）物理治疗中的激光疗法、水疗及电疗等，均可促进局部血液循环，缩短瘫痪病程，可以根据患者的病情适度选择。

（六）后期康复方法

（1）肌力训练：可通过人工或机械帮助患者进行肌力训练，常见的仪器包括沙袋、平衡棒等。注意训练过程中防止过度疲劳。

（2）立位平衡的训练：在后期康复中，应加强立位平衡的训练。患者可以利用自身重量进行蹲起，减重仪器也可以尽早应用于治疗过程中。

（3）步态、仪态的训练：可以增加站立的时间，防止跌倒。同时平衡杠行走辅助器、拐杖、手杖等也可以利用起来。站立行走训练在下肢肌力增加的基础上进行，跟腱挛缩者佩戴足踝矫形器进行步态训练纠正异常姿势。

（4）日常生活能力的训练：指导患者进行日常生活活动训练，主要包括如厕、大便控制、小便控制、洗澡、修饰、穿衣、进食、床-椅转移、平地行走等方面，提高患者的日常生活能力。

（5）心理指导：尽早进行心理干预，帮助患者建立战胜疾病的信念。

【康复结局】

1. GBS 患者预后估计

GBS 患者痊愈率达 50%，10%~15% 的患者遗留后遗症，病情一般在 2 周左右达到高峰，90% 以上的患者在 5 周以内停止发展。大多数患者经过治疗以后，病情在数天到数周以后开始恢复，少数患者在病情恢复过程中出现波动，有再次加重的情况。多数患者神经功能在数周以及数月内基本恢复，病情严重的患者如果出现轴突损害，可以遗留持久的神经功能障碍，如遗留肢体无力、行走困难、手的精细活动不灵活、肢体末端麻木等。

2. GBS 患者康复结局

通过早期的康复介入可以帮助改善或治愈患者肢体的肌力以及耐力障碍、平衡障碍、感觉障碍等症状。帮助患者尽早回归家庭，回归社会。

【健康教育】

（1）约 70% 的 GBS 患者发病前 8 周内有前驱感染史，以空肠弯曲菌感染最常见，同时，巨细胞病毒感染与严重感觉型 GBS 有关。因此加强锻炼非常重要。

（2）多数患者呈现急性或亚急性起病；首发症状为肌无力，多于数日至 2 周发展至高峰，常见类型为上升性麻痹，加强健康知识宣传普及也很有必要。

二、MG 的康复及进展

【概述】

MG 是一种由神经-肌肉接头处传递功能障碍所引起的自身免疫性疾病，临床主要表现为由自身抗体和细胞介导的乙酰胆碱受体破坏而导致的波动性肌无力和易疲劳，活动后症状加重，经休息后症状减轻。

1. 康复目标

帮助患者提高身体和心理功能及生活质量。减少继发性疾病的发生，预防或限制身体畸形的出现，使患者尽快融入社会。

2. 康复时机

传统观念多认为 MG 患者病情危重，但大部分仅停留在物理电刺激阶段，疗效往往欠佳。随着近年来康复技术和治疗观念不断变化，尽早进行康复训练将有助于患者减少住院时间。

3. 康复重点和难点

目前对于 MG 患者的治疗仍处于摸索阶段，针对 MG 患者的具体亚型和病变程度来制订相应对策，以最大程度地改善症状、提高生存质量，并有效控制病情的进展。由于 MG 患者主要表现为呼吸肌、四肢肌肉无力，因此运动锻炼和呼吸功能锻炼是康复的重点。

4. 康复新进展

研究发现，明确诊断后尽早开始康复训练有利于提高肌力水平，提高呼吸肌功能，从而减少住院时间。

【康复评定】

重症肌无力可累及眼外肌、面部肌肉、颈部肌肉、四肢肌肉及呼吸肌等多个肌群，因受累部位的不同，其临床表现呈多样性，康复评定项目亦涉及多项功能领域，临床上常用综合评定量表评估 MG 的病情严重程度。

（一）综合量表

1. MG 定量评分（QMGS）

检查项目涉及复视、眼睑、面肌、吞咽、发音、肺活量、抬头、双上肢及双下肢肌力、左右手握力等评估，通过量化的指标给每一项进行计分：正常 0 分，轻度 1 分，中度 2 分，重度 3 分。总分 39 分，分数越高提示 MG 病情越严重。

2. MG 临床绝对评分记录法（ARS-MG）（表 4-6-1）。

表 4-6-1　MG 临床绝对评分记录法

项目	方法	0分	1分	2分	3分	4分
上睑无力计分	患者平视正上方，上眼睑遮挡角膜的水平，以时钟位记录（左、右眼分别计分）	11—1 点	10—2 点	9—3 点	8—4 点	7—5 点
上睑疲劳计分	患者持续睁眼向上方注视，记录诱发出眼睑下垂的时间（左、右眼分别计分）	>60 s	31~60 s	16~30 s	6~15 s	≤5 s
眼球水平活动受限计分	患者向左/右侧注视，记录同侧眼外展加内收露白毫米数之和（左、右眼分别计分）	≤2	3~4	5~8	9~12	>12
上肢疲劳试验	两臂侧平举，记录诱发出上肢疲劳的时间（左、右侧分别计分）	>120 s	61~120 s	31~60 s	11~30 s	0~10 s
下肢疲劳试验	患者取仰卧位，双下肢同时屈髋、屈膝各 90 次。记录诱发出下肢疲劳时间（左、右侧分别计分）	>120 s	61~120 s	31~60 s	11~30 s	0~10 s
面肌无力计分	0分　正常 1分　闭目力稍差，埋睫征不全 2分　闭目力差，能勉强合上眼睑，埋睫征消失 3分　闭目不能，鼓腮漏气 4分　撅嘴不能，面具样面容	—	—	—	—	—

项目	方法	0分	1分	2分	3分	4分
咀嚼、吞咽功能计分	0分　能正常进食 2分　进普食后疲劳，进食时间延长，但不影响每次进食量 4分　进普食后疲劳，进食时间延长，影响每次进食量 6分　不能进普食，只能进半流质 8分　鼻饲管进食	—	—	—	—	—
呼吸肌功能评分	2分　轻微活动时气短 4分　平地行走时气短 6分　静坐时气短 8分　人工辅助呼吸	—	—	—	—	—

注：总分60分，相对评分=(治疗前总分-治疗后总分)/治疗后总分。

（二）运动能力评定

可以通过徒手肌力测试法评定三角肌、肱二头肌、肱三头肌、髂腰肌、股四头肌、腘绳肌、胫前肌、面肌、颈肌等相关受累肌群的肌力，常用的徒手肌力测试法有 Lovett 分级法、MRC 分级法（详见本书第二章第九节表2-9-4，表2-9-5）。

（三）吞咽能力评定

使用洼田饮水试验进行吞咽能力评定（表4-6-2）。

表 4-6-2　洼田饮水试验

级别	评定标准	级别	评定标准
1	能顺利地1次将水咽下	4	分2次以上，但有呛咳
2	分2次以上，能不呛咳地咽下	5	频繁呛咳，不能全部咽下
3	能1次咽下，但有呛咳		

（四）日常活动及参与能力评定

1. MG 日常活动量表（MG-ADL）

专门研发用来评估 MG 患者日常生活能力的量表，共设有8项，分别从眼部（2项）、延髓（3项）、呼吸（1项）、肢体（2项）这四个部位评价 MG 患者的肌无力程度，每项评分0~3分，0分代表正常，3分代表最严重。

2. 15项 MG 特定生存质量量表（MG-QOL15）

共15个条目，涉及活动度、症状、情绪、总体满足感四个领域，每项按由轻到重计0~4分。

（五）其他评定

还需要进行认知功能评定（MMSE）、疲劳度测试（RPE、Borg）、呼吸功能评定（呼吸肌肌力、呼吸困难程度评定、肺功能测定、气管廓清能力评估）等，其他合并症者及高龄患者还需要进行营养筛查（表4-6-3）。

表 4-6-3　营养风险筛查表（NRS-2002 评估表）

NRS 2002 营养风险筛查总评分（疾病有关评分+营养状态评分+年龄评分）：　　　分	
疾病评分	评分 1 分：髋骨折□　慢性疾病急性发作或有并发症者□　慢性阻塞性肺炎病□　血液透析□　肝硬化□　一般恶性肿瘤患者□　糖尿病□ 评分 2 分：腹部大手术□　脑卒中□　重度肺炎□　血液恶性肿瘤□ 评分 3 分：颅脑损伤□　骨髓移植□　APACHE 大于 10 分的 ICU 患者□
小结	营养状态评分：
营养状态	1. BMI（kg/m²）小于 18.5（3 分）□ 注：因严重胸腹水、水肿得不到准确 BMI 值时，无严重肝肾功能异常者，用白蛋白替代（g/L）（<30 g/L，3 分，按 ESPEN2006） 2. 体重下降>5%是在 3 个月内（1 分）□　2 个月内（2 分）□　1 个月内（3 分）□ 3. 一周内进食量：较从前减少□　25%～50%（1 分）□　51%～75%（2 分）□ 　　　　　　　　76%～100%（3 分）□
小结	营养状态评分：
年龄评分	年龄>70 岁（1 分）□　年龄<70 岁（0 分）□

【康复治疗】

（一）临床处理原则

MG 的治疗主要包括药物治疗和手术治疗。

1. 药物治疗

（1）胆碱酯酶抑制剂。常用的有甲基硫酸新斯的明、溴吡斯的明，是对症治疗的药物，用药方法应从小剂量渐增。

（2）免疫抑制剂。常用的免疫抑制剂为肾上腺固醇类皮质激素，如强的松、甲泼尼龙等；硫唑嘌呤；环孢素 A；环磷酰胺；他克莫司。

（3）血浆置换。通过将患者血液中乙酰胆碱受体抗体去除的方式，暂时缓解 MG 患者的症状。

（4）免疫球蛋白。人类免疫球蛋白中含有多种抗体，可以中和自身抗体、调节免疫功能。

2. 手术治疗

胸腺切除手术：患者 90%以上有胸腺异常，胸腺切除是 MG 有效治疗手段之一。适用于在 16～60 岁之间发病的全身型、无手术禁忌证的 MG 患者，大多数患者在胸腺切除后可获显著改善。合并胸腺瘤的患者占 10%～15%，是胸腺切除术的绝对适应证。

（二）康复治疗指征

明确诊断后尽早开始康复治疗。

（三）康复治疗原则

MG 的康复治疗首先应确保患者安全。MG 患者在不同体位下呼吸耗氧量不一致，需要根据患者的体位变化、病情变化制订不同的呼吸训练方式。运动锻炼应由有氧、阻力力量及平衡训练组成。

（四）康复治疗方法

1. MG 的呼吸训练

（1）腹式呼吸。患者仰卧或侧卧位，先练习用鼻吸气，用口呼气，然后患者右手置于胸部中央，左手置于上腹部，在右手确认无明显胸部活动时，用鼻吸气使腹部徐徐隆起，左手间断快速地向后上方瞬间加压，在达到最大吸气位时，用口自然呼气，腹部下沉，左手稍稍加压用力。

（2）缩唇呼吸。深吸气，在呼气时，将嘴唇缩紧呈吹口哨状，使气体缓缓地通过缩窄的口部，徐徐吹出，通常吸气 2~3 s，呼气 4~6 s，呼吸次数以 6~10 次/min 为宜。

（3）有效咳痰法。深吸气后屏气，然后声门突然开放并迅速收缩腹肌将痰咳出。

（4）呼吸肌训练。包括吹蜡烛和吹气球练习。吹蜡烛练习是一种简便的呼吸肌训练方法，患者坐在椅子上，嘴与桌上的烛火等高，相距 15 cm，缩唇缓慢吹气，使火苗向对侧摆动，每次练习距离增加 10 cm，直到 90 cm 为止。吹气球练习，选择不同大小和张力的充气球，嘱患者深吸气，然后缓慢将气尽量吹出，随着患者呼吸肌力及肺活量逐渐增加，更换张力较大的气球。

（5）徒手膨肺技术。① 患者左侧侧卧位，一名治疗师将呼吸球囊的一端接氧流量表，设定流量为 10 mL/min，另一端与气管套管连接，按照 10~12 min/次的频率给予人工呼吸 3 次，每次挤压球囊的 1/2，在挤压气囊时注意与患者的自主呼吸频率保持一致。② 治疗师每次挤压球囊调至 3/4，使得人工呼吸潮气量增加 1.5 倍，在吸气末停顿 3 s 后快速放开气囊，另一名治疗师在放气囊的同时进行手动胸廓震动挤压，双手同时置于患者两侧肋弓缘腋前线、腋后线的位置，双手同时向下挤压。

2. MG 的运动训练

（1）坐起训练。应当按以下步骤循序渐进地进行。这不仅是早期康复治疗的一部分，也可有效的改善体位性低血压。抬高床头—扶助坐起—自助坐起—双腿下垂床边—坐位平衡训练—站立训练。

（2）步行训练。步行训练是在坐位平衡训练和站立训练达到一定程度后进行的。步行训练一般可进行迈步训练、上下台阶训练。在步行训练时应注意保护好患者，严防摔倒。

（3）患肢主动运动。先做瘫痪肢体想象运动，然后做助力运动，进而做主动运动。应当注意运动幅度逐渐增加，不应引起疼痛和损伤，避免过度疲劳而使肢体痉挛加重。并应鼓励肌无力患者尽量用健肢给患肢作被动运动。

（4）通过人工或者机器帮助患者肢体进行运动或者按摩，主要作用是保持和增加关节活动度，防止肌肉萎缩、挛缩变形、保持肌肉长度和肌张力、改善局部血液循环。

（5）可使用超短波治疗预防肺部感染，肢体气压预防下肢静脉血栓形成，翻身垫等预防压疮的形成。

【康复结局】

1. MG 患者预后估计

MG 的发病年龄有两个高峰，即 11~40 岁的女性和 51~70 岁的男性。MG 患者预后较好，小部分患者经治疗后可完全缓解，大部分患者可药物维持改善症状，绝大多数疗效良好的患者能进行正常的学习、工作和生活。如果患者伴发恶性胸腺瘤，患者预后较差。

2. MG 患者康复结局

通过康复治疗，大部分 MG 患者能改善肢体运动及呼吸功能，提高日常生活活动能力后，回归家庭、社会。

【健康教育】

生活中应避免使 MG 加重或复发的因素，常见诱因有感染、手术、精神创伤、全身性疾病、过度疲劳、女性生理期前后、妊娠、分娩、吸烟、饮酒、胸腺瘤复发等。同时，患者在治疗过程中应慎用抗生素类、降脂、部分解热镇痛等药物。

三、MS 的康复及进展

【概述】

MS 是发生在中枢神经系统的脱髓鞘病变，临床表现以病变部位多、具有反复的复发缓解过程为特点，以及不同程度的轴索病变和进行性神经功能紊乱为主要特征。

（一）康复目标

预防疾病的进展，避免复发，最大程度恢复受损的神经功能，尽可能地恢复社会活动能力。

（二）康复时机

MS 具有反复发作的特点，在发作期有所缓解后，即应开始康复治疗。

（三）康复重点和难点

MS 在发作期和缓解期康复的原则和目的不同，在治疗过程中，评估患者的病情变化，针对个体差异，正确的康复治疗至关重要。过度疲劳是诱发复发的重要因素，因此 MS 患者开始锻炼时强度不宜过大，训练时间不宜过长，以患者略感疲劳为度。

（四）康复新进展

多种治疗方案联合应用有利于缩短治疗周期。

【康复评定】

1. 临床分型

MS 的临床分型见表 4-6-4。

表 4-6-4　MS 的临床分型

临床病程分型	特点
复发缓解型	临床呈急性发作，在数天或数周（治疗或非治疗后）后病情趋于缓解，临床神经功能几乎完全恢复
继发进展型	常在复发缓解型的基础上，每次发作后临床神经功能不能完全恢复，神经功能呈阶梯样减退
原发进展型	临床发病后病情呈进行性发展，神经功能进行性减退
进展复发型	在病情进行性发展的基础上，患者仍有发作。此类型相对较少

2. 神经功能和个人能力障碍评定

（1）扩展的残疾状态量表（EDSS）。

EDSS 是临床普遍应用于评价 MS 的评估量表，以评价小脑、脑干、锥体运动、感觉、视觉等中枢神经系统的八项内容为基础，分数范围为 0~10 分，评定分数越高表明神经功能缺损程度越严重。

（2）Hyllested 的残疾分级。

Hyllested 的残疾分级见表 4-6-5。

表 4-6-5　Hyllested 的残疾分级表

分级	特点
一级	各方面事情均能自主处理，日常活动无须他人照料，书写正常
二级	轻度病残，行走困难，户外活动须用手杖，户内活动无须他人帮助，双上肢运动轻度障碍，书写相对困难
三级	中度病残，行走困难，户外活动须用双拐或他人帮助，户内活动须扶靠家具，部分日常生活须他人照顾
四级	重度病残，各种日常生活完全需要他人照顾
五级	完全病残，卧床不起，大小便失禁，日常生活完全处于监护状态下

3. 运动功能评定

运动功能评定需要进行肌力（MMT）、肌张力（改良 Ashworth）、关节活动度、协调能力［非平衡性协调试验（NCT）］、平衡能力（Berg 平衡量表）（表 4-6-6）等评估。具体评估方法可参阅脑血管病康复相关章节，此处具体介绍平衡能力的评定。

表 4-6-6　Berg 平衡量表

检查内容		评分
1. 由坐位到站位 指导：起立，尝试不用手支撑	（4）能够站立，无须用手可维持平衡	
	（3）能够站立，用手可维持平衡	
	（2）能够站立，用手可维持平衡，但要尝试数次	
	（1）站立或维持稳定需要少量的辅助	
	（0）站立需要中等到很多的辅助	
2. 无扶持站立 指导：无扶持站立 2 min	（4）能够站立 2 min	
	（3）能够站立 2 min，需要监护	
	（2）能够站立 30 s，不需要扶持	
	（1）能够站立 30 s，不需要扶持，需要尝试数次	
	（0）无辅助，不能站立 30 s	
如果受试者可安全站立 2 min，3 项满分，直接进入 4 项站位到坐位		
3. 无扶持坐位，双脚落地 指导：双臂抱于胸前坐位 2 min	（4）能够坐 2 min	
	（3）能够坐 2 min，监护下	
	（2）能够坐 30 s	
	（1）能够坐 10 s	
	（0）能够坐 10 s，需要扶持	
4. 由站位到坐位 指导：坐下	（4）维持平稳坐位，基本不用手扶持	
	（3）需要用手控制下滑	
	（2）用腿的背侧抵住椅子以控制下滑	
	（1）可独立坐位但不能控制下滑	
	（0）坐位需要辅助	
5. 位置移动 指导：从椅子移动到床上，再从床上移动到椅子上，可用手或不用手	（4）位置移动较少用手	
	（3）位置移动必须用手	
	（2）位置移动需要言语提示或监护	
	（1）需要 1 人辅助	
	（0）需要 2 人监护或辅助	
6. 无扶持站立，闭眼 指导：闭眼，无扶持静立 10 s	（4）能够独立站立 10 s	
	（3）能够站立 10 s，在监护下	
	（2）能够站立 3 s	
	（1）闭眼不能坚持 3 s，但可站稳	
	（0）需要帮助防止跌倒	

检查内容		评分
7. 双足并拢站立无须扶持 指导：双足并拢站立无须扶持	（4）可双足并拢站立 1 min	
	（3）双足并拢站立 1 min，需要监护	
	（2）双足并拢站立不能坚持 30 s	
	（1）到站位需要帮助，但双足并拢可站立 15 s	
	（0）到站位需要帮助，但双足并拢站立不足 15 s	
在无扶持站立时完成以下项目		
8. 手臂前伸 指导：手臂上举 90°，尽可能伸手取远处的物品。（检查者将直尺置于指尖处，臂前伸时勿触及直尺。测量身体尽量前伸时的距离）	（4）可前伸 10 cm	
	（3）可前伸 5 cm	
	（2）可前伸超过 2 cm	
	（1）前伸，需要监护	
	（0）需要帮助避免跌倒	
9. 自地面拾物 指导：拾起足前的鞋子	（4）可轻松拾起	
	（3）可拾起，需要监护	
	（2）不能拾起，差 2.54~5.08 cm（1~2 英寸），可保持平衡	
	（1）不能拾起，尝试时需要监护	
	（0）不能尝试/需要辅助避免跌倒	
10. 躯干不动，转头左右后顾 指导：交替转头，左右后顾	（4）左右后顾时重心移动平稳	
	（3）只能一侧后顾，另一侧有少量重心移动	
	（2）只能转到侧面，但可维持平衡	
	（1）转头时需要监护	
	（0）需要辅助避免跌倒	
11. 转身 360° 指导：转身 360°，停顿，反向旋转 360°	（4）双侧都可在 4 s 内完成	
	（3）一侧可在 4 s 内完成	
	（2）能完成转身，但速度慢	
	（1）转身时须密切监护或言语提示	
	（0）转身时需要辅助	
12. 计数脚底接触板凳的次数 指导：每只脚交替放于板凳上，直到每只脚能踏上板凳上 4 次	（4）可独自站立，20 s 内踏 8 次	
	（3）可独自站立，踏 8 次超过 20 s	
	（2）监护下，无辅助可踏 4 次	
	（1）最简单的辅助可踏 2 次	
	（0）需要辅助才能避免跌倒，不能尝试踏凳	
13. 无扶持站立，一只脚在前 指导：双脚前后位站立，如果困难，增加双足前后距离	（4）双足可前后接触站立 30 s	
	（3）双足前后不能接触站立 30 s	
	（2）可迈小步后独立坚持 30 s	
	（1）迈步需要帮助，坚持 15 s	
	（0）站立或迈步失衡	

检查内容		评分
14. 单腿站立 指导：无须扶物，单腿站立	（4）可抬腿，坚持超过 10 s	
	（3）可抬腿 5~10 s	
	（2）可抬腿超过 3 s	
	（1）尝试抬腿，不能坚持 3 s，但可独自站立	
	（0）不能尝试/需要辅助避免跌倒	
总分：36 分及以下提示有 100% 的跌倒危险		

4. 感觉功能评定

感觉功能评定包括浅感觉、深感觉，还有视力、听力等特殊感觉。

5. 认知功能评定

部分 MS 患者会出现记忆减退、思维障碍、智力障碍等。可使用 MMSE 进行认知筛查，选择 AVLT、WMS-R 专项评估记忆能力。

6. 言语功能评定

MS 患者出现吞咽障碍和构音障碍并不罕见，常用饮水试验、Frenchay 评定法进行筛选评定。

7. 其他评定

（1）自主神经功能：包括直肠功能、性功能、膀胱功能障碍的临床评估。

（2）心理评定：部分 MS 患者表现出抑郁、欣快、淡漠、强哭强笑等症状，可选用汉密尔顿抑郁量表、抑郁自评量表等进行评估。

（3）日常生活能力评定：可选择改良 Barthel 指数评定量表评定 ADL。

【康复治疗】

1. 临床处理原则

（1）发作期治疗。

首选皮质类固醇药物治疗，抑制炎症，缩短病程，常用的药物有甲泼尼龙。β-干扰素治疗主要应用于复发缓解型 MS 型患者。

（2）缓解期治疗。

免疫抑制剂：常用的有硫唑嘌呤、环磷酰胺及环孢霉素。转移因子及丙种球蛋白。干扰素治疗。自体外周造血干细胞移植。

2. 康复治疗指征

发作期病情稳定以及缓解期。

3. 康复治疗原则

客观评价患者的病情，与患者的主观愿望进行对比，鉴别和治疗任何可以治愈的病损，确定与康复目标相关的特效的运动和其他的主动活动，可用的适宜的康复器材；根据需要进行环境改造，指导如何进行某些辅助性的任务训练。急性期康复治疗主要以被动活动训练为主，以保持各关节的正常活动范围。缓解期康复应逐步增加康复训练的强度和时间。持续有规律的康复训练可以帮助患者恢复肌肉的张力，增加肌肉耐力和骨骼的强度。注重提高患者的日常生活能力的训练，鼓励有能力的患者多参与家庭活动和必要的社会劳动。

4. 急性期康复治疗

由于劳累可能是 MS 复发的诱因，因此要掌握患者的康复训练量。MS 患者开始锻炼时强度不宜太大，训练时间不宜过长，以患者每日锻炼略感疲劳为度。待肌力有所恢复增强时，再逐步加大运动量。MS 患者不但有中枢性神经损伤的特点，也常伴周围神经损伤的表现。有的患者病变主要部位在颈段脊髓，四肢活动都严重受损，康复治疗应接近于脊髓损伤的训练。

急性期有部分患者其肌肉的肌力减退，耐力下降，活动范围也越来越小，出现失用性肌肉萎缩，抵抗力下降，而这个时期坚持康复训练的患者更易感染，引起疾病加重，从而形成恶性循环。因此有必要在疾病早期对患者进行健康宣教，采取各种有效措施减轻原发症状，预防继发性改变。

（1）推拿和被动活动：保持肢体功能位，防止痉挛性截瘫、肌肉挛缩畸形。每个关节均要活动，每次 5~10 min，3~4 次/d，防止关节挛缩。下肢可采用踝托，防止足下垂。

（2）预防下肢血栓：通过下肢肌肉收缩带动踝关节运动，从而使下肢肌肉起到像泵一样的作用，促进下肢血液和淋巴循环，进而促进下肢肿胀消退、预防下肢血栓形成，必要时选择穿医用弹力袜预防下肢静脉血栓。

（3）预防压疮形成：定时变换体位，使用气垫床，每 4 h 翻身 1 次；如果使用普通床，每 1~2 h 要翻身 1 次，更换体位以及取放便盆的动作要轻柔，避免拖拽时损伤皮肤；每次翻身都应该检查受压部位的骨突出，观察皮肤受压情况，并且检查有没有异物压在身下；注意饮食要注意营养，高蛋白、高维生素饮食。

5. 缓解期康复

应逐步增加康复训练的强度和时间，增加肌肉的耐力和骨骼的强度，注重提高患者日常生活能力的训练。常见的方法总结如下。

（1）物理疗法：对于软瘫的患者，首先要注意良肢位的摆放，进行被动的全关节活动范围训练，利用大脑的可塑性和功能重组理论，应用神经生理学和运动再学习理论诱发主动活动的出现，加强力弱肌肉的运动能力。也可利用中频电疗和针灸方法保持肌肉的张力和肌肉容积。抗阻训练：在条件允许的情况下主动运动。指导患者在行走训练中利用视觉保持平衡，以少量多次为原则。选择地面干燥、空间较大的地方进行锻炼，护士陪同在旁，防止患者摔倒。

（2）作业疗法：针对患者特殊的日常生活和职业工作而设计的一些作业，主要包括如厕、大便控制、小便控制、洗澡、修饰、穿衣、进食、床-椅转移、平地行走等方面，提高患者的日常生活能力。

（3）言语和吞咽治疗：根据患者构音障碍及吞咽障碍的情况，确定治疗方案。短期的吞咽困难可以采用鼻饲的方法，长期的吞咽困难在国外多采用经皮内窥镜胃管植入术。言语障碍常影响患者与他人的交流，言语治疗主要是尽可能地提高和维持患者的言语清晰度。

（4）大小便功能训练：对神经源性膀胱患者，根据尿流动力学检查结果进行针对性训练。

（5）视力：患者视神经受到波及可引起视力下降，康复多采用补偿的方法。

（6）疼痛：患者主要是神经痛或是源于运动减少和错误运动的骨骼肌肉痛。适当的康复训练如合理的运动、保持良肢位都有助于减轻疼痛，物理治疗如超短波、低频激光等也有疗效。

（7）性功能障碍：MS 患者可出现性功能障碍，表现为勃起困难、润滑不良和性快感消失。治疗上主要为心理疏导和必要的药物治疗。

（8）认知障碍：根据患者认知的缺失，进行具体的学习和针对其记忆力、计划、注意力、计算力、执行能力进行相关的训练。

【康复结局】

1. MS 患者预后估计

MS 的自然病程无明显规律，病程难以估计，平均病程为 25~35 年。轻者 10 年后仍无明显功能障碍。严重者数月至数年致残，极少数病例进展迅速，几周内死亡。80%~90% 的患者呈缓解复发病程；复发多见于疾病的早期，其病后 1 年内复发率约为 30%，多数患者随着复发次数的增多，神经功能障碍加重。少数患者首次发病后，临床症状完全缓解，不再复发。

2. MS 患者康复结局

循证医学结果显示，及早、合理的康复训练常常取得令人难以想象的临床效果，特别是对于患者的神经功能缺损有明确的效果。

【健康教育】

MS 存在反复发作，让患者了解疾病，预防复发；指导患者注意预防感染，避免过度疲劳、精神紧张、疫苗接种、妊娠和分娩等促发因素。日常生活中应避免促使体温升高情况的出现。MS 患者存在脂肪代谢障碍，饮食以低脂、高蛋白、高维生素、易消化、无刺激的食物为宜。

（王鑫隆）

第五章　颅脑以及脊髓损伤

第一节　颅脑损伤

【概述】

颅脑损伤（traumatic brain injury，TBI）是指各种外界因素导致的颅脑结构和功能的损伤，按损伤发生的时间和类型可分为原发性颅脑损伤和继发性颅脑损伤。原发性颅脑损伤是指外界因素作用在脑组织的一瞬间就已造成的损伤类型，根据硬脑膜是否开放可分为开放性颅脑损伤和闭合性颅脑损伤，闭合性颅脑损伤包括脑震荡、脑挫裂伤、下丘脑损伤和弥漫性轴索损伤，常与颅骨骨折和急性硬膜下血肿、硬膜外血肿等继发性颅脑损伤合并存在。继发性颅脑损伤是指在原发性颅脑损伤的基础上，发生一系列病理生理改变所造成的脑水肿、脑肿胀及颅内血肿，继发性颅脑损伤可在伤后数分钟、数小时、数天内发生，其危害在于随着继发性颅脑损伤的发展，会导致颅内压进行性增高，进而引起脑组织缺血，若未能及时诊断并积极处理，将会形成脑疝，最终因脑干功能衰竭而死亡。继发性颅脑损伤通常可通过手术和保守治疗得到治愈。急性硬膜下血肿是继发性颅脑损伤的常见病种之一，指颅脑损伤后发生在硬脑膜与脑表面之间的血肿，绝大部分的急性硬脑膜下血肿位于幕上，常见于额颞顶部，出血来源主要是脑皮层动静脉破裂、桥静脉断裂以及脑挫裂伤，外伤性颅内血肿中约40%是硬脑膜下血肿。

【典型病例】

患者男性，48岁，因"车祸致头痛30 min"被"120"送至我院急诊抢救室。患者骑电瓶车行驶过程中不慎发生车祸，无法问及具体受伤过程，受伤机制暂不详。患者到达急诊抢救室时神志尚清，入院查体：基础生命体征平稳，GCS评分15分，神志清醒，头部多处皮肤挫裂伤，双侧瞳孔等大，直径2.5 mm，对光反射灵敏，四肢肌力、肌张力正常，病理征（−）。予急查头胸腹盆部CT，显示双侧额颞叶硬膜下血肿及双侧额叶脑挫伤，以左侧为著，创伤性蛛网膜下腔出血，右侧枕骨、右侧蝶窦外侧壁及后壁骨折。暂排除其他脏器的损伤。在抢救室予积极对症治疗、止血、护胃、预防癫痫、预防感染等，完善术前检查，防备病情变化，同时密切监测患者神志、瞳孔的变化。在抢救室治疗观察期间，患者入院后约1 h，神志明显变差，由清醒转为昏睡，GCS评分2+3+5＝10分，左侧瞳孔扩大至直径3.5 mm，对光反射迟钝，右侧瞳孔正常，立即予甘露醇125 mL静脉滴注，同时准备紧急复查CT评估颅内情况，提示颅内血肿较前扩大。予紧急联系手术室和重症医学科，准备行急诊外科手术。急诊在全麻下行左侧额颞开颅脑血肿清除+颅内压探头植入术+硬脑膜修补术+去骨瓣减压术。术后转ICU继续治疗，病情稳定后转入普通病房行康复治疗。

【诊断思路】

（一）病例特点及疾病临床表现

1. 病例特点

患者中年男性，起病急，病程短。车祸病史明确，以头痛和意识障碍变化为主要症状，CT提示双侧额叶脑挫伤及骏则额颞叶硬膜下血肿，以左侧为著。患者颅骨骨折主要在右侧，考虑为冲击伤所在着力点，左侧大范围脑挫伤和硬膜下血肿为对冲伤所致。

2. 疾病临床表现

患者来院时神经系统查体尚可，基础生命体征平稳，GCS 评分 15 分，神志清醒，头部多处皮肤挫裂伤，双侧瞳孔等大，直径 2.5 mm，对光反射灵敏。四肢肌力、肌张力正常，病理征（−）。可见冲击伤所导致的颅脑损伤非该患者的主要致命因素。在抢救室治疗观察期间，患者入院后约 1 h，神志明显变差，由清醒转为昏睡，GCS 评分 2+3+5＝10 分，左侧瞳孔扩大至直径 3.5 mm，对光反射迟钝，右侧瞳孔正常，可见为急性脑疝形成，复查 CT 提示为硬膜下出血进展。

（二）辅助检查

头部 CT 显示，双侧额颞叶硬膜下血肿及双侧额叶脑挫伤，以左侧为著，创伤性蛛网膜下腔出血，右侧枕骨、右侧蝶窦外侧壁及后壁骨折（图 5-1-1）。

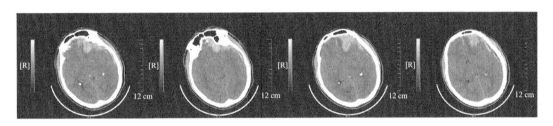

图 5-1-1　头部 CT

（三）诊断依据与定位定性诊断

1. 诊断依据

（1）患者的车祸史和神经系统查体神志变化的过程。

（2）患者观察期内发生急性脑疝，左侧瞳孔较前扩大，对光反射迟钝，考虑为左侧硬膜下血肿扩大。

（3）头部 CT 显示双侧额颞叶硬膜下血肿及双侧额叶脑挫伤，以左侧为著，创伤性蛛网膜下腔出血，右侧枕骨、右侧蝶窦外侧壁及后壁骨折。

2. 定位定性诊断

（1）定位：双侧额叶，左侧为著。

（2）定性：急性脑疝。

（3）诊断：颅脑损伤。

（四）鉴别诊断

1. 急性硬膜外血肿

急性硬膜外血肿是指颅脑损伤后血液积聚于颅骨内板和分离的硬脑膜之间，出血来源是骨折损伤的硬脑膜动脉、静脉、静脉窦或颅骨板障，以脑膜中动脉及其分支损伤多见，常表现为中间清醒期。

2. 创伤性颅内血肿

创伤性颅内血肿是指脑外伤后脑实质内出血形成的血肿，多见于额叶、颞叶和枕叶，约占颅内血肿的 5%，常与脑挫裂伤、硬膜下血肿相伴发，创伤性颅内出血时常会逐渐扩大或融合。

3. 脑震荡

脑震荡患者有明确头部外伤史，伤后短暂意识丧失，一般不超过 30 min，逆行性遗忘，清醒后不能回忆受伤经过，但对伤前事件尚能回忆，可伴有面色苍白、出冷汗、瞳孔对光反射迟钝等神经功能紊乱。

【治疗】

予紧急行外科手术。急诊在全麻下行左侧额颞开颅脑血肿清除+颅内压探头植入术+硬脑膜修补术+去骨瓣减压术。外科治疗：① 根据血肿的部位和大小设计恰当的手术切口。常规骨瓣开颅，已经发生脑疝者先行钻孔减压后再继续开颅；病情紧急未及行头部 CT 检查者，可根据受力部位、致伤机制在血肿常见部位钻孔探查，再根据探查发现进行骨瓣开颅。② 清除血肿。切开硬脑膜，暴露血肿，冲洗血肿并吸出。硬脑膜下血肿清除后，应依据影像学表现和术中所见决定是否探查相应脑叶，对挫伤脑组织一并清除。③ 缝合硬脑膜后关颅。术毕应放置硬脑膜下引流管，缝合硬脑膜。如果清除后颅内压仍高，则扩大修补硬脑膜，去除骨瓣减压，肌瓣逐层严密缝合。

术后转 ICU 继续治疗（非手术治疗）：① 保持呼吸道通畅。由于患者长期昏迷、舌后坠、咳嗽和吞咽功能障碍，以及频繁呕吐等因素，极易引起呼吸道机械阻塞，应及时清除呼吸道分泌物，对预计昏迷时间较长或合并严重颌面伤以及胸部伤者，应及时行气管切开及吸痰护理，以确保呼吸道通畅。② 严密观察病情。伤后 72 h 内每半小时或 1 h 测呼吸、脉搏、血压 1 次，随时检查患者意识、瞳孔变化，注意有无因颅内压升高引起的库欣反应（Cushing reaction）。③ 恢复正常的血压和血氧。平均动脉压要保持在 90 mmHg 以上，对于 GCS 评分小于 9 分，普通吸氧仍缺氧的患者，须行气管内插管。④ 颅内压监测。一般采用脑室内或脑实质内监测探头，适用于 GCS 评分 3~8 分的患者，一般认为颅内压不高于 20~25 mmHg 时无须降颅压治疗。⑤ 保持灌注压不低于 60 mmHg。⑥ 防治脑水肿，降低颅内压治疗。除休克者外头高位；限制入量，每 24 h 输液量为 1 500~2 000 mL，保持 24 h 内尿量在 600 mL 以上，在静脉输给 5%~10% 葡萄糖溶液的基础上，纠正水盐代谢失调，并给予足够的维生素。⑦ 脱水治疗。目前常用的脱水药有渗透性脱水药和利尿药两类。20% 甘露醇 250 mL 快速滴注，每次的使用量为 0.25~1.0 g/kg，间隔时间不低于 4 h。注意补液，血浆渗透压要低于 320 mOsm/kg。呋塞米 20~40 mg，肌内注射或静脉注射，每日 2~3 次。此外，20% 人血清蛋白 20~40 mL 静脉注射，对消除脑水肿、降低颅内压有效。该方法的理论依据来源于"隆德概念"，该概念是由瑞典隆德大学医院神经外科医生和麻醉科医生组成的跨学科团队在 1990 年提出的，强调以生理学基础为导向的全新颅脑创伤治疗理念。⑧ 持续脑室外引流，或对进行颅内压监护的患者间断地放出一定量的脑脊液，或待患者病情稳定后腰穿放出适量脑脊液。颅脑损伤早期不宜行腰穿放液，因为患者基础生命体征不平稳，常伴随颅内压明显升高或脑疝、明显的出血倾向，这些都是腰穿禁忌证。⑨ 冬眠低温疗法。体表降温有利于降低脑的新陈代谢，减少脑组织耗氧量，防止脑水肿的发生和发展，对降低颅内压亦起一定作用。⑩ 巴比妥治疗。大剂量戊巴比妥或硫喷妥钠可降低脑的代谢，减少氧耗及增加脑对缺氧的耐受力，降低颅内压。初次剂量为 3~5 mg/kg，静脉滴注，给药期间应做药物浓度测定，有效血药浓度为 25~35 mg/L，发现颅内压有回升时应增加剂量。⑪ 辅助过度换气。目的是使体内二氧化碳排出，据估计，动脉血二氧化碳分压每下降 0.13 kPa（1 mmHg），可使脑血流递减 2%，从而使颅内压相应下降，但要避免过度通气，因为过度通气会降低脑灌注压。⑫ 营养支持。包括全身营养和神经营养。患者伤后的代谢率上升约 40%，需要通过肠内或肠外营养来补充能量。神经营养的保护机制为稳定生物膜上酶的活性，保护线粒体，同时具有拮抗兴奋性神经毒性作用。⑬ 预防性抗癫痫治疗。⑭ 防治并发症。早期应以预防肺部感染和尿路感染为主；晚期则需要保证营养供给，防治压疮和加强功能锻炼。

【预后】

急性硬脑膜下血肿患者的预后评估主要依赖于患者伤后 GCS 评分、合并脑损伤情况、手术时机的选择、年龄等因素。从宏观来看，由于该类患者常合并严重的原发性颅脑损伤，死亡率为 45%~70%，仅有 10%~20% 的患者能恢复较好。部分原发性脑损伤程度轻的患者如抢救及时，能在急性脑疝发生前或发生后短期内完成手术，预后通常较好。

【病因及发病机制】

急性硬膜下血肿是指颅脑损伤后发生在硬脑膜与脑表面之间的血肿，绝大部分的急性硬脑膜下血肿位于幕上，常见于额颞顶部，出血来源主要是脑皮层动静脉破裂、桥静脉断裂及脑挫裂伤。外伤性颅内血肿中，约40%是硬脑膜下血肿，其中半数以上合并有颅内损伤，单纯的硬脑膜下血肿较为少见，多由桥静脉撕裂所致。

【健康管理】

1. 伤口管理

在受伤现场应以灭菌纱布覆盖伤口，局部加压包扎止血，有条件时可清除伤口周围的毛发和异物，用生理盐水冲洗四周，并用肥皂水刷洗，送医院行外科处理。但是，对于钝器击打造成的头皮裂伤，应防止骨折碎片压入脑组织引起人为损伤。部分患者需要行延期清创术，以清除坏死组织、摘除表浅异物、扩大伤口引流。同时用过氧化氢溶液、生理盐水清洁创面，创面做细菌培养，以高渗盐水敷料包扎伤口，定期更换，待创面感染控制后延期缝合伤口或植皮。对于严重的有感染的头部皮肤损伤患者，不宜急于行外科处理，应保持伤口通畅引流，及时更换敷料，改善患者营养状况，增强抵抗力。选用敏感的抗菌药物控制感染，每日行消毒液冲洗，高渗盐水敷料以促进肉芽生长，争取二期植皮，消灭创面，使皮肤对合。常规清洁切口须每3 d换药1次，换药时注意观察切口生长情况，如有无渗血、渗液，可在术后7～10 d拆线，建议拆线1周后浸湿清洗伤口表面或洗澡。

2. 长期昏迷高压氧疗法

高压氧疗法是指在高压氧舱内高于正常大气压力的环境下，使患者体内（主要是血液内）的溶解氧进一步增加，从而使脑组织处于富氧环境下，促进神经功能的恢复。通常人在高压氧舱中，溶解在血液中的氧随着压力增高而增加，在2个大气压的氧舱内吸纯氧后，溶解在血中的氧气增加14倍，在3个大气压下可增加21倍。高压氧可增加血氧含量，提高血氧分压，使氧的弥散半径扩大，纠正脑组织缺氧状态，阻断缺氧所致的恶性循环，改善脑缺氧状态。高压氧下脑血管收缩，脑血流量减少，脑水肿减轻，颅内压也相对降低，对脑水肿防治有明显疗效。脑组织血管丰富，高压氧可促进侧支循环的形成，保护损伤病灶周围的神经细胞。这样可增加脑干及网状结构激活系统供血量，刺激上行性网状系统的兴奋性，有利于改善醒觉状态，使昏迷患者苏醒。常见的高压氧疗方案为，吸氧时间20 min×3，中间间隔休息5 min，每日1次，10次为1个疗程，连续3个疗程后休息1周。最长治疗10个疗程，最短治疗1个疗程。需要注意的是，高压氧治疗不是时间越长越好，长时间、高流量和高浓度给氧，会导致缺氧反射性刺激呼吸的作用消失，使二氧化碳滞留更严重，发生二氧化碳麻醉，甚至呼吸停止

3. 压疮防治

神经危重症患者大多长期昏迷卧床，局部皮肤脂肪层菲薄处骨质结构突出，如臀沟上方、髋关节、膝关节两侧、足趾等部位。平时要仔细观察皮肤是否有压疮的迹象，一定要选择柔软的面料，减少皮肤的摩擦。该类患者在护理中需要注意定时更换姿势，坐轮椅的患者每15 min换1次姿势，卧床的患者最好每2 h换1次姿势。密切观察受压部位皮肤的颜色和皮温变化，及时实施皮肤保护措施。压疮患者翻身时，应将身体抬起再挪动位置，不能拖动以免擦破皮肤。如果患病的老人有大小便失禁，或排尿、排便后，要做到及时清理，减少局部的刺激。

4. 深静脉血栓防治

神经危重症患者大多长期昏迷卧床，良好的抗凝治疗对其是十分必要的，预防深静脉血栓可以有效降低患者的死亡率。但深静脉血栓预防治疗开始的时机尚存争议，所以目前主张人为被动地加强患者的基础护理工作，并结合适当药物的使用。

患者应平卧，注意抬高患肢15°～30°，促进静脉回流，以减轻水肿。适度按摩肢体肌肉，保持大便通畅，避免用力排便，以免造成腹压突然增高致血栓脱落。每天测量大腿周径，密切观察患肢周径及皮肤颜色、温度变化。如有条件可使患者取平卧位，抬高患肢约45°，保持2～3 min，然后将患肢沿床边下垂3～5 min，再放平患肢2～3 min，同时进行踝部和足趾的活动，每日锻炼数次，

每次 5~6 回，以便更好地恢复患肢功能。必要时须来院行血管 B 超检查或到介入科行滤器置入手术。

5. 营养管理

颅脑损伤患者在伤后或术后，机体处于高代谢分解状态，能量消耗急增，为正常情况下的 120%~170%，并受体温、肌张力、活动度、药物、感染等多因素的影响。蛋白质处于高分解代谢状态，为负氮平衡，不利于患者的机体修复和神经功能恢复。因此，早期足量的多营养成分支持治疗有利于纠正代谢紊乱，增强机体的抵抗力，改善神经功能预后，降低死亡率。通常选择鼻胃管或鼻肠管置入，从管内输注食物、水分和药物，以维持患者的营养。一般昏迷患者每日进餐 6~7 次，每次不超过 200 mL，蛋白质 40~50 g，总热量需求达到或高于正常人，为 1 500~1 800 kcal。鼻饲的肠内营养支持趋于正常膳食标准，能使机体获得正常人进食同样的营养成分，维持正常生理功能，以减少很多治疗中的并发症及不利因素，同时费用低廉。消化不良、腹泻者可选用以下饮食配方：① 米汤 400 mL、鸡蛋黄 120 g、维生素 B_1 100 g、白糖 100 g、食盐 5 g、酵母 5 g、藕粉 20 g、酸奶 400 mL，配置成 1 000 mL，每 100 mL 可供热量 368.2 kJ。② 米汤 500 mL、熟鸡蛋黄 4 个、葡萄糖 100 g、食盐 5~7 g，每 100 mL 可供热量 368.21 kJ。

6. 肺部感染管理

重型颅脑损伤患者的获得性肺炎、相关性肺炎、颅内感染和血液感染等的防治在临床都是被高度关注的，如果患者发生严重感染，那么重型颅脑损伤的治疗都是无法进行的。当总体获益大于治疗相关并发症时，推荐早期气管切开，可减少机械通气天数，然而没有证据表明早期气管切开可以降低患者死亡率或院内肺炎发生率。

颅脑损伤患者因呕吐及呕吐后误咽，大多伴发吸入性肺炎；长期昏迷或重症偏瘫患者因长期卧床不起，可能出现坠积性肺炎。因此需要注意：① 建议从鼻胃管或鼻肠管进食，避免早期经口喂食。② 勤翻身、拍背、吸痰，促进痰液的排出。③ 如患者意识清楚，则鼓励早期活动，锻炼吞咽功能和咳嗽咳痰。④ 定期复查痰细菌培养和药敏实验，根据药敏结果选用抗生素治疗。

7. 头痛管理

颅脑损伤患者出现头痛很常见，而且是其长期且顽固的后遗症，通常在午后和阴雨天加重，并可能伴有恶心和呕吐。建议可适度应用口服止痛药，同时到疼痛科门诊就诊，根据疼痛程度分级制订相应的止痛药物治疗方案。

8. 癫痫发作管理

癫痫发作在颅脑损伤患者中也很常见，原因是部分受损的脑组织形成异常放电的致痫灶，在患者伤后恢复期及后遗症期，易于诱发癫痫发作。建议患者在治疗期间包括出院后的 3~6 个月内持续口服常规抗癫痫药，如病情稳定，可逐渐减量至停药；如在该阶段内患者有癫痫发作的情况，无论是哪种类型的癫痫，均需要延长抗癫痫药的使用时间，同时观察病情变化，如有需要可更换或增加药物品种、进行癫痫的外科手术治疗等。

建议由神经外伤重症团队提供专业的诊断和治疗。神经外伤重症团队通常由神经外科、康复科、重症医学科、影像科等医护人员共同组成，可提供及时和专业的诊断和治疗。术后遵医嘱进行定期复查，完成颅骨修补和（或）脑室腹腔分流术，以促进恢复。

（包 赈　黄煜伦）

第二节 脊髓损伤

【概述】

脊髓损伤（spinal cord injury，SCI）是指脊柱骨折或脱位引起的脊髓或马尾神经的损伤，伴或不伴开放性损伤。脊柱骨折（spinal fracture）以胸腰段骨折发生率最高，其伴发的胸腰髓损伤发生率最高。我国因脊髓损伤所致的截瘫发病率为（6.7~23）/100 万。脊髓损伤多为脊髓受压、挫伤，较少为脊髓横贯性完全断裂。我国有超过 100 万的脊柱脊髓损伤患者，并且还在以每年 12 万的速度增长。脊髓损伤在不同国家的患病率不同，其中美国最高（906/100 万）。脊柱骨折患者中约 14%患有脊髓损伤，且大多数损伤是单节段性的。脊髓损伤常发生在 30~40 岁人群中。近年来，由于急性期院前急救和治疗的进步以及护理技术的提高，脊髓损伤的死亡率已从 4.42%降至 0.44%。诸多干预方式的进步改善了脊髓损伤患者的生活质量并延长其寿命。

【典型病例】

患者男性，53 岁，因"车祸致颈部疼痛伴四肢无力 5 d"来院。患者因车祸致颈部疼痛，同时伴有颈部活动受限，近 5 d 来四肢肌力下降。入院查体：脊柱居中，生理曲度存在，颈椎压痛（+），活动受限，双侧三角肌肌力 5 级，肱二头肌、肱三头肌肌力 4 级，双手握力 4 级，双侧上肢肌张力升高，双侧 Hoffman 征（+），髂腰肌肌力、股四头肌肌力 4 级，双侧下肢肌张力增高，双侧膝腱反射亢进，髌阵挛（+），踝阵挛（+）。来院查 MRI 提示 C3—C6 颈髓受压，C6 水平颈髓变性，颈椎椎管狭窄（图 5-2-1）。入院诊断为颈髓损伤不全瘫，入院后予营养神经、适度脱水、适量激素等治疗，予在全麻下行 C3—C7 颈椎后路单开门椎管减压术。术后病情稳定后，转康复科继续治疗。

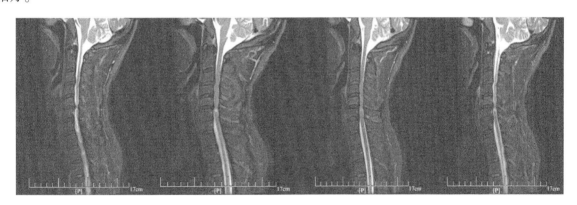

图 5-2-1 脊髓损伤 MRI 表现

【诊断思路】

（一）病例特点及疾病临床表现

1. 病例特点

患者中年男性，起病急，病程短。以颈部疼痛和四肢肌力、肌张力障碍为主要症状，MRI 显示病灶为 C3—C6 颈髓受压，C6 水平颈髓变性，颈椎椎管狭窄。

2. 疾病临床表现

颈髓损伤多伴随四肢截瘫或不全瘫，为脊髓损伤中较危重的类型之一。

表 5-2-1 为脊髓损伤水平对应症状。

表 5-2-1 脊髓损伤水平对应症状

损伤水平	代表肌肉	运动功能	感觉平面
C1—C3	胸锁乳突肌	颈屈曲旋转	颈部
C4	膈肌	呼吸	肩锁关节
	斜方肌	肩胛上提	—
C5	三角肌	肩屈曲外展	肘前外侧
	肱二头肌	肘屈	—
C6	胸大肌	肩内收前屈	拇指
	桡侧腕伸肌	腕背伸	—
C7	肱三头肌	肘伸	中指
	桡侧腕屈肌	腕掌屈	—

本例患者临床表现主要为颈部局灶性神经症状和肢体运动及感觉的异常，包括颈部压痛活动受限，肱二头肌、肱三头肌肌力 4 级，双手握力 4 级，双侧上肢肌张力升高，双侧 Hoffman 征（+），髂腰肌肌力、股四头肌肌力 4 级，双侧下肢肌张力增高，双侧膝腱反射亢进，髌阵挛（+），踝阵挛（+）。

（二）辅助检查

1. 影像学检查

X 线、CT 可了解骨折部位、损伤类型以及骨折、脱位的严重程度，从三维视角观察椎体、椎弓和关节突损伤情况及椎管容积改变。MRI 对于有脊髓和神经损伤者，可观察椎骨、椎间盘对脊髓的压迫，脊髓组织的血肿、液化、变性等。

常规脊髓损伤以 MRI 最常用和最清晰，但大部分医疗机构无法实现急诊 MRI 的检查需求。该患者 MRI 表现为 C6 节段颈髓 T2 像呈高信号且部分脊髓中央管扩张，C3—C6 颈椎管狭窄。

2. 脊髓损伤的诊断

脊髓损伤的诊断包括脊髓损伤平面、脊髓损伤性质和脊髓损伤严重程度的诊断。① 脊髓损伤平面的诊断：通过确定保留脊髓正常感觉功能和运动功能的最低脊髓节段进行诊断，体检时按照浅深感觉、运动、浅深反射、病理反射仔细检查能确定脊髓损伤平面。② 脊髓损伤性质的诊断：脊髓损伤后表现为损伤平面以下感觉、运动和括约肌功能障碍，需要鉴别完全性和不完全性脊髓损伤（表 5-2-2）。③ 脊髓损伤严重程度的诊断：脊髓损伤严重程度分级可按国际通用的 Frankel 分级法（表 5-2-3）。

表 5-2-2 完全性和不完全性脊髓损伤

损伤类型	完全性脊髓损伤	不完全性脊髓损伤
运动障碍	完全，基本对称	不完全，不对称
感觉障碍	完全	可保留部分感觉
括约肌障碍	完全	较轻
脊髓休克期	多在 3 周以上	短，不超过 1 周
反射障碍	完全，对称	不完全，不对称
病理反射	多有	可有可无

表 5-2-3 Frankel 分级法

级别	功能
A	完全瘫痪
B	损伤远端感觉功能存在，无运动功能
C	有非功能性运动
D	有功能性运动
E	感觉运动功能正常

（三）诊断依据、诊断步骤与定位定性诊断

1. 诊断依据

（1）患者的外伤史和临床表现。

（2）结合影像学检查。

2. 诊断步骤

（1）病史及临床表现。

（2）影像学检查。

（3）临床诊断。

3. 定位定性诊断

（1）定位：C5 水平及以下脊髓功能障碍。

（2）定性：颈髓变性。

（3）诊断：脊髓损伤。

（四）鉴别诊断

1. 髓内肿瘤

髓内肿瘤常有较长的疾病病史，MRI 检查可见肿瘤强化和脊髓肿瘤两端空洞形成。

2. 脊髓海绵状血管瘤

脊髓海绵状血管瘤常有长期的神经症状及突发的症状加重，MRI 提示为瘤周含铁血黄素信号，强化较明显。

3. 脊髓感染

脊髓感染常有外周感染病史，外周血炎性指标升高，脑脊液常规检查和病原学检查可明确脊髓感染性质和程度。

【治疗】

（一）治疗原则

脊柱制动防止二次脊髓损伤，激素冲击治疗，恢复脊柱正常序列和生理曲度，解除脊髓压迫，防止并发症。

（二）治疗方法

1. 一般治疗

监护生命体征，完善辅助检查，及时排查复合伤。

2. 激素冲击治疗

减轻继发性脊髓损伤。甲泼尼龙大剂量疗法，甲泼尼龙的作用机制为大剂量甲泼尼龙能阻止类脂化合物的过氧化反应，从而减轻外伤后神经细胞的变性，减少细胞内钙离子蓄积，预防类脂化合物的作用及前列腺 E2 和凝血酶原 A2 的形成，预防损伤后脊髓缺血进一步加重，促进新陈代谢和预防神经纤维变性。甲泼尼龙首次剂量按体重 30 mg/kg 为参考，15 min 内静脉输入，然后以 5.4 mg/kg 静脉输入，持续 23 h。甲泼尼龙大剂量疗法在伤后 8 h 内应用效果最佳。

3. 手术治疗

脊髓损伤患者手术治疗的原则为解除神经组织压迫，恢复脊柱正常序列和稳定性，恢复脊柱正常生理曲度。手术方式有两种，前路椎间盘切除或椎体次全切植骨融合内固定术和后路椎管减压内固定术，用以确保神经组织减压充分。

4. 神经康复治疗

继发性损伤是脊髓损伤后微环境失衡的主要原因，治疗应着重减轻脊髓损伤急性期和（或）亚急性期的继发性损伤，防治压疮、坠积性肺炎、尿路感染。

【预后】

脊髓损伤的预后评估多依赖于各类评分表和评分系统，临床多根据患者原发损伤的严重程度和查体所见临床表现进行综合评估。表 5-2-4 为国际神经修复学会脊髓损伤功能评定量表（spinal cord injury rating scale of International Association of Neurorestoratology），表 5-2-5 是脊髓损伤的严重程度根据美国脊髓 ASIA 损伤量表进行的分类，表 5-2-6 是脊髓不同节段的运动、感觉平面及损伤时的功能预后。

表 5-2-4　国际神经修复学会脊髓损伤功能评定量表

评定项目	评定标准
1. 上肢运动	（1）进食和饮水：正常 3 分；独立完成有困难 2 分；部分帮助 1 分；完全依赖 0 分
	（2）洗漱：正常 3 分；独立完成有困难 2 分；部分帮助 1 分；完全依赖 0 分
	（3）书写：正常 3 分；动作缓慢或粗糙及多数字迹清晰 2 分；多数字迹不清晰 1 分；无法握笔 0 分
2. 下肢运动	（4）不带支具站立：正常 3 分；独立站立但不稳 2 分；需要辅助支具 1 分；无法站立 0 分
	（5）不带支具行走：正常 3 分；独立行走但缓慢或不稳 2 分；需要辅助支具 1 分；无法行走 0 分
3. 躯干运动	（6）坐位：正常 3 分；静止时稳定但运动时不稳定 2 分；静止时不稳定 1 分；无法坐 0 分
	（7）翻身：正常 3 分；独立完成有困难 2 分；部分辅助 1 分；完全依赖 0 分
4. 一般运动	（8）转移：卧床到椅子/轮椅，正常 3 分；独立完成有困难 2 分；部分辅助 1 分；完全依赖 0 分
	（9）洗澡：正常 3 分；独立完成有困难 2 分；部分辅助 1 分；完全依赖 0 分
	（10）穿衣：正常 3 分；独立完成有困难 2 分；部分辅助 1 分；完全依赖 0 分
5. 括约肌控制	（11）膀胱控制：正常 3 分；有部分感觉的反射性排尿或控制 2 分；无感觉的反射性排尿或控制 1 分；完全尿失禁或导尿/膀胱造瘘 0 分
	（12）排便控制：正常 3 分；有感觉的部分控制 2 分；无感觉的部分控制或无部分感觉的控制 1 分；完全性失禁 0 分
6. 肌张力	（13）肌张力（肌肉对运动的张力或阻力的大小）：正常 3 分；轻微亢进/减退或轻度痉挛 2 分；大幅度亢进/减退或显著痉挛 1 分；极度僵硬或痉挛 0 分
7. 排汗	（14）排汗：正常 3 分；轻微减少 2 分；显著减少 1 分；无汗 0 分
8. 皮肤情况	（15）皮肤情况：正常 3 分；部分分解 2 分；明显分解，常合并水肿 1 分；持久褥疮或皮肤破损，严重水肿 0 分
9. 疼痛	（16）疼痛：无疼痛 3 分；轻度疼痛，普通止痛药有效 2 分；重度疼痛，需要吗啡类镇痛药 1 分；极度疼痛，未控制 0 分
10. 性功能	（17）性功能（仅针对男性，不包括在总评分中）：正常 3 分；可以实现勃起和性渗透但感觉或射精有问题 2 分；可以实现勃起但没有性快感或射精 1 分；无法实现勃起 0 分

注：该量表包括 9 个类别，共 16 个项目（"性功能"为可选类别）。最高评分为 48，最低评分为 0。评分的解释：48 分，所有类别的功能正常；35~47 分，轻度功能障碍（大部分独立）；18~34 分，中度功能障碍（部分依赖）；0~17 分，严重功能障碍（显著影响日常生活）。

表 5-2-5　脊髓损伤的严重程度根据 ASIA 损伤量表进行的分类

分类	特征
AISA A 级	完全损伤，骶段 S4—S5 无任何感觉或运动功能保留
ASIA B 级	不完全损伤，在损伤节段水平以下保留了部分感觉，但无运动功能
ASIA C 级	不完全损伤，在损伤节段以下存在部分运动功能，但大部分关键肌肌力 3 级以下
ASIA D 级	不完全损伤，在损伤节段以下存在运动功能，且大部分关键肌肌力 3 级及以上
ASIA E 级	正常，感觉和运动功能正常

表 5-2-6　脊髓不同节段的运动、感觉平面及损伤时的功能预后

损伤水平	代表肌肉	运动功能	移动功能	生活自理能力	感觉平面
C1—C3	胸锁乳突肌	颈屈曲、旋转	电动轮椅	若干呼吸机、完全依赖	颈部
C4	膈肌	呼吸	同上	完全依赖	肩锁关节
C4	斜方肌	肩胛上提	—	—	—
C5	三角肌	肩屈曲、外展	轮椅驱动	大部分依赖	肘前外侧
C5	肱二头肌	肘屈	—	—	—
C6	胸大肌	肩内收、前屈	轮椅实用	中度依赖	拇指
C6	桡侧腕伸肌	腕背伸	—	—	—
C7	肱三头肌	肘伸	轮椅实用	轮椅上基本自理	中指
C7	桡侧腕屈肌	腕掌屈	—	床、轮椅转移	—
C8—T1	屈指肌	手指屈	轮椅实用	同上	小指
C8—T1	手内部肌	手指灵活运动	—	驾驶汽车	—
T6	上部肋间肌	上体稳定	轮椅实用	基本自理	第 6 肋间
T6	上部背肌	—	带支具扶拐步行	—	—
T12	腹肌	操纵骨盆	轮椅实用	基本自理	腹股沟上缘
T12	胸部背肌	—	带支具扶拐步行上下阶梯	—	—
L2	髂腰肌	屈髋	带支具扶拐步行上下阶梯	自理	股前中部
L3	股四头肌	伸膝	不用轮椅	自理	膝上内侧
L3	—	—	带短腿支架步行	—	—
L4	胫前肌	踝背伸	同上	自理	内踝
L5	踇长伸肌	伸趾	同上	自理	足背
S1	腓肠肌、比目鱼肌	踝屈	正常步行	自理	足跟外侧

【发病机制】

脊髓损伤多由脊柱损伤（滑脱、骨折、椎间盘突出等）导致脊髓受压，影响脊髓灰质中脊髓神经细胞的正常功能和脊髓白质中神经纤维电信号传导，形成相应节段及以下脊髓的功能损害。

【分类】

脊髓损伤的分类如下。

1. 脊髓震荡

脊髓震荡是指脊髓神经细胞遭受强烈刺激而发生超限抑制，脊髓功能处于生理停滞状态，脊髓实质无损伤。临床表现为损伤平面以下感觉、运动及反射完全消失，一般经数小时至 3 周，感觉和运动开始恢复，不留任何神经系统后遗症。

2. 脊髓休克

脊髓休克是指脊髓与高级中枢的联系中断以后，断面以下的脊髓暂时丧失反射活动，处于无反应状态。临床表现为断面以下脊髓所支配的感觉丧失和骨骼肌张力消失，外周血管扩张，血压下降，括约肌功能障碍及发汗反射消失，内脏反射减退或消失。脊髓休克是暂时现象，损伤后不久可逐渐恢复，一般持续 1~6 周，但也可能持续数月。脊髓休克恢复过程中，原始简单的反射先恢复，复杂高级的反射后恢复。反射活动恢复中最早出现的是球海绵体反射和肛门反射，并从尾端向头端恢复。反射恢复后，其他反射比正常时加强并广泛扩散。

3. 不完全性脊髓损伤

损伤平面以下有某些感觉和运动功能并有球海绵体反射，为不完全性脊髓损伤。不完全性脊髓损伤有以下 3 种类型。① 前脊髓综合征：脊髓前侧受损，并有少量后柱感觉的压力和位置觉存在，受伤平面以下无运动功能。此型预后最差。② 后脊髓综合征：常见为脊髓过伸性损伤，老年患者常已有颈椎病，表现为上肢功能丧失，脊髓远端运动功能优于脊髓近端运动功能或同脊髓远端功能丧失表现一致，肛门周围感觉存在。此型因上肢皮质脊髓束的躯干纤维的组成位于中央。③ 布朗-塞卡综合征（Brown-Sequard syndrome）：亦称脊髓半切综合征，为脊髓一侧受损，伤侧的运动和本体感觉丧失，而对侧的感觉和温度丧失。

4. 完全性脊髓损伤

完全性脊髓损伤是指脊髓实质性、完全性、横贯性损伤，损伤平面以下最低位的骶段感觉、运动功能完全丧失，包括肛门周围的感觉和肛门括约肌的收缩运动，不出现球海绵体反射。

5. 脊髓圆锥综合征

脊髓圆锥指 S3—S5 脊髓段，此处脊髓末端为锥形，固称圆锥位于 L1 椎节。当圆锥与腰骶神经根在同一平面均损伤时，神经感觉运动障碍平面在 L1 神经节段。当仅圆锥损伤时，支配下肢神经的感觉和运动功能存在，而会阴、骶区表现为鞍区感觉障碍，尿道括约肌、肛门括约肌、膀胱逼尿肌瘫痪，跟腱反射、肛门反射和球海绵体反射消失。

【健康管理】

1. 肌张力增高发作管理

脊髓损伤后一段时间往往会伴随肌张力增高的现象，这其实是脊髓休克后的一个自我恢复的表现。在恢复期引发肌张力增高这种情况是比较难拮抗的，但可以用一些解除痉挛的药物进行缓解，也可以通过理疗的方式缓解。在理疗师指导下进行治疗，需要在急性期就开始做抗痉挛的体位训练，将患者肌张力高的肢体做主动运动和被动运动。主动运动通常是适当做一些关于拮抗肌和痉挛肌的主动运动，在做拮抗肌运动的同时可以对抗痉挛肌的肌张力高的问题。除此之外，患者还可以做被动运动，如冷敷、按摩、热疗等。

2. 深静脉血栓形成管理

脊髓损伤后深静脉血栓形成（deep venous thrombosis，DVT）的发生率约为 16.3%，而其通过超声或静脉造影成功检测率为 79%。DVT 的预防措施包括四肢运动和穿弹性袜。DVT 一旦发生应给予抗凝治疗。血栓形成有导致心脏、肺和脑栓塞的风险。如有条件可使患者取平卧位，抬高患肢约 45°，保持 2~3 min，然后将患肢沿床边下垂 3~5 min，再放平患肢 2~3 min，同时进行踝部和足趾的活动，每日锻炼数次，每次 5~6 回，以便更好地恢复患肢功能。

3. 呼吸困难和肺部感染管理

呼吸困难和肺部感染是脊髓损伤后主要的呼吸系统并发症，包括反复肺炎、肺不张和胸腔积液；脊髓损伤也可能导致睡眠呼吸暂停和呼吸衰竭。呼吸系统并发症是慢性脊髓损伤患者死亡的主要原因。颈髓损伤达 C4 水平以上的患者可出现膈肌麻痹，咳嗽反射减弱甚至消失，导致呼吸困难和肺部感染。此时，可能需要做气管切开，以便于吸痰和呼吸机支持。适当体位有助于预防或减少呼吸道感染的出现和恶化。此外，定时位置变化有助于预防并发症，尤其是压疮和循环问题。应鼓励患者尽早坐起，或在坐轮椅之前抬高床头进行训练，以防止发生多种与呼吸有关的并发症。当然，在体位变换过程中应密切观察患者，防止体位性低血压发生。

4. 尿路感染防治

尿路感染是脊髓损伤后主要的泌尿系统并发症。必须使用导尿管时，应定期更换导尿管并定期清洗膀胱，以避免肾积水和肾功能衰竭。

5. 压疮防治

脊髓损伤患者，特别是高位截瘫者需要长期卧床。平时要仔细观察患者皮肤是否有压疮的迹象，必须选择柔软的面料，减少皮肤的摩擦。该类患者在护理中需要注意定时更换姿势，坐轮椅的患者每 15 min 换 1 次姿势，卧床的患者最好是每 2 h 换 1 次姿势，密切观察受压部位的皮肤颜色和皮温变化，及时实施皮肤保护措施。压疮患者翻身时，应将身体抬起后再挪动位置，不能拖动以免擦破皮肤。如果患病的老人有大小便失禁或排尿、排便后，要做到及时清理，减少局部的刺激。

建议：由脊柱脊髓多学科团队提供专业的诊断和治疗该团队通常由神经外科、康复科、神经内科、骨科、影像科等医护人员共同组成，能提供及时和专业的诊断和治疗。术后遵医嘱进行定期复查，临床试验为患者提供了其他情况下无法获得的新的检查和治疗机会。

（包 赈 黄煜伦）

第三节 颅脑和脊损损伤的康复及进展

【概述】

颅脑损伤是指头颅部，特别是脑受到外来暴力打击所造成的脑部损伤，又称脑外伤（brain injury or brain damage，BI or BD）或头损伤（head injury，HI）。颅脑损伤属于一种常见外科损伤，其发病率仅次于排名第一的四肢骨折。颅脑损伤患者人数在全球所有创伤人数中占比为 1/6 左右，全世界每年约有 5 000 万人患颅脑损伤。我国是世界上颅脑损伤患者人数最多的国家。20 世纪 80 年代的大规模流行病学调查表明，我国颅脑损伤的发病率为（55.4~64.1）/10 万，这相当于每年新增颅脑损伤病例为 77 万至 89 万例。在美国，每年约有 1 000 万例颅脑损伤发生，其中约 20% 的严重损伤可导致脑损伤。

与其他外伤损伤相比，颅脑损伤患者的致残率和死亡率特别高。在颅脑损伤的总人数中有 17% 的患者会因此死亡，造成巨大的经济损失。在重型颅脑损伤患者中，15~40 岁属于高发年龄，与其他外伤类型相比，重型颅脑损伤的死亡率和致残率更高。

（一）康复目标

由于颅脑损伤会给社会、经济造成巨大影响，如不及时进行康复治疗，将导致患者残疾，为家庭及社会带来沉重的负担。

1. 近期目标

通过规范、系统的康复治疗，使颅脑损伤患者的感觉和运动功能、生活自理能力、认知功能、言语交流功能和社会生活功能恢复到可能达到的最大限度。

2. 远期目标

通过康复治疗及各种代偿措施，使患者的残存功能充分发挥，促进患者回归家庭、回归社会，从而改善、提高颅脑损伤患者的生活质量。

（二）康复时机

颅脑损伤的康复是指利用各种康复医学的手段，对患者的身体、精神、职业、社会功能障碍进行康复训练，使其功能障碍或功能缺陷消除或减轻，最大限度地恢复正常或较正常的生活、劳动能力，参加社会活动，恢复或部分恢复社会功能。

为获得最佳的康复治疗效果，颅脑损伤的康复强调早期介入。根据患者的具体情况进行全面考虑，从颅脑损伤的急性期就开始介入，将预防性的康复治疗措施融入颅脑损伤的急性期治疗之中。

（三）康复难点和重点

颅脑损伤不是一个单一的疾病过程，而是一个具有各种临床表现的连续性损伤。40%颅脑损伤后存活的患者除了存在原发性功能障碍，表现为意识、感觉、运动、言语、认知功能障碍之外，还存在不同类型和程度的继发性功能障碍，主要表现为由于颅脑损伤导致的病情重，长时间卧床后由于没有得到及时的康复治疗产生不同程度的肌肉萎缩、关节挛缩、肩关节半脱位、足下垂、体位性低血压（直立时直立性低血压）等失用综合征的表现，从而导致残疾的发生。部分患者还存在气管套管、胃管、尿管的拔除问题，同时颅脑损伤后癫痫的处理、脑积水的处理、颅骨修补问题均是康复过程中需要积极关注和思考的。

颅脑损伤患者的康复治疗分为急性期康复、恢复期康复和后遗症期康复。

（四）康复新进展

目前，颅脑损伤康复主张以多学科协作的工作方式为基础，强调共同管理，相互协作。对于急性期的患者，以临床救治和重症监护为主，早期介入康复治疗和护理、并发症预防和治疗等措施；对于恢复期的患者，更加重视全面的康复治疗，积极关注并发症的治疗、家庭教育、社会和职业的康复；对于后遗症期的患者，主要以社区康复、家庭康复、社会康复、职业康复为主，提高患者日常生活能力、社会参与能力、职业技能、生存质量。

目前，新的康复治疗模式主张个体化、多模态的康复治疗。由于颅脑损伤具有复杂性、特殊性，其存在着运动障碍、听觉障碍、语言障碍、认知行为功能障碍等，且每位患者的异质性较大，因此要根据每位患者的情况制订个性化的康复治疗计划，同时利用多模态康复治疗如运动治疗与认知治疗相结合、作业治疗与认知治疗相结合，甚至三个及三个以上的康复治疗结合的方法去进一步强化康复治疗的效果。同时要遵循"评价—治疗—再评价—再治疗"的原则，以多学科协作的工作方式为基础，由不同专业的人员（如康复医师、康复治疗师、心理治疗师、护理人员、药师、社会工作者等）、患者家属及陪护人员组成治疗小组，对患者的康复治疗方案不断进行完善。

【康复评定】

颅脑损伤严重程度的康复评定主要依据昏迷的时间、伤后遗忘持续的时间来确定，常用的量表包括格拉斯哥昏迷量表（GCS）、盖尔维斯顿定向力及记忆遗忘检查表（GOAT）、Halstead-Reitan 成套神经心理学测验（HRB）及颅脑损伤严重程度的综合评定。功能预后评定的常用量表有格拉斯哥预后量表（GOS）、残疾分级量表（DRS）及综合评定量表等。有条件的情况下，可根据患者具体情况积极利用神经电生理等评估手段，如等速技术、表面肌电、诱发电位、脑电图及功能性影像学检查等。

颅脑损伤的主要功能障碍的评定包括认知、情绪、行为能力等方面的评定，言语障碍、吞咽障碍、知觉障碍的评定，运动障碍的评定，日常生活活动能力的评定等。在颅脑损伤的患者康复过程中，需要创新治疗策略，团队除了核心的物理治疗、作业治疗、言语治疗外，还需要增加提供认知、行为评估、治疗和指导的神经心理学服务。

（一）评定内容

为对颅脑损伤患者进行全面的康复，首先应及时地对颅脑损伤患者进行神经功能的全面评定，评定的内容如下。

（1）医学方面：病史、发病情况、病因、辅助检查（如 X 线、CT、MRI 等）结果、生命体征、呼吸功能、吞咽功能、膀胱直肠功能、皮肤、用药情况。

（2）感觉运动功能：视力、听力、视-空间能力、感觉（轻触觉、痛觉、运动觉、位置觉）、肌力、肌张力、异常运动模式、平衡反应、协调性、运动能力、姿势、运动速度和质量、保持姿势和平衡的运动技巧、功能运动（可被代偿的异常运动）、耐力。

（3）功能状态：床上活动、体位转移、坐和站的能力、平衡、步行与步态、上下楼梯、户外活动、高水平活动（含体育活动）、在变化环境中的功能、工作或学习的能力、耐力。

（4）认知/交流/行为方面：觉醒水平、注意力、定向力、记忆力、交流能力、行为情况、高级认知功能。

（5）心理学方面：受伤后心理状况、神经心理学或心理学评价。

（6）社会方面：家庭状况、经济状况、保险状况、教育情况、职业情况、住房状况、出院后照料情况。

对于颅脑损伤患者，康复评定的重点应特别强调在认知、行为等方面的内容。在制订康复治疗计划及康复的近期、远期目标前需要对上述所有的评定内容进行综合分析，找出患者存在的问题。

（二）颅脑损伤严重程度评定

对于颅脑损伤患者的康复治疗，在讨论其康复问题前，需要对其颅脑损伤的严重程度进行评定，并以此为依据判断其预后、康复指导及康复疗效评价。

颅脑损伤的严重程度主要依据昏迷的程度与持续时间、创伤后遗忘（post traumatic amnesia，PTA）持续的时间来确定。临床上常采用 GCS、CRS-R、GOAT 等方法来确定颅脑损伤的严重程度。

1. GCS

GCS 是颅脑损伤中最常用的判断患者意识情况的评估量表，该量表中有睁眼反应、语言反应和肢体运动三个方面的指标，通过累计三个方面评分的总分，来判断颅脑损伤患者的昏迷程度。GCS 能够通过定量评估，简单、客观地评定颅脑损伤患者的昏迷及其深度，且对患者的预后进行预测。

GCS 最高计分为 15 分为正常，最低计分为 3 分。8 分及以下属昏迷，9 分及以上不属昏迷。得分越低，昏迷越深，伤情越重。以下两种情况不计入评分：颅脑损伤入院后 6 h 内死亡，颅脑火器伤。

根据 GCS 计分及昏迷时间长短，可将颅脑损伤分为以下四型。

（1）轻型：GCS 13~15 分，伤后昏迷时间为 20 min 之内。

（2）中型：GCS 9~12 分，伤后昏迷时间为 20 min~6 h。

（3）重型：GCS 6~8 分，伤后昏迷或再次昏迷 6 h 以上。

（4）特重型：GCS 3~5 分。

2. CRS-R

CRS-R 是基于 CRS 修订的，其有六个分量表，分别是听觉、视觉、运动、言语、交流和觉醒水平。CRS-R 共有 23 个条目，得分为 0~23 分，包含脑干、皮质下和皮质进程相关的分级安排的项目，每个分量表的最低项目代表反射功能，最高项目代表认知功能（表 5-3-1）。CRS-R 的目的是协助意识水平的诊断、鉴别诊断、预后评估、制订治疗及护理计划。CRS-R 具有良好的效度、信度和诊断实用性，是严重脑损伤后意识评定的有效方法。有研究表明，住院康复患者最初 4 周内 CRS-R 得分的变化相较于 GCS 与病程 1 年的预后相关性更强。CRS-R 可以作为预后判断的预测指标、临床研究中的结果测量指标也可以作为神经影像诊断学和电生理学有效性研究的参考。

表 5-3-1 改良后昏迷恢复量表

	项目	得分
听觉	4——对指令有稳定的反应×	
	3——可重复执行指令×	
	2——定位声源	
	1——听觉惊吓反应（眨眼）	
	0——无反应	
视觉	5——识别物体×	
	4——物体定位：伸向物体×	
	3——眼球追踪×	
	2——注视物体（注视物体时间大于 2 s)×	
	1——视觉惊吓反应（眨眼）	
	0——无反应	
运动	6——会使用物体+	
	5——自主性运动反应×	
	4——能摆弄物体（能摆弄物体，例如够、握、拿)×	
	3——疼痛定位×	
	2——疼痛致肢体回撤屈曲	
	1——过度四肢屈曲/伸展	
	0——无反应/肌肉松弛	
口部运动/言语（反应）	3——可理解的言语表达×	
	2——发声/（发声）口部动作	
	1——反射性口部运动	
	0——无反应	
交流	2——交流完全准确+	
	1——交流不完全准确×	
	0——无反应	
唤醒	3——注意	
	2——自发睁眼	
	1——刺激后睁眼	
	0——无反应	
总分：		
测试者：		

注：×提示微弱意识状态；+提示脱离微弱意识状态。

3. GOAT

创伤后遗忘（PTA）是颅脑损伤后记忆丧失到连续记忆恢复所需要的时间（表 5-3-2）。

表 5-3-2　创伤后遗忘（PTA）

记忆情况	创伤阶段	记忆情况	创伤阶段	记忆情况	创伤阶段	记忆情况
	伤前		受伤时刻		伤后	
连续记忆		逆行性遗忘		PTA		恢复连续记忆

为了判断患者是处于 PTA 之中，还是已经恢复了连续记忆，常用列文（Levin）提出的 GOAT 来确定。GOAT 是目前认为评定 PTA 较为客观有效的方法，其主要通过向患者提问的方式了解患者的连续记忆是否恢复，该项检查满分为 100 分，患者回答错误时按照评定标准扣分，将 100 分减去总扣分为 GOAT 实际得分（表 5-3-3）。75~100 分为正常，66~74 分为边缘，少于 66 分为异常。一般≥75 分可以认为脱离了 PTA。

表 5-3-3　GOAT 检查表

姓名：		性别：　　男　　女		出生日期：　　年　月　日	
诊断：					
检查时间：		受伤时间：			
编号	测试内容				得分
1	你叫什么名字（姓和名）？（2分） 你什么时候出生？（4分） 你现在住在哪里？（4分）				
2	你现在在什么地方（城市名）？（5分） 在医院（不必陈述医院名称）（5分）				
3	你是哪一天到这家医院的？（5分） 你是怎么被送到医院的？（5分）				
4	受伤后你记得的第一件事情是什么（如苏醒过来等)？（5分） 你能详细描述一下你受伤后记得的第一件事情吗（如时间、地点、伴随人等)？（5分）				
5	受伤前你记得的最后一件事情是什么？（5分） 你能详细描述一下你受伤前记得的最后一件事情吗（如时间、地点、伴随情况等)？（5分）				
6	现在是什么时间？（最高分5分，与正确时间相差半小时扣1分，依次类推，直至5分扣完为止）				
7	今天是星期几？（与正确时间相差 1 d 扣 1 分，直至 5 分扣完为止）				
8	今天是几号？（与正确时间相差 1 d 扣 1 分，直至 5 分扣完为止）				
9	现在是几月份？（与正确的月份相差 1 个月扣 5 分，最多可扣 15 分）				
10	今年是公元多少年？（与正确年份相差 1 年扣 10 分，最多可扣 30 分）				

根据 PTA 时间的长短，可将颅脑损伤的严重程度分为四级：PTA<1 h 为轻度，PTA 1~24 h 为中度，PTA 1~7 d 为重度，PTA>7 d 为极重度。该检查可作为颅脑损伤严重性的重要参考，还可以用来推测颅脑损伤患者的预后。

（三）认知功能障碍评定

认知（cognition）属于心理过程范畴，是指人们认识与知晓（理解）事物过程的总称，包括感知、识别、记忆、概念形成、思维、推理及表象过程等，由于大脑在认知的过程中起着最重要的作用，因此认知功能又称高级脑功能。颅脑损伤常常导致脑皮质和脑实质受累，因而出现各种类型的认知功能障碍（cognitive dysfunction），可表现为记忆障碍、注意障碍、执行功能障碍、思维障碍等，其表现也会因颅脑损伤的部位不同而有所差别。

认知功能障碍在颅脑损伤患者中相当常见，不仅导致颅脑损伤患者的生活、工作、社会功能障碍，而且在患者的康复过程中常常影响患者的康复治疗效果，因此对于认知功能障碍的评估和康复治疗对颅脑损伤患者尤为重要。下面将从认知功能分级、认知功能评定、记忆功能评定、注意功能评定、执行功能评定、思维评定、严重认知功能障碍评定开始介绍。

1. Rancho Los Amigos（RLA）认知功能分级

根据 RLA 的评定标准，可将颅脑损伤患者的认知与行为变化分为没有反应（Ⅰ级）到有目的反应（Ⅷ级），共 8 个等级（表 5-3-4）。RLA 虽然不能精确地表明患者认知功能障碍的类型，但可以大致反应患者颅脑损伤后一般的认知及行为状态，并常常以此为制订治疗计划的依据，在临床上得到广泛的应用。

表 5-3-4　Rancho Los Amigos 认知功能分级（RLA 8 级）

分级	特点	认知与行为表现
Ⅰ级	没有反应	患者处于深昏迷，对任何刺激完全没有反应
Ⅱ级	一般反应	患者对无特定方式的刺激呈现不协调和无目的的反应，与出现的刺激无关
Ⅲ级	局部反应	患者对特殊刺激起反应，但与刺激不协调，反应直接与刺激的类型有关，以不协调延迟方式（如闭着眼睛或握着手）执行简单命令
Ⅳ级	烦躁反应	患者处于躁动状态，行为古怪，毫无目的，不能辨别人与物，不能配合治疗，词语常与环境不相干或不恰当，可以出现虚构症，无选择性注意，缺乏短期和长期的回忆
Ⅴ级	错乱反应	患者能对简单命令取得相当一致的反应，但随着命令复杂性增加或缺乏外在结构，反应呈无目的、随机或零碎性；对环境可表现出总体上的注意，但精力涣散，缺乏特殊注意能力，用词常常不恰当并且是闲谈，记忆严重障碍常显示出使用对象不当；可以完成以前常有结构性的学习任务，如借助帮助可以完成自理活动，在监护下可完成进食，但不能学习新信息
Ⅵ级	适当反应	患者表现出与目的有关的行为，但要依赖外界的传入与指导，遵从简单的指令，过去的记忆比现在的记忆更深、更详细
Ⅶ级	自主反应	患者在医院和家中表现恰当，能自主地进行日常生活活动，很少差错，但比较机械，对活动回忆肤浅，能进行新的活动，但速度慢，借助结构能够启动社会或娱乐性活动，判断力仍有障碍
Ⅷ级	有目的反应	患者能够回忆并且整合过去和最近的事件，对环境有认识和反应，能进行新的学习，一旦学习活动展开，不需要监视，但仍未完全恢复到发病前的能力，如抽象思维、对应急的耐受性、对紧急或不寻常情况的判断等

2. 认知功能的评定

颅脑损伤患者有多领域的认知功能障碍，需要进行认知功能障碍的成套测试，临床上常采用一些操作方便、综合性强的方法对颅脑损伤患者进行评估，常用的有神经行为认知状况测试（neurobehavioral cognitive status examination，NCSE）、洛文斯顿作业治疗用认知评定（loewenstein occupational therapy cognitive assessment，LOTCA）等。

（1）NCSE 是由北加州神经行组织（the northern California Neurobehavioral Group）于 1986 年制定，为认知评定的标准化评估量表，可根据患者的认知状况作初步的筛选及评估。NCSE 包括患者的定向力、专注力、语言（理解、复述和命名）、结构组织、记忆力、计算能力、推理能力（类似性、判断）等领域，能较敏感地反映出患者认知功能的问题及认知障碍的程度。

（2）LOTCA 是由以色列希伯来大学和洛文斯顿康复医院于 1989 年公布的一种认知评定方法，其最大的优点是将多项作业任务引入认知评定，最先用于颅脑损伤患者的认知功能评定，也用于脑血管疾病、健康儿童、成人及老年人。LOTCA 评定内容分为四大类，即定向力、知觉、视运动组织及思维运作检查，共计 20 项测验，除思维运作中的三项检查为 5 分制外，其余均采用 4 分制评分标准。通过检查结果可了解患者在定向、视失认、失命名、空间失认、失用、单侧忽略、视空间组织推理能力、颜色失认、失写、思维运作、注意力等方面的能力。LOTCA 具有效果肯定、操作简单、条目细化等优势，其良好的信度与效度也已得到广泛证实。

3. 记忆功能的评定

记忆是人脑对经验过事物的识记、保持、再现或再认，它是进行思维、想象等高级心理活动的基础，记忆可分为长时记忆、短时记忆和瞬时记忆。记忆障碍是颅脑损伤患者最常见的症状之一，严重的记忆障碍可影响患者全面康复的进程和效果。因此，在对上述患者进行康复时应重视评定患者的记忆功能，临床上常用一些记忆量表对颅脑损伤的患者进行记忆功能的评定，常用的有韦氏记忆量表（wechsler memory scale，WMS）、临床记忆量表、Rivermead 行为记忆能力测试（rivermead behavioural memory test，RBMT）等。

（1）WMS 是临床应用较为广泛的成套记忆测验，也是一种神经心理测验。该量表共分 10 项测验，分别测量长时记忆、短时记忆和瞬时记忆，记忆的总水平用记忆商（memory quotient，MQ）表示。记忆商可划分七个等级，130 以上为很优秀、120~129 为优秀、110~119 为中上、90~109 为中等、80~89 为中下、70~79 为差、69 以下为很差，以此衡量患者的记忆水平。该量表对各个方面的记忆功能都能予以评定，也有助于鉴别器质性和功能性的记忆障碍，为临床常用的评估记忆功能的客观检查方法。

（2）临床记忆量表，因起源于临床而得名，由中国科学院心理研究所的专家牵头，我国诸多心理学专家、学者共同编制而成的成套记忆量表，用于 20~90 岁的成人。由于临床上颅脑损伤患者的记忆障碍大多为近事记忆障碍或学习新事物困难，该量表项目均为持续数分钟以内的记忆或学习能力检查，量表包括回忆和再认两种记忆活动。本测试可以鉴别不同颅脑损伤后引起的不同类型的记忆障碍，如词语记忆障碍或视觉记忆障碍，并为大脑功能障碍评定提供参考依据。

（3）RBMT 由英国牛津 Rivermead 康复研究中心于 1985 年编制而成，该中心于 2003 年对其作了修订，新版 Rivermea-Ⅱ包括 12 个项目：记姓和名、记所藏物品、记约定、图片再认、故事即时回忆、故事延迟回忆、脸部再认、路线即时回忆、信件即时回忆、定向和日期、路线延迟回忆、信件延迟回忆。该测试可反应患者日常记忆功能，并能帮助治疗师找出记忆需要康复的范畴，从而使记忆康复有的放矢。

4. 注意的评定

注意是心理活动集中指向特定刺激、同时忽略无关刺激的能力，包括注意广度、注意维持、注意选择、注意转移、注意分配和综合能力等方面。颅脑损伤后患者可出现不同程度的各种注意障碍，可分为听觉注意障碍、视觉注意障碍等，临床上常用一些注意障碍的评定测试对颅脑损伤的患者进行注意功能的评定，常用的有以下几种方法。

（1）视跟踪和辨别测试。

视跟踪：要求患者目光随着光源做左、右、上、下移动，观察患者随之移动的能力，每个方向评 1 分，正常为 4 分。

形状辨别：要求患者复制 1 根垂线、1 个圆、1 个正方形和大写字母 A，每项评 1 分，正常 4 分。

划消字母测试：要求患者用铅笔以最快速度准确地划去随机排列的一行或多行字母中的某个或某两个字母（测试字母大小应按规格），100 s 内删错多于 1 个为注意有缺陷。

（2）数或词的辨别。

听认字母测试：在 60 s 内以每秒 1 个的速度念无规则排列字母，其中有 10 个为指定的同一字母，让患者每听到此字母时举一下手，举手 10 次为正常。

重复数字：以每秒 1 个的速度给患者念随机排列的数目字，从两个开始，每念完一系列让患者重复 1 次，一直进行到患者不能重复为止，复述不到 5 个数字为异常。

词辨认：向患者播放一段短文录音，其中有 10 个为指定词，要求患者听到此词时举手，举手 10 次为正常。

（3）声辨认。

声识认：向患者播放一段有嘟嘟声、电话铃声、钟表声和号角声的录音，要求患者听到号角声时举手。号角声出现 5 次，举手少于 5 次为不正常。

在杂音背景中辨认词测验：内容及要求同词辨认，但录音中有喧闹集市背景等，举手少于 8 次为不正常。

5. 执行功能评定

执行功能是一种高级认知加工过程，是指个体许多认知过程的协同作用，指在实现某一特定目标时，个体所使用的灵活而优化的神经机制，包括计划、工作记忆、控制冲动、抑制、定势转移或心理灵活性以及动作产生和监控等一系列功能。临床上对颅脑损伤患者常用以下执行功能评定。

（1）执行缺陷综合征的行为评价（behavioral assessment of the dysexecutive syndrome，BADS）。BADS 是一种筛选执行功能缺陷的新方法，用于检查和预测日常生活中的执行功能障碍，很大程度上反映了执行功能障碍对于患者日常生活的影响程度。BADS 由 6 个子测试构成：规则转换卡片测试、动作计划测试、找钥匙测试、时间判断测试、动物园分布测试、修订的六元素测试，测试的每个项目为 0~4 分，全部完成者得 4 分、部分完成者得 2~3 分、未完成者为 0 分，总得分范围为 0~24 分。操作简单方便，它们被用来评估不同的或部分重叠的执行功能障碍。

（2）威斯康星卡片分类测验（wsiconsin card sorting test，WCST）。WCST 用于测定患者的抽象能力、概念形成、选择性记忆和认知过程的转移能力，分类的顺序是按颜色、形状和数量依次轮番进行（图 5-3-1）。操作时不把分类顺序的原则告诉患者，只告诉其每次选择是正确或是错误的。通过对卡片的分类刺激额叶功能，直接测试患者的抽象思维能力。48 张精简版测验共设有 5 个测量指标为完成测查的总正确数、（连续对 6 个）正确分类、总错误数持续错误数、非持续错误数；128 张测验测量指标则有 13 个。

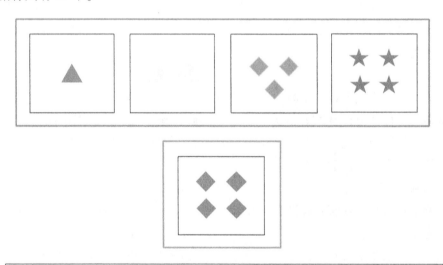

这是一个卡片测试，现在解释如何去做，测试界面如上图，上一个框中是四个模版卡片，下一个框是卡片区，对卡片区中呈现的每张卡片进行分类，点击你认为同属一类的模版中的一个，即可完成一次分类，计算机不会提示你分类的原则是什么，但会提示"正确"或"错误"，你自己应该明白为什么会"正确"和为什么会"错误"，出现"错误"了也没有关系，应该争取下一次"正确"。一次完成后卡片区将呈现下一张卡片，如此类推直至完成测试。这个测试没有时间限制。（读懂后请点击"我知道如何做了"按钮，进入测试窗口）。

图 5-3-1　威斯康星卡片分类测验

（3）连线测验（trail making test，TMT）A、B（中文版）。TMT-A 部分，把从 1 到 25 的数字按顺序连起来。TMT-B 要求数字和字母交替排列，把数字和字母按照顺利连接起来。评分指标为

TMT-A 和 TMT-B 的耗时数和干扰量。

（4）画钟测验（clock drawing test，CDT）。要求患者在 90 s 内以最快的速度，按顺序填写相应的符号，完成的个数越多则任务执行能力越好。

（5）斯特鲁普色词测验（stroop color word test）。根据斯特鲁普效应原理，检查以不同颜色书写代表颜色名称的名词时，被试者克服字体颜色的影响，对这些名词进行命名的能力。

6. 思维的评定

思维是认知过程的最高级阶段，也是心理活动最复杂的形式。思维是人脑对客观事物的概括和间接反应，它反映事物的本质和规律，包含推理、分析、综合、比较、抽象、概括等，表现在人类解决问题的过程中。

对于颅脑损伤患者，思维的评定可选自认知功能成套测验中的某些分测验，如韦氏成人智力量表（wechsler adult intelligience scale，WAIS）中的相似性测验和图片排列测验或 Halstead-Reitan 神经心理成套测验中的范畴测验等。此外，还可以用以下方法对颅脑损伤患者进行思维的评定。

（1）从一个系列图形或数字中找出其变化的规律，如 2、4、6、8、10。

（2）将排列的字、词组成一个有意义的句子。如"体育老师""球赛""自行车"可组成"体育老师骑自行车去看球赛"。

（3）比拟填空或给出某些词语的反义词，如"高兴"的反义词是"悲伤"。成语或名人名言的解释，如"瓜田李下""谦虚过度是骄傲"等。

（4）假设突发情况下的应变，如上班路上遇到堵车，将要迟到该怎么办，等等。

7. 严重认知功能障碍的评定

严重的颅脑损伤后会导致外伤性痴呆，患者的记忆、注意、思维、言语等认知领域严重衰退，且影响到患者的日常生活活动与社会交往。

临床上常用简易精神状态检查（mini mental status examination，MMSE）、长谷川痴呆量表（hasegawa dementia scale，HDS）来对患者进行筛查，两者检查内容相似，主要检查患者定向、注意、记忆、言语及计算功能，在临床中广泛运用。

（四）感觉障碍评定

颅脑损伤后的感觉障碍可由大脑皮层的感觉区域、中枢损伤受损引起，主要表现为特殊感觉如视、听、嗅、味觉的改变，一般感觉如温度、痛、运动、平衡、关节位置觉等感觉障碍。

特殊感觉障碍评定主要由眼科、耳鼻喉科等专科医生进行，一般感觉障碍的评定包括浅感觉检查、深感觉检查、复合感觉检查。

1. 浅感觉检查

（1）触觉。用棉签轻触患者的皮肤或黏膜，在有毛发覆盖的区域可轻触其毛发。

（2）浅痛觉。用针灸针、大头针的针尖或叩诊锤柄端小针以均匀的力量轻刺患者皮肤，让患者立即陈述具体的感受。

（3）温度觉。用盛有热水（40~50 ℃）及冷水（5~10 ℃）的试管交替接触患者皮肤，让患者回答自己的感受（冷或热）。

2. 深感觉检查

（1）关节位置觉。嘱患者闭目，检查者被动活动患者的关节，让患者说出所放的位置或用对侧相应肢体模仿。

（2）运动觉。检查者轻捏患者的手指或足趾两侧，上下移动幅度为约 50°，发现障碍时再行加大，让患者说出肢体被动运动的方向（向上或向下）。

（3）振动觉。将震动着的音叉（128 Hz）放置在患者肢体的骨隆处，如胸骨、锁骨、肩峰、鹰嘴、内外踝、腕关节、髋骨、锁骨、桡骨等处的皮肤上，询问患者有无震动的感觉，检查时要上、下对比，左、右对比。

（4）压觉。用钝物交替轻触和下压患者皮肤，嘱患者鉴别。

（5）深痛觉。挤压肌肉或肌腱，也可压迫各主要神经干，询问患者有无痛感，观察有无痛苦表情。

3. 复合感觉的检查

（1）皮肤定位觉。检查者用手指轻触皮肤某处，让患者用手指出被触位置。皮肤定位觉障碍见于皮质病变。

（2）两点辨别感觉。患者闭目，用特制的钝角圆规分开的双脚规刺激两点皮肤，如患者有两点感觉，再将两脚规距离缩短，直到患者感觉为一点为止。正常时全身各处敏感程度不同，指尖最敏感，背部、股、腿处最差，正常时指尖为 2~4 mm，手掌为 8~12 mm，前臂和上臂为 7~8 mm。

（3）图形觉。嘱患者闭目，检查者用竹签或笔杆在患者皮肤上画一几何图形（圆形、方形、三角形等）或数字，看患者能否辨别，可左右分别测试。

（4）实体觉。嘱患者闭目，将物体如铅笔、橡皮、钥匙等置于患者手中，让其触摸后说出物体的名称。检查时应先测患侧，实体觉缺失时，患者不能辨别出是何物体。

（五）感知障碍评定

感知是指大脑将各种感觉信息综合为有含义的认知的能力，是人脑对直接作用于感官的客观事物各部分或各属性的整体反应。感知障碍（perception deficit）是指在感觉输入系统完整的情况下，大脑皮层特定区域对感觉刺激的认识和整合障碍，临床上常表现为各种类型的认知症和失用症等。

1. 失认症的评定

失认症（agnosia）是指患者不能通过某一感觉（如视觉、听觉和触觉）辨查事物，如不能认知放在眼前的苹果，不知道听到的是门铃声，不知道手中触摸的是铅笔。对感知对象的认知障碍并不是由感觉、语言、视觉受损所引起的，也不是因为不熟悉这些物体所造成的，而是由脑部受损后患者对经由视觉、听觉和触觉等途径获得的信息，丧失了正确的分析和识别能力，即感觉皮质整合功能发生了障碍。下面择要对几种常见的失认症进行介绍。

（1）单侧忽略。指患者对大脑损伤对侧一半视野内的物体的位置关系不能辨认，病变部位常在右侧顶叶、丘脑，常用的评定方法如下。

Albert 划杠测验：由 40 条 2.5 cm 长的短线在不同方向有规律地分布在一张纸的左、中、右方位，让患者用笔与线条正交地删去。

字母删除测试（Diller 测验）：在纸上排列 6 行、每行约 60 个字母或数字，字母或数字随机出现，让患者删掉指定的字母或数字。

高声朗读测验：让患者高声朗读一段报纸或杂志上的文字，患者常常在阅读的另起一行时发生困难，漏掉左半边的文字。

评分直线测试：让患者将一直线平分，或在直线的中点做记号，患者常常发现中点判断错误，中点偏移距离超过全线长度的 10% 为阳性。

（2）疾病失认。患者不承认自己有病，因此安然自得，对自己的情况也不关心，表现出反应迟钝、淡漠的状态。病变多位于右侧顶叶。

（3）视觉失认。患者对所见的物体、颜色或画图不能辨别其名称及作用，但一经触摸或听到声音或闻到气味时，常能说出。病变多位于优势半球枕叶。

（4）Gerstmann 综合征。包括左右失定向、手指失认、失写和失算四种症状。病变多位于左侧顶叶后部和颞叶交界处。评定方法如下。

左右失定向：检查者要求患者举起左侧或右侧身体的某一部位，或检查者指患者的一侧肢体，让患者回答是左侧还是右侧，患者回答错误即为阳性。

手指失认：检查前让患者清楚各手指的名称后，检查者说出左侧或右侧手指的名称，让患者举起相应的手指或指出检查者相应的手指，患者回答错误即为阳性。

失写：让患者写下检查者口述的短句，不能写者即为阳性。

失算：患者无法完成心算或者笔算。重症患者不能完成一位数字的加、减、乘、除，轻症患者不能完成两位数字的加、减。简单的心算可从 65 开始，每次加 7，直到 100 为止，不能算者即为阳性。

2. 失用症的评定

失用症（apraxia）是指患者因脑部受损而不能随意进行其原先能够进行的活动，其主要原因是大脑皮层受损，导致皮质所储存的运动程序的提取出现紊乱，从而对其所接受到的外周刺激不能调到相应的程序予以应答。患者神志清楚，对所要求完成的动作能充分地理解，却不能执行，不能完成他原先早已掌握了的、病前能完成的、有目的性的技巧动作。

失用症包括运动性失用、意念性失用、结构性失用、穿衣失用和步行失用等多种类型，常伴有言语、认知功能等脑损害的其他表现，下面主要对几种常见的失用症进行介绍。

（1）运动性失用。患者不能按命令执行动作，如刷牙、洗脸、梳头等，但可以自动地完成这些动作，其病灶常在非优势半球顶、枕叶交界处。常用 Goodglass 失用试验评定，分别检查四个方面的动作：① 面颊，吹火柴或用吸管吸饮料；② 上肢，刷牙或锤钉子；③ 下肢，踢球；④ 全身，做拳击姿势或正步走。

不用实物也能按命令完成为正常，在给予实物的情况下才能完成大多数动作为阳性，给予实物也不能按命令完成指令的动作为严重损伤。

（2）意念性失用。患者对复杂精细活动失去应有的正确观念，以致各种基本动作的逻辑顺序混乱，患者能完成一套动作中的一些分解动作，但不能连贯结合为一套完整的动作。如让患者用火柴点烟，再将烟放在嘴上，患者可能用烟去擦火柴盒，把火柴放在嘴里当作香烟。可对患者进行逻辑试验进行评定：给患者茶叶、茶壶、暖水壶和茶杯，让患者泡茶；把牙膏、牙刷放在桌上，让患者打开牙膏盖，拿起牙刷，将牙膏挤在牙刷上，然后刷牙；将信纸、信封、邮票、胶水放在桌子上，让患者折好信纸，放入信封，封好口，贴上邮票。如果患者动作的逻辑顺序混乱，则为阳性。

（3）结构性失用。患者不能描绘或拼搭简单的图形，其病灶常在非优势半球顶、枕叶交界处。检查者用火柴拼成各种图形，让患者模仿，或让患者按模型搭积木，不能完成者即为阳性。

（4）穿衣失用。患者对衣服各部位辨认不清，因而不能穿衣，是视觉空间失认的一种失用症，其病灶部位常在右顶叶。检查者让患者给玩具娃娃穿衣，不能完成者即为阳性。让患者自己穿衣、系扣、系鞋带，不能在合理时间内完成指令者为阳性。

（5）步行失用。患者在不伴有下肢肌力、肌张力和反射异常的情况下出现步行困难，或者健侧肢体的运动出现失控，造成步行障碍。如让患者开始步行，可出现起步困难，甚至不能提腿迈步向前行走，但能越过障碍和上下楼梯。检查者让患者迈步，不能完成者即为阳性。

（六）精神行为和心境障碍评定

颅脑损伤后患者常出现精神行为及心境障碍，一是由于脑组织结构的直接损伤可能导致精神心理以及与之密切相关的意识、认知、言语等高级认知功能障碍，如颞叶内部损伤导致的发作性失控、额叶损伤导致的额叶攻击行为；二是颅脑损伤本身以及由此导致的长期功能障碍和并发症又可能会产生或加重精神心理障碍。同时，个体的素质特征及外伤后的家庭社会因素也有一定的影响作用。

表 5-3-5 为颅脑损伤患者常见的行为障碍。

神经系统疾病的诊治与实践

表 5-3-5　颅脑损伤患者常见的行为障碍

性质	表现	性质	表现
I 级	A 攻击	III 级	A 抑郁
	B 冲动		B 类妄想狂
	C 脱抑制		C 强迫观念
	D 幼稚		D 循环性情感（躁狂-抑郁气质）
	E 反社会		E 情绪不稳定
	F 持续动作		F 癔症
II 级	A 丧失自知力		
	B 无积极性		
	C 自动性		
	D 迟缓		

1. 临床表现

（1）急性精神障碍。精神障碍症状与颅脑损伤后意识障碍的类型及其持续时间有关，昏迷时间越长，在恢复过程中越容易发生谵妄、朦胧、精神错乱，意识障碍好转后往往发生严重的遗忘综合征。

（2）精神病样症状。主要表现为幻听、关系妄想、嫉妒妄想、被害妄想及行为异常。妄想内容也是造成患者颅脑损伤后的许多不幸事件发生的原因之一。

（3）激越、攻击和失控行为。行为和情感控制障碍在颅脑损伤后很常见，1/3～1/2 的颅脑损伤患者在昏迷后出现激越行为，严重激越预示着患者出院后的独立性差。

（4）创伤后应激障碍（post-traumatic stress disorder，PTSD）。指个体经历、目睹或遭遇到一个或多个涉及自身或他人的实际死亡，或受到死亡的威胁，或严重受伤，或躯体完整性受到威胁后，所导致的个体延迟出现和持续存在的精神障碍。PTSD 可能发生在任何等级的创伤之中，严重的损伤在调控 PTSD 的发展上似乎有某种保护性，当患者遗忘了创伤事件后，PTSD 不会发生。

（5）焦虑。据文献报道，10%～70%的颅脑损伤患者会发生焦虑情况，且焦虑障碍的发生可能与损伤后较差的功能预后有关。受伤前存在焦虑的患者更有可能发展为创伤后焦虑。

（6）抑郁。抑郁在颅脑损伤中非常普遍，对患者功能恢复及社会心理结局有显著的影响，可能来自神经和社会心理因素。颅脑损伤中弥漫性轴索损伤导致神经递质系统的急剧破坏，神经递质的损耗，特别是去甲肾上腺素能和 5-羟色胺能系统，从而导致急性抑郁症状。同时，与焦虑一样，受伤前存在抑郁的患者更有可能发展为创伤后抑郁。

（7）躁狂。主要表现为激惹发作和（或）情绪高涨、精力充沛、冲动等，其发生与颞叶、右侧额眶皮层损伤有关。

（8）情感淡漠、启动不足及意志力缺乏。主要表现为淡漠、对周围事物失去兴趣、缺乏主动性、启动缺乏等，被认为与额叶损伤有关。

（9）人格改变。主要表现为遗忘、注意力不集中、易激惹、自控力削弱，并可表现为攻击和暴怒发作，违反社会法纪。这与外伤、病前人格特征和心理因素三者相关。

（10）睡眠障碍。主要表现为失眠、睡眠紊乱（如日间睡眠过多）、睡眠昼夜节律异常或异常睡眠等不同情况，使存在睡眠障碍的患者感到白天倦怠、心境不佳、不愿参加集体活动，从而影响患者健康及生存质量。

2. 评估方法

颅脑损伤患者精神行为或心理障碍可根据 DSM-IV 的诊断标准进行诊断，其主要的评定方法有汉密尔顿抑郁量表（Hamilton depression scale，HAMD）、汉密尔顿焦虑量表（Hamilton anxiety scale，HAMA）、激越行为量表（agitated behavior ascale，ABS）。

（1）汉密尔顿抑郁量表（HAMD）（表5-3-6）大部分项目采用0~4分的5级评分法。各级的标准为：⓪无，①轻度，②中度，③重度，④极重度。少数项目采用0~2分的3级评分法，其分级的标准为：⓪无，①轻-中度，②重度。HAMD结果判定：<8分为正常，8~20分为可能有抑郁症，21~35分为确诊抑郁症，>35分为严重抑郁症。

表 5-3-6　汉密尔顿抑郁量表（HAMD）

评定项目	1分	2分	3分	4分	得分	日期
抑郁情绪	只在问到时才诉述	在访谈中自发地表达	不用言语也可从表情、姿势、声音或欲哭中流露出这种情绪	患者的自发言语和非语言表达（表情、动作）几乎完全表现为这种情绪		
有罪感	责备自己，感到自己已连累他人	认为自己犯了罪，或反复思考以往的过失和错误	认为目前的疾病是对自己错误的惩罚，或有罪恶妄想	罪恶妄想伴有指责或威胁性幻觉		
自杀	觉得活着没有意义	希望自己已经死去，或常想到与死有关的事	消极观念（自杀念头）	有自杀行为		
入睡困难：初段失眠	主诉有入睡困难，上床半小时后仍不能入睡（要注意患者平时入睡的时间）	主诉每晚均有入睡困难	—	—		
睡眠不深：中段失眠	睡眠浅，多噩梦	半夜（晚12点以前）曾醒来（不包括上厕所）	—	—		
早醒：末段睡眠	有早醒，比平时早醒1 h，但能重新入睡（应排除平时的习惯）	早醒后无法重新入睡	—	—		
工作和兴趣	提问时才诉述	自发地直接或间接表达对活动、工作或学习失去兴趣，如感到没精打采，犹豫不决，不能坚持或强迫自己去工作或活动	活动时间减少或成效下降，住院患者每天参加病房劳动或娱乐不满3 h	因目前的疾病而停止工作，住院者不参加任何活动或没有他人帮助便不能完成病室日常事务（注意不能凡住院就打4分）		
阻滞：指思想和言语缓慢，注意力难以集中，主动性减退	精神检查发现轻度阻滞	精神检查发现明显阻滞	精神检查进行困难	完全不能回答问题（木僵）		
激越	检查时有些心神不宁	明显心神不宁或小动作多	不能静坐，检查中曾起立	搓手、咬手指、扯头发、咬嘴唇		

续表

评定项目	1分	2分	3分	4分	得分	日期
精神性焦虑	问时诉述	自发地表达	表情和言语流露出明显忧虑	明显惊恐		
躯体性焦虑	轻度	中度	重度	严重影响生活和活动		
胃肠道症状	食欲减退，但不需要他人鼓励便自行进食	进食需要他人催促或请求，需要应用泻药或助消化药	—	—		
全身症状	四肢、背部或颈部沉重感，背痛、头痛、肌肉疼痛，全身乏力或疲倦	症状明显	—	—		
性症状：指性欲减退，月经紊乱等	轻度	重度	不能肯定，或该项对被评者不适合（不计入总分）	—		
疑病	对身体过分关注	反复考虑健康问题	有疑病妄想	伴有幻觉的疑病妄想		
体重减轻	按病史评定： A. 患者诉说可能有体重减轻 B. 肯定体重减轻	按体重记录评定： A. 1 周内体重减轻超过 0.5 kg B. 1 周内体重减轻超过 1 kg	—	—		
自知力	知道自己有病，表现为忧郁	知道自己有病，但归咎伙食太差、环境问题、工作过忙、病毒感染或需要休息	完全否认有病	—		

（2）汉密尔顿焦虑量表（HAMA）（表 5-3-7）总分能较好地反映焦虑症状的严重程度。总分可以用来评价焦虑和抑郁障碍患者焦虑症状的严重程度和对各种药物、心理干预效果的评估。焦虑因子分析：HAMA 将焦虑因子分为躯体性和精神性两大类。躯体性焦虑：7~13 项的得分比较高。精神性焦虑：1~6 项和 14 项得分比较高。按照我国量表协作组提供的资料：总分≥29 分，可能为严重焦虑；≥21 分，肯定有明显焦虑；≥14 分，肯定有焦虑；>7 分，可能有焦虑；<7 分，没有焦虑。

表 5-3-7　汉密尔顿焦虑量表（HAMA）

项目	分数					日期
1. 焦虑心境	0	1	2	3	4	
2. 紧张	0	1	2	3	4	
3. 害怕	0	1	2	3	4	
4. 失眠	0	1	2	3	4	
5. 记忆或注意障碍	0	1	2	3	4	
6. 抑郁心境	0	1	2	3	4	
7. 肌肉系统症状	0	1	2	3	4	
8. 感觉系统症状	0	1	2	3	4	

项目	分数					日期
9. 心血管系统症状	0	1	2	3	4	
10. 呼吸系统症状	0	1	2	3	4	
11. 胃肠道症状	0	1	2	3	4	
12. 生殖泌尿系统症状	0	1	2	3	4	
13. 植物神经系统症状	0	1	2	3	4	
14. 会谈时行为表现	0	1	2	3	4	

（3）激越行为量表（ABS）（表5-3-8）。评分细则：1分＝无，没有这种行为；2分＝轻度，存在这种行为，但是并没有影响其他正常的行为（患者可自行调整到正常行为的轨道上，或者说易激惹的行为并没有打扰到正常的活动）；3分＝中度，患者需要他人引导才能从易激惹的行为回归到正常行为，并由此获益；4分＝重度，患者因存在激惹行为，故基本无正常的行为，外界的引导无用。颅脑损伤后激越的评分标准：正常≤21分，轻度激越22~28分，中度激越29~35分，重度激越>35分。

表5-3-8 激越行为量表（ABS）

项目	分数				日期
1. 注意持续时间短，易分散	1	2	3	4	
2. 冲动，缺乏耐心，疼痛阈值低，易灰心	1	2	3	4	
3. 不合作，抵触外界关心，常提各种要求	1	2	3	4	
4. 暴力，对他人或财物进行威胁	1	2	3	4	
5. 有爆发性或无法预知的行为	1	2	3	4	
6. 有摇摆、揉搓、呻吟或其他自我刺激行为	1	2	3	4	
7. 自我压抑	1	2	3	4	
8. 在治疗区来回踱步	1	2	3	4	
9. 无休止的身体舞动	1	2	3	4	
10. 有很多重复的行为，包括运动的或言语的	1	2	3	4	
11. 快速、大声、过多的聊天	1	2	3	4	
12. 情绪突变	1	2	3	4	
13. 易激怒	1	2	3	4	
14. 身体和（或）言语上的自虐	1	2	3	4	

（七）语言障碍评定

颅脑损伤后患者的大脑遭受了局灶性或弥漫性的损伤，造成各种功能障碍，其中言语障碍是较为常见的症状之一。失语症是因脑损伤所致的获得性言语障碍，是言语中枢原发性及继发性损伤的结果。

颅脑损伤患者常见的言语障碍为言语错乱、构音障碍、失语、命名障碍、言语失用、阅读困难、书写困难。

（1）言语错乱。颅脑损伤后最常见的言语障碍，表现为答非所问却言语流畅，时间、空间、任务等定向障碍明显，不承认自己有病且不能配合检查，也意识不到自己的回答是否正确。

（2）构音障碍。主要表现为吐词不清、鼻音过重、说话费力等。

（3）命名障碍。无法对常见物体进行命名。

（4）失语。在颅脑损伤中除非直接损伤言语中枢，真正的失语较少见，50%左右为命名性失语。

颅脑损伤患者言语障碍的评定主要包括：自发性言语能力，词语、短语、句子的复述能力，言语理解能力，命名能力，阅读能力，书写能力。

目前常用的失语症筛查量表有 Token 测验、简式 Token 测验、霍-韦氏失语症普查测试、弗朗沙失语症检查、临床评估筛查测试及乌利华失语症筛查测试等，其中以简式 Token 测验最常用。

简式 Token 测验主要是利用 20 个不同形状（圆形和方形）、大小、颜色的色块搭配编制成 62 道测试题。

构音障碍的评定方法主要是 Frenchay 构音障碍评定法、中国康复研究中心汉语障碍评定法。

言语能力的评定方法主要是 La Trobe 交流问卷作为交流能力的评估，社会融入意识检查（awareness of social inference test，TASIT）作为社会感知能力的评估。

（八）运动障碍评定

颅脑损伤所致的偏瘫、痉挛、共济失调、手足徐动等运动障碍的评定与脑卒中所致运动障碍评定相似，可见本书相关章节。

（九）日常生活能力评定

颅脑损伤患者由于存在运动、认知等功能障碍，因此常导致日常生活活动（ADL）能力的下降，评定基本 ADL（basic ADL，BADL）可用 Barthel 指数（BI）或改良 Barthel 指数（MBI）及功能独立评定量表（FIM）。评定工具性 ADL（instrumental ADL，IADL）可用社会功能活动问卷（functional activities questionnaire，FAQ）进行评定。

（十）其他功能评定

颅脑损伤患者还可能有吞咽障碍、脑神经损伤、自主神经损伤、迟发性癫痫等，也需要进行相应的评定。

【康复治疗】

（一）临床处理原则

颅脑损伤患者首诊在急诊或神经外科，临床处理原则是在密切观察病情的基础上，根据损伤程度及性质进行处理。原发性颅脑损伤的处理主要是对已发生的昏迷、高热等进行护理和对症治疗，预防并发症。要重视并积极处理继发性脑损伤，着重于脑疝的预防和早期发现，特别是颅内血肿的发现与处理。有手术指征则及时手术，以尽早解除脑受压。

（二）康复治疗指征

1. 适应证

颅脑损伤引起的各种功能障碍，包括认知、行为、言语、运动、感觉及情绪等方面的功能障碍以及继发性功能障碍都是康复治疗的适应证。

2. 禁忌证

开放性颅脑损伤、意识障碍加重、生命体征不稳定、神经系统症状体征发生进展、颅脑血肿进行性扩大、弥漫性脑肿胀、颅内压明显增高、脑疝、高热、癫痫发作等。

3. 目的

通过康复治疗使颅脑损伤患者的功能障碍能够最大程度地降低，残余的功能能够最大程度地提高及代偿，尽可能地防止继发性功能障碍的发生。

（三）康复治疗的原则与方法

脑是学习的主要器官，颅脑损伤后大脑部分受损导致认知功能降低、学习速度变慢，但经过康复训练，仍可学习新的知识。因此，对于颅脑损伤康复，其实质上就是再学习的过程，通过对患者进行康复训练，使其学会代偿的方法，一定程度上恢复其缺失的功能。

颅脑损伤后功能恢复的可能机制包括：损伤因素的接触、神经再生、功能重组、突触改变及特定能力的学习等。许多实验研究证实，脑的可塑性与皮质的功能重组能力是颅脑损伤后功能恢复的神经基础，颅脑损伤康复治疗的原则如下。

1. 早期介入

颅脑损伤的康复要从早期开始，这得到了国际上的一致认可。颅脑损伤的早期康复从急性期就介入，这关系到颅脑损伤康复治疗的效果。

2. 全面康复

由于颅脑损伤引起的功能障碍较多，因此康复治疗必须从整体考虑。要将物理治疗（如运动疗法、理疗等）、作业治疗、言语治疗、心理治疗、中医传统疗法（如针灸、按摩、中药等）和药物治疗等进行综合应用，交叉使用，并以多学科协作的工作方式为基础，家属也共同参与，相互协作，以保证康复治疗的效果。

3. 循序渐进

在进行康复治疗的过程中要注意：难度由简单到复杂，时间由短到长，使患者有一个适应的过程，同时注意保持和增强患者对治疗的信心，使患者更愿意配合康复治疗。

4. 个体化治疗

要根据患者不同的损伤部位、程度以及患者的体质、个性制订不同的康复治疗方案，并根据患者的病情和功能随时调整康复治疗方案。

5. 持之以恒

颅脑损伤的康复治疗是一个长期的过程，从急性期到恢复期到后遗症期都要持之以恒地进行康复治疗。从急诊外科手术、ICU 阶段开始，直到康复中心、社区和患者家庭，都要坚持进行康复治疗。在每个阶段均应帮助患者及其家庭面对伤病现实、精神和社会能力方面的变化，并帮助患者从康复机构顺利过渡到社区。

颅脑损伤患者的康复治疗可分为三个阶段，分别是急性期康复、恢复期康复和后遗症期康复。每个阶段康复治疗各有其不同的目标与方法，具体如下。

（1）急性期康复。

由于每位颅脑损伤患者的损伤机制、损伤部位及程度均不同，颅脑损伤后急性期康复是全面且个体化的。颅脑损伤的急性期康复评定需要注重时间及病情的变化，需要在密切监测病情变化的基础上，结合影像学及临床表现的动态观察，判断损伤的部位、程度、性质及其临床演变与转归过程。颅脑损伤的急性期康复治疗必须建立在患者生命体征稳定的基础上才能进行，即呼吸、心率、血压、体温稳定，特别是颅内压持续 24 h 稳定在 2.7 kPa（20 mmHg）以内才可进行康复治疗。

颅脑损伤患者需要进行急性期的康复治疗，其有助于预防各种并发症，如痉挛、压疮、深静脉血栓以及神经源性肠道和膀胱等问题。

急性期康复治疗的目标：防治各种并发症，提高觉醒能力，促进创伤后的行为障碍改善，促进功能恢复。

① 急性期康复治疗。

颅脑损伤患者急性期康复治疗包括：一般康复处理，综合促醒治疗，创伤后行为恢复过程中的治疗等。

a. 一般康复处理。

轻度、中度及重度的颅脑损伤患者，无论其意识状态如何，在病情稳定的情况下均可以进行急性期的康复治疗，具体的康复措施主要为床上良肢位的摆放，让患者处于对抗痉挛模式，防止挛缩的体位；各关节被动活动，牵拉易于缩短的肌群与软组织，必要时应用矫形器固定关节于功能位；尽早开始床上活动，可利用电动起立床进行坐位、站位的练习，预防各种并发症；定期翻身拍背，对有气管切开的患者，加强排痰引流，保持呼吸道通畅，行肺部理疗及呼吸训练，创造拔管时机；在病情允许的情况下，尽早进行高压氧治疗，促进脑功能恢复；其他治疗如理疗、中医传统治疗（按摩、针灸等）均可应用。这些治疗可参考"脑血管病康复及进展"的相关内容。

b. 综合促醒治疗。

严重颅脑损伤患者会出现不同程度的昏迷、昏睡或嗜睡等。除必要时实施手术降低颅内压之外，临床上常应用药物改善脑的血液循环，促进脑细胞代谢，予以营养及能量支持，做好气管切开的管理，预防肺部感染，还可以给予患者各种视、听、触、嗅觉的刺激，帮助患者苏醒，恢复意识。以下是一些常用的感觉刺激的方法。

视觉刺激：在患者头上方放置五彩灯，通过不断变换的彩光刺激视网膜、大脑皮层，每日 2 次，每次 1 h。

听觉刺激：亲属经常在耳边与患者谈话，谈话的内容包括患者感兴趣、喜欢或关心的话题，既往遇到过的重要事件等；定期播放患者受伤前喜欢或熟悉的音乐。通过观察患者面部及身体其他方面的变化，观察患者对听觉刺激的反应。

感觉刺激：由治疗师或患者家属每天对患者的四肢进行被动活动，利用毛巾、毛刷等从肢体远端向近端进行皮肤刺激，通过患者肢体关节位置觉、皮肤触觉的刺激对大脑皮质进行刺激作用。

嗅觉刺激：治疗师或患者家属可经常利用患者喜欢的气味来对患者进行嗅觉刺激，观察患者对嗅觉刺激的反应。

针刺治疗：中医学认为很多穴位具有促进意识恢复的作用，如百会、人中、涌泉等穴。刺激患者正中神经，是一种有效的治疗方式。内关、人中、三阴交、百会、十二井、合谷、太冲等穴位亦能促进意识的恢复。常采用提插泻法，并连接电针仪加用电刺激，有助于解除大脑皮质的抑制状态，起到开窍醒脑的作用。

高压氧治疗：高压氧治疗能使大脑内毛细血管含氧量增加，促进侧支循环的生存，从而改善大脑的缺血状态，促进神经细胞功能的恢复。临床上会运用高压氧治疗对颅脑损伤患者进行促醒及功能恢复等治疗，高压氧治疗开始要早，疗程要长，可每日 1 次，每次 90 min，10 次为 1 个疗程。

c. 创伤后行为恢复过程中的康复治疗。

与其他神经障碍的康复处理比较，颅脑损伤通常有一个长期的恢复过程，严重的颅脑损伤恢复过程可由几个性质截然不同的阶段组成，根据 RLA 认知功能分级，以下主要介绍创伤后遗忘症、躁动不安的康复处理。

① 创伤后遗忘症的康复处理。

创伤后遗忘（post-traumatic amnesia，PTA）是指患者处于如下的阶段：患者学习新的信息的能力最低或不存在。PTA 早期，患者并没有意识到他在医院里，可能认为他仍在家里或在工作单位，这种假象称之为虚构症。PTA 后期，患者的虚构症症状大为减少，但难以保持特殊事件的记忆。创伤后遗忘的康复训练有以下几个方面：视觉记忆，治疗师将 3~5 张绘有日常生活中熟悉物品的卡片放在患者面前，每张卡片患者可以看 5 s，看后将卡片收走，让患者用笔写下所看到物品的名称，重复数次，成功后逐步增加卡片的数目。地图作业，治疗师将一张大的、上有街道和建筑物而无文字标明的城市地图给患者，告诉患者用手指从某地方出发，沿其中街道走到某一点停住，让患者将手指放在治疗师停留处，从该处再回到出发点，反复 10 次，连续两日无误，再增加难度。日常生活活动安排，治疗师将患者每天的日常生活活动、治疗安排、时间、地点贴在患者房间里，以期达到不断强化的目的。彩色积木块排列，用 6 块 2.5 cm×2.5 cm×2.5 cm 不同颜色的积木块和 1 只秒表，以每秒 1 块的速度向患者呈示木块，呈示完毕，让患者按治疗师所呈示次序向治疗师呈示木块，正确的记"+"，不正确的记"-"，重复 10 次，连续两日 10 次均完全正确时，再加大难度进行（如增多木块数或缩短呈示时间等）。

② 创伤后躁动不安的康复处理。

在 PTA 期间，许多患者表现出一种神经行为综合征，称为躁动不安（agitation）。它包括认知混乱、极度情感不稳定、运动与活动过度、身体或言语性攻击，躁动不安患者通常不能保持注意力持续到完成一项简单任务如穿衣等，患者易被激怒，对工作人员、家庭成员表现出粗俗的不适当行为。如果患者对自己或别人有危害（如拔出鼻饲管、跳楼、试图从病房逃跑），躁动不安则成为临床及康复治疗的关键。康复措施包括以下几个方面。

排除引起躁动不安的一些原因。躁动可由一种或多种医疗并发症引起，如电解质紊乱、营养不良、癫痫活动、睡眠障碍或水肿，有时躁动是对正经历的一种不舒服状态的反应，如亚急性感染或骨骼肌损伤；躁动也有可能是镇静剂、某些抗高血压药、胃肠道药物甚至是控制躁动本身的药物使用不当所致。康复医师应对这些原因引起的躁动做具体分析，排除诱因。

环境管理。假如躁动的医疗诱因解除后，对躁动首选的干预是环境处理。其目标是降低刺激的水平和患者周围认识的复杂性，对不同患者建议采取如下环境管理选择方案：a. 减少或降低环境中的刺激水平。把患者放在一个安静的房间里；如果可能，尽量排除有害刺激，如导管、引流管、手脚约束、牵引；限制不必要的声音如电视、收音机、背景谈话的声音；限制探视者数量；医务人员的行为应当平静、毫无顾虑；限制治疗的次数和时间；在患者的房间里提供治疗。b. 避免患者自伤或伤害他人。把患者放在周围用海绵垫围起来的地铺上；安排陪护（按 1∶1 或 1∶2 比例）看护患者并保证安全；避免让患者离开病房；把患者放在房门有锁的病房中。c. 降低患者的认知混乱。在特定时间里，专门由一个人同患者谈话；诊治、护理患者的医务人员尽量固定专人，不要随意变动；最大限度减少与不熟悉医务人员的接触；与患者交谈应简明扼要，如在一定时间内只给予一个概念；让患者反复地重新确定时间和空间。d. 允许患者情感宣泄。允许患者在地铺上翻来覆去；允许患者在监护病房内走动，实施一对一监护；允许错乱的患者语言不适当。

药物应用。在尽可能排除引起躁动不安的因素后，一些药物如卡马西平、普萘洛尔、锂盐、奥氮平等选择应用可有助于控制或减轻症状。

（2）恢复期康复。

虽然颅脑损伤患者一般恢复期较长，但由于其基础状态较脑血管病患者相对较好，神经可塑性强，对康复治疗的敏感性和耐受性强，治疗依从性好，因此其预后要优于脑血管病患者。颅脑损伤患者的急性期过后，生命体征已稳定 1~2 周后，可认为病情已稳定，即可开始进行恢复期的康复治疗。

恢复期康复治疗目标：最大限度地恢复患者的运动、感觉、认知、言语等功能和生活自理能力，提高患者的生存质量。

在颅脑损伤的康复中，运动障碍、感觉障碍、言语障碍等的治疗可参见本书"脑血管病康复及进展"的相关部分，这里主要介绍认知、感知和行为障碍的康复治疗。

① 认知障碍的康复治疗。

认知是指大脑处理、储存、回忆和应用信息的能力。颅脑损伤患者的认知障碍主要表现在觉醒和注意障碍、学习和记忆障碍及思维障碍等，可按照 RLA 分级标准根据患者认知功能恢复的不同时期，采用相应的治疗策略。

早期（Ⅱ、Ⅲ）：对患者进行躯体感觉方面的刺激，提高觉醒能力，使其能认出环境中的人和物。

中期（Ⅳ、Ⅴ、Ⅵ）：减少患者的定向障碍和言语错乱，进行记忆、注意、思维的专项训练，训练其组织和学习能力。

后期（Ⅶ、Ⅷ）：增强患者在各种环境中的独立和适应能力，提高其在中期获得各种功能的技巧，并应用于日常生活中。

a. 改善患者自知力的康复训练。

在颅脑损伤（尤其是额叶损伤）的恢复早期，患者常缺乏自知力，否认疾病，拒绝治疗，或即使接受治疗但会制订不现实的目标，使康复治疗变得困难，严重影响治疗的效果。因此，在此阶段应首先恢复患者的自知力。可采用下述方法。

改善患者对自己缺陷的察觉：如有条件录像，可向患者播放一段针对暴露他在一些活动中的缺陷的录像，向他指出哪些是对的，哪些是错的，并逐步将放录像任务交给患者，并要求他在录像带中出现自己的错误时停住，由自己述说错误的所在。如无录像条件，可面对镜子活动并在自己的实际活动中指出自己的错误。

改善患者的感知功能：让患者观看一群颅脑损伤患者的集体活动，并让他观察和记录下其中某一患者的错误，和他一起分析错误的特征和原因。

改善患者判断行为是否成功的知觉：选一些与患者康复目标有关的行为，用录像机分别播放该行为成功和不成功的录像带，和患者一起进行足够详尽的分析，使他认识到行为成功和不成功的特征和原因，并告诉患者克服不正确行为的方法。

改善患者对现存缺陷和远期目标之间差距的认识：具体且详尽地讨论患者的长期目标和期望，拟定一个为了达到这一目标所需技能的详尽的一览表，和患者讨论哪些是已掌握的而哪些尚不足。

b. 注意障碍的康复训练。

猜测游戏：取两个透明玻璃杯和一颗弹力球，治疗师在患者注视下将一个杯子扣在弹力球上，让患者指出哪个杯子中有弹力球，反复进行。患者正确回答后可将透明玻璃杯子改为不透明的杯子、用三个或更多的杯子、用两颗或更多不同颜色的弹力球等方式增加训练难度。

删除作业：每行有 52 个英文字母，共 6 行；每行有 18 个要划掉的字母，随机地分散在每行字母中；要求被试者尽快地把目标字母划掉。根据速度、错误数和漏数评分。

时间感：治疗师给予患者一只秒表，让其按命令启动，并于 10 s 内停止，反复练习，随后可逐步延长秒表走动时间以增加训练难度，还可在与患者交谈分散其注意力的情况下进行训练。

顺序作业：治疗师让患者按顺序写出 0～10 的数字，如有困难，可排列 10 张数字卡，患者可顺利完成后，加大数字系列，反复进行。随后让患者按奇数、偶数规律说出或写出一系列数字，治疗师可任意改变起点的数字。在此基础上再进行该列数字的算术处理，如在该列数字的每 4 个数字的末一个数字上加上由治疗师指定的数目，并由患者报出两者相加的结果等方式增加训练难度。

c. 记忆障碍的康复训练。

对于颅脑损伤患者的康复治疗的总体目标应当是逐渐增加或延长刺激与回忆的间隔时间，最终使患者在相对较长时间后仍能够记住应当进行的特定作业或活动，提高日常生活活动能力的独立程度。在制订治疗方案时应根据每个患者不同的记忆障碍问题提出针对性的治疗计划。

记忆障碍的康复训练方法一般分为内辅助和外辅助两类，环境调整也是减轻记忆负荷、提高效率的重要方法。临床上常将改善记忆的药物与康复训练相结合使记忆障碍的改善效果更好。

内在记忆辅助（internal memory aid）：指通过调动自身因素，以损害较轻或正常的功能代替损伤的功能，以改善或补偿记忆障碍的一些对策。对于颅脑损伤患者，内在记忆辅助方法包括复述、助记术、PQRST 练习法、建立活动常规等。（a）复述：要求患者反复无声或大声重复要记住的信息，通过复述进行多次识记。在对识记材料进行最初的识记后，复述的作用就在于通过一系列识记来巩固已建立起来的联系，从而改善保持过程。（b）助记术：是指所涉及学习材料的精神处理方法，如视觉意象等，主要方法是通过创建一幅视觉图像及将其与思维定位相联系的认知行为，这不仅是一种有效的记忆方法，也是一种高级而又精密的记忆编码过程。助记术有助于学习和回忆已学过的知识，也是一个使人们更有效地组织、储存和提取信息的系统。助记术也是主动记忆加工过程，由于理解过程被加进记忆加工的策略中，因而也就调动了患者的主动思维过程。在实践中，常用的有以下几种方法。图像法：也称视觉意象，即将要学习的字词或概念幻想成图像，这是如何记住姓名的好方法。将一个人的形象、独特的面容特征和他的名字结合起来，有助于更容易地记住他的名字。联想法：当试图回忆一件事或一个事实时，想到有关的信息，或将新学的信息联系到已存在和熟悉的记忆中，在大脑里产生一个印象有助于记住它们，也称之为关联法。故事法：将所要记忆的重点转化为故事，通过语义加工，让患者为了记忆而产生一个简单故事，在这个故事中包括所有要记住的内容。关键词法：也称为首字母组合法，治疗师可帮助患者把需要记住的每一个词或短语的第一个字组编成熟悉或易记的成语或句子。它是将较多的信息进行重新编码，使得信息简化。信息量减少，从而提高分析信息的能力。数字分段法：这是一种有效记忆数字的基本方法，如门牌号码和电话号码的记忆等。例如，82711256也可以分为8271、1256或827、112、56等几组数字记忆。（c）PQRST练习法：该法的名称借用了心电图波形的英文缩写，为的是方便治疗师记住该法的练习程序。给患者一篇短文，按下列程序进行练习，通过反复阅读、理解、提问来促进记忆。

P（preview）：让患者浏览并预习要记住的内容。

Q（question）：就有关内容向患者进行提问。

R（read）：让患者仔细阅读内容。

S（state）：患者复述阅读内容。

T（test）：通过回答问题检查患者是否理解并记住了有关信息。

④建立活动常规：要培养患者养成良好的生活习惯。如果患者总是记不住手表放在哪儿了，则摘下手表时就将其放在固定的地方，如床头柜。反复多次，使其学会将这个固定的地方和"我的手表在哪里"相联系，以后每当要戴手表时就从床头柜上去取。

外在记忆辅助（external memory aid）：利用身体以外的辅助物品或提示来帮助记忆障碍者的方法，外辅助是一类代偿技术，通过提示，将由于记忆障碍给日常生活带来的不便减少到最低限度，对于机能性记忆障碍者是最有用的策略。常用的辅助工具可分为：储存类工具，如笔记本、录音机、时间安排表、计算机等；提示类工具，如报时手表、定时器、闹钟、日历、寻呼机、留言机、标志性张贴。（a）笔记本：患者一人一本，方便携带，放置的地点固定，患者最好能自己写，也可由他人代写，笔记本所记载的内容起到提醒和督促的作用，使患者在笔记本的帮助下能够与他人进行交流，并按计划进行活动，达到代偿严重记忆障碍的目的。（b）活动日程表：将有规律的每日活动制成大而醒目的时间表贴在患者常在的场所，如床头边、卧室门上。开始时要求家人经常提醒患者看日程表，让他知道什么时间应做什么。若活动规律变化少，则较易掌握。（c）地图：适用于伴有空间、时间定向障碍的患者，用大地图、大罗马字体和鲜明的路线表明常去的地点和顺序，以便利用。（d）闹钟、手表和各种电子辅助物：定期报时的手表，提示日期、重要事项、天气的手机等。（e）应用连接法记忆训练：将要进行的任务分解为许多步骤，每次只要求患者记住其中的一个步骤，记住后再进行下一步。（f）调整环境（environment adaptations）：主要是为了减轻记忆负荷，通过环境的重建，满足他们日常生活的需求。如把重要的东西、常用的物品放在固定的位置或贴上提示标签。此方法若使用适当，对严重智力障碍者也是唯一的解决方法。（g）提供言语或视觉提示：让患者记住一件事物时，口头提问有关的问题并同时让其观看相关的图片等。

药物治疗：目前改善记忆的药物主要有乙酰胆碱酶抑制剂如多奈哌齐、石杉碱甲等，多巴胺相关药物如金刚烷胺、溴隐亭等，还有麦角碱类、银杏叶制剂等。

记忆康复注意事项：（a）治疗师在决定采用何种对策或方法时，首先对患者的基本情况要有清楚的了解，选择适合的记忆康复的方法。如果患者有书写和阅读困难，应考虑采用视意象的记忆策略而非首词记忆术，或者图文并茂而非单纯文字。（b）进行记忆训练时，每次训练的时间要短，开始要求患者记忆的内容要少，而信息呈现的时间要长。以后逐步增加信息量，反复刺激以提高记忆能力。训练内容要从简单到复杂，可将整个练习分解为若干小节，分节进行训练，最后再逐步联合训练。如每次记忆正确时，应及时地给予鼓励，使其增强信心。（c）患者及其家属必须了解所采用的方法及这些方法如何在家中或社区中帮助他们。通过医院社区家庭的无缝联合，帮助患者更好、更快地康复。

d. 执行功能障碍的康复训练。

执行功能障碍受损对患者的社会适应能力和日常生活能力均有显著影响，且妨碍患者认知功能的全面康复。简易有效的方法如下：（a）体感游戏。最常用的两种游戏模式为航行获金币及高尔夫游戏。据研究表明，其可能机制包括以下四点。第一，游戏过程中身体姿势的改变，训练了患者动作计划和组织能力，以及思维转换与问题解决能力；第二，游戏的娱乐性，增加脑部活动量；第三，随着运动功能的不断改进，有利于患者认知的康复；第四，患者在游戏中的获得感可缓解不良情绪，从而提高患者认知功能。（b）有氧运动训练。有氧运动可以改善患者的信息处理速度和记忆能力，提高患者的感觉运动控制，尤其是联合运动和娱乐的训练方式，可以改善患者的执行功能和记忆功能。

e. 工作记忆训练。

可以模拟购物场景，让患者按照所提供的标志去挑选指定或非指定物品，然后付费结算等，患者完成任务后，可对其进行奖励或赞赏，以提高患者的自我认可，若失败则可重复训练。

f. 自我效能训练。

要求发掘患者的动机、信念及感知，提高其主体意识，增加患者完成任务的信心。在整个训练过程中，要求患者主动参与配合，与治疗师共同完成训练目标的设定、共同回顾训练过程，以及找出问题并解决问题。也可通过小组治疗的方式，组织病友之间进行相互交流。

g. 目标管理训练。

要求患者对目标及任务保持持久的注意力，从而实现任务的管理及调整，总结实现目标的成功和失败经验，提高目标改变的意识。

② 思维障碍的康复治疗。

颅脑损伤可引起推理、分析、综合、比较、抽象、概括等多种认知过程的障碍，常表现为解决问题的能力下降，对于颅脑损伤患者需要对其进行解决问题能力的训练从而改善其思维障碍。简易有效的方法如下。

a. 物品分类法：让患者对不同的物种进行分类，如食品（苹果、牛奶、青菜、土豆）、家具（餐桌、书桌、椅子、床）、交通工具（汽车、自行车、摩托车、三轮车）等。

b. 思维扩展法：让患者根据某种物品的类别，举出不同的具体实例，如给出水果，举出苹果、西瓜、草莓等；给出动物，举出兔、马、猴、鸡、鸭等。

c. 关联法：让患者练习学会找出不同事物之间的关联，如钥匙与门锁、盘子与蔬菜。

d. 推理法：向患者提供一件事物的名称，让患者通过向治疗师提问的方式，推导出究竟为何物。如告诉患者食物，患者可以问是否为蔬菜？如回答是，患者可以再问是叶类、茎类还是根类？如果回答是根类，患者可以再问是长的还是圆的？如回答为长的，患者可以再问，是红的还是白的？如回答是红的，患者可以推导出是胡萝卜。起初允许患者通过无数次的提问猜出结果，以后限制其必须至多20次提问猜出结果，成功后再逐步限定为至多10次、5次。

e. 提问法：经常向患者提出一些问题，如出门没有带钥匙怎么办？街上丢了钱包怎么办？到新的地方迷路了怎么办？

f. 信息提取法：让患者学会从各种报纸与书籍中提取相关信息和资料，让患者从报纸中提取与环境相关的报道。

g. 计算和预算的训练：可以让患者进行简单的计算，先用笔算，每题限半分钟，后可改为心算，并逐渐将心算的时间缩短。在家庭预算方面，根据其合理性、所需时间进行训练。

h. 电脑在认知障碍康复训练中的应用：电脑提供的刺激高度可控，给予的反馈及时、客观、准确；患者自己可以利用电脑完成训练，也可以自己控制治疗的进程，因而可以节省治疗师的劳动；此外，由于电脑操作的趣味性较大，患者常乐于使用。因此，电脑及电脑软件在注意、记忆、思维等认知功能障碍的训练中得到了广泛应用。

在编制或选用电脑软件时，应该注意到以下要求：（a）作业应有稳定的、可被控制的难度；（b）训练过程能培养患者的能力；（c）指导语简明易懂；（d）有一致的反应形式；（e）内容与年龄相符；（f）有患者乐于接受的反馈方法；（g）有保存记录的方法。由于电脑软件的种类终究不可能多到能满足所有患者的个别需要，因此只宜作为一种训练方法应用，不能代替全部，更不能代替治疗师。

③ 感知障碍的康复治疗。

人们对于客观世界的认识，包括了感知和认知两个过程。感知是人脑对于客观事物的个别属性和整体属性的反映，包括感觉（sensation）和知觉（perception）两个方面。感知障碍主要表现为各种失认症和失用症，需要进行反复多次的训练，予以患者特定的感觉刺激，使大脑对感觉输入产生较深的影响，从而提高感知能力。

（1）失认症的康复训练。

① 单侧忽略训练法。感觉刺激：在日常生活中尽量给予忽略侧各种感觉刺激。对忽略侧肢体皮肤进行冷、热、触觉刺激；向忽略侧翻身，在仰卧位向两侧的重心转移；用患肢或双手交叉进行跨越中线的作业活动等；将所需物品放置在忽略侧，要求患者用健手过中线去取；在忽略侧放置色彩鲜艳的物品或灯饰；房间布置应使忽略侧朝向床头柜、电视和房门等。视觉搜索训练：训练时在整个桌面上放硬币或积木让患者逐一捡起或数数；给图画涂色拼图；划消指定的字母、数字、文字、形状等。病灶同侧单眼遮蔽：根据塞尔法蒂（Serfaty）的研究结果，在保证患者安全的情况下，病灶同侧单眼遮蔽进行活动，以提高对对侧物体的注意。基本动作训练：尽早取轮椅坐位或床边坐位并注意保持正确坐姿，纠正躯干向患侧或后方倾斜，必要时使用防滑坐垫；在坐位下向患侧旋转躯干可促进对患侧的注意；尽早利用姿势镜进行坐位站立、转移、驱动转移及步行等练习，技能强化肌力，改善平衡，提高训练兴趣，有利于基本动作的自理，改善忽略。ADL 训练：在 ADL 训练中改善患者单侧忽略的情况。

② 视觉空间失认训练法。颜色失认：利用各种颜色的图片和拼板，先让患者进行辨认、学习，然后进行颜色匹配和不同颜色的图案匹配，反复训练。面容失认：先用亲人的照片，让患者反复观看，然后把亲人的照片混放在几张无关的照片中，让患者辨认出亲人的照片。让患者画钟面、房屋，或在市区路线图上画出回家路线等。让患者按要求用火柴、积木、拼板等构成不同图案。如治疗师先用彩色积木拼成一个图案，然后要求患者按其排列顺序拼积木，如正确后再加大难度进行。垂直线感异常：监控患者头的位置，偏斜时用声音给患者听觉暗示；进行镜子前训练，在镜子中间放垂直线，让患者认知垂直线，反复多次地进行。

③ Gestmann 综合征训练法。左右失认：反复训练患者辨认身体的左方或右方，接着辨认左方或右方的物体。左右辨认训练可贯穿于运动训练、作业训练及日常生活活动中。手指失认：在告诉患者每个手指的名称后，给患者手指以触觉刺激，让其呼出该手指的名称，反复在不同的手指上进行。失读：先让患者按自动语序辨认和读出数字和简单的字、词语，再逐渐过渡至让患者阅读短句、短文，在读的过程中给予提示，让其理解所读内容的意义。失写：辅助患者书写并告知写出材料的意义，着重训练健手书写。

④ 触觉失认（失实体觉）训练法。触觉失认也称为体觉障碍，包括实体觉和体像觉。实体觉训练方法同身体失认训练。体像觉失认则是指患者对身体各部分的定位及命名能力有障碍。训练时可用人的轮廓图或小型人体模型让患者学习人体的各个部分及名称，让患者再重复说出，或用人体

拼板让患者自己拼配。也可以刺激患者身体某一部分，让其说出这一部分的名称，或说出患者身体某一部分的名称，让其刺激自己身体的这一部分。

（2）失用症的康复训练。

失用症即为运用障碍，是指颅脑损伤后大脑高级部位功能失调，表现为不存在瘫痪和深感觉障碍的情况下肢体的运用障碍，是后天习得的、随意的、有目的性的、熟练能力的运用行为障碍。失用症的康复一定要根据患者的损伤和相应功能障碍有针对性地进行。先进行粗大运动，再逐步练习精细运动，对难度较大的运动分解动作要反复强化练习。治疗师使用柔和、缓慢、简单的口令指导患者，也可用触觉、视觉和本体觉暗示患者。训练要用 ADL 训练相融合，尽可能在真实的生活环境中进行。失用症的训练方法如下。

① 运动性失用：练习中给予暗示、提醒或亲手教，症状改善后逐渐减少提示并加入复杂动作，活动前可先给予肢体本体感觉、触觉、运动觉刺激。如训练患者完成刷牙动作，治疗师可将刷牙动作分解并示范一遍，然后提示患者一步一步完成或手把手教患者。也可以把牙刷放在患者手中，通过触觉提示完成一系列刷牙动作。

② 意念运动性失用：在治疗前及治疗中给患肢以触觉、本体感觉和运动觉刺激，加强正常运动模式和运动计划的输出。对于动作笨拙和动作异常，尽量不用语言来纠正，而应握住患者的手帮助其完成并随动作的改善逐渐减少辅助量。训练前先治疗可让患者进行想象或观摩，即让患者在头脑中以流畅、精确和协调的运动模式想象，或观看治疗人员演示一套完整的动作，然后再开始尝试。如让患者刷牙，患者无法完成，让其模仿刷牙也不一定能完成，当患者完成这项动作时，可以将牙刷放在患者手中，通过触觉提示完成一系列刷牙动作。

③ 意念性失用：把某项 ADL 活动分解为若干步骤练习，逐步串连起来完成一整套系列动作。也可以让患者大声说出活动步骤，逐渐变为低声重复，直至默念，若不能通过描述活动顺序来促进运动改善，应回避口头提示而采用视觉或触觉提示。如令患者倒一杯茶，患者常常会出现顺序上的错误，如不知道要先打开茶杯盖子，再打开热水瓶的瓶塞倒水；治疗师可将动作一个个分解开来，演示给患者看，然后分步训练，按照步骤予以提示，在上一个动作要结束时，提醒下一个动作，启发患者有意识地活动，或用手帮助患者进行下一个动作，直到改善或基本正常为止。

④ 结构性失用：让患者先按照治疗师的步骤模仿进行如摆餐具、裁剪衣服等，开始练习时可一步一步给予暗示、提醒，并逐渐增加难度。

⑤ 穿衣失用：在穿衣过程中给予患者语言和视觉提示，如某个步骤出现停顿或困难可重新给予提示，也可以交给患者一套固定的穿衣方法，反复练习掌握要领。教会患者根据商标或做标记区分衣服的不同部位，如用不同的颜色区别衣服的上下、左右，每次系扣时从最下面的扣子和扣眼开始或将每对扣子和扣眼做不同的标记。

④ 精神行为和心理障碍的康复治疗。

颅脑损伤后患者会出现不正常、不为社会所接受的行为，还会出现精神心理障碍。颅脑损伤后出现的行为问题及精神心理问题要早发现、早干预、早治疗，并同时针对疾病、心理问题、社会生活因素进行综合干预。

a. 药物治疗：颅脑损伤早期，药物的治疗非常有必要。在抗抑郁药物的选择上要考虑药物副作用，轻度的抗胆碱能活性、降低癫痫发作的阈值和镇静作用是三个最主要的考虑因素，因此选择 5-羟色胺再提取抑制剂（SSRIs）作为抗抑郁药物的副作用相对更小，如丁螺环酮、氟西汀、帕罗西汀、西酞普兰等。改善攻击行为或抗焦虑药物如卡马西平、普萘洛尔、氯氮平、利培酮、奥氮平、喹硫平等。

b. 行为治疗：行为障碍可分为正性行为障碍和负性行为障碍。正性行为障碍常表现为攻击他人，而负性行为障碍常表现为情绪低落、情感淡漠、意志下降。其治疗原则为：（a）对所有恰当的行为给予鼓励；（b）拒绝奖励目前仍在继续的不恰当行为；（c）在每次不恰当行为发生后的一个短时间内，杜绝一切鼓励与奖励；（d）在不恰当行为发生后应用预先声明的惩罚；（e）在极严重或顽固的不良行为发生之后，及时地给予患者他所厌恶的刺激。行为疗法中，常用代币法或优惠券法向患者提供其所需要的东西，常用氨气等提供厌恶刺激，或用隔离室等予以惩罚。

c. 心理治疗：辅助药物治疗改善症状，解决由于不良情绪带来的负面影响，帮助患者及其家属正确应对伤残所致的后果。常用的心理治疗方法有支持性心理治疗、认知行为治疗、夫妻治疗/家庭治疗、音乐治疗等。

d. 创造适当的环境：创造一种能减少患者精神行为和心理障碍出现概率的环境，这需要对患者进行详细的观察，帮助患者营造一个能够促进亲社会行为，减少异常行为的稳定、限制的住所与结构化的环境。

（3）后遗症期康复。

颅脑损伤患者在经过临床处理和正规的急性期、恢复期康复治疗后，各功能障碍已有不同程度的改善，大多可回归社区或家庭，但部分患者仍遗留有不同程度的功能障碍，因此后遗症期康复以社区康复、家庭康复、社会康复、职业康复等为主，此期的康复治疗目标为使患者学会应对功能不全状况，学会用新的方法来代偿功能不全，增强患者在各种环境中的独立和适应能力，回归社会。此期的康复治疗包括以下内容。

① 继续加强日常生活能力的训练：强化患者 ADL 功能，可以借助工具、自助具等提高其生活质量。尤其注意强化其操作电脑的能力，以便既能训练手的功能与大脑的认知功能，又能方便患者通过电脑网络与外界交流。逐步加强与外界社会的直接接触，学习整理房间、乘坐交通工具、购物等日常生活技能，争取早日回归社会。

② 进行矫形支具与轮椅的训练：当患者的功能无法恢复到理想状况时，有时需要矫形支具或轮椅的帮助。如足下垂内翻的患者可佩戴足托，并学习自己穿脱足托。当下患者存在步行能力缺乏时，应帮助患者学习操纵手动或电动轮椅。

③ 继续维持或强化认知、言语等障碍的功能训练：在家庭或社区环境尽可能开展力所能及的认知与语言训练，如读报纸、看电视、发声与语言的理解、表达训练等，鼓励患者与亲人、邻居进行交流，以维持或促进功能的进步，至少预防功能的退化。

④ 应用物理因子治疗与传统中医疗法等：可继续使用物理因子治疗，传统中医疗法如针灸、按摩、中药等，也可考虑应用高压氧治疗。

⑤ 复职前训练：颅脑损伤患者中大部分是青壮年，为保持患者的职业功能，可在患者的运动功能、认知功能等基本恢复后，同时进行就业前的专项技能的训练。可在模拟情况下练习操作，也可把复杂过程分解成几个较为简单的动作，反复操练后，再综合练习。为满足某些工种的特殊需要，也可为患侧的上下肢装配一定的支具，以利于重返工作岗位。

【康复结局】

（一）颅脑损伤患者预后估计

关于颅脑损伤患者的预后估计，目前有以下方法。

1. 颅脑损伤后综合评定量表

颅脑损伤预后综合评定量表为我国学者提出，最低分为 7 分，最高分为 36 分，7~19 分为预后不良，>25 分为预后良好，20~24 分为不能判定（表 5-3-9）。

表 5-3-9　颅脑损伤预后综合评定量表

编号	内容	评分
I GCS	GCS 评分	3~15
II 脑干反射	额-眼轮匝肌反射	5
	垂直性眼反射	4
	瞳孔对光反射	3
	水平头眼反射	2
	眼心反射	1
III 运动姿势	正常	2
	去皮质强直	1
	去大脑强直或迟缓性麻痹	0
IV 生命体征	呼吸正常	2
	呼吸>30 次/min	1
	病理性呼吸	0
	体温正常	3
	体温 38~39 ℃	2
	体温>39 ℃	1
	脉搏>120 次/min	3
	脉搏<60 次/min	2
	脉搏正常	1
	血压>20/12 kPa	3
	血压<12 kPa	2
	血压正常	1
	年龄 0~20 岁	3
	年龄 21~40 岁	2
	年龄 41~60 岁	1
	年龄>60 岁	0

2. 临床预测

颅脑损伤后，脑损伤的程度决定了患者的预后情况。临床上还可根据脑电生理检查及临床用药的情况来预测颅脑损伤患者的预后。影响颅脑损伤预后的临床因素见表 5-3-10。

表 5-3-10　影响颅脑损伤预后的临床因素

影响因素	预后较好	预后较差
昏迷时间	<6 h	>30 d
PTA	<24 h	>30 d
GCS	≥8 分	≤5 分
损伤范围	局灶性	弥漫性
颅内压	正常	增高
颅内血肿	无	有

影响因素	预后较好	预后较差
脑室大小	正常	扩大
脑水肿	无	有
颅内感染	无	有
伤后癫痫	无	有
冲撞所致凹陷性骨折	无	有
脑电图	正常	异常
诱发电位	正常	异常
抗癫痫药物的使用	无须使用	须长期使用
影响精神的药物使用	无须使用	须长期使用

（二）颅脑损伤患者康复过程

颅脑损伤后大部分神经功能的恢复时间在 6 个月内，但整个恢复过程可持续 2 年甚至更长时间。据统计，轻伤患者的康复治疗需时为 1~2 周，然后可在门诊治疗 1~2 个月。重度患者的住院周期为 4~9 个月。重度患者治疗过程可长达 2~3 年。

小儿脑组织功能代偿能力强，神经功能损害恢复较快，预后可能比成人更好，但也有研究提示，年龄小于 8 岁者比 8~12 岁者恢复更差，说明神经可塑性不仅仅和年龄有关，也和脑组织的脆弱程度相关。老年颅脑损伤患者的住院率、致残率和死亡率均明显高于年轻人，而且年龄越大，认知障碍越严重，预后越差。同时，原来有过颅脑损伤、脑部疾病、精神、认知和行为异常也会影响颅脑损伤的恢复。

（三）颅脑损伤患者康复结局

颅脑损伤患者的预后主要与伤情严重程度、脑损伤的性质与部位有关，也与患者受伤至接受治疗的时间、临床与康复治疗、年龄与本身的躯体情况等因素有关。评价颅脑损伤患者的治疗结局，临床上常使用格拉斯哥结局量表（glasgow outcome scale，GOS）和残疾分级量表（disability rating scale，DRS）。颅脑损伤患者的康复解决不能依靠患者出院当时的情况作出判断，而是需要在伤后至少半年（一般为 1 年），通过随访，根据患者的恢复情况按照评定量表进行评定。

1. 格拉斯哥结局量表（GOS）

该量表于 1975 年制定，已被国际学术界普遍接纳。量表根据患者是否恢复工作、学习、生活自理，将颅脑损伤患者的恢复及结局分为死亡、持续植物状态、重度残疾、中度残疾、恢复良好 5 个等级（表 5-3-11）。

表 5-3-11 格拉斯哥结局量表（GOS）

分级	简写	特征
Ⅰ死亡（death）	D	死亡
Ⅱ持续性植物状态（persistent vegetation state）	PVS	无意识、言语、反应，有心跳、呼吸，在睡眠觉醒阶段偶有睁眼，偶有打呵欠、吸吮等无意识动作，从行为判断大脑皮质无功能 特点：无意识但仍存活
Ⅲ重度残疾（severe disability）	SD	有意识，但由于精神、躯体残疾或精神残疾、躯体尚好而 SD 不能自理生活。记忆、注意、思维、言语均有严重残疾，24 h 均需他人照顾 特点：有意识但不能独立

续表

分级	简写	特征
Ⅳ中度残疾 （moderate disability）	MD	有记忆、思维、言语障碍、极轻偏瘫、共济失调等，可勉强利用交通工具，在日常生活、家庭中尚能独立，可在庇护性工厂中参加一些工作 特点：残疾，但能独立
Ⅴ恢复良好 （good recovery）	GR	能重新进入正常社交生活，并能恢复工作，但可遗留有各种轻的神经学和病理学的缺陷 特点：恢复良好，但仍有缺陷

2. 残疾分级量表（DRS）

该量表主要用于中度和重度残疾的颅脑损伤患者，目的是评定其功能状态及其随时间的变化。量表共有8项，前3项（睁眼反应、言语反应、运动反应）为GCS的简化，反映身体的功能和结构（body function and stracture）的损伤；第4～6项（认知水平在进食、如厕、梳洗方面的表现）和第7项（功能水平）反映活动（activity）的受限；第8项（工作能力）反映参与（participation）的受限（表5-3-12）。

表 5-3-12　残疾分级量表（DRS）

项目		评分	项目		评分
Ⅰ	自发睁眼	0	Ⅱ	语言回答正确	0
	呼唤睁眼	1		回答错误	1
	疼痛刺激睁眼	2		语言不恰当	2
	无反应	3		不可理解	3
				无反应	4
Ⅲ	运动执行指令动作	0	Ⅳ、Ⅴ、Ⅵ	进食、如厕、梳洗方面的认知能力	
	疼痛时定位	1		完好	0
	疼痛时回撤	2		部分完好	1
	屈曲反应	3		极少	2
	伸直反应	4		无	3
	无反应	5			
Ⅶ	功能水平完全独立	0	Ⅷ	工作能力	
	在特定环境中独立	1		不受限制	0
	轻度依赖	2		选择地工作	1
	中度依赖	3		保护地工作	2
	重度依赖	4		不能工作	3
	完全依赖	5			

注：第Ⅳ、Ⅴ、Ⅵ项进食、如厕、梳洗三个项目分别评分。在评分时，不管运动有何残疾，只考虑患者是否知道怎样做和什么时间做。

根据DRS评分将颅脑损伤患者的残疾水平分为从无残疾到死亡共10个等级，通过动态评定，能连续反映患者的病情及功能的变化（表5-3-13）。

表 5-3-13 残疾分类

DRS 总分	残疾水平	DRS 总分	残疾水平
0	无	12~16	重度
1	轻微	17~21	极重度
2~3	轻度	22~24	植物状态
4~6	中度	25~29	永久植物状态
7~11	中重度	30	死亡

【健康教育】

中国是世界上颅脑损伤患者最多的国家，与其他外伤类型相比，颅脑损伤患者的致残率和死亡率特别高。在颅脑损伤的总人数中，有17%的患者会因此死亡，造成巨大的经济损失。在重型颅脑损伤患者中，15~40岁属于高发年龄，与其他外伤类型相比，重型颅脑损伤的死亡率和致残率更高。欧洲颅脑损伤的患者以≥75岁和<25岁人群为主。老人发生颅脑损伤后的恢复情况不容乐观，甚至难以恢复，死亡率亦较青壮年高。男性的颅脑损伤发生率明显高于女性，男女比例约为2：1，男性颅脑损伤的死亡率是女性的3~4倍。2000年至2019年我国颅脑损伤的发病率与患病率趋势分析结果显示，涉及的颅脑损伤的外部原因共28种，主要外部原因为道路伤害、跌倒、暴露于机械力、自伤和人际暴力。因此，预防颅脑损伤最为重要的是做好安全预防工作，包括生产安全、交通安全、运动安全和人际交往安全的教育，提高全社会的安全防范意识。

颅脑损伤一旦发生，需要立即送入医院急诊、脑外科救治，第一时间通过药物和（或）手术治疗，尽快控制生命体征，稳定病情。颅脑损伤患者如果在早期治疗能够逆转病理状态，那就没有进一步处理的必要。但在很多情况下，患者由于颅脑损伤的不同程度需要进行长期的康复治疗，这些患者容易出现一系列的并发症，最常见的为创伤后疼痛，还可见创伤性癫痫、脑积水，长期卧床还会导致肌肉无力、深静脉血栓形成、关节挛缩畸形、皮肤压疮、心肺功能低下等情况。因此，康复治疗必须尽早介入，并予以预防性康复措施，防止由于患者不能在床上翻身或运动出现的继发性损害。

颅脑损伤的治疗和康复是一个漫长的过程，由于多方面的原因，患者不可能长期住院治疗，大部分时间需要在家中度过，因此患者家属应尽早参与患者的康复计划，并对颅脑损伤康复的长期性和艰巨性有清醒和正确的认识。当患者出院后，家属可以利用各种有效的资源，通过康复专业人员的指导和支持，为患者回归家庭、社区和社会创造条件。患者家属可以运用支持性心理技巧如倾听、支持、鼓励、解释、指导、培养信心和希望及疏导等方式让患者感觉到家属的关心和理解。

颅脑损伤常使患者的工作能力受到影响，主要表现为认知功能障碍、共济失调或偏瘫，导致患者需要进行必要的职业培训以实现重返工作。患者本人及其家属对这些应有充分、清醒的认识，可做出对应的职业规划的调整和改变，同时社会也需要为这些患者提供更多的就业机会，以接纳颅脑损伤的患者重新回归社会。

（计樱莹）

第六章 脊髓病变

第一节 急性脊髓炎

【概述】

急性脊髓炎（acute myelitis）是指各种感染后或少数由疫苗接种引起的自身免疫反应所致的急性横贯性脊髓炎性病变，是临床上最常见的一种脊髓炎。病变可累及脊髓的任何节段，以胸髓最常见，其次是颈髓和腰髓，主要病理改变为软脊膜和脊髓血管扩张、充血，血管周围以淋巴细胞和浆细胞为主的炎性细胞浸润。以病损平面以下运动障碍、传导束性感觉障碍和自主神经功能障碍为主要特征。本病可见于任何年龄，以青壮年多见，男女发病率无显著差异。

【典型病例】

患者女性，67 岁，因"双下肢麻木无力 1 d"入院。患者晨起发现双下肢麻木，伴左下肢无力，行走拖步，画圈样步态，逐渐加重，当日下午出现右下肢无力，伴排尿障碍、排便费力，无口齿不清，无饮食呛咳，无视物模糊，无肢体疼痛。发病前 1 周有上呼吸道感染病史。入院查体：神志清楚，言语流利，双侧瞳孔等大等圆，对光反射存在，眼球各向活动正常，双侧额纹、鼻唇沟对称，伸舌居中，咽反射存在，颈软，T10 以下皮肤痛觉减退，双下肢痛觉、振动觉减退，双上肢肌力 5 级，左下肢肌力 0 级，右下肢肌力 2 级，双侧腱反射减弱，双侧病理征（−）。辅助检查：全脊柱（颈胸腰）增强 MRI 示 T10 椎体内异常信号影；T8 水平以下脊髓肿胀伴信号增高，考虑为炎性病变可能大；马尾神经内多发结节样改变，建议复查；胸椎退变；腰椎退变；L3—L5 椎体压缩性改变；T12、L1—L3、S1 椎体内血管瘤可能；L5—S1 椎间盘突出；L1—L2、L3—L5 椎间盘膨出（图 6-1-1）。入院完善腰穿检查，压颈试验通畅，测得脑脊液压力 140 mmH$_2$O，脑脊液常规、生化指标正常。入院后予大剂量甲泼尼龙冲击治疗联合丙种球蛋白静脉输注，辅以补钾、补钙、护胃、营养神经等治疗，患者双下肢麻木无力症状好转，出院后至康复科行进一步肢体功能锻炼。

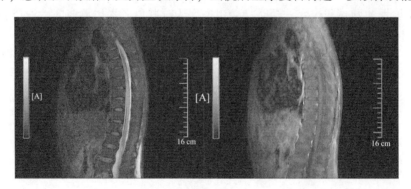

左：T2 加权像显示胸段脊髓肿胀伴信号增强。右：T1 加权像显示相应节段呈稍低信号。

图 6-1-1 急性脊髓炎 MRI 表现

【诊断思路】

（一）病例特点及疾病临床表现

1. 病例特点

患者中老年女性，起病急，病程短。主要表现为突发双下肢麻木，伴左下肢无力，行走拖步，病情进展快，后出现右下肢无力，程度逐渐加重，双下肢不能站立及行走，伴大小便障碍。发病前有上呼吸道感染病史。查体示双下肢迟缓性瘫痪，T10 以下所有感觉丧失及膀胱、直肠括约肌功能障碍。全脊柱增强 MRI 示 T10 椎体内异常信号影；T8 水平以下脊髓肿胀伴信号增高，考虑为炎性病变可能大。

2. 疾病临床表现

急性脊髓炎可见于任何年龄，以青壮年多见，男女发病率无显著差异。发病前有呼吸道感染、消化道感染症状或预防接种史。因外伤、劳累、受凉等使免疫力下降时容易诱发。起病急，有时伴有低热，病变部位神经根痛，随后数小时或数日内出现病损平面以下运动障碍、传导束性感觉障碍及自主神经功能障碍。

（1）运动障碍。急性起病，快速进展，早期常见脊髓休克症状，病损平面以下迟缓性瘫痪、肌张力降低、腱反射减弱、病理反射阴性。一般持续 2~4 周后出现痉挛性瘫痪、肌张力增高、腱反射活跃、病理反射阳性，肢体肌力从下肢远端开始恢复，逐渐上移。脊髓休克期长短取决于脊髓损害严重程度和有无相关并发症（肺部感染、尿路感染、压疮等）。

（2）感觉障碍。病变节段以下所有感觉丧失，在感觉缺失平面的上缘可有感觉过敏或束带感。随着病情恢复，感觉平面逐渐下移，但较运动功能恢复慢。

（3）自主神经功能障碍。早期表现为尿潴留，无膀胱充盈感，呈无张力性神经源性膀胱，膀胱充盈过度出现充盈性尿失禁。脊髓休克期过后，初级排尿中枢失去大脑的抑制性控制，排尿反射亢进，膀胱内少量尿液即可引起逼尿肌收缩和不自主排尿，即反射性尿失禁。除此之外，脊髓休克期还有大便干结、病损平面以下躯体少汗或无汗、皮肤干燥、发凉等自主神经功能障碍。

（二）辅助检查

1. 脑脊液检查

腰穿、压颈试验通畅，少数脊髓水肿严重者可出现不完全性梗阻。脑脊液无色、透明，压力正常，白细胞数正常或轻度增高，以淋巴细胞为主，蛋白含量可轻度增高，糖、氯化物正常，IgG 指数升高。

2. 电生理检查

视觉诱发电位（VEP）正常，下肢体感诱发电位（SEP）波幅可明显降低，运动诱发电位（MEP）异常。肌电图呈失神经改变。

3. 影像学检查

MRI 显示急性期可见受累脊髓节段肿胀、增粗，病变多以 T3—T4 为中心，病变髓内显示斑点状或片状 T1 低信号及 T2 高信号，常多发，大小不一，形态不规则，可散在、融合或弥散分布，但 MRI 正常不能排除本病。有的病例可始终无异常。

（三）诊断依据、诊断步骤与定位定性诊断

1. 诊断依据

（1）起病形式和临床体征。

（2）脑脊液检查正常；全脊柱增强 MRI 示 T10 椎体内异常信号影，T8 水平以下脊髓肿胀伴信号增高。

2. 诊断步骤

（1）病史及临床表现。

（2）脑脊液检查。

（3）影像学检查。

（4）临床诊断。

3. 定位定性诊断

（1）定位：脊髓 T10 平面。

（2）定性：炎性疾病。

（3）诊断：急性脊髓炎。

（四）鉴别诊断

1. 视神经脊髓炎

急性或亚急性起病，兼有脊髓炎和视神经炎症状，如两者同时或先后相隔不久出现，易于诊断。本病常有复发缓解，脑脊液白细胞数、蛋白含量轻度增高。

2. 脊髓血管病

脊髓前动脉血栓形成呈急性发病，剧烈根性疼痛，损害平面以下肢体瘫痪和痛觉、温度觉消失，但深感觉正常。脊髓血管畸形可无任何症状，也可表现为缓慢进展的脊髓症状，有的也可表现为反复发作的肢体瘫痪及根性疼痛，且症状常有波动，有的在相应节段的皮肤上可见到血管瘤或在血管畸形部位所在脊柱处听到血管杂音，须通过脊髓造影和选择性脊髓血管造影才能确诊。

3. 急性炎症性脱髓鞘性多发性神经病

肢体呈弛缓性瘫痪，可有或不伴有肢体远端套式感觉障碍，颅神经常受损，一般无大小便障碍，起病 10 d 后脑脊液常有蛋白-细胞分离现象。

4. 急性脊髓压迫症

脊髓肿瘤一般发病慢，逐渐发展成横贯性脊髓损害症状，常有神经根性疼痛史，椎管有梗阻。硬脊膜外脓肿起病急，但常有局部化脓性感染灶，全身中毒症状较明显，脓肿所在部位有疼痛和叩压痛，瘫痪平面常迅速上升，椎管有梗阻。必要时可做脊髓造影、MRI 等检查加以确诊，一般不难鉴别。

5. 周期性瘫痪

周期性瘫痪患者常有多次反复发作史。多在饱食后突然发病，对称性弛缓性瘫痪，无感觉和括约肌功能障碍，数小时或数天后可自行缓解。发病时血钾低，心电图有低钾改变，补钾后肌力迅速恢复。

【治疗】

治疗原则：早期诊断，早期治疗，早期康复训练，全程精心护理。

1. 一般治疗

加强护理，防治各种并发症是保证功能恢复的前提。

（1）高颈髓病变有呼吸困难者应及早吸氧，保持呼吸道通畅，合并感染时选用有效抗生素控制感染，必要时气管插管或切开行人工辅助呼吸。

（2）排尿障碍者应保留无菌导尿管，每 4~6 h 放开引流管 1 次。当膀胱功能恢复，残余尿量少于 100 mL 时不再导尿，降低感染风险及防止膀胱挛缩。

（3）保持皮肤清洁，勤翻身、拍背、吸痰，做好护理，预防压疮；主动及被动活动下肢，间歇充气压缩泵等，预防下肢静脉血栓形成。

2. 药物治疗

（1）类固醇皮质激素。急性期可采用大剂量甲泼尼龙短程冲击疗法，500~1 000 mg 静脉滴注，每日 1 次，连用 3~5 d；也可用地塞米松 10~20 mg 静脉滴注，每日 1 次，7~14 d 为 1 个疗程。使用上述药物后改用泼尼松口服，每千克体重 1 mg 或成人每日 60 mg，维持 4~6 周后逐渐减量至停药。

（2）大剂量免疫球蛋白。每千克体重 0.4 g 或成人每日 15~20 g，静脉滴注，每日 1 次，连用

3~5 d 为 1 个疗程。

（3）B 族维生素。有助于神经功能的恢复。常用维生素 B_1 100 mg 肌内注射，维生素 B_{12} 500 μg 肌内注射，每日 1 次。

（4）抗生素。根据病原学检查和药敏试验结果合理选用抗生素，及早控制呼吸道和尿路感染。

3. 康复治疗

早期应将瘫痪肢体保持在功能位，防止肢体、关节挛缩，并进行主动、被动功能锻炼和局部肢体按摩，促进肢体肌力恢复。

【预后】

预后取决于急性脊髓炎损害程度、病变范围及并发症情况。如及时治疗，且无严重并发症，多于 3~6 个月内基本恢复，生活自理。完全性截瘫 6 个月后肌电图仍为失神经改变、MRI 显示病变范围累及脊髓节段多且弥漫者预后不良。急性上升性脊髓炎和高颈段脊髓炎预后差，短期内可死于呼吸循环衰竭。

【病因及发病机制】

急性脊髓炎的确切病因尚未完全明确，多数患者发病前 1~4 周有发热、上呼吸道感染、腹泻等病毒感染症状或疫苗接种病史，推测可能与病毒感染介导的自身免疫反应相关。炎症常常累及脊髓节段的灰白质及其周围脊膜而产生横贯性脊髓损害症状。

【病理】

急性脊髓炎以脊髓损害为主，也可累及脊膜及脊神经根。病变可损伤脊髓的任何节段，以血液供应较差的胸髓（T3—T5）最为常见，其次是颈髓和腰髓。通常局限于一个节段，肉眼可见受累脊髓肿胀、质地变软，软脊膜充血或有炎性渗出。横切面可见脊髓软化，边缘不清，灰白质界限不清。镜下可见髓内和软脊膜血管扩张、充血，血管周围炎性细胞浸润，以淋巴细胞和浆细胞为主。灰质内神经细胞肿胀、破碎；白质内髓鞘脱失和轴索变性，病灶中可见胶质细胞增生。严重者脊髓软化、坏死，后期可见脊髓萎缩和瘢痕形成。

（杨丽慧　郝永岗）

第二节　脊髓亚急性联合变性

【概述】

脊髓亚急性联合变性是由人体对维生素 B_{12} 的摄入、吸收、结合、转运或代谢出现障碍导致体内含量不足而引起的中枢和周围神经系统变性疾病。病变主要累及脊髓后索、侧索及周围神经，也可有视神经损害，少数可出现中枢神经系统受累的症状，主要临床表现为双下肢深感觉缺失、感觉性共济失调、痉挛性截瘫及周围神经病变等，常伴有贫血的临床征象。

维生素 B_{12} 又称钴胺素，是参与正常红细胞生成、核酸与核糖体合成及髓鞘形成等生化代谢过程必需的辅酶，主要从食物中获取。由于维生素 B_{12} 复杂的吸收机制，多种原因可导致其缺乏（表 6-2-1）。常见原因包括恶性贫血、胃壁细胞的自身免疫性破坏及内因子分泌不足。营养不良、饮酒过量及饮食摄入不足也会导致维生素 B_{12} 缺乏。一氧化二氮（N_2O，笑气）的滥用或职业暴露也可造成维生素 B_{12} 缺乏。N_2O 是一种常用的吸入性麻醉剂，能不可逆地氧化钴胺素的钴核形成其他钴胺素类似物，并被优先排出体外，导致维生素 B_{12} 失活且缺乏，干扰髓鞘合成和代谢。

表 6-2-1 维生素 B_{12} 缺乏的原因

1. 吸收障碍
（1）胰源性：慢性胰腺炎、胰腺癌、胰腺切除
（2）胃源性：胃癌、萎缩性胃炎、全胃或部分胃切除、幽门梗阻
（3）肝源性：肝硬化、阻塞性胆管炎
（4）肠源性：小肠切除、肠瘘、节段性肠炎等
（5）其他：药物（秋水仙碱、新霉素、N_2O、质子泵抑制剂、H_2 受体拮抗剂、二甲双胍）、硬皮病、淀粉变性等
2. 食物中维生素 B_{12} 缺乏
3. 相对性或绝对性内因子缺乏
4. 维生素 B_{12} 需求增加（妊娠、产后、绦虫病等）
5. 胃壁细胞抗体和内因子抗体
6. 先天性/遗传性钴胺代谢障碍
（1）先天性缺乏内因子
（2）结合钴啉先天性缺陷
（3）肠皮细胞缺乏转运蛋白
（4）细胞内转运代谢缺陷
① 钴胺转运蛋白缺乏
② 细胞内腺苷甲钴胺耗竭和（或）甲钴胺合成酶缺陷

【典型病例】

患者男性，25 岁，因"四肢麻木伴双下肢无力 1 个月"入院。患者 1 个月前无明显诱因出现四肢对称性麻木，远端为主，伴双下肢无力，行走不稳，走路踩棉花感，需要搀扶行走。5 d 后出现排便费力，尿失禁，口服甲钴胺片症状改善不明显。后患者自觉双下肢无力症状加重，站立不能，低头时脊背向下肢放电样感觉异常。追问病史，患者 5 个月来间断吸食 N_2O，吸入剂量不详。入院查体：神志清，言语利，双侧瞳孔等大等圆，眼球各向活动正常，颈软，双上肢肌力 5 级，双下肢近端肌力 4 级，远端肌力 2 级，四肢肌张力正常，双侧腱反射对称引出，双侧浅感觉对称，双下肢振动觉、位置觉减退。双侧 Babinski 征阳性，双侧指鼻试验稳准，闭目难立征阳性。辅助检查：全脊柱（颈胸、腰椎）MRI 平扫：C2—C5 脊髓后索长 T2 信号，轴位表现为"倒 V 征"，胸椎、腰椎未见明显异常（图 6-2-1）。肌电图：双侧胫神经、腓总神经运动神经传导呈微小运动反应，双侧胫后神经、腓浅神经、感觉神经传导速度减慢，右侧尺神经、运动及感觉神经传导未见明显异常。入院后予肌内注射大剂量维生素 B_{12}，辅助肢体功能锻炼，双下肢无力症状好转后出院。

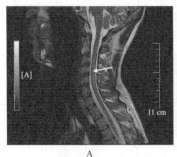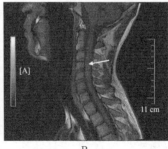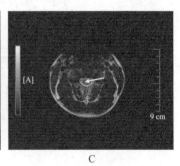

A B C

A：T2 加权像显示 C2—C5 脊髓后索高信号；B：T1 加权像显示相应节段呈低信号；C：轴位表现为"倒 V 征"。

图 6-2-1 脊髓亚急性联合变性的 MRI 表现

【诊断思路】

（一）病例特点及疾病临床表现

1. 病例特点

患者青年男性，亚急性起病，缓慢进展。主要表现为四肢麻木伴双下肢无力，行走不稳，走路踩棉花感，并出现莱尔米特征（Lhermitte sign）。发病前有 N_2O 吸入史。入院查体示双下肢不完全性痉挛性瘫痪，双下肢深感觉障碍，感觉性共济失调。MRI 示颈髓后索 T1 低信号、T2 高信号病灶，矢状位表现为垂直方向上节段异常信号，轴位表现为"倒 V 征"。肌电图示胫后神经、腓浅神经、感觉神经传导速度减慢，胫神经、腓总神经、运动神经传导呈微小运动反应。

2. 疾病临床表现

多在中年以后起病，无明显性别差异，呈亚急性或慢性起病，缓慢进展。神经系统症状主要为脊髓后索、皮质脊髓束和周围神经损害表现，少数表现为视神经及中枢神经系统受累症状。

（1）周围神经受累表现。多以四肢末端或双下肢对称性麻木、刺痛、烧灼样感觉异常起病，少数患者有"手套-袜套样"感觉减退，肢体浅感觉客观检查多正常。自主神经系统受累时可出现大小便障碍、直立性低血压、阳痿等。

（2）中枢神经系统受累表现。可累及脊髓后索和侧索，出现行走不稳，走路踩棉花感，检查示Romberg 征阳性，双下肢振动觉、位置觉障碍，以远端明显。部分患者可出现莱尔米特征。可出现精神症状，如易激惹、多疑、情绪不稳、注意力不集中、定向力障碍，继而出现智能减退甚至痴呆。约5%的患者病程晚期伴有视神经损害，表现为暗点、视力减退或失明，体检可出现视乳头萎缩。

（3）其他系统表现。多数患者早期有贫血、倦怠、腹泻和舌炎等病史。血液学检查可见巨细胞低色素性贫血、网织红细胞数减少、平均红细胞体积增加、血红蛋白降低等。

（二）辅助检查

1. 血液学检查

血清维生素 B_{12} 检测是判定维生素 B_{12} 缺乏最直接的方法。血清钴胺素<148 pmol/L（200 ng/L）可敏感诊断97%的维生素 B_{12} 缺乏症的患者。血清维生素 B_{12} 浓度测定正常者并不能完全排除诊断。血清甲基丙二酸和同型半胱氨酸水平升高也可间接反映细胞内维生素 B_{12} 水平不足，但应注意排除肾功能障碍或维生素 B_6 缺乏导致的同型半胱氨酸升高。患者血常规及骨髓涂片可表现为不同程度的巨幼红细胞贫血，但维生素 B_{12} 缺乏并不一定有贫血，神经功能损害程度与贫血程度亦无相关性。

2. 诊断性治疗检查

应用维生素 B_{12} 治疗后，网织红细胞数上升，同时骨髓中巨幼红细胞转变成正常形态的红系细胞，即可判断为维生素 B_{12} 缺乏。另伴有甲基丙二酸异常升高的患者，如给予维生素 B_{12} 治疗后血清中甲基丙二酸水平降至正常，则支持诊断。

3. 电生理检查

患者周围神经损害以下肢神经为主，感觉神经较运动神经更易受累，多表现为神经传导速度减慢，提示以周围神经脱髓鞘改变为主，可同时伴有轴索损害，也有轴索变性重于髓鞘脱失的报道。

4. 影像学检查

脊髓亚急性联合变性患者 MRI 表现为，颈髓后索或侧索对称性 T1 低信号、T2 高信号病灶，矢状位表现为垂直方向上节段异常信号，轴位表现为"反兔耳征"或"倒 V 征"。增强扫描病灶有可能强化，治疗后病灶可缩小或消失，与临床症状及体征的好转呈正相关。

（三）诊断依据、诊断步骤与定位定性诊断

1. 诊断依据

（1）临床体征和 N_2O 吸入史。

（2）神经传导速度检查示双侧胫后神经、腓浅神经、感觉神经传导速度减慢，双侧胫神经、腓总神经、运动神经传导呈微小运动反应。

（3）全脊柱 MRI 平扫示颈髓后索长 T2 信号，轴位表现为"倒 V 征"。

（4）给予大剂量维生素 B_{12} 补充后症状好转。

2. 诊断步骤

（1）病史及临床表现。

（2）影像学检查。

（3）治疗效果。

（4）临床诊断。

3. 定位定性诊断

（1）定位：脊髓后索、侧索及周围神经。

（2）定性：代谢性疾病。

（3）诊断：脊髓亚急性联合变性。

（四）鉴别诊断

1. 非恶性贫血型联合系统变性

非恶性贫血型联合系统变性是一种累及脊髓后索和侧索的内生性脊髓疾病，与恶性贫血无关。该综合征与脊髓亚急性联合变性的区别在于整个病程中皮质脊髓束的损害较后索损害出现早且明显，进展缓慢。

2. 脊髓压迫症

脊髓压迫症多有神经根痛和感觉障碍平面。脑脊液动力学试验呈部分梗阻或完全梗阻，脑脊液蛋白升高，椎管造影及 MRI 检查有助于鉴别。

3. 多发性硬化

多发性硬化起病较急，可有明显的缓解复发交替病史，一般不伴有对称性周围神经损害。首发症状多为视力减退，可有眼球震颤、小脑体征、锥体束征等，MRI、脑干诱发电位有助于鉴别。

4. 周围神经病

周围神经病可有脊髓亚急性联合变性中的周围神经损害，但无后索或侧索损害表现，亦无贫血及维生素 B_{12} 缺乏的证据。

【治疗】

1. 病因治疗

纠正导致维生素 B_{12} 缺乏的原发病因，如改善饮食结构，增加富含 B 族维生素的食物，如粗粮、蔬菜和动物肝脏等的摄入量，戒酒、停止 N_2O 吸食等严重危害行为。如有胃肠道疾病导致维生素 B_{12} 吸收障碍的患者，需要积极治疗相关疾病。

2. 药物治疗

及时给予大剂量维生素 B_{12}，肌内注射或口服治疗。肌内注射的初始剂量为 1 000 μg/d，连续 4 周或病情不再进展后可调整为 1 000 μg/次，每周 2~3 次，2~3 个月后改为口服治疗，剂量为 500 μg，每日 2 次。如果不能耐受肌内注射治疗，可口服治疗，初始剂量为 1 000~2 000 μg/d，4 周后改为 50~150 μg/d。维生素 B_{12} 吸收障碍患者需要终身外源性补充。合用维生素 B_1 和维生素 B_6 效果更佳。

3. 康复治疗

加强瘫痪肢体的功能锻炼，辅助针灸、理疗等。

【预后】

早期诊断并及时治疗是改善预后的关键，如能在起病 3 个月内积极治疗，多数可恢复正常；若充分治疗 6 个月至 1 年仍存在神经功能障碍，则难以恢复。不经治疗则神经系统症状会持续加重，甚至可能死亡。

【病因及发病机制】

本病与维生素 B_{12} 缺乏有关。维生素 B_{12} 是 DNA 和 RNA 合成时必需的辅酶，也是维持髓鞘结构和功能必需的辅酶，若缺乏则导致核蛋白的合成不足，造成髓鞘脱失、轴突变性而致病。因维生素 B_{12} 还参与血红蛋白的合成，本病常合并恶性贫血。人体摄入的维生素 B_{12} 必须与胃底壁细胞分泌的内因子合成稳定复合物后，才能在回肠远端被吸收。萎缩性胃炎、胃大部切除术及内因子分泌先天缺陷等因素导致内因子缺乏，回肠切除术、局限性肠炎等影响维生素 B_{12} 的吸收，血液中转运腺苷钴胺素的缺乏等均可导致维生素 B_{12} 代谢障碍。由于叶酸代谢与维生素 B_{12} 的代谢相关，叶酸缺乏也可产生相应症状及体征。

【病理】

病变主要在脊髓的后索和锥体束，严重时大脑白质、视神经和周围神经可不同程度受累。常见周围神经病变可为髓鞘脱失和轴突变性。脊髓切面显示白质脱髓鞘样改变，镜下可见髓鞘肿胀、空泡形成及轴突变性。起初病变散在分布，以后融合成海绵状坏死灶并伴有不同程度胶质细胞增生。

（杨丽慧　郝永岗）

第三节　脊髓血管病

【概述】

脊髓血管病分为缺血性、出血性及血管畸形三大类。其发病率远低于脑血管病，但脊髓内部结构紧密，因此较小的血管病变即可导致严重后果。

【典型病例】

患者男性，60 岁，因"双上肢无力 1 个月"于 2018 年 3 月 20 日入院。患者 1 个月前晨起做家务，弯腰手持高压锅时突发左上肢疼痛，随后出现左手无力，持物困难，1 h 后出现右手无力，无头晕、头痛，无双下肢无力，无感觉障碍，无大小便障碍等，上述症状持续存在。至当地医院就诊，颈椎 MRI 检查提示多发腔隙性脑梗死（图 6-3-1），颈椎 X 片未见明显异常，按照脑血管病给予抗血小板聚集、降血脂、改善微循环等药物治疗，患者双手无力略有好转，但还是逐渐出现了手部肌肉的萎缩。入院查体：神志清，言语流利，对答切题，双侧瞳孔等大等圆，对光反射灵敏，双侧眼球运动自如，无眼震，双侧鼻唇沟对称，口角无偏斜，舌肌无萎缩及震颤，伸舌居中，双侧咽反射灵敏，上肢近端肌力 5 级，远端肌力 4 级，下肢肌力 5 级，四肢肌张力正常，四肢腱反射（+），双侧病理征未引出。肢体及躯干感觉检查未见明显异常，共济运动稳准，脑膜刺激征（－），左手第一背侧骨间肌及大鱼际肌萎缩。肌电图提示双侧第一背侧骨间肌、左小指展肌、左尺侧腕屈肌、左拇展短肌、左桡侧腕屈肌神经源性损害。

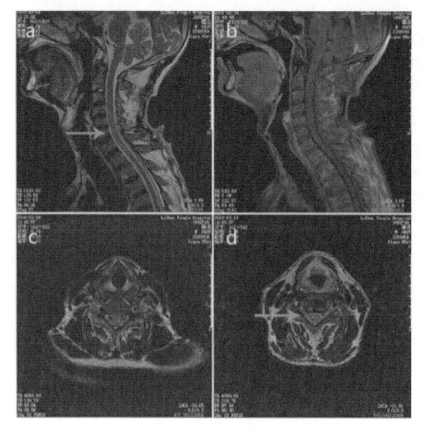

C4—T1 水平脊髓多发斑片状异常信号，T1WI 呈等信号，T2WI 呈高信号，增强扫描见部分强化。

图 6-3-1　颈椎 MRI 增强扫描

【诊断思路】

（一）病例特点及疾病临床表现

1. 缺血性脊髓血管病

（1）脊髓短暂性缺血发作。类似短暂性脑缺血发作，突发起病，持续时间短暂，不超过 24 h，恢复完全，不遗留任何症状。典型表现为间歇性跛行和下肢远端发作性无力，行走一段距离后单侧或双侧下肢沉重、无力，甚至瘫痪，休息或使用血管扩张剂可缓解；或仅有自发性下肢远端发作性无力，可自行缓解，反复发作，间歇期无症状。

（2）脊髓梗死。呈卒中样起病，症状常在数分钟或数小时达到高峰。因发生闭塞的供血动脉不同而分为：① 脊髓前动脉综合征。脊髓前动脉供应脊髓前 2/3 区域，缺血性病变以中胸段或下胸段多见，首发症状常为突发病损水平相应部位根痛或弥漫性疼痛。起病时表现为弛缓性瘫，脊髓休克期后转变为痉挛性瘫，因后索一般不受累而出现传导束型分离性感觉障碍，痛觉、温度觉缺失而深感觉保留，大小便障碍较明显。② 脊髓后动脉综合征。因脊髓后动脉有良好的侧支循环，对缺血有较好的耐受性。症状表现为急性根痛，病变水平以下深感觉缺失和感觉性共济失调，痛觉、温度觉和肌力保存，括约肌功能常不受累。③ 中央动脉综合征。病变水平相应节段的下运动神经元性瘫、肌张力减低、肌萎缩，多无锥体束损害和感觉障碍。

2. 出血性脊髓血管病

出血性脊髓血管病包括硬脊膜外出血、硬脊膜下出血、髓内出血和脊髓蛛网膜下腔出血。前两者主要表现为脊髓受压的症状，患者出现截瘫及感觉障碍，症状迅速加重且范围进行性扩大。髓内出血的特点为急性剧烈背痛，数分钟或数小时后迅速出现损害水平以下运动障碍、感觉障碍及括约肌功能障碍。脊髓蛛网膜下腔出血表现为急骤的颈背痛、脑膜刺激征和截瘫。脊髓表面血管破裂出血可能只有背痛而无脊髓受压表现。

3. 脊髓血管畸形

脊髓血管畸形大多为动静脉畸形，分为四种类型：硬脊膜动静脉瘘、髓内动静脉畸形、髓周动静脉瘘和混合型。病变多见于胸腰段。多在 45 岁前起病，约半数在 14 岁前起病，男女比例为 3∶1。缓慢起病者多见，亦可为间歇性病程，有症状缓解期，类似多发性硬化。部分患者以运动障碍为主，兼有上下运动神经元受累的体征，类似肌萎缩侧索硬化。突然发病者为畸形血管破裂所致，多表现为急性疼痛，出现脑膜刺激征、不同程度的截瘫、根性或传导束性感觉障碍，如脊髓半侧受累表现为脊髓半切综合征。括约肌功能障碍，早期为大小便困难，晚期大小便失禁，少数以脊髓蛛网膜下腔出血为首发症状。动静脉畸形症状的周期性加剧与妊娠有关，可能是妊娠期内分泌改变使静脉压增高所致。硬脊膜动静脉瘘是指供应脊髓或神经根的细小动脉在椎间孔穿过硬脊膜时与脊髓引流静脉出现了相互交通，导致静脉高压，多表现为进行性加重的脊髓缺血性病变。多见于中年男性，平均发病年龄 50 岁左右，常呈渐进性起病，逐渐出现双下肢无力，感觉障碍，常伴有大小便障碍，后发展为截瘫。选择性脊髓动脉造影是诊断本综合征的"金标准"。

（二）辅助检查

1. 脑脊液检查

椎管内出血，脑脊液压力可增高，脊髓蛛网膜下腔出血则脑脊液呈均匀血性。血肿形成可导致椎管内不同程度阻塞，使脑脊液蛋白增高，压力降低。

2. CT 和 MRI

可显示病变部位的脊髓出血、梗死、增粗，增强后可以发现畸形血管。

3. 脊髓血管造影

选择性脊髓动脉造影对脊髓血管畸形的诊断最有价值，可明确显示畸形血管的大小、范围、类型及与脊髓的关系，有助于治疗方法的选择。

（三）诊断依据与定位定性诊断

1. 诊断依据

（1）临床表现。起病急骤，呈卒中样，首发症状多为神经根刺激症状，短时间内出现病变相应节段的迟缓性瘫痪；脊髓休克期后转变为痉挛性瘫，因后索一般不受累而出现传导束型分离性感觉障碍，痛觉、温度觉缺失而深感觉保留，大小便障碍较明显。

（2）影像学检查。颈椎 MRI 可见急性期多表现为病变节段脊髓增粗，T1WI 呈低信号，T2WI 呈高信号，矢状位可见"铅笔征"，发病 1~3 周病灶可见明显强化。慢性期脊髓形态恢复正常或脊髓萎缩，病灶边界不清。

2. 定位定性诊断

（1）定位：脊髓前动脉供血区。

（2）定性：缺血性脊髓血管病。

（3）诊断：脊髓梗死。

（四）鉴别诊断

根据突然起病、脊髓损伤的临床特点，结合脑脊液和脊髓影像学可以给予临床诊断。本病需要与下列疾病鉴别。

1. 其他原因导致的间歇性跛行

下肢血管性间歇性跛行系下肢动脉粥样硬化狭窄或微栓子反复栓塞所致，表现为下肢间歇性疼痛、无力、苍白、皮肤温度降低、足背动脉搏动减弱或消失，超声多普勒检查有助于诊断；马尾性间歇性跛行是由腰椎椎管狭窄所致，常有腰骶区疼痛，行走后症状加重，休息后减轻或消失，腰前屈时症状可减轻，后仰时则加重，感觉症状较运动症状重。

2. 急性脊髓炎

病前多有感染史或疫苗接种史，起病较急但不如脊髓血管病急，无急性疼痛或根痛等首发症状，表现为脊髓横贯性损害，脑脊液细胞数可明显增加，预后相对较好。

3. 亚急性坏死性脊髓炎

亚急性坏死性脊髓炎是一种血栓性静脉炎，成年男性多见。表现为缓慢进行性加重的双下肢无力伴肌肉萎缩、腱反射亢进、锥体束征阳性、损害平面以下感觉障碍。重者呈完全性截瘫、大小便障碍、肌萎缩明显、肌张力低、腱反射减弱。腰骶段最易受累，胸段少见。脑脊液蛋白增高，椎管造影可见脊髓表面有血管扩张。

【治疗】

缺血性脊髓血管病的治疗原则与缺血性脑血管病相似。病因治疗如低血压者应纠正血压、改善循环，应用血管扩张药及促进神经功能恢复的药物，疼痛时给予镇静止痛药。硬膜外或硬膜下血肿应紧急手术以清除血肿，解除对脊髓的压迫。脊髓血管畸形的治疗原则为阻断动静脉间的异常交通，可采用结扎供养动脉，摘除异常血管及栓塞供养动脉的治疗方法，临床常采用显微外科技术，将畸形血管结扎或切除，或采用介入栓塞治疗，由于血管介入的快速发展，介入栓塞治疗可在造影诊断的同时进行，因此可作为首选。栓塞的异常动脉不能是脊髓的供血动脉，同时要求恰好闭塞在瘘口处和静脉起始端，以防止再通的发生。其适应证为：术前使用，以减少手术切除时出血；脊髓前部动静脉畸形手术切除困难者；长期脊髓横贯性损伤，栓塞术用以减轻疼痛、肢体痉挛和防治再出血。其他方法包括供血动脉结扎术、畸形血管切除术、伽马刀等。畸形血管切除术仅适用于髓外病变或畸形血管从髓外嵌入髓内者，穿入髓内的病灶难以手术切除。伽马刀可对局限的血管畸形进行放射治疗。其他类型椎管出血应针对病因进行治疗，并使用脱水剂、止血剂等综合治疗。

【预后】

脊髓梗死的临床预后取决于多种因素，包括脊髓损伤的程度和类型，受累的脊髓节段，发病年龄，发病时神经功能缺损的严重程度及吸烟史等。分水岭梗死相对于单纯的沟动脉梗死，往往预后更差。我们报道的这例患者，中老年急性起病，无基础疾病病史，病灶范围不大，发病后治疗及时，故预后相对较好。

【病因及发病机制】

心肌梗死、心搏骤停、主动脉破裂、主动脉造影、胸腔和脊柱手术等引起的严重低血压及脊髓动脉粥样硬化、梅毒性动脉炎、肿瘤、蛛网膜粘连等均可导致缺血性脊髓病。脊髓血管畸形和动脉瘤破裂则可引起脊髓出血；自发性出血亦可由血液病、肿瘤和抗凝治疗导致；外伤也是椎管内出血的主要原因之一。约 1/3 的脊髓血管畸形患者合并相应脊髓节段皮肤血管瘤、颅内血管畸形和脊髓空洞症等。

【病理】

脊髓对缺血有较好的耐受性，轻度或间歇性缺血不会造成脊髓损害，但长时间完全缺血可导致脊髓不可逆损伤。脊髓前动脉血栓形成常见于胸段，因该段血供相对薄弱，脊髓后动脉左右各一，血栓形成很少见。脊髓缺血可导致神经细胞变性、坏死、淋巴细胞浸润，并有血管再生。髓内出血可侵犯数个脊髓节段，多累及中央灰质；髓外出血形成血肿或破入蛛网膜下腔，引起组织水肿、淤血及继发神经变性。脊髓血管畸形由异常血管形成的网状血管团和供血动脉及引流静脉所组成，任何节段均有可能发生，无特别好发部位。

（郭四平　郝永岗）

第四节　脊髓空洞症

【概述】

脊髓空洞症（syringomyelia，SM）以脊髓中央部空洞性病变为特点，是一种慢性进行性脊髓变性疾病或脊髓发育障碍。多见于颈髓，亦可累及延髓，称延髓空洞症（syringobulbia）。脊髓空洞症是一种少见疾病，普通人群患病率约为 8.4/10 万人，男性更易受累，多见于 30~50 岁的成年人。

脊髓空洞症根据空洞与脊髓中央管的关系可分为交通性脊髓空洞症与非交通性脊髓空洞症两种类型。前者空洞与中央管相通，由原发性脊髓中央管扩张所致，常合并枕骨大孔区异常。后者空洞与脊髓中央管不相通，常继发于其他脊髓疾病。

根据班内特（Barnett）的分型，临床上可将脊髓空洞症分为四型：① 脊髓空洞伴第四脑室正中孔堵塞和中央管扩大，合并 I 型 Chiari 畸形或由后颅窝囊肿、肿瘤、蛛网膜炎等所致第四脑室正中孔阻塞。② 特发性脊髓空洞症。③ 继发性脊髓空洞症，由脊髓肿瘤、外伤、脊髓蛛网膜炎和硬脊膜炎所致。④ 单纯性脊髓积水或伴脑积水。

发病年龄多在 20~30 岁，偶可发生于儿童或成年以后，男女之比约为 3∶1。隐匿起病，进展缓慢，病程数月至 40 年不等，因空洞大小和累及脊髓的位置不同，临床表现各异，症状如下。

1. 感觉障碍

感觉障碍症状多见。最早症状常为相应支配区自发性疼痛，继而出现节段性、分离性感觉障碍，表现为单侧或双侧的手部、臂部、足部或一部分颈部、胸部的痛觉、温度觉丧失，呈"短上衣样"分布，而触觉和深感觉相对正常。如向上累及三叉神经脊束核，可造成面部分离性感觉障碍，即痛觉、温度觉缺失而触觉保存。晚期脊髓后索及脊髓丘脑侧束被累及，造成空洞水平以下各种传导束型感觉障碍。

2. 运动障碍

前角细胞受累出现相应节段支配区域肌无力、肌萎缩、肌束颤动、肌张力减低、腱反射减退或缺失，颈膨大区空洞致双手肌肉明显萎缩，呈"鹰爪"样。空洞发展至晚期可出现病变水平以下锥体束征，累及侧柱交感神经中枢（C8—T2 侧角），出现同侧 Horner 征。空洞内发生出血则病情可突然恶化。

3. 神经营养性障碍及其他症状

皮肤营养障碍表现为皮肤增厚、过度角化，皮肤及手指苍白，受伤后难以愈合，痛觉缺失区的表皮烫伤、外伤可造成顽固性溃疡及瘢痕形成，甚至指（趾）节末端无痛性坏死、脱落，称为 Morvan 征。晚期可有神经源性膀胱和尿失禁。关节痛觉缺失可引起关节磨损、萎缩、畸形、关节肿大、活动度增加，运动时有明显骨摩擦音而无疼痛感，称为沙尔科关节（charcot joint），又称夏科特关节，是本病特征之一。其他先天畸形如脊柱侧弯或后突畸形、隐性脊柱裂、颈枕区畸形、小脑扁桃体下疝、颈肋和弓形足等常合并存在。

空洞可累及延髓，三叉神经脊束核受损可出现面部痛觉、温度觉减退或缺失，呈洋葱皮样分布。由外侧向鼻唇部发展；面神经核受损可出现周围性面瘫；疑核受损可出现吞咽困难、饮水呛咳等延髓性麻痹症状；舌下神经核受损可出现伸舌偏向患侧，同侧舌肌萎缩及肌束颤动；前庭小脑传导束受损，可表现为眩晕、恶心、眼球震颤、平衡障碍及步态不稳。

【典型病例】

患者女性，55 岁，因"双手麻木 2 年，右侧面部及肢体无汗 1 年"入院。2 年前，患者无明显诱因出现双手麻木，开始为双手指尖麻木，后逐渐向双手近段发展至手腕部，每次麻木持续 5 min 不等，发作频率不固定，可自行缓解，伴间断颈背部疼痛，症状轻微未予重视及治疗。1 年前，患者出现右侧面部及肢体无汗，伴右侧肢体乏力感，表现为上下楼梯困难及右膝部疼痛，自发病以来，神志清醒，精神可，饮食及睡眠尚可，大小便无异常，体重无明显变化。入院神经系统查体：高级神经功能正常，颅神经未见明显异常，四肢肌张力正常，左上肢肌张力 5 级，左下肢肌张力 5 级；右上肢肌张力 5-级，右下肢肌张力 5-级。四肢腱反射正常。右下肢浅感觉稍减退，深感觉未见异常，病理征阴性。颈椎 MRI：小脑扁桃体下疝，所见颈胸段脊髓空洞症（图 6-4-1），小脑扁桃体向下移位至枕骨大孔下缘约 6 mm。临床诊断：小脑扁桃体下疝（Chiari 畸形 I 型），颈胸段脊髓空洞症。治疗经过：完善相关检查，排除手术禁忌，在全身麻醉下行后颅窝减压术，术后生命体征平稳。

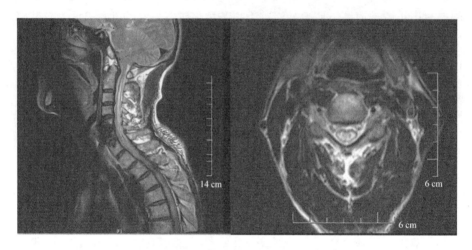

图 6-4-1　MRI 提示颈胸段脊髓空洞改变

【诊断思路】

（一）病例特点及疾病临床表现

1. 病例特点

患者中年女性，起病缓慢，总病程长。以肢体麻木、疼痛起病，后逐渐出现分离性感觉障碍，即痛觉、温度觉减退而触觉及深感觉相对正常，因病变累及 C3—T2 脊髓侧角，出现了同侧 Horner 征，病变同侧面部出汗减少。MRI 显示小脑扁桃体向下移位至枕骨大孔下缘约 6 mm，脊髓颈胸段可见明显脊髓空洞。

2. 疾病临床表现

发病年龄多在 20~30 岁，也可发生于儿童或成年以后，男女之比约为 3∶1。隐匿起病，进展缓慢，根据脊髓空洞大小及脊髓受累程度不同，临床表现有所差异，主要为：① 感觉障碍。最早症状常为相应支配区自发性疼痛继而出现节段性分离性感觉障碍。② 运动障碍。相应节段支配区域肌无力、肌萎缩、肌束颤动、肌张力减低、腱反射减退或缺失，颈膨大区空洞致双手肌肉明显萎缩，呈"鹰爪"样。空洞继续扩大尚可侵及锥体束，出现肌张力增高及腱反射亢进，Babinski 征阳性。累及侧柱交感神经中枢（C8—T2 侧角），出现同侧 Horner 征。③ 神经营养性障碍及其他症状皮肤营养障碍。皮肤增厚、过度角化，皮肤及手指苍白痛觉缺失区的表皮烫伤、外伤可造成顽固性溃疡及瘢痕形成，甚至指（趾）节末端无痛性坏死脱落，称为 Morvan 征。晚期可有神经源性膀胱和尿失禁。关节痛觉缺失可引起关节磨损、萎缩畸形、关节肿大、活动度增加，运动时有明显骨摩擦音而无疼痛感，称为夏科（Charcot）关节，是本病特征之一。累及延髓，可出现面部痛觉、温度觉减退或缺失，周围性面瘫，吞咽困难、饮水呛咳等延髓性麻痹症状，眩晕、恶心、眼球震颤、平衡障碍及步态不稳等。

（二）辅助检查

1. 脑脊液检查

脑脊液检查多无特征性改变，较大空洞可引起脊髓腔部分梗阻，脑脊液蛋白可增高。

2. X 线检查

X 线检查可以发现 Charcot 关节、颈枕区畸形、脊柱畸形等。CT 示颈髓内低密度影。

3. MRI

MRI 矢状位图像可清晰显示空洞的位置、大小、范围以及是否合并 Arnold-Chiari 畸形等，是确诊本病的首选方法。

（三）诊断依据

青壮年，隐匿起病，病情进展缓慢，节段性分离性感觉障碍，肌无力和肌萎缩，皮肤和关节营养障碍等，检查常发现合并其他先天性畸形，诊断并不难，MRI 检查发现空洞可确诊。

（四）鉴别诊断

1. 脊髓肿瘤

髓内肿瘤进展较快，所累及脊髓病变节段较短，膀胱直肠功能障碍出现早，锥体束征多为双侧，脑脊液蛋白含量增高，脊髓造影及 MRI 有助于鉴别诊断。

2. 脑干肿瘤

脑干肿瘤常起自脑桥下部，进展较快，临床早期表现为脑神经损害，以展神经、面神经麻痹多见，晚期可出现交叉性瘫痪，MRI 检查可鉴别。

3. 颈椎病

颈椎病多见于中老年，神经根痛常见，感觉障碍多呈根性分布，手及上肢出现轻度肌无力及肌萎缩；颈部活动受限或后仰时疼痛。颈椎 CT、MRI 有助于鉴别诊断。

4. 肌萎缩侧索硬化

肌萎缩侧索硬化多在中年起病，上、下运动神经元同时受累，严重的肌无力、肌萎缩与腱反射亢进、病理反射并存，无感觉障碍和营养障碍，MRI 无特异性发现。

【治疗】

本病进展缓慢，常可迁延数 10 年之久。目前尚无特效疗法。

1. 对症治疗

可给予 B 族维生素、ATP、辅酶 A、肌苷等；有疼痛者可给予镇痛剂；痛觉缺失者应防止外伤、烫伤或冻伤；防止关节挛缩，辅助按摩等。

2. 手术治疗

较大空洞伴椎管梗阻可行上颈段椎板切除减压术，合并颈枕区畸形及小脑扁桃体下疝可行枕骨下减压，手术矫治颅骨及神经组织畸形。继发于创伤、感染的脊髓空洞及张力性空洞可行空洞-蛛网膜下腔分流术。合并 Arnold-Chiari 畸形的患者应先考虑脑脊液分流，部分患者术后症状可有所改善；脊髓内肿瘤所致空洞可行肿瘤切除术；囊性空洞行减压术后压力可暂时解除，但常见复发。

3. 放疗

疗效不肯定，已很少应用。可试用放射性同位素 I 疗法（口服或椎管内注射）。

【预后】

脊髓空洞症的预后与潜在病因、神经功能受损程度以及空洞的位置及范围有关。中度至重度神经功能受损的患者较轻度受损患者预后不良。中央型空洞治疗反应差。大多数患者术后生活质量得到改善，疼痛缓解率高于感觉障碍的缓解率。

【病因及发病机制】

本病的病因和发病机制尚未完全明确，目前有以下几种学说。

1. 先天性发育异常

本病常合并小脑扁桃体下疝、脊柱裂、脑积水、颈肋、弓形足等畸形，故认为脊髓空洞症是脊髓先天性发育异常。有人认为是由于胚胎期脊髓神经管闭合不全或脊髓内先天性神经胶质增生导致脊髓中心变性所致。

2. 脑脊液动力学异常

颈枕区先天性异常影响脑脊液自第四脑室进入蛛网膜下腔，脑室压力搏动性增高，不断冲击脊髓中央管使之逐渐扩大，导致与中央管相通的交通型脊髓空洞症。

3. 血液循环异常

脊髓血管畸形、脊髓损伤、脊髓炎伴中央管软化扩张及蛛网膜炎等引起脊髓血液循环异常，产生脊髓缺血、坏死、液化形成空洞。

【病理】

脊髓外形呈梭形膨大或萎缩变细，其中空洞多位于颈膨大，可向脑干或胸髓扩展，腰髓较少受累，偶有多发空洞而且不相通。空洞壁不规则，由环形排列的胶质细胞及纤维组成。空洞内存在积液，其成分与脑脊液相似。病变多起始于灰质前联合，然后早期空洞其囊壁多不规则，有退变的神经胶质细胞。陈旧性空洞其周围胶质增生及肥大星形细胞形成致密囊壁，空洞周围可见异常透明变形的血管。延髓空洞通常呈纵裂状，多为单侧，有些甚至上伸入脑桥，空洞可阻断内侧丘系交叉纤维，累及舌下神经核和迷走神经核。对称或不对称地向后角和前角扩展，继而压迫脊髓白质。

【健康管理】

对肢体功能障碍的患者来说，功能锻炼是一项持久的工作，出院后在家属的协助下进行理疗、针刺等，坚持给予肢体被动及主动锻炼。一般术后半数患者症状改善，2 年后随诊大部分仍会继续恢复，但也有截瘫长达 10 个月者，术后仍完全恢复。定期复查，饮食仍需多吃含粗纤维食物，预防便秘。

（贺　亮　黄煜伦）

第五节　脊髓压迫症

【概述】

脊髓压迫症（compressive myelopathy）是一组椎管内占位性病变、脊髓多种病变所引起的脊髓受压综合征，随病变进展脊神经根和血管可不同程度受累，出现脊髓半切综合征、横贯性损害及椎管梗阻，引起受压平面以下的肢体运动、感觉、反射、括约肌功能以及皮肤营养功能障碍，严重影响患者的生活和劳动能力。

【典型病例】

患者女性，71 岁，因"双下肢麻木 4 个月余，加重 20 d 余"入院，患者 4 个月前无明显诱因下出现背部脐水平疼痛，随后出现左下肢膝上至脚尖麻木，行走时麻木感明显，行动受限，3 个月前就诊于外院，予药物保守治疗，症状未能缓解，20 d 前麻木感明显加重，小腿部背侧面重于腹侧面，足部掌面重于背面。为进一步治疗来我院。入院查体：生命体征平稳，意识清楚，双侧瞳孔等大等圆，对光反射正常。四肢肌力正常，左下肢痛觉、温度觉减退，深感觉正常。病理征（－）。MRI 提示 T12 椎体水平髓外硬脊膜下内左后方见类圆形等 T1、等 T2 信号影，呈宽基底，脊髓受压推移，考虑脊膜瘤可能，患者随后进行了椎管内肿物切除手术，全病灶切除，病理诊断为脊膜瘤（图 6-5-1）。

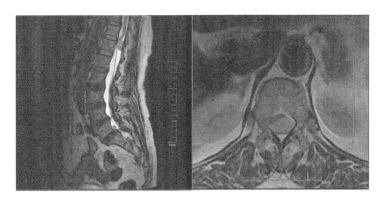

图 6-5-1 MRI 示髓外硬膜下占位病变

【诊断思路】

（一）病例特点及疾病临床表现

1. 病例特点

患者为老年女性，慢性起病。以双下肢麻木、脐水平背部疼痛为主要症状。MRI 显示病灶为髓外硬脊膜下团状包块，T1、T2 等信号。

2. 疾病临床表现

脊髓压迫症主要是由于病变进行性发展，逐渐导致脊髓和神经根受压所致。根据脊髓和神经根受压的程度和病程的发展可以分为 3 个阶段。① 根性疼痛期：主要表现为由于神经根受到刺激或压迫而产生的神经根性疼痛。如本病例患者以背部脐水平疼痛为首发症状，首发疼痛的部位固定。疼痛多呈阵发性，常反复发作，咳嗽、打喷嚏或排便时可诱发疼痛或使疼痛程度加重。神经根痛的部位明确而固定，对病变的定位诊断具有重要的参考价值。② 脊髓部分受压期：随着病程的发展，病变的占位效应日趋明显，脊髓受到挤压而逐渐出现脊髓传导束受压的症状。此期患者主要表现为病变所在平面以下的肢体运动和感觉障碍，典型体征为脊髓半切综合征（Brown-Sequard syndrome），即病变节段以下同侧上运动神经元性瘫痪及触觉深感觉的减退。对侧病变平面 2~3 个节段以下的痛觉、温度觉丧失。如本病例中患者入院前 4 个月左下肢麻木，左下肢痛觉、温度觉减退，并呈进行性加重。③ 脊髓完全受压期：脊髓压迫性病变最终虽然不能造成真正意义上的脊髓全横断，但由于压力传递已经到达病变所在节段脊髓的全部，从而使病变平面以下的脊髓功能完全丧失。运动和感觉障碍不断加重，最终演变为脊髓横贯性损害，表现为病变平面以下的深浅感觉完全丧失，肢体完全性瘫痪，大小便功能障碍及自主神经功能障碍。此期脊髓损害多不可逆。

（二）辅助检查

1. 脑脊液检查

腰穿测定脑脊液动力变化，常规及生化检查是诊断脊髓压迫症的重要方法。

2. 脑脊液动力学改变

压颈试验可证明椎管是否有梗阻，但压颈试验正常并不能排除椎管梗阻。① 椎管部分阻塞：初压正常或略增高，压腹迅速上升，解除腹压缓慢下降，放出脑脊液后末压明显下降。② 椎管完全阻塞：在阻塞平面以下测压力很低甚至测不出，压腹可迅速上升，而颈静脉加压对脑脊液压力无影响，放出脑脊液后明显下降。

3. 脑脊液颜色与蛋白含量

脊髓压迫症脑脊液蛋白含量少者脑脊液呈无色透明，蛋白含量高者则呈淡黄色或橘黄色。一般阻塞越完全，阻塞时间越长，阻塞水平越低，蛋白含量越高，可有蛋白-细胞解离现象。

4. 脊髓 CT

平扫 CT 对脊髓与内结构的分辨不甚清晰，诊断意义不大，但对了解有无骨质结构变化具有明确的诊断价值；增强扫描可显示部分肿瘤影像。脊髓造影 CT 扫描比普通脊髓造影检查更为敏感，不仅可以显示病变部位，还可以发现脊髓受压、变形和移位以及蛛网膜下腔梗阻。

5. 脊髓 MRI

脊髓 MRI 是目前诊断压迫性脊髓疾病最有价值的辅助检查，应列为首选。MRI 具有无创、无辐射和分辨率高的优点，不仅能从轴位、矢状位和冠状位三个方向立体对病变进行全面的观察和精确的定位，而且还能显示病变与脊髓、神经和椎骨的关系。注射 Gd-DTPA 后，根据影像学特点就能对某些病变做出定性诊断，这样术前就能确定肿瘤的位置、大小、数目及其与脊髓的关系，甚至可以确定部分肿瘤的性质。

（三）诊断依据与定位定性诊断

1. 诊断依据

脊髓压迫症的诊断需要解决三个问题。

（1）判断有无脊髓压迫症以及导致脊髓压迫的病变存在：凡有神经根性疼痛、感觉障碍、运动障碍或自主神经功能障碍症状的患者，均要想到脊髓压迫症的可能，必须及时进行必要的辅助检查以明确有无导致脊髓压迫的病变存在。对于高度怀疑脊髓压迫症的患者，首选 MRI 检查。

（2）病变的定位诊断。

① 纵向定位：根据神经根刺激和感觉障碍的水平、肌肉萎缩、反射改变及棘突压痛或叩击痛等体征推断病变的节段。但为了准确定位，手术前需要经过各种辅助检查加以证实。

② 横向定位：根据临床表现确定病变在横断面上系位于髓内、髓外、硬膜内或硬膜外。

③ 病变的定性诊断：根据病史、症状体征、脑脊液检查及病变的影像学特征，我们可以对部分病变的性质和病理类型进行较为准确的判断。然而，对大多数能够导致脊髓压迫症的病变而言，其定性诊断最终都必须依赖于病理检查。

2. 定位定性诊断

（1）定位：T12 髓外硬脊膜下占位性病变。

（2）定性：脊膜瘤（待病理诊断）。

（3）诊断：脊髓压迫症。

（四）鉴别诊断

1. 急性脊髓炎

急性脊髓炎多有感染或中毒的病史，可有发热、全身不适等先驱症状。通常起病急骤，迅速恶化，数小时至数天内便发展到高峰。脑脊液检查细胞数增多，蛋白质含量亦明显增高，但多无蛛网膜下腔梗阻。

2. 脊髓蛛网膜炎

脊髓蛛网膜炎常有感染或发热的病史，起病缓慢，病程较长，症状时轻时重。根痛范围广泛而不明显，感觉平面多不恒定，且不对称。脊柱 X 线平片多正常。脑脊液细胞数及蛋白含量均增加，蛛网膜下腔梗阻少见且多不明显。脊髓造影可见造影剂在蛛网膜下腔呈不规则点滴状、串珠状或斑块状分布。

3. 脊髓空洞症

脊髓空洞症起病隐匿、病程长。病变多见于下颈段及上胸段，亦有伸展至延髓者。早期症状常为手部小肌肉的萎缩及无力，临床表现的主要特点是病变水平以下分离性感觉障碍，可有下肢锥体束征，根痛少见，常有明显的皮肤营养改变。脑脊液检查一般正常，蛛网膜下腔无梗阻。MRI 检查可见脊髓内长条形空洞形成。

4. 脊柱骨关节肥大性改变

脊柱骨关节肥大性改变常见于下颈段和腰段。颈段者表现为上肢麻木或肩部酸痛、沉重感，常因颈部位置不当而加重，转动头位时可发生椎基底动脉缺血症状。脑脊液蛋白含量增加，蛛网膜下腔不完全梗阻。脊柱平片可见明显骨关节肥大，脊柱生理弯曲消失，呈强直状，腰椎常见侧凸，可伴有椎间盘突出。

5. 肌萎缩性侧索硬化症

此类病变主要累及脊髓前角细胞、延髓运动神经核及锥体束，因此临床表现以运动障碍为主，一般无感觉障碍，其特征性表现是上肢手部肌肉萎缩和舌肌萎缩，严重者有构音障碍。脑脊液检查正常，蛛网膜下腔无梗阻。

【治疗】

根据病变部位和病变性质决定手术方法，如病变切除术、去椎板减压术及硬脊膜囊切开术等。急性压迫病变力争发病或外伤事件 6 h 内减压；硬膜外转移肿瘤或淋巴瘤者应作放射治疗或化学治疗；髓内肿瘤者应视病灶边界是否清楚，完全切除必然加重脊髓损伤，应在尽量保留脊髓组织结构和功能的前提下，力争完全切除，残留或不适合手术的患者行放射治疗；恶性肿瘤或转移瘤如不能切除，可行椎板减压术，术后配合放化疗治疗；颈椎病和椎管狭窄者应作椎管减压，椎间盘突出者应作髓核摘除；硬脊膜外脓肿应紧急手术，并给予足量抗生素；脊柱结核在根治术同时进行抗结核治疗；真菌及寄生虫感染导致脊髓压迫症可用抗真菌或抗寄生虫药物。

脊髓急性损伤早期应用大剂量甲基强的松龙静脉注射可改善损伤后脊髓血流和微血管灌注，使脊髓功能得到改善。伤后 8 h 内给药，脊髓功能恢复最明显，伤后 24 h 内给药仍有治疗意义。脱水剂治疗：甘露醇和呋塞米等脱水剂可以减轻脊髓水肿，宜早期使用。胃肠动力药物：西沙必利能改善脊髓损伤患者的结肠和肛门直肠功能障碍，促进排便。

【预后】

脊髓压迫症的预后取决于压迫病变的性质和脊髓压迫时间的长短。由于导致脊髓压迫的疾病大多属良性病变，如果能够早期诊断并及时采取有效的治疗措施，预后甚佳。但若病变性质偏恶性，或急性起病，短期内脊髓功能完全障碍，则预后不佳，往往会导致肢体瘫痪、呼吸功能障碍和自主神经功能障碍等严重后遗症，给患者及其家庭乃至社会带来巨大的经济负担和精神压力。因此，必须普及和提高对脊髓压迫症的认识和重视。

【病因及发病机制】

（一）病因

（1）肿瘤。最常见，占脊髓压迫症的 1/3 以上。其中绝大多数起源于脊髓组织本身及其附属结构或邻近结构（如起源于脊柱骨性结构的骨瘤、起源于硬脊膜的脊膜瘤以及起源于硬脊膜外脂肪组织的脂肪瘤）。其次是来源于肺、乳腺、肾脏、胃肠道和血液系统等其他器官和系统的转移瘤，多为恶性肿瘤。

（2）炎症。脊柱结核、炎性肉芽肿、结核瘤和硬脊膜外脓肿等。

（3）创伤。脊柱骨折、关节脱位或错位等骨质结构破坏移位以及创伤后椎管内血肿形成等均可导致脊髓或脊神经受压。

（4）脊髓血管畸形。畸形血管直接压迫或畸形血管破裂出血形成血肿压迫脊髓和神经根，如动静脉畸形、海绵状血管瘤和硬脊膜动静脉瘘等。

（5）脊柱退行性疾病。骨质增生、椎间盘突出、后纵韧带钙化及黄韧带肥厚等。

（6）先天性疾病。Chiari 畸形、脊髓脊膜膨出。

（二）发病机制

1. 脊髓机械性受压

脊柱骨折、肿瘤等硬性结构直接压迫脊髓或脊神经根，引起脊髓受压、移位和神经根刺激或麻痹等症状，髓内的占位性病变直接侵犯神经组织，压迫症状较早出现，髓外硬膜内占位性病变症状进展缓慢。由于硬脊膜的阻挡，硬脊膜外占位性病变对脊髓的压迫作用相对较轻，症状往往发生在脊髓腔明显梗阻之后。

2. 浸润性改变

脊柱及脊髓的转移瘤、脓肿、白血病等浸润脊膜、脊神经根和脊髓，使其充血、肿胀，引起脊髓受压。

3. 缺血性改变

供应脊髓的血管被肿瘤、椎间盘等挤压，引起相应节段脊髓缺血性改变，使脊髓发生缺血、水肿、坏死、软化等病理变化，从而出现脊髓压迫症状；另外，脊髓局部神经细胞及传导束坏死、充血及水肿，椎管内储备空间缩小，静脉回流受阻，使脊髓水肿进一步加重，动脉受压后血运受阻使脊髓缺血、坏死，也可导致脊髓传导功能完全丧失，出现肢体麻木、无力甚至大小便障碍。

【健康管理】

康复治疗的目的，是通过对患者功能的重新训练及重建，促进中枢神经系统的代偿功能，从而使患者恢复步行、恢复大小便功能，以及恢复生活自理，重返工作岗位。

康复治疗包括按摩、被动运动、主动运动、坐起锻炼等功能训练；另外可以进行功能重建，包括功能性电刺激、肌腱转移手术、交叉步态矫正术、大网膜脊髓移植术等，针对脊髓损伤患者性功能障碍可采用阴茎假体植入和真空缩窄等疗法，明显提高脊髓损伤患者的性交频度，对改善患者性生活和婚姻满意度起到积极作用；瘫痪肢体的理疗，可改善患肢的血液循环，延缓和防止肌肉萎缩；步行锻炼目的在于进一步恢复肢体功能，以达到步行和个人生活自理。重点是训练关键肌群的动作，降低痉挛状态，减轻由于不活动、肌肉紧张或肩关节半脱位等所致疼痛，进行站立、行走及日常生活动作训练；日常生活活动锻炼着重训练健手代替患手或单手操作技巧，目的是使患者达到生活自理或半自理。

（贺　亮　黄煜伦）

第六节　脊髓病变的康复及进展

【概述】

(一) 康复目标

设定康复目标是脊髓病变患者在其物理治疗和参与康复进程的主要步骤之一。康复治疗目标的设定应始终以患者为中心，且随着治疗的不断进展，治疗目标也应随之调整。疾病开始阶段，由患者自身提出康复目标，康复医生、康复治疗师、康复护士等多学科医疗人员应根据患者的功能受限情况、自身康复需求等设定更加合理的康复目标。目标的设定应符合 ICF 针对活动障碍和活动参与受限进行治疗的原则。康复目标的设定需要患者和对其负责的康复团队成员共同讨论确定，包括近期目标和远期目标。近期目标可包括周目标、出院前目标等；远期目标可包括半年以后甚至更长时间的以社区及家庭性活动功能为需求的长远目标。

康复治疗目标应简明扼要，即目标明确、可量化、可实施性强、有实际意义。制订康复治疗目标时，不仅要考虑患者现有的残存功能对以后独立自主功能的影响，还要考虑其他各种影响因素，如患者家属的期望、经济条件、生活环境等。但是，对功能恢复预后的程度最重要的影响因素还是患者自身的神经功能状态，包括脊髓的受损程度和损伤的脊髓节段等。

(二) 康复时机

脊髓病变损伤患者的早期康复干预对患者功能恢复的作用已得到许多研究的证实。脊髓病变损伤早期康复中"早"的含义是指在病情稳定的前提下，从受伤当日开始，从 ICU 内开始，只要病情稳定、无其他合并损伤，康复干预即应介入。但目前因国内对康复的认识和重视不足或因经济原因，许多脊髓损伤的患者在受伤后甚至手术后的急性期缺乏有效的康复治疗，有文献报道指出，以 90 d 为分界线，康复介入时机≤90 d 为早期康复，>90 d 为中晚期康复。有研究表明，在 3 个月内早期康复介入对完全性及不完全性脊髓损伤患者来说，在神经和（或）功能上都会有不同程度的恢复，尤其是对不完全性脊髓损伤患者，早期康复介入恢复幅度较完全性脊髓损伤患者更为明显。而当康复介入在 3 个月以后时，不同程度脊髓病变的患者的日常生活活动能力恢复幅度无明显差异。由此可见，完全性脊髓损伤患者功能进步空间明确，康复介入早晚对其功能影响不大，通过积极康复治疗达到最大功能水平后，盲目地通过延长康复治疗时间并不能使其达到更高的功能水平，此时应注重患者及家庭宣教、坚持功能维持性康复训练、及时使用辅助器具、积极进行环境改造，最大程度提高生活自理能力。早期康复对不完全性脊髓损伤患者尤为重要，对这类患者应在急性期就做好家属及患者的宣教工作，在其病情稳定时及时进行康复干预，以期达到最大的康复效果。

（三）康复新进展

随着社会的快速发展和进步，脊髓病变导致脊髓损伤的发病率呈逐年上升的趋势，脊髓病变及其相关并发症的治疗一直是临床工作的难题，不仅给患者及其家属带来巨大压力，而且给社会带来了沉重的经济负担。近年来，国内外医学界、工程物理学界为脊髓病变的康复研究做出了突出的贡献。作为医务工作者的我们希望能帮助患者实现身体功能的恢复和提高，预防和治疗并发症、解除患者的痛苦，尽早让脊髓病变患者回归家庭和社会。

随着研究的不断深入，脊髓病变患者的治疗手段也在不断更新，急性期患者的处理包括以下几种。

（1）药物治疗。大剂量甲基强的松龙（MP）、神经节苷脂、钙离子通道阻断剂等药物介入。

（2）手术治疗。减压术、内固定等；恢复期患者的处理包括：① 细胞移植：神经干细胞（neural stem cells，NSCc）、间充质干细胞（mesenchymal stem cells，MSCs）、胚胎干细胞（embryonic stem Cells，ESs）、嗅鞘细胞（olfactory ensheathing cells，OECs）、施万细胞（schwann cells，SCs）等。② 基因治疗：利用基因疗法治疗脊髓损伤的技术是将特定的目的基因转移到患者体内，通过在患者体内表达的基因产物发挥生物活性，为神经的再生与生长提供合适的微环境。随着分子生物技术的发展和基因技术的完善，基因方法治疗脊髓损伤会有很好的应用前景。

（3）组织工程支架，组织工程支架通过在细胞外基质（extracellular matrix，ECM）发挥作用，为受损的神经细胞提供一个有利于其生长的三维空间。

（4）神经电生理技术。根据"脑-机接口"的基本原理，采用微电极检测受损脊髓神经束近端来自大脑的运动控制信号，输入计算机分析系统进行信息处理后，再通过另一组微电极刺激远端神经束，实现下行神经通道的桥接和运动信号传输。功能性电刺激（FES）属于神经电刺激（neuromuscular electrical stimulation，NMES）的范畴，是利用一定强度的低频脉冲电流通过预先设定的程序或根据反馈程序来刺激目标失神经肌肉，使其收缩，诱发肌肉运动产生功能性关节运动，以替代肢体丧失功能、改善活动能力的技术。功能性电刺激技术已经可以用来改善或恢复截瘫患者肢体部分运动功能。

【康复评定】

（一）脊髓病变损伤患者的神经功能评估

脊髓病变损伤后患者的神经功能状况会出现不同的变化，对脊髓损伤患者神经功能进行评定有助于我们正确了解患者脊髓损伤的性质和程度、评估康复治疗效果等。统一的脊髓损伤神经功能评定标准对于临床工作和科研人员有重要的意义。理想的评定标准应该是统一、精确并容易操作的。不同患者之间的评估结果应该有较高的一致性，不统一的标准将影响疗效观察和研究结果的可靠性。目前，用于脊髓损伤神经功能评定的标准侧重于评定损伤的脊髓神经功能状况，即神经学检查分级标准。神经学检查分级标准在现代脊髓损伤神经学检查中被普遍采用，使用较多的标准主要有

Frankel 分级法和 AIS 分级法。

1. Frankel 分级法

Frankel 分级法是 ASI 分级法的前身。1969 年，弗兰克（Frankel）根据脊髓损伤患者损伤平面以下感觉和运动存留情况将脊髓损伤的程度分为 5 个级别，该方法强调实际运动功能（详见第五章第二节表 5-2-3），目前仍然有一部分欧洲国家的医生和治疗师在使用。

2. ASI 分级法

ASI 脊髓损伤分级法（ASIA impairment scale，ASI），简称 ASI 分级法，是在美国脊髓损伤协会（ASIA）多年的临床应用研究基础上和国际截瘫医学会（IMSOP）共同提出的脊髓损伤神经学分类标准，主要根据躯体的运动、感觉功能的存留情况来确定患者脊髓损伤的平面和损伤程度（表 6-6-1）。

表 6-6-1 国际脊髓损伤神经学分类标准

感觉评分				运动：0：完全瘫痪 1：触及或可见肌肉收缩 2：去重力可主动运动 3：抗重力可主动运动 4：可对抗部分阻力主动运动 5：可对抗完全阻力主动运动 NT：不可检查 感觉：0分：无 1分：减弱 2分：正常 NT：无法检查	运动评分		左/右
		左	右		C5	屈肘肌	/
感觉关键点		针刺觉/轻触觉	针刺觉/轻触觉		C6	伸腕肌	/
					C7	伸肘肌	/
C2	枕骨粗隆两侧	/	/		C8	中指指深屈肌	/
C3	锁骨上窝	/	/		T1	小指外展肌	/
C4	肩锁关节顶部	/	/		L2	屈髋肌	/
C5	肘窝前外侧（桡侧）	/	/		L3	伸膝肌	/
C6	拇指近节背面中点	/	/		L4	踝背伸肌	/
C7	中指近节背面中点	/	/		L5	足拇背伸肌	/
C8	小指近节背面中点	/	/		S1	踝趾屈肌	/
T1	肘窝前内侧（尺侧）	/	/		总分		
T2	腋窝顶部	/	/				
T3	第 3 肋间隙锁骨中线处	/	/		神经水平		
T4	第 4 肋间隙锁骨中线处	/	/		左　右 运动：（　）　（　） 感觉：（　）　（　） 完全或者不完全（　） 不完全性：S4—S5 存在感觉或运动		
					ASIA 损伤评分（ASI）：		
					部分保留带 左　右 运动：（　）　（　） 感觉：（　）　（　） 损伤平面以下大部分神经保留 评价者： 日期：		

运动平面：运动平面的确定采用关键肌肌力来评估，通常身体两侧各有 10 对关键肌（表 6-6-2）分布于上肢和下肢，上肢分别对应 C5—T1 这 5 个脊髓节段的运动功能，下肢分别对应 L2—S1 这 5 个脊髓节段的运动功能，关键肌肌力评估采用徒手肌力测试法（manual muscle test，MMT）（详见本书第二章第九节表 2-9-4，表 2-9-5），确定损伤平面时，该平面对应的关键肌肌力必须大于或等于 3 级，该平面以上所有关键肌肌力必须是 5 级，即正常肌力。左右两侧的运动平面可以不一致。胸段脊髓损伤没有对应的关键肌肉来评估，因此可以用感觉平面进行确定。评定时需要左右两侧肢体进行，身体双侧上肢 5 对肌肉的运动评分相加总分最高可达 50 分，双侧下肢也是最高为 50 分，共 100 分。

表 6-6-2　关键肌肌肉

神经平面	关键肌肌肉	神经平面	关键肌肌肉
C5	屈肘肌	L2	屈髋肌
C6	伸腕肌	L3	伸膝肌
C7	伸肘肌	L4	踝背伸肌
C8	指深屈肌（中指）	L5	趾长伸肌
T1	小指外展肌	S1	踝跖屈肌

感觉平面：感觉功能评估用以评估身体左右两侧的感觉平面。AIS 感觉功能评估需要对身体左右两侧各 28 个感觉关键点（sensory key point）分别进行轻触觉和针刺觉测试（表 6-6-3），每个点代表一个皮节，即一个感觉神经平面用三分表对该点轻触觉和针刺觉进行评估，正常为 2 分，异常（包括感觉障碍或感觉改变、感觉过敏）为 1 分，缺失为 0 分。身体两侧的感觉平面界定取决于轻触觉和针刺觉均正常的最远端皮节区，并且之上的所有感觉关键点感觉都须正常。和运动平面一样，感觉平面也可能会出现双侧不一致的现象。身体双侧各 28 个感觉关键点的轻触觉和针刺觉得分最高共计 224 分，另外还需要注明肛周感觉存在与否。除此之外，在检查时还可以附加评估上下肢远端本体感觉（关节运动觉和关节位置觉或振动觉）。

表 6-6-3　感觉关键点

感觉平面	部位	感觉平面	部位
C2	枕骨粗隆	T8	第八肋间（T6 与 T10 中点）
C3	锁骨上窝	T9	第九肋间（T8 与 T10 中点）
C4	肩锁关节的顶部	T10	第十肋间（脐水平）
C5	肘前窝的外侧面	T11	第十一肋间（T10 与 T12 中点）
C6	拇指近节背侧皮肤	T12	腹股沟韧带中点
C7	中指近节背侧皮肤	L1	T12 与 L2 之间上 1/2 处
C8	小指近节背侧皮肤	L2	大腿前中部
T1	肘前窝的内侧面	L3	股骨内踝
T2	腋窝顶部	L4	内踝
T3	第三肋间	L5	足背第三跖趾关节
T4	第四肋间（乳线）	S1	外踝
T5	第五肋间（T4 与 T6 中点）	S2	腘窝中点
T6	第六肋间（剑突水平）	S3	坐骨结节
T7	第七肋间（T6 与 T8 中点）	S4, S5	肛门周围

神经平面：神经平面是指脊髓保留双侧正常感觉、运动功能的最低节段，由感觉平面和运动平面共同决定。感觉平面和运动平面可以不一致，左右两侧也可能不同。比较理想的状态是双侧感觉和运动平面对称且均在同一平面，这种情况下神经损伤平面可以根据运动平面和感觉平面共同确定。但是往往临床评估时表现双侧不一致的情况很常见，最低运动和感觉功能均正常的平面可定为神经损伤平面，胸段脊髓损伤主要依据感觉平面确定。如右侧感觉平面在 C6，双侧运动平面和左侧感觉平面在 C7 的患者，其神经损伤平面应该是 C6。

脊髓损伤可分为完全性损伤和不完全性损伤，损伤程度可用 ASIA 损伤程度分级表（详见第五章第二节表 5-2-5），区别的关键点在于是否存在骶段保留，骶段保留也是神经功能恢复的重要指征，包括以下四个方面：① 肛周（S4—S5）有轻触觉保留。② 肛周（S4—S5）有痛觉保留。③ 肛门的深部有深压觉，即指检时手指垂直于直肠壁时的压力感觉。④ 肛门括约肌有主动收缩功能。有以上四个方面的其中任何一点即可视为有骶段保留。无骶段保留是指患者不具有以上四点任意一点。完全性脊髓损伤平面以下可能会存在部分感觉或运动功能，这些有部分感觉或运动功能所对应的最低脊髓节段范围称为部分保留区（zone of partial preservation，ZPP）。

脊髓休克是指脊髓受到外力作用后短时间内损伤平面以下的脊髓神经功能完全消失。持续时间一般为数小时至数周，偶有数月。可以用球（海绵体）-肛门反射来判断脊髓休克期是否结束，球（海绵体）-肛门反射是指刺激男性阴茎头或女性阴蒂时引起肛门括约肌反射性收缩。

（二）肌张力评定

目前临床中常采用改良的 Ashworth 量表来评定患者的肌张力程度（详见第二章第九节表 2-9-6）。

（三）活动障碍和参与受限情况评估

用于评估脊髓损伤患者活动受限和社会参与受限程度常用量表主要有脊髓损伤独立能力评估量表（spinal cord injury independence measure，SCIM），该表是专门为脊髓损伤患者设计的，最大的特点是对步行功能和呼吸功能的评定（表 6-6-4）。SCIM 主要包含自理、呼吸及括约肌控制、转移等内容。自理部分包括进食、洗澡、穿衣、梳洗；呼吸及括约肌控制部分包括呼吸、膀胱管理、直肠管理、厕所使用；转移部分包括卧室和厕所内的转移以及室内和室外活动两部分。各项评定依据患者自理程度及是否借助辅助具及他人的帮助进行评分，每项的分值不尽相同。

表 6-6-4　脊髓损伤独立能力评估量表

自我照顾（0~20 分）
1. 进食（切、打开罐装食物，倒、把食物送进嘴，握住装液体的杯子） 　　0 分：需要照顾，胃造口术或完全帮助口进食 　　1 分：需要部分帮助进食和（或）喝，或穿戴适应性用具 　　2 分：独立进食，需要帮助或适应性用具切食物和（或）倒和（或）开启罐装食物 　　3 分：独立进食和饮水，不需要帮助或适应性用具
2. 沐浴（抹肥皂，洗、擦干身体和头，操纵水龙头） A（上半身） 　　0 分：完全依赖帮助 　　1 分：需要部分帮助 　　2 分：在特殊的环境（横木或椅子等）下或使用适应性用具独立洗 　　3 分：独立洗；不需要使用适应性用具或特殊的环境（横木或椅子等，对于健康者是不习惯的） B（下半身） 　　0 分：完全依赖 　　1 分：需要部分帮助 　　2 分：在特殊的环境下（横木或椅子等）或使用适应性用具独立洗 　　3 分：独立洗；不需要使用适应性用具或特殊的环境

续表

3. 穿脱衣服（衣服、鞋、永久矫形器、敷料）

A（上半身）

　　0分：完全依赖帮助

　　1分：需要部分帮助穿脱没有纽扣、拉链、花穗的衣服

　　2分：独立穿脱没有纽扣、拉链、花穗的衣服；需要使用适应性用具或在特殊的环境下

　　3分：独立穿脱没有纽扣、拉链、花穗的衣服；不需要使用适应性用具或特殊的环境；仅在穿脱有纽扣、拉链、花穗的衣服时需要帮助、适应性用具或特殊的环境

　　4分：独立穿脱任何衣服；不需要使用适应性用具或特殊的环境

B（下半身）

　　0分：完全依赖帮助

　　1分：需要部分帮助穿脱没有纽扣、拉链的衣服和无鞋带的鞋

　　2分：独立穿脱没有纽扣、拉链的衣服和无鞋带的鞋，需要使用适应性用具或在特殊的环境下

　　3分：独立穿脱没有纽扣、拉链的衣服和无鞋带的鞋；不需要使用适应性用具或特殊的环境；仅在穿脱有纽扣、拉链的衣服和有鞋带的鞋时需要帮助、适应性用具或特殊的环境

　　4分：独立穿脱任何衣服；不需要使用适应性用具或特殊的环境

4. 修饰（洗手和脸，刷牙，梳头，刮胡子，使用化妆品）

　　0分：完全依赖

　　1分：需要部分帮助

　　2分：使用适应性用具独立进行修饰

　　3分：不需要使用适应性用具独立进行修饰

呼吸和括约肌管理（0~40分）

5. 呼吸

　　0分：需要气管插管和持续或间断辅助通气

　　2分：气管插管下独自呼吸；需要氧气和较多的帮助进行咳嗽和处理气管插管

　　4分：气管插管下独自呼吸；需要氧气和较小的帮助进行咳嗽和处理气管插管；

　　6分：不需要气管插管独立呼吸；需要氧气、面罩或间断辅助通气和较多的帮助进行咳嗽

　　8分：不需要气管插管独自呼吸；需要较少的帮助或刺激咳嗽

　　10分：不需要帮助和辅助设施独立呼吸

6. 括约肌管理（膀胱）

　　0分：内置导尿管

　　3分：残余尿量>100 mL；无规律的导尿或辅助的间歇导尿

　　6分：残余尿量< 100 mL或间歇自我导尿；在使用排尿用具上需要帮助

　　9分：间歇自我导尿；使用外部排尿用具；不需要帮助使用排尿用具

　　11分：间歇自我导尿；导尿期间能自我控制；不需要使用外部排尿用具

　　13分：残余尿量<100 mL；仅需要外部排尿工具；不需要帮助排尿

　　15分：残余尿量< 100 mL；能控制；不需要外部排尿用具

7. 括约肌管理（肠）

　　0分：肠活动节律紊乱或频率减少（少于1次／3 d）

　　5分：肠活动规律，但需要帮助（如应用栓剂），很少意外（失禁少于2次／月）

　　8分：规律的肠活动；不需要帮助，很少意外（失禁少于2次／月）

　　10分：规律的肠活动；不需要帮助，无意外（无失禁）

8. 使用厕所（会阴部清洁，便前、便后衣服的整理，使用卫生纸或尿布）

　　0分：完全依赖帮助

　　1分：需要部分帮助；不能自我清洁

　　2分：需要部分帮助；能自我清洁

　　4分：能独立使用厕所（完成所有的任务），但需要适应性用具和特殊的环境（如横木）

　　5分：能独立使用厕所完成所有的任务，不需要适应性用具和特殊的环境

移动（室内和厕所内）（0~40分）

9. 床上移动和预防压疮的活动

　　0分：所有活动均需要帮助，在床上翻上身、翻下身、坐起，在轮椅上撑起，需要或不需要适应性用具，但不需要电动帮助

　　2分：不需要帮助完成上述1项活动

　　4分：不需要帮助完成上述2~3项活动

　　6分：独立进行所有床上活动和减压活动

10. 床、轮椅转移（锁轮椅，抬起足托，移动和调节臂托，转移，抬脚）

　　0分：完全依赖

　　1分：需要部分帮助和（或）监护和（或）适应性用具（如滑板）

　　2分：独立进行或不需要轮椅

11. 轮椅、厕所、浴盆转移（如使用厕所轮椅：转移来或去；使用普通轮椅：锁轮椅，抬起足托，移动和调节臂托，转移，抬脚）

　　0分：完全依赖

　　1分：需要部分帮助和（或）监护和（或）适应性用具（抓一横木）

　　2分：自理（或不需要轮椅）移动（室内和室外）

12. 室内移动

　　0分：完全依赖

　　1分：需要电动轮椅或部分帮助去操纵手动轮椅

　　2分：在手动轮椅上独立移动

　　3分：步行（需要或不需要设施）时需要监护

　　4分：借助步行架或拐杖步行（摆动）

　　5分：借助拐杖或两根手杖步行（交替步行）

　　6分：借助一根手杖步行

　　7分：仅需要腿的矫形器进行步行

　　8分：不需要帮助进行步行

13. 适度距离的移动（10~100 m）

　　0分：完全依赖

　　1分：需要电动轮椅或部分帮助去操纵手动轮椅

　　2分：在手动轮椅上独立移动

　　3分：步行（需要或不需要设施）时需要监护

　　4分：借助步行架或拐杖步行（摆动）

　　5分：借助拐杖或手杖步行（交替步行）

　　6分：借助一根手杖步行

　　7分：仅需要腿的矫形器进行步行

　　8分：不需要帮助进行步行

14. 室外移动（超过100 m）

　　0分：完全依赖

　　1分：需要电动轮椅或部分帮助去操纵手动轮椅

　　2分：在手动轮椅上独立移动

　　3分：步行（需要或不需要设施）时需要监护

　　4分：借助步行架或拐杖步行（摆动）

　　5分：借助拐杖或手杖步行（交替步行）

　　6分：借助一根手杖步行

　　7分：仅需要腿的矫形器进行步行

　　8分：不需要帮助进行步行

15. 上下楼梯

　　0分：不能上楼或下楼

　　1分：在另一人的支持或监护下上下楼梯至少3级

　　2分：借助扶栏的支持和（或）拐杖或手杖上下楼梯至少3级

　　3分：不需要任何支持和监护上下楼梯至少3级

续表

16. 转移：轮椅、汽车间转移（接近汽车，锁轮椅，移去臂和足托，汽车与轮椅间的转移，带轮椅进出汽车） 　　0分：完全依赖 　　1分：需要部分帮助和（或）监护和（或）适应性用具 　　2分：独自转移；不需要适应性用具或轮椅
17. 转移：地面和轮椅间转移 　　0分：需要帮助 　　1分：独自转移；需要或不需要适应性用具（或不需要轮椅）
总分（0~100分）：

（四）日常生活活动能力评定

日常生活活动能力量表采用改良 Barthel 指数评定量表评定（表6-6-5）。评分标准：最高分 100分，正常生活；≥60 分，生活基本自理；41~59 分，中度功能障碍，日常生活需要帮助；21~40 分，重度功能障碍，日常生活明显依赖；≤20 分，完全依赖，日常生活完全依赖。

表 6-6-5　改良 Barthel 指数评定量表（MBI）

ADL	完全依赖	最大帮助	中等帮助	最小帮助	完全独立
项目	1 级	2 级	3 级	4 级	5 级
1. 修饰	0	1	3	4	5
2. 洗澡	0	1	3	4	5
3. 进食	0	2	5	8	10
4. 如厕	0	2	5	8	10
5. 穿衣	0	2	5	8	10
6. 大便控制	0	2	5	8	10
7. 小便控制	0	2	5	8	10
8. 上下楼梯	0	2	5	8	10
9. 座椅转移	0	3	8	12	15
10. 平地行走	0	3	8	12	15
*坐轮椅	0	1	3	4	5
总分					

注：*仅在不能行走时才评定此项内容。

MBI 评分细则如下。

1. 修饰

5——完全独立，患者能自行洗脸、梳头、刷牙，男性能使用电动及手动剃须刀，包括插入刀片，使用电插头，女性能涂化妆品。

4——最小帮助，能完成所有个人卫生项目，但在完成操作之前或之后需要协助。

3——中等帮助，每一个或以上步骤需要协助。

1——最大帮助，每一个步骤都需要协助。

0——完全依赖，不能进行整个过程。

2. 洗澡

5——完全独立，在没有他人在旁的情况下，能自行洗澡，包括浴池、盆池或淋浴。

4——最小帮助，在调节水温或转移时需要监督。

3——中等帮助，在转移到淋浴处或浴缸、清洗身体时，需要协助。

1——最大帮助，每一个步骤都需要一些协助。

0——完全依赖，不能进行整个过程。

3. 进食

10——完全独立，自主完成佩戴辅助进食器具及进行相关预备活动。

8——最小帮助，在以下情况需要协助：切肉、打开盒装牛奶瓶盖。

5——中等帮助，监督下进食，需要协助准备调味料和其他预备活动。

2——最大帮助，能操作食具，如汤勺，但进食过程中需要他人的主动协助。

0——完全依赖，不能进行整个过程。

4. 如厕

10——完全独立，包括转移、整理衣服及用便纸，如在晚间借助便具，并能自行清理。

8——最小帮助，在夜间使用便椅或尿壶，需要监督及协助清理。

5——中等帮助，整理衣服、转移或洗手时需要协助。

2——最大帮助，整个过程需要协助。

0——完全依赖，不能进行整个过程。

5. 穿衣

10——完全独立，包括穿、脱衣物或合理使用穿衣辅助支具。

8——最小帮助，需要协助，如系纽扣、拉链、鞋带。

5——中等帮助，协助穿上或脱掉衣物。

2——最大帮助，患者有参与，但整体需要协助。

0——完全依赖，不能进行整个过程。

6. 大便控制

10——完全独立，自己能控制排便，有需要时能自行使用栓剂或灌肠。

8——最小帮助，监督下使用栓剂、灌肠，偶尔失禁。

5——中等帮助，患者能配合合适位置，需要协助进行通便或清洁，偶有失控现象。

2——最大帮助，需要协助摆放合适位置进行排便及通便。

0——完全依赖，失禁。

7. 小便控制

10——完全独立，或需要借助外置、内置便具，能自理排小便。

8——最小帮助，大致能保持全日干爽，偶尔失禁或需要轻度协助使用内置或外置便具。

5——中等帮助，除夜间外都能保持干爽，需要协助使用便具。

2——最大帮助，大量辅助下，运用外置或内置便具排小便。

0——完全依赖，失禁，依赖他人导尿。

8. 上下楼梯

10——完全独立，独立上下一段楼梯，可使用扶手或助行器。

8——最小帮助，整体不需协助，考虑安全因素需要监督。

5——中等帮助，患者上下楼梯时需要监督及协助，使用助行器。

2——最大帮助，整个过程都需要协助。

0——完全依赖，不能上下楼梯。

9. 床椅转移

15——完全独立，包括锁轮椅、移脚踏。

12——最小帮助，在监督下转移。

8——中等帮助，在任何方面都需要他人协助。

5——最大帮助，能参与，但需要大量协助。

0——完全依赖，不能参与，需要两人或机器协助转移。

10. 平地步行

15——完全独立，使用助行器或自行步行 50 m。

12——最小帮助，在帮助或监督下步行 50 m。

（五）生活质量评定

采用 WHO/QOL-26 世界卫生组织生活质量测定简表（WHOQOL-BREF），该表由世界卫生组织制定，包括 5 个领域、26 个项目（躯体、心理、社会、环境及综合）。分为 1~5 个等级，26 项中根据内容或程度备选答案分为"很不满——很满意""很差——很好"（表 6-6-6）。

表 6-6-6　WHO/QOL-26 世界卫生组织生活质量测定简表（WHOQOL-BREF）

世界卫生组织生存质量测定量表简表
（WHOQOL——BREF）

填表说明：

这份问卷是要了解您对自己的生存质量、健康情况以及日常活动的感觉如何，请您一定回答所有问题。注意所有问题都只是您最近两星期内的情况。

例如：您能从他人那里得到您所需要的支持吗？

根本不能 ①　　很少能 ②　　能（一般）③　　多数能 ④　　完全能 ⑤

请您根据两周来您从他人处获得所需要的支持的程度在最适合的数字处打一个√，如果您多数时候能得到需要的支持，就在数字"4"处打一个√，如果根本得不到所需要的帮助，就在数字"1"处打一个√。

	1	2	3	4	5
1. 您怎样评价您的生存质量？	很差	差	不好也不差	好	很好
2. 您对自己的健康状况满意吗？	很差	差	不好也不差	好	很好
下面的问题是关于您两周来经历某些事情的感觉					
3. 您觉得疼痛妨碍您去做自己需要做的事情吗？	根本不妨碍	很少妨碍	有妨碍（一般）	比较妨碍	极妨碍
4. 您需要依靠医疗的帮助进行日常生活吗？	根本不需要	很少需要	需要（一般）	比较需要	极需要
5. 您觉得生活有乐趣吗？	根本没乐趣	很少有乐趣	有乐趣（一般）	比较有乐趣	极有乐趣
6. 您觉得自己的生活有意义吗？	根本没意义	很少有意义	有意义（一般）	比较有意义	极有意义
7. 您能集中注意力吗？	根本不能	很少能	能（一般）	比较能	极能
8. 日常生活中您感觉安全吗？	根本不安全	很少安全	安全（一般）	比较安全	极安全
9. 您的生活环境对健康好吗？	根本不好	很少好	好（一般）	比较好	极好
下面的问题是关于两周来您做某些事情的能力					
10. 您有充沛的精力去应付日常生活吗？	根本没精力	很少有精力	有精力（一般）	多数有精力	完全有精力
11. 您认为自己的外形过得去吗？	根本过不去	很少过得去	过得去（一般）	多数过得去	完全过得去
12. 您的钱够用吗？	根本不够用	很少够用	够用（一般）	多数够用	完全够用
13. 在日常生活中您需要的信息都齐备吗？	根本不齐备	很少齐备	齐备（一般）	多数齐备	完全齐备
14. 您有机会进行休闲活动吗？	根本没机会	很少有机会	有机会（一般）	多数有机会	完全有机会

续表

	1	2	3	4	5
下面的问题是关于两周来您对自己日常生活各个方面的满意程度					
15. 您行动的能力如何？	很差	差	不好也不差	好	很好
16. 您对自己的睡眠情况满意吗？	很不满意	不满意	既非满意也非不满意	满意	很满意
17. 您对自己做日常生活事情的能力满意吗？	很不满意	不满意	既非满意也非不满意	满意	很满意
18. 您对自己的工作能力满意吗？	很不满意	不满意	既非满意也非不满意	满意	很满意
19. 您对自己满意吗？	很不满意	不满意	既非满意也非不满意	满意	很满意
20. 您对自己的人际关系满意吗？	很不满意	不满意	既非满意也非不满意	满意	很满意
21. 您对自己的性生活满意吗？	很不满意	不满意	既非满意也非不满意	满意	很满意
22. 您对自己从朋友那里得到的支持满意吗？	很不满意	不满意	既非满意也非不满意	满意	很满意
23. 您对自己居住地的条件满意吗？	很不满意	不满意	既非满意也非不满意	满意	很满意
24. 您对得到卫生保健服务的方便程度满意吗？	很不满意	不满意	既非满意也非不满意	满意	很满意
25. 您对自己的交通情况满意吗？	很不满意	不满意	既非满意也非不满意	满意	很满意
下面的问题是关于两周来您经历某些事情的频繁程度					
26. 您有消极感受吗？（如情绪低落、绝望、焦虑、忧郁）	没有消极感受	偶尔有消极感受	时有时无	经常有消极感受	总是有消极感受
27. 家庭摩擦影响您的生活吗？	根本不影响	很少影响	影响（一般）	有比较大影响	有极大影响
28. 您的食欲怎么样？	很差	差	不好也不差	好	很好
29. 如果让您综合以上各方面（生理健康、心理健康、社会关系和周围环境等方面）给自己的生存质量打一个总分，您打多少分？（满分为100分）　　　　　　　　分					
30. 您是在别人的帮助下填完这份调查表的吗？　　　　　　　　　　是　　否					
31. 您花了多长时间来填完这份调查表？（　　　）min					
32. 您对本问卷有何建议：					

【康复治疗】

（一）临床处理原则

（1）了解发病原因。

（2）评估患者的病情，密切观察患者的意识和生命体征，神志不清可能伴有颅脑损伤或休克，病情较危重；呼吸困难或不规则提示可能有高位脊髓损伤、呼吸道梗阻。一定要检查患者的四肢感觉、运动和反射和括约肌功能的变化，快速判断有无脊髓损伤的存在。发现脊髓有病变时，尽量不要随便翻动患者，避免脊髓的二次损伤。

（3）早期药物治疗包括糖皮质激素（甲泼尼龙）、免疫抑制剂、脱水药、神经营养药等。

（4）综合康复治疗包括物理治疗、作业治疗、呼吸功能治疗、康复辅具的应用等。

（5）并发症的预防和处理。

（二）康复治疗指征

1. 适应证

康复治疗师脊髓病变治疗中不可或缺的重要组成部分。脊髓病变引起的各种功能障碍，包括运动、感觉、疼痛、呼吸、情绪、大小便等方面的功能障碍都是康复治疗的适应证。

2. 禁忌证

脊髓病变康复治疗的实施与否以及康复措施的强度取决于疾病的稳定状况和患者自身的体质情况。禁忌证包括意识障碍加重、生命体征不稳定、神经压迫症状不稳定等。

（三）康复治疗原则与方法

（1）尽早治疗。患者生命体征稳定后即可根据患者病情进行早期康复治疗。早期接受规范、系统的康复治疗，可以促进神经功能的恢复和功能的代偿。有研究表明，脊髓病变患者功能的恢复和康复治疗介入时间呈负性相关，康复治疗进行越早，所需的住院时间越短，住院费用支出越少，功能恢复越多，而相应的并发症越少。

（2）循序渐进，由易到难。根据患者的病情适当调整训练强度和时间，应遵循循序渐进、由易到难的原则进行。

（3）个性化康复方案的制订及调整。每个患者病变的部位和预后不尽相同，应根据不同的脊髓损伤程度给每个患者制订个性化的康复方案。

（4）肌力与肌耐力训练。对自主活动能力较好的不完全脊髓损伤的患者来说，针对受神经损伤的肌肉进行肌力训练和肌耐力训练是可行的，也是临床治疗中的重点。

（5）主动参与。脊髓病变后患者的康复过程和治疗目标必须包括患者的主动参与，让患者主动参与自身的康复治疗目标的制定和康复治疗过程都是至关重要的。

（6）并发症的预防和处理。脊髓病变患者常见的并发症有两便障碍、疼痛、异位骨化、性功能障碍、骨质疏松、自主神经功能障碍等。对并发症做到及早预防，一旦出现并发症后应迅速治疗，避免对患者病情的治疗造成不良后果。

（四）急性期康复

脊髓病变的急性期康复主要目的是防止失用综合征，避免并发症和压疮的发生，以便为后续康复创造条件。急性期床边康复治疗的原则：避免新的损伤，尽快对其功能状态进行评估，对其功能预后进行判断，训练强度应根据患者的病情进行适当调整，防止运动过量。

1. 急性期皮肤管理

急性期卧床期间，皮下骨突部位因长时间受压、局部缺血，皮肤、皮下组织易坏死并形成溃疡，即压疮的形成。压疮应强调预防为主：① 采用气垫床，卧位采取每 2 h 翻身 1 次，如皮肤出现红斑时应缩短翻身时间，可以每半小时或 1 h 翻身 1 次。② 应注意保持床面平整、干燥，保护骨突部位。③ 注意皮肤的清洁卫生，及时清理大小便，避免皮肤潮湿，可涂抹凡士林缓解局部压力，减少皮肤擦伤。④ 注意营养的摄取尤其是蛋白质的摄入，可促进正氮平衡与组织生长。此外维生素 A、维生素 C 及矿物质锌、铁等也能帮助伤口愈合。⑤ 正确佩戴假肢、支具等辅助器具，使用不当可造成局部皮肤压力过大而导致压疮，需要多观察皮肤颜色，以便及早处理。

2. 保持正确体位

急性期患者正确的体位，不仅对受损部位的脊髓有保护作用，而且对于预防压疮、关节挛缩及痉挛的发生都是至关重要的。

（1）仰卧位。仰卧位时双侧髋关节保持轻度外展并处于伸展位，膝关节伸直，踝关节背屈，双腿中间可放置分腿枕。双肩下垫软垫以防止肩胛带下沉后缩，肩关节外展90°，肘关节伸直，前臂旋后，腕关节背伸，拇指外展，手指处于微屈位。

（2）侧卧位。侧卧位时位于身体下侧的髋关节、膝关节处于伸展位，上侧髋微屈，膝关节屈曲约60°，双下肢中间放置软枕，踝关节自然背屈。双肩前屈约90°，上侧上肢肘关节伸直，手与前臂处于中立位，腕关节背伸，手指自然微屈，上肢与胸壁之间放置软枕。

3. 呼吸功能训练

增加呼吸肌肌力和耐力的训练对促进脊髓损伤患者呼吸效率、改善咳嗽能力有重要的影响。呼吸肌训练的目的就是帮助患者形成有效的、相对节约能量的呼吸方式，提高咳嗽功能。正常人膈肌和肋间肌等功能完好，在吸气时不管是膈肌单独工作，还是和肋间肌共同工作，都能满足机体需要。

（1）膈肌训练。膈肌的肌力训练在呼吸训练中是非常重要的，膈肌的神经支配对应的脊髓节段为C4，其主要作用为吸气，低水平脊髓病变患者的呼吸功能一般是正常的，高位脊髓病变患者，一般损伤节段在C4以上的脊髓病变患者，出现呼吸肌麻痹、胸廓顺应性下降等呼吸功能下降的表现。尤其在急性期，当呼吸道分泌物增多无法及时排出体外时，较容易发生肺部感染。临床最常见的膈肌训练方法是抗阻吸气法。抗阻吸气法要求患者取仰卧位，在上腹部增加阻力。要求患者主动用力吸气克服该阻力，阻力一般直接加于患者腹部。吸气时应保持胸廓处于相对安静的状态，所施加压力的大小以不影响膈肌收缩且有明显的上腹部起伏为宜。吸气训练的阻力施加应缓慢逐步增加。整个训练过程避免代偿，如患者开始使用其颈部辅助呼吸肌做吸气的动作时，应立即停止训练或减轻阻力。吸气肌阻力训练器是抗阻吸气法最常使用的器械。悬浮球式训练器阻力可灵活调节，不同重量的浮球可提供不同的阻力，使用简便。训练时患者用嘴巴含住吸气管用力吸气，吸气力量越大，气流流速越大，小球上浮越高，且上浮小球的数量也越多。患者每天练习数次，慢慢增加训练时间至20~30 min。该训练在增加肌力的同时也可提高膈肌耐力。

（2）胸廓活动度训练。胸廓活动度是脊髓病变损伤或呼吸功能康复中很重要的一个环节。当吸气肌受损时，胸廓及肋骨无法在患者呼吸时正常活动，从而导致胸廓活动范围变小，肺的顺应性也会随之降低。因此采取适当的技术进行扩张和松动胸廓，以提高患者主动呼吸的效率。改善胸廓活动范围的方法主要有主动和被动两类。主动改善胸廓活动范围的方法包括主动胸廓松动技术、空气转移法和舌咽呼吸法；被动扩张胸廓活动范围的方法包括常规间歇正压通气法和徒手胸廓牵伸法等。① 空气转移法：患者主动深吸气并屏住后，做躯干前屈、后仰和侧屈等动作，以促进胸廓内气体流动，从而增加胸廓局部扩张。该技术最有利于患者自行改善肋间关节活动范围，方便易学。早期如有肋骨骨折、胸椎椎体骨折或胸廓扩张出现疼痛时应禁止，后期可根据病情缓慢进行。② 单侧交替胸廓松动技术：单侧交替胸廓松动技术是患者独自进行的胸廓松动方法，适用于肢体功能较好的脊髓损伤患者，尤其是颈髓不完全性损伤的患者。患者取端坐位，身体向较紧张侧的对侧屈，牵伸活动度较差的组织；然后进行深吸气，以进一步扩张该侧胸腔。然后让患者把同侧的手握拳并在外侧对打开的胸廓进行挤压，同时身体向同侧屈过来，并完成深呼气动作。胸廓前伸须循序渐进，牵伸一段时间后，起始动作可调整为身体往对侧屈的同时手上举过头，然后再进行后续动作。主动胸廓前伸技术可降低胸廓附着肌肉的张力，改善胸廓顺应性，降低呼吸阻力。③ 徒手胸廓牵伸法：徒手胸廓牵伸法是被动提高胸廓顺应性的徒手治疗技术。患者取侧卧位，治疗师一手置于患者背后，中指指尖触及棘突，另一手置于患者胸廓前壁；当患者呼气时，治疗师通过扭绞等动作使两手接触。该法要求治疗师将胸廓按下、中、上三部分分段依次牵伸。每天进行1~2次。④ 间歇正压通气法：间歇正压通气是间断性利用正压通气促进患者吸气能力和改善胸廓扩张能力的方法。患者存在气管塌陷时，亦可使用此方法改善肺容积。实施该技术时患者须取仰卧位，予以腹带加压，限制腹腔活动，以保证胸廓最大限度地扩张。实施过程中治疗师控制气体输入的压力和节奏，起始气压一般为5 cmH$_2$O，随着训练时间增加，压力值可逐渐增大，最大可达40 cmH$_2$O。患者若能每天坚持训练，4~6周后胸廓扩张能力达6.5~7.6 cm。

（3）排痰法。脊髓病变损伤的患者卧床后无法有效咳嗽导致痰液堆积在肺中，痰液的滞留可导致肺扩张不全、肺炎及肺通气效率下降。在病变损伤初期，可采用体位引流、胸部的叩击、振动等治疗措施。① 体位引流：体位引流能提高心肺功能和氧的转运能力，是脊髓病变损伤患者常用的治疗方法。体位引流是依据重力的原理，通过变换体位的方法促进肺内部分泌物从小支气管逐级向大支气管方向引流，最后排出体外的过程，可有效防止肺萎缩及肺不张。体位引流一般应根据胸片或听诊提示的痰液滞留部位，按肺段支气管走行方向确定体位；也须考虑颅内压增高等禁忌证和患者病情等而采用改良的体位引流方法，常采取侧卧位、仰卧位和半坐卧位。需要排出分泌物的肺段必须在上方，尽量使支气管处于垂直位。通常下叶分泌物较多时采取脚高头低位，上叶分泌物多时采取仰卧位、半卧位或坐位，左侧分泌物多时采取右侧卧位，右侧分泌物多时采取左侧卧位。在采取特殊体位的同时，叩击病变肺部的胸廓处以促进分泌物松动排出。② 叩击和振动法：叩击和振动是被动松动呼吸道分泌物的重要方法，其作用机制是将力快速规律地作用于患者的胸背部，引起胸廓规律地振动或晃动，间接地松动附着在气管壁与肺泡周围的痰液，促使痰液松动，诱发痰液排出。叩击时治疗师的手弓成空杯状并在引流肺叶相应部位叩击，治疗师空杯状的手掌交替、规律地拍击患者的胸廓。操作时治疗师应尽量放松肩、肘、腕部，叩击可持续数分钟或直到患者需要改变姿势并咳嗽。叩击应避开骨突或女性乳房部位，不宜引起疼痛或不适。振动一般只用于患者深呼吸的呼气期，常与叩击联合应用以协助痰液移至大气管。施用振动手法时将手直接放在胸壁部并密切接触，嘱患者呼气的过程中快速施加振动。振动是由治疗师从肩膀到手的上肢快速规律性震颤抖动产生的。

4. 关节活动度的训练

关节活动度的训练应在脊髓损伤后就开始，可有效防止瘫痪肢体发生关节粘连和挛缩。患者取舒适放松的体位，每个肢体可从近端到远端的顺序开始活动，各关节被动活动 20 次，每日 2~3 次，每次活动应尽量达到全关节活动范围，操作应在无痛范围内进行，活动范围逐渐加大，避免损伤。

5. 其他

物理因子治疗包括运用声、光、电、热等物理因子手段以达到消炎止痛、改善局部血液循环和物质代谢及促进脊髓神经功能的恢复。传统康复治疗手段的介入，包括针灸、推拿按摩及中医药等方法，以促进肢体运动和感觉功能的恢复。心理治疗：早期开展脊髓病变损伤患者的心理治疗，能使患者主动配合，积极进行康复训练。有研究表明，有针对性、长期的心理干预能提高患者的生活质量。

（五）恢复期康复

1. 肌力训练

脊髓病变损伤后完全瘫痪和部分瘫痪的肌肉显然是限制和影响患者参与各种日常功能活动的重要因素。不同的康复治疗策略主要是依据不同脊髓损伤的程度来调整。对完全性脊髓损伤的患者而言，完全失神经肌肉进行肌力训练几乎是没有意义的。康复治疗师可以把训练的重点放在正常肌肉的力量训练以提高患者的日常生活活动能力，如转移、站立、步行等；对不完全损伤的患者进行肌肉力量训练是必要的，这能大大提高患者的运动功能表现。

（1）正常肌肉的力量训练。渐进抗阻训练法是临床中常用的肌肉力量训练的方法之一。它是指在训练过程中逐渐增加训练的负荷，一般以 50% 的 10 RM 为开始训练负荷，然后增加至 75% 的 10 RM，最后负荷增加至 100% 的 10 RM，每组中间休息 1~3 min，1 周至少进行 3 次。

（2）瘫痪肌肉的力量训练。针对肌力 0~2 级肌肉的力量训练方法：一般用等长收缩、离心收缩方法或者悬吊训练系统，还可以采用肌电生物反馈设备来训练，肌电生物反馈设备是通过充分调动患者主动神经肌肉募集功能加上被动神经肌肉电刺激共同促进和改善失神经肌肉功能的技术。针对肌力大于 3 级肌肉的力量训练方法：达到 3 级的肌肉已经具备抵抗自身肢体重量的能力，训练方法有很多种，可以让患者直接抵抗自身肢体的重量来进行肌力训练，也可以给予部分阻力但要达到全关节活动范围的训练。达到 4 级或 5 级的肌肉可参照正常肌肉的力量训练方法，每周至少训练 3 次。

（3）肌腱抓握。肌腱抓握是指缺乏手指主动屈曲但手腕伸直功能尚存的脊髓病变患者，主要依赖手部瘫痪的拇指和其余四指的屈肌和肌腱在手腕伸展时产生的被动张力来实现。肌腱抓握一般是 C6 和 C7 脊髓损伤患者，其抓握物品时先把手腕屈曲使手指伸直张开，凭借上肢肩肘关节的动作带动手的位置，使手指包住物品，然后通过手腕的背伸来屈曲手指以握住物品。肌腱抓握在临床应用时须保持手指屈肌一定的张力，当手指屈肌被过度牵拉时，其肌肉很难回到应有的张力，故在发病早期一定要做好家属的宣教工作。同样，手腕伸肌也须避免被过度牵拉，可用毛巾卷或短木棍将手腕摆在伸直位。

2. 垫上运动和转移训练

垫上运动和转移训练是脊髓病变患者恢复期康复治疗中重要组成部分。训练中一般先通过躯干的稳定性训练，然后在躯干稳定的基础上进行日常生活活动所需的其他功能性训练。

（1）翻身。翻身是垫上运动的基础，也是其重要组成部分。能独立翻身的患者可随意更换姿势以减轻局部压力和避免压疮，也为独立穿衣物的必要条件。正常人翻身只需一侧上肢前屈伸直向对侧过躯干，然后屈曲并向对侧旋转头颈，并借助躯干和下肢的力量就能完成翻身动作。部分脊髓病变损伤患者可以通过双上肢前屈伸直后左右摆动，有节律的摆动可带动躯干和骨盆透过惯性的力量实现翻身；双下肢摆放的位置也可帮助翻身，如从仰卧位向右侧翻身时，可将左侧下肢放置于右侧下肢之上，同时右侧下肢通过屈髋、屈膝实现翻身；从仰卧位向俯卧位翻身时，手肘放在伸直的位置，当肩关节前屈的同时维持手肘伸直，将手臂甩过躯干，同时借助手臂和头部的摆动，利用身体的重量从仰卧位翻身至俯卧位。

（2）独立坐位。独立维持坐位对于脊髓病变损伤的患者是至关重要的，除了能维持患者的坐位平衡能力，也为患者实现自主穿衣、转移活动、独立进食、驱动轮椅等日常生活活动提供功能基础。稳定的坐位也是站立的必要条件。脊髓病变损伤患者，由于躯干和骨盆周围肌群的无力，当患者身体重心发生变化时，如坐位弯腰取物、穿衣或拿重物时，患者的恢复坐位平衡的能力明显下降，其代偿性活动也明显不足。正常人在身体重心失去平衡时自身的本体感觉和平衡感觉系统对躯体位置的反馈信息会使患者产生适当的下意识动作，即反射性地激活躯干、下肢部分肌肉的收缩，从而重新获得身体的平衡。但脊髓病变损伤患者由于骨盆、躯干和下肢的本体感觉减弱或消失，无法感知到自身的平衡信息，他们更多地依赖视觉和前庭觉提供信息反馈；再加上瘫痪的肌肉无法及时有效产生相应的收缩，从而不能及时调动躯干和下肢肌肉的活动来维持和调整躯体平衡。但经过系统康复治疗的患者有较好的自身动作调节能力，他们能在活动中重新学习新的平衡策略来弥补本体感觉减弱或缺失和相关肌肉活动能力不足的问题。长腿坐位是指利用腘绳肌的张力来维持自身平衡的一种方法。维持长腿坐位对于脊髓损伤患者来说，可有效保持其自身平衡能力，也较为简便易学，是临床康复治疗中常用的方法之一。虽然腘绳肌肌力不足，但患者处于长腿坐位时，腘绳肌被动牵拉产生张力，从而使骨盆后倾，此时只需保持躯干前屈来维持身体重心落在骨盆前方，能有效达到坐位平衡而不会向后倾倒。无论早期还是恢复期，应避免腘绳肌的过度牵拉，因过度牵拉会导致其失去原有的张力而无法维持长腿坐位平衡。不同损伤平面的坐位平衡训练策略：颈脊髓病变损伤需要动作幅度较大的姿势调整才能充分代偿由于躯干和下肢肌肉无力引起的平衡调节能力不足。代偿性姿势调整活动主要是依靠头部和肩颈部活动来实现患者在身体摆动导致重心偏移时需要头颈或上肢的代偿性姿势调整活动来恢复平衡，比如患者在弯腰够取前方物品时，除了对侧肩关节向后伸展，还会通过头部后伸来重新获得平衡。正常人在平时的日常生活中也会产生一些代偿性姿势调节动作，但由于维持身体平衡的肌肉其神经支配未失活，躯干和肢体活动正常，这种代偿性动作的幅度一般比较小，然而脊髓病变损伤患者所需的代偿性姿势调整动作较大。故康复治疗训练能有效激活患者的主动姿势调整动作，从而获得主动调整平衡的能力。脊髓损伤平面较高或躯干肌肉广泛性瘫痪的患者其坐位平衡能力较差，尤其是 C6 及以上颈髓病变损伤致四肢瘫的患者，他们除了丧失了躯干和下肢肌肉的运动功能，上肢也很难实现代偿性姿势调整活动来维持平衡。C7 颈髓病变损伤患者因其肱三头肌无力，这使得患者很难快速做出上肢伸展动作来完成支撑；即便能够伸出上肢，也需维持在某个特殊的角度或姿势才能保证有支撑作用。手指肌肉的无力也无法使其有效抓握住物体来稳定自身。因此，患者代偿性姿势调整活动的康复训练是非常重要的，在训练初始阶段，动作幅度不宜过大，在患者掌握一定的动作调整技术后可以加大重心摆动的范围。通常经过一段时间的康复训练后，大部分患者都能学会用代偿性姿势调整策略来维持坐位平衡；胸段脊髓病变损伤患者尤其是损伤平面在 T8 以上的，其腰腹肌处于无力的状态，故其失去了能提供躯干稳定和支撑的动力支持。此时可以采用腹部支持带来维持患者的坐位平衡，腹部支持带可以把患者的腰腹部束缚呈桶状结构，这样就能为腰部提供一定的支撑力，从而可以有效地维持患者的坐姿和无支撑坐位平衡。对进行坐位训练提供以下几点建议：急性期可主要训练坐位姿势的维持，可在患者面前放置一面姿势镜提供视觉反馈，以便患者能及时调整坐姿来维持坐位平衡；坐位平衡训练应遵循由易到难的原则，可考虑先采取双手支撑，再过渡到单手支撑直至无支撑坐位训练，对于坐位平衡功能较好的患者可增加训练难度，如坐位下抛接球训练、多重任务的平衡功能训练等；双上肢的支撑训练是必要的，该动作是转移和站立步行的前提条件。

（3）转移技巧训练。独立的转移技巧对于脊髓病变损伤患者的日常生活有着极其重要的意义。独立的转移技能包括床至轮椅的转移、轮椅至床的转移、轮椅至坐便器或者汽车以及摔倒后独立回到轮椅上等。每一种转移技巧都是因人而异的，主要是基于患者的个人情况，如年龄、身高、肌肉力量、关节活动度、柔韧性、功能水平等。故制订个性化的转移技巧方案是至关重要的。轮椅转移前的训练包括轮椅上的躯干稳定训练、轮椅上的躯干移动训练、轮椅上的垂直撑起训练和轮椅的放置技巧。轮椅上的躯干稳定训练：轮椅上躯干直立姿势的控制须借助上肢的力量来维持。对于损伤平面较高的患者可以选择高靠背轮椅来维持躯干的平衡和稳定。轮椅上的躯干移动训练：对于躯干肌肉收缩不足的脊髓病变患者，可以通过头颈和上肢的运动来移动躯干。比如躯干前屈时可以通过上肢拉住扶手产生向后的一个拉力使得躯干前倾，反之借助扶手产生向前的一个推力使得躯干能回至中立位。侧方移动躯干须借助头和上肢的侧方运动的惯性来带动躯干，再利用上肢借助扶手来使躯干回到中立位。轮椅上的垂直撑起训练：垂直撑起须肘关节伸直、肩胛骨下沉和肩关节屈曲。在患者能稳定上肢并抬起身体后，可利用肩关节的前屈和头颈的屈曲，以及头部自身重量和后背伸肌的力量使得臀部向后上方移动，这一动作模式关系称为"头臀关系"，利用"头臀关系"这一动作模式可以使患者很好地在轮椅上进行臀部的前后移动及侧方移动。轮椅的放置技巧：治疗师在指导患者进行轮椅至床的转移时，应尽量靠近床旁，减少床和轮椅之间的距离，从而更省力、更安全。一种是成直角放置，即轮椅与床垂直放置，对于扶手不能拆卸的轮椅可采用此方法；另一种是侧方放置，即轮椅与床成 30°~45° 角放置，对于扶手可拆卸的轮椅可采用此方法。转移技巧训练包括同一水平面之间的转移和不同水平面之间的转移。同一水平面之间的转移：对于上肢功能较好的患者，可先把轮椅与床成 30°~45° 角放置，固定轮椅刹车，拆下轮椅扶手，将双腿放置于床上，利用上肢的力量和"头臀关系"这一动作模式进行躯干的转移；对于一些功能缺损较严重、肥胖、肌张力较高、关节挛缩等原因导致转移困难的患者，可借助滑板来进行平面转移。首先把轮椅与床成 30°~45° 角放置，固定轮椅刹车，拆下轮椅扶手，将滑板放置在轮椅和床面之间，滑板的一端放置于患者的臀部下面，利用上肢的支撑来减轻身体的负荷，从而完成独立转移。对于 C7 脊髓损伤患者而言，由于肱三头肌无法有效收缩，可利用自身肘关节的锁定机制来完成转移。不同水平面之间的转移：不同水平面之间的转移相比平面转移对患者的功能要求更高，其需要更强的肌肉力量和运动功能。虽然完成这一转移技巧训练的功能要求较高，但是意义很大。主要包括地面向轮椅的转移和轮椅向地面的转移等，地面向轮椅转移常用的方法主要有三种：侧向转移、背向转移和前向转移。侧向转移对上肢伸肌力量和上肢运动技巧要求较高，此方法仅适用于 C7 及 C7 以下损伤平面的患者。方法：患者坐在轮椅前方，髋关节和膝关节屈曲至最大角度，双足紧紧贴住轮椅的脚踏板，一侧上肢支撑在轮椅的坐垫面的前面部分，另一侧上肢紧贴身体支撑在地面上。开始转移时，支撑在轮椅上的一侧上肢用力内收并向下用力推，支撑在地面的另一侧上肢同时外展并向下用力推，双上肢共同发力，同时头颈部和躯干旋转，使得躯干抬离地面并转移至轮椅上，最后调整好坐姿，把双腿摆放好。背向转移：患者背对轮椅坐于两脚踏板的中间，膝关节可屈曲或伸直，身体微微前倾，双手置于轮椅坐垫前缘或抓住轮椅两边的座架上，身体后仰，双上肢同时用力撑起，利用头臀关系，头微屈使得臀部向后移动直至整个臀部坐进轮椅内，最后调整坐姿，放下脚踏板，放置好双腿。前向转移对运动技巧和腘绳肌的柔韧性要求较低。方法：患者采用跪姿坐于轮椅前方，双上肢置于轮椅双侧扶手或座架上，身体前倾，双上肢同时向下用力推，使得躯干和臀部抬离地面，身体撑起后，旋转躯干将一侧臀部坐于轮椅坐垫，最后调整坐姿，放下脚踏板，放置好双腿。

3. 直立和步行功能训练

直立和步行功能是人们日常生活的重要功能之一，对于脊髓病变患者而言，步行功能的恢复与否往往能决定其以后的生活质量。直立训练可以改善患者的体位性低血压、预防关节挛缩及骨质疏松等作用。电动起立床和站立架都能很好地提高患者的站立功能，但站立架对患者的认知、上肢力量和躯干的稳定性等要求较高，故早期患者的站立训练可采用电动起立床进行训练，可以采用循序渐进的方法，逐渐增加站立的角度和站立的时间。完全性脊髓损伤患者的步行功能训练可以通过佩戴矫形器来实现步行功能，下段胸髓完全损伤的患者可佩戴髋膝踝足矫形器（HKAFO）和膝踝足矫形器（KAFO），同时还需借助肘拐、平行杠、助行器等。下腰段脊髓完全损伤的患者可借助踝足矫形器（AFO）来实现直立和步行功能。穿 KAFO 步行训练方法主要包括摆至步、摆过步、四点步和二点步等。

在进行摆动式步行时，将双侧拐杖向前迈出，然后身体重心前倾，双手支撑拐杖维持身体平衡并向下用力推，使得躯干和下肢抬离地面，再通过上肢、头颈和躯干的摆动使双下肢迈出，双脚的位置不超过双侧拐杖的位置称之为摆至步，双脚的位置超过双侧拐杖的位置称之为摆过步。摆至步的优点是能量消耗相对摆过步较小，稳定性更高，但是步行速度较慢。摆过步对患者的上肢力量和躯干稳定要求更高，也有更高的摔倒风险，但步行速度较快。四点步训练时，先稳定重心，然后一侧拐杖迈出，通过髋关节的代偿将对侧腿向前摆动迈出，然后以相同的方式迈出另一侧拐杖和下肢。四点步的优势在于稳定性好，安全性高，但步行速度较慢。拐杖和同侧下肢同时迈出，另一侧拐杖和下肢支撑于地面，两个过程交替进行，这一过程称之为两点步行。两点步行相比较四点步行，速度更快。此外，临床康复中，我们还可以通过一些现代化智能设备来帮助脊髓病变患者步行功能的康复。比如下肢外骨骼康复机器人在脊髓病变患者中的应用等。有研究表明，下肢外骨骼康复机器人可根据下肢各个关节在步行时的运动轨迹模拟正常步态，从而带动患者进行步行训练，能有效且安全地提高脊髓病变患者的步行功能和平衡功能。

4. 轮椅的选择

可选择轮椅的类型主要包括手动轮椅和电动轮椅，而轮椅的适配和选择需要个性化的评估，往往需要根据患者的需求以及轮椅的结构特点进行适配。适配的原则包括患者臀部和大腿承重部位的舒适性、乘坐的稳定性以确保良好的坐姿、患者乘坐时的安全性和活动性。一辆手动轮椅主要包含以下几种结构：座架、座面、靠背、前轮、后轮、扶手、刹车、侧挡板、脚踏板等。① 座架。座架是手动轮椅最重要的结构之一。分为不可折叠式和可折叠式两种。不可折叠式轮椅的座架大多为一体式，部分不可折叠手动轮椅占用空间较大，不便转移，也有些材料较轻，用料较好的轮椅，推行也较为方便，适合高位脊髓病变损伤患者；可折叠轮椅座架中间有一 "X" 形结构，可横向折叠，占用空间较小，但此类轮椅较为笨重，反复折叠使用会增加磨损，从而也会影响轮椅的使用寿命。② 座面。座面高度是指座位与地面之间的距离，可测量坐位时足跟至腘窝的距离再加 4~5 cm，座位过高，患者无法把大腿伸入桌面下；座位过低，患者膝关节过度屈曲导致坐骨压力过大。座面深度是指座位前缘至靠背的距离，其大小取决于患者大腿的长度，可测量坐位时腘窝至靠背的距离，再减去 2~3 cm，注意座位前缘不可压迫腘窝。座面宽度是指两侧挡板之间的距离，可测量坐位时患者的臀宽，双侧各加 2 cm，这样既能避免两侧臀部受压，也方便患者做一些转移的动作。座面角度一般为前缘高而后缘低，此角度一般为 3°~5°，对维持患者的坐姿和平衡有着很重要的作用。如果座面角度过大，身体的重心则落在座面的后半部分，此时后轮的承重较前轮增加，有利于患者自主驱动轮椅，但也有向后倾倒的风险，故对患者轮椅的操控能力要求较高。靠背高度除了取决于患者的身高，还要考虑到其损伤的平面、损伤程度、年龄、自身体能等因素。损伤平面较高的患者，因其躯干的稳定性较差，可选择高靠背轮椅来维持稳定的坐姿；损伤平面较低的患者，因其躯干控制能力较好，可选择低靠背轮椅。脚踏板高度一般与座位的高度有关，与地面的距离要求至少 5 cm，脚踏板可分为固定式、可折叠式和可拆卸式，不同类型脚踏板的选择主要取决于患者的功能需求。双侧扶手高度为上肢放松状态下，肘关节屈曲，扶手比肘关节高 2~3 cm，可测量坐垫至鹰嘴的距离再加 2~3 cm，扶手过高时双肩关节压力过大，容易肩痛，扶手过低时，躯干易前倾，姿势不稳定，易向前倾倒。前轮的大小对轮椅的操控有着重要影响，较大的前轮与地面之间的摩擦力就大，患者在驱动时需要较大的肌肉力量；反之较小的前轮与地面之间的摩擦力就小，患者在驱动时就较为省力。后轮是轮椅承担患者重量的主要结构，尺寸越大，坐高就越大，适合身高较高的患者，一般成人手动轮椅后轮的标准尺寸为 35~56 cm，后轮轮胎可分为实心轮胎和充气轮胎，实心轮胎保养方便，不怕尖锐物体的扎刺，与地面摩擦力较小，驱动较为方便省力，但易颠簸、舒适性差，适用于平整路面或室内；充气轮胎舒适性较好，颠簸震动小，但保养较为复杂些，易被尖锐物体扎破，须经常检查胎压，适合高低不平路面行驶。电动轮椅相对于手动轮椅增加了电机、电池、导航操作系统和电子制动装置等。电动轮椅电池容量的大小一般根据患者的日常生活需求来选择，如需经常外出上班或买菜则需要适配容量较大的电池；如长时间居家偶尔外出则只需适配小容量电池即可。患者可根据自身活动能力的大小和日常生活的需求来选择合适的电动轮椅，一般年龄较大、功能受损较重、偶尔外出的患者推荐使用电池较小、轮椅整体结构相对较小、材料较轻、方便灵活操作的电动轮椅；对于年纪轻、有工作需求和经常外出的患者推荐使用电池容量大，结构稳定的、可灵活操作的电动轮椅。

5. 其他

作业治疗可根据患者的功能评估结果，以患者为中心，为患者制定作业活动能力的训练方案，提高患者的日常生活活动能力和独立生活质量。治疗方法主要包括日常生活活动能力的训练、职业训练、环境改造及矫形器的制作和适配等。功能性电刺激（functional electrical stimulation，FES）在脊髓病变损伤患者中的应用，其主要作用于瘫痪的肌肉，促进肌肉的收缩来实现肢体的部分功能，可改善患者足下垂、上下肢的运动功能、躯干的控制、膈肌及膀胱和直肠功能。传统功法如太极拳、八段锦、易筋经等可有效提高脊髓病变患者的肢体功能和生活质量。

（六）并发症的处理与康复

1. 疼痛

疼痛是脊髓病变损伤患者最常见的并发症之一，这种疼痛严重影响患者的运动功能、睡眠、情绪以及日常生活活动能力等。根据国际脊髓损伤协会、美国疼痛学会及美国脊髓损伤协会的专家学者提出的分类系统，将脊髓病变损伤后的疼痛主要分为伤害感受性疼痛和神经病理性疼痛。伤害感受性疼痛主要源于肌肉骨骼系统或者内脏系统的疼痛；神经病理性疼痛主要源于神经系统及其相关神经损伤引发的疼痛，其特点是"烧灼样""尖锐""电击样"等疼痛，同时可能伴有痛觉过敏等现象，严重影响患者的食欲和睡眠。按照损伤部位来划分：损伤平面的疼痛；损伤平面以下的疼痛；损伤平面及其以下疼痛；也可能是损伤平面以上的疼痛。常用的疼痛评估量表有视觉模拟评分法（visual analogue scale，VAS）、数值评定量表（numerical rating scale，NRS）和简式 McGill 疼痛调查问卷（short-form of mcGill Pain questionnaire，SF-MPQ）。有研究表明，神经病理性疼痛评估可采用神经病理性疼痛量表（neuropathic pain Scale，NPS），可准确反映脊髓损伤患者的神经病理性疼痛的状况和治疗效果的评价。伤害感受性疼痛的非药物治疗方法包括运动疗法、物理因子治疗方法、推拿、牵伸及心理治疗等。有研究表明，运动疗法包括肌肉力量训练、心肺功能训练，可有效改善患者肌肉痉挛等肌肉骨骼问题导致的疼痛，主要是通过激活下丘脑-肾上腺激素系统释放一些 β-内啡肽等镇痛物质。物理因子治疗包含经皮神经电刺激、硬膜外脊髓电刺激及深部脑刺激等，其作用机制主要是闸门控制学说和内源性阿片学说。

2. 神经源性膀胱

大部分的脊髓病变损伤患者都会伴有自主膀胱功能障碍。正常的膀胱功能主要由逼尿肌、尿道平滑肌、外括约肌和尿道周围盆底肌的功能来完成，而这些肌肉的神经控制主要由骶髓（S2—S4）、桥脑和大脑皮质来完成。骶髓是反射排尿的初级中枢；桥脑整合排尿传入信号传递给交感神经、副交感神经及阴部神经来控制膀胱的排空。神经源性膀胱包括无反射性膀胱和反射性膀胱。无反射性膀胱主要是骶髓的损伤或马尾的损伤，由于缺少骶髓神经的控制，逼尿肌变得无力，缺少排尿反射导致尿潴留。反射性膀胱是由于颈脊髓或胸髓损伤后，虽然骶段功能仍保留，但是下行传导被中断，膀胱一旦充盈，会反射性做出排尿的动作，主要表现为逼尿肌-括约肌的失调。急性期的处理主要包括间歇性导尿和暂时的留置导尿，以免膀胱压力过高导致尿液回流和膀胱壁的损伤，从而导致感染。恢复期的处理办法主要有间歇导尿、闭气用力法（Valsalva 法）、反射性排尿手法、功能性电刺激及耻骨上膀胱造瘘术等。间歇导尿是最常用的膀胱处理方法，能有效避免膀胱和尿路感染。具体方法如下：每天摄入 2 000 mL 左右的水（包含食物中的水），最好每小时摄入约 125 mL 水，每4~6 h 导尿 1 次，保持膀胱容量在 500 mL 以下，根据残余尿量来调整导尿频率，残余尿量>200 mL，每日导尿 4 次；残余尿量 150~200 mL，每日导尿 3 次；残余尿量 100~150 mL，每日导尿 2 次；残余尿量 80~100 mL，每日导尿 1 次；残余尿量在 50~80 mL 以下可停止导尿。每 1~2 周进行尿常规和中段尿培养并做好记录。闭气用力法（Valsalva 法）是指排尿时通过收紧腹肌、闭气等方法，增加腹压，将尿液排出。此方法只适用于松弛性膀胱的用力排尿或加强无反射性膀胱的排空。反射性排尿手法是指具有反射性功能的膀胱，通过拍打下腹部、抚摸大腿内侧、牵拉阴毛、挤压阴蒂、轻扣耻骨上区域或骶尾部等，反射性地引发膀胱逼尿肌的收缩来达到排尿的目的。功能性电刺激可以将电极片植入骶神经根处来刺激逼尿肌和外括约肌的收缩来完成排尿。以上治疗方法都无效时可采用耻骨上膀胱造瘘术。

3. 神经源性直肠

除了膀胱功能障碍，大部分的脊髓病变损伤患者常常还会伴有直肠功能障碍。正常的直肠功能是由肠道平滑肌、内外肛门括约肌及盆底肌的收缩完成。而这些肌肉的神经控制主要由肠内神经系统、自主神经系统和骶髓（S2—S4）来完成。肠内神经系统主要负责胃肠道的活动，如食物的消化吸收及推进；自主神经系统主要负责大肠的蠕动和排便；骶髓（S2—S4）主要负责外肛门括约肌和盆底肌的功能。神经源性直肠包括无反射性直肠和反射性直肠，无反射性直肠主要是由于排便反射弧受损，无排便反射，直肠内括约肌和盆底肌功能丧失，常发生大便失禁。反射性直肠是指骶髓（S2—S4）神经功能完整，存在排便反射，但是可能由于肠道缺乏协调性的蠕动和内肛门括约肌的共济失调等因素，失去了肠道的主动控制功能，使得大便滞留在肠道内。急性期的处理主要由于排便反射的消失，肠蠕动减少，可通过徒手的方式或者使用开塞露等直肠栓剂即可。另需监测患者是否出现麻痹性肠阻塞。恢复期的处理主要是通过肠道的再训练来完成排便，具体方法是在每天的早晨或者傍晚进行肠道蠕动的手法刺激，由于患者的排便反射是正常的，可直接用戴手套的手指伸入肛门进入直肠，沿着肠道壁进行环形运动来刺激直肠的排便功能，也可同时配合使用开塞露等直肠栓剂，再采取坐位身体前倾的方式帮助完成排便训练。功能性电刺激可将电极片置入肛门刺激骶神经，也可刺激腹部肌肉来增加腹部压力促进排便。以上方法都无效时可采用结直肠造瘘术。

4. 肌肉痉挛

肌肉痉挛是脊髓损伤后常见的并发症之一，它是中枢神经系统损伤后肌张力异常增高的一种表现，是一种因牵张反射兴奋性增高所致的以速度依赖性肌肉张力增高的运动障碍。肌肉痉挛一般在脊髓损伤后 3~6 周开始发生，6~12 个月达到高峰。脊髓损伤后肌肉痉挛的处理办法可采用阶梯式处理法：① 第一阶梯，去除诱因。去除诱发痉挛的因素是处理痉挛的首要措施，常见的诱因包括不良体位、疼痛、尿路阻塞或感染、膀胱充盈、发热及其他身体损伤等。② 第二阶梯，物理治疗。具体方法包括肌肉的徒手牵伸，关节的主、被动运动，拮抗肌的电刺激，主动肌和拮抗肌的交互电刺激、热疗、红外线及蜡疗等。③ 第三阶梯，药物治疗。药物包括全身作用和局部作用的药物，全身性药物主要有巴氯芬、地西泮、丹曲林等。局部性药物主要有 A 型肉毒毒素注射。④ 第四阶梯，手术治疗。主要包括脊神经后根切断术、肌腱延长术等。

5. 自主神经功能障碍

脊髓损伤后自主神经功能障碍主要包括血压升高、心率异常、排汗、体温调节、恶心、呕吐等。主要是由于自主神经系统中交感与副交感神经系统的失衡。处理办法有：体位变换时速度要缓慢，防止体位性低血压；应用弹力袜促进静脉回流；应用降压药物；体温调节障碍时应在日常护理时及时增减衣物；尽快去除诱因，如膀胱充盈、感染、压疮、异位骨化等。

6. 性功能障碍

脊髓病变患者可发生性功能障碍，对患者及其配偶之间的感情有较大影响。男性性行为的功能异常主要表现为：勃起异常、精液排出异常和推迟射精，严重影响男性的生育功能。女性性行为的功能异常表现为：生殖器官血管充血和平滑肌横纹肌收缩异常，但生育功能不受影响。勃起功能障碍可采用真空负压装置提高阴茎海绵体血流，使得阴茎充血膨胀以达到最大长度和硬度，再用弹力回缩装置置于阴茎根部，阻断阴茎静脉回流来延长勃起维持时间及硬度。

7. 心理障碍

脊髓损伤后心理障碍的表现主要有焦虑、恐惧、抑郁、愤怒等情绪性表现和偏执、灾难化、反复沉思等认知性表现。由于损伤后的心理功能障碍，患者参与康复的主动性和信心受到严重影响，故对患者进行针对性的心理康复治疗，能最大限度地调动患者参与康复治疗的积极性，对患者的躯体功能和生活质量都会有很大的帮助。心理康复治疗主要包括药物治疗、行为支持性治疗、认知治疗及家庭治疗等。药物治疗如艾司唑仑等抗焦虑药；行为支持性治疗如倾听、解释和指导、减轻烦恼和痛苦、提高自信心，鼓励等；认知治疗如合理情绪疗法等。

【康复结局】

脊髓病变损伤患者的功能预后对患者及其家属的意义非常重大，可有效减轻患者及其家庭和社会的损失和负担。完全性脊髓损伤的功能预后因损伤平面以下无运动功能的保留，其功能变化程度较小，故预后判断较为容易。

（一）神经功能预后

（1）脊髓损伤患者初期表现为美国脊髓损伤学会残损分级（ASIA impairment scale，AIS）A 级的患者在 1 年以后有 15% 可以发生 AIS 分级改善。

（2）最初表现为 AIS B 级的患者在 1 年以后有 80% 可以发生 AIS 分级改善，并且 33% 的患者在 1 年以后可以改善到 AIS D 级。

（3）最初表现为 AIS C 级的患者在 1 年以后有 75% 可以发生 AIS 分级改善，并且 67% 的患者在 1 年以后可以改善到 AIS D 级。最终只有 4.2% 的 AIS D 级患者能够恢复到 AIS E 级。

（4）大部分的神经恢复通常发生于伤后最初的 2~3 个月之内。

（二）完全性脊髓损伤患者的功能预后

（1）损伤节段与日常生活活动的独立性/依赖性密切相关。

（2）C1—C3 损伤的患者是完全依赖的，需要依赖人工通气或膈肌刺激来维持呼吸；C4 损伤的患者是完全依赖的，但可能不需要机械通气；C5 损伤的患者由于保留屈肘功能，可以进行一些基本的日常生活活动，但不能驱动手动轮椅；C6 损伤患者的伸腕功能良好，可以受益于功能性肌腱固定，因此可以抓握和持物；C7 损伤患者的肱三头肌功能良好，可以在不同的帮助/监视下进行一些姿势变换，他们可以独立驱动手动轮椅；C8—T1 损伤的患者可以完全独立地完成轮椅上的日常生活活动；胸段损伤的患者可以达到日常生活活动的独立状态；部分患者可以在使用支具或辅具的情况下完成非功能性步行；腰骶段损伤的患者无论简单和复杂的功能性活动都可以完全独立完成。

（3）这些独立性水平通常适用于年轻、身体健康的完全性损伤患者。

（三）步行功能预后

（1）功能性步行是指在使用或不使用辅具或支具的情况下独立完成社区内日常生活活动所需的行走能力。

（2）伤后 72 h 被评为 AIS A 级的患者几乎不可能恢复步行。

（3）33% AIS B 级的患者可以恢复功能性步行；同时保留轻触觉和针刺觉是预后的正相关因素。

（4）对于所有 AIS C 级的患者，如果初始下肢运动评分>10 分，那么其在 1 年内就可以恢复步行。

（5）伤后 72 h 被评为 AIS D 级的患者，出院时即可步行。

【健康教育】

脊髓病变患者的健康教育在整个康复治疗过程中是非常重要的，只有当患者掌握了脊髓损伤康复的基本知识、技能和方法时，患者才能保持长期的独立自主生活的能力和回归家庭社会的能力。脊髓病变患者的康复护理在患者的健康教育中尤为重要，包括早期皮肤的管理、体位的摆放、关节挛缩和骨质疏松的预防、呼吸训练、深静脉血栓的预防、神经源性膀胱和直肠的护理及心理康复护理等。所有康复护理的措施都是以患者的功能恢复为前提，通过健康教育及耐心的指导，充分发挥患者潜在的功能，教会患者正确的护理技巧的同时让患者家属也积极参与到患者的日常训练中，这样可以帮助患者更早地回归家庭和社会。

（宋　磊）

第七章　脑肿瘤

第一节　胶质瘤

【概述】

胶质瘤（glioma）是起源于脑神经胶质细胞（包括星形细胞、少突细胞、室管膜细胞）的肿瘤。胶质瘤是一种在大脑中生长的癌症，是颅内最常见的恶性肿瘤，占颅内原发性肿瘤的50%～60%，占中枢神经系统恶性肿瘤的81%。胶质细胞支持中枢神经系统中神经细胞（神经元）的功能。中枢神经系统包括大脑和脊髓。中枢神经系统中可能发生多种类型的肿瘤，只有从胶质细胞起源的肿瘤才会变成胶质瘤。近年来，脑胶质瘤发生率有逐步上升的趋势，我国脑胶质瘤的年发病率为（5~8）/10万。表7-1-1为常见神经系统胶质瘤及神经元肿瘤分类。

胶质瘤是一种恶性肿瘤，可能会快速生长并且失控。这种生长会破坏大脑正常运作的能力。胶质瘤复杂的原因在于它会侵入并融合到大脑的正常结构中。因此，很难在不伤害大脑健康部位的情况下治疗胶质瘤。胶质瘤也是一种原发性肿瘤，意味着它在开始生长的大脑区域发展。继发性脑肿瘤始于身体的其他部分，但扩散到大脑形成新的肿瘤。胶质瘤很少扩散到身体的其他部位。

【典型病例】

患者男性，46岁，因"头痛2个月，加重伴右侧肢体乏力及口齿不清10 d"入院。2个月前，患者无明显诱因出现头部疼痛，以双侧额颞部最为明显，持续存在，口服止痛药物无缓解。最近10 d，患者头痛加剧并且出现右侧肢体无力，右臂不能抬过头顶，口齿不清。入院查体：生命体征平稳，意识清楚，双侧瞳孔等大等圆，对光反射正常。右侧肢体肌力5级，右侧上肢肌力3级，右侧下肢肌力4级。病理征（－）。头颅CT显示右侧额叶大片低密度影，脑组织水肿，正常的脑沟、脑回结构消失，中线右偏0.5 cm。头颅MRI增强扫描显示右侧额叶混杂信号的包块，直径约5 cm。MRS提示Cho峰升高，NAA峰降低。患者随后进行了开颅手术，全病灶切除，病理诊断为胶质母细胞瘤，IDH野生型。手术后完成Stupp方案放、化疗。

表 7-1-1　常见神经系统胶质瘤及神经元肿瘤分类

神经胶质瘤、胶质神经元肿瘤和神经元肿瘤	
成人型弥漫性胶质瘤	**胶质神经元和神经元肿瘤**
星形细胞瘤，IDH 突变型	神经节细胞胶质瘤
少突胶质细胞瘤，IDH 突变和 1p/19q 共缺失型	婴儿促纤维增生性神经节细胞胶质瘤/婴儿促纤维增生性星形细胞瘤
胶质母细胞瘤，IDH 野生型	胚胎发育不良性神经上皮肿瘤
儿童型弥漫性低级别胶质瘤	有少突胶质细胞瘤样特征和核簇集的弥漫性胶质神经元肿瘤
弥漫性星形细胞瘤，MYB 或 MYBL1 变异型	乳头状胶质神经元肿瘤
血管中心型胶质瘤	形成菊形团的胶质神经元肿瘤
青年人多形性低级别神经上皮肿瘤	黏液样胶质神经元肿瘤
弥漫性低级别胶质瘤，MAPK 通路变异型	弥漫性软脑膜胶质神经元肿瘤
儿童型弥漫性高级别胶质瘤	神经节细胞瘤
弥漫性中线胶质瘤，H3K27 变异型	多结节和空泡状神经元肿瘤
弥漫性半球胶质瘤，H3G34 突变型	小脑发育不良性神经节细胞瘤（Lhermitte-Duclos 病）
弥漫性儿童型高级别胶质瘤，H3 野生型和 IDH 野生型	中枢神经细胞瘤
婴儿型半球胶质瘤	脑室外神经细胞瘤
局限性星形细胞胶质瘤	小脑脂肪神经细胞瘤
毛细胞型星形细胞瘤	**室管膜肿瘤**
有毛细胞样特征的高级别星形细胞瘤	幕上室管膜瘤
多形性黄色瘤型星形细胞瘤	幕上室管膜瘤，ZFTA 融合阳性型
室管膜下巨细胞型星形细胞瘤	幕上室管膜瘤，YAP1 融合阳性型
脊索样胶质瘤	后颅窝室管膜瘤
星形母细胞瘤，MN1 变异型	后颅窝室管膜瘤，PFA 组
	后颅窝室管膜瘤，PFB 组
	脊髓室管膜瘤
	脊髓室管膜瘤，MYCN 扩增型
	黏液乳头状型室管膜瘤
	室管膜下室管膜瘤

【诊断思路】

（一）病例特点及疾病临床表现

1. 病例特点

患者中年男性，起病急，总病程短。以颅内压增高性头痛和偏身运动功能障碍为主要症状，头颅 CT 显示病灶位于右侧额叶，周围脑水肿明显。MRI 显示病灶为圆团状包块，信号混杂，增强效应明显。

2. 疾病临床表现

多形性胶质母细胞瘤（glioblastoma multiforme，GBM）是星形细胞瘤中恶性程度最高的胶质瘤，属于 WHO 4 级，可原发于脑实质内，也可继发于低级别的星形细胞瘤。其发病率占成人颅内肿瘤的 25%，以 45~65 岁的中年人最为多发，20 岁以下的患者不足 5%，男女比例为 3∶2，在老年患者中男性患者多见。GBM 可以发生在中枢神经系统的任何部位，但以大脑半球的额颞叶多见，后颅凹少见。GBM 生长迅速，病程短，大部分患者的病程为 3~6 个月，病程超过 1 年的患者仅占 10%。

患者的临床表现主要为颅内压增高症状和局灶性神经症状，包括头痛、呕吐、精神改变、肢体乏力、面瘫、语言障碍、癫痫和意识障碍等。发生在颞叶的 GBM 可能以脑疝表现急诊入院，这多与脑肿瘤卒中有关。

（二）辅助检查

1. 头颅 CT

头颅 CT 可以显示肿瘤影和周围水肿的脑组织。在头颅 CT 上，GBM 表现为低或等密度，可有高密度的出血区，周围的脑组织呈大片低密度水肿，肿瘤与脑组织没有明显的边界。

2. 头颅 MRI

头颅 MRI 一般为 T1WI 呈低信号、T2WI 呈高信号的边界不清的团块影。增强后，GBM 病灶呈不均匀强化，常表现为中央低信号的坏死或者囊变区，周边增生血管区不规则的环形强化影（图 7-1-1）。

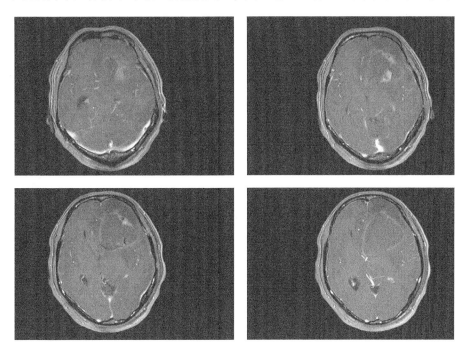

图 7-1-1　胶质瘤头颅 MRI 增强扫描表现

3. 头颅 DSA

头颅 DSA 可以显示肿瘤供瘤血管、瘤内密集的病理性增生血管及正常脑血管的移位。

（三）诊断依据、诊断步骤与定位定性诊断

1. 诊断依据

（1）患者的发病年龄和临床表现。

（2）结合影像学检查中，混杂强化的脑实质内包块、边界不清、周围脑组织水肿明显等典型特征，可以初步诊断。MRS 提示 Cho 峰升高，NAA 峰降低。

（3）病理检测为诊断 GBM 的"金标准"。

2. 诊断步骤

（1）病史及临床表现。

（2）影像学检查。

（3）临床诊断。

（4）手术病理检测。

3. 定位定性诊断

（1）定位：右侧额叶。

（2）定性：肿瘤。

（3）诊断：术前，右侧额叶占位病变；术后，右侧额叶 GBM。

（四）鉴别诊断

1. 脑膜瘤

脑膜瘤起源于蛛网膜，好发于大脑凸面、窦镰旁和颅底，病程长。头颅 CT 和 MRI 扫描为密度均匀的圆形或分叶状病灶，边缘可见脑膜尾征。

2. 脑炎和脑脓肿

脑炎和脑脓肿有感染病史，有脑膜刺激征，脑脊液检查可有 WBC 头颅增高。

3. 出血性脑梗死

出血性脑梗死多发生于有动脉粥样硬化的中老年人群，起病突然。CT 扫描可见出血灶和沿脑血管供血分布区域的低密度梗死影。

【治疗】

1. 手术治疗

手术治疗的原则是在不加重神经功能障碍的前提下尽可能多地切除肿瘤。这样可以充分颅内减压，减轻手术后脑水肿，预防残余肿瘤再出血和延缓肿瘤复发时间。有学者甚至提倡扩大切除肿瘤周围的非重要功能脑组织如额极、颞极，也是基于上述原因的考虑。

手术方法有立体定向下组织活检、次全切除、全切除、扩大切除。很多因素可以影响手术策略的制订，如患者的年龄，肿瘤的位置、大小，肿瘤侵袭脑组织的范围，神经功能废损情况，是否合并其他疾病，等等。大多数 GBM 通过手术能够达到全切除或次全切除，但在某些区域，如脑干、丘脑、岛叶以及运动、语言等重要功能区，手术风险较大，术后会出现或加重神经功能损害。随着功能磁共振（fMRI）、磁共振成像波谱（MRIS）、术中唤醒技术及术中皮质电刺激功能定位等的应用，对功能区肿瘤已可进行术前评估，术中较精确的功能定位，以达到最大限度切除肿瘤的目的，同时也减少了术后神经功能废损等并发症。

2. 放疗

术后可以选择常规放疗（瘤区放射剂量为 50~60 Gy）和伽马刀治疗。通常在手术后 2~4 周，待伤口愈合后开始。由于 GBM 呈浸润性生长，实际病灶较弥散，一些学者主张应用常规放疗后，局部残留肿瘤补充伽马刀治疗。

3. 化疗

化疗的效果曾经非常有限。近几年 GBM 的化疗倾向于使用一种新型咪唑类衍生物——替莫唑胺（TMZ）来进行治疗。TMZ 是细胞毒性药物，属于第二代烷化剂，可通过核苷酸甲基化抑制 DNA 复制，能够通过血脑屏障。TMZ 为口服药物，临床副作用相对轻微，以之为基础的联合放化疗方案，对新诊断的 GBM 比单用放疗更能够提高患者的生存率以及延长无进展生存时间。因此，TMZ 从 2005 年被写入美国国立综合癌症网络（NCCN）的一线治疗方案。

但是，并不是所有的 GBM 患者都对 TMZ 化疗敏感。O-甲基鸟嘌呤-DNA-甲基转移酶（MGMT）高表达的 GBM 对烷化剂 TMZ 耐药，肿瘤细胞内拓扑异构酶Ⅱ（topo Ⅱ）低表达预示对鬼白碱类如替尼泊苷耐药，P-糖蛋白（P-gp）、谷胱甘肽/谷胱甘肽-S 转移酶表达增高可能会产生肿瘤交叉耐药现象。因此，根据患者自身的肿瘤基因遗传学信息（genetic profile）和分子标志物辅助诊断指导个体化治疗，将成为未来肿瘤治疗的新方向。

4. 靶向药物治疗

根据肿瘤的突变基因，选择相应的药物，例如具有 BRAF 基因突变，可以使细胞过度生长，导致癌症，BRAF 抑制剂（维罗非尼）是一种阻断由 BRAF V600E 基因突变引起细胞生长的药物。贝伐珠单抗靶向帮助血管生长的血管内皮细胞生长因子（VEGF）蛋白。贝伐珠单抗阻滞 VEGF，减缓或停止肿瘤产生新血管的过程。贝伐珠单抗可以单独给药或与化疗同时给药，能有效改善临床症状，延长无进展生存时间（PFS），但是对总生存时间（OS）没有改善。

5. 交变电场疗法

交变电场疗法是一种相对较新的肿瘤治疗方法，通过低强度的电场能量阻止癌细胞的增长，也称为肿瘤治疗电场疗法（TTFields）。该疗法是某些新诊断或复发 GBM 患者的一种选择。这种疗法的机制是，肿瘤细胞通过分裂成更多细胞而繁殖，TTFields 能够破坏这个过程，调整为专门针对胶质母细胞瘤细胞的能量，以干扰肿瘤细胞分裂；通过影响纺锤体等细胞器，阻碍有丝分裂。TTFields 会破坏新近分裂的肿瘤细胞，但不会影响健康细胞。该疗法每天需要使用 18 h 以上，持续至少 4 周，最常见的副作用是皮肤刺激。

6. 免疫治疗

PD-1 抗体在 GBM 上的临床试验正在进行。2017 年，在瑞士举行的世界神经外科联合会议报道了这个Ⅲ期临床试验的初步结果，但并未看到明显的生存期延长，考虑原因与胶质瘤免疫抑制的微环境相关。近期两项Ⅱ期临床研究探索了 PD-1 抗体药物在 GBM 新辅助治疗中的作用，显示术前新辅助应用 PD-1 抗体治疗可以刺激肿瘤微环境内 T 细胞的浸润，诱导机体的免疫反应，提高 GBM 患者的 OS。2021 年 6 月 11 日，溶瘤病毒疗法 Delytact 获得日本厚生劳动省的条件性限时批准，用于治疗恶性胶质瘤，成为世界上首款获得批准治疗原发性脑瘤的溶瘤病毒疗法。根据相关临床数据统计，溶瘤病毒疗法 Delytact 治疗恶性脑胶质瘤的 1 年生存率高达 92.3%，是常规治疗的 6 倍左右。CAR-T 细胞治疗也开始显示出初步的临床效果，目前多达 10 余个靶点，CAR-T、CAR-NK 细胞目前正在进行临床试验。

7. 其他

硼中子俘获疗法，日本早在 2020 年 3 月就已经批准了全球首个硼中子俘获疗法应用于头颈癌脑肿瘤。日本的临床试验已经证实，硼中子俘获疗法治疗复发性恶性脑胶质瘤患者效果显著。长期跟踪观察的数据显示，硼中子俘获疗法用于治疗复发性恶性脑胶质瘤的 5 年生存率为 58%，10 年生存率为 29%。另外一项研究也证实，硼中子俘获疗法能够显著延长复发性脑胶质瘤患者的生存期。

【预后】

总的来说，GBM 的预后不良。95% 未经治疗的患者，生存期不超过 3 个月。单纯手术全切除治疗的患者，平均生存期为 6~8 个月。GBM 患者经过 Stuup 方案的治疗效果，肿瘤肉眼全切除、辅助放疗、化疗等综合治疗后，平均生存期为 14 个月，2 年生存率为 10%，5 年生存率仅为 2%。电场治疗的效果：EF-14 多中心临床试验每天佩戴 22 h 电场加替莫唑胺的患者 5 年生存率达到 29.3%。

【病因及发病机制】

GBM 的病因仍有很多尚不明确的地方，目前确定的两个危险因素是：暴露于高剂量的电离辐射和与焊接综合征相关的高外显率基因遗传突变。GBM 的发生是神经胶质细胞多基因发生变异的最终结果。GBM 可以为原发，也可以从低级别的星形细胞瘤进展而来。原发 GBM 多见于大于 50 岁的患者，病史短暂；而继发 GBM 则多见于年轻患者，病史长达数年。原发 GBM 可见 EGFR 过表达，MDM2 信号表达增强，PTEN 和 P16 缺失，但 P53 正常；继发 GBM 多发生 P53 变异，PDGFRα 过表达。

【病理】

GBM 的确诊需要通过肿瘤切除或活检获得标本，进行组织和分子病理学检查，确定病理分级和分子亚型。基因检测是分子病理学检查的主要内容，可以在病理结果的基础上进一步明确肿瘤的分类，帮助医生更准确地判断预后，选择最合适的个性化治疗方案。病理学检查对脑胶质瘤个体化治疗和临床预后判断具有重要意义。目前 NCCN 指南已经将组织病理和分子病理的整合诊断作为标准。

【健康管理】

一些患有小型低级别胶质瘤的人完全没有症状。低级别胶质瘤通常生长缓慢，并且可在确诊之前发展多年。大型和高级别的胶质瘤可引起一系列症状。这些胶质瘤进展迅速，数月或数周内发展。症状也可能是由肿瘤以外的医学问题引起的，因此为获得最准确的诊断，请务必将您的所有症状告诉医生，即使看起来并无相关。头痛很常见，而且常常是胶质瘤患者的首个症状。头痛通常在早上更严重，并可能伴有恶心和呕吐。惊厥发作在脑肿瘤患者中也很常见。惊厥发作通常是胶质瘤尤其是低级别胶质瘤（少突胶质瘤）的早期体征。疲乏是胶质瘤的另一个常见症状。疲乏可能使人身体虚弱、频繁发生使人情绪低落，但是与睡眠时间或活动量无关。然而体育活动或训练有时会有影响。恶心和呕吐可能是由于肿瘤对大脑施加的压力增加所致。

建议由胶质瘤多学科团队（MDT）提供专业的诊断和治疗。通常由神经外科、放疗科、影像科、病理科、肿瘤科等医护人员共同参与，提供及时和专业的诊断和治疗。

术后按照医嘱进行定期复查，目前指南推荐所有胶质瘤术后 1 年内每 3 个月复查 1 次 MRI。1 年后高级别胶质瘤也是每 3 个月复查 1 次 MRI，低级别胶质瘤每 6 个月复查 1 次 MRI。

临床试验为患者提供了其他情况下无法获得的新的检查和治疗机会。建议患者参与各种临床试验。

（黄煜伦）

第二节　垂体腺瘤

【概述】

垂体腺瘤（pituitary adenoma）是颅内发病率第三高的颅内原发性肿瘤，仅次于脑胶质瘤和脑膜瘤，人群发病率约为 1/10 万，有的报告高达 7/10 万。一般可见于各年龄段，但随年龄增长而增加，30~60 岁发病最多，从统计资料来看，其年发病率女性为 70/100 万人，男性为 28/100 万人，在育龄妇女中最多见，可能与育龄妇女的月经、生育功能等有关。在尸检中发现率高达 20%~30%，近年来随着诊疗技术及手段的发展，发病率有增高的趋势。

垂体腺瘤主要从以下几方面危害人体：① 垂体激素过度分泌引起的一系列代谢紊乱和脏器损害。② 肿瘤压迫使其他垂体激素低下，引起相应靶腺的功能低下。③ 压迫鞍区结构，如视交叉、视神经、海绵窦、颅底动脉、下丘脑、第三脑室，甚至累及额叶、颞叶、脑干等，导致相应功能严重障碍。

自 20 世纪 70 年代以来，随着分子生物学、垂体腺瘤病因学、内分泌学、病理学、放射学、显微外科学等的发展，人们对垂体腺瘤的基础和临床研究有了更进一步的了解，从而加深了对本病的认识，提高了垂体腺瘤的诊断和治疗水平。现如今显微手术即可全切肿瘤，尤其是神经内镜技术的发展，创伤小，恢复快，术后视力、视野可恢复正常，对垂体功能影响小，疗效可达 70%~90%，较大的垂体腺瘤或侵袭性垂体腺瘤虽不能全部切除，但辅以放射、药物等综合治疗，亦可获得较好的控制。

【典型病例】

患者男性，57 岁，因"双眼视力下降 1 个月"入院。患者 1 个月前无明显诱因下出现双眼视力下降，以左眼为主，当时患者无头痛、头晕，无四肢抽搐，无多饮、多尿，至当地医院就诊，行视力、视野检查提示双眼颞侧偏盲。入院查体：神志清楚，精神可，双侧瞳孔等大等圆，直径约 2.5 mm，左眼对光反射迟钝，右眼对光反射灵敏，双眼视力下降，以左眼显著，双眼颞侧偏盲。颈软无抵抗，四肢肌力、肌张力正常，生理反射存在，病理反射未引出。头颅 MRI 显示矢状面见鞍区长椭圆形病变，向上突入鞍上池，向下压迫鞍底下陷（图7-2-1）。冠状面见病变，可见束腰征，向上压迫视交叉，病变与两侧海绵窦分界不清。病变大小约为24 mm×20 mm×27 mm，增强扫描病灶呈明显不均匀强化。垂体激素水平基本正常。患者进行经鼻神经内镜辅助下鞍区病损切除术，病灶全切除，病理诊断为无功能型垂体大腺瘤。手术后患者视力、视野较前好转，随访未见肿瘤复发。

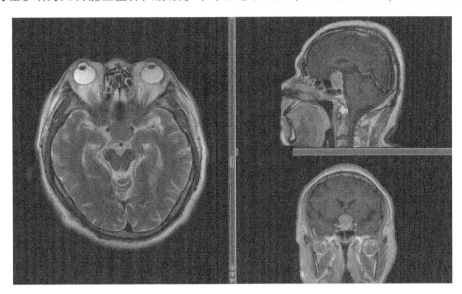

图 7-2-1　垂体瘤 MRI 增强扫描表现

【诊断思路】

（一）病例特点及疾病临床表现

1. 病例特点

患者中年男性，起病缓，总病程较长。以视神经压迫导致视力、视野障碍为主要症状，MRI 显示鞍区长椭圆形病变，可见束腰征，向上压迫视交叉，增强扫描病灶呈明显不均匀强化。

2. 疾病临床表现

脑垂体中的各种内分泌细胞可产生相应的内分泌细胞腺瘤，引起内分泌功能紊乱。在早期微腺瘤阶段即可出现内分泌功能亢进征象。随着腺瘤的长大和发展，可压迫、侵蚀垂体组织及其垂体、蝶鞍周围结构，产生内分泌功能减低，出现视功能障碍及其他颅神经和脑症状。无分泌功能细胞腺瘤是指肿瘤细胞不分泌可测出的任何垂体激素，在临床上无内分泌亢进的症状。其发病率依统计材料不同而异，有的为垂体腺瘤总数的20%，有的高达50%。一般多为大腺瘤，常长出蝶鞍外，推挤周围组织，造成视交叉、下丘脑和第三脑室受压，且常为侵袭性生长，侵入海绵窦硬膜外和周围骨质。患者一般男性多于女性，平均年龄较大。有些病例电镜检查可见细胞内有分泌颗粒，但临床上没有内分泌亢进症状，这可能是其分泌颗粒量少，或生物活性低下、不够成熟的缘故。

（二）辅助检查

1. 颅骨 X 线平片

早期通过观察蝶鞍形状及大小来诊断垂体腺瘤，微腺瘤蝶鞍可正常，大腺瘤大多呈球形扩大，鞍底下移，后床突，鞍背骨质吸收变薄、竖起、后移或破坏，晚期可累及鞍结节。

2. 蝶鞍区 CT 扫描

蝶鞍区 CT 扫描是目前诊断垂体腺瘤的主要方法，采用高分辨 CT 直接增强，薄层（1.5 mm）断面，作蝶鞍区冠状位扫描和矢状位重建及轴位检查，如应用 32 层或 64 层螺旋 CT 扫描获得的三维图像可提高垂体微腺瘤的发现率。

3. 垂体 MRI

垂体 MRI 是目前垂体腺瘤最有价值的影像学诊断方法，对垂体腺瘤的早期诊断有很大帮助，对微腺瘤的发现率高于 CT 扫描，对大腺瘤可以全面了解其向鞍上和鞍外发展的方向，对垂体腺瘤的鉴别诊断、手术方式的选择及指导手术治疗都有重要意义。对直径小于 5 mm 微腺瘤的发现率为 50%～60%。采用增强动态 MRI 对提高微腺瘤的发现率具有更重要的意义，但要了解蝶鞍区骨质的改变，不如 CT 和 X 线片。

4. 脑血管造影

脑血管造影主要用来排除动脉瘤和了解肿瘤与周围血管的关系。一般脑血管造影对早期垂体腺瘤多无异常发现，如肿瘤向外移，向鞍上、鞍旁发展，可见大脑前动脉弧形上抬，颈内动脉向外移，虹吸部张开。如采用 DSA，以大剂量造影剂连续摄像放大减影，可帮助显示垂体和附近的供应血管、回流海绵窦的情况，有的可见肿瘤染色或肿瘤轮廓，目前不作为常规检查方式。经皮股静脉岩下窦导管法，采集血标本测定促肾上腺皮质激素（ACTH）浓度可帮助诊断 ACTH 型微腺瘤，位于垂体腺内的左侧或右侧。

5. 其他部位影像学检查

如胸、腹部 X 线片、CT、MRI、PET 及有关部位 B 超等，以排除异位 ACTH 等分泌性肿瘤，核素显像可用于垂体腺瘤及异位激素分泌肿瘤的诊断，如分泌 ACTH、促甲状腺激素（TSH）的肿瘤。

6. 内分泌检查

由于现代内分泌学的发展，应用内分泌放射免疫超微测量法，可以直接测定垂体和下丘脑多种内分泌激素，以及垂体功能试验，有助于了解垂体及靶腺功能亢进、正常或不足等情况，对垂体腺瘤的早期诊断、治疗前后的变化、疗效评价、随诊观察和预后判断均有重要意义。垂体激素的分泌呈脉冲性释放，有昼夜节律变化，受机体内外环境的影响，因此单次基础值不可靠，应多次，多时间点，并做有关垂体功能试验较可靠。目前常用的检查有催乳素（PRL）、生长激素（GH）、ACTH、TSH、促性腺激素等。

（三）诊断依据、诊断步骤与定位定性诊断

1. 诊断依据

（1）患者的发病年龄和临床表现。

（2）结合影像学检查，MRI 显示矢状面见鞍区长椭圆形病变，向上突入鞍上池，向下压迫致鞍底下陷。冠状面见病变，可见束腰征，向上压迫视交叉，增强扫描病灶呈明显不均匀强化等典型特征，及垂体激素水平检验，可以初步诊断。

（3）病理诊断为诊断垂体腺瘤的"金标准"。

2. 诊断步骤

（1）病史及临床表现。

（2）影像学检查，视力、视野检查，垂体激素水平检查。

（3）临床诊断。

（4）手术病理检查。

3. 定位定性诊断

（1）定位：鞍区。

（2）定性：垂体良性肿瘤。

（3）诊断：术前，鞍区占位；术后，无功能型垂体大腺瘤。

（四）鉴别诊断

1. 颅咽管瘤

颅咽管瘤常与垂体腺瘤相混，多发生在鞍内，常向第三脑室内、鞍后或鞍旁发展。典型颅咽管瘤不难鉴别，多发生在儿童或青春前期，表现为垂体内分泌功能低下，发育停滞，50% 呈侏儒症或矮小症。约 1/3 患者患有尿崩症。蝶鞍可正常或扩大，有时后床突破坏，附近骨质侵蚀，70%患者鞍上或（和）鞍内呈现钙化斑块，肿瘤多呈囊性，有时囊壁钙化呈特有的蛋壳形。CT 扫描为鞍上低密度囊性区。边界清楚，圆形、卵圆形或分叶状，实体肿瘤 CT 扫描表现为均匀的密度增高区，囊壁呈壳样钙化是颅咽管瘤的特点，有助于诊断和鉴别诊断。注射造影剂后，实体肿瘤为均匀增强，囊性肿瘤为环形囊壁增强。MRI 显示鞍上、鞍内的囊性肿物，手术时见肿瘤内为绿色液体，有时囊液稠如机油，内含胆固醇结晶。在成人中颅咽管瘤多为实质性，可有视力、视野障碍，内分泌功能减退等，难与垂体腺瘤鉴别，有时取出瘤组织作病理检查，才能确定诊断。

2. 脑膜瘤

颅底脑膜瘤有时发生在鞍结节、鞍旁、海绵窦、蝶骨嵴或视交叉鞍隔处，多见于成年。可有双眼或单眼颞侧偏盲，视神经乳头原发性萎缩，肿瘤多呈不规则形状，也可有其他颅神经的损害，蝶鞍一般正常，但鞍结节部位可出现骨质增生。内分泌症状多不明显，垂体内分泌激素测定正常，病程较久常致一眼或双眼失明。CT 扫描多为实性呈均匀高密度影像，很少有囊性。MRI 显示呈较为均匀的信号，稍稍低于脑组织，但较大的肿瘤内常因有低信号区（斑块样的）并不均匀，这是该处血液丰富的结果。

3. 拉克氏囊肿

正常人的垂体前后叶之间，有 13%～22% 存在直径 1～5 mm 的小囊肿，一般认为系来自颅咽管，又名 Rathke 裂的残留组织。囊肿增大可引起垂体功能减退、蝶鞍扩大、视交叉受压和其他神经症状，与鞍内型颅咽管瘤或无分泌活动的垂体腺瘤的临床表现相似。很难区别，只有通过活检方能确诊。

【治疗】

1. 手术治疗

手术治疗是许多垂体瘤的首选治疗。近年来，相较于显微镜下经鼻蝶入路手术，内镜下经鼻蝶入路手术由于视野佳、创伤小、患者依从性好、平均住院时间短而逐渐成为神经外科专家的首选。内镜肿瘤全切率明显高于显微镜，手术并发症方面鼻中隔穿孔率内镜更低，尿崩症、脑脊液漏、垂体功能减退等并发症的发生率无明显差异。内镜下经鼻蝶入路手术指征包括：① 垂体微腺瘤；② 大型垂体腺瘤但肿瘤主体位于鞍内并向蝶窦内侵犯者；③ 大型垂体腺瘤瘤体主要位于鞍内，鞍上扩展部分不呈哑铃形，未向鞍旁扩展。内镜下经鼻扩大术的出现可更加安全有效地切除侵袭性垂体瘤。

2. 化疗

近年来，药物在垂体肿瘤治疗中的地位逐步提升。PRL 瘤首选药物治疗目前已达成共识。一线用药为多巴胺受体激动剂，主要有溴隐亭和卡麦角林。由于溴隐亭已被证实安全有效，且价格相对便宜，我国大部分医疗部门可以提供，因此成为我国推荐治疗 PRL 瘤的首选药物。多巴胺受体激动剂广泛应用于临床，取得了良好的疗效，用药剂量、停药时机等是近来临床研究的热点问题。溴隐亭总的服药原则是：从小剂量开始，逐渐增加剂量，至临床症状消失，PRL 下降到正常水平并稳定后，维持最小剂量服用，同时定期复查 PRL 水平。目前指南中推荐最大剂量为 15 mg/d，继续加量并不能进一步改善治疗效果。其余三种功能性垂体肿瘤在患者无法进行手术治疗、不愿意行手术治疗或术后无法达到完全缓解的情况下，药物治疗也至关重要。对于 GH 瘤，首选药物为生长抑素类似物，包括奥曲肽和兰瑞肽，以及这些药物的短效或长效衍生物。多巴胺类似物如卡麦角林和溴隐亭也可作为 GH 瘤的辅助用药。对于 ACTH 瘤，有 Ⅱ 期和 Ⅲ 期临床研究表明未经手术的库欣病患者应用帕瑞肽可以明显降低尿游离皮质醇水平，有效改善高皮质醇血症的症状。此外，卡麦角林也可用于库欣病的药物治疗。米非司酮是目前临床上唯一应用的糖皮质激素受体拮抗药，一项多中心研究证实该药可有效地长期控制库欣病症状，但有促使肿瘤增大的风险，因此应用米非司酮的患者须进行长期的影像学监测。TSH 瘤患者可首选生长抑素类似物进行治疗。多巴胺受体激动剂是另一种可以抑制 TSH 瘤分泌 TSH 的药物。

3. 放疗

放疗在垂体瘤治疗中为二线方案，主要用于术后残留、复发及无手术适证、不耐受或拒绝手术的患者。常规放疗即传统的二维放疗，并发症发生率高，对激素水平的控制往往需要相当长的时间，因此，近年来立体定向放疗（stereotactic radiotherapy，SRT）/立体定向放射外科（stereotactic radiosurgery，SRS）逐步替代了常规放疗。只有在少数情况下，传统的二维放疗是一种更加安全的手段，包括大垂体腺瘤，尤其是直径大于 3 cm 的；肿瘤形态解剖不规则，包括弥漫性局部浸润以及鞍区或脑干的侵袭；以及肿瘤位置非常接近对辐射高度敏感的神经结构。SRT/SRS 在肿瘤控制率方面效果好，对于激素水平控制也有可观的疗效，但由于放射治疗后激素水平恢复需要的时间相比于手术治疗更长，因此总体来说其在治疗无功能腺瘤方面的效果优于功能性腺瘤。放疗相关垂体功能低下是垂体瘤放疗后发生率最高的并发症，可见于高达 40% 的无功能瘤患者以及近 70% 的功能性腺瘤患者中。

【预后】

垂体腺瘤手术治愈缓解率在 60%~90%，但复发率较高，各家报道不一，不同类型腺瘤的复发率有很大差异。复发者如能及时诊断和手术或放疗，其有效率仍可达 80% 以上。通常将术后 6 个月作为判断疗效及复发的时间界限。如术后内分泌功能恢复到正常，6 个月后又增高者认为复发。如 3~6 个月内症状和内分泌功能不缓解，可辅以放疗或药物治疗。强调对垂体腺瘤患者应在术后 1 个月、3 个月、半年、1 年、以后每年进行定期的、长期的和规范化的随诊十分必要，随诊内容包括临床表现、神经眼科学、影像学、特别是内分泌学检查，这有利于确切地判断疗效，以便及时发现和治疗腺瘤复发和有关并发症。

【病因及发病机制】

垂体腺瘤的发生及发展的过程目前仍不十分清楚，一些重要的研究进展提示与以下因素有关：① 垂体学说——垂体基因突变理论：研究表明绝大多数垂体腺瘤为垂体细胞的单克隆起源，癌基因的突变及抑癌基因的失活使得肿瘤细胞增殖失控；② 下丘脑学说—垂体细胞增殖理论：研究发现下丘脑激素的异常分泌可诱导正常垂体细胞增殖，其中的慢性增殖即为垂体增生，快速增殖的异质垂体细胞可能形成垂体腺瘤。其他因素，诸如环境因素（如放射治疗雌激素）、靶器官激素失衡（卵巢、甲状腺和肾上腺功能衰竭）等。最近，这两个理论逐渐合为一体，认为垂体腺瘤发生可分为两个阶段：启动阶段与促进阶段，前者指垂体细胞基因发生突变，后者指突变的细胞克隆在垂体外促进因素，主要是在下丘脑激素的作用下增殖分化为垂体腺瘤。

【病理】

垂体瘤的确诊需要通过肿瘤切除或活检获得标本，进行组织病理学检查，确定病理类型。在大体形态上，垂体腺瘤可分为微腺瘤（直径<1.0 cm）、大腺瘤（直径<3.0 cm）和巨大腺瘤（直径>3.0 cm）。术中看到的正常垂体为橘红色，质韧，而腺瘤常为紫红色，质软、有的呈烂泥状，当有变性时，瘤组织可呈灰白色，有的伴瘤组织坏死、出血或囊性变。传统上根据苏木精-伊红染色把垂体腺瘤分为嗜酸性细胞腺瘤、嗜碱性细胞腺瘤、嫌色性细胞腺瘤和混合性细胞腺瘤，这种分类法不能把形态和功能结合起来，不能反映腺瘤的性质。近些年来，由于内分泌激素测定的进步和电子显微镜下观察超微结构以及染色方法的改进，现在一个比较好的把形态（组织化学和电镜）和功能（临床表现）相结合的垂体腺瘤的新分类已经形成，通常分为催乳素细胞腺瘤（PRL 腺瘤）、生长激素细胞腺瘤（GH 腺瘤）、促肾上腺皮质激素细胞腺瘤（ACTH 腺瘤，库欣病）、促甲状腺素细胞腺瘤（TSH 腺瘤）、促性腺激素腺瘤（FSH/LH 腺瘤）、多分泌功能细胞腺瘤、无内分泌功能细胞腺瘤、恶性垂体腺瘤（垂体腺癌）。

【健康管理】

神经内镜下经鼻蝶垂体瘤切除术健康小贴士。

（一）术前指导

（1）术前须做一些常规检查包括内分泌全套，必要时要做 MRI，视力有缺陷时须做视力、视野的检查。

（2）术前须用呋喃西林漱口，以保持口腔的清洁；复方麻黄素滴鼻，以减少术中的出血。

（3）手术前须练习张口呼吸，1 d 练习最少 3 次，每次从 10~15 min 开始逐渐增加时间，练习时须用手捏紧鼻子，使鼻腔不再有空气进出，然后完全用口呼吸，这样的练习可减轻术后鼻腔堵塞而引起的不适。术前一天在床上练习使用便器。

（4）术前预防感冒非常重要，须注意保暖，防止受凉。严禁用手挖鼻，可用棉签、温水洗鼻，保持鼻腔清洁，严防出血。

（二）术后指导

（1）术后须去枕平卧 4~6 h，然后抬高床头 15°~30°，每 2 h 翻身 1 次。

（2）手术当天禁食、禁饮，第 2 d 可进流质如温开水、白粥、牛奶等，少量多餐逐渐过渡到半流质、普食。饮食以高蛋白、高维生素、高热量为好，多食蔬菜、水果，保持大便通畅，以免用力排便影响伤口愈合。

（3）手术后鼻腔填塞物切忌擅自拔除，也不可在逐渐拔除填塞物后用不洁的物品去抠挖鼻腔，填塞物一般在术后 3~5 d 拔除，此时鼻腔会有渗液流出，请用清洁的纸巾轻擦流出的液体，保持面部的清洁。

（4）手术后如发现有尿量增多及烦渴症状，请及时告知医生、护士。

（三）出院指导

（1）出院后请在专科医生的指导下定期坚持门诊随访，复查内分泌激素，调整内分泌激素水平。

（2）注意每日的尿量，如有尿量增多、口渴等症状，请及时来院就诊。

（3）注意休息，加强营养，增强体质，预防感冒，如发现鼻腔流出无色清水样液体，须警惕是否有脑脊液漏的可能，请立即来院就诊。

（荣孝慈　黄煜伦）

第三节　脑膜瘤

【概述】

脑膜瘤是颅内发病率第二高的颅内原发性肿瘤，仅次于脑胶质瘤，是起源于脑膜及脑膜间隙的衍生物，它们可能来自硬膜成纤维细胞和软脑膜细胞，但大部分来自蛛网膜细胞，也可以发生在任何含有蛛网膜成分的地方，如脑室内脑膜瘤来自脑室内的脉络丛组织。在 18 世纪，已开始脑膜瘤切除手术，美国在 1887 年首次成功切除脑膜瘤。脑膜瘤的人群发生率为 2/10 万。柯兴等 1938 年报告脑膜瘤占全部颅内肿瘤的 13.4%。泊西（Percy）等查阅 1935—1958 年文献，发现脑膜瘤占原发脑肿瘤的 38%。国内北京市神经外科研究所自 1958 年至 1993 年共收治脑膜瘤患者 3 148 例，占同期原发脑肿瘤的 19.2%，仅次于胶质瘤（占 40.49%），居第 2 位。其中女性多于男性，为 2∶1。颅内良性肿瘤平均年龄 59±15 岁，发病的高峰年龄在 45 岁。脑膜瘤在儿童中少见。16 岁以下患者不及 1.3%，而且男孩在脑膜瘤中占优势。小的无症状的脑膜瘤常在老年人的尸检中发现。近年

MRI 及 CT 技术的普及，脑膜瘤的发生率明显增高，尤其在老年患者。许多无症状的脑膜瘤多为偶然发现。多发脑膜瘤偶尔可见。有时可见同时合并神经纤维瘤（病），也可以合并胶质瘤、垂体瘤、动脉瘤，但罕见。文献中也有家族史的报告。

【典型病例】

患者女性，41 岁，因"5 h 前突发四肢抽搐伴口吐白沫一次"入院。患者 5 h 前无明显诱因下突发四肢抽搐，呼之不应，口吐白沫，持续时间约 3 min，后患者神志转清，清醒后无明显头痛、言语及四肢活动障碍，予急诊抗癫痫对症处理，查头颅 CT 示：左侧额部占位性病变。入院查体：神志清楚，言语流利，双侧瞳孔等大等圆，对光反射灵敏，颈软无抵抗，四肢肌力 V 级，病理征（-）。头颅 MRI 示（图 7-3-1）：左侧额部可见团片状长 T1、长 T2 信号影，FLAIR、DWI 呈高信号，病灶范围约 48 mm×51 mm，边界清，病灶以宽基底相连，增强扫描后病灶呈明显强化，可见脑膜尾征。患者随后进行了开颅脑肿瘤切除术，全病灶切除，病理诊断为脑膜瘤，WHO I 级。出院后门诊定期复诊。

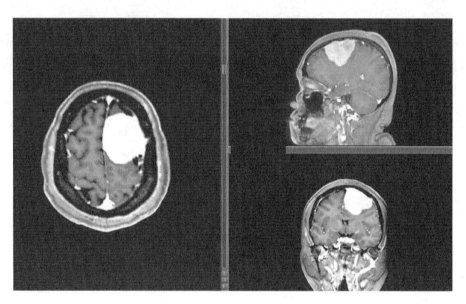

图 7-3-1　脑膜瘤 MRI 增强扫描表现

【诊断思路】

（一）病例特点及疾病临床表现

1. 病例特点

患者中年女性，起病急，总病程短。以癫痫发作为主要症状，CT 显示病灶位于左侧额部，MRI 显示病灶边界清，病灶以宽基底相连，增强扫描后病灶呈明显强化，可见脑膜尾征。

2. 疾病临床表现

除具有脑肿瘤共同表现外，脑膜瘤还具有下列特点：① 通常生长缓慢，病程长，一般为 2~4 年。但少数生长迅速，病程短，术后易复发和间变，特别见于儿童。脑膜瘤的复发与肿瘤的组织学特点有密切关系。组织学上良性脑膜瘤术后 5 年复发率为 3%，25 年为 21%；不典型脑膜瘤术后 5 年复发率为 38%；而间变型脑膜瘤术后 5 年复发率为 78%。脑膜瘤也可发生在儿童，有在儿童的脑室内生长、瘤周囊变、缺少硬脑膜附着等现象，比成人常见，并且男性患者占多数。② 肿瘤可以长得相当大，症状却很轻微，如眼底视乳头水肿，但头痛却剧烈。当神经系统失代偿，才出现病情迅速恶化。这与胶质瘤相反，后者生长迅速，很快出现昏迷或脑疝，而眼底却正常。③ 多先有刺激症状，如癫痫等，继以麻痹症状，如偏瘫、视野缺失、失语或其他局灶症状，提示肿瘤向外生长。

（二）辅助检查

1. 头部 X 线平片

头部 X 线平片除高颅压表现外，可有：① 肿瘤钙化，见于砂粒型。钙化明显时可显示整个肿瘤块影；② 局部颅骨增生或破坏；③ 板障静脉增粗和增多，脑膜动脉沟增粗，棘孔可扩大。由于头颅 CT 的普及，头颅 X 线片已被取代。

2. 头颅 CT

MR 在诊断脑膜瘤方面有取代 CT 之势，但 CT 仍是诊断本病的主要方法，特别可显示脑膜瘤与邻近骨性结构的关系、钙化等。尽管 CT 在判断颅骨侵犯或骨质增生程度时有着自身的优越性，特别是岩斜部肿瘤手术中，判断肿瘤与骨性标志间关系，但 CT 图像在决定肿瘤的位置、瘤实体的质地等方面，不如 MRI 清楚，特别是海绵窦、眶部和后颅伪影，影像质量影响临床判断。

3. 头颅 MRI

本病的主要诊断方法，可三维成像、多种成像系列、不受骨伪迹影响等是其优点。特别有利于显示颅底、颅后窝和眶内的肿瘤。能准确显示肿瘤生长的范围，与大动脉和静脉窦的关系。脑膜瘤 MRI 可见以硬脑膜为其基底，此处也是肿瘤最大直径，肿瘤附着的硬脑膜和邻近硬脑膜可增强，反映该处硬脑膜的通透性增大，通常 MRI 增强后可见肿瘤明显强化。

4. 血管造影

并非每例脑膜瘤患者均需做血管造影，但它可显示肿瘤血供，利于设计手术方案、术前瘤供血动脉栓塞等，以及了解静脉窦受累情况等，一般仅在需要术前栓塞肿瘤供应动脉时才选择常规血管造影。

（三）诊断依据、诊断步骤与定位定性诊断

1. 诊断依据

（1）患者的发病年龄和临床表现。

（2）结合影像学检查中，边界清，病灶以宽基底相连，增强扫描后病灶呈明显强化，可见脑膜尾征。

（3）病理诊断为诊断脑膜瘤的"金标准"。

2. 诊断步骤

（1）病史及临床表现。

（2）影像学检查。

（3）临床诊断。

（4）手术病理检查。

3. 定位定性诊断

（1）定位：左侧额部（脑外病变）。

（2）定性：肿瘤。

（3）诊断：术前，左侧额部占位性病变；术后，左侧额部凸面脑膜瘤。

（四）鉴别诊断

1. 脑炎和脑脓肿

有感染病史，有脑膜刺激征，脑脊液检查可有白细胞数增高。

2. 出血性脑梗死

出血性脑梗死多发生在有动脉粥样硬化的中老年人群，起病突然。CT 扫描可见出血灶和沿脑血管供血分布区域的低密度梗死影。

3. 胶质瘤

该病有时也以癫痫起病，但是 MRI 上通常无明显强化，可表现为不强化、局部强化及环形强化，通常无脑膜基底附着，病理可鉴别。

【治疗】

1. 手术治疗

脑膜瘤为脑实质外肿瘤，92%为良性，因此手术全切除肿瘤是首选方法，为达到手术根治的目的，原则上应争取完全切除肿瘤及与其粘连的硬脑膜和颅骨。辛普森（Simpson）（1957 年）的脑膜瘤切除术的分类法已公认，具体分型见表 7-3-1。

表 7-3-1 Simpson 的脑膜瘤切除分级

级别	手术方式
Ⅰ级	肿瘤全切除，附着处硬脑膜及颅骨同时切除
Ⅱ级	肿瘤全切除，附着处电灼
Ⅲ级	肿瘤全切除，未处理硬脑膜或未处理肿瘤向硬膜外的生长（如窦的侵犯、骨质增生）
Ⅳ级	肿瘤部分切除
Ⅴ级	活检及减压

2. 放疗

放疗适用于术后肿瘤残留或复发、颅底和海绵窦内肿瘤，以及恶性脑膜瘤和非典型脑膜瘤术后的辅助治疗，可延缓复发。以肿瘤最大直径 3 cm 为宜。本法安全、无手术风险是其优点，同时也可用于术前辅助放疗，但是长期疗效还有待观察。

3. 栓塞疗法

栓塞疗法包括物理性栓塞和化学性栓塞两种，前者阻塞肿瘤供血动脉和促使血栓形成，后者则作用于血管壁内皮细胞，诱发血栓形成，从而达到减少脑膜瘤血供的目的。两法均作为术前的辅助疗法，且只限于颈外动脉供血为主的脑膜瘤。根治性手术一般在栓塞 1 周后进行。

4. 药物治疗

药物治疗用于复发、不能手术的脑膜瘤。文献报告的药物有溴隐亭、枸橼酸他莫昔芬（雌激素拮抗剂）、米非司酮（黄体酮拮抗剂）等。溴隐亭可抑制体外培养的脑膜瘤细胞生长。

【预后】

不同的报告脑膜瘤的术后 10 年生存率为 43%～78%。手术后死亡原因主要是未能全切肿瘤、术前患者状态不好、肿瘤变性或伴颅骨增厚。影响脑膜瘤预后的因素也是多方面的，如肿瘤大小、部位、肿瘤组织学特点，手术切除程度等，与术中过分牵拉脑组织，结扎或损伤引流静脉也有关系。

【病因及发病机制】

脑膜瘤的发生可能与一定的内环境改变和基因变异有关，并非单一因素造成的。可能与颅脑外伤、放射性照射、病毒感染以及合并双侧听神经瘤等因素有关。这些病理因素的共同特点是它们有可能使细胞染色体突变，或细胞分裂速度增快。通常认为蛛网膜细胞的细胞分裂是很慢的，而上述因素加速了细胞分裂速度，这可能就是导致细胞变性早期重要阶段。细胞分子生物学研究证实脑膜瘤的染色体是异常的。最常见的异常是在 22 对染色体上缺乏 1 个基因片段。

【病理】

脑膜瘤呈球形生长，与脑组织边界清楚。瘤体剖面呈致密的灰色或暗红色的组织，有时瘤内含砂粒体。瘤内坏死可见于恶性脑膜瘤。脑膜瘤有时可使其邻近的颅骨受侵而增厚或变薄。肿瘤大小可由直径 1 cm 直至 10 cm。瘤体多为球形、锥形、扁平形或哑铃形。常见的脑膜瘤有以下几种：① 内皮型；② 成纤维型；③ 血管型；④ 砂粒型；⑤ 混合型或移行型；⑥ 恶性脑膜瘤；⑦ 脑膜肉瘤。

【健康管理】

脑膜瘤为良性肿瘤，绝大多数生长缓慢，一些小型脑膜瘤的患者完全没有症状，只有长大到一定程度才会出现颅高压、神经功能缺损、癫痫等症状，所以为能够早期发现肿瘤，一旦出现头痛等不典型症状，须及时就诊，完善检查，平时注重常规体检。很大一部分患者的始发症状是癫痫，从事运输、交通等危险行业的人员更需要注重头颅 MRI 及头颅 CT 检查，可作为入职体检常规检查项目，一旦有癫痫发作，后果严重。

对于手术无法全切或者病理结果是恶性脑膜瘤的患者，在行手术治疗的基础上须行后期放疗，并定期门诊复查头颅 MRI，此类患者复发风险高。

（荣孝慈　黄煜伦）

第四节　神经纤维肿瘤

【概述】

神经纤维肿瘤包括神经鞘瘤（neurilemmoma）和神经纤维瘤（neurofibroma），两者均为发生在颅内或椎管内的起源于脑神经或脊神经根的神经鞘膜细胞（schwann cell，施万细胞）的肿瘤。这两种肿瘤中均含有多少不等的施万细胞成分，但神经纤维瘤中含有更多的成纤维细胞成分。虽然这两种肿瘤的起源相同，组织学上也有许多相似之处，但临床经过、组织化学等表现都有明显不同。

颅内神经鞘瘤占颅内肿瘤的 8%~12%，最多见于第Ⅷ脑神经（前庭蜗神经）的前庭支，也见于三叉神经，偶见于面神经、舌咽神经、副神经、舌下神经、动眼神经及其他脑神经上。该瘤多为单发，有厚的胶原性包膜，其包膜一般不侵犯载瘤神经的纤维束，而与载瘤神经的外膜黏着，是神经鞘膜细胞局部瘤变的结果，多无遗传因素的影响。多发性的颅内神经鞘瘤多伴有颅内其他肿瘤，如脑膜瘤、胶质瘤等，也可合并其他先天畸形，此类肿瘤的载瘤神经多呈梭形扩大，肿瘤组织长于神经鞘膜内，将神经纤维分隔，这是在遗传因子的影响下神经鞘膜细胞广泛瘤变的结果，属常染色体显性遗传病。

神经纤维瘤是一组由施万细胞和成纤维细胞构成的周围神经肿瘤，肿瘤内常含有有髓或无髓的神经纤维。肿瘤无包膜（其周围的外膜即为神经外衣），手术不能将肿瘤完全与载瘤神经剥离。神经纤维瘤好发于外周神经的末梢部位，在不伴有神经纤维瘤病的情况下，很少有孤立的神经纤维瘤发生在颅、脊神经根。组织学上可因肿瘤内所含神经鞘细胞和成纤维细胞的比例不同而略有差异。

【典型病例】

患者女性，48 岁，因"右耳渐进性听力下降 1 年，间断性头痛半年"入院。患者 1 年前无明显诱因出现右耳听力下降，当时无明显头痛头晕等症状，未予重视。近半年以来患者自感右耳听力进行性下降，同时伴有间断头痛头晕，活动后症状加重，于外院查电测听示右耳听力丧失，头颅 MRI 示右侧 CP 角占位。入院查体：神志清楚，双侧瞳孔等大等圆，对光反射灵敏。右耳听力丧失，四肢肌力 5 级，病理征（-）。头部 MRI 显示右侧桥脑小脑角区可见一囊实性占位，向右侧内听道延伸，压迫右侧小脑，四脑室受压变形，增强实性部分明显不均匀强化（图 7-7-1）。患者随后进行了开颅脑肿瘤切除术，全病灶切除，病理诊断为听神经鞘瘤，出院后门诊定期随访。

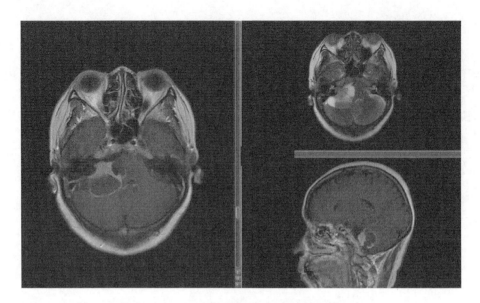

图 7-7-1　神经纤维肿瘤 MRI 增强扫描表现

【诊断思路】

（一）病例特点及疾病临床表现

1. 病例特点

患者中年女性，起病缓，总病程较长。以右耳听力进行性下降为主要症状，MRI 显示右侧桥脑小脑角区一囊实性占位，向右侧内听道延伸，压迫右侧小脑，四脑室受压变形，增强实性部分明显不均匀强化。

2. 疾病临床表现

听神经鞘瘤最常见的症状为肿瘤压迫前庭神经的耳蜗部造成缓慢进展的单侧感觉性听力丧失。典型的临床表现特点和发生次序：① 耳鸣或发作性眩晕。耳鸣（高频）大多为首发症状，继而出现一侧听力隐匿性进行性减退、失聪。由耳鸣或眩晕到耳聋一般历时 1 年以上。② 同侧角膜反射减退或消失。继听力减退之后，常伴一侧面部麻木和角膜反射减退或消失。有时对侧角膜反射也减退，属假定位体征，系脑干受压推移，对侧三叉神经在小脑幕处受压所致。③ 小脑受压症状。眼球水平震颤，向病侧注视更为明显、肢体肌张力减低、共济失调。④ 后组脑神经麻痹。进食呛咳、咽反射消失、声音嘶哑等。⑤ 锥体束征。常为病变同侧肢体无力、反射亢进和病理征。后期可出现双侧锥体束征。⑥ 高颅内压症状。头痛、呕吐和视乳头水肿。长期的高颅内压可引起视盘继发性萎缩，导致双侧视力下降甚至失明。⑦ 面瘫。虽然肿瘤同面神经关系紧密，但患者很少表现为面瘫，仅在病程后期出现。

（二）辅助检查

1. 头颅 MRI

首选的诊断方法，敏感度接近98%，特异度几乎达100%，显示肿瘤比 CT 更清晰，而且有助于了解肿瘤与周围神经血管结构的关系。典型听神经瘤表现为以内耳道为中心圆或卵圆形肿瘤，增强扫描时肿瘤实质部增强，并能很好地显示内听道内的肿瘤。大型听神经瘤（直径>3 cm）在 MRI 上可见囊变，周围脑组织水肿轻微，脑干、小脑及附近脑池受压，严重时可引起脑积水表现。

2. 头颅 CT

平扫时肿瘤多呈均匀的等密度或略低密度，少数为混杂密度，后者有肿瘤囊变、坏死或出血。肿瘤边界欠清楚，呈圆形、椭圆形或不规则形。增强后实质肿瘤呈均匀增强，囊变部不增强，但囊壁可呈环形增强。正常内听道的直径为5~8 mm，许多听神经瘤患者内听道骨质扩大（呈喇叭形），但仍有 3%~5%的患者 CT 上无内听道扩大，发病越早，肿瘤越小，这种比例越高。

3. 听力测定及耳科学检查

听力检查常可显示感觉性听力丧失、语言辨认力下降、语言感受阈增高。

（三）诊断依据、诊断步骤与定位定性诊断

1. 诊断依据

（1）患者的发病年龄和临床表现。

（2）影像学检查中，CP 角囊实性占位向右侧内听道延伸，压迫右侧小脑，四脑室受压变形，增强实性部分明显不均匀强化。

（3）病理诊断为诊断听神经瘤的"金标准"。

2. 诊断步骤

（1）病史及临床表现。

（2）影像学检查。

（3）临床诊断。

（4）手术病理检查。

3. 定位定性诊断

（1）定位：右侧桥脑小脑角。

（2）定性：肿瘤。

（3）诊断：术前，右侧桥脑小脑角占位病变；术后，右侧听神经鞘瘤。

（四）鉴别诊断

1. CPA 脑膜瘤

CPA 脑膜瘤常不以前庭神经损害为首发症状，常表现为颅内压增高症状，可伴有患侧面部感觉减退和听力下降，CT 和 MRI 肿瘤信号与实性听神经瘤相似，但岩骨嵴的肿瘤基底较宽，其轴心不在内听道，可有邻近硬脑膜强化的"尾征"，可见岩骨及岩尖骨质吸收。

2. 表皮样囊肿

表皮样囊肿多以三叉神经刺激症状为首发症状，面、听神经功能损害不明显，CT 显示为低密度，MRI 可见 T1 为低或高信号，T2 为高信号，增强后无明显强化。多无骨质变化。

3. 胶质瘤

胶质瘤一般以颅内压增高及脑干和小脑受损症状为首发，无骨质变化，CT 和 MRI 可见肿瘤内侧面与脑干和小脑无明显边界。

【治疗】

1. 随访观察

对年龄较大（超过 70 岁）或寿命有限，有同侧听力丧失但没有脑干压迫或脑积水证据的患者，可定期行 CT 或 MRI 检查（2 年内每 6 个月进行一次 CT 或 MRI 检查，如果稳定则每年一次），并密切观察症状，反复神经系统查体。对听神经瘤的生长速度目前无法准确预测，通常认为其生长速度为 1~10 mm/年，且绝大多数（不是全部）在三年内会有不同程度的生长，但有的多年不变，6% 可以变小。在临床上对一般情况良好的患者应采取手术治疗，而一般情况较差的患者则可行放疗（或可能的情况下再选择手术治疗）。

2. 手术治疗

听神经瘤是良性肿瘤，治疗主要是显微外科手术治疗，术中尽可能安全彻底地切除肿瘤，避免周围组织损伤。随着显微外科手术技术和方法的不断发展，包括面神经术中监测技术及脑干诱发电位监测等技术的应用，听神经瘤手术的全切除率和面、听神经功能的保留率均显著提高。

3. 放疗

放疗可单独治疗或作为外科手术的辅助性治疗。分外放射治疗和立体定向放射治疗（SRS）。

SRS 利用聚焦的放射线束杀死肿瘤细胞，多用于直径小于 3 cm 的肿瘤，还可用于不愿意行显微手术、一般状况不稳定、有症状的老年患者、显微手术切除后复发和手术次全切除后有残余病变的患者。

【预后】

听神经瘤是一种良性肿瘤，完全手术切除后基本达到治愈的目的，预后良好。然而，有些肿瘤切除后容易复发，比如生长活跃的听神经肿瘤，有恶性转化的趋势，需要定期随访，手术治疗后可结合放疗控制肿瘤生长，还有复发性听神经瘤，在第一次手术和放疗后肿瘤复发，更难再次治疗，预后不佳。

【病因及发病机制】

听神经瘤的病因仍有很多尚不明确的地方。分子遗传学研究提示神经鞘瘤（单或双侧）的发生与 NF2 基因失活有关。NF2 基因是一种抑癌基因，在染色体上的定位是 22ql 2.2。NF1 基因也是肿瘤抑制基因，在染色体上的定位是 19ql 1.2。

【病理】

听神经鞘瘤发生于内听道（IAC）内前庭神经上支的中枢部分与周围部分移行处髓鞘的施万细胞。大体上肿瘤有清楚的包膜，与神经的分支相连，神经干或其他分支多被肿瘤推移到其包膜下。肿瘤可呈实质性、极性变、脂肪变或出血。电镜表现在致密区瘤细胞呈长梭形，胞突细长，紧密成束地平行排列或交替指状排列。在疏松区瘤细胞极不规则，呈星芒状或树枝状，分支交叉成网。胞质疏电子性，细胞器较少。突出的外板，有纺锤形的，Lose 小体是本瘤的特征和诊断依据。其免疫组化检测显示 S-100 蛋白，Leu-7 和波形蛋白多呈均一的强阳性反应。

【健康管理】

听神经瘤术后最常见的并发症是面瘫，是面神经直接的外部损伤引起，面瘫所致的情绪健康、饮食问题、泪液分泌减少和眼睑闭合障碍引起的眼部感染、视物模糊甚至睡眠问题均困扰患者，术后患者可进行面肌推拿、镜像视觉反馈下的表情肌训练、发音构音训练、中医传统针刺治疗、物理因子治疗、高压氧治疗等训练。术后部分患者可出现口角周边的带状疱疹，可予以涂抹抗病毒软膏，一般为自限性，一周左右可自动消退。生长活跃的听神经肿瘤，有恶性转化的趋势，需要定期随访，手术治疗后可结合放疗控制肿瘤生长。

（荣孝慈　黄煜伦）

第五节　原发性中枢神经系统淋巴瘤

【概述】

原发性中枢神经系统淋巴瘤（primary central nervous system lymphoma，PCNSL）是指原发于脑、脊髓、眼或软脑膜，而在身体其他部位并未发现的淋巴瘤，70%PCNSL 为 B 细胞起源，少数为 T 细胞型淋巴瘤，形态及病理特征与弥漫大 B 细胞淋巴瘤（diffuse large B cell lymphoma，DLBCL）相似，WHO 中枢神经系统肿瘤新的分类方法将其归为 Ⅲ～Ⅳ 级。

目前原发性颅内淋巴瘤的发病机制并不清楚，因其好发部位以及肿瘤"嗜血管"的特征，多数学者认为其组织来源可能为脑组织血管、脑膜血管外膜周细胞；且与患者自身免疫功能关系较为密切。该疾病的发病率较低，占原发性颅内肿瘤的 0.5%～2%。但是随着器官移植等免疫抑制剂使用增多以及 AIDS 患者的增多，多发病灶的原发性中枢神经系统淋巴瘤发病率逐年增高。

原发性中枢神经系统淋巴瘤属于恶性肿瘤，具有浸润性生长的特点，90% 以上的患者可累及脑实质，其中 50%以上患者在脑内呈"多发方式"生长。肿瘤往往发生播散，发生在脑室周围的肿瘤，可能包含室管膜细胞，可扩散到蛛网膜；发生在蛛网膜的病灶更容易发生广泛浸润。眼部浸润可独立发生于 10%～20%的 PCNSL 患者，眼部损害作为 PCNSL 的最初表现比较少见，播散到脊髓以及脊髓实质损害作为 PCNSL 的原发病灶或继发病灶更罕见。

【典型病例】

患者老年女性，因"左侧肢体乏力 1 个月"入院。1 个月前患者无明显诱因出现左侧肢体乏力，伴有持物不稳及行走不稳，同时患者自诉喝水及进食时嘴巴不能合拢，言语较前欠流利，间断头痛头晕，无恶心呕吐，无四肢抽搐，于当地医院查头颅 MRI（2022 年 4 月 21 日）示右侧额叶见一大小约 16 mm×22 mm 异常信号影，T1WI、T2WI 呈等信号，边缘可见水肿信号影，中线结构未见明显移位（图 7-5-1）。查体：神志清，对答切题，双瞳孔等大等圆，直径 2.0 mm，对光反射灵敏，伸舌居中，口角无偏斜，颈软无抵抗，心肺听诊未见明显异常，腹部平软，无明显压痛及反跳痛，左侧肢体肌力 4 级，右侧肢体肌力 5 级，生理反射存在，病理反射未引出。患者行手术活检后病理证实为淋巴瘤。

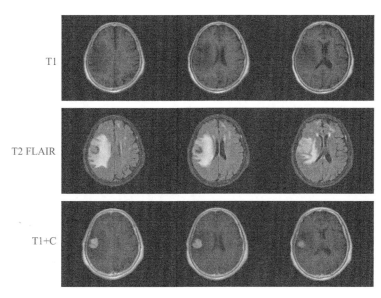

图 7-5-1　头颅 MRI

【诊断思路】

（一）病例特点及疾病临床表现

1. 病例特点

患者老年女性，起病缓慢，总病程长。以偏身运动功能障碍为起始症状；CT 显示病灶位于右侧额叶，周围脑水肿明显。MRI 显示病灶为圆团状包块，混杂信号，增强效应明显。

2. 疾病临床表现

颅内淋巴瘤属恶性肿瘤，病程较短，大多数患者局限于半年以内。本疾病无特异性的临床症状和表现，主要表现为颅内占位效应或瘤周水肿引起的颅内压增高症状，可表现为头痛、呕吐、视神经乳头水肿等；根据肿瘤的部位不同，可引起相应的局灶性症状，如肢体活动障碍，肢体麻木不适、行走不稳等症状；病变累及胼胝体、额叶等部位，可引起相应的精神症状，如性格改变、行为异常等；另外，少部分患者可与脑神经炎、脱髓鞘等疾病症状类似，临床上难以鉴别。

（二）辅助检查

1. 头颅 CT

头颅 CT 可以显示肿瘤影和周围水肿的脑组织。在 CT 上，颅内淋巴瘤表现为稍高密度或等密度肿块，增强后可见团块状明显强化是本病的特点。

2. 头颅 MRI

MRI 的 T1WI 一般呈低信号，T2WI 呈高信号的边界不清的团块影。增强后病灶呈明显强化，常表现为中央低信号的坏死或者囊变区，周边增生血管区不规则的环形强化影。MRS 可见 lip 峰升高。

3. 血常规检查

末梢血可见淋巴细胞不同程度增高，可作为诊断该疾病的重要参考。

4. 脑血管

DSA 可以显示肿瘤供瘤血管和瘤内密集的病理性增生血管，以及正常脑血管的移位。

5. 脑脊液检查

几乎所有患者可见脑脊液蛋白含量增高，部分患者脑脊液中可见肿瘤细胞以及淋巴细胞增高。

（三）诊断依据、诊断步骤与定位定性诊断

1. 诊断依据

（1）患者的发病年龄和临床表现：患者老年女性，慢性病程，主要表现为左侧肢体无力，影像学表现为头颅 MRI 示右侧额叶见一大小约 16 mm×22 mm 异常信号影，T1WI、T2WI 呈等信号，边缘可见水肿信号影，中线结构未见明显移位。

（2）结合影像学检查中，均匀强化的脑实质内包块，周围脑组织水肿明显等典型特征，可以初步诊断为淋巴瘤可能。

（3）病理诊断为诊断淋巴瘤的"金标准"。

2. 诊断步骤

（1）病史及临床表现。

（2）影像学检查。

（3）临床诊断。

（4）手术病理检查。

3. 定位定性诊断

（1）定位：右侧额叶。

（2）定性：肿瘤。

（3）诊断：术前，右侧额叶占位病变；术后，右侧额叶原发性中枢神经系统淋巴瘤，病理为弥漫大 B 细胞淋巴瘤。

（四）鉴别诊断

1. 脑膜瘤

脑膜瘤起源于蛛网膜，好发于大脑凸面，窦镰旁和颅底，病程长。CT 和 MRI 扫描为密度均匀的圆形或分叶状病灶，边缘可见脑膜尾征，脑膜瘤内可有钙化，而原发淋巴瘤一般不钙化。

2. 脑转移瘤

脑转移瘤大多为多发，主要与多发多灶性颅内淋巴瘤进行鉴别。脑转移瘤影像学上多为瘤周明显水肿，具有明显的占位效应，而淋巴瘤的水肿和占位效应均较轻；另外，二者的强化方式不同，脑转移瘤多呈环形强化，而淋巴瘤通常呈均质强化；在好发部位上转移瘤好发于大脑中动脉供血范围的皮髓交界区，而淋巴瘤好发于近中线脑室周围；MRS 上氢质子波谱缺乏 NAA 波和 Cr 波提示转移瘤，而淋巴瘤 NAA 波降低并不消失。

3. 病毒性脑炎

病毒性脑炎呈弥漫性分布时，常有灰质受累较严重或以脑回侵犯为主的表现，T2WI 呈弥漫性脑回样高信号是其特征，而淋巴瘤不会表现为脑回样高信号；在 CT 上，淋巴瘤多呈等密度或稍高密度，而病毒性脑炎呈低密度；淋巴瘤增强扫描时显著均质强化，而病毒性脑炎一般不强化，或病灶周围仅有轻度线状强化。

4. 出血性脑梗死

多发生在有动脉粥样硬化的中老年人群，起病突然。CT 扫描可见出血灶和沿脑血管供血分布区域的低密度梗死影。

【治疗】

1. 手术治疗

手术的原则与颅内其他恶性肿瘤不同，颅内淋巴瘤的手术目的并不是最大程度地切除肿瘤，而是以最小的损伤取到适量的肿瘤组织进行病理诊断。目前最常用的是脑立体定向活检术，目前的研究证明大范围的肿瘤切除与脑立体定向活检术相比，患者并没有明显的生存获益，且大范围的手术切除具有神经功能损伤的风险。当然，如果肿瘤病灶较大，位于非功能区，患者随时有发生脑疝的风险，开颅行手术切除肿瘤，解除占位效应仍旧是治疗的首选方案之一。

2. 放疗

放疗是治疗该疾病的主要方法之一，该疾病对放疗非常敏感，在病理诊断明确后首选进行放疗，通常在手术后 2~4 周，待伤口愈合后开始。放疗可很快改善患者的临床症状，延长患者的生存期。

3. 化疗

化疗主要用于放疗后复发或者联合放疗对颅内淋巴瘤患者进行治疗，是颅内淋巴瘤综合治疗的重要手段。常用的化疗药物有氨甲蝶呤（MTX），环磷酰胺（CTX）、长春新碱（VCR）以及阿霉素（ADM）。化疗方案主要有以 MTX 为基础的化疗方案和以 CHOP 方案为基础的化疗方案，目前认为以 MTX 为基础的化疗方案明显优于无 MTX 的方案，相较于无 MTX 的化疗方案，以 MTX 为基础的化疗方案患者生存期及无进展生存期明显延长，且神经毒性发生率更低。

4. 靶向药物治疗

利妥昔单抗是一种抗 CD20 单克隆抗体，目前认为对复发的颅内淋巴瘤有效，替莫唑胺也被用于复发患者的治疗中，这些药物可在老年患者中作为二线药物进行尝试性使用。

5. 激素治疗

激素治疗对于大多数患者可以短时间减轻脑水肿，减小肿瘤体积，改善患者的临床症状，并且在 CT 以及 MRI 上可明显观察到肿瘤的缩小，但是激素治疗的疗效有限，往往在数周后肿瘤复发，症状更加明显。激素治疗可在明确诊断后作为改善症状的治疗方案之一进行使用，但是在未明确病理诊断前不建议使用激素治疗，因为激素治疗可影响活检组织的组织学特点，难以进行病理学诊断。

【预后】

颅内淋巴瘤属于高度恶性肿瘤，与脑外淋巴瘤相比，其预后更差，生存期更短且复发率高。新诊断的原发性中枢神经系统淋巴瘤 5 年和 10 年的生存率分别为 29.3% 和 21.6%。一般而言，对于复发难治性的中枢神经系统淋巴瘤预后更差，中位生存期仅为 3~5 个月，且目前挽救性治疗手段有限。

【病因及发病机制】

对于原发性中枢神经系统淋巴瘤的病因目前仍旧是不明确的。目前认为中枢神经系统淋巴瘤可能与免疫系统的缺陷等相关。器官移植等免疫抑制剂使用增多以及 AIDS 患者均为中枢神经系统淋巴瘤的高危因素。

【病理】

原发性中枢神经系统淋巴瘤的确诊需要通过肿瘤活检获得标本，进行组织和分子病理学检查，确定淋巴瘤的亚型。病理学上约 90% 的原发性中枢神经系统淋巴瘤病例是弥漫性大 B 细胞淋巴瘤，其余为 T 细胞，伯基特淋巴瘤，淋巴细胞和低度恶性淋巴瘤组成。PCNSL 被认为 DLBCL 的独特亚型，其广泛表达 B 细胞抗原（CD19、CD20 和 CD79a）。黑色素瘤相关抗原 1（MUM1）和干扰素调节因子 4（IRF4）阳性，CLL 和 BCL-6 在 50% 的病例中表达，CD10 仅在极少数情况下表达。

【健康管理】

目前针对淋巴瘤的治疗主要通过手术、放疗和化疗等综合治疗措施进行，对于诊断为原发性中枢神经系统淋巴瘤的患者应加强健康管理，增强患者的就医信心。

1. 一般健康管理

建议患者保持乐观心态，清淡饮食，保持营养均衡，适当进行体育锻炼，对于有肢体功能障碍的患者建议行康复功能的锻炼。

2. 早期进行个体化、规范化治疗

对于已确诊的患者建议早期至肿瘤科、血液科等相关科室进行规范化治疗，早期合理规范的治疗方案是提高治疗疗效的关键。目前针对中枢神经系统淋巴瘤患者主要采取综合治疗的策略，另外，对于一些晚期复发的患者建议可尝试目前开展的临床实验研究，如免疫治疗、靶向治疗等，可能为患者的治疗带来帮助。

3. 持续性治疗及密切随访

对于原发性中枢神经系统淋巴瘤患者进行了规范化、个体化治疗后，评估治疗的疗效以及后续治疗方案的调整均依赖于后期的密切随访。一般随访观察可在门诊进行，建议进行规范化治疗后一般每三个月进行一次脑部 MRI 检查以评估治疗的疗效，及时调整治疗方案。

（李学涛　黄煜伦）

第六节　颅咽管瘤

【概述】

颅咽管瘤通常位于鞍区及鞍旁，属于颅内脑外肿瘤，是颅内胚胎残余组织形成的肿瘤，是一种先天性肿瘤，其好发于 5~14 岁儿童及 65~74 岁老年人多见，男女之间发病率无明显差异。颅咽管瘤发病率不高，每百万人口中有 0.5~2.5 例颅咽管瘤患者，占全部颅内原发肿瘤的 3%~7%，占鞍区肿瘤的 30% 左右。

颅咽管瘤组织学上是一种良性肿瘤，其生长缓慢，但是具有局部侵袭性的特点。本病虽然为先天性肿瘤，但是并无遗传倾向。颅咽管瘤主要存在于下丘脑-垂体区域，随着肿瘤生长侵犯周围结构，引起相应的症状，其对周围结构的损害往往难以完全治愈，但是可恢复基本的正常生活和工作。虽然颅咽管瘤是良性肿瘤，不会扩散，但是由于颅咽管瘤生长位置关键，其治疗难度仍较大。

【典型病例】

患者老年男性，62 岁，因"头昏伴肢体无力，睡眠增多 4 个月"入院。患者 4 个月前无明显诱因下开始出现头昏伴肢体无力，睡眠增多，症状逐渐加重，病程中无明显视力下降、视野缺损等，无恶心、呕吐，无四肢抽搐，无意识不清等，患者 2021 年 5 月 25 日于当地人民医院就诊，完善头颅 MRI 检查，提示鞍区占位，为进一步治疗来我科。患者病来体重减轻 7 kg，视力、视野主观无障碍，大小便如常，进食稍差。入院查体：神志清楚，问答配合，双侧瞳孔等大正圆，直径 2.5 mm，对光反射灵敏，颈软无抵抗，心肺腹部未见明显异常，四肢活动自如，肌力、肌张力正常，生理反射存在，病理反射未引出。头部 MRI 显示鞍内、鞍上区可见一形状不规则的肿块影，大小约为 19 mm×27 mm×39 mm，T1WI 上高低混杂信号，T2WI 呈高信号为主伴少许低信号影，增强可见明显强化，下方脑垂体受压变扁。患者随后在我院进行了术中 MRI 辅助下行开颅手术切除，全病灶切除，病理诊断为颅咽管瘤。手术后密切随访。

【诊断思路】

（一）病例特点及疾病临床表现

1. 病例特点

患者老年男性，慢性病程。以内分泌障碍引起的肢体无力等内分泌症状为主起病。MRI 显示鞍内、鞍上区可见一形状不规则的肿块影，大小约为 19 mm×27 mm×39 mm，T1WI 上高低混杂信号，T2WI 呈高信号为主伴少许低信号影，增强可见明显强化，下方脑垂体受压变扁。

2. 疾病临床表现

颅咽管瘤发病隐匿，进展缓慢，往往在出现症状后 1~2 年才被确诊，临床表现主要取决于肿瘤的大小和位置。典型的临床表现为肿瘤压迫三脑室造成梗阻性脑积水引起的头痛、呕吐以及脑积水的症状，颅内压增高的症状等。由于肿瘤常常位于鞍区及鞍旁，可压迫视交叉，出现视力下降、视野缺损、复视等症状；另外，颅咽管瘤常会导致内分泌功能障碍，表现为尿崩症、儿童发育迟缓、食欲大增、体重增加、肾上腺功能不全、女性患者还可能出现泌乳、闭经等内分泌相关症状。

（二）辅助检查

1. 头颅 CT

CT 可以显示鞍区囊实性肿块，钙化率 90% 左右，呈结节状或包壳状。增强扫描表现为实性结节状或环形强化。

2. 头颅 MRI

MRI 上，一般为混杂信号，T1WI 表现为高、中、低及混杂信号，T2WI 呈高信号，DWI 呈均匀低信号。增强后，肿瘤囊壁呈现不均匀强化。该患者 MRI 显示鞍内、鞍上区可见一形状不规则的肿块影（图 7-6-1），大小约为 19 mm×27 mm×39 mm，T1WI 上高低混杂信号，T2WI 呈高信号为主伴少许低信号影，增强可见明显强化，下方脑垂体受压变扁，考虑颅咽管瘤可能。

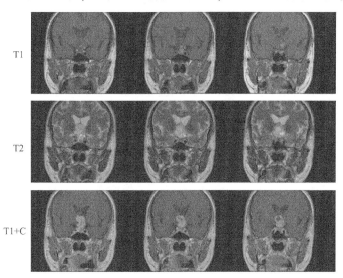

图 7-6-1　头颅 MRI

3. 内分泌检查

部分患者可出现糖耐量曲线低平或者下降延迟，垂体激素分泌的异常，如血 T3/T4、FSH、LH、GH 等。

4. 视力、视野检查

肿瘤压迫视交叉可出现视力、视野的障碍，视力、视野检查有助于评估术前患者的病情及辅助诊断。

（三）诊断依据、诊断步骤与定位定性诊断

1. 诊断依据

（1）患者的发病年龄和临床表现。该患者为老年男性，慢性病程。以内分泌障碍引起的肢体无力等内分泌症状为主起病。

（2）结合影像学检查中，MRI 显示鞍内、鞍上区可见一形状不规则的肿块影，大小约为 19 mm×27 mm×39 mm，T1WI 上高低混杂信号，T2WI 呈高信号为主伴少许低信号影，增强可见明显强化，下方脑垂体受压变扁。

（3）病理诊断为诊断颅咽管瘤的"金标准"。

2. 诊断步骤

（1）病史及临床表现：根据病史及临床表现判断大概病情及诊断思路。

（2）影像学检查及内分泌检查：主要依靠 MRI、CT 判断肿瘤侵犯的范围；内分泌检查可辅助诊断。

（3）临床诊断。

（4）手术病理检查。

3. 定位定性诊断

（1）定位：鞍内、鞍上区。

（2）定性：肿瘤。

（3）诊断：术前，鞍内、鞍上区占位病变；术后，颅咽管瘤。

（四）鉴别诊断

1. 鞍结节脑膜瘤

大多位于矢状窦旁、大脑的凸面、蝶骨等蛛网膜颗粒存在的地方，生长缓慢，病史长，良性多见，颅底脑膜瘤也可发生在鞍结节、鞍旁、海绵窦或鞍隔处。鞍结节脑膜瘤为常见的脑膜瘤，多见于成年，有双眼或单眼颞侧偏盲，视神经乳头原发性萎缩，肿瘤多呈不规则形状，并可有其他颅神经损害，蝶鞍一般正常，常见有鞍结节骨质增生或破坏，累及前床突和蝶骨小翼，CT 扫描为实性均匀高密度影，少有囊性。MRI 在 T1WI 多呈等或高信号。T2WI 多呈低信号，可见硬膜尾征。

2. 垂体腺瘤

本病起源于垂体前叶，多以内分泌症状起病，如闭经、泌乳，手足增大，性功能障碍等，肿瘤生长引起鞍膈张力增高可导致头痛，可伴有呕吐，当肿瘤突破鞍膈后头痛反而减轻，肿瘤突入鞍上池压迫视交叉及视神经可引起视力及视野障碍，头部影像学表现为鞍内及鞍上类圆形或不规则形占位病变，血清垂体激素多有某项升高，亦可无明显改变。

3. 鞍内动脉瘤

动脉瘤可以突入鞍内，出现占位及破坏效应，头部 CT 表现高密度影，MRI 表现周边高信号，中心出现流空影。

【治疗】

1. 手术治疗

外科手术治疗是颅咽管瘤的首选治疗方法。手术治疗的目的是通过最大程度地切除肿瘤达到解除肿瘤所引起的颅内高压症状及视交叉等神经组织的压迫，但是肿瘤导致下丘脑-垂体功能障碍则较难恢复。由于颅咽管瘤为良性肿瘤，除部分与视交叉、灰结节、垂体柄、下丘脑、第三脑室底等某处粘连外，大多数与周围组织结构有胶质反应边界或蛛网膜分界，因此原则上应力争做到肿瘤全切除，尤其对儿童患者，以防止复发。

手术的方式主要包括神经内镜下经鼻蝶窦入路和经颅入路。主要根据肿瘤的生长部位、生长方式及大小、肿瘤钙化程度决定手术策略，一般小的颅咽管瘤特别是局限于鞍内的肿瘤一般采取经蝶内镜下手术，体积较大的肿瘤或者向鞍上发展的肿瘤宜采取经颅或扩大经蝶内镜手术。不过，很多鞍上型颅咽管瘤与周围脑组织（特别是下丘脑）紧密相连，增加了手术的难度，对这些患者并不强求完全切除肿瘤，可采取部分切除，部分切除的缺点是术后复发率很高。

2. 放疗

对于肿瘤较大或者位置较深不能全切的肿瘤或者复发的颅咽管瘤患者可以选择放疗进行治疗。目前部分学者认为术后全切肿瘤后可采用放疗，降低颅咽管瘤的局部复发率，提高患者生存期。

3. 化疗

颅咽管瘤属于良性肿瘤，因此临床上很少考虑全身化疗方案，但是目前对于手术及放疗存在禁忌的患者，采用长春新碱、卡莫司汀、丙卡嗪和阿霉素的全身化疗方案已用于临床。

【预后】

总的来说，颅咽管瘤虽然为良性肿瘤，但是易复发，预后并没有其他良性肿瘤好。对于颅咽管瘤患者进行肿瘤全切除后，10 年无进展生存率在 90% 以上，10% 左右的患者在肿瘤全切除后出现复发。对于肿瘤部分切除的患者，10 年无进展生存率为 16%~35%，但是对于术后残留接受放疗或立体定向放疗的患者，其 10 年无进展生存率可升高至 70% 以上。

【病因及发病机制】

颅咽管瘤目前并无确定的危险因素。目前认为其机制主要是由于颅咽管在发育过程中不完全退化，细胞残留下来并形成了肿瘤。颅咽管从胚胎期开始发育，从口咽部直到下丘脑。在这个途径中，残余的细胞形成肿瘤。

【病理】

颅咽管瘤为来自颅咽管残余上皮的良性肿瘤。组织学上分为造釉细胞型与乳头状型。病理学上囊液为草绿色，内含蛋白、血液降解产物及胆固醇。囊壁为鳞状上皮，呈假乳头状或结节状，内见绒毛状纤维血管间质。

【健康管理】

1. 一般健康管理

颅咽管瘤属于良性肿瘤，建议患者保持乐观心态，清淡饮食，保持营养均衡，适当进行体育锻炼，增强治疗信心，建议早期诊断、早期治疗。

2. 颅咽管瘤需早期诊断

颅咽管瘤的诊断主要依据临床表现和影像学检查及内分泌检查。临床症状成年人主要表现为口干、多饮多尿、女性闭经、男性性功能减退、乏力、食欲缺乏、头痛、恶心、呕吐、视力下降等，儿童青少年主要表现为生长发育迟缓等。少部分颅咽管瘤患者病灶往上，可有下丘脑功能障碍的其他表现，如行为变化，昼夜睡眠节律改变，渴感消失，体温调控障碍等。出现上述相关临床症状的患者，进行头颅 CT 检查可能会显示鞍区较大病灶，怀疑颅咽管瘤患者建议早期行鞍区 MRI 检查。

大部分患者可根据影像学特点及临床症状明确诊断，但有时候很难与其他鞍区肿瘤区分，需要通过手术活检才能明确。同时需要进行各项检查，评估内分泌功能，包括皮质醇、甲状腺激素、生长激素（GH 和 IGF-1）、性激素、尿渗透压、24 h 尿量等进行辅助诊断。

3. 颅咽管瘤的治疗及术后管理

外科手术治疗是颅咽管瘤的首选治疗方法，对于诊断明确的颅咽管瘤患者应争取早期行手术治疗，尽量做大全切肿瘤，由于肿瘤位置深在，肿瘤全切困难者可术后行放疗等手段进行综合治疗。对于术后出现内分泌功能障碍及下丘脑症状者积极对症治疗，建议联合内分泌科对于疾病共同治疗以提高治疗的疗效。

4. 密切随访

一般随访观察可在门诊进行，建议进行手术治疗后一般每 3 个月进行 1 次鞍区 MRI 检查以评估肿瘤有无复发，对于全切肿瘤的患者复发率较低，对于随访中发现复发的患者建议经过 MDT 小组讨论确定最优治疗方案。

（李学涛　黄煜伦）

第七节 表皮样囊肿

【概述】

颅内表皮样囊肿又称为上皮样瘤、珍珠瘤、胆脂瘤，是胚胎残余组织形成的先天性肿瘤。该肿瘤多位于中线部位，桥小脑角表皮样囊肿约占半数以上。本病可发生于任何年龄，以 20~50 岁多见，男性多于女性。

颅内表皮样囊肿组织学上是一种良性肿瘤，其生长缓慢，并无遗传倾向。因肿瘤生长缓慢，病程较长，临床症状轻微，其往往是影像学检查意外发现。

【典型病例】

患者中青年女性，34 岁，因"右侧额颞叶胆脂瘤术后 10 年，间断性癫痫发作数次"入院。患者 10 年前因间断性头痛于外院就诊，头颅 MRI 示：右前中颅底占位性病变，考虑胆脂瘤可能性大，后行"右额颞胆脂瘤+右枕头皮神经切除术"，手术顺利，术后病理提示胆脂瘤。术后患者每年规律复查，平时有间断性癫痫发作，频率为每月 1 次至每天 6 次不等，每次持续 1~2 min，发作时伴有恶心呕吐、头痛、意识丧失等症状。近来患者癫痫症状加重，头颅 MRI（2021 年 7 月 30 日，本院）示：右侧额颞叶胆脂瘤术后；第三脑室、桥前池、鞍区及右侧颞部占位，考虑胆脂瘤复发，当时保守治疗，未予特殊处理。1 d 前患者癫痫发作后摔伤，于外院就诊后查 X 线示：左侧尺骨骨折。现患者为求进一步治疗来我院，门诊拟以"右侧额颞叶胆脂瘤"收入我科，病程中患者精神睡眠可，饮食正常，大小便正常，近期体重无明显变化。入院查体：神志清，精神可，双侧瞳孔等大等圆，直径约 2.5 mm，对光反射灵敏，视力、视野未见明显改变，听力无减退，颈软、无抵抗，伸舌尚居中，胸廓无畸形，两肺呼吸音清，未闻及干、湿啰音，心脏听诊未闻及病理性杂音，腹平软，无明显压痛、反跳痛，肝脾肋下未及，无移动性浊音，肠鸣音正常，左侧上肢活动受限，四肢肌力 5 级，肌张力不高，指鼻试验、跟膝胫试验、轮替试验阴性，生理反射存在，脑膜刺激征阴性，双侧病理征（-）。头部 MRI 显示右侧额颞叶胆脂瘤术后；第三脑室、桥前池、鞍区及右侧颞部见斑片状 T1WI 低、T2WI 高信号影，FLAIR 呈低信号，DWI 呈不均匀高信号（图 7-7-1）。患者随后在我院进行了术中 MRI 辅助下行开颅手术切除，全病灶切除，病理诊断为胆脂瘤（图 7-7-2）。手术后密切随访。

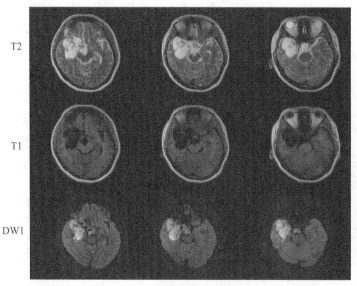

图 7-7-1 胆脂瘤 MRI 影像表现

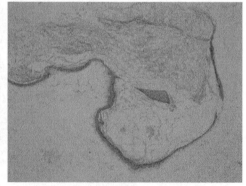

图 7-7-2 胆脂瘤病理镜下图示

【诊断思路】

（一）病例特点及疾病临床表现

1. 病例特点

患者中年女性，慢性病程，明确胆脂瘤手术史。以颅内压增高性头痛和癫痫发作为发病的主要症状。

2. 疾病临床表现

颅内表皮样囊肿主要根据部位不同，具有不同的症状。位于桥小脑角区的肿瘤可引起三叉神经痛，耳鸣、听力减退，共济失调等症状；位于鞍区的肿瘤可引起视力障碍，主要表现是视力减退，视野受损等症状，还可引起眼球活动受限等颅神经受损症状；位于颞叶等部位的肿瘤，引起头痛、癫痫以及肢体活动障碍等症状。

（二）辅助检查

1. 头颅 CT

肿瘤密度较均匀，形态不规则，CT 值近似于脑脊液在−20～12 Hu 之间，造影增强后无强化，当肿瘤内含有较多角蛋白或有钙化及出血时，可呈高密度或等密度，其周围有肉芽肿形成时，病灶可有环状强化。如肿瘤破裂进入脑室内可形成"脂肪–脑脊液"平面。

2. 头颅 MRI

MRI 上，信号接近于脑脊液信号，T1WI 呈略高于脑脊液的均匀低信号，T2WI 呈均匀高信号，随 TE 时间的延长信号渐高。由于表皮样囊肿内成分复杂，MR 可呈各种信号变化，信号可不均质。DWI 表皮样囊肿呈高信号，是其与其他囊性病变区别的重要依据。该患者 MRI 显示第三脑室、桥前池、鞍区及右侧颞部见斑片状 T1WI 低、T2WI 高信号影，FLAIR 呈低信号，DWI 呈不均匀高信号（图 7-7-1），符合胆脂瘤表现。

（三）诊断依据、诊断步骤与定位定性诊断

1. 诊断依据

（1）患者中青年女性，既往有胆脂瘤病史。

（2）临床表现：该患者表现为反复癫痫发作，考虑与肿瘤病灶有关。

（3）结合影像学检查中，MRI 显示第三脑室、桥前池、鞍区及右侧颞部见斑片状 T1WI 低、T2WI 高信号影，FLAIR 呈低信号，DWI 呈不均匀高信号，考虑胆脂瘤复发。

（3）病理诊断为诊断胆脂瘤的"金标准"，该患者术后病理提示符合胆脂瘤改变（图 7-7-2）。

2. 诊断步骤

（1）病史及临床表现。

（2）影像学检查。

（3）临床诊断。

（4）手术病理检查。

3. 定位定性诊断

（1）定位：结合影像学及临床特点，该患者肿瘤定位为右侧颞叶、第三脑室、桥前池、鞍区等部位。

（2）定性：结合患者病史，考虑胆脂瘤。

（3）诊断：术前，右侧颞叶、第三脑室、桥前池、鞍区等部位占位性病变；术后，右侧颞叶、第三脑室、桥前池、鞍区等部位胆脂瘤。

（四）鉴别诊断

1. 脑膜瘤

脑膜瘤病变表浅，可以癫痫起病，起病初期可无明显症状，病情进展压迫回流静脉可导致水肿引起高颅压，表现为头痛、头晕、头胀，占位效应明显可引起锥体束症状等，头部 CT 及 MRI 表现为肿瘤位于脑外，呈类圆形占位病变，边界清晰，增强后明显强化。

2. 脑转移瘤

本病多见于老年人，病程短，发展快，颅外肿瘤病史有助本病诊断。多表现为颅内压升高症状，多为灰、白质交界区多发性病灶，呈圆形或卵圆形，体积较小，周围水肿明显。

3. 胶质瘤

该病为一种恶性肿瘤，病程中等长，多以头痛起病，除病变表浅外多不以癫痫起病，头部 CT 及 MRI 显示病灶在脑内呈浸润生长，边界不清晰，病灶周围有水肿。

【治疗】

手术切除是治疗颅内表皮样囊肿的最有效治疗方式。手术治疗的目的是通过最大程度地切除肿瘤达到解除肿瘤所引起的颅内高压症状及对周围神经组织的压迫症状，原则上应力争做到肿瘤全切除，术中可使用氢化可的松进行冲洗，减少术后无菌性脑膜炎以及交通性脑积水的发生。

【预后】

颅内表皮样囊肿为良性肿瘤，预后较好。

【病因及发病机制】

颅内表皮样囊肿目前并无确定的危险因素。发生在颅内的表皮样囊肿由神经管闭合期间外胚层细胞移行异常所致，囊肿通过不断的上皮细胞脱屑转变成角质和胆固醇结晶而逐渐长大，是生长缓慢的先天性肿瘤。

【病理】

组织学上，表皮样囊肿由内层层状的鳞状上皮和外层的纤维囊构成。肿瘤质地柔软，外形类似珍珠，故也称"珍珠瘤"。

【健康管理】

（1）对于胆脂瘤患者无预防性建议，对于有临床症状及诊断明确的胆脂瘤患者，建议早期行手术切除治疗。

（2）术后并发症处理。手术全切的胆脂瘤患者术后可能出现脑积水、无菌性脑膜炎等症状。脑积水主要表现为行走不稳、记忆力减退、尿失禁等，如术后出现脑积水可行脑室-腹腔分流术；无菌性脑膜炎主要表现为长期低热，可口服泼尼松等药物进行对症治疗。

（3）密切随访。大多数完全切除的患者并不容易复发，但仍旧建议患者术后每半年进行一次 MRI 扫描复查，复发的患者根据临床及影像学特点可决定是否需要二次手术治疗。

（李学涛　黄煜伦）

第八节　血管网状细胞瘤

【概述】

血管网状细胞瘤因其细胞类似网状内皮细胞而得名，可能是原始血管形成中残余的胚胎细胞形成的一种良性肿瘤，常单发，进展缓慢，属于 WHO Ⅰ 级，多位于小脑半球，也可见于幕上及脊髓。好发于青壮年，男性多于女性，占全部颅内原发肿瘤的 1%～2%，占幕下肿瘤的 7% 左右。

血管母细胞瘤有 1/3 的患者同时发生于颅内和视网膜时，称为 von Hippel-Lindau 病，还可合并有肝肾胰肺等内脏器官的囊肿或肿瘤，为家族性疾病。其在组织学上是一种良性肿瘤，生长缓慢，完全切除可以根治，对放化疗不敏感，因而诊断明确的血管母细胞瘤首选手术治疗。

【典型病例】

患者女性，67岁，因"间断性眩晕1个月，加重1周"入院。1个月前，患者无明显诱因出现头晕，伴视物旋转，行走不稳等，无明显恶心呕吐，无明显头痛，无四肢抽搐，无意识不清等，患者未重视，近1周患者头晕症状较前明显加重来院就诊。入院查体：生命体征平稳，意识清楚，双侧瞳孔等大等圆，对光反射正常，颈软，无抵抗，四肢活动可，肌力、肌张力正常，左侧指鼻试验阳性，闭目难立征（+），生理反射存在，病理征未引出。头部CT显示患者左侧小脑半球低密度灶伴小脑幕密度增高。增强MRI扫描显示左侧小脑半球可见囊性占位性病变，大小约为30 mm×18 mm，增强后囊内可见明显强化结节，囊内容物不强化，周边可见FLAIR高信号水肿带。

【诊断思路】

（一）病例特点及疾病临床表现

1. 病例特点

患者老年女性，慢性病程。以小脑症状为主要症状，表现为头晕，行走不稳。

2. 疾病临床表现

血管母细胞瘤病程缓慢，好发于小脑半球，临床表现主要为进行性的颅内压增高症状以及小脑定位症状，如头痛、呕吐、共济失调、眼球震颤、步态不稳等。发生于脑干的病灶，可引起后组颅神经症状、饮水呛咳、吞咽困难等。发生于幕上的肿瘤可表现为颅内高压症状、肢体功能障碍、癫痫发作等。部分患者发生于脊髓，可引起脊髓节段的相应症状。该患者表现为小脑症状。

（二）辅助检查

1. 头颅CT

头颅CT可以显示低密度的肿瘤囊变，瘤周水肿不明显，肿瘤的实性部分和壁结节可以明显强化。该患者CT显示病灶位于左侧小脑半球低密度灶。

2. 头颅MRI

头颅MRI上一般为圆形或类圆形囊性病灶。T1WI表现为低信号，T2WI呈高信号，囊内壁常可见实质性的结节，大囊小结节是血管母细胞瘤的典型影像学表现。增强后可见瘤结节显著增强。该患者MRI具有典型的表现：左侧小脑半球可见囊性占位性病变，大小约为30 mm×18 mm，增强后囊内可见明显强化结节，囊内容物不强化（图7-8-1）。

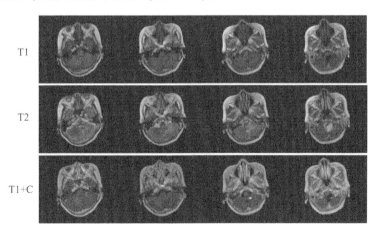

图7-8-1 头颅MRI

3. 血管造影

血管造影是术前确诊的依据。可了解病变的部位和多少，可显示密集的血管（其他性质的肿瘤血管相对较少）。

4. 血常规检查

血常规检查可见红细胞增多症。

（三）诊断依据、诊断步骤与定位定性诊断

1. 诊断依据

（1）患者的发病年龄和临床表现。患者老年女性，主要表现为小脑症状。

（2）结合影像学检查中，左侧小脑半球可见囊性占位性病变，大小约为 30 mm×18 mm，增强后囊内可见明显强化结节，囊内容物不强化；该患者 MRI 表现的大囊小结节为该疾病的典型特点。

（3）病理诊断为诊断血管母细胞瘤的"金标准"，免疫组化结果：CD31（弱+），CD34（+），CD56（-），GFAP（-），ki67（<2%+），NSE（-），S-100（+），IDH1（-），olig-2（-），inhibin（-）（图 7-8-2）。

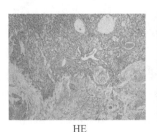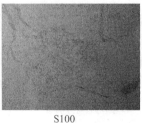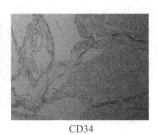

HE　　　　　　　　　　S100　　　　　　　　　　CD34

图 7-8-2　血管母细胞瘤的病理特点

2. 诊断步骤

（1）病史及临床表现：该患者主要表现为小脑症状。

（2）影像学检查：主要依靠 MRI 进行诊断。

（3）临床诊断。

（4）手术病理检查：病理诊断为"金标准"。

3. 定位定性诊断

（1）定位：左侧小脑。

（2）定性：肿瘤。

（3）诊断：术前，左侧小脑占位病变；术后，左侧小脑血管母细胞瘤。

（四）鉴别诊断

1. 囊性胶质瘤

囊性胶质瘤多发于儿童，瘤壁结节内及周围无血管流空信号，增强时囊壁可出现强化，壁结节的强化程度不及血管母细胞瘤明显。

2. 囊性转移瘤

囊性转移瘤有原发肿瘤病史，易多发，无血管流空影，病灶周围水肿明显。

3. 脑脓肿

患者多有感染病史，常有明显强化的脓肿壁，厚薄较一致，无壁结节，灶周水肿明显，DWI 脓肿呈高信号。

【治疗】

1. 手术治疗

外科手术是治疗血管母细胞瘤的最有效的方法。该肿瘤为良性肿瘤，肿瘤可彻底切除，预后良好。

2. 伽马刀治疗

对于一些位置深，手术切除有难度或本身存在手术禁忌的患者可考虑行伽马刀治疗。

【预后】

总的来说，血管母细胞瘤为良性肿瘤，手术彻底切除后预后良好。

【病因及发病机制】

血管母细胞瘤目前并无确定的危险因素。目前一般认为是胚胎早期来自中胚层的细胞在形成原始血管过程中发育障碍，残余的胚胎细胞形成肿瘤。同时发生于颅内和视网膜时，称为 von Hippel-Lindau 病，还可合并有肝肾胰肺等内脏器官的囊肿或肿瘤，为家族性疾病，具有遗传倾向。

【病理】

肿瘤由密集不成熟的血管组织结构构成，其中主要是类似毛细血管的纤细血管，可以间质细胞为主或内皮细胞为主，也可以含丰富的网状纤维为特征。

【健康管理】

血管母细胞瘤为良性肿瘤，目前大多数患者术后恢复良好。

1. 一般健康管理

建议患者保持良好的心态，积极锻炼身体，保持舒畅的心情，这是预防治疗疾病的关键。

2. 定期随访

对于合并 VHL 的患者或者颅内多发血管母细胞瘤的患者，因其复发率较高且极易产生新的病灶，因此建议患者终身做定期随访，行脑部影像学检查（CT、MRI）以便及早发现病灶，早期进行治疗。另外，对于部分合并红细胞增多症的患者，随访时可检测血常规的变化，作为指导随访的一部分。

3. 神经康复锻炼

对术前、术后出现神经功能缺损的患者，建议早期进行功能康复锻炼，必要时可行高压氧舱、针灸等治疗促进神经功能的恢复。

（李学涛　黄煜伦）

第九节　颅内转移瘤

【概述】

颅内转移瘤是指除了颅内病灶以外，身体其他部位发生了肿瘤，肿瘤细胞通过血液、淋巴等途径转移到颅内，并在颅内生长形成一个或多个新发的病灶。可发生于任何年龄，以 40~60 岁好发，占全部颅内原发肿瘤的 2%~10%。一般男性多见肺癌脑转移，女性多见乳腺癌脑转移。其他常见的原发肿瘤为胃肠道癌、前列腺癌、肾癌和黑色素瘤等。

颅内转移瘤为恶性肿瘤，常常以多发的形式存在，80%位于幕上，由于肿瘤多发且侵袭性生长，因此治疗难度较大，预后较差。

【典型病例】

患者男性，54 岁，因"突发癫痫 1 次"入院。患者在工作时无明显诱因下出现左侧肢体抽搐，随即摔倒在地，左侧颞枕部着地，当时伴有意识不清，口吐白沫，呼之不应，持续时间 5 min 左右，患者醒后自感头痛，无其余不适。入院查体：生命体征平稳，神志清楚，精神可，双侧瞳孔等大等圆，直径 2 mm，对光反射灵敏，颈软、无明显抵抗，心肺腹未见明显异常，四肢可遵嘱活动，肌力、肌张力正常，生理反射存在，病理反射未引出。头部 CT 显示患者右侧颞顶叶、左侧颞叶大片状低密度影，脑组织水肿，正常的脑沟脑回结构消失。胸部 CT 显示右肺下叶近纵隔处占位，肺 Ca 可能；增强 MRI 扫描显示右侧顶叶、双侧颞叶可见类圆形、团片状长 T1、混杂长 T2 信号影，

FLAIR 呈高信号，DWI 病灶边缘可见环形高信号影，大者范围约为 31 mm×23 mm。病灶周围可见大片状长 T1、长 T2 信号影。增强扫描右侧顶叶病灶呈明显强化，双侧颞叶病灶呈环形强化。MRS Cho 峰升高，NAA 峰降低，患者随后进行了开颅手术，病灶切除，病理诊断为肺癌脑转移瘤。

【诊断思路】

（一）病例特点及疾病临床表现

1. 病例特点

患者中年男性，起病急，总病程短。以癫痫发作为起始症状，主要表现为四肢抽搐、口吐白沫等癫痫大发作样表现；头颅 CT 显示病灶多发，右侧颞顶叶、左侧颞叶大片状低密度影，周围脑水肿明显（图 7-9-1）。头颅 MRI 显示病灶为右侧顶叶、双侧颞叶可见类圆形、团片状长 T1、混杂长 T2 信号影，FLAIR 呈高信号，DWI 病灶边缘可见环形高信号影，大者范围约为 31 mm×23 mm。病灶周围可见大片状长 T1、长 T2 信号影。增强扫描右侧顶叶病灶呈明显强化，双侧颞叶病灶呈环形强化，MRS Cho 峰升高，NAA 峰降低（图 7-9-2）。

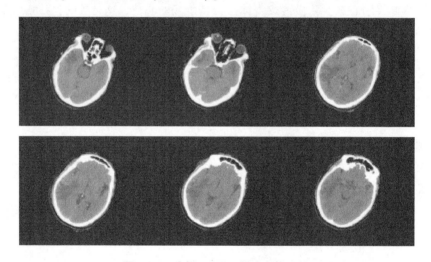

图 7-9-1 头颅 CT 显示颅内多发占位

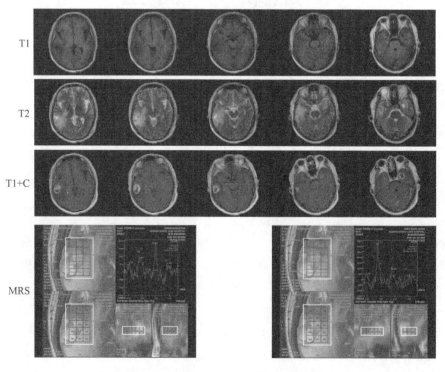

图 7-9-2 头颅 MRI 显示颅内多发占位

2. 疾病临床表现

颅内转移瘤无特异性的临床表现，主要表现为肿瘤病灶本身引起的占位效应，以颅内压增高为主，表现为头痛、呕吐、视神经乳头水肿等；根据转移瘤的位置不同，可引起相应的局灶神经症状，表现为癫痫、一侧肢体无力、活动障碍、共济失调、行走不稳等。该患者主要表现为癫痫发作及轻度颅内压增高症状。

（二）辅助检查

1. 头颅 CT

CT 上见类圆形等密度、低密度及高密度的病灶，60%～70% 为多发病灶，瘤周水肿严重，周围占位效应明显。增强后呈中等至明显强化，较大的病灶可见环形强化。有条件者可行 PET-CT 提高诊断率。

2. 头颅 MRI

MRI 上，病变形态多样，可为结节状或囊实相间的肿块；T1 加权为低或略低信号，T2 加权为较高信号影。瘤周水肿明显。增强后，呈结节状、环状或点状强化。边缘与周围界限清晰。

（三）诊断依据、诊断步骤与定位定性诊断

1. 诊断依据

（1）患者的发病年龄和临床表现。该患者癫痫发作起病，既往体健，查体无明显阳性体征。

（2）结合影像学检查中，结合 CT 及 MRI 检查，胸部 CT 提示肺部占位，考虑肺癌可能；因此该患者诊断考虑脑转移瘤可能性大。MRS 提示 CHO 升高，NAA 峰降低。

（3）病理诊断为诊断脑转移瘤的"金标准"：（右侧颞部）腺癌，结合免疫组化结果，符合肺腺癌转移。免疫组化结果：AE1/AE3（+），CK7（+），GFAP（-），Ki67（约 40%+），Napsin A（+），S100（-），Syn（-），TTF1（+），Vimentin（+/-）。

2. 诊断步骤

（1）病史及临床表现。

（2）影像学检查。

（3）临床诊断。

（4）手术病理检查。

3. 定位定性诊断

（1）定位：颅内多发占位性病变（右侧顶叶、双侧颞叶）。

（2）定性：肺癌脑转移。

（3）诊断：术前，颅内多发占位；术后，脑转移瘤，肺癌脑转移。

（四）鉴别诊断

1. 脑脓肿

患者多有感染病史，常有明显强化的脓肿壁，厚薄较一致，病灶周围水肿明显，DWI 脓肿呈高信号。

2. 脑结核瘤

多有结核病史，影像学上多为圆形、类圆形或不规则形等密度、稍高密度病变，边界不清，但周围水肿不明显。增强后呈均匀强化或环形强化，壁较薄。

3. 胶质母细胞瘤

发病年龄相对低于脑转移瘤，影像学上无明显肿瘤边界，MRI 增强扫描后可见边界不清的花环样强化，中心多见坏死，可以伴出血等。

【治疗】

颅内转移瘤的治疗应综合患者原发病灶的性质、患者全身情况，颅内肿瘤的位置、数目、大小等进行评估。

1. 手术治疗

外科手术治疗适用于颅内单发的病灶，患者一般条件好，未发现其他部位转移者，可及早行手术进行彻底切除。有一部分患者无明显原发病灶，考虑脑转移瘤，即使颅内为多发病灶，也可行手术进行活体组织检测和病理诊断以明确病灶来源，指导下一步治疗。另外，颅内多发转移瘤患者脑水肿明显，有脑疝风险者，可行手术治疗进行颅内减压，降低颅内压力，提高患者生存期。

2. 放疗

对于颅内病灶多发或者手术不能完全切除的脑转移瘤患者，须进行放疗，主要包括常规的全脑放疗、伽马刀治疗、射波刀治疗、TOMO 治疗等。

3. 化疗

主要根据脑转移瘤原发病灶的肿瘤性质，采取相应的化学药物治疗。

4. 靶向治疗

主要根据脑转移瘤原发病灶采取分子靶向治疗，如 PD-1、VEGF 单抗等治疗晚期或者复发脑转移瘤患者。

5. 其他治疗

如参加目前开展的一些临床试验，分子靶向药物以及生物治疗等。

【预后】

脑转移瘤为恶性肿瘤，预后较差。随着放疗技术以及靶向药物的进展，预后已经有较大的改善。

【病因及发病机制】

颅内转移瘤患者多有原发病灶，一般是原发病灶的肿瘤细胞脱落后通过血行转移，转移至脑内，其中以大脑中动脉供血区域为主。

【病理】

脑转移瘤的病理主要与肿瘤的原发病灶一致。

【健康管理】

目前随着医学技术的不断进步，脑转移瘤得到了很好的治疗，甚至很多患者的离世并不是脑转移瘤引起的，因此我们需要科学地面对脑转移瘤，将脑转移瘤看作一种"慢性病"进行对待。

（1）建议患者保持良好的心态，有条件者可参加一些癌症相关的互动组织，增强治疗的信心。保持良好的生活习惯，戒烟限酒，合理膳食，在康复师的指导下进行适当的运动增强体质，为治疗脑转移瘤做好基础。

（2）对于脑转移瘤应做到"早期诊断，早期治疗"。脑转移瘤虽然无特异性的临床症状，但是对于患有恶性肿瘤的患者，如肺癌、乳腺癌等，当这些患者无明显诱因下出现头痛、肢体活动障碍、癫痫发作等应高度警惕脑转移瘤的发生，应及时到医院行脑 MRI 的检查以早期诊断脑转移瘤。另外，建议患有肺癌、乳腺癌、黑色素瘤等易发生脑转移疾病的 65 岁以上的患者可常规进行脑部MRI 的检查，以早期发现脑转移瘤进行早期治疗。

（3）早期进行个体化治疗。对于脑转移瘤患者建议早期进行规范化治疗，根据患者原发病灶的性质、脑转移瘤的大小、位置、数目、患者的全身情况等制订合理的治疗方案是提高脑转移瘤治疗疗效的关键。目前对于脑转移瘤的治疗手段主要包括微创神经外科手术治疗、放疗、化疗以及靶向治疗等综合治疗策略。另外，对于一些晚期复发的脑转移瘤患者建议可尝试目前开展的临床试验研究，如免疫治疗、电场治疗等，可能为患者的治疗带来帮助。

（4）密切随访。对于脑转移瘤患者进行了规范化、个体化治疗后，评估治疗的疗效以及后续治疗方案的调整均依赖于后期的密切随访。一般随访观察可在门诊进行，建议进行规范化治疗后一般每三个月进行一次脑部 MRI 检查以评估治疗的疗效，及时调整治疗方案。

（李学涛　黄煜伦）

第十节　脑肿瘤康的复及进展

【概述】

脑肿瘤是指发生在脑部的原发性肿瘤和脑转移瘤，脑肿瘤的分类繁多，主要分为星形细胞肿瘤、室管膜瘤、胶质瘤、脉络丛癌、神经元和混合型神经元-胶质肿瘤、胚胎性肿瘤、脑膜瘤、黑色素细胞瘤等。星形细胞瘤为胶质瘤，发生于神经外胚层，是颅脑最常见的原发性恶性肿瘤。脑膜瘤起源于脑膜及脑膜间隙的衍生物，好发于大脑半球矢状窦旁、大脑凸面和蝶骨嵴等部位，是颅内常见的良性肿瘤。

大多数脑肿瘤表现为进行性神经功能障碍（68%），主要表现为肌力下降（45%）、头痛（54%）、癫痫（26%）。

脑肿瘤也可能产生与受累区脑功能有关的进行性神经功能障碍，如累及额叶，则有对侧运动障碍、健忘、痴呆、性格改变等；累及颞叶有幻听、幻嗅、幻觉、记忆障碍等；累及顶叶有对侧运动或感觉障碍，同侧偏盲等；累及枕叶有对侧视野缺损、失读症等；累及颅后窝有脑神经缺损、共济失调等。

（一）康复目标

脑肿瘤的康复计划应根据不同病期患者的神经功能障碍的类型及程度、机体状况、心理状态的情况进行个性化地制定，可分为预防性康复、恢复性康复、支持性康复、姑息性康复等。

预防性康复：普及肿瘤防治的基本知识，采取积极措施预防肿瘤的发生。对肿瘤患者要尽早确诊，尽早治疗，预防或减轻身心功能障碍的发生。

恢复性康复：使得到治疗控制的肿瘤患者的身心功能障碍尽快减轻到最低程度或得到代偿，帮助其提高生活自理能力，重新回归家庭、社会，提高生存质量。

支持性康复：使肿瘤没有得到治疗控制或病情继续进展的患者，预防或减轻并发症，改善健康和心理状况，减轻功能障碍。

姑息性康复：使肿瘤晚期患者尽可能减轻症状，预防或减轻并发症，使其精神得到支持和安慰，直至临终。

（二）康复时机

脑肿瘤的康复是指利用各种康复手段，对脑肿瘤患者的运动、言语、认知、日常生活等方面的功能障碍进行有效的、针对性强的康复，使患者的身心功能障碍尽快减轻到最低程度或得到代偿，达到生活自理，能够参加力所能及的工作和生活，回归家庭和社会，提高患者的生存质量。一般主张术后患者病情稳定、生命体征平稳后即可开始康复治疗。康复介入越早，效果越好。

（三）康复难点和重点

由于颅脑肿瘤患者相应的临床表现取决于脑肿瘤受累区的大小及区域脑功能情况，因此每位患者的临床表现不一。由于部分患者无法手术，肿瘤进行性进展过程中出现的各种并发症也值得康复治疗过程的不断关注与积极处理。对于继发性脑肿瘤的患者还需要关注其原发性肿瘤的治疗情况及躯体情况，这需要康复过程中不断根据患者的病情进行评估与调整康复治疗手段。

（四）康复新进展

目前各种治疗脑肿瘤的临床手段较多，脑肿瘤主要以手术治疗为主，目前有部分靶向药物对脑肿瘤的治疗也起了一定的效果与作用。在康复治疗的过程中，以功能为轴心的肿瘤康复思维逐渐得到越来越多的康复专家认可，主要的目的为：去除诱因，延长生命；改善功能，提升生存质量。脑肿瘤的康复为使用传统的康复治疗手段，但原则为在不促进肿瘤生长的基础上，进行适度的康复（包括康复的强度、时间、量），利用改善、代偿、替代的路径并举，采用综合措施对患者进行康复治疗。

【康复评定】

（一）临床评估

询问患者肿瘤病史（包括现病史、既往史）：特别是脑肿瘤是原发性肿瘤还是转移性肿瘤，并仔细进行体格检查。幕上肿瘤的临床表现主要是头痛、癫痫、肢体无力或偏瘫、精神症状、言语障碍等；幕下肿瘤的临床表现是头痛、恶心、呕吐、视乳头水肿、步态不稳和共济失调、眩晕、复视等。辅助检查：肿瘤标志物、CT、MRI、脑血管造影、神经系统的 X 线检查、放射性核素扫描等可辅助明确诊断。

（二）功能评定

针对脑肿瘤患者出现的各种功能障碍进行评定，了解患者功能受损的情况，为制定及修改康复治疗方案提供客观依据。

1. 身体结构和功能水平评定

（1）疼痛评定。

① 通用的疼痛评定法：分为目测类比评分法（VAS）、口述分级评分法（VRS）、数字评分法（NRS）和恒定疼痛强度的疼痛缓解目测类比评分法（VAP）。目测类比评分法（visual analogue scale，VAS）：在纸上画一条 100 mm 长的直线，直线左端表示无痛（0），右端表示无法忍受的痛（100），让患者将自己感受的痛程度标记在直线上。从直线左端至记号处的距离长度即为该患者的疼痛程度，一般重复两次，取平均值。口述描述评分法（verbal rating scales，VRS）：是将疼痛的程度分为无痛、轻微痛、中度痛、重度痛和极度疼痛，患者根据这几种疼痛程度来描述自己疼痛的疼痛程度。数字评分法（numerical rating scale，NRS）：用数字式 0~10 代替文字来表示疼痛的程度，将一条直线等分为 10 段，按 0~10 分次序评估疼痛程度，书写方式为在描述过去 24 h 内最严重的疼痛的数字上画圈，0 无痛，1~3 轻度疼痛（疼痛不影响睡眠），4~6 中度疼痛，7~9 重度疼痛（不能入睡或者睡眠中痛醒），10 最剧烈的疼痛（图 7-10-1）。

疼痛视觉模拟评分

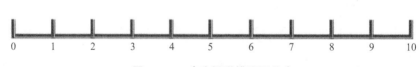

图 7-10-1　疼痛视觉模拟评分表

② 癌痛的五级评定法：根据患者是否使用及使用镇痛剂的种类和方法，将癌痛分为 0~4 级。0 级：不需要任何镇痛剂；1 级：需要非麻醉性镇痛剂（如非甾体类抗炎药物）；2 级：需要口服麻醉剂；3 级：需要口服和（或）肌内注射麻醉剂；4 级：需要静脉注射麻醉剂。

（2）心理功能评定。

肿瘤患者一般相继出现震惊、恐惧、否定、抑郁、焦虑、悲观等情绪、个性及行为改变，其心理过程大致可分为否认期、愤怒期、妥协期、忧郁期、接受期。评定的原则、方法与内容与一般心理评定相同。表 7-10-1 为恶性肿瘤患者的心理反应。

表 7-10-1　恶性肿瘤患者的心理反应

分期	症状	持续时间/d
Ⅰ期	最初反应：怀疑和否认（"误诊""病检时混淆了玻片"），绝望（"我一直知道是这样的""我不接受治疗，治疗无济于事"）	2~5
Ⅱ期	烦躁：不安包括焦虑、抑郁情绪、厌食、失眠、易怒、注意力不集中、日常活动能力受限	7~14

续表

分期	症状	持续时间/d
Ⅲ期	适应：适应新情况、正视出现的问题、找到乐观的理由、重新参加各项活动（包括新的或修改的治疗方案）	>14

临床上肿瘤患者的心理状态大部分表现为抑郁、焦虑，可用汉密尔顿抑郁量表（HAMD）、汉密尔顿焦虑量表（HAMA），通过治疗师进行评估。还可用患者自评量表如抑郁自评量表（self-rating depression scale，SDS）和焦虑自评量表（self-rating anxiety scale，SAS），自评量表能较直观地反映患者的主观感受，适用于有抑郁和焦虑症状的成年人，对文化程度较低或智力水平稍差的人使用效果不佳，评定的时间范围是自评者过去1周的实际感觉，应在开始治疗或研究前让患者评定一次，然后至少应在治疗后再自评一次，以便通过SDS总分变化来分析自评者的症状变化情况。

① 抑郁自评量表（SDS）。包含20个项目，每个项目按症状出现的频度分为四级评分，其中10个为正向评分，10个为反向评分，评定时间范围是自评者过去1周的实际感觉（表7-10-2）。

表 7-10-2　抑郁自评量表（SDS）

条目	偶有	有时	经常	持续
1. 我觉得闷闷不乐，情绪低沉（忧郁）	1	2	3	4
*2. 我觉得一天中早晨最好（晨重夜轻）	4	3	2	1
3. 一阵阵哭出来或觉得想哭（易哭）	1	2	3	4
4. 我晚上睡眠不好（睡眠障碍）	1	2	3	4
*5. 我吃得跟平常一样多（食欲减退）	4	3	2	1
*6. 我与异性密切接触时和以往一样感到愉快（性兴趣减退）	4	3	2	1
7. 我发觉我的体重在下降（体重减轻）	1	2	3	4
8. 我有便秘的苦恼（便秘）	1	2	3	4
9. 心跳比平常快（心悸）	1	2	3	4
10. 我无缘无故地感到疲乏（易倦）	1	2	3	4
*11. 我的头脑和平常一样清楚（思考困难）	4	3	2	1
*12. 我觉得经常做的事情并没有困难（能力减退）	4	3	2	1
13. 我觉得不安而平静不下来（不安）	1	2	3	4
*14. 我对未来抱有希望（绝望）	4	3	2	1
15. 我比平常容易生气激动（易激惹）	1	2	3	4
*16. 我觉得作出决定是容易的（决断困难）	4	3	2	1
*17. 我觉得自己是个有用的人，有人需要我（无用感）	4	3	2	1
*18. 我的生活过得很有意思（生活空虚感）	4	3	2	1
19. 我认为如果我死了，别人会生活得更好（无价值感）	1	2	3	4
*20. 平常感兴趣的事我仍然感兴趣（兴趣丧失）	4	3	2	1

注：评定结束后，把20个项目的各个得分相加得到粗分，然后将粗分乘以1.25后取整数部分，就得到标准分。按照中国常模结果，SDS总粗分的分界值为41分，标准分为53分。轻度抑郁为53~62分；中度抑郁为63~72分；重度抑郁为72分以上。

② 焦虑自评量表（SAS）。包含20个项目，每个项目按症状出现的频度分为四级评分，其中15项是用负性词陈述，其余5项是用正性词描述，评定时间范围是自评者过去1周的实际感觉（表7-10-3）。

表 7-10-3　焦虑自评量表（SAS）

条目	偶有	有时	经常	持续
1. 我觉得比平常容易紧张和着急（焦虑）	1	2	3	4
2. 我无缘无故地感到害怕（害怕）	1	2	3	4
3. 我容易心里烦乱或觉得惊恐（惊恐）	1	2	3	4
4. 我觉得我可能将要发疯（发疯感）	1	2	3	4
*5. 我觉得一切都很好，也不会发生什么不幸（不幸预感）	4	3	2	1
6. 我手脚发抖打颤（手足颤抖）	1	2	3	4
7. 我因为头疼、头颈痛和背痛而苦恼（头疼）	1	2	3	4
8. 我感到容易衰弱和疲乏（乏力）	1	2	3	4
*9. 我觉得心平气和，并且容易安静坐着（静坐不能）	4	3	2	1
10. 我觉得心跳得很快（心悸）	1	2	3	4
11. 我因为一阵阵头晕而苦恼（头晕）	1	2	3	4
12. 我有晕倒发作或觉得要晕倒似的（晕厥感）	1	2	3	4
*13. 我呼气、吸气都感到很容易（呼吸困难）	4	3	2	1
14. 我手脚麻木和刺痛（手足刺痛）	1	2	3	4
15. 我因为胃痛和消化不良而苦恼（胃痛和消化不良）	1	2	3	4
16. 我常常要小便（尿意频数）	1	2	3	4
*17. 我的手脚常常是干燥温暖的（多汗）	4	3	2	1
18. 我脸红发热（画部潮红）	1	2	3	4
*19. 我容易入睡，并且一夜睡得很好（睡眠障碍）	4	3	2	1
20. 我做噩梦（噩梦）	1	2	3	4

注：评定结束后，把 20 个项目的各个得分相加得到粗分，然后将粗分乘以 1.25 后取整数部分，就得到标准分。按照中国常模结果，SAS 总粗分的分界值为 40 分，标准分为 50 分。轻度抑郁为 50~59 分；中度抑郁为 60~69 分；重度抑郁为 70 分以上。

③艾森克人格问卷（eysenck personality questionnaire，EPQ）。包括四个分量表：内外倾向量表（E），情绪性量表（N），心理变态量表（P，又称精神质）和效度量表（L）。有男女常模。P、E、N 量表得分随年龄增加而下降，L 则上升。精神病患者的 P、N 分数都较高，L 分数极高，有良好的信度和效度。根据受测者在各量表上获得的总分（粗分），据常模换算出标准分 T 分（T=50+10×（X-M)/SD)，便可分析受测者的个性特点。各量表 T 分在 43.3~56.7 分之间为中间型，T 分在 38.5~43.3 分或 56.7~61.5 分之间为倾向型，T 分在 38.5 分以下或 61.5 分以上为典型。

（3）运动功能评定。

脑肿瘤运动功能障碍患者常见的类型为偏瘫，常用的评定方法可参考脑卒中后肢体运动功能障碍的评定。

（4）言语功能评定。

脑肿瘤患者最常出现的言语功能障碍为失语症和构音障碍。

①失语症表现。失语症的常见症状表现为口语表达障碍、听理解障碍、阅读障碍、书写障碍（表 7-10-4）。

常用失语症类型的病灶部位和言语障碍特征见表 7-10-5。

表 7-10-4 失语症的主要症状及其特点

失语症	主要表现	特点
口语表达障碍	发音障碍	常指运动性失语，吐字不清，说话含糊或发单音有困难
	找词困难	找不到恰当表述自己意思的词语，有迂回现象
	错语新词	语音错语、词义错语和新语、杂乱语
	语法障碍	电报式语，名词、动词罗列，缺乏语法结构
	刻板语言	只能说出几个固定的词或短语
	模仿语言	不自主地复述他人的话，常有补充完成现象
	持续症	正确的反应后，刺激改变后仍给出原反应
	复述障碍	不能正确地复述
	流畅度	流畅型口语>100 词/min、非流畅型口语<50 词/min
听觉理解障碍	语音辨认障碍	可听到声音，但不能辨认，典型者纯词聋
	语义理解障碍	可正确辨认语音，部分或全部不能理解词义
	话语理解障碍	语句及篇章听理解困难
	听语记忆广度障碍	言语听觉痕迹系列的保持能力
阅读障碍	失读症	不能正确朗读和理解文字，或可朗读但不能理解
书写障碍	构字障碍	笔画错误，缺漏或添加
	镜像书写	笔画正确，方向相反，如镜中所见，见于右侧偏瘫左手书写者
	书写过多	书写中混杂无关字词或造词
	书写惰性	不停重复写前面的字词
	错语书写	不正确的字词替代
	句法异常	出现语法错误
	象形书写	不能写字，用图形表示
	完全不能	无字形、抄写不能，见于完全性失语

表 7-10-5 常见失语症类型的病灶部位和言语障碍特征

失语症类型	病灶部位	自发语	听理解	复述	命名	阅读	书写
运动性失语（Broca 失语）	优势侧额叶下回后部皮质或皮质下	不流利，费力，电报式	相对较好	差	部分障碍到完全障碍	朗读困难，理解好	形态破坏，语法错误
感觉性失语（Wernicke 失语）	优势侧颞上回后 1/3 区域及其周围部分	流利但言语错乱	严重障碍	差	部分障碍到完全障碍	朗读困难，理解差	形态保持，书写错误
传导性失语	优势侧颞叶峡部、岛叶皮质下的弓状束和联络纤维	言语流畅，用字发音不准	正常或轻度障碍	很差	严重障碍	朗读困难，理解好	中度障碍
命名性失语	优势侧颞枕叶结合区	流利但内容空洞	正常或轻度障碍	正常	完全障碍	轻度障碍或正常	轻度障碍
经皮质运动性失语	优势侧额顶分水岭区	非流利型	相对较好	好	部分障碍，可接受提示	朗读困难，理解相对好	严重障碍

续表

失语症类型	病灶部位	自发语	听理解	复述	命名	阅读	书写
经皮质感觉性失语	优势侧颞顶分水岭区（主要累及角回和颞叶后下部）	流利型，语义错语，模仿语	严重障碍	好	严重障碍，不接受提示	朗读困难，理解严重缺陷	有障碍
经皮质混合性失语	优势半球分水岭区的大片区域	非流利型伴模仿语言，系列语好	严重障碍	稍好	严重障碍	朗读困难，理解障碍	有障碍
完全性失语	优势半球大脑中动脉分布区的广泛区域	严重障碍	严重障碍	严重障碍	严重障碍	严重障碍	严重障碍

② 失语症的评定。包括失语症的诊断测验、实用交流能力评定、失语症严重程度评定等。

a. 失语症诊断测验。

（a）波士顿诊断性失语症检查（BDAE）：由 27 个分测验组成，分为 5 大项目。5 大项目分别为会话和自发性言语，听理解，口语表达，书写语言理解，书写。该测验不适合病情严重的患者。

（b）西方失语成套测验（WAB）：包括言语、理解、复述及命名四方面，可对失语症进行鉴别诊断，进行严重度分级。

（c）汉语失语成套测验（ABC）：参考 WAB 编制，大多测试语句较简单；阅读及书写检查较少使用。

（d）汉语标准失语症检查法（CRRCAE）：是中国康复研究中心以日本的标准失语症检查（SLTA）为基础编制的。此检查第一部分了解语言功能的一般情况，第二部分包括听理解、复述、说、出声读、阅读理解、抄写、描写、听写和计算 9 个项目。该法只适合成人失语症患者。

b. 实用交流能力评定。

（a）日常生活交往活动检查（CADL）：评价患者在日常生活活动中采取任何可能的方式传递信息的能力。

（b）美国言语与听力学会交流能力的功能性评价（ASHA-FACS）：从社会交往、基本生理需求、读写和数字概念、日常生活计划等四个方面评价患者日常生活活动中的交流能力。

（c）其他：功能性交流图（FCP）、Porch 交流能力指数（PICA）等。

c. 失语症严重程度分级：可使用 BDAE 或 WAB 进行失语症严重程度分级评定。

③ 构音障碍评定。构音障碍（dysarthria）是指神经系统损伤与语言相关的肌肉麻痹、张力异常或运动不协调所致的以言语听觉特征改变为主的言语障碍。常见的构音障碍的类型为痉挛型和运动失调型，可以采用 Frenchay 构音障碍评定法、中国康复研究中心评定法，还可以利用言语评估设备及系统、智能语音识别技术、吞咽造影技术、电子喉镜、肌电图等。

（5）认知功能评定。认知功能主要涉及记忆、注意、思维、理解、推理、定向、智力和心理等，属于大脑皮质的高级活动范畴。认知功能障碍主要包括知觉障碍、注意障碍、记忆障碍、执行功能障碍、失用症、失认症等。认知障碍评定常用量表有简易精神状态检查（MMSE）、蒙特利尔认知评估量表（MoCA）等综合评定量表，评定方法请参见脑血管病康复、颅脑损伤康复的认知功能评定。

（6）其他。功能障碍的评定包括昏迷评定、感觉功能评定、癫痫评定、视觉评定、吞咽障碍评定等。评定方法请参见相关章节。

2. 个体活动水平评定

（1）体力状况 ECOG 评分标准 Zubrod-ECOG-WHO（ZPS，5 级分法）（表 7-10-6）。

表 7-10-6　Zubrod-ECOG-WHO（ZPS，5 级分法）

级别	体力状态
0 级	活动能力完全正常，与起病前活动能力无任何差异
1 级	能自由走动及从事轻体力活动，包括一般家务或办公室工作，但不能从事较重的体力活动
2 级	能自由走动及生活自理，但已丧失工作能力，日间不少于一半时间可以起床活动
3 级	生活仅能部分自理，日间一半以上时间卧床或坐轮椅
4 级	卧床不起，生活不能自理
5 级	死亡

（2）Karnofsky 活动状况评定量表（表 7-10-7）。

对于患者的身体活动能力和疾病进展情况进行量化评定，评分为 0~100 分，分为 3 类 11 级。

表 7-10-7　Karnofsky 活动状况评定量表

分类	体力状况	评分
能正常生活，不需要特殊照顾	正常，无症状和体征	100
	能进行正常活动，有轻微症状和体征	90
	勉强可进行正常活动，有一些症状或体征	80
不能工作，生活须不同程度协助	生活可自理，但不能维持正常生活工作	70
	生活能大部分自理，但偶尔需要别人帮助	60
	常需要人照料	50
不能自理生活，须特殊照顾，病情发展加重	生活不能自理，需要特别照顾和帮助	40
	生活严重不能自理	30
	病重，需要住院和积极地支持治疗	20
	重危，临近死亡	10
	死亡	0

（3）日常生活能力（ADL）评定。

常用 Barthel 指数评定、功能独立评定量表（FIM）、Katz 指数等。

3. 社会活动水平评定

（1）Raven 生活质量分级（表 7-10-8）。从患者的肿瘤是否得到治疗、控制与残疾状况，将肿瘤患者的生活质量分为三级。

表 7-10-8　Raven 生活质量分级

肿瘤状况	残疾状况	生活质量
肿瘤已控制	无残疾	能正常生活
肿瘤已治疗，得到控制	因肿瘤治疗而出现的残疾： 器官的截断或截除（如截肢、乳房切除、生殖器官切除等） 器官的切开或大手术（如气管造口、结肠造口、回肠导管、颌面术后缺损、器官成形或重建术后等） 内分泌置换治疗（如甲状腺切除、肾上腺切除、垂体切除等） 心理反应、精神信念改变等 其他如家庭、职业、社会活动等问题	生活质量好

续表

肿瘤状况	残疾状况	生活质量
肿瘤已治疗，得到控制	因肿瘤本身而出现的残疾： 全身性反应（如营养不良、贫血、恶病质、疼痛、焦虑、恐惧等） 局部残疾（如软组织与骨的破坏、病理性骨折、膀胱与直肠功能障碍、周围神经瘫痪、四肢瘫、截瘫、偏瘫等） 其他如家庭、职业、社会活动等问题	生活质量好
肿瘤未得到控制	因肿瘤本身与治疗而出现残疾	生活质量较差，生存期有限

（2）其他。健康状况 SF-36、世界卫生组织生存质量评定量表（WHOQOL-100 量表）。

【康复治疗】

（一）临床处理原则

脑肿瘤患者主要以延长生存期和提高生活质量为目的，需要针对躯体症状、原发性肿瘤情况采用综合治疗措施。

手术治疗是治疗脑肿瘤最直接、有效的办法，但对于躯体情况不佳，肿瘤广泛转移等不适合手术的患者常采用化疗及放疗，近些年部分靶向药物也有一定的效果。

脑肿瘤患者术后常见的并发症有颅内压增高情况，严重的高颅内压可能造成不可逆的神经功能障碍，甚至危及生命，因此临床中需要密切观察脑肿瘤患者的意识状态、瞳孔、血压、呼吸、脉搏及体温变化；可抬高床头 15°~30°，有利于颅腔静脉回流；限制水、钠摄入量，每天输液量控制在 1 500~2 000 mL（小儿按 60~80 mL/kg）；保持呼吸道及大便通畅。

可以口服氢氯噻嗪或甘露醇、呋塞米等静脉给药降低颅内压，但需要密切观察患者的血压、电解质的情况。也可以行侧脑室穿刺脑脊液外引流降低颅内压，并积极对症处理癫痫、高热等脑肿瘤并发症。

（二）康复治疗指征

1. 适应证

脑肿瘤患者的肿瘤已得到治疗及控制，肿瘤恶性程度为低级别，可进行恢复性康复，其他脑肿瘤患者根据病情进行相应的支持性康复和姑息性康复。

2. 禁忌证

病情未稳定患者，放、化疗期间严重衰弱者，器官功能失代偿期、高热、血象异常等。

（三）康复治疗原则与方法

1. 康复治疗原则

（1）脑肿瘤康复治疗以改善患者功能，提高生存质量和延长生存期为目的，贯穿于肿瘤治疗的始终。

（2）在康复评定的基础上，肿瘤患者由于不同病期、不同病情的康复目的不同，应因人而异，采取个体化的治疗方案，并随时根据病情与功能状况的变化来修正治疗计划。

（3）选择合适的康复时机，在病情允许的情况下，康复介入越早，效果越好。

（4）在进行功能障碍的训练过程中，要循序渐进，使患者身心逐渐适应，充分调动患者的信心。

（5）采用综合的康复治疗方法，包括物理治疗、作业治疗、言语治疗、心理治疗、传统康复方法，尤其要注重心理治疗。

2. 康复治疗方法

（1）心理治疗。

针对脑肿瘤患者的心理干预方法有很多，一些新患者和接受化疗前患者的治疗方向是减轻焦虑抑郁，增强自我效能。

对于肿瘤患者的焦虑抑郁障碍可采取个体心理治疗或团体治疗的方式。常用的心理治疗方法有支持性心理治疗、认知行为治疗等。一般而言，支持性心理治疗简单实用，是最常用的方法，其关键是耐心倾听、有效沟通、教育患者，可帮助患者减少孤独感，学习应对技巧。认知行为治疗可以缓解患者特殊的情绪行为和社会问题，以获得减轻焦虑抑郁和痛苦。更多心理干预方式包括教育和精神疗法、压力管理以及支持性心理咨询。教育和精神疗法，包括认知行为和支持表达疗法。放松训练可以单独使用或整合到多模式的干预。

医护人员在恶性肿瘤患者全病程中都应提供一般性心理支持包括主动关心患者，了解患者的感受和需求，倾听并给予共情的反应，同时给予患者信息和知识上的支持，减轻其不确定感，特别是在患者的诊断期治疗期以及晚期伴有严重躯体症状的时候给予支持性干预尤为重要。

对于严重的焦虑患者可使用苯二氮䓬类药物，如阿普唑仑、劳拉西泮等，严重抑郁患者可用选择性 5-羟色胺再摄取抑制剂，如氟西汀、帕罗西汀、舍曲林等。

（2）肿瘤患者放疗、化疗期间的康复治疗。

脑肿瘤患者在放疗、化疗期间可能出现全身或某些系统器官的不良反应，可引起体质消耗及营养不良。为改善患者全身和局部状况，保证抗肿瘤治疗的顺利进行和功能的恢复，可采取以下康复措施。

① 康复护理：对体弱卧床的患者要加强康复护理，保持正确的体位、定时翻身以防压疮，必要时可使用交替充气气垫床。要保护好放疗野的皮肤，不用肥皂清洗，避免刺激。注射化疗药物部位如有静脉渗漏要及时对症治疗，如硫酸镁湿敷、物理因子治疗等，可控制坏死的发展，促进炎症吸收。对有口腔溃疡者要做好口腔护理，对呼吸道分泌物较多者要及时清除分泌物，勤翻身叩背或体位引流排痰。同时做好大小便护理。

② 营养疗法：放疗、化疗患者容易出现恶心、呕吐情况，饮食需要易于消化、搭配合理、营养均衡，可富含蛋白质、能量，确保电解质平衡。可少食多餐，餐间可适当进食乳类饮料增加蛋白质和能量的摄入，也可通过中医辨证选配适宜的食品。

③ 康复治疗：可采用相应的物理疗法、作业疗法、心肺功能训练、适量运动训练等改善患者功能状况。体弱长期卧床患者要进行呼吸体操、关节的主/被动活动、肢体按摩、下肢外部气压循环治疗等，以防止坠积性肺炎、关节挛缩、肌肉萎缩、下肢静脉血栓形成等。对有大脑局灶性损伤症状者要根据患者病情给予相应的康复治疗，如肢体运动功能训练、言语功能训练、认知功能训练等，须辅助装置的应适当配备，如手杖、轮椅、助行器等。对放疗、化疗后骨髓造血功能抑制、白细胞减少者可进行毫米波穴位治疗，以保护和增强骨髓造血功能。

3. 偏瘫肢体康复

脑肿瘤患者偏瘫肢体康复训练同脑卒中后偏瘫康复相同，通过物理治疗、作业治疗、中医传统治疗等综合措施，最大限度地促进肢体功能恢复，可见相关章节。

4. 认知功能障碍康复

脑肿瘤患者认知功能康复训练同脑外伤康复相同，主要为注意障碍、记忆障碍、失认症、失用症的康复等，可见相关章节。

5. 失语症的康复

从信息交流角度，言语障碍归纳起来可分为输出障碍（说、写）为主如 Broca 失语（Broca aphasia，BA）、输入障碍（听、阅）为主如 Wernicke 失语（Wernicke aphasia，WA）、输出输入均发生障碍如完全性失语（global aphasia，GA）。此外还有复述障碍如传导性失语（conduction aphasia，CA）、命名障碍如命名性失语（anomic aphasia，AA）等。

Broca 失语康复治疗的目标是以任何方式引出患者的口语反应，并逐步改善，最后力争能达到独立的表达和交流。主要的训练包括以下几种。

（1）理解的训练：让患者根据简单的说明指出画中相应的内容；执行简单的指示，特别是含有空间关系的指示；修改描述图画时表达有错误的句子等。

（2）表达的训练：言语表达技能训练是通过逐个地训练音素、字和词汇，最后结合成句子。先训练患者容易发出的音，如元音"a"及辅音"b、p、m"，可以利用压舌板帮助患者使其发音准确，还可以对着镜子进行训练，有利于调整发音。发音灵活度的改善：对于发音缓慢、费力的患者，可以让其反复练习发音，如发"pa、pa、pa""ta、ta、ta""ka、ka、ka"，然后过渡到发"pa、ta、ka"，反复练习。命名训练：可以采取命名性失语的提示方法，如采用手势、描述、提示词头音，以及利用上下文的方式进行提示。描述和讲述训练：让患者描述表现活动和动作具有一定内容的图片，还可以给患者读一段新闻或小故事，由患者进行复述。找词困难的治疗：训练患者物（图）命名。文法缺失的治疗：让患者口头复述一段文字，偶尔用大声读来补充。描述图画：先让患者用简单的如主语+谓语+宾语来描述画，以后可用零散放置的印刷好的词，让患者将它们排列成描写图画的句子。

Wernicke康复治疗的目标是增加失语患者对口语信息的理解能力，最终目标是帮助患者加工出有意义和完整的言语单位。主要措施包括以下内容。

（1）作业的内容：治疗作业包括指示、说明、会话等。

（2）作业的选择：① 进行有意义的作业，如让患者在家庭相册中找某一家人。② 在交流中，作业应尽可能有上下文关系，如进食时，让他认定菜碟中的食物；在下一顿饭的选菜菜单上选菜等。③ 作业应对患者有实用价值，如日常用品牙刷、毛巾等，以便经常能够应用。④ 应选择患者感兴趣的物品。⑤ 作业的组织应能使患者做出简单的能表明他理解与否的表达。

（3）理解问题的类型：① 事实性问题，如对事实字面上的理解，以各种各样的方式安排事情，说明事物间的关系。② 推论性问题，就某件事情做推论，就某件事情做预测。③ 评价性问题，就某件事情提出意见和判断。

（4）促进理解的提示：① 促进听理解的提示。通过观察患者的表情确定患者的反应，给予的提示方式包括多种途径输入（口语、文字、图画手势、作用示范等）、不断地阐述、出示刺激的方式变化（改变出示物品或卡片的速度应用停顿和强调、改变面部表情）等。② 促进阅读理解的提示。在文字刺激的同时，增加听觉刺激和视觉刺激。

（5）作业的难度：从易到难，开始的难度，应确定在患者经过努力可以取得成功的水平上。一般，在原作业中反应达到80%准确时，可考虑进入下一级作业。但如进入下一级有困难，仍可退回上一级再练。

完全性失语康复治疗的目标是针对总体的交流功能的改善。治疗措施包括以下几个方面。

（1）句子理解的改善：患者有严重的听理解缺陷，治疗分四个阶段。① 引起反应：患者常无反应，此时治疗师应设法引起患者注意。要保证治疗材料与患者急切关心的事情有关，是早期引起反应的最好方法之一，而且不能要求患者反应迅速、准确，要耐心等待反应，只要有反应就应予鼓励。② 引起有区别的反应：有区别的反应，是指患者能感知周围环境中地点、时间、方向、人物和空间的不同刺激。治疗师应根据患者的每日生活秩序、兴趣、爱好等情况，列出一系列简单而与患者有关的问题。③ 引起适当的反应：指患者能了解信息的内容，但不能准确地反应，合适的反应可表现为语义的混淆，如分不清男孩、女孩，治疗师均应鼓励和引导。④ 引起准确的反应：遵照简单的和多阶段的命令，让患者了解口语的信息，进行物体和图画的认定，可允许用点头、指点或用手势进行是或非的回答，或用交流板加上一些物品来回答。

（2）修正不明确的反应：帮助患者修正不明确的反应，如重复地用点头表示"是"，用摇头表示"非"；再帮助患者，交替地用手势表示"是"和"非"；要求交替地做出用明确的"是"或"非"回答的简单明了的问题。最后，采取程序刺激法，进一步稳定是、非反应。

（3）不明确反应已修正后的治疗：每次治疗遵循的形式，先作一般的讨论，可和患者讨论时间、地点、天气和类似的项目，只需患者用"是"或"非"回答；再复习以前进行过的一些治疗；最后引入新的作业，夸奖患者最成功的作业、会话或玩牌，让患者达到最低限度的交流水平。

（4）手势交流训练：每次治疗，都可用手势交流作为前奏，大约可选用吃饭、喝水、抽烟、倾听、梳头、刷牙、戴帽、用钥匙开门、用锤钉钉子、撒胡椒面等十种动作。若用手势进行时不能引起反应，可用实物。当十种手势已成功时，就要扩大手势的种类，并通过定期复习来巩固。

（5）利用指点的训练：指点是总体交流的一部分，它可用来传递基本的信息和告诉物体的概念或属性。开始时，先不要求特别准确，可让患者指向一个物体或一幅画，若反应不对。让患者模仿，直到正确为止；当反应的正确性增高时，每加入一个陪衬物就再训练一次，直到反应适当为止。最后，让患者注视一系列真实的、有色的、描绘本房间的图画，首先让患者指向画上治疗师认定的物体，然后指向房内相应的实物等。

（6）利用交流画板的训练：简单的绘有最常用物品和日常生活活动的交流画板，可以成为有效的交流工具，若图下加上印刷的字，效果更好。开始训练时从一幅画开始，逐步扩展为所有画板。开始训练时，也可用上下文提示，如"请告诉我哪是椅子——你坐在上面的那种东西"；接着，再改问为"请告诉我你坐在上面的那种东西"；然后，再问"请告诉我哪个是椅子"。不少患者虽不能充分地利用交流画板，但也可将其作为交流形式的补充。

（7）书写训练：开始时限于描红帖，必要时还要给予帮助，选用的词要显著突出，有兴趣、有意义、患者熟悉且差别要大

（8）利用绘画的训练：用绘画训练患者，先让他们复描，或画出一部分，治疗师为之完成，鼓励其用绘画来传递信息。

（9）多种形式相结合的训练：词汇手势和听刺激的合并，是完全性失语患者有效的输入；而手势、指点和书写等是特别有效的输出。只要证明各种方法能被患者单独地应用，就要设法让他们把这些方法综合应用于交流中。

6. 构音障碍的康复治疗

构音障碍治疗的目标：使构音器官重新获得运动功能，促进患者发声说话。治疗要在安静的场所进行，急性期可以在床边进行，如果能够在轮椅上坚持 30 min，可在治疗室内进行治疗。治疗多采用一对一的方法，也可以配合进行集体治疗。

言语的发生是受神经和肌肉影响的，所以姿势、肌张力、肌力和运动协调的异常，都会影响到言语的质量。言语治疗应从改变这些状态开始，这些状态的纠正会促进言语的改善。

（1）弛缓型构音障碍（flaccid dysarthria）：因肌无力所致，治疗的目标往往是为了增强力量或代偿无力。其治疗包括：针对呼吸、发声、共鸣、发音等方面。如果是完全失神经支配，加强肌肉力量的锻炼是徒劳的，治疗的方法应该是选用代偿的方法，而不是恢复的方法。

针对患者呼吸力量减弱，可通过努力提高生理呼吸功能来改善。指导患者提高非说话任务时的声门下气压，增加最大元音发音持续时间、提高响度，增加每次呼吸持续时间和呼吸言语能力。通过推/拉腹部的练习、姿势的调整和辅助具的应用帮助增加呼吸运动的力量和驱动力。补偿措施如深吸气、慢呼气的练习，更适用于弛缓型构音障碍的患者。应加强软腭抬升的能力训练，改善说话时腭咽闭合不全，如果通过训练不能改善，可选用腭托辅助。同时，应加强唇、舌、下颌和面部功能的训练。

（2）痉挛型构音障碍（spastic dysarthria）：一些适合弛缓型构音障碍的技术是痉挛型构音障碍的禁忌，例如，推、拉和其他增加声带内收的技术，通常是禁忌。因为张力升高通常使声带紧张内收。功能训练上，首先是降低肌张力，减轻痉挛。放松练习，更适用于痉挛型构音障碍；发音器官的牵张训练，也适用于痉挛型构音障碍；冰刺激等可降低咽部的反射亢进。同时，应加强构音器官运动力量的训练。

（3）运动失调型构音障碍（ataxicdysarthria）：对于运动失调型构音障碍患者，其主要原因是运动失调，因此通过增加肌肉的力量和降低肌肉的张力来改善其功能通常是无效的。运动失调型构音障碍治疗的重点，是言语行为治疗。目标在于改善运动控制和运动协调性。运动技能的再学习，而不是简单地代偿，特别是减慢说话和口运动的频率训练能提高患者的构音功能。虽然呼吸控制，特别是控制减慢呼气对有些患者有效，但大部分患者治疗的重点应该是通过改善频率和韵律，来提高语音清晰度。因此，训练重点应在于速度、响度、音调的控制。

（4）运动功能减退型构音障碍（hypokinetic dysarthria）：在某些方面治疗运动功能减退型构音障碍，其语音特点类似于弛缓型构音障碍。因此，一些适用于弛缓型构音障碍的言语行为治疗的方法，也适用于运动功能减退型构音障碍。

在言语行为治疗方面，运动功能减退伴有说话频率快的构音障碍患者，治疗的重点在于减慢说话频率，因此说话频率控制训练，对相当一部分患者是必要的。有些患者，因为常使用躯干向前弯曲的坐姿，导致吸气深度受影响，因此恰当的姿态调整训练，可改善说话的音量。此外，强化集中的治疗，有助于改善患者说话的功能，并能保持较久；物理治疗和体育锻炼，有助于提高帕金森患者的肌肉的动力，也有助于言语功能的改善。

（5）运动功能亢进型构音障碍（hyperkinetic dysarthria）：因为构音器官不自主的异常运动，导致发音时言语肌肉不能自主控制产生构音障碍。药物治疗，如盐酸苯海索、阿普唑仑、氟哌啶醇、氯氮平、奥氮平、氟奋乃静、卡马西平、巴氯芬等，能有效缓解震颤，帮助言语功能改善。功能训练重点在于，控制发音器官的不自主运动。如下颌固定器，可帮助缓解下颌的不自主抖动，有助于改善讲话功能。对于下颌、舌面部局部肌张力障碍患者，可通过姿势控制达到减少不随意运动，改善说话清晰度；同样，减慢说话速度，也有助于言语功能的改善。

（6）混合型构音障碍（mixeddysarthria）：治疗方法应视其混合的类型而定。因其复杂性，主要采用言语行为训练，而不是手术和药物治疗。

7. 其他

以音乐为基础的干预治疗可能具备轻到中度的镇痛作用，提高睡眠质量。在充分评估患者耐受性的基础上，可推荐存在躯体症状的恶性肿瘤患者适度运动，例如居家步行、骑行、练瑜伽等并给予患者相应运动指导。针灸作为癌痛及疲劳的辅助治疗。

【康复结局】

脑肿瘤患者的神经功能障碍与肿瘤的部位、大小、肿瘤组织学特点、有无转移、手术切除程度、术中损伤情况、康复介入的时间、患者身体素质等密切相关。神经功能障碍涉及运动、认知、语言等多个方面，其恢复程度直接决定了患者的生存质量。随着现代神经康复医学理论的飞速发展、康复手段的不断更新，大部分术后存在上述神经功能障碍的患者，可以通过具有针对性的康复训练，使其神经功能障碍尽快减轻到最低程度或得到代偿，达到生活自理，参加力所能及的工作和生活，回归家庭和社会，部分患者甚至可以通过积极的康复治疗完全恢复正常。

【健康教育】

脑肿瘤患者的健康教育贯穿于患者诊断、治疗、康复的全过程。主要以普及肿瘤防治的基本知识为主，积极采取措施预防肿瘤的发生，如养成良好的生活习惯，合理膳食，适当运动，增强体质；避免接触各种有毒、有害物质；减轻生活、工作压力，注意劳逸结合，保持良好心态等。对已确诊的肿瘤要及时采取有效的治疗措施如手术、放疗、化疗等，要保持良好心态，勇敢面对疾病，预防复发。在病情稳定后，可根据功能障碍的程度积极进行康复治疗，通过积极锻炼、辅助用具、环境改造等方式提高自理能力和生活质量。同时，要积极关注患者的心理健康，改善焦虑抑郁情绪，提高患者自信心。

（计樱莹）

第八章　神经系统变性疾病

第一节　阿尔茨海默病

【概述】

阿尔茨海默病（Alzheimer's disease，AD）是发生于老年和老年前期，以进行性认知功能障碍和行为损害为特征的中枢神经系统退行性病变。AD 是造成老年人失去日常生活能力的最常见疾病，同时也是导致老年人死亡的第五位病因。AD 可表现为记忆障碍、失语、失用、失认、视空间能力损害、抽象思维和计算力损害、人格和行为改变等。AD 是老年期最常见的痴呆类型，目前认为在痴呆阶段之前还存在一个极为重要的痴呆前阶段，此阶段可有相应的病理生理改变，但没有或仅有轻微临床症状。

【典型病例】

患者女性，65 岁，因"记忆减退 8 年"于 2017 年 12 月 4 日入院。患者 8 年前无明显诱因下出现遗忘，近期记忆减退明显，无幻觉，情绪较为淡漠，并缓慢逐渐加重，于我院就诊，诊断为"阿尔茨海默病"，予安理申、易倍申等药物改善认知治疗，近 1 年来出现社交能力减退，害怕与人交往，同时出现定向力障碍。入院查体：血压 102/64 mmHg，神志清楚，对答切题，双侧瞳孔等大等圆，对光反射灵敏，直径 2.5 mm，眼球活动可，未及眼震，双侧鼻唇沟对称存在，伸舌居中，颈软，咽反射存在，四肢肌力 5 级，四肢肌张力正常，双下肢腱反射活跃，感觉检查未见异常，共济运动正常，双侧病理征未引出。头颅 MRI 提示脑萎缩（图 8-1-1）。

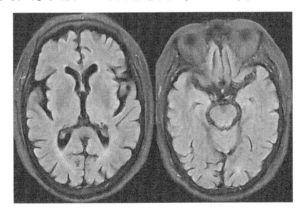

图 8-1-1　头颅 MRI

【诊断思路】

（一）病例特点及疾病临床表现

1. 病例特点

患者中老年女性，起病隐匿，以记忆力下降为主，逐渐进展，后出现社交障碍、定向力障碍等症状。头颅 MRI 提示脑萎缩。

2. 疾病临床表现

AD 通常隐匿起病，持续进展，主要表现为认知功能减退和非认知性神经精神症状。按照最新分期，AD 包括两个阶段：痴呆前阶段和痴呆阶段。痴呆阶段即传统意义上的 AD，此阶段患者认知功能损害导致日常生活能力下降。根据认知功能损害的程度，AD 大致可以分为轻度、中度、重度。

（1）轻度。此期患者的主要表现是记忆障碍。首先出现的是近期记忆减退，随着病情的进展，可出现远期记忆减退。部分患者出现视空间障碍，外出后找不到回家的路，不能精确地临摹立体图；面对生疏和复杂的事物容易出现疲乏、焦虑和消极情绪；还会表现出人格方面的障碍，如不爱清洁、不修边幅、暴躁、易怒、自私多疑等。

（2）中度。此期患者除记忆障碍继续加重外，工作、学习新知识和社会接触能力减退，特别是原已掌握的知识和技巧出现明显的衰退，出现逻辑思维、综合分析能力减退，言语重复，计算力下降，明显的视空间障碍，如在家中找不到自己的房间，还可出现失语、失用、失认等，有些患者还可出现癫痫、强直、少动综合征。此时患者有较明显的行为和精神异常，性格内向的患者变得易激惹、兴奋欣快、言语增多，性格外向的患者变得沉默寡言，对任何事情都提不起兴趣，出现明显的人格改变，甚至做出一些丧失羞耻感的行为（如随地大小便等）。

（3）重度。此期患者除上述各项症状逐渐加重外，还有情感淡漠、哭笑无常、言语能力丧失、不能完成日常简单的生活事项（如穿衣、进食）。终日无语而卧床，与外界逐渐丧失接触能力。四肢出现强直或屈曲瘫痪，括约肌功能障碍。此外，此期患者常可并发全身系统疾病的症状，如肺部及尿路感染、压疮及全身性衰竭症状等，最终因并发症而死亡。

（二）辅助检查

1. 实验室检查

血常规、尿常规、血生化检查均正常。CSF 检查可发现 Aβ42 水平降低，总 tau 蛋白和磷酸化 tau 蛋白增高。

2. 脑电图检查

AD 的早期脑电图改变主要是波幅降低和 α 波节律减慢。少数患者早期就有脑电图 α 波明显减少，甚至完全消失，随病情进展，逐渐出现较广泛的活动，以额叶、顶叶明显。晚期则表现为弥漫性慢波。

3. 影像学检查

CT 检查见脑萎缩、脑室扩大；头颅 MRI 检查显示双侧颞叶、海马萎缩。SPECT 灌注成像和氟脱氧葡萄糖 PET 成像可见顶叶、颞叶和额叶，尤其是双侧颞叶的海马区血流和代谢降低。

4. 神经心理学检查

对 AD 的认知评估领域应包括记忆功能、言语功能、定向力、应用能力、注意力、知觉（视、听、感知）和执行能力七个领域。临床上常用的工具有大体评定量表（GAS），如简易精神状态检查量表（MMSE）、蒙特利尔认知评估量表（MoCA）、阿尔茨海默病认知功能评价量表（ADAS-cog）、长谷川痴呆量表（HDS）、Mattis 痴呆量表、认知功能筛查量表（CASI）等；分级量表，如临床痴呆评定量表（CDR）和总体衰退量表（GDS）；精神行为评定量表，如汉密尔顿抑郁量表（HAMD）、神经精神问卷（NPI）。以上检查工具必须结合临床表现和其他辅助检查结果综合得出判断。

5. 基因检测

有明确家族史的 AD 患者可进行基因检测，相关基因突变有助于确诊和疾病的提前预防。

（三）诊断依据与定位定性诊断

1. 诊断依据

AD 痴呆阶段和轻度认知功能障碍期（MCI 期）的诊断标准用于临床。

（1）AD 痴呆阶段的临床诊断标准。

① 很可能的 AD 痴呆。a. 核心临床标准：起病隐匿，症状在数月至数年中逐渐出现；有明确的认知损害病史；表现为遗忘综合征（学习和近期记忆下降，伴 1 个或 1 个以上其他认知域损害）或非遗忘综合征（语言、视空间或执行功能三者之一损害，伴 1 个或 1 个以上其他认知域损害）。b. 排除标准：伴有与认知障碍发生或恶化相关的卒中史，或存在多发或广泛脑梗死，或存在严重的白质病变；有路易体痴呆的核心症状；有额颞叶痴呆的显著特征；有原发性进行性失语的显著特征；有其他引起进行性记忆和认知功能损害的神经系统疾病，或非神经系统疾病，或药物过量，或滥用证据。c. 支持标准：在以知情人提供和正规神经心理测验得到的信息为基础的评估中，发现进行性认知下降的证据；找到致病基因突变的证据。

② 可能的 AD 痴呆：有以下任一情况时，即可诊断。a. 非典型过程：符合很可能的 AD 痴呆诊断标准中的第 1 条和第 4 条，但认知障碍突然发生，或病史不详。或认知进行性下降的客观证据不足。b. 满足 AD 痴呆的所有核心临床标准，但具有以下证据：伴有与认知障碍发生或恶化相关的卒中史，或存在多发或广泛脑梗死，或存在严重的白质病变；有其他疾病引起的痴呆特征，或痴呆症状。可用其他疾病和原因解释。

（2）AD 源性 MCI 期的临床诊断标准。

① 符合 MCI 的临床表现：患者主诉，或者知情者、医师发现的认知功能改变；一个或多个认知领域受损的客观证据，尤其是记忆受损；日常生活能力基本正常；未达痴呆标准。

② 发病机制符合 AD 的病理生理过程：排除血管性、创伤性、医源性引起的认知功能障碍；有纵向随访发现认知功能持续下降的证据；有与 AD 遗传因素相关的病史，在临床研究中，MCI 和 Pre-MCI 期的诊断标准还采纳了两大类 AD 的生物标志物。一类反映 Aβ 沉积，包括脑脊液 Aβ42 水平和 PET 淀粉样蛋白成像；另一类反映神经元损伤，包括脑脊液总 tau 蛋白和磷酸化 tau 蛋白水平、结构 MRI 显示海马体积缩小或内侧颞叶萎缩、氟脱氧葡萄糖 PET 成像、灌注成像等。目前对这些生物标志物的理解有限，其临床应用还有待进一步改进和完善。

2. 定位定性诊断

（1）定位：中枢神经系统。

（2）定性：中枢神经系统变性疾病。

（3）诊断：AD。

【治疗】

AD 患者认知功能衰退目前治疗困难，综合治疗和护理有可能减轻病情和延缓发展。

1. 生活护理

有效的生活护理能延长患者的生命及改善患者的生活质量，并能防止摔伤、走失等意外的发生。

2. 非药物治疗

非药物治疗包括职业训练、音乐治疗等。

3. 药物治疗

目前，还没有确定的能有效逆转认知缺损的药物，针对 AD 发病机制不同靶点的药物开发尚处于试验阶段。处于 AD 痴呆前阶段的患者。

（1）改善认知功能。乙酰胆碱酯酶抑制剂，包括多奈哌齐、卡巴拉汀、石杉碱甲等，主要提高脑内乙酰胆碱的水平，加强突触传递。NMDA 受体拮抗剂，美金刚能够拮抗 N-甲基-D-门冬氨酸受体，具有调节谷氨酸活性的作用，现已用于中重度 AD 患者的治疗。

（2）控制精神症状。很多患者在疾病的某一阶段出现精神症状，如幻觉、妄想、抑郁、焦虑、激越、睡眠紊乱等，可给予抗抑郁药物和抗精神病药物，前者常用选择性 5-HT 再摄取抑制剂，如氟西汀、帕罗西汀、西酞普兰、舍曲林等，后者常用不典型抗精神病药，如利培酮、奥氮平、喹硫平等。这些药物的使用原则是低剂量起始、缓慢增量、增量间隔时间稍长、尽量使用最小有效剂量、治疗个体化、注意药物间的相互作用。

（3）支持治疗。重度患者自身生活能力严重减退，常导致营养不良、肺部感染、泌尿系感染、压疮等并发症，宜饮食调整（地中海饮食）、体力锻炼和认知训练结合起来延缓认知功能下降。

【预后】

AD 病程为 5~10 年，少数患者可存活 10 年或更长的时间，后多死于肺部感染、压疮等并发症。

【病因及发病机制】

AD 可分为家族性 AD 和散发性 AD。家族性 AD 呈常染色体显性遗传，多于 65 岁前起病，最为常见的是位于 21 号染色体的淀粉样前体蛋白基因、位于 14 号染色体的早老素 1 基因及位于 1 号染色体的早老素 2 基因突变。

有关 AD 的发病机制，现有多种学说，其中影响较广的有 β-淀粉样蛋白瀑布假说，认为 Aβ 的生成与清除失衡是导致神经元变性和痴呆发生的起始事件。另一重要的学说为 tau 蛋白学说，认为过度磷酸化的 tau 蛋白影响了神经元骨架微管蛋白的稳定性，从而导致神经原纤维缠结形成，进而破坏了神经元及突触的正常功能。近年来，也有学者提出了神经血管假说，提出脑血管功能的失常导致神经元细胞功能障碍，进而 Aβ 清除能力下降，导致认知功能损害。除此之外，尚有细胞周期调节蛋白障碍、氧化应激、炎性机制、线粒体功能障碍等多种假说。AD 发病的危险因素有低教育程度、膳食因素、吸烟、女性雌激素水平降低、高血压、高血糖、高胆固醇、高同型半胱氨酸、血管因素等。

【病理】

AD 的大体病理表现为脑的体积缩小和重量减轻，脑沟加深、变宽，脑回萎缩，颞叶特别是海马区萎缩。组织病理学上的典型改变为淀粉样物质在神经细胞外沉积形成的神经炎性斑和过度磷酸化的 tau 蛋白在神经细胞内聚集形成的神经元纤维缠结，神经元缺失和胶质细胞增生。

AD 的病理改变可能先于症状多年出现，即有病理改变存在而无认知受损的表现。病理改变和认知功能受损同时存在时，患者多为中度或重度的 AD。如果认知受损的情况下仅仅观察到了轻度的 AD 病理改变，很可能存在其他疾病，不诊断 AD。

（郭四平　郝永岗）

第二节　额颞叶痴呆

【概述】

额颞叶痴呆（frontotemporal dementia，FTD）是一组与额颞叶变性有关的非阿尔茨海默病痴呆综合征。其包括两大类，分别是以人格和行为改变为主要特征的行为异常型 FTD（behavioural-variant FTD，bvFTD）和以语言功能隐匿性下降为主要特征的原发性进行性失语（primary progressive aphasia，PPA），后者又可以分为进行性非流利性失语（progressive non-fluent aphasia，PNFA）和语义性痴呆（semantic dementia，SD）。

【典型病例】

患者女性，58 岁，主诉"记忆力减退 3 年，言语困难 10 个月，加重 1 个月"，于 2018 年 1 月入院。患者于 2015 年 3 月出现 3 次外出后遗忘携带钥匙，平时易怒。2015 年 8 月就诊于当地某医院，行头颅 MRI 检查示脑组织萎缩，考虑阿尔茨海默病，口服相关药物治疗。2016 年 8 月，患者出现与他人交流困难，表现为语言减少、词不达意。近 2 年情感淡漠逐渐加重，行为刻板、对家属漠不关心、记忆障碍逐渐加重。入院前 1 个月患者言语障碍加重，无法进行多词语句表达。既往体健。遗传史：患者父母无痴呆病史。入院查体：神志清楚，失语，表情呆滞，记忆力、计算力查体不合作，四肢肌力可，肌张力正常，双侧病理征未引出，余查体不合作。

^{18}F-FDG-PET 显像示额叶及颞叶前部和皮质下结构糖代谢减低明显（图 8-2-1）。

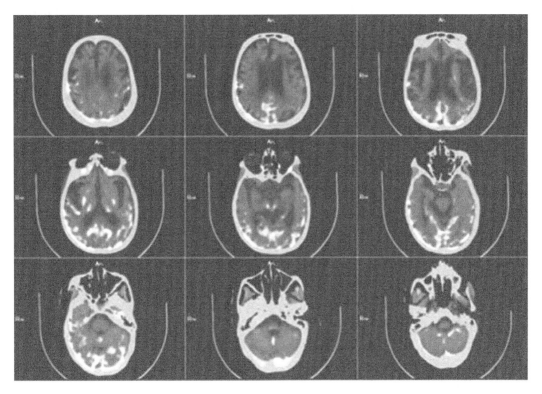

图 8-2-1　^{18}F-FDG-PET 显像

【诊断思路】

（一）病例特点及疾病临床表现

1. 病例特点

患者老年女性，缓慢起病，主要表现为进行性记忆力下降，言语困难表现为进行性非流利性失语，后出现无法与他人交流、刻板行为等症状。

2. 疾病临床表现

发病年龄在 45~70 岁，绝大部分患者在 65 岁以前发病，无明显性别差异。起病隐匿，进展缓慢。以明显的人格、行为改变和语言障碍为特征，可以合并帕金森综合征和运动神经元病症状。行为异常型 FTD（bvFTD）是最常见的 FTD 亚型，人格、情感和行为改变出现早且突出，并贯穿于疾病的全过程。患者常常表现为固执、易激惹或情感淡漠，之后逐渐出现行为异常、举止不当、刻板行为、对外界漠然、无同情心及冲动行为。部分患者可出现迟钝、淡漠；口部过度活动，把拿到手的任何东西都放入口中试探；易有饥饿、过度饮食、肥胖等食性改变；性行为增加；等等。90%患者部分或完全缺乏自知力，尤其是男性患者。随着病情进展，患者会出现认知障碍，但较阿尔茨海默病的认知障碍轻，尤其是空间定向保存较好，但行为、判断和语言能力明显障碍。患者变得不能思考，言语减少，词汇贫乏，刻板语言和模仿语言，甚至缄默。晚期患者可以出现妄想及感知觉障碍等精神症状，部分患者可以出现锥体系或锥体外系损害的表现。

原发性进行性失语（PPA）包括 PNFA 和 SD 两种类型。PFNA 多在 60 岁缓慢起病，表现为语言表达障碍，对话能力下降，语言减少，找词困难，语音和语法错误，患者不愿意交谈，喜欢听而不喜欢说，最后变得缄默不语，阅读和写作困难，但理解力相对保留，日常生活能力保留，行为和性格改变极为罕见；SD 以语义记忆损害出现最早，并且最严重，患者语言流利、语法正确，但是不能理解单词含义，找词困难，语言不能被他人理解，丧失物品常识，伴有不同程度面孔失认，命名性失语是特异性表现，晚期可出现行为异常，但视空间、注意力和记忆力相对保留。

3. 辅助检查

（1）实验室检查。血常规、尿常规、血生化检查正常。目前尚缺乏敏感性和特异性俱佳的识别早期 FTD 的标志物。

（2）影像学检查。可见 CT 者 MRI 有特征性的额叶和（或）前颞叶萎缩，脑回变窄、脑沟增宽，侧脑室额角扩大，额叶皮质和前颞极皮质变薄，而顶枕叶很少受累。上述改变可在疾病早期出现，多呈双侧不对称性。SPECT 多表现为不对称性额、颞叶血流减少；PET 多显示不对称性额、颞叶代谢减低，有利于本病的早期诊断。

（3）神经心理学检查。可应用简易智能精神状态评估量表、额叶评估测验和剑桥认知功能评估量表等对 FTD 进行初步筛查。

4. 诊断依据与定位定性诊断

（1）bvFTD 诊断标准。

① 神经系统退行性病变。必须存在行为和（或）认知功能进行性恶化才符合 bvFTD 的标准。

② 疑似 bvFTD。必须存在以下行为/认知表现（a~f）中的至少 3 项，且为持续性或复发性，而非单一或罕见事件。

a. * 早期脱抑制行为（至少存在下列（a）~（c）中的 1 个）。

（a）不恰当的社会行为。

（b）缺乏礼仪或社会尊严感缺失。

（c）冲动鲁莽或粗心大意。

b. * 早期出现冷漠和（或）迟钝。

c. * 早期出现缺乏同情/移情（至少存在下列（a）、（b）中的 1 个）。

（a）对他人的需求和感觉缺乏反应。

（b）缺乏兴趣、人际关系或个人情感。

d. * 早期出现持续性/强迫性/刻板性行为（至少存在下列（a）~（c）中的 1 个）。

（a）简单重复的动作。

（b）复杂强迫性/刻板性行为。

（c）刻板语言。

e. 口欲亢进和饮食改变（至少存在下列（a）~（c）中的 1 个）。

（a）饮食好恶改变。

（b）饮食过量，烟酒摄入量增加。

（c）异食癖。

f. 神经心理表现：执行障碍合并相对较轻的记忆及视觉功能障碍（至少存在下列（a）~（c）中的 1 个）。

（a）执行功能障碍。

（b）相对较轻的情景记忆障碍。

（c）相对较轻的视觉功能障碍。

③ 可能为 bvFTD。必须存在下列所有症状（a~c）才符合标准。

a. 符合疑似 bvFTD 的标准。

b. 生活或社会功能受损（照料者证据，或临床痴呆评定量表或功能性活动问卷评分的证据）。

c. 影像学结果符合 bvFTD（至少存在下列（a）~（c）中的 1 个）。

（a）CT 或 MRI 显示额叶的（或）前颞叶萎缩。

（b）PET 或 SPECT 显示额叶和（或）前颞叶低灌注或低代谢。

④ 病理确诊为 bvFTD。必须存在 a 标准以及 b 或 c 标准中的 1 项。

a. 符合疑似 bvFTD 或可能的 bvFTD。

b. 活检或尸检有 FTLD 的组织病理学证据。

c. 存在已知的致病基因突变。

⑤ bvFTD 的排除标准。诊断 bvFTD 时标准 a、b、c 均必须为否定结果；疑似 bvFTD 诊断时，标准 C 可为肯定结果。

a. 缺陷状态更有可能由其他神经系统非退行性疾病或内科疾病引起。

b. 行为异常更符合精神病学诊断。

c. 生物标志物强烈提示 AD 或其他神经退行性病变。

注：* 作为一般指南，"早期"指症状出现后的 3 年内。

（2）PNFA 诊断标准。

① PNFA 的临床诊断。至少具有下列核心特征之一。

a. 语言生成中语法缺失。

b. 说话费力、断断续续、带有不一致的语音错误和失真（言语失用）。

至少具有下列特征中的 2 个及以上。

（a）对语法较复杂句子的理解障碍。

（b）对词汇的理解保留。

（c）对客体的语义知识保留。

② 有影像学检查支持的 PNFA 的诊断。应具有下列两项标准。

a. 符合 PNFA 的临床诊断。

b. 影像学检查必须至少具有以下结果中的 1 个及以上。

（a）MRI 显示明显的左侧额叶后部和岛叶萎缩。

（b）SPECT 或 PET 显示明显的左侧额叶后部和岛叶低灌注或代谢低下。

③ 具有明确病理证据的 PNFA。应符合下列标准 1 及标准 2 或 3。

a. 符合 PNFA 的临床诊断。

b. 特定的神经退行性病变的病理组织学证据（如 FTLD-tau、FTLD-TDP、AD 相关的病理改变）。

c. 存在已知的致病基因突变。

注：AD 为阿尔茨海默病；PTLD 为额颞叶变性；PPA 为原发性进行性失语症。

（3）SD 诊断标准。

① SD 的临床诊断。必须同时具有下列核心特征。

a. 命名障碍。

b. 词汇的理解障碍。

同时具有下列标准的至少 3 项。

（a）客体的语义知识障碍（低频率或低熟悉度的物品尤为明显）。

（b）表层失读或失写。

（c）复述功能保留。

（d）言语生成（语法或口语）功能保留。

② 有影像学结果支持的 SD。必须同时具有下列核心特征。

a. SD 的临床诊断。

b. 影像学检查显示以下结果中的至少 1 项。

（a）显著的前颞叶萎缩。

（b）SPECT 或 PET 显示有显著的前颞叶低灌注或代谢低下。

③ 具有明确病理证据的 SD。应符合下列标准 1 以及标准 2 或 3。

a. SD 的临床诊断。

b. 特定的神经退行性病变的病理组织学证据（如 FTLD-tau、FTLD-TDP、AD 或其他相关的病理改变）。

c. 存在已知的致病基因突变。

注：PTLD 为额颞叶变性；PPA 为原发性进行性失语症。

5. 定位定性诊断

（1）定位：中枢神经系统。

（2）定性：中枢神经系统变性疾病。

（3）诊断：额颞叶痴呆–进行性非流利性失语型。

6. 鉴别诊断

见本章第四节。

【治疗】

本病目前尚无有效治疗方法，主要以对症治疗为主。乙酰胆碱酯酶抑制剂通常无效。对于易激惹、好动、有攻击行为的患者可以给予选择性 5-HT 再摄取抑制剂、小剂量地西泮等。如患者出现过度进食，应注意控制饮食。病程晚期主要是防止呼吸道、尿路感染及压疮等。有条件者可以由经过培训的看护者给予适当的生活及行为指导和对症处理。

【预后】

预后较差，病程 5~12 年，多死于肺部感染、尿路感染及压疮等并发症。

【病因及发病机制】

FTD 的病因及发病机制尚不清楚。FTD 患者额叶及颞叶皮质 5-羟色胺能神经递质减少，脑组织及脑脊液中多巴胺释放亦有下降，胆碱能系统通常无异常。但近年已有学者发现，在不具有 Pick 小体的 FTD 患者的颞叶中，毒蕈碱样乙酰胆碱受体的数量明显减少，且胆碱酯酶抑制剂治疗无效。约 30% FTD 患者有家族遗传史，其中约 50% 的家族性 FTD 存在 17 号染色体微管结合蛋 tau 基因和颗粒体蛋白 PGRN 基因突变。tau 蛋白是微管组装和稳定的关键蛋白，对神经系统的发育起重要作用。PGRN 蛋白是广泛表达的多功能生长因子，对个体发育、细胞周期进展、损伤修复和炎症都起重要作用。

【病理】

FTD 的共同病理特征是额颞叶变性，在大体标本上的主要病理特征是脑萎缩，主要累及额叶和（或）颞叶，通常表现为双侧不对称性萎缩，多数患者左半球受累严重，杏仁核萎缩较海马明显，灰质和白质均可受累，侧脑室呈轻、中度扩大。组织学可见萎缩脑叶皮质各层的神经元数目均明显减少，残存神经元多呈不同程度的变性和萎缩；皮质以及皮质下白质星形胶质细胞呈弥漫性增生伴海绵状改变。

（郭四平　郝永岗）

第三节　路易体痴呆

【概述】

路易体痴呆（dementia with Lewy bodies，DLB）是一种中枢神经系统变性疾病，临床主要表现为波动性认知障碍、帕金森综合征和以视幻觉为突出表现的精神症状。在神经变性病所致的痴呆中居第二位，仅次于 AD。

【典型病例】

患者女性，62 岁，初中文化。因"肢体不自主抖动 4 年，记忆力下降 3 年"入院。患者 4 年前开始出现左侧肢体静止性震颤，全身容易疲乏，协调性变差；平常容易急躁、坐立不安。3 年前开始出现记忆力减退，最开始只是偶尔忘记回家的路，后来认知、记忆力障碍呈波动性进行性加重，并存在视幻觉（眼前有人影走过），行走缓慢、肢体僵硬越来越重。曾就诊于国内外多家医院，诊断为"帕金森综合征、失眠"。予美多芭治疗后行走缓慢症状无明显改善，患者同时口服艾司唑仑片治疗焦虑症。既往史：便秘，中重度嗅觉减退，睡眠多梦、大叫，否认高血压、糖尿病病史。个人史：无毒物接触史，无农药接触史，无烟酒嗜好。查体：神志清楚，面具脸，言语尚清，计算力下降，定向力正常，双侧瞳孔等大等圆，眼球各方向运动正常，行走缓慢，双上肢肢体连带运动减少，慌张步态，左上肢静止性震颤，双上肢肌张力增高，双侧病理征未引出。辅助检查：简易精神状态量表（MMSE）评分为 18 分。颅脑 MRI：多发缺血灶，老年性脑萎缩。MRA 未见明显异常。

【诊断思路】

（一）病例特点及疾病临床表现

1. 病例特点

患者中老年女性，先出现帕金森综合征症状，后出现波动性认知障碍，表现为间断不认识路，出现视幻觉等症状。

2. 疾病临床表现

DLB 发病年龄在 50~85 岁，临床表现可归结为 3 个核心症状：波动性认知障碍、视幻觉和帕金森综合征。

（1）波动性认知障碍。认知功能损害常表现为执行功能（executive function）和视空间功能障碍（impairment），而近事记忆功能早期受损较轻。患者很可能在一个熟悉的环境中迷路。DLB 的临床表现具有波动性。患者常出现突发而又短暂的认知障碍，可持续几分钟、几小时或几天，之后又戏剧般地恢复。患者本人对此可有特征性的主观描述，如"忽然什么都不知道了，如同坠入云里雾里"，在此期间患者认知功能、定向能力、语言能力、视空间能力、注意力和判断能力都有下降。

（2）视幻觉。50%~80% 的患者在疾病早期就有视幻觉，视幻觉的内容活灵活现。早期患者可以分辨出幻觉和实物，比较常见的描述包括在屋子内走动的侏儒和宠物等，视幻觉常在夜间出现。听幻觉、嗅幻觉也可存在，出现听幻觉时患者可能拿着未连线的电话筒畅聊，或拿着亲友的照片窃窃私语。后期患者无法辨别幻觉，对于别人的否定会表现得很激惹。

（3）帕金森综合征（Parkinsonism）。主要包括运动迟缓、肌张力增高和静止性震颤。与经典的帕金森病相比，DLB 的静止性震颤常常不太明显。

（4）其他症状。DLB 有睡眠障碍、自主神经功能紊乱和性格改变等。快速动眼期睡眠行为障碍（rapid eye movement sleep behavior disorder）被认为是 DLB 最早出现的症状。患者在快速动眼期睡眠会出现肢体运动和梦呓。自主神经功能紊乱常见的有体位性低血压、性功能障碍、便秘、尿潴留、多汗、少汗、晕厥、眼干、口干等。自主神经紊乱可能由脊髓侧角细胞损伤所致，性格改变常见的有攻击性增强、抑郁等。

（二）辅助检查

1. 实验室检查

DLB 没有特异性的实验室检查方法，因此检查的目的是鉴别诊断。需要进行的检查有血常规、甲状腺功能、维生素 B_{12} 浓度、梅毒抗体、莱姆病抗体、HIV 抗体检查等。

2. 影像学检查

MRI 和 CT 没有典型的表现，SPECT 和 PET 发现 DLB 患者枕叶皮质代谢率下降，纹状体多巴胺能活性降低，有一定鉴别意义。

3. 神经心理学检查

认知功能障碍主要表现在视空间功能障碍，如让患者画钟面，虽然钟面上的数字、时针、分针和秒针一应俱全，但是相互间关系完全是混乱的，数字可能集中在钟面一侧，时针、分针长短不成比例。又如画一幢立体的小屋，虽然各个部件齐全，但是空间关系错误。

（三）诊断依据与定位定性诊断

1. 诊断依据

2005 年，麦克基思（McKeith）等对 DLB 诊断标准进行了修订，具体如下。

诊断 DLB 必须具备的症状：① 进行性认知功能下降，以致明显影响社会或职业功能；② 认知功能以注意、执行功能和视空间功能损害最明显；③ 疾病早期可以没有记忆损害，但随着病程发展，记忆障碍越来越明显。

（1）三个核心症状。如果同时具备以下 3 个特征中的至少 2 个则诊断为很可能的 DLB，如只具备 1 个，则诊断为可能的 DLB。① 波动性认知功能障碍，患者的注意力和警觉性变化明显；② 反复发作的详细成形的视幻觉；③ 自发的帕金森综合征症状。

（2）提示性症状。具备 1 个或 1 个以上的核心症状，同时还具备 1 个或 1 个以上的提示性症状，则诊断为很可能的 DLB；无核心症状，但具备 1 个或 1 个以上的提示性症状可诊断为可能的DLB。① REM 期睡眠障碍；② 对抗精神病类药物过度敏感；③ SPECT 或 PET 提示基底核多巴胺能活性降低。

（3）支持证据。① 反复跌倒、晕厥或短暂意识丧失；② 自主神经功能紊乱（如直立性低血压、尿失禁）；③ 其他感官的幻觉、错觉；④ 系统性妄想；⑤ 抑郁；⑥ CT 或 MRI 提示颞叶结构完好；⑦ SPECT/PET 提示枕叶皮质的代谢率降低；⑧ 间碘苄胍（MIBG）闪烁扫描提示心肌摄取率降低；⑨ 脑电图提示慢波，颞叶出现短阵尖波。

（4）不支持 DLB 诊断的条件。① 脑卒中的局灶性神经系统体征或神经影像学证据；② 检查提示其他可导致类似临床症状的躯体疾病或脑部疾病；③ 痴呆严重时才出现帕金森综合征的症状。

（5）路易体痴呆症状。一般早于或与帕金森综合征同时出现，对于明确的帕金森病患者合并的痴呆，应诊断为帕金森病痴呆。如果需要区别帕金森病痴呆和 DLB，则应参照"1 年原则"（1-year rule），即帕金森症状出现后 1 年内发生痴呆，可考虑 DLB，而 1 年后出现的痴呆应诊断为 PDD。

2. 定位定性诊断

（1）定位：中枢神经系统。

（2）定性：中枢神经系统变性疾病。

（3）诊断：路易体痴呆。

【治疗】

目前尚无特异性治疗方法，用药主要是对症治疗。

（1）对于改善认知，目前疗效比较肯定的是胆碱酯酶抑制剂，可作为首选药物，多奈哌齐对改善视幻觉有一定作用，利斯的明对改善淡漠、焦虑、幻觉和错觉有效。同时，胆碱酯酶抑制剂对改善运动障碍也有一定效果。美金刚对于临床整体情况和行为障碍有轻度缓解作用。

（2）当胆碱酯酶抑制剂对精神症状无效时，可谨慎选用新型非典型抗精神病药物如奥氮平、氯氮平、喹硫平，这些药物相对安全。

（3）经典抗精神病药物如氟哌啶醇和硫利达嗪可用于 AD，但禁忌用于 DLB，这类药物会加重运动障碍，导致全身肌张力增高，重者可出现抗精神药物恶性综合征而危及生命。

（4）选择性 5-HT 受体再摄取抑制剂对改善情绪有一定作用。左旋多巴可加重视幻觉，对于改善 DLB 患者的帕金森症状疗效并不显著，故应当慎用。当运动障碍影响日常生活能力时，可酌情从最小剂量缓慢增量给药。

【预后】

本病预后不佳。寿命预期为 5 年，较 AD 短。患者最终死因常为营养不良、肺部感染、摔伤、压疮等。

【病因及发病机制】

DLB 的病因和发病机制尚未明确。多为散发，虽然偶有家族性发病，但是并没有明确的遗传倾向。病理提示 Lewy 体中的物质为 α-突触核蛋白和泛素等，这些异常蛋白的沉积可能导致神经元功能紊乱和凋亡

（1）α-突触核蛋白基因突变。α-突触核蛋白是一种由 140 个氨基酸组成的前突触蛋白，在新皮质、海马、嗅球、纹状体和丘脑含量较高，基因在第 4 号染色体上。正常情况下，α-突触核蛋白二级结构为 α 螺旋。研究证明，α-突触核蛋白基因突变可导致蛋白折叠错误和排列混乱纤维状或凝团状的突触核蛋白积聚物，与其他蛋白质一起形成了某种包涵物，即通常所说的 Lewy 体。

（2）*Parkin* 基因突变。泛素-蛋白水解酶系统存在于真核细胞的内质网和细胞质内，主要包括泛素和蛋白水解酶两种物质，它们能高效、高选择性地降解细胞内受损伤的蛋白，避免异常蛋白的沉积，因此发挥重要的蛋白质质量控制作用。在此过程中，受损蛋白必须和泛素结合才能被蛋白水解酶识别，该过程称为泛素化。泛素化需要多种酶的参与，其中有一种酶称为底物识别蛋白（*Parkin* 蛋白或 E3 酶），该酶由 *Parkin* 基因编码。如果 *Parkin* 基因突变导致底物识别蛋白功能损害或丧失，则上述变异的 α-突触核蛋白不能被泛素化降解而在细胞内聚集，最终引起细胞死亡。

【病理】

大体观察可以见到中脑黑质颜色变化、基底节区的萎缩。大脑半球的萎缩程度与正常老人相近。1912 年德国病理学家 Lewy 首先发现"路易体"，这是一种见于神经元内圆形嗜酸性（HE 染色）的包涵体，它们弥漫分布于大脑皮质，并深入边缘系统（海马和杏仁核等）、黑质或脑干其他核团。20 世纪 80 年代通过细胞免疫染色方法发现 Lewy 内含有泛素蛋白，以后又用抗 α-突触核蛋白抗体进行免疫标记，使诊断率进一步提高。Lewy 并不为 DLB 所特有，帕金森病等神经退行性疾病也可出现；另外，DLB 神经元中或脑内可能还有以下非特异性变化：神经炎性斑、神经原纤维缠结、局部神经元丢失、微空泡变、突触消失、神经递质枯竭等，这些变化在帕金森病和 AD 也可见到，但分布和严重程度不一，因此可以鉴别。

【鉴别诊断】

不同类型的痴呆，临床表现各不相同。除认知功能缺损外，精神行为的异常也常有出现，且在多种痴呆综合征中各有侧重，了解这些疾病的精神症状可帮助鉴别诊断。AD 是老年期痴呆的最常见类型，在此仅简述其他几类常见痴呆与之相比的特点。

1. 血管性痴呆（vascular dementia, VaD）

VaD 包括缺血性或出血性脑血管病，或低血流灌注所致的各种临床痴呆，是痴呆的常见类型之一。AD 与 VaD 在临床表现上有类似之处，但病因、病理不同，治疗和预后也不相同。VaD 常常相对突然起病（以天到周计），呈波动性进展，这在反复发生的皮质或皮质下梗死的患者中常见。然而，需要注意的是，皮质下小血管性痴呆起病相对隐匿，发展进程较缓慢。神经心理学测验、言语流畅性测验、MMSE、数字符号转换测验、结构模仿、迷宫测验等有助于两者的鉴别。Hachinski 缺血评分量表大于 7 分提示 VaD，4 分提示 AD，5 分或 6 分提示混合性痴呆。这一评分标准简明易行，应用广泛。但缺点是未包含影像学指标。

2. 额颞叶痴呆（prontotemporal dementia，FTD）

FTD 的形态学特征是额极和颞极的萎缩但疾病早期这些改变并不明显，随着疾病的进展，MRI、SPECT 等检查才可见典型的局限性脑萎缩和代谢低下。在视觉空间短时记忆、词语的即刻、延迟、线索记忆和再认、内隐记忆、注意持续性测验中，患者的表现比 AD 患者要好，而 Wisconsin 卡片分类测验、stroop 测验、连线测验 B 等执行功能表现比 AD 患者差。FTD 记忆缺损的模式属于"额叶型"遗忘，非认知行为，如自知力缺乏、人际交往失范、反社会行为、淡漠、意志缺失等，是鉴别 FTD 与 AD 的重要依据。

3. 路易体痴呆（dementia with Lewybodies，DLB）

DLB 患者与 AD 相比，回忆及再认功能均相对保留，而言语流畅性、视觉感知及操作任务的完成等方面损害更为严重。在认知水平相当的情况下，DLB 患者较 AD 患者功能损害更为严重，运动及神经精神障碍更重。同时，该类痴呆患者的生活自理能力更差。

4. 帕金森病痴呆（Parkinson disease dementia，PDD）

PDD 指帕金森病患者的认知损害达到痴呆的程度。相对于其他认知领域的损害，PDD 患者的执行功能受损尤其严重。PDD 患者的短时记忆、长时记忆能力均有下降，但严重度比 AD 轻。视空间功能缺陷也是常见的表现，其程度较 AD 重。PDD 与 DLB 在临床和病理表现上均有许多重叠。反复的视幻觉发作在两种疾病中均较常见，但帕金森病患者痴呆表现通常在运动症状 10 年甚至更长时间以后方才出现。然而，除了症状出现顺序、起病年龄的不同以及对左旋多巴胺制剂反应的些微差别外，DLB 与 PDD 患者在认知损害领域、神经心理学表现、睡眠障碍、自主神经功能损害、帕金森病症状、神经阻断剂高敏性以及对胆碱酯酶抑制剂的疗效等诸多方面均十分相似。因此，有学者指出，将两者截然分开是不科学的。DLB 与 PDD 可能是广义体疾病谱中的不同表现

5. 其他

（1）正常颅压性脑积水：以进行性智能衰退、共济失调步态和尿失禁三大主征为特点。部分老年期正常颅压性脑积水可与血管性痴呆混淆，但前者起病隐匿，亦无明确卒中史。正常颅压性脑积水是可治性痴呆的常见病因，除了病史问询和详细体检外，确定脑积水的类型还需结合 CT、MRI、脑室脑池扫描等才能作出判断。

（2）亨廷顿病痴呆：为常染色体显性遗传病，多于 35～40 岁发病。最初表现为全身不自主运动或手足徐动，伴有行为异常，如易激惹、淡漠、压抑等。数年后智能逐渐衰退。早期智能损害以记忆力、视空间功能障碍和语言欠流畅为主，后期发展为全面认知衰退，运用障碍尤其显著。根据典型的家族史、运动障碍和进行性痴呆，结合影像学检查手段，诊断不难。

（3）进行性核上性麻痹（progressive supranuclear palsy，PSP）：为神经变性疾病，目前病因仍不明确。病理在一些皮质下结构中可见神经原纤维缠结、颗粒空泡变性、神经元丢失等。临床多为隐匿起病，表现为性格改变、情绪异常、步态不稳、视觉和语言障碍，主要特点为核上性眼肌麻痹、轴性肌强直、帕金森综合征、假性延髓性麻痹和痴呆。典型患者诊断不难，但在疾病早期和症状不典型的病例需要与帕金森病、小脑疾病和基底核疾病相鉴别。

（4）感染、中毒、代谢性疾病：痴呆还可能是多种中枢神经系统感染性疾病如 HIV、神经梅毒、朊病毒、脑炎等的表现之一。维生素 B_{12} 缺乏、甲状腺功能减退、酒精中毒、一氧化碳中毒、重金属中毒等均可出现痴呆。对于痴呆及其亚型的诊断，需要综合临床、影像、神经心理、实验室检查、病理等多方面检查共同完成。

（郭四平　郝永岗）

第四节　　运动神经元病

【概述】

运动神经元病是一系列以上、下运动神经元损害为突出表现的慢性进行性神经系统变性疾病。临床表现为上、下运动神经元损害的不同组合，特征表现为肌无力和萎缩、延髓麻痹及锥体束征。其中肌萎缩侧索硬化最为常见，多于中年发病，病程为 2~6 年，亦有少数病程较长者。男性多于女性，患病比例为（1.2~2.5）∶1，患病率为 2.7/10 万~7.4/10 万。

【典型病例】

患者男性，50 岁，因"进行性双上肢无力 2 年"就诊。患者 2 年前初始症状为举物时左上肢无力感，1 年前出现左上肢肌萎缩伴肌肉跳动感，右上肢出现无力伴肌肉萎缩，此后双上肢无力逐渐加重，肉跳感范围扩大。既往史无特殊，父母身体健康，否认父母近亲婚配史，否认有遗传病家族史。神经科查体：神志清，语利，对答切题，定向力、记忆力和计算力正常，无舌肌萎缩及纤颤，舌肌顶颊肌力 5 级，其余颅神经检查未见异常体征。颈软，双上肢肌力 3 级，双下肢 5 肌，双上肢肌张力减低，双下肢肌张力正常，双上肢肌肉萎缩，双上肢腱反射偏活跃，双下肢膝反射对称（++），双侧 Hoffmann 征阳性，右侧掌颏反射阳性，双侧 Babinski 征、Chaddock 征阳性，四肢深浅感觉检查正常。辅助检查：四肢周围神经运动和感觉传导均正常。肌电图提示广泛的神经源性损害（高颈段、颈膨大、腰膨大、下胸段受累）。左侧腹直肌、左侧胫骨前肌、左菱形肌、左第一骨间背侧肌、右颈段脊旁肌、右肱二头肌、右三角肌、右桡侧腕屈肌、右指总伸肌、右第一骨间背侧肌、右侧胸锁乳突肌、右斜方肌可见大量自发电位及高波幅、宽时限的运动单位电位。颅脑、颈椎、腰椎 MRI 未见明显异常。目前诊断为：肌萎缩侧索硬化症。予以利鲁唑、依达拉奉治疗。

【诊断思路】

（一）病例特点及疾病临床表现

1. 病例特点

患者中老年男性，慢性起病，以进行性双上肢无力为主要症状。

2. 疾病临床表现

通常起病隐匿，缓慢进展，偶见亚急性进展者。由于损害部位的不同，临床表现为肌无力、肌萎缩、延髓麻痹及锥体束征的不同组合。损害仅限于下运动神经元，表现为无力和肌萎缩而无锥体束征者，为进行性肌萎缩。单独损害延髓运动神经核而表现为咽喉肌和舌肌无力、萎缩者，为进行性延髓麻痹。仅累及锥体束而表现为无力和锥体束征者为原发性侧索硬化。如上、下运动神经元均有损害，表现为肌无力、肌萎缩和锥体束征者，则为肌萎缩侧索硬化。

（1）肌萎缩。侧索硬化为最常见类型，其他类型称为变异型。大多数为散发型，发病年龄多在 30~60 岁，多数 45 岁以上发病。男性多于女性。呈典型的上、下运动神经元同时受损的临床特征。常见首发症状为一侧或双侧手指活动笨拙、无力，随后出现手部小肌肉萎缩，双手可呈鹰爪形，后逐渐延及前臂、上臂和肩胛带肌群。随疾病进展，肌无力和萎缩可扩展至躯干和颈部，最后累及面肌和咽喉肌。少数病例肌萎缩和无力从下肢开始，常表现为足背屈力弱。受累部位常有明显肌束颤动，同时伴有腱反射活跃或亢进，病理征阳性。患者一般无客观的感觉障碍，但可有主观的感觉症状，如麻木等。括约肌功能常保持良好。患者意识始终保持清醒。延髓麻痹一般发生在本病的晚期，在少数病例可为首发症状。多在 3~5 年内死于呼吸肌麻痹或肺部感染。

（2）进行性肌萎缩。发病年龄为 20~50 岁，多在 30 岁左右，男性居多。运动神经元变性仅限于脊髓前角细胞和脑干运动神经核，表现为下运动神经元损害的症状和体征。首发症状常为单手或双手小肌肉萎缩、无力，逐渐累及前臂、上臂及肩胛带肌群。少数病例肌萎缩可从下肢开始。受累肌肉萎缩明显，肌张力降低，可见肌束颤动，腱反射减弱，病理反射阴性。一般无感觉和括约肌功能障碍。许多患者后期会出现上运动神经元损害的体征，而且通常是在首发症状出现的两年内出现。尸检结果显示，即使没有上运动神经元损害表现的患者，也常有运动皮层神经元或皮质脊髓束的损害。本型部分患者进展较慢，病程可达 5 年以上或更长。晚期发展至全身肌肉萎缩、无力，生活不能自理，最后常因肺部感染而死亡。

（3）进行性延髓麻痹。该病罕见，发病年龄较晚，多在 40~50 岁以后起病。主要表现为进行性发音不清、声音嘶哑、吞咽困难、饮水呛咳、咀嚼无力。舌肌明显萎缩，并有肌束动，唇肌、咽喉肌萎缩，咽反射消失。有时同时损害双侧皮质脑干束，出现强哭强笑、下颌反射亢进，从而真性和假性延髓麻痹共存。后期常出现其他节段上下运动神经元受累的表现，部分患者病情进展较快，可在 1~2 年内因呼吸肌麻痹或肺部感染而死亡。

（4）原发性侧索硬化。临床上罕见，多在中年以后发病，起病隐匿，常见首发症状为双下肢对称性僵硬、乏力，行走呈剪刀步态。缓慢进展，逐渐累及双上肢。四肢肌张力呈痉挛性增高，腱反射亢进，病理反射阳性，一般无肌萎缩和肌束颤动，感觉无障碍，括约肌功能不受累。如双侧皮质脑干束受损，可出现假性延髓麻痹表现。部分患者后期会出现下运动神经元损害的表现。进展较慢，可存活较长时间。

（二）辅助检查

1. 肌电图

肌电图呈典型的神经源性损害，ALS 患者往往在延髓、颈、胸与腰骶不同神经节段所支配的肌肉出现进行性失神经支配和慢性神经再生支配现象。主要表现为静息状态下可见纤颤电位、正锐波、束颤电位，小力收缩时运动单位时限增宽、波幅增大、多相波增加，大力收缩时募集相减少，呈单纯相；运动神经传导检查可能出现复合肌肉动作电位波幅减低，较少出现运动神经传导速度异常，感觉神经传导检查多无异常。胸锁乳突肌和胸段椎旁肌肌电图的检查对诊断有重要意义。

2. 脑脊液检查

腰穿压力正常或偏低，脑脊液检查正常或蛋白有轻度增高，免疫球蛋白可能增高。

3. 血液检查

常规行甲状腺功能、维生素 B_{12}、血清蛋白电泳、免疫学指标等检查排除其他原因。

4. CT 和 MRI

CT 和 MRI 主要用于鉴别诊断，排除其他锥体束或下运动神经元损害的疾病。

5. 肌肉活检

肌肉活检可见神经源性肌萎缩的病理改变，仅在临床表现不典型或诊断困难，需要鉴别时选择。

（三）诊断依据

ALS 目前还没有特异性的生物学诊断标志物，因而主要是临床诊断。临床上用得比较多的诊断标准是在 1998 年修订的 El Escorial 诊断标准基础上提出的 Awaji 诊断标准，Awaji 诊断标准如表 8-4-1 所列。该诊断标准将人体分为延髓、脊髓颈段、胸段、腰段四个体区，根据患者存在上运动神经元和下运动神经元损害的体区数量分成临床确诊、临床拟诊和临床可能 3 个不同的诊断级别。

表 8-4-1　Awaji 诊断标准

诊断级别	标准
诊断基本条件	临床、电生理或神经病理证实有下运动神经元受累 临床检查证实有上运动神经元受累 病史或检查证实临床症状和体征在一个节段内进展或向其他节段进展 影像学、电生理和病理等检查排除可导致上下运动神经元受累的其他疾病
临床确诊 ALS	上、下运动神经元病变存在于延髓+≥2 个脊髓节段，或上、下运动神经元病变存在于 3 个脊髓节段
临床拟诊 ALS	上、下运动神经元病变存在于≥2 个体区，并且部分上运动神经元位于下运动神经元体征所在受累节段之上
临床可能 ALS	上、下运动神经元病变存在于 1 个体区，或上运动神经元存在于≥2 个体区，或下运动神经元受累节段在上运动神经元受累体征所在节段之上

（四）鉴别诊断

运动神经元病的鉴别诊断主要根据患者的临床表现，同时存在上运动神经元及下运动神经元损害须与颈椎病、副肿瘤综合征和乳糜病等相鉴别。

以上运动神经元损害为主要临床表现的患者须与遗传性痉挛性截瘫、亚急性联合变性和肾上腺脑白质营养不良等疾病相鉴别。

以下运动神经元损害为主要临床表现的患者须与平山病、脊髓性肌萎缩症、脊髓延髓肌萎缩症或脊髓灰质炎后综合征、多灶性运动神经病、Lewis-Summer 综合征、己糖胺酶 A 缺乏症、包涵体肌炎和面肩肱型肌营养不良等疾病相鉴别。

【治疗】

目前，运动神经元病的治疗强调的是综合治疗，包括药物治疗、营养管理、呼吸支持和心理治疗等。药物治疗包括疾病修饰治疗和对症治疗。目前，FDA 批准用于治疗该疾病的药物有两种：利鲁唑和依达拉奉。

护理也是治疗的一个重要组成部分，早期无创呼吸机的使用可以改善患者的通气不足；对吞咽困难或出现饮水呛咳的患者，早期行经皮胃镜下胃造口术可以保证充足的能量供应，避免由于能量不足引起的其他并发症，预防吸入性肺炎，改善患者的生活质量，提高生存期。

【病因及发病机制】

目前有多种假说：遗传机制、炎症反应、兴奋性氨基酸毒性、自身免疫机制、病毒感染及环境因素等。明确的致病机制迄今未明，但目前较为集中的认识是，在遗传背景基础上的氧化应激损害和兴奋性毒性作用共同损害了运动神经元，主要影响线粒体和细胞骨架的结构和功能。有资料提示，老年男性、外伤史、过度体力劳动都可能是该病的危险因素。

【预后】

该疾病患者平均生存期为 3~5 年，但个体差异较明显，约 10% 患者生存期可达 10 年以上。流行病学研究显示，发病年龄小、临床表现以上运动神经元损害为主的患者预后相对较好，而老年起病、低体重指数、延髓起病的患者预后较差。

（姜雅斯　郝永岗）

第五节　多系统萎缩

【概述】

多系统萎缩于 1969 年被首次命名，是一种中老年发病，以进展性自主神经功能障碍，伴帕金森症状、小脑性共济失调症状及锥体束征为主要临床特征的神经系统退行性疾病。多系统萎缩在起病时累及这三个系统的先后不同，所以造成的临床表现各不相同。但随着疾病的发展，最终出现这三个系统全部损害的病理和临床表现。多系统萎缩平均发病率为（0.6～0.7）/10 万，患病率为（3.4～4.9）/10 万。

【典型病例】

患者女性，55 岁，因"头晕 3 年伴进行性动作迟缓 2 年余"就诊。最初为反复头部晕沉感，直立及行走时头晕加重，平卧时头晕好转，2 年前出现左下肢动作不灵活、行走拖步伴僵硬感。1 年前至今陆续出现左上肢、右上肢、右下肢的动作笨拙，僵硬，不伴震颤，不伴嗅觉减退。睡眠时多梦，梦境生动形象，睡眠时大喊大叫，拳打脚踢，醒后可将梦中情境生动复述。大小便正常。既往史无特殊，否认毒物接触史，否认有遗传病家族史。神经科查体：神志清，语利，查体合作。定向力、记忆力和计算力未见明显异常。"面具"脸，言语语调低、清晰，对答切题。眼球各向活动尚可，其余颅神经检查未见异常体征。四肢肌力 5 级，腱反射（++），四肢肌张力齿轮样升高。双手手指捏合、握拳、旋转动作迟缓，双脚动作迟缓，行走时双侧连带动作减少，后拉试验（+）。感觉及共济无异常。病理体征未引出。辅助检查：头颅 MRI 提示桥脑、小脑中脚萎缩，脑干可见"十字征"。诊断为多系统萎缩-帕金森病型，予以美多芭（左旋多巴 200 mg+苄丝肼 50 mg）1/4 片，每日 3 次，1 周后调整为 1/2 片，每日 3 次。治疗后患者自觉行动迟缓、僵直等症状较前轻微改善。

【诊断思路】

（一）病例特点及疾病临床表现

1. 病例特点

患者中老年女性，慢性起病，以进行性动作迟缓、僵硬为主要症状。

2. 疾病临床表现

临床表现为不同程度的自主神经功能障碍、帕金森症状、小脑性共济失调症状和锥体束征等。早期出现进展性的自主神经功能障碍是主要特征，如性功能障碍、尿频、尿急、尿失禁或尿潴留、体位性低血压等症状。在发病初期，多系统萎缩患者的运动症状病程进展较帕金森病患者更快。患者的平均生存年限为 8～10 年。目前临床上将多系统萎缩分为以帕金森症状为突出表现的 MSA-P 亚型和以小脑性共济失调症状为突出表现的 MSA-C 亚型。

（1）运动症状。① MSA-P 亚型以帕金森症状为突出表现，主要表现为运动迟缓，伴肌强直、震颤或姿势不稳，静止性震颤少见，部分患者出现不规则的姿势性或动作性震颤。大部分 MSA 患者对左旋多巴类药物反应较差，但约 40% 的患者对左旋多巴短暂有效。② MSA-C 亚型以小脑性共济失调症状为突出表现，主要表现为进行性步态和肢体共济失调，伴构音障碍、眼球震颤等小脑性共济失调。③ 部分患者可伴有姿势异常、流涎及吞咽障碍等症状。

（2）自主神经功能障碍。MSA 各亚型患者均有不同程度的自主神经功能障碍，最常累及泌尿生殖系统和心血管系统。泌尿生殖系统受累主要表现为尿频、尿急、尿失禁和性功能障碍等；心血管系统受累主要表现为体位性低血压，如反复发作的晕厥、眩晕、乏力；部分患者可伴有餐后低血压、仰卧位或夜间高血压。其他自主神经功能症状还包括便秘、瞳孔大小不等和 Horner 综合征等。

（3）其他症状。睡眠障碍是 MSA 患者早期出现的特征性症状，主要包括 RBD、睡眠呼吸暂停、白天过度嗜睡及不宁腿综合征。呼吸系统功能障碍也是 MSA 的特征性症状之一，夜间吸气性喘鸣常与睡眠呼吸暂停同时存在，晚期患者中可出现白天或夜间吸气性喘鸣。20% MSA 患者出现轻度认知功能障碍伴注意力缺陷。精神症状如情绪失控以及抑郁、焦虑、惊恐发作等行为异常亦存在。

（二）辅助检查

1. 影像学检查

MRI 主要表现为壳核、小脑、脑桥萎缩。T2 加权像脑桥十字形增高影、壳核尾部低信号伴外侧缘裂隙状高信号为 MSA 相对特异的影像学表现。^{18}F-脱氧葡萄糖 PET 可显示壳核、脑干或小脑的低代谢，有助于诊断。

2. 自主神经功能检查

（1）膀胱功能评价：有助于发现神经源性膀胱功能障碍。

（2）心血管自主反射功能评价：卧-立位血压检测有助于评价患者的直立性低血压。24 h 动态血压监测有助于发现患者夜间高血压。

（3）呼吸功能评价：睡眠下电子喉镜检查有助于早期发现患者的夜间喘鸣，亚临床声带麻痹等。

（4）睡眠障碍评价：多导睡眠脑电图有助于睡眠障碍的诊断。

（5）肛门-括约肌肌电图：往往出现不同程度的肛门括约肌神经源性受损改变，是一种评价 MSA 自主神经功能状况的客观检测手段，对 MSA 具有支持诊断的作用。

（6）体温调节功能评价：发汗试验有助于发现患者的排汗功能丧失、泌汗神经轴。

3. ^{123}I-间碘苄胍心肌显像

可区分自主神经功能障碍是交感神经节前还是节后病变，而 MSA 患者主要是心脏交感神经节前纤维的病变，节后纤维相对完整，无此改变。

4. 神经心理检测

评估 MSA 患者的认知能力、精神状态有助于其鉴别诊断。

（三）诊断依据

临床诊断可参照 2008 年修订的 Gilman 诊断标准。

（1）MSA 很可能成年起病（>30 岁），散发、进行性发展，同时具有以下表现。

① 自主神经功能障碍：尿失禁伴男性勃起功能障碍，或体位性低血压（站立 3 min 内血压较平卧时下降约 30/15 mmHg）。

② 下列两项之一：① 对左旋多巴类药物反应不良的帕金森综合征，表现为运动迟缓，伴强直震颤或姿势反射障碍；② 小脑功能障碍，表现为步态共济失调，伴小脑性构音障碍、肢体共济失调或小脑性眼动障碍。

（2）可能的 MSA 成年起病（>30 岁）、散发、进行性发展，同时具有以下表现。

① 下列两项之一。a. 帕金森综合征：运动迟缓，伴强直、震颤或姿势反射障碍；b. 小脑功能障碍：步态共济失调，伴小脑性构音障碍、肢体共济失调或小脑性眼动障碍。

② 至少有 1 项提示自主神经功能障碍的表现：无其他原因解释的尿急、尿频或膀胱排空障碍，男性勃起功能障碍，或体位性低血压（但未达很可能 MSA 标准）。

③ 至少有 1 项下列表现。

a. 可能的 MSA-P 或 MSA-C：Babinski 征阳性，伴腱反射活跃；喘鸣。

b. 可能的 MSA-P：进展迅速的帕金森综合征；对左旋多巴类药物反应不良；运动症状之后 3 年内出现姿势反射障碍；步态共济失调、小脑性构音障碍、肢体共济失调或小脑性眼动障碍；运动症状之后 5 年内出现吞咽困难；MRI 显示壳核、小脑脑桥脚、脑桥或小脑萎缩；FDC-PET 显示壳核、脑干或小脑低代谢。

c. 可能的 MSA-C：帕金森综合征（运动迟缓和强直）；MRI 显示壳核、小脑脑桥脚、脑桥萎缩；FDC-PET 显示壳核低代谢；SPECT 或 PET 显示黑质纹状体突触前多巴胺能纤维失神经改变。

（3）支持诊断的临床特征如下。

口面肌张力障碍、不同程度的颈部前屈、严重躯干前屈可伴 Pisa 综合征、手或足挛缩、吸气性叹息、严重的发音困难、严重的构音障碍、新发或加重的打鼾、手足冰冷、强哭强笑、肌阵挛样姿势性或动作性震颤。

（4）不支持诊断的临床特征如下。

典型的"搓丸样"静止性震颤、临床上显著的周围神经病变表现、发病年龄大于 75 岁、共济失调或帕金森综合征家族史、痴呆、白质损害提示为多发性硬化及非药源性幻觉。

（四）鉴别诊断

在疾病早期，特别是临床上只表现为单一系统症状时，各亚型需要排除各自的相关疾病。在疾病后期则不难诊断。

（1）MSA-P 需要与下列疾病相鉴别。

① 血管性帕金森综合征：双下肢症状突出的帕金森综合征，表现为步态乱，并有锥体束征和假性延髓性麻痹。

② 进行性核上性麻痹：特征表现有垂直性核上性眼肌麻痹，特别是下视麻痹。

③ 皮质基底节变性：有异己手综合征、失用、皮质感觉障碍、不对称性肌强直、肢体肌张力障碍、刺激敏感的肌阵挛等有鉴别价值的临床表现。

④ 路易体痴呆：肌强直较运动缓慢和震颤更严重，较早出现的认知功能障碍，特别是注意力和警觉性波动易变最突出，自发性幻觉、对抗精神病药物过度敏感，极易出现锥体外系等不良反应。

（2）MSA-C 需要与多种遗传性和非遗传性小脑性共济失调相鉴别。

【治疗】

目前尚无特异性治疗方法，主要是针对自主神经障碍和帕金森综合征进行对症治疗。

（1）体位性低血压。首选非药物治疗，如弹力袜、高盐饮食、抬高床头等。非药物治疗无效可选用药物治疗：① 醋酸氟氢可的松；② 盐酸米多君；③ 麻黄碱、非甾体抗炎药，不推荐用于 MSA 患者的体位性低血压的常规治疗。

（2）排尿功能障碍。曲司氯铵、奥昔布宁、托特罗定能改善早期出现的逼尿肌痉挛症状。

（3）帕金森综合征。左旋多巴可进行 MSA 与原发帕金森病的鉴别，仅有少数 MSA 患者左旋多巴治疗有效，但疗效并不持久。双侧丘脑基底核高频刺激对少数 MSA-P 亚型患者可能有效。

【病因及发病机制】

目前认为 MSA 的发病机制可能有两条途径：一是以 α-突触核蛋白阳性包涵体为特征的少突胶质细胞变性，导致神经元脱髓鞘，激活小胶质细胞，诱发氧化应激，进而导致神经元变性死亡；二是神经元本身 α-突触核蛋白异常聚集，造成神经元变性死亡。

环境因素的作用尚不十分明确，有研究提示职业、生活习惯（如有机溶剂、塑料单体和添加剂暴露、重金属接触、从事农业）可能增加 MSA 发病风险，但这些危险因素尚未完全证实。

【预后】

诊断为 MSA 的患者大多预后不良。从首发症状进展到运动障碍和自主神经系统功能障碍的平均时间为 2 年。从发病到协助行走、轮椅、卧床不起和死亡的平均间隔时间各自为 3、5、8 和 9 年。研究显示 MSA 对自主神经系统的损害越重，对黑质纹状体系统的损害越轻，患者的预后越差。

（姜雅思　郝永岗）

第六节 进行性核上性麻痹

【概述】

进行性核上性麻痹是一种常见的帕金森综合征，最常见的典型临床表型是进行性核上性麻痹综合征型（PSP-RS），以姿势不稳、垂直性核上性凝视麻痹、假性延髓麻痹、锥体外系症状和轻度痴呆为主要临床表现。该表型患病率为（5~7）/10万，患病高峰年龄为70~74岁。

【典型病例】

患者男性，55岁，因"进行性走路不稳2年"入院。患者于2年前无明显诱因出现平衡感差，主要表现为走路不稳，反复摔倒。随后逐渐出现四肢无力、持重物不能，动作缓慢。上述症状进行性加重，并逐渐出现双眼向上凝视、反应迟钝、言语含糊、面部无表情、吞咽困难及饮水呛咳、咀嚼无力，走路后仰，近半年来症状明显加重，已无法自行翻身、坐立。既往无特殊疾病史及家族史。神经科查体：神志清，言语含糊，定向力、计算力稍差，面具脸，轻度构音障碍。双眼向上凝视，向各方向活动均受限。咽反射迟钝。全身肌肉萎缩。四肢肌张力增高，四肢肌力4级。双侧指鼻试验及跟膝胫试验欠稳准。坐立位时头呈后仰姿势，后拉试验（+），四肢腱反射亢进。双侧病理征阳性。辅助检查：头部MRI提示双侧中脑和顶叶萎缩，周围脑池增大、第三脑室扩大，导水管略增宽，导水管周围水象可见斑片样高信号，双侧大脑半球沟裂增宽。诊断为进行性核上性麻痹（PSP-RS）。入院后给予B族维生素营养神经、美多芭缓解帕金森样症状等对症治疗，症状略有好转。

【诊断思路】

（一）病例特点及疾病临床表现

1. 病例特点

患者中老年女性，慢性起病，以进行性动作迟缓、僵硬为主要症状。

2. 疾病临床表现

（1）PSP-RS临床主要表现为垂直性核上性凝视麻痹、姿势不稳伴早期跌倒、多巴胺无反应性锥体外系肌张力增高和轻度痴呆。垂直性核上性凝视麻痹是PSP-RS的重要特征，但该症状出现时间具有个体差异性。

（2）PSP-P是早期表现类似帕金森病的临床表型，临床主要表现为非对称性震颤、动作缓慢和僵直、对左旋多巴反应中等。该亚型疾病进展速度明显慢于PSP-RS。早期与帕金森病难以鉴别，多数患者表现出PSP-RS症状时方修正诊断为PSP-P。

（3）PSP-PGF早期仅表现为单纯步态障碍，数年后方出现PSP-RS症状。临床主要表现为进行性步态障碍，起步困难伴有冻结步态，部分累及言语功能和书写能力，病程前5年大多不伴震颤、肌强直、痴呆或眼球活动障碍。

（4）PSP-CBS临床表现与皮质基底节综合征相似，临床主要表现为进行性非对称性肢体僵硬、失用、皮质感觉缺失、异己手、肌张力障碍和动作迟缓，左旋多巴无反应。

（5）PSP-SL早期表现为自发性言语欠流利、音律障碍、错语、语法混乱等，后期表现为典型PSP-RS症状。

（6）PSP-F首先表现为行为异常型额颞叶痴呆，即人格、社交、行为和认知功能减退，数年后方出现运动症状。

（7）PSP-C以小脑共济失调为首发和主要表现，缺乏自主神经功能障碍可与多系统萎缩小脑共济失调型（MSA-C）相鉴别。

（二）辅助检查

影像学检查：MRI 的 T1WI 表现为中脑萎缩、小脑上脚萎缩。"蜂鸟征"和"牵牛花征"的诊断特异度均达 100%，诊断灵敏度分别仅 68.4% 和 50.0%。^{18}F-脱氧葡萄糖 PET 显示，患者额叶、尾状核、中脑和丘脑葡萄糖呈低代谢。

（三）诊断依据

2017 年，国际运动障碍学会进行性核上性麻痹协作组专家制定新诊断标准将本病分为确诊的、很可能的、可能的和提示性进行性核上性麻痹。

（1）进行性核上性麻痹的基本特征、核心特征及支持特征。

① 基本特征。散在发病，年龄 ≥40 岁首发 PSP 相关症状，缓慢进展。

② 核心特征。眼球运动障碍（O）、姿势不稳（P）、认知功能障碍（C）和运动障碍（A）。根据诊断确定程度将核心特征由高至低依次分为以下几种。1 级：O1，垂直性核上性凝视麻痹；P1，3 年内反复自发性跌倒；C1，言语障碍，表现为非流利性和（或）失语法性原发性进行性失语或进行性言语失用；A1，3 年内出现进行性冻结步态。2 级：O2，垂直扫视速度矮慢；P2，3 年内后拉试验出现跌倒倾向；C2，额叶行为和认知功能障碍；A2，帕金森样表现、无动性肌强直、突出的轴性肌强直和左旋多巴抵抗。3 级：O3，频繁的粗大方波眼震或眸眼失用症；P3，3 年内后拉试验出现后退 2 步以上；C3，皮质基底节综合征 A3，帕金森样表现，非对称性震颤和（或）左旋多巴反应良好。

（2）确诊的进行性核上性麻痹为病理学诊断。

（3）很可能的 PSP-RS［（O1 或 O2）+（P1 或 P2）］、很可能的 PSP-PGF［（O1 或 O2）+A1］、很可能的 PSP-P［（O1 或 O2）+（A2 或 A3）］和很可能的 PSP-F［（O1 或 O2）+C2］。

（4）可能的 PSP-RS（O2+P3）、可能的进行性核上性麻痹孤立性眼球活动障碍型（PSP-OM，O1）、可能的 PSP-PGF（A1）、可能的 PSP-SL［（O1 或 O2）+C1］和可能的 PSP-CBS［（O1 或 O2）+C3］。

（5）提示性 PSP-RS［O3+（P2 或 P3）］、提示性 PSP-OM（O2 或 O3）、提示性进行性核上性麻痹孤立性姿势不稳型（PSP-PI，P1 或 P2）、提示性 PSP-P［（A2 或 A3）+（O3、P1、P2、C1、C2、CC1、CC2、CC3 或 CC4）］、提示性 PSP-SL（C1）、提示性 PSP-F［C2+（O3 或 P3）］和提示性 PSP-CBS（C3）。

（四）鉴别诊断

在疾病早期主要与帕金森病相鉴别，早期摔倒、早期出现吞咽困难及对左旋多巴治疗的效果不佳更提示 PSP-RS、PSP-P、PSP-PGF 的诊断。另外，PSP-CBS 需要与皮质基底节综合征相鉴别。PSP-C 需要与 MSA-C 相鉴别。PSP-F 需要与 Pick 病、阿尔茨海默病及额颞叶痴呆相鉴别。

【治疗】

目前尚无治疗进行性核上性麻痹的特效药物。药物治疗（如左旋多巴）对某些 PSP-P 和极少数 PSP-RS 患者具有中度、短暂性效果；物理康复治疗对进行性核上性麻痹的临床症状有一定改善作用；睑板前肉毒毒素注射可能对眸眼失用症有改善作用。

【病因及发病机制】

PSP 是一种散发的、成年起病的以 Tau 蛋白病变为病理特征的运动障碍性疾病。具体机制尚不清楚。目前认为 PSP 患者脑中有更多的 Tau 蛋白 4R 亚型，形成神经原纤维缠结（NFTs）和神经毡细丝（NTs），进而导致基底神经节（主要集中在苍白球区域）、脑干、前额皮质及小脑齿状核内神经元缺失。

【预后】

诊断为 PSP 的患者大多预后不良。从症状开始到死亡的平均时间是 7 年。一些前瞻性研究提示，步态障碍、语言障碍和吞咽困难的患者预后差。在疾病的早期出现吞咽困难、尿失禁及认知障碍，在疾病的晚期出现垂直性眼肌麻痹是生存期短的预测因素。同时，睡眠相关症状的出现预示着结果更差。

（姜雅斯　郝永岗）

第七节　　阿尔茨海默病的康复及进展

【概述】

（一）康复目标

阿尔茨海默病（AD）至今尚无治愈的有效方法，综合康复治疗作为一种非药物治疗的方法，联合其他治疗策略，力求控制或延缓病情的发展。其康复治疗的主要目标为改善认知功能障碍、延缓肢体功能下降、纠正异常的精神行为、稳定情绪，提高日常生活能力、提升生活质量，改善社交技能、增强参与社会工作的能力等。

（二）康复时机

AD 通常起病隐匿，无法明确其具体发病时间。针对具有 AD 高危因素的正常人群，应进行早期康复预防，干预或去除高危因素；针对轻度认知障碍期（MCI）患者，控制各种危险因素的对因治疗、对症治疗和康复治疗可延缓认知功能减退，降低 MCI 发展成为痴呆的风险；针对确诊 AD 的患者，应给予综合性康复治疗，联合药物治疗、社会生活支持等多种治疗方法，以达到减轻或延缓痴呆进展的目的。

（三）康复难点和重点

由于缺乏对 AD 的正确认识，大部分人认为老年性痴呆是老年人年龄增长、大脑老化后的正常进程，意识不到 AD 患者早期诊断及正规治疗的重要性，而我国接受系统性康复治疗的患者比例更少。

AD 患者临床药物疗效有限，除了老年患者因各种慢性病急性发作或并发症等原因短期住院治疗外，绝大部分稳定期都是在疗养机构、社区和家庭度过的，因此社区康复及家庭护理成为 AD 患者治疗的侧重点。

（四）康复新进展

1. 细胞移植

近年来，由于神经再生理论的发展和干细胞体外分离及培养的成果，神经干细胞移植治疗有望可以从根本上解决 AD 神经细胞丢失的问题，但目前只停留在动物实验阶段，还有大量问题亟待解决。

2. 音乐疗法

目前国内外许多研究表明，音乐疗法对 AD 患者具有积极的意义。近几年音乐疗法在我国发展较快，但结合我国患者特点及音乐特色的音乐治疗的应用研究还待进一步开展。

3. 无创性神经调控技术

重复经颅磁刺激（rTMS）、经颅直流电刺激（tDCS）近年来在 AD 治疗领域得到较快的发展，尤其是高频的 rTMS 和阳极的 tDCS 治疗，已被多项研究证实了其有效性及安全性。但研究样本量小，治疗参数不一，且大多相关研究持续时间较短，远期效应不明，需要随访探索。

4. 虚拟现实技术（VR）

VR 训练较传统训练具有更多优势，能吸引 AD 患者尽快投入训练中，目前临床 VR 应用较多，但现有研究存在样本量偏小、评价指标不统一、非盲等问题，需要未来完善设计。

5. 计算机辅助技术

随着计算机软件开发及互联网发展，计算机辅助技术越来越多地应用于康复领域。计算机辅助认知康复（CACR）技术使认知评定及训练更系统化、标准化，显著提高了训练有效性。远程康复系统利用互联网信息交换康复资源，让 AD 患者居家也可进行远程康复干预。但如何保证双向反馈的及时性、准确性，如何扩大软件的适用性、接受度，还待进一步研究和开发。

【康复评定】

评定 AD 患者应先通过临床综合评定来初步判断其痴呆严重程度，再以 ICF 为理念指导，除了完成认知功能、精神行为症状、运动功能等身体功能与结构层次的评定，还要进行个人活动能力和参与家庭社会能力这两层次的评估。图 8-7-1 为 AD 的康复评定。

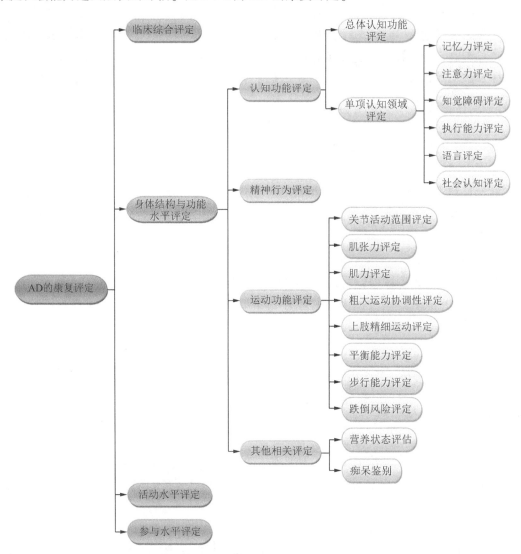

图 8-7-1　AD 的康复评定

（一）临床综合评定

1. AD 评定量表（Alzheimer's disease assessment scale，ADAS）

该量表是针对 AD 制定的综合性评估量表，同时也是目前应用最广泛的抗痴呆药物临床试验的疗效评定工具。其包含了认知行为部分（ADAS-cog）和非认知部分两大项测试，其中认知包括定向、语言、回忆等 12 小项共计 75 分；非认知部分是通过访谈的形式，询问患者或照顾者其抑郁、爱流泪、妄想、幻觉、踱步、运动性活动增强、对测试不合作等 7 个问题，共计 35 分；总量表最高分110分，越高代表 AD 严重程度越高。

2. 临床痴呆评定量表（clinical dementia rating，CDR）（表8-7-1）

该量表是目前在临床和研究中较为常用的一种认知功能的通用评估表，能够快速而全面地评估痴呆患者的认知功能受损程度。

表 8-7-1　临床痴呆评定量表

	无痴呆 CDR=0	可疑痴呆 CDR=0.5	轻度痴呆 CDR=1	中度痴呆 CDR=2	重度痴呆 CDR=3
1. 记忆力	无记忆力缺损或只有轻微不恒定的健忘	轻微、持续的健忘：对事情能部分回忆，属"良性"健忘	中度记忆缺损：对近事遗忘突出，妨碍日常生活活动	严重记忆缺损：能记住过去非常熟悉的事情，对新发生的事情很快遗忘	严重记忆丧失：仅存片断的记忆
2. 定向力	完全正常	除时间定向上轻微困难外，定向力完全正常	时间定向上中度困难，对检查场所能定向，对其他地点可能有地理性失定向	时间定向上严重困难，通常对时间不能定向，常有地点失定向	仅有人物定向
3. 判断和解决问题的能力	能很好地解决日常、职业和经济问题，能对过去的行为及业绩做出良好的判断	在解决问题、辨别事物间的异同点方面有轻微的损害	在解决问题、辨别事物间的异同点方面有中度困难，社会判断力通常保存	在解决问题、辨别事物间的异同点方面有严重损害，社会判断力通常有损害	不能做出判断或不能解决问题
4. 社会事务	在工作、购物、一般事务、经济事务、帮助他人和社会团体社交方面的独立水平与过去相同	在这些活动方面仅是可疑的或轻微的损害	虽然仍可参加部分活动，但不能独立进行这些活动，偶尔检查表现正常	不能独立进行室外活动，但可被带到室外活动	不能独立进行室外活动，病重得不能被带到室外活动
5. 家庭和爱好	家庭生活、业余爱好、智力活动均很好保持	家庭生活、业余爱好、智力活动有轻微的损害	家庭生活有轻度且肯定的损害，放弃困难的家务，放弃复杂的爱好活动	仅能做简单的家务，兴趣减少且非常有限	丧失有意义的家庭活动
6. 个人料理	完全自理	完全自理	需要督促	在穿着、卫生、财务保管方面需要帮助	个人料理需要很多帮助，经常大小便失禁

评分标准：记忆（M）是主要项目，其他是次要项目。① 如果至少3个次要项目计分与 M 计分相同，则 CDR=M；② 当3个或以上次要项目计分高于或低于 M 计分时，CDR=多数次要项目的分值；③ 当3个次要项目计分在 M 的一侧，2个次要项目计分在 M 的另一侧时，CDR=M；④ 当 M=0.5 时，如果至少有3个其他项目计分为1或以上，则 CDR=1；⑤ 如果 M=0.5，CDR 不能为0，只能是0.5或1；⑥ 如果 M=0，CDR=0，除非在2个或以上次要项目存在损害（0.5或以上），这时 CDR=0.5。

（二）身体结构与功能水平的评定

1. 认知功能的评定

评定认知功能时，应先选择简易量表进行总体认知功能的初步筛查，判断是否存在认知障碍；若异常，则需要选择成套神经心理学量表进一步评定认知功能受损的具体内容及严重程度；然后进行相关单项认知领域的详细评定，分析判断患者认知障碍的类型、范围和程度。这能为制订针对性的认知训练方案提供客观依据。

（1）总体认知功能的评定。

① 简易量表。

简易精神状态检查（MMSE）：该量表是目前临床上应用最为广泛的认知筛查量表，具有简单易行、耗时较短、效度理想的优点；蒙特利尔认知评估（MoCA）：该量表是目前国内外使用最普及的另一种快速认知筛查量表，且对轻度认知功能障碍（MCI）和轻度 AD 的敏感性及特异性明显优于 MMSE。（具体方法参见本书总论的智能障碍检查部分）。还有画钟表试验（CDT）、修订的长谷川痴呆量表（HDS-R）、7 min 神经认知筛查量表等可用于痴呆患者的筛选，注意动态评估了解认知减退的进程，若发现异常则进一步检查。

② 成套评定量表。

AD 评定量表-认知分量表（ADAS-Cog）：该量表是 ADAS 的认知行为部分，能较好地区分轻中度 AD，但对于极轻度及极重度的患者不够敏感。评定内容包括 12 项：单词回忆、命名物体或手指、执行命令、结构性练习、意向性练习、定向力、词语辨认、回忆测验指令、口头语言能力、找词困难、口头语言理解能力、注意力。满分 75 分，得分越高，表示认知功能损害越严重，临床上通常将 ADAS-Cog 改善 4 分作为抗痴呆药物显效的标准。

洛文斯顿作业治疗认知评定（Loewenstein occupational therapy cognitive assessment，LOTCA）是一套标准化的总体认知功能成套检测方法，适用面较广。其包含了定向力、视知觉、空间知觉、动作运用、视运动组织、思维运作、注意力及专注力等方面的评定。具有信度、效度良好且项目易操作的优点。

神经行为认知状况测试（neurobehavioral cognitive status exam，NCSE）：该量表评估认知功能的三个一般因素（意识、注意力、定向力）和五个主要的认知功能区域（语言、结构、记忆、计算、推理），并采用分量表和分量表分的形式对各认知领域进行分析。

（2）单项认知领域的评定。

单项神经认知领域的评定主要是针对记忆力、注意力、知觉、执行力、语言、社会认知这六项关键领域，运用相应的测试来全面分析认知功能受损的类型及程度。

① 记忆力评定：记忆障碍是 AD 患者最早出现的症状，也是最核心的认知功能障碍。疾病早期患者以近记忆受损为主，刚发生的事情、刚说过的话无法回忆，但远期记忆损害较轻，往往容易被忽视，所以对于可疑 AD 患者应特别注意记忆的评定。临床常用的成套记忆测试量表包括韦氏记忆量表（WMS）、临床记忆量表等，可对定向、数字、图片、触觉等各类记忆进行综合评定。还可以选择单项测试针对性的评估，如命名测验评定语义记忆、面容再认测验评定视觉记忆等。

② 注意力评定：注意障碍主要包括反应时间延迟、注意范围缩小、注意持久性及选择性障碍、转移和分配注意障碍等问题。AD 患者常表现为进行重复活动时无法持续性集中注意，无法及时脱离和转移注意等。常用的测试方法有数字广度测验评定注意广度，划销字母测试和视跟踪测试评定注意持久性，视觉或听觉反应时测定评估注意选择性，字母数字交替排序来评估转换性，双重任务评定分配性等。

③ 知觉障碍评定：知觉障碍指的是大脑对感觉刺激的解释和整合发生障碍，主要分为躯体构图障碍（包括单侧忽略、左右分辨困难等）、视空间关系障碍（包括图形背景分辨障碍、空间定位障碍、距离知觉障碍等）、失认症（包括视觉失认、触觉失认、听觉失认）、失用症（包括意念性失用、结构性失用等）四大类型。AD 患者常有视空间关系障碍，表现为对空间结构的辨别障碍、对图画图形结构识别困难，如常走的路迷失、穿衣服不分前后等。而且到了中晚期还常出现视觉失认，包括对物体、面容、颜色的失认，如认不出熟人等。

a. 躯体构图障碍：单侧忽略评定常用的有 Schenkenberg 二等分线段测验（受试者在几组不同长

度的线段中点标记)、Albert 线段划消测验(按要求在测试纸上划消线段)、画图测验(要求受试者临摹一张大致左右对称的画)等;按指令完成动作来分辨左右分辨障碍和躯体失认;手指图辨认、命名手指、动作模仿来判断手指失认。

b. 视空间关系障碍:常用画钟表试验、积木测验、图片测试法(分辨出图片中重叠放置的三种物品、要求在图片中的相应空间位置做记号等)、线方向判断、点式图连接测试(将右侧的点连接成左侧一样的图案)、地图理解测试(要求指出所在位置和按地图到达指定位置)等。

c. 失认症:指缺乏对视觉、触觉、听觉等感觉途径获得的信息的识别和分析能力。

视觉失认:常用视物辨认、触物辨认、描述实物特征、模仿画图评定物体失认;出示熟人照片要求说出名字及面部特征或者在照片中挑选相同人物的方式来判断面容失认症;要求辨别不同颜色的卡片或涂色常见的水果画来判定色彩失认症。

触觉失认:受试者闭眼触摸桌上放置的一件日常用品后放回,睁眼从一堆物品中指出。注意此测试要排除患者存在感觉障碍和命名性失语。

听觉失认:非言语性听觉测试(分辨不同的非语言性的声音,如拍手)和言语性听觉测试(复述一段话并完成听写)。注意须排除患者听力障碍。

d. 失用症:指不能按要求完成原先可以完成的运动,但没有运动功能障碍。

意念性失用:指不能产生完成运动应有的有规划有目的的意念,表现为无法正确完成一系列的活动过程,但可以按指令完成单个分解动作。评定时可要求受试者完成系列的日常生活活动,如刷牙,出现动作顺序错乱则为异常。

意念运动性失用:指运动的意念不能传达到运动中枢,表现为无法执行运动口令和模仿动作,但可下意识完成常做的动作。评定时要求受试者执行口头动作指令,不能完成则提示异常。

运动性失用:通过手指或足尖敲击试验、手指模仿试验、手指轮替试验等精细运动进行测试,若表现笨拙缓慢则提示异常。

结构性失用:常用的测试有复制图画,要求受试者进行模仿绘画,包括表盘、菊花、象、空心十字、立方体、房子。再按标准给予评分。

④ 执行能力评定:执行功能是指人独立分析判断、控制计划、解决处理问题的能力,是一种综合能力的体现。AD 患者表现为无法独立计划完成日常活动,无法独立做决定,也无法对待一件事物专注。评定执行功能时需要针对其不同过程综合多种测验进行评估,如 1 min 内按要求说出不同词汇(如以"大"开头的单词)、交替连线测验、Luria 三步连续动作检查、类比测验、推理测验(如威斯康星卡片分类测验 WCST)、迷宫测验等。

⑤ 语言评定:AD 患者会出现逐渐加重的语言障碍,早期表现为找词困难、命名困难,中期加重出现言语不流畅、理解差、复述差。随着病情发展,患者语言内容越来越少,交谈能力越来越低,最终丧失与外界的交流。国际上常用波士顿诊断性失语症检查(BDAE)、西方失语成套测验(WAB),国内常用汉语失语成套测验(ABC),来综合系统地评定语言功能,做出诊断、分类及严重程度分级。还可以进行针对性的测试,如 Token 测验检查理解能力,词语流畅性测验评估流畅度等。

⑥ 社会认知评定:社会认知是个人对他人的心理状态、行为动机和意向做出推测与判断的过程。具体内容包括对他人情绪情感的认知、对他人性格的认知、对人际关系的认知。而 AD 患者常表现出社交能力下降,如社交话题行为不考虑家人或朋友等。常用的评估方法主要是观察法,如通过判断患者代表正性的面部情绪表达(如微笑)和负性表达(如生气)来评定其对他人情绪情感的认知等。

2. 精神行为评定

对于 AD 患者,除了认知功能障碍外,精神行为症状是另一类主要表现,可发生在 AD 病程的任一阶段且随着病程逐渐加重。主要包括情绪症状（抑郁、焦虑、淡漠等）、精神症状（幻觉、妄想等）、行为症状（攻击行为、游荡、捡垃圾等）。早期 AD 患者可能情绪症状较多，中晚期则精神症状、行为症状较明显。

（1）神经精神问卷（NPI）。临床上常用该量表评估 AD 患者的精神行为障碍。通过询问患者的症状情况及照顾者的苦恼程度，针对妄想、幻觉、攻击、抑郁、焦虑、欣快、淡漠、脱抑制、易激惹、异常活动、睡眠、食欲等 12 个项目进行评分。每一项按严重程度评 1~3 分，发生频率 1~4 分，苦恼程度 0~5 分，分数越高代表症状越重（表 8-7-2）。

表 8-7-2　神经精神问卷

项目	症状	频率	严重程度	苦恼程度
1. 妄想	患者有是不真实的观念吗？如坚信有人要伤害自己、偷自己的东西，或者怀疑居住的房子不是自己的家等			
2. 幻觉	患者有视幻觉或听幻觉吗？如看见、听见或感觉到并不存在的东西			
3. 激越/攻击	患者会拒绝合作或拒绝别人帮助自己吗？别人与患者难以相处吗？			
4. 抑郁/心境恶劣	患者有说自己感觉或表现得悲伤或抑郁吗？			
5. 焦虑	患者害怕与照料者分开吗？如表现得精神紧张或坐立不安，或者无明显原因地感觉紧张、担心或害怕			
6. 情感高涨/欣快	患者有无缘无故地看起来过于高兴或快乐吗？如面对其他人并不感到有趣的事物而觉得幽默而开心			
7. 情感淡漠	患者对自己周围的世界失去兴趣了吗？如失去做事的兴趣，或对别人淡漠、漠不关心			
8. 脱抑制	患者是否表现得行为突兀？如当众说或做平时不会说或做的事情，或者说话不顾及别人感受的话			
9. 易激惹/情绪不稳	患者容易发火或不安吗？患者的心情很容易变化吗？患者异常缺乏耐心吗？			
10. 异常行为活动	患者会反复进行无意义的活动吗？如反复来回踱步、开关抽屉或缠绕绳子			
11. 睡眠	患者睡眠困难吗？如晚上到处乱走或影响别人睡觉			
12. 食欲和进食障碍	患者的食欲、体重、喜欢的食物种类或进食习惯有变化吗？			

注：每一项按发生频率分为偶尔（1 分）、经常（2 分）、频繁（3 分）、非常频繁（4 分）；按严重程度评为轻度（1 分）、中度（2 分）、重度（3 分）；按苦恼程度评分为没有（0 分）、轻微（1 分）、轻度（2 分）、中度（3 分）、严重（4 分）、很重或极重（5 分）。

（2）可采用汉密尔顿焦虑量表（HAMA）、汉密尔顿抑郁量表（HAMD）、修订版情感淡漠评定量表（MAES）进行情感症状的评定。

3. 运动功能评定

AD 患者早期的运动障碍不明显，仅表现为平衡和步行能力的轻度下降。但随着进行性的大脑萎缩，部分患者出现失用症，并逐渐出现锥体系、锥体外系体征，造成运动功能障碍。同时，患者中晚期由于认知功能障碍和活动减少，造成废用性肌萎缩、运动耐力下降等继发性运动功能障碍。具体方法参见本书第 2 章 "脑血管病康复与进展"。

（1）目测法或量角器测量关节活动度。

（2）改良 Ashworth 量表评估肌张力。

（3）徒手肌力检查进行肌力评定。

（4）指鼻试验、跟-膝-胫试验等评估粗大运动协调性。

（5）简易上肢功能检查和九孔柱测试评定上肢精细运动。

（6）Berg 平衡量表评估平衡能力。

（7）"起立-行走" 计时测试、10 m 步行计时测试评定功能性步行和平衡能力；Holden 步行功能分类评估整体步行能力；也可用三维步态分析系统定量评估。

（8）Morse 跌倒风险评估量表（Morse fall scale，MFS）：此量表可在患者出现平衡及步行能力减退或跌倒风险增加时用来评估其跌倒风险程度及判断干预措施（表 8-7-3）。总分 ≤24 分为无风险；25~45 分为低风险，提示需要跌倒标准预防性干预；>45 分为高风险，提示需要高风险预防性干预。

表 8-7-3　Morse 跌倒风险评估量表

项目	评分
1. 近 3 个月内跌倒史	无 = 0
	有 = 25
2. 有 1 个以上疾病诊断	无 = 0
	有 = 15
3. 行走辅助	无/完全卧床/有人辅助 = 0
	拐杖/手杖/助行器 = 15
	器具：扶墙或其他物品行走 = 30
4. 接受药物治疗	无 = 0
	有 = 20
5. 步态	正常/卧床/轮椅 = 0
	虚弱乏力 = 10
	功能障碍/残疾 = 20
6. 认知状态	正确认识自我能力 = 0
	高估自己的能力/忘记自己受限制 = 15

4. 其他相关评定

（1）营养状态评估：可采用简易营养评估表（MNA-SF）、皇家医学院营养筛查系统（INSYST）评估 AD 患者的营养情况。

（2）痴呆鉴别：Hachinski 缺血指数量表（Hachinski Ischemic Scale，HIS）可简易检查血管性痴呆并鉴别筛查，主要通过对 13 项临床表现评分，所有分数总和即缺血指数 0~18 分，HIS ≥7 分考虑血管性痴呆，HIS 5~6 分考虑混合型痴呆，HIS ≤4 分考虑 AD（表 8-7-4）。

表 8-7-4　Hachinski 缺血指数量表

项目	评分	项目	评分
1. 急性起病	2	8. 情感脆弱	1
2. 阶梯性恶化	1	9. 高血压病史	1
3. 波动性病程	2	10. 卒中病史	2
4. 夜间谵妄	1	11. 动脉硬化	1
5. 人格相对保持完整	1	12. 局灶神经症状	2
6. 抑郁	1	13. 局灶神经体征	2
7. 躯体不适叙述	1	总分	

（三）活动水平的评定

除了评定 AD 患者的各种功能障碍，还需要对其日常生活活动能力进行评定。临床上一般采用 Barthel 指数、功能独立评定量表（FIM）对进食、大小便、活动等基本生活活动能力进行评估；选择社会功能活动问卷（FAQ）来评估其工作、购物、乘车等工具性生活活动能力。具体方法参见本书第 2 章 "脑血管病康复与进展"。

（四）参与水平的评定

AD 生命质量测评量表（quality of life-Alzheimer's disease，QOL-AD）适用于有一定认知功能水平的 AD 患者，评定包含身体健康状况、精力、情绪、居住情况、记忆力、与家人的关系、婚姻状况、与朋友的关系、对自己的整体感觉、做家务的能力、进行娱乐活动的能力、经济状况、生活整体状况这 13 个条目，根据每个条目情况给予分值：差为 1 分，一般为 2 分，好为 3 分，非常好为 4 分，总分为 13~52 分，高分值代表高的生命质量。

【康复治疗】

（一）临床处理原则

对于拟行 AD 诊断的患者，应尽早进行临床评估，做到早诊断、早预防、早治疗；明确临床诊断后，应遵循药物与非药物干预相结合的原则。目前无特效治疗方法可以逆转或阻止 AD 的病情进展，但早期支持治疗、对症治疗、病因干预治疗、配合药物治疗、康复治疗等的综合性治疗策略，可以延缓痴呆发展、减少并发症、维持残存的脑功能。

（二）康复治疗原则与方法

（1）AD 患者晚期疗效有限，应遵循早期康复的原则。

（2）强调个性化原则。轻中度患者以认知功能训练、运动疗法、日常生活能力训练等综合康复治疗为主，缓解症状、延缓病情的发展；重度患者则以康复护理、生活照料、支持对症治疗为主，预防肺部感染、压疮等并发症的发生。

（3）采用综合康复训练，循序渐进原则。

（4）康复训练时应强调尊重原则，在患者尚有决策能力时，应该遵循本人意愿，沟通制订康复及生活计划。

（5）康复训练旨在维持和改善患者残存功能，最大限度地提高患者及其家属的生活质量。

（三）认知功能的康复

认知康复训练主要分为认知刺激疗法和认知训练两种方式。前者为非特异性的认知活动训练；后者则是特定认知领域的标准化训练，可通过纸张卡片等传统认知训练方法，也可运用计算机辅助认知康复（CACR）等方法。

1. 记忆功能训练

AD 患者记忆减退症状最为明显，故记忆功能训练显得尤为重要。根据其记忆功能障碍的类型和程度，针对性地进行循序渐进的训练。

（1）训练内容。

① 保持时间分类：a. 瞬时记忆训练，如数字记忆广度训练等。b. 短时记忆训练，如让患者识记图片或物品后，再令其回忆。c. 长时记忆训练，如回忆几天前的生活经历或电视内容等。其中，情节记忆，如回忆事件发生的时间、地点、内容等；语义记忆，如让患者记忆一些常识、概念、物品命名等；程序性记忆，如让患者从基础动作学习一些日常生活的技能。

② 记忆内容分类：a. 形象记忆训练，如让患者记忆物品和面容等。b. 抽象记忆训练，如记忆某个抽象符号所代表的意思等。c. 情绪记忆训练，如回忆某些有强烈情绪存在的情景等。d. 运动记忆训练，如教患者完成某项活动的动作步骤等。

③ 感知分类：主要分为视觉记忆、听觉记忆、嗅觉记忆、触觉记忆、味觉记忆等。训练可通过这些感觉通道进行，如视觉记忆训练通过给患者数张画有不同熟悉物品的图片记忆，收回后再要求患者记录下来，并通过逐渐增加图片的数量、识记时间及记忆保持时间来增加难度。

（2）训练方法。

① 恢复记忆法：a. 无错误学习技术，通过提示来增强对正确事物的记忆，早期就避免错误的出现。b. 空间性再现技术，要求患者对记忆信息进行反复训练，并逐渐延长时间间隔。c. 取消提示技术，通过学习中逐渐减少提示来训练记忆。d. 复述法，通过反复复述背诵记忆信息来提高信息存储。e. PQRST 法，通过预习、提问、评论、陈述、测试五个步骤来理解性记忆。

② 重新组织记忆法：a. 视觉意象，将记忆信息幻想成图像。b. 联想法，将新的信息联系到已存在的记忆中。c. 故事法，将需要记忆的要点编成一个简单故事。d. 首词记忆法，将需要记忆的一组词句的首字编成一句易记的短句。e. 精细加工法，对记忆信息详细分析，找出各种联系的细节来帮助记忆。f. 常规化，帮患者建立日常生活常规记忆，培养其固定的生活习惯。

③ 外在辅助：可通过日记、手表、购物清单、标签、录音笔等外在辅助记忆工具的帮助来代偿受损的记忆。

2. 注意力训练

（1）反应时间训练：当看一段视频或听一段音频时，要求患者在视觉、听觉目标出现时及时按键。

（2）注意选择性训练：字母删除作业（在一页写满各种字母的纸上删除规定字母）、一边播放歌曲一边找出特定发音等。

（3）注意稳定性训练：时间感训练（让患者按口令启动秒表，并在规定时间内按停，逐渐延长时间）、连加连减训练（100 减 7，再减 7，再……）等。

（4）注意转移训练：交替选择删除作业（在删除作业时反复改变指令字母直至完成）、数目训练（按顺序说出一系列数字，反复改换规则说出符合要求的数字，如要求奇偶数、顺序倒序等）。

（5）注意分配训练：同时性双任务，如在数字连线的同时播放有特定发音的音频。

（6）其他：可选择猜测游戏、拼图、手工等活动进行复合性注意训练。

3. 知觉训练

（1）躯体构图障碍训练：主要通过将特殊的感觉输入与特定部位相联系的感觉整合疗法和概念强化疗法等技术。

① 左右失认：如通过对一侧肢体触觉刺激和本体感觉刺激以分辨等。

② 躯体失认：如拍打患者某一身体部位，要求患者说出名称；说出名称要求患者指出部位；患者指出对方某一部位，再指出自身同一部位；人体拼图等。

③ 手指失认：如要求患者按手指名称指出手指图上的相应手指等。

④ 单侧忽略：如将物品放置在忽略侧，要求患者用健侧手去取；对忽略侧拍打、挤压等感觉刺

激；站在忽略侧与患者交谈训练；采用各种方法如移动光源、色彩鲜明的物体来提醒患者注意忽略侧等。

（2）视空间关系障碍训练：如让患者按要求搭建三维积木、摆放家具、根据提示画路线图等。

（3）失认症训练：主要通过各种匹配辨识训练、描述特征的练习、利用其他感官帮助认知等方法。

① 视觉失认：a. 物品失认，如实物-名称匹配、通过做出使用该物品的动作示范来帮助患者辨认、触摸物品结合视觉进行命名等。b. 颜色失认，如给有固定颜色的动植物着色、使用色卡按规律排列训练等。c. 面容失认，如照片-姓名匹配、描述面部特征等。

② 听觉失认：如听声音说出是什么发出的声音或在图片指出、听物品名称或描述从不同图片中指出、按指令听写物品名称并绘图等。

③ 触觉失认：如刺激增强-衰减法（通过看物品、健手摸、双手摸、患手摸的刺激顺序训练）、暗箱法（患者从放有多种物品的暗箱中按指令摸出相应物品）等。

（4）失用症训练。

① 意念运动性失用：在动作训练前，要求患者先进行运动模式的想象，训练时给予大量视觉、触觉、本体感觉、运动的刺激，如边说边示范动作后让患者模仿、把实物放在患者手中等，改善后再逐渐减少刺激增加难度。

② 意念性失用：可选择一些日常生活中常做的完整动作，如刷牙、喝茶等，分解成一个个分动作，然后分步进行训练，每个步骤前可予以提醒或帮助，直到能够改善或完成这套完整动作，若无法再改善则可针对某个分动作集中训练，以此来改善单项动作技能。

③ 运动性失用：先进行粗大运动的训练，再逐步增加精细动作的练习，训练的同时给予大量的提醒、暗示、言语等刺激。

④ 结构性失用：训练患者对家里常用物品进行有序排列和堆放或要求患者按照示范拼图或搭积木等。

⑤ 穿衣失用：首先在上衣、下裤、左右袖管、内外标上明显的记号以便识别，训练时每个穿衣步骤可予以言语提示或示范，并尽量对着镜子边看边系纽扣。若训练中出现错误动作，及时纠正并重新开始。

⑥ 步行失用：患者步行启动困难，步行中转换方向困难，但跨越障碍物时正常，且跨越后可正常启动步行。训练时在患者足前放置一个障碍物，诱发其迈步，行进时可予喊口令、摆臂等方式促进步行。

4. 执行能力训练

（1）分类训练。

① 分类列举：如分别列举动物、蔬菜和家具等不同范畴的词汇。

② 相似性比较：比较给出的两样物品是否存在共同之处，并且指出哪里相同，如书—报纸（都是纸质的）。

③ 差异性测验：方法同上，找出差异之处，如狼—狗（野生—驯养）。

④ 运用形状比较训练器具进行训练。

（2）社会适应和判断力训练。

① 生活常识：通过对一些常识性知识反复提问和提醒，或经常运用到实际生活中。

② 判断训练：通过对成套卡片按不同颜色、不同形状和不同大小分类的方式进行不同属性的分类判断训练。

（3）抽象与概括能力训练：分析理解一些成语或日常谚语的意思。

（4）推理训练：包括数字-字母连线、数字-符号转化（按符号数字对应表，把符号转化成相应数字)、数字推理（根据数字排列规律进行填空）、字母推理、图形推理（瑞文标准推理试验）、语言逻辑推理。还包括实际操作，以某一食品为题，让患者围绕该题目提出相关问题并给予答案，直至其猜出该具体食品为止。可逐渐减少提问次数来提高难度。

（5）解决问题的能力训练：包括计算力训练和实际操作。如智力拼图、听或阅读报纸后训练患者找出特定消息或进行复述等。

5. 语言训练

（1）训练原则。① 轻至中度患者以直接改善语言功能和日常生活交流能力为主。② 重度患者以恢复残存功能或其他方式代偿为主。③ 根据语言功能变化，调整训练重点和方法。

（2）训练内容。

① 口语表达训练：复述音节、单词、短文，常用词命名，动作描述，日常话题交流等。

② 理解能力训练：通过单词与画、文字匹配，是或非反应等训练听理解能力；通过执行书写命令、读文回答问题等训练读理解能力等。

③ 书写训练：听写训练、日记等。

④ 阅读训练：词义联系、找错等。

⑤ 实用交流能力训练：手势语训练、图画训练、交流板训练、电脑仪器辅助等。

6. 社会认知训练

如通过故事卡片询问患者对其发生事件的推测、对事件表现的精神状态来训练患者对不同情绪的识别能力。

（四）精神行为的康复

AD患者出现神经精神行为症状时，在改善认知的药物治疗的基础上，给予针对性的非药物干预治疗，症状严重时需要使用抗精神药物治疗。非药物干预治疗包括心理干预、行为疗法、美术治疗、动物陪伴治疗、光照疗法、芳香疗法等，其中以支持性心理干预为主，始终保持快乐性、鼓励性、参与性的原则来改善患者的心理和行为。

（五）运动功能的康复

训练内容包括关节活动范围训练、肌力及耐力训练、平衡及步行训练、协调性训练、有氧运动等。根据AD患者的评估结果针对性地制订运动方案，早中期患者以协调功能及平衡功能的训练为主，而晚期患者则以关节被动活动为主。

合适的有氧训练不仅能改善患者的活动能力，还能改善轻度痴呆或MCI患者的认知功能，延缓各种并发症的发生，甚至降低AD的发病风险。早期AD患者可以选择各种球类活动、体操、太极等，中期AD患者可以选择在陪护下散步、骑功率自行车等。

（六）活动水平与参与水平的康复

1. 作业疗法

针对性的作业疗法是改善AD患者活动和参与能力的主要方法，包括功能性任务活动、环境改造和辅助技术等。其中，特别是以任务为导向的功能训练能够有效提高早期痴呆患者的生活能力、认知功能及自信心。

（1）功能性任务活动：除了基本和工具性日常生活活动训练，还包括游戏、休闲和社会参与活动等。早期患者可选择家庭作业疗法来提醒和督促其主动完成日常家务劳动；中期患者可鼓励其尽量地参与家务，并通过训练来恢复其丧失的部分生活能力；晚期患者则可从吃饭、洗脸等基本的生活活动开始训练。

（2）环境改造：如地面使用防滑地板防止跌倒；安全放置环境中的危险品，避免患者误服、误用；保持熟悉的环境，帮助患者建立适应性的行为模式等。

（3）辅助技术：如电子日历改善日期知晓率；用药提醒提高自我服药率；定位器辅助寻找个人

重要物品；助行架辅助步行等。

2. 生活护理

大部分 AD 患者都有不同程度的日常生活活动能力减退，严重影响了患者及其家属的生活质量，而目前临床药物疗效有限，因此社区康复和家庭护理尤为重要。有效合理的护理在改善患者生活质量的同时，还能延长老年患者的生命，降低其跌倒、迷路等不良事件的发生率。

（1）完善社区医疗服务，治疗师定期检查随访，对患者训练方式进行调整、安排和指导。

（2）帮助患者、家属及照顾者正确理解疾病的发展规律和相关症状；教导照顾者正确的护理技能及各项治疗要点。

（3）给予家属和照顾者心理支持和积极反馈，鼓励其主动参与护理及治疗。

（4）构建有利于患者康复的干净卫生且安全的居家环境。

（5）给予患者生活护理和营养支持，帮助患者尽量保留日常生活的独立性。

（6）实施必要的心理护理，鼓励患者多参加有益的体育锻炼和集体活动，尽量参与到熟悉的文娱活动和社交活动中。注意提高患者的自信心，稳定患者的情绪。

（7）注意防护，让认知障碍或行动困难的患者携带身份证明或联系方式，以防走失；当患者发生跌倒、呛咳等意外时有正确的应急方案。

（8）尊重患者的隐私和尊严，帮助患者及照顾者互相理解配合，提高双方的生活质量。

（七）其他康复技术

1. 实际定向疗法

AD 患者一般都有脱离环境接触的倾向，而且由于病理原因其部分大脑停止活动，因此给予患者反复的真实环境的定向练习，有助于帮助患者保持现实生活能力、增加与社会的接触。具体操作如下。

（1）环境布置：设置时钟日历、地标、醒目的标牌、标志图画等帮助患者降低辨认环境的难度。

（2）教室实际定向疗法：以小组会议的模式，着重日常生活所需要的内容，如星期、季节、地点等，通过各种提示方法，如利用真实定向训练板问答、启发式回忆等，来增加患者对环境的认识，从而主动参与集体活动。

（3）24 h 实际定向疗法：治疗师和照顾者用正确方法、反复提醒的方式使患者一直保持对现实的接触，如反复向患者讲述日期、地点、天气等信息；随时进行穿衣、进食等日常生活技巧学习。

（4）结合进行：多模式的实际定向疗法可以有效改善患者的定向能力和行为功能。

2. 缅怀治疗

缅怀治疗通过个人回想、与人面谈、小组分享、展示照片、视频剪辑等方式让痴呆患者回忆和整合过去的经历，改善认知和情绪，恢复沟通及交往。

3. 音乐治疗

音乐治疗主要通过主动参与和被动聆听两种方式进行音乐干预，如患者主动演奏音乐或者参加集体治疗播放音乐等，从而放松身心、稳定情绪、提高社会参与度，并且能够唤醒患者回忆、改善语言能力。

4. 计算机辅助认知康复（CACR）技术

该技术可以根据患者认知功能的严重程度，循序渐进地进行综合认知康复；也可以针对某一认知领域进行专项训练。具有客观准确、内容丰富、灵活性强、接受度高等优点。适用于临床康复评估、康复训练及远程康复等多个领域，能极大地提高患者的认知康复疗效。

5. 虚拟现实技术（VR）

VR 通过计算机生成的三维空间提供给患者逼真的多感官体验，具有多感知性、沉浸、交互、可想象的特点。相较于传统训练方法，VR 技术应用于认知康复更具优势：VR 趣味性强，更能调动患者主动参与性；且训练内容兼具标准性和特异性，不仅提高认知能力，还能改善实际操作能力；同时 VR 突破环境的限制，能模拟不同训练场景。训练时可将 VR 与传统训练相结合来改善认知、运动、情绪等功能。

6. 神经调控技术

（1）重复经颅磁刺激（rTMS）。

rTMS 是一种非侵入性的物理因子治疗，以固定的频率给予重复磁刺激来调节大脑皮质兴奋性及脑网络，达到改善多种神经、精神疾病的目的。目前多采用高频 rTMS 来改善 AD 患者的认知功能与精神症状，是治疗轻中度 AD 的有效辅助方法。

（2）经颅直流电刺激（tDCS）。

tDCS 是经颅电刺激中应用相对成熟的技术，利用恒定、低强度直流电改变膜电位的极性，调节突触可塑性，从而发挥疗效。通过阳极的 tDCS 治疗可使 AD 患者的认知功能得到改善。

（3）深部脑刺激（DBS）。

DBS 是一种利用立体定向手术将刺激电极植入靶点给予电刺激的有创神经调控技术，DBS 能改善 AD 患者的早期认知功能，长期疗效不明，可能有头痛、恶心、颅内感染等不良反应。

7. 传统康复治疗

中医认为引起 AD 的基本原因是肝肾亏虚、气血不足、经脉失养、髓海不充等。

（1）中药：中药含有多种有效成分，可发挥多靶点效应。如银杏叶提取物在改善患者认知功能的同时，也可缓解淡漠、焦虑、抑郁等精神症状。

（2）针灸：针灸治疗可以通过头针、体针、耳针等方法来达到补肾填精、健脑益智之效。针药结合更有助于改善 AD 患者症状。

（3）传统运动疗法：太极拳、五禽戏、八段锦等传统运动可提高患者的协调功能、平衡能力从而降低跌倒风险，同时对注意力、记忆力等认知功能也有一定改善。

【康复结局】

AD 是一种原因未明的、老年人常见的中枢神经系统退行性病变，其临床特征是起病隐匿，持续进行性的认知功能损害而无缓解，多伴有精神行为改变。病程通常为 5~10 年，有些可达 20 年或更久，个体差异较大。

目前尚无有效治疗方法可遏制病情进展，但正规的临床治疗配合综合康复管理可减缓痴呆发展，延迟家庭护理的时间，提高生存质量。而患者终末期多死于营养不良、继发感染、褥疮、骨折、深静脉血栓等继发性疾病或衰竭。

【健康教育】

对于有 AD 高危因素的人群，包括年龄大于 65 岁的老年人、有阳性家族史或致病基因携带者等，应定期体检筛查，加强健康教育等。

当老年人出现记忆力减退、找词困难、重复问同一个问题、学习新知识困难、情绪激动、性格改变等行为症状时，应及时送至医院进行正规检查、系统治疗，做到早发现、早预防、早治疗。

患者早期确诊后，应给予健康教育、调整饮食结构、改变生活方式、加强体育锻炼、维持人际沟通、辅助生活护理等措施。

中晚期的 AD 患者，无法完全自理，需要家属和照顾者长时间的生活照顾和康复护理。在指导其正确的护理技能及康复知识的同时，应给予积极的心理支持，帮助减轻生理、心理压力。

（范隽韵）

第九章　脑积水

【概述】

脑积水（hydrocephalus）是指由各种原因引起的脑脊液分泌过多、循环受阻或吸收障碍而导致脑脊液在脑室系统和（或）蛛网膜下腔中过多积聚的状态，常伴有脑室扩大、脑实质相应减少和颅内压增高的症状。而由于脑萎缩的原因所引起的脑实质体积减小，脑脊液在颅内相应增多的情况则不属于脑积水。

【流行病学】

脑积水在人群中的发病率尚不清楚，但患病率为 1%～1.5%。先天性脑积水的发病率为 0.9‰～1.8‰；获得性脑积水有明确的病因，其发病率因原发病而异。脑积水多为散发，无性别差异；先天性中脑导水管狭窄引起的脑积水有家族遗传倾向，属于 X 性染色体隐性遗传疾病。脑积水有两个多发年龄段：婴幼儿时期（先天性脑积水）和 60 岁以上的老年人（原发性正常压力脑积水）。

【病理生理】

脑脊液是充满于脑室系统、脊髓中央管和蛛网膜下腔内的一种无色透明的液体，总量在成人约为 150 mL，成人每天分泌脑脊液的量约为 500 mL（0.35 mL/min）。因此，脑脊液每天要更换 3～4 次。在人体中，脑脊液处于不断产生、循环和吸收的平衡状态，而这种状态对维持中枢神经系统的稳定性发挥着重要的作用；然而一旦此平衡被打破，且脑脊液在颅内积聚过多，即产生了脑积水。

脑脊液的产生、循环和吸收：70%～80% 的脑脊液是由脑室内的脉络丛分泌产生的，其还可以由脑实质内的毛细血管产生。脑脊液的循环通路是从侧脑室经室间孔进入第三脑室，再经中脑导水管进入第四脑室，然后经第四脑室正中孔和侧孔进入小脑延髓池，向下进入脊髓的蛛网膜下腔，向上经基底池到达大脑半球的蛛网膜下腔。脑脊液主要经上矢状窦两旁的蛛网膜颗粒吸收入血，还可以经颅神经根和脊神经根的袖套、脑实质的细胞外间隙、毛细血管、室管膜和软脑膜等组织进行吸收。

第一节　继发性脑积水

【概述】

继发性正常压力脑积水可发生于任何年龄，既往有蛛网膜下腔出血、外伤、手术或脑膜炎等病史，临床表现延迟出现，甚至数年后出现。按压力分为高压性脑积水、正常压力性脑积水和低压性/负压性脑积水。

【典型病例】

患者男性，32 岁，因"车祸导致头部外伤伴意识不清 2 h 余"入院。患者入院 2 h 前骑电瓶车被其后方电瓶车撞倒，当即意识不清，由"120"送入我院急诊，急诊急查头颈胸腹盆腔 CT 示：双侧额颞顶部、右侧枕部急性硬膜下出血；左侧额颞叶脑挫伤；脑疝；创伤性蛛网膜下腔出血；⑤右侧颞顶枕骨颅骨骨折；颅底骨折；胸骨体局部凹陷；S5 椎体骨折（图 9-1-1）。我科会诊后遂紧急开通绿色通道，决定行急诊手术治疗。查体：神志深昏迷，GCS 1-1-1，左侧瞳孔直径约 2.0 mm，右侧瞳孔直径约 4.0 mm，对光反射消失。头面部多处挫伤，右外耳道有血液流出。先行左侧额颞开颅血肿清除术，术后复查右侧血肿扩大，再行右侧颞枕开颅血肿清除术。术后患者意识逐渐恢复到浅昏迷，术后 1 个月余复查头颅 CT 提示脑积水（图 9-1-2）。随即予行脑室腹腔分流术，术后头颅 CT 如图 9-1-3 所示，脑室变小后行颅骨修补术。

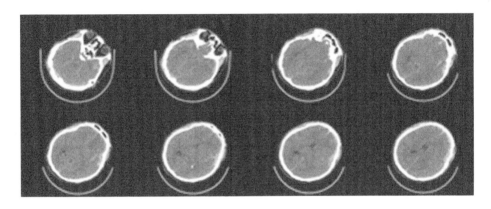

图 9-1-1　头颈胸腹盆腔 CT

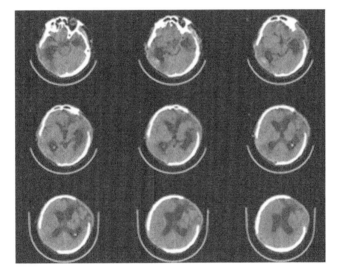

图 9-1-2　右侧颞枕开颅血肿清除术后 1 个月头颅 CT

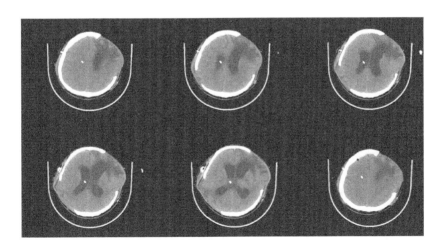

图 9-1-3　脑室腹腔分流术后头颅 CT

【诊断思路】

（一）病例特点及疾病临床表现

1. 病例特点

患者青年男性，起病急，病程长。有外伤史后头颅 CT 显示脑积水。

2. 疾病临床表现

影响脑积水临床表现的因素有发病年龄、颅内压、脑积水部位、起病缓急和病程长短等。患者为外伤性脑积水，除了外伤后出现的临床症状，辅助检查就能显示脑积水的体征。

（二）辅助检查

根据典型的临床表现，不难诊断本病。下述辅助检查有助于进一步了解脑积水的原因、种类、梗阻部位和严重程度等。

1. 头颅 CT

头颅 CT 是诊断脑积水主要的和可靠的方法，有助于明确病因、分类和区别其他原因引起的脑室扩大，而且可以观察分流术后脑室变化情况，以评估分流术的效果。头颅 CT 显示扩大的脑室周围白质内的间质性水肿，CT 为低密度。

2. 头颅 MRI

头颅 MRI 均表现为梗阻部位以上的脑室扩大，以侧脑室颞角和额角变钝、变圆最为典型，第三脑室扩大首先是视隐窝和漏斗隐窝，以后是前后壁。侧脑室枕角扩大较晚，但诊断意义最大。头颅 MRI 显示扩大的脑室周围白质内的间质性水肿，T2WI MRI 为高信号。另外，MRI 检查有助于诊断脑导水管狭窄和判断脑脊液循环通路受阻的部位。

（三）诊断依据、诊断步骤与定位定性诊断

1. 诊断依据

（1）患者的病史和临床表现。

（2）结合影像学检查中，CT 和 MRI 均表现为梗阻部位以上的脑室扩大，以侧脑室颞角和额角变钝、变圆最为典型，第三脑室扩大，CT 显示扩大的脑室周围白质内的间质性水肿，CT 为低密度。

2. 诊断步骤

（1）病史及临床表现。

（2）影像学检查。

（3）临床诊断。

3. 定位定性诊断

（1）定位：脑室。

（2）定性：脑积水。

（3）诊断：术前，脑积水；术后，脑积水。

（四）鉴别诊断

根据患者外伤史及辅助检查提示，本病诊断明确，无须鉴别。

【治疗】

1. 药物治疗

药物治疗主要是减少脑脊液分泌和增加机体水分排出。一般常用利尿剂和脱水剂，如呋塞米、乙酰唑胺（醋氮酰胺）、氨苯蝶啶和甘露醇等，乙酰唑胺同时具有抑制脑脊液分泌的作用，药物治疗是一种延缓手术的临时治疗方法，慢性脑积水长期使用药物治疗无效果，且容易引起水、电解质和酸碱平衡紊乱。另外，药物治疗曾被应用于脑出血后脑积水的早产儿，在药物治疗的同时，等待机体形成正常的脑脊液吸收机制，但随机对照研究发现，药物治疗并不能减少分流术，因此不推荐使用。

2. 手术治疗

手术治疗是脑积水首选的治疗方法，手术应以恢复最佳的神经功能为目标，不强调恢复正常的脑室大小。早期手术效果较好，晚期因大脑皮质萎缩或出现严重的神经功能障碍，手术效果较差。手术方法包括：① 解除梗阻；② 减少脑脊液形成；③ 第三脑室造瘘术；④ 脑脊液分流术。

（1）解除梗阻。对梗阻性脑积水，解除梗阻病因是最理想的方法。如中脑导水管成形术或扩张术、第四脑室正中孔切开或成形术、枕大孔先天畸形者做后颅窝及上颈椎椎板减压术，切除引起脑脊液循环通路受阻的肿瘤、囊肿等。

（2）减少脑脊液形成。切除过多分泌脑脊液的脑室内脉络丛乳头状瘤。侧脑室脉络丛切除术或电灼术，曾被应用于治疗交通性脑积水，因疗效差，现已很少采用。

（3）第三脑室造瘘术。1923 年，米特报道了首例在尿道镜下实施的第三脑室造瘘术，由于早期内镜工艺简陋，手术疗效差、并发症和死亡率高，因此该手术未获得推广。近年来，随着神经内镜制造工艺不断改进，第三脑室造瘘术的手术方法日益成熟，其适应证不断拓宽。与脑脊液分流术相比，第三脑室造瘘术可恢复接近脑脊液生理状态的循环，无须植入分流装置，可避免脑脊液分流术的主要并发症。

（4）脑脊液分流术。脑脊液分流术是将脑室或腰大池的脑脊液分流至其他部位。

（5）① 分流方式：脑室-腹腔分流术是目前最常用的分流方式，可将侧脑室的脑脊液分流至腹腔。② 脑室-心房分流术将侧脑室的脑脊液经颈静脉、上腔静脉分流至右心房，适用于脑脊液分流至腹腔的禁忌证患者。③ 托氏（Torkildsen）分流术将侧脑室的脑脊液分流至枕大池，只适用于获得性梗阻性脑积水，现在已很少采用。④ 腰大池-腹腔分流术将腰大池的脑脊液分流至腹腔，只适用于交通性脑积水，在小脑室的情况下有用，要求 2 岁以上，并且需要用到经皮穿刺的 Tuohy 针。⑤ 其他分流术包括将侧脑室的脑脊液分流至胸腔、胆囊、输尿管、膀胱等，因疗效差、并发症多，已被淘汰。

【预后】

分流术的出现和分流装置的改进大大改善了脑积水的预后，有助于患者神经功能障碍的恢复，成功的分流术只是解决了脑脊液循环的问题，而脑积水引起的日质损伤能否得到修复，则关系到患者的症状能否持续改善，因此分流术的手术时机很重要。虽然不能排除诊断和疗效判断的标准差异会影响疗效，但是不可否认的是，早期发现和正确处理，在脑组织不可逆损伤发生前恢复脑的膨胀性和黏弹性能力是成功治疗的关键。

【病因及发病机制】

（一）病因

继发性脑积水的病因有：① 自发性蛛网膜下腔出血或脑室出血；② 颅脑外伤后；③ 脑膜炎；④ 开颅（特别是后颅）术；⑤ 大脑半球切除术；⑥ 全脑放疗。

（二）发病机制

继发性脑积水的发病机制一直有争论，综合文献有下列两种理论。

（1）经脑皮质压（transmantle pressure，TP）。TP 是脑室压力减去大脑蛛网膜下腔压力，反映经脑实质传递到皮质的压力。由于上述各病因引起脑室与大脑蛛网膜下腔之间的通道阻塞而致蛛网膜下腔积液，产生了压力梯度。虽然 TP 在临床或实验室中无法测得，但它能解释脑室扩大（脑室内压大于大脑蛛网膜下腔压）和低颅内压（大脑蛛网膜下腔脑脊液漏）的现象。一旦脑室与大脑蛛网膜交通（如第三脑室造瘘），使 TP 接近零脑室内压力和大脑蛛网膜下腔压力接近，则脑室不会再扩大，维持原来大小。

（2）脑组织膨胀（brain tugor，BT）。BT 使脑组织有抗变形力和黏弹性组织的特性，即高弹性和高顺应性。表现在脑组织内流动的静脉血和细胞外间隙液的变化。当 BT 为 0 时，由于静脉血容量和细胞间隙液容量的减少，脑组织对使其变形的压力无抵抗，如海绵体被挤压，此时脑容积变化不会引起颅内压变化。当 BT 为 1 时，由于静脉和细胞的间隙液不能排出，脑组织受挤压达极限，其脑容积变化会引起颅内压升高，BT 从 0 到 1 是一个动态过程，当脑室扩大的皮质衍射压与脑组织的 BT 压取得平衡时，脑室不再扩大。由于静脉血和细胞间隙液的变化，以及低颅内压引起的脑室内压下降，脑细胞结构在早期的变化是可逆性或局部性，但后期因缺血缺氧，可发生退行性变和胶质增生等不可逆性变化及全脑功能障碍，如侧脑室前角和第三脑室扩大压迫锥体束、下视丘等结构，引起视力下降、淡漠等症状。由于颅脑和椎管压力梯度、颅内神经组织可向椎管移位，神经血管等组织受到牵拉而发生相应的症状和体征，甚至脑疝。上述理论是推理，尚缺乏直接证据支持。

【病理】

脑脊液是充满于脑室系统、脊髓中央管和蛛网膜下腔内的一种无色透明的液体，总量在成人约 150 mL，成人每天分泌脑脊液的量约为 500 mL（0.35 mL/min）。因此，脑脊液每天要更换 3~4 次。在人体中脑脊液是处于不断的产生、循环和吸收的一种平衡状态，而这种状态对维持中枢神经系统的稳定性发挥着重要的作用；然而一旦此平衡被打破，且脑脊液在颅内积聚过多的话，即产生了脑积水。

【健康管理】

（1）术后病情平稳需要取头高卧位，以利于脑积水的引流，尽可能早期下床活动或尽早在床上进行活动。

（2）配合护士翻身、拍背、温水擦浴等，以保持全身皮肤的清洁干燥。

（3）行脑室-腹腔分流术后，少数人会出现轻微的腹痛，这是由于脑脊液刺激腹腔引起，一般不需要特殊处理。如出现剧烈腹痛，应告诉医务人员及时给予处理。

（4）饮食以清淡为宜，限制钠盐及过多的水分摄入，合理补充营养。

（5）当再次出现头痛、呕吐、肢体活动障碍等，请及时告知医护人员，以查明原因。

（6）术后 1、3、6 个月需要至门诊复查，通过 CT 和症状的观察来判断脑脊液引流是否过度或者不足。

（7）3 个月内有可能出现发热，其可能是引流管感染，请及时就医

（张学文　黄煜伦）

第二节　正常压力脑积水

【概述】

正常压力脑积水（normal pressure hydrocephalus，NPH）是指一种脑室扩大而腰穿脑脊液压力正常的脑积水。这个概念最早由哈基姆（Hakim）和亚当（Adams）在 1965 年提出，但是"正常压力"容易引起误解，其实际上是指基础颅内压正常，持续颅内压监测显示，正常压力脑积水也存在间歇性颅内压增高，尤其是在快速眼球运动睡眠期间。

正常压力脑积水分为原发性正常压力脑积水和继发性正常压力脑积水，以前者多见，好发于 60 岁以上的老年人，男性多见，病因不明。继发性正常压力脑积水可发生于任何年龄，既往有蛛网膜下腔出血、外伤、手术或脑膜炎等病史，临床表现延迟出现，甚至数年后出现。

【典型病例】

患者女性，54 岁，因"近 2 年出现记忆力下降，近半年出现走路不稳"入院。患者入院后完

善相关检查，腰穿测得脑脊液压力为 175 mmH$_2$O，排除手术治疗禁忌，于 2022 年 5 月 23 日在全麻下行脑室-腹腔分流术，手术顺利，术后患者恢复可，行走不稳较前明显改善，伤口愈合良好。

【诊断思路】

（一）病例特点及疾病临床表现

1. 病例特点

患者中年女性，起病缓慢，病程长。以近 2 年出现记忆力下降，近半年出现走路不稳，反应迟钝，有 2 次尿失禁为主要症状；侧脑室颞角和额角变钝、变圆最为典型，第三脑室扩大。CT 或 MRI 显示扩大的脑室周围白质内的间质性水肿，CT 为低密度，T2WI MRI 为高信号。

2. 疾病临床表现

正常压力脑积水主要表现为下述三联征（图 9-2-1）。

（1）步态障碍。步态障碍是最常见的首发症状。起初表现为头昏、在坡道或楼梯上行走困难、起身或坐下困难；随着疾病进展，出现失平衡，闭目难立，即使睁眼站立，也需要双脚分开；步态障碍明显，表现为宽基距（行走时双脚分开）、足外旋、步幅小、步行速度慢、起步困难、转身困难；严重者不能站立、不能行走。

（2）痴呆。认识障碍以额叶功能障碍为主，属于皮质下痴呆。起初表现为执行功能障碍，完成日常活动困难；随着疾病进展，出现精神运动迟缓、注意力下降、精细运动能力差、短期记忆障碍，严重者出现淡漠、思维迟钝、说话减少、说话迟缓、肢体运动功能减退、记忆力和书写功能明显障碍。

（3）尿失禁。由于失去中枢抑制，膀胱功能紊乱，逼尿肌过度活跃，起初表现为尿频，随着疾病进展，出现尿急、尿失禁，但大便失禁很少出现。另外，高龄、步态障碍、认知障碍等也是导致尿失禁的非特异性因素。

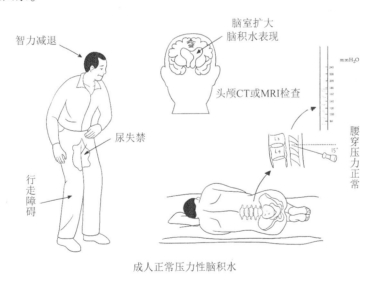

图 9-2-1　正常压力脑积水三联征

（二）辅助检查

根据典型的临床表现，不难诊断本病。下述辅助检查有助于进一步了解脑积水的原因、种类、梗阻部位和严重程度等。

1. 脑积水表现

（1）CT 和 MRI 检查。CT 和 MRI 检查是诊断脑积水主要的和可靠的方法，有助于明确病因、分类和区别其他原因引起的脑室扩大，而且可以观察分流术后脑室变化情况，以评估分流术的效果。无论何种类型的脑积水，CT 或 MRI 均表现为梗阻部位以上的脑室扩大，以侧脑室颞角和额角变钝、变圆最为典型，第三脑室扩大首先是视隐窝和漏斗隐窝，以后是前后壁。侧脑室枕角扩大较晚，但诊断意义最大。CT 或 MRI 检查显示扩大的脑室周围白质内的间质性水肿，CT 为低密度，T2WI MRI 为高信号。另外，MRI 检查有助于诊断中脑导水管狭窄和判断脑脊液循环通路受阻的部位。

（2）脑室扩大程度的评估方法（图 9-2-2）。

① Evans 指数 = 双侧侧脑室额角之间的最大宽度/同一层面颅腔的最大宽度。正常压力脑积水 Evans 指数>0.3。

② 脑室径/双顶间径（V/BP）= 侧脑室中间部分脑室径（V）/双顶间径（BP），正常值<0.25；0.25~0.4 为轻度脑积水；0.41~0.6 为中度脑积水；0.61~0.9 为重度脑积水；>0.9 为极重度脑积水。

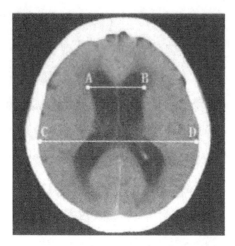 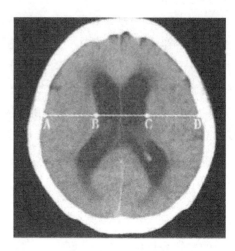

Evans 指数 = 0.36，Evans 指数 = 双侧侧脑室额角之间的最大宽度（AB）/同一层面颅腔的最大宽度（CD）。　　V/BP = 0.32，V/BP = 侧脑室中间部分的脑室径（BC）/双顶间径（AD）。

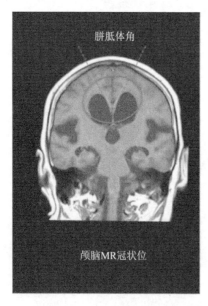 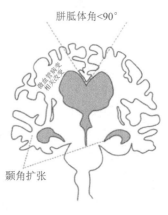

第四脑室下部梗阻可使第四脑室后上壁向天幕上呈现局限性隆起。

图 9-2-2　在 CT 水平位评估侧脑室扩大程度

（三）诊断依据、诊断步骤与定位定性诊断

1. 诊断依据

（1）患者的发病年龄和临床表现，入院后给予腰穿测得脑脊液压力在正常压力范围内。

（2）结合影像学检查，CT 或 MRI 检查均表现为梗阻部位以上的脑室扩大，以侧脑室颞角和额角变钝、变圆最为典型，第三脑室扩大。CT 或 MRI 检查显示扩大的脑室周围白质内的间质性水肿，CT 为低密度，T2WI MRI 为高信号。

2. 诊断步骤

（1）病史及临床表现。

（2）影像学检查。

（3）临床诊断。

3. 定位定性诊断

（1）定位：脑室。

（2）定性：脑室扩张。

（3）诊断：术前，脑积水；术后，脑积水。

（四）鉴别诊断

1. 脑萎缩

一般在 50 岁以后发病，可有记忆力减退和行走迟缓，但进展缓慢，达数年之久。影像学上，脑萎缩的脑室和蛛网膜下腔均扩大，脑室轻度扩大、不累及第四脑室、无脑室周围渗出，脑沟、侧裂池、基底池等明显扩大。脑脊液释放试验呈阴性。

2. 其他引起痴呆的疾病

正常压力脑积水引起的痴呆被认为是可治疗的痴呆，因此需要与 AD、血管性痴呆等疾病相鉴别。正常压力脑积水：早期即可出现步态障碍，病程仅短短数月；AD：起病隐匿，缓慢进展性发展，多在数年后症状才充分发展严重者可出现步态障碍和尿失禁；血管性痴呆：有高血压或脑动脉硬化，并有脑卒中或供血不足病史，病程表现为伴随脑梗死的发作呈阶梯式进展，查体发现相应的神经系统局灶性体征，影像学上有脑梗死的证据。出现下列情况之一可排除原发性正常压力脑积水：年龄<40 岁、出现不对称的或短暂的症状、皮质功能障碍（失语、失用或瘫痪等）、进行性痴呆但无步态障碍、症状无进展。由于这些疾病可有重叠，对不典型的患者，可考虑采用脑脊液动力学测试等辅助检查来鉴别。

3. 其他引起步态障碍的疾病

其他引起步态障碍的疾病：如周围神经病变、椎管狭窄、内耳功能障碍、慢性酒精中毒、维生素 B_{12} 缺乏、帕金森病或帕金森综合征等。

4. 其他引起尿频、尿急、尿失禁的疾病

其他引起尿频、尿急、尿失禁的疾病：如尿路感染、良性前列腺增生、前列腺或膀胱肿瘤等。

【治疗】

1. 药物治疗

药物治疗主要是减少脑脊液分泌和增加机体水分排出。一般常用利尿剂和脱水剂，如呋塞米、乙酰唑胺（醋氮酰胺）、氨苯蝶啶和甘露醇等，乙酰唑胺同时具有抑制脑脊液分泌的作用，药物治疗是一种延缓手术的临时治疗方法，慢性脑积水长期使用药物治疗无效果，且容易引起水、电解质和酸碱平衡紊乱。另外，药物治疗曾被应用于脑出血后脑积水的早产儿，在药物治疗的同时，等待机体形成正常的脑脊液吸收机制，但随机对照研究发现，药物治疗并不能减少分流术，因此不推荐使用。

2. 手术治疗

手术治疗是脑积水首选的治疗方法，手术应以恢复最佳的神经功能为目标，不强调恢复正常的脑室大小。早期手术效果较好，晚期因大脑皮质萎缩或出现严重的神经功能障碍，手术效果较差。手术方法包括：① 解除梗阻；② 减少脑脊液形成；③ 第三脑室造瘘术；④ 脑脊液分流术。

（1）解除梗阻。对梗阻性脑积水，解除梗阻病因是最理想的方法。如中脑导水管成形术或扩张术、第四脑室正中孔切开或成形术、枕大孔先天畸形者行后颅窝及上颈椎椎板减压术，切除引起脑脊液循环通路受阻的肿瘤、囊肿等。

（2）减少脑脊液形成。切除过多分泌脑脊液的脑室内脉络丛乳头状瘤。侧脑室脉络丛切除术或电灼术，曾被应用于治疗交通性脑积水，因疗效差，现已很少采用。

（3）第三脑室造瘘术。1923年，米特（Miter）报道了首例在尿道镜下实施的第三脑室造瘘术，由于早期内镜工艺简陋，手术疗效差、并发症和死亡率高，因此该手术未获得推广。近年来，随着神经内镜制造工艺不断改进，第三脑室造瘘术的手术方法日益成熟，其适应证不断拓宽。与脑脊液分流术相比，第三脑室造瘘术可恢复接近脑脊液生理状态的循环，无须植入分流装置，可避免脑脊液分流术的主要并发症。

（4）脑脊液分流术。脑脊液分流术是将脑室或腰大池的脑脊液分流至其他部位。分流方式见本章第一节。

【预后】

分流术的出现和分流装置的改进大大改善了脑积水的预后，有助于患者神经功能障碍的恢复，成功的分流术只是解决了脑脊液循环的问题，而脑积水引起的白质损伤能否得到修复，则关系到患者的症状能否持续改善，因此分流术的手术时机很重要。虽然不能排除诊断和疗效判断的标准差异会影响疗效，但是不可否认的是早期发现和正确处理，在脑组织不可逆损伤发生前恢复脑的膨胀性和黏弹性能力是成功治疗的关键。

【病因及发病机制】

正常压力脑积水的发病机制尚未完全阐明，目前的理论包括以下两种。

（1）扩大的脑室周围白质受到破坏、脑血流量减少、脑血管退变，引起脑室周围组织缺血性的改变，使得脑实质失去了弹性，导致脑室内和脑室周围组织存在压力梯度。因此，虽然脑室内压力正常但脑室仍然维持扩大的状态。

（2）正常压力脑积水被认为是由脑脊液产生和吸收失衡造成的。原发性正常压力脑积水好发于老年人，随着年龄的增长，脑脊液流出阻力增加，脑脊液产生减少，导致脑脊液不能有效地循环更换，一些潜在的细胞毒性代谢产物在中枢神经系统堆积，如β淀粉样蛋白、tau蛋白等，这些物质具有神经细胞毒性，同时还会损害小血管，使这些毒性代谢产物能够渗入组织间隙。相同的病理生理改变也可见于AD，所以AD患者常合并存在正常压力脑积水。

【病理】

脑脊液循环受阻、脑室扩大，可引起一系列的病理生理变化。

1. 室管膜、室管膜下区和脉络丛

脑室扩大使室管膜细胞变平、纤毛丧失，长期脑积水可使室管膜的连续性中断，甚至结构被完全破坏，巨噬细胞出现在室管膜表面，帮助清除细胞碎片；室管膜下区细胞增生明显，引起脑室周围反应性胶质增生；脉络丛上皮萎缩，分泌脑脊液的功能减退。

2. 白质

脑脊液透过室管膜渗入脑室周围的白质内，引起脑室周围白质水肿，水肿的脑白质细胞外间隙扩大，成为循环受阻后脑脊液吸收的代偿通路；胼胝体和锥体束等因长期受压而萎缩。轴索损伤是脑积水重要的病理改变，伴有髓鞘脱失、星形细胞和小胶质细胞反应性增生和肥大。

3. 皮质和其他灰质结构

脑回变平、脑沟变浅、严重的脑积水可导致脑皮质变薄和基底节萎缩；第三脑室的扩张又压迫下丘脑核团，引起神经内分泌功能障碍。脑积水是以白质损伤为主的疾病，皮质损伤相对较轻微，但当脑积水进展到非常严重的程度，皮质可出现进行性的细胞结构破坏，以神经元的凋亡为主要病理改变。

【健康管理】

（1）术后病情平稳需要取头高卧位，以利于脑积水的引流，尽可能早期下床活动或尽早在床上进行活动。

（2）配合护士翻身、拍背、温水擦浴等，以保持全身皮肤的清洁干燥。

（3）行脑室-腹腔分流术后，少数人会出现轻微的腹痛，这是由于脑脊液刺激腹腔引起，一般不需要特殊处理。如出现剧烈腹痛，应告诉医务人员及时给予处理。

（4）饮食以清淡为宜，限制钠盐及过多的水分摄入，合理补充营养。

（5）当再次出现头痛、呕吐、肢体活动障碍等，请及时告知医护人员，以查明原因。

（6）出院后有可能口服乙酰唑胺，以抑制脑脊液的分泌。

（7）脑积水行分流术后需要专科医生的长期监护，请门诊随访，定期检查，必要时调节阀门压力。

（张学文　黄煜伦）

第三节　负压和低压性脑积水

【概述】

负压和低压性脑积水有头痛等临床表现，影像显示脑室扩大。脑室内压力≤6.0 kPa（60 mmH$_2$O）时，称低压性脑积水；脑室内压力<0 kPa时，称负压性脑积水，为脑积水分流术后少见并发症。

【典型病例】

患者男性，55岁，因"第四脑室肿瘤术后伴行走不稳18个月"入院。患者第四脑室肿瘤术后行走不稳较术前改善，未进行放化疗，予以康复锻炼。术后10个月，行走不稳症状加重，给予脑室-腹腔分流术（V-P分流），术后当日查头颅CT，脑积水开始缓解。但V-P分流术后行走不稳症状进行性加重，间断出现大小便失禁，阀门挡位逐渐从10调到0，头颅CT显示脑积水加重。入院体格检查：神志清楚，无法站立及行走，大小便间断失禁，饮水呛咳，反应迟钝，V-P阀门囊内穿刺测压0 mmH$_2$O。第一次治疗方案（2021年6月21日—2021年7月5日）：① 按压阀门（由900次/d增加到1 200次/d）；② 上颈围；③ 增加补液；④ 头低脚高。患者症状改善不明显，腹部CT提示腹盆腔积液明显，考虑脑室-腹腔分流管腹腔端是否堵管。行腹腔镜下探查术，术中可见按压阀门腹腔端引流管引流通畅，腹腔端引流管过长，予以剪除6 cm。第二次治疗方案（2021年7月6日—2021年7月14日）：① 储液囊穿刺脑脊液持续引流（2021年7月7日—2021年7月13日，160~200 mL）；② 上颈围；③ 增加补液；④ 头低脚高。脑室大小变化不明显，皮层结构较前清晰，症状较前稍改善。脑室大小变化不明显，皮层结构较前清晰，症状较前稍改善。第三次治疗方案（2021年7月15日—2021年7月26日）：① 腰大池引流术（2021年7月15日—2021年7月23日，160~210 mL）；② 上颈围；③ 增加补液；④ 头低脚高。脑室大小变化不明显，症状改善不明显，甚至较前（储液囊穿刺引流后）加重。第四次治疗方案（2021年7月27日）：第三脑室底造瘘术+脑室外引流术，留置脑室外引流管1根。术后复查头颅CT示脑室较前减小，患者术后第1 d出现精神兴奋，术后1周第四脑室少许出血，保守治疗后吸收。第五次治疗方案（2021年7月27日—2021年8月25日）：① 脑室外持续引流（2021年7月27日—2021年8月25日，150~300 mL），从外耳道平面逐步抬高引流瓶；② 上颈围；③ 增加补液；④ 头低脚高。脑室较前变小，症状改善较明显，可搀扶下行走。拔除脑室外引流管后动态观察脑室大小变化。第六次治疗方案

(2021 年 8 月 26 日—2021 年 9 月 30 日)：① 间断按压阀门；② 上颈围；③ 增加补液；④ 头低脚
高；⑤ 康复科协助下行吞咽、肢体、平衡功能等康复训练。出院情况：可自主缓慢行走，无饮水呛
咳，大小便正常，储液囊测压压力在 100 mmH$_2$O 左右。

图 9-3-1 为患者病程中头颅 MRI 表现。经过一系列治疗后，脑室较前变小，症状改善较明显，
可搀扶下行走（图 9-3-2-A）。出院时，复查头颅 CT 示脑室与拔除脑室外引流管时大小相仿，未见
明显增大（图 9-3-2-B）。

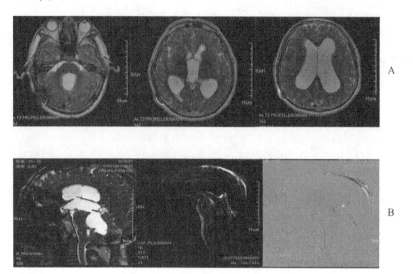

A：脑积水 V-P 分流术后调压无效，持续进展；B：脑脊液水成像提示交通性脑积水。

图 9-3-1　病程中头颅 MRI 表现

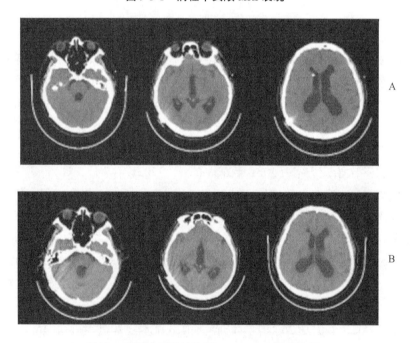

A：经过一系列治疗后的头颅 CT；B：出院时头颅 CT。

图 9-3-2　治疗后头颅 CT 影像结果

【诊断思路】

（一）病例特点及疾病临床表现

1. 病例特点

患者中年男性，起病慢，总病程长。以第四脑室肿瘤术后行走不稳为主要症状，CT 和 MRI 检
查均表现为脑室扩大（第三脑室扩大）。CT 和 MRI 检查显示扩大的脑室周围白质内间质性水肿，

CT 为低密度，MRI 的 T2WI 为高信号。

2. 疾病临床表现

本病发生发展隐匿，常见临床表现如下。

（1）头痛。可轻可重，但与体位无关。头痛严重者可伴有呕吐。

（2）运动和感觉功能障碍。表现为肢体乏力、麻木或瘫痪、吞咽困难、复视或瞳孔不等大等。

（3）语言障碍。语言缓慢，交流困难，甚至失语。

（4）意识障碍。表现为淡漠、迟钝、无欲，甚至嗜睡、昏迷等。

（二）辅助检查

1. 头颅 CT

头颅 CT 表现为脑室扩大（第三脑室扩大）。CT 检查显示扩大的脑室周围白质内间质性水肿。

2. 头颅 MR

头颅 MRI 表现为脑室扩大（第三脑室扩大）。MRI 检查显示扩大的脑室周围白质内间质性水肿，T2WI 为高信号。

3. 脑脊液压力检查

通过腰穿、V-P 阀门穿刺测压小于 60 mmH_2O。

（三）诊断依据、诊断步骤与定位定性诊断

1. 诊断依据

（1）脑积水患者经多次分流手术，症状不见好转或好转后又恶化或术后伴硬膜下积液或积血，发病年龄，临床表现。

（2）结合影像学检查脑室扩大：在 CT 或 MRI 上选显示脑室最大径的层面上，测量侧脑室中间部分的脑室径（ventricle，V）与双顶间径（biparetalratio，BP）的比值（V/BP），正常值<25%，轻型脑积水为 26%~40%，中型脑积水为 41%~60%，重型脑积水为 61%~90%，特重型脑积水为 >90%。

（3）脑室测压为 6.0 kPa（60 mmH_2O）。

2. 诊断步骤

（1）病史及临床表现。

（2）影像学检查。

（3）临床诊断。

3. 定位定性诊断

（1）定位：脑室。

（2）定性：低压性。

（3）诊断：术前，低压性脑积水；术后，低压性脑积水。

（四）鉴别诊断

根据脑积水患者经多次分流手术，症状不见好转或好转后又恶化或术后伴硬膜下积液或积血，且脑室测压为 6.0 kPa（60 mmH_2O），诊断本病并不困难。

【治疗】

治疗原则包括恢复脑组织膨胀性和黏弹性能力，纠正经皮质压，增加蛛网膜下腔阻力，封闭脑脊液漏口，以及建立脑室-蛛网膜下腔通道。

1. 脑室外引流

引流管高度位于患者外耳道上 15~20 cm，见脑脊液流出，患者症状改善后，维持 2~3 d，每次抬高 2~4 cm。如患者症状改善或无恶化，维持 2~3 d，再抬高；如有恶化，则降低。如此操作，一般需要 22 d 才能使脑组织膨胀，脑室内压力达到重置分流管所需压力梯度，一般可选用低压或中压分流管或行第三脑室造瘘术。如此长期外引流脑脊液能纠正本病，可能与创造低于脑脊液漏口的压力，以促进瘘口自愈有关。因此，本治疗第 1 步应缩小脑室（经 CT 证实），第 2 步应稳定好转症状和缩小脑室，最后达到再分流置管或行第三脑室造瘘术。

2. 使用颈围

先用弹性颈围围于患者，通过增加颈部静脉压，使颅内静脉回流压增高，从而减少脑脊液吸收。另外，由于蛛网膜下腔内压增大，促使脑膨胀。脑膨胀加上脑室外流可进一步促使脑脊液排出，从而改善患者的临床症状。此法对年轻患者比年老患者效果好，可能与老年人脑萎缩有关。另外，脑外伤和脑放疗者脑固有代偿能力差，也影响疗效。

3. 建立脑室-蛛网膜下腔通道

由于脑室与大脑的蛛网膜下腔通道的阻塞常难以打通，内镜下第三脑室底造瘘术（ETV）可打通第三脑底部，脑室内脑脊液经此进入脚间池，促使脑室内压与大脑蛛网膜下腔压力取得新的平衡。

4. 寻找和封闭脑脊液漏口

当瘘口小，经上述处理，多数可自愈，患者症状缓解；如瘘口大或间隙性开放，患者症状时好时坏，此时，寻找和封闭漏口很重要。有开颅术者，瘘口常在切口附近。头颅 MRI 检查或 CT 扫描有助于发现瘘口。

5. 寻找和开放脑室与蛛网膜下腔通道阻塞

理论上可通过 CT 脑室造影或 MRI 脑脊液电影动态检查发现阻塞部位，然后用内镜设法打通，可是临床实践常难以做到。

【预后】

虽然本病早在 1965 年已由哈基姆（Hakim）报道，但是长期以来的文献报道分多个案例和队列报告，有的疗效较好，如 Pang 等（1994）报道的 12 例患者经治疗均恢复；有的差，如 Hamilton 等（2012）报道的 20 例患者中，2 例（10%）死亡；Lesniak 等报道的（2002）10 例患者中，8 例恢复良好，2 例恢复差。虽然不能排除诊断和疗效判断的标准差异会影响疗效，但是不可否认的是，早期发现和正确处理，在脑组织不可逆损伤发生前恢复脑组织膨胀性和黏弹性能力是治疗成功的关键。

【病因及发病机制】

（一）病因

本病的病因有自发性蛛网膜下腔出血或脑室出血，颅脑外伤，脑膜炎，开颅（特别是后颅）术，大脑半球切除术，全脑放疗。

（二）发病机制

本病发病机制一直有争论，综合文献有下列两种理论。

（1）经脑皮质压（transmantle pressure，TP）。TP 是脑室压力减去大脑蛛网膜下腔压力，反映经脑实质传递到皮质的压力。由于上述各病因引起脑室与大脑蛛网膜下腔之间的通道阻塞而致蛛网膜下腔积液，产生了压力梯度。虽然 TP 在临床或实验室中无法测得，但它能解释脑室扩大（脑室内压大于大脑蛛网膜下腔压）和低颅内压（大脑蛛网膜下腔脑脊液漏）的现象。一旦脑室与大脑蛛网膜交通（如第三脑室造瘘），使 TP 接近零脑室内压力和大脑蛛网膜下腔压力接近，则脑室不会再扩大，维持原来大小。

（2）脑组织膨胀（brain tugor，BT）。BT 使脑组织有抗变形力和黏弹性组织的特性，即高弹性和高顺应性，表现在脑组织内流动的静脉血和细胞外间隙液的变化。当 BT 为 0 时，由于静脉血容量和细胞间隙液容量的减少，脑组织对使其变形的压力无抵抗，如海绵体被挤压，此时脑容积变化不会引起颅内压变化。当 BT 为 1 时，由于静脉和细胞的间隙液不能排出，脑组织受挤压达极限，其脑容积变化会引起颅内压升高，BT 从 0 到 1 是一个动态过程，当脑室扩大的皮质衍射压与脑组织的 BT 压取得平衡时，脑室不再扩大。由于静脉血和细胞间隙液的变化，以及低颅内压引起的脑室内压下降，脑细胞结构在早期的变化是可逆性或局部性，但后期因缺血缺氧，可发生退行性变和胶质增生等不可逆性变化及全脑功能障碍，如侧脑室前角和第三脑室扩大压迫锥体束、下视丘等结构，引起视力下降、淡漠等症状。由于颅脑和椎管压力梯度、颅内神经组织可向椎管移位，神经血管等组织受到牵拉而发生相应的症状和体征，甚至脑疝。上述理论是推理，尚缺乏直接证据支持。

【健康管理】

（1）术后病情平稳者尽可能早期下床活动或尽早在床上进行活动。

（2）配合护士翻身、拍背、温水擦浴等，以保持全身皮肤的清洁干燥。

（3）行脑室-腹腔分流术后，少数人会出现轻微的腹痛，这是由脑脊液刺激腹腔引起的，一般不需要特殊处理。如出现剧烈腹痛，应告诉医护人员，及时给予处理。

（4）饮食以清淡为宜，限制钠盐及过多的水分摄入，合理补充营养。

（5）当再次出现头痛、呕吐、肢体活动障碍等症状，请及时告知医护人员，以查明原因。

（6）脑积水行分流术后需要专科医生的长期监护，请门诊随访，定期检查。

（7）如出现头痛、恶心、呕吐等症状，立即来院检查。

（8）饮食宜清淡，富有营养，易消化，勿暴饮暴食，禁烟酒。

（9）坚持功能锻炼，循序渐进，持之以恒。

（张学文　黄煜伦）

第十章 运动障碍性疾病

第一节 帕金森病

【概述】

帕金森病（Parkinson's disease，PD）是一种常见的神经系统退行性疾病，中老年人群患病率高，主要由于黑质多巴胺能神经元大量变性丢失和路易小体形成，导致纹状体区多巴胺递质显著降低，多巴胺与乙酰胆碱两大递质系统失平衡，造成乙酰胆碱系统功能相对亢进，以静止性震颤、肌强直、运动迟缓、姿势步态障碍的运动症状和睡眠障碍、嗅觉减退、自主神经功能障碍、认知和精神障碍等非运动症状的临床表现为显著特征。流行病学调查研究显示，我国 65 岁以上人群 PD 患病率为 1.7%，与欧美国家相似。我国是世界上人口众多的国家，未来我国 PD 患者数将从 2005 年的 199 万人上升到 2030 年的 500 万人，几乎占到全球 PD 患者数的一半。随着疾病的进展，PD 的运动和非运动症状会逐渐加重，一方面会严重降低患者的生活质量，另一方面会带来巨大的社会和医疗负担。

【典型病例】

患者女性，76 岁，因"四肢不自主抖动 1 年余，加重伴行动迟缓 3 个月"就诊。患者 1 年余前无明显诱因出现右上肢不自主抖动，静止时明显，紧张时加重，随意运动时好转。后症状逐渐进展，出现右下肢抖动，逐渐发展为四肢抖动，患者未予重视。3 个月前患者出现行动迟缓，手指精细动作变慢。起步及转身时缓慢，走路前冲，小碎步，面部表情减少。自觉嗅觉减退，味觉正常。病程中饮食尚可，夜眠不佳，小便正常，长期便秘。入院查体：神志清，言语利，回答切题，"面具脸"，双侧瞳孔等大等圆，眼球各向活动正常，伸舌无震颤，颈软，四肢肌力 5 级，四肢静止性震颤，右侧肢体肌张力齿轮样增高，左侧肢体肌张力正常，双侧腱反射对称引出，双侧浅感觉对称，双侧 Babinski 征阴性。双侧指鼻试验稳准，闭目难立征阳性。辅助检查：头颅 MRI 示颅内多发脑白质病变，老年脑。住院期间予左旋多巴调节肌张力障碍治疗，四肢抖动及行动迟缓明显好转后出院。

【诊断思路】

（一）病例特点及疾病临床表现

1. 病例特点

患者老年女性，慢性病程，缓慢进展。主要表现为四肢静止性震颤，由一侧肢体发展到对侧肢体。伴行动迟缓，精细动作变慢，前冲步态。面部表情减少。病程中出现嗅觉减退，睡眠障碍及便秘等非运动症状。入院查体示"面具脸"，四肢静止性震颤，右侧肢体肌张力齿轮样增高。头颅 MRI 无特征性改变。患者对左旋多巴治疗敏感。

2. 疾病临床表现

本病多于 60 岁以后发病，隐匿起病，缓慢进展。通常由一侧上肢起病，逐渐波及同侧下肢，再向对侧上肢及下肢发展。主要临床特征包括静止性震颤、运动迟缓、肌强直、姿势步态障碍的典型运动症状及睡眠障碍、嗅觉障碍、自主神经功能障碍、认知和精神障碍等非运动症状。

（1）静止性震颤。常为首发症状，始于一侧上肢远端，静止时明显，随意运动时减轻，典型表现为拇指与屈曲的示指间呈 "搓丸样"，频率为 $4\sim6$ Hz。

（2）运动迟缓。早期表现为手指精细动作变慢，逐渐发展成全面性随意运动减少、缓慢。患者可见面容呆板，双眼凝视，瞬目减少，呈现 "面具脸"；口、咽、腭肌运动障碍，语速变慢，语音低调；书写时字越写越小（写字过小征）。

（3）肌强直。指被动运动关节时阻力增加。包括 "铅管样强直"，其特点为被动运动关节时阻力大小始终一致，类似弯曲软铅管的感觉，以及 "齿轮样强直"，即在均匀的阻力中出现断续停顿，如同转动齿轮感。

（4）姿势步态障碍。指平衡功能减退、姿势反射消失引起的姿势步态不稳、易跌跤。早期表现为走路时患侧下肢拖曳，上肢摆臂幅度减小。随后出现步伐逐渐变小变慢，起步、转身或跨越时步态障碍明显。有时迈步后以极小的步伐越走越快，不能及时止步，称为前冲步态。

（5）非运动症状。自主神经功能障碍包括便秘、性功能减退、体位性低血压等；部分患者出现嗅觉减退。近半数患者伴有抑郁和（或）睡眠障碍，晚期可出现认知和精神障碍等非运动症状。

（二）辅助检查

1. 血、脑脊液常规检查

血、脑脊液常规检查均无异常。

2. 影像学检查

CT 和 MRI 检查均无特征性改变。功能性脑影像 PET 或 SPECT 检查有辅助诊断价值。以 ^{18}F-多巴作示踪剂行多巴摄取功能 PET 显像可显示多巴胺递质合成减少；以 ^{125}I-β-CIT、^{99}mTc-TRODAT-1 作示踪剂行多巴胺转运体（DAT）功能显像可显示功能显著降低，在疾病早期甚至亚临床期即能显示降低。

（三）诊断依据、诊断步骤与定位定性诊断

1. 诊断依据

（1）患者的起病形式和临床体征。

（2）既往否认药物、毒物、感染及血管性疾病史。

（3）头颅 MRI 未见特异性改变。

（4）对左旋多巴治疗有效。

2. 诊断步骤

（1）病史及临床表现。

（2）电生理检查。

（3）影像学检查。

（4）临床诊断。

3. 定位定性诊断

（1）定位：锥体外系。

（2）定性：神经系统变性病。

（3）诊断：PD。

（四）鉴别诊断

1. 多系统萎缩

多系统萎缩是成年期发病、散发性的神经系统变性疾病，临床表现为逐渐进展的小脑性共济失调、自主神经功能障碍、帕金森综合征等症状，常伴有锥体束征。多系统萎缩较 PD 进展快，症状更复杂，多个系统相继或同时受累，多数对左旋多巴治疗效果不佳。MRI 显示双侧小脑半球、小脑中脚、延髓腹侧面、桥脑等有明显萎缩，第四脑室、脑桥小脑脚池扩大。MRI T2 相在壳核背外侧缘可见一高信号的边缘、脑桥基底部可见特征性"十字征"。

2. 进行性核上性麻痹

进行性核上性麻痹特征表现有垂直性核上性眼肌麻痹，特别是下视麻痹。常伴有肌张力增高，运动迟缓。

3. 皮质基底节变性

皮质基底节变性有异己手综合征、失用、皮质感觉障碍、不对称性肌强直、肢体肌张力障碍、刺激敏感的肌阵挛等有鉴别价值的临床表现。

4. 路易体痴呆

路易体痴呆较早出现波动性的认知功能障碍，以视幻觉为突出代表的精神症状，以及帕金森综合征的表现，但与 PD 相比，静止性震颤常常不太明显。

【治疗】

治疗原则：应采取综合治疗，包括药物治疗、手术治疗、康复治疗、心理治疗等，其中药物治疗是首选且主要的治疗手段，应从小剂量开始，缓慢递增，以最小剂量达到较满意的治疗效果。药物治疗的目标是延缓疾病进展，控制症状，尽可能延长症状控制的年限，同时尽量避免药物治疗的不良反应。

1. 药物治疗

（1）早期 PD 的药物治疗。

将 Hoehn-Yahr 分级 1~2.5 级定义为早期。发病早期的治疗方案包括疾病修饰疗法和症状治疗。

① 疾病修饰治疗的目的是既能延缓疾病的进展，又能改善患者的症状。可能有疾病修饰作用的药物主要包括单胺氧化酶 B 型抑制剂（MAO-BI）和多巴胺受体激动剂（DAs）。其中 MAO-BI 中的雷沙吉兰和司来吉兰可能具有疾病修饰的作用。

② PD 的症状治疗有多种类型的药物可以选择，各有优劣势，应根据患者的年龄、症状表现、严重程度、共患病、社会活动能力及自身要求等多种因素综合考虑后进行药物选择和调整。

a. 复方左旋多巴（多巴丝肼、卡比双多巴）是治疗本病最基本、最有效的药物，对震颤、强直、运动迟缓等均有较好疗效。根据病情逐渐增加至疗效满意而不引起不良反应的剂量。

b. 多巴胺受体激动剂包括麦角类 DAs 和非麦角类 DAs，其中麦角类由于严重的不良反应，临床已不主张使用。现临床常用的是非麦角类 DAs，并作为年轻患者病程初期的首选药物，包括普拉克索、罗匹尼罗、吡贝地尔、罗替戈汀和阿扑吗啡，需从小剂量起始，逐渐递增剂量至满意疗效而不出现不良反应。

c. MAO-BI 包括第一代 MAO-BI 司来吉兰及第二代 MAO-BI 雷沙吉兰，能阻止脑内多巴胺降解，增加多巴胺浓度。与复方左旋多巴合用可增加疗效，改善症状波动。司来吉兰时勿在傍晚或晚上服用，以免引起失眠。

d. 儿茶酚-O-甲基转移酶抑制剂（COMTI）主要有恩他卡朋、托卡朋和奥匹卡朋，通过抑制左旋多巴在外周的代谢，使血浆中血药浓度保持稳定，并能增加进脑量。须指出的是，恩他卡朋须与复方左旋多巴同服，单用无效，托卡朋每日首剂与复方左旋多巴同服，此后可以单用，须严密监测肝功能。

e. 抗胆碱能药国内有苯海索，主要适用于震颤明显的年轻患者，老年患者慎用，闭角型青光眼及前列腺肥大患者禁用。

f. 金刚烷胺对少动、强直、震颤均有改善作用，对异动症有一定疗效。

（2）中晚期 PD 的药物治疗。

将 Hoehn-Yahr 分级 3~5 级定义为中晚期 PD。中晚期 PD 的临床表现极其复杂，有疾病本身的进展，也有药物的不良反应。中晚期病患者的治疗，既要力求改善运动症状，又要妥善处理伴发的运动并发症和非运动症状。

a. 运动症状的治疗。进入中晚期阶段，运动症状进一步加重，出现姿势平衡障碍、冻结步态，容易跌倒。须增加目前服用药物的剂量或添加尚未使用的不同作用机制的抗 PD 药物。

b. 运动并发症的治疗。运动并发症的治疗包括症状波动和异动症的治疗。

（a）症状波动主要有剂末恶化和"开-关"现象。剂末恶化指每次用药的有效作用时间缩短、症状随血药浓度发生规律性波动，可增加每日服药次数或增加每次服药剂量，或改用缓释片，也可联合其他辅助药物；"开-关"现象指症状在突然缓解和加重之间波动，发生机制尚不明确，可试用多巴胺受体激动剂。

（b）异动症常表现为不自主的舞蹈样、肌张力障碍样动作，可累及头面部、四肢及躯干。主要有以下三种形式：剂峰异动症可通过适当增加每日服药次数，减少每次服药剂量来改善多动现象。双相异动症（包括剂初异动症和剂末异动症）机制不详，治疗困难。可尝试增加复方左旋多巴每次用药剂量及服药次数，或联合多巴胺受体激动剂。肌张力障碍表现为小腿以下痛性肌痉挛，可在睡前服用复方左旋多巴控释片或长效多巴胺受体激动剂。

2. 非运动症状的治疗

非运动症状包括精神障碍、自主神经功能紊乱、睡眠障碍等。精神障碍的治疗应遵循逐次递减或停用除复方左旋多巴以外的抗 PD 药物，如仍不能改善症状，则需要逐渐减少复方左旋多巴的剂量。自主神经功能紊乱主要表现为便秘、泌尿障碍和体位性低血压，主要是对症治疗。睡眠障碍主要有失眠和不宁腿综合征（RLS）。失眠若与疾病本身的运动症状有关，则在睡前加用复方左旋多巴控释片。若伴有 RLS，睡前加用多巴胺受体激动剂或复方左旋多巴控释片。

3. 手术治疗

长期治疗效果明显减退，且出现异动症患者可考虑手术治疗。手术方法主要有神经核毁损术和脑深部电刺激术（DBS）。

4. 康复与运动疗法及心理治疗

康复与运动疗法对 PD 患者的运动和非运动症状的改善能起到一定的帮助，特别是存在步态障碍、姿势平衡障碍、语言或吞咽障碍等症状的患者，均可以从康复与运动疗法中获益。除采用药物治疗外，心理干预也十分重要。两者并重，可以减轻躯体症状，改善心理精神状态，达到更好的治疗效果。

【预后】

PD 是一种慢性进展性疾病，不能治愈，只能改善症状。多数患者起病早期尚可正常工作、社交，数年后逐渐丧失工作能力，到疾病晚期，由于全身僵硬、活动困难，最终卧床不起，常死于肺炎等各种并发症。

【病因及发病机制】

PD 的病因目前尚未完全明确，大多数学者认为本病与高龄、遗传因素和环境因素之间的相互作用有关。除基因突变导致少数患者发病外，基因易感性可使患病率增加，但并不一定发病，只有在环境因素和衰老的共同作用下，通过氧化应激、线粒体功能障碍、蛋白酶体功能紊乱、免疫/炎症反应、兴奋性毒性、细胞凋亡等机制导致黑质多巴胺能神经元大量变性、丢失，以致发病。

【病理】

1. 组织病理

PD 主要病理改变为含色素的神经元大量变性缺失，黑质致密部多巴胺能神经元丢失最严重。

镜下可见神经细胞减少，黑质细胞黑色素消失，黑色素颗粒游离散布于组织和巨噬细胞内，伴不同程度神经胶质增生。残留的神经元胞质中出现嗜酸性包涵体，即路易小体，由细胞质蛋白质组成的玻璃样团块，是本病重要的病理特征。

2. 生化病理

PD 患者的黑质多巴胺能神经元大量变性丢失，黑质-纹状体多巴胺能通路变性，纹状体多巴胺递质浓度显著降低，多巴胺递质降低的程度与患者的症状严重程度相一致。多巴胺和乙酰胆碱是纹状体内两种重要的神经递质，功能相互拮抗。多巴胺含量降低，导致乙酰胆碱系统功能相对亢进，从而产生震颤、肌强直、运动减少等临床症状。另外，中脑-边缘系统和中脑-皮质系统中多巴胺含量显著减少，可能与认知功能减退、情感障碍等高级神经活动异常相关。

（杨丽慧　郝永岗）

第二节　亨廷顿病

【概述】

亨廷顿病（Huntington disease，HD），又称亨廷顿舞蹈病，是以隐匿起病、缓慢进展的舞蹈样不自主运动、精神异常和认知障碍为主要临床特征的常染色体显性遗传病。白种人最多见，其患病率为（5~7）/10 万，亚洲人群患病率较低，平均约为 0.4/10 万。本病可发生于任何年龄段，最常见于 30~50 岁，平均发病年龄为 40 岁，少见于儿童、青少年和老年人群。男女发病差异无统计学意义，绝大多数有阳性家族史，患者的连续后代中有遗传早现特点。该病尚无特效治疗手段，以对症支持治疗为主，发病后生存期为 15~20 年。

【典型病例】

患者女性，41 岁，已婚，初中毕业。因"不自主运动伴认知功能下降 10 年余"入院。患者 10 余年来频繁地抿嘴唇、做吞咽动作以及右侧嘴角抽动，发作时意识清醒。夜间熟睡中偶有四肢屈曲伴抽动，大喊大叫、胡言乱语，持续 10 余秒后自行缓解。同时伴有记忆力、计算力及语言理解能力下降，逻辑思维混乱，重复语言多，并有细微颤音，日常生活能力下降。就诊时精神尚可，近 2 个月内体重减少 10 kg。既往无特殊药品服用史。入院查体：神志清，记忆力、计算力及语言理解能力下降，重复语言，有细微颤音，抿嘴、右侧嘴角抽动，左手大拇指及示指末端蚯蚓样不自主运动，双上肢肌张力低，四肢肌力 5 级，双侧霍夫曼征阳性。家族史：患者父亲、叔叔、三个哥哥、侄子及堂姐均有类似症状，爷爷、奶奶情况不详，姥爷、姥姥自然死亡，母亲健在。父亲及二哥症状较重，表现为典型的舞蹈样不自主运动，伴有精神行为异常，父亲 40 岁时发病，50 岁去世（死因不详），二哥 43 岁发病。患者大伯、大哥、三哥及堂姐症状与其类似，以口唇部不自主运动为主，伴轻度认知功能下降，大哥 49 岁发病，三哥 44 岁发病，堂姐 25 岁发病（已去世，死因不详）。患者侄子（三哥的儿子）14 岁出现智能下降，随之出现轻度不自主运动症状。患者与其丈夫（正常）育有 1 儿 1 女，目前儿子初中，女儿高中，均体健（家系谱见图 10-2-1）。辅助检查：头颅 MRI 示脑萎缩，双侧海马体积缩小，FLAIR 序列信号增高，提示海马硬化可能，左侧海马区脉络膜裂囊肿。MMSE 17 分，MoCa 14 分，CDR 1 分。基因检测：检测到 IT15 基因变异。患者 IT15 基因的一个等位基因 CAG 重复次数为 16 次，属正常范围；另一个 CAG 重复次数为 44 次，在全突变范围内。

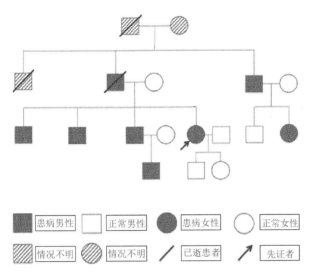

图 10-2-1　先证者家系图谱

【诊断思路】

（一）病例特点及疾病临床表现

1. 病例特点

患者中年女性，隐匿起病，缓慢进展。主要表现为不自主口唇无节律运动，后出现构音障碍，伴轻度认知功能下降，夜间出现发作性精神障碍。有家族遗传病史，家系图谱显示常染色体显性遗传病。入院查体示构音障碍，认知功能下降，抿嘴、右侧嘴角抽动，左手大拇指及示指末端蚯蚓样不自主运动。头颅 MRI 示脑萎缩，双侧海马体积缩小，考虑海马硬化可能。认知量表评分降低。基因检测示 IT15 基因上有致病性三核苷酸（—CAG—）重复扩增。

2. 疾病临床表现

本病各年龄段均可见，好发于 30~50 岁，儿童、青少年及老年患者相对少见。绝大多数有阳性家族史，且患者的连续后代有发病年龄前移倾向。以不自主运动障碍、精神症状和痴呆为三大典型特点。

（1）运动障碍。早期表现为舞蹈样不自主运动，典型表现为手指弹钢琴样动作和面部怪异表情，累及躯干表现为舞蹈样动作，可合并手足徐动及投掷征。病程晚期，以运动迟缓、肌强直等帕金森综合征表现为主。

（2）精神障碍。常表现为情绪波动、抑郁、激惹、暴躁、幻觉、妄想、强迫行为和精神病样表现，随着疾病进展症状逐渐加重。

（3）痴呆。可出现注意力减退，记忆力、计算力、逻辑思维等认知功能下降，智能减退，晚期可发展为痴呆。

（4）其他。除上述典型特征外，还可出现快速眼球扫视异常，不自主运动过多导致体重减轻、睡眠和（或）性功能障碍，可伴有构音及吞咽障碍。

（二）辅助检查

1. 基因检测

基因检测是最重要的辅助检查手段，三核苷酸（—CAG—）重复序列拷贝数大于 40 具有诊断价值。

2. 影像学检查

中晚期患者头颅 CT 或 MRI 检查显示大脑皮层和基底节萎缩，尾状核头萎缩最为显著，伴脑室扩大。

（三）诊断依据、诊断步骤与定位定性诊断

1. 诊断依据

（1）患者的起病方式、临床特征和家族史。

（2）头颅 MRI 示脑萎缩，双侧海马体积缩小。

（3）基因检测显示 IT15 基因上有致病性三核苷酸（—CAG—）重复扩增。

2. 诊断步骤

（1）病史、体征及家系图谱。

（2）影像学检查。

（3）基因检测。

（4）临床诊断。

3. 定位定性诊断

（1）定位：大脑皮层和基底节。

（2）定性：遗传性疾病。

（3）诊断：HD。

（四）鉴别诊断

HD 应与小舞蹈病、发作性舞蹈手足徐动症、老年性舞蹈病、肝豆状核变性、迟发性运动障碍及棘状红细胞增多症并发舞蹈症等相鉴别。主要依靠临床特点、疾病起病及演变过程、药物毒物接触史、影像学、基因检测等手段。

【治疗】

HD 目前尚无特效治疗手段，仅以对症支持治疗为主。

（1）改善舞蹈症状的药物有：丁苯那嗪、盐酸硫必利、氟哌啶醇、氯丙嗪及奋乃静等。

（2）目前对于认知障碍和精神症状的治疗药物很少。可试用喹硫平、奥氮平或三环类/SSRI 类抗抑郁药改善精神症状。

（3）康复治疗：主要以锻炼活动为主的康复治疗，重点训练患者的姿势和步态，可改善患者的运动症状。

【预后】

HD 尚无法治愈，生存期为 10~20 年，平均 15 年。

【病因及发病机制】

HD 是常染色体显性遗传病，在致病基因 IT15 的编码区内发生三核苷酸（—CAG—）重复序列拷贝数异常增多，表达产物为约含 3 144 个氨基酸的多肽蛋白（命名为亨廷顿），从而致病。拷贝数越多，发病年龄越早，症状越重。

【病理】

HD 的病理改变主要位于纹状体和大脑皮质，亦可累及黑质、视丘、视丘下核、齿状核。大脑皮质萎缩明显，尤其是第 3、第 5 和第 6 层神经节细胞丧失，合并胶质细胞增生。尾状核、壳核神经元大量变性、丢失。投射至外侧苍白球的纹状体传出神经元较早受累，是引起舞蹈症的基础。随着疾病进展，投射至内侧苍白球的纹状体传出神经元也被累及，从而导致肌强直及肌张力障碍。

（杨丽慧　郝永岗）

第三节 肝豆状核变性

【概述】

肝豆状核变性（hepatolenticular degeneration，HLD），又称威尔逊病（Wilson's disease，WD），是一种常染色体隐性遗传的铜代谢障碍疾病，其致病基因 ATP7B 主要在肝脏表达"P"型铜转运 ATP 酶，负责肝细胞内的铜转运。当基因突变导致该酶功能缺陷时造成铜清除障碍，过量铜蓄积在肝脏、脑、肾、角膜等组织器官，患者即出现肝脏损害、神经精神症状、肾脏损害及角膜色素环（Kayser-Fleischer ring，K-F 环）等表现。WD 可于任何年龄起病，青少年多见，5~35 岁多发，男女患病率无显著差异。

【典型病例】

患者女性，48 岁，因"言语不清伴行动迟缓 12 年，加重伴步态异常 1 年"于 2020 年 8 月就诊。患者入院前 12 年无明显诱因下出现讲话不流利，言语含糊，伴行动迟缓，步态缓慢。1 年前上述症状加重，并出现肢体不自主扭动，舞蹈样动作，行走时躯体扭转，不受控制。既往 20 年前因肝硬化合并脾大，行脾切除手术，肝病原因不明，否认家族遗传史。入院查体：神志清，言语不清，发音费力。双侧眼球各向活动正常，无眼震，角膜内一圈金褐色环。伸舌不能，双侧软腭抬举费力，四肢肌力 5 级，四肢肌张力铅管样增高。双侧病理征阴性，腹平软，腹中部可见一长约 20 cm 陈旧性手术瘢痕。辅助检查：铜蓝蛋白 0.02 g/L，血清铜 3.6 μmol/L，24 h 尿铜 213.1 μg。眼部检查：K-F 环（+）。外院头颅 MRI 示两侧豆状核对称性 T1 低信号、T2 高信号。外院行基因检测：ATP7B 基因 p. R778L 杂合突变。外院给予 D-青霉胺驱铜治疗，电话随访患者症状好转。

【诊断思路】

（一）病例特点及疾病临床表现

1. 病例特点

患者中年女性，慢性病程，缓慢进展。主要表现为言语不清伴行动迟缓，后出现舞蹈样动作，行走时躯体扭转，不受控制。20 年前因肝硬化合并脾大，行脾切除手术，肝病原因不明。入院查体：言语不清，发音费力，角膜内一圈金褐色环。伸舌不能，双侧软腭抬举费力，四肢肌力 5 级，四肢肌张力铅管样增高。腹中部可见一长约 20 cm 陈旧性手术瘢痕。

2. 疾病临床表现

WD 多于青少年期起病，少数可迟至成年期，5~35 岁常见。WD 患者临床表现多样，主要为神经系统、肝脏、肾脏及角膜等脏器受累表现。以肝脏症状起病者发病相对较早（>2 岁就可能发病），神经系统症状常较肝病晚 10 年左右出现。此外，还可出现角膜 K-F 环、溶血、肾脏损伤、关节病变等多种临床表现。

（1）神经系统症状。主要为锥体外系功能障碍，表现为舞蹈样及手足徐动样动作、动作性或姿势性震颤、肌强直、运动迟缓、构音障碍、吞咽困难、姿势步态异常及怪异表情等。起病年龄早者以帕金森综合征表现为主，年龄大者表现为震颤、舞蹈样或投掷样动作。累及皮质功能可表现为智力减退、注意力不集中、思维迟钝，还有情感、行为、性格异常。晚期可有幻觉、类偏执妄想、抑郁状态甚至自杀等器质性精神症状。累及小脑可导致共济失调，锥体系损害出现腱反射亢进、病理征和假性延髓麻痹等。

（2）肝脏损害。约 80% 患者发生肝脏损害，大多数表现为非特异性慢性肝病症状，如乏力、食欲减退、肝区疼痛、肝大或缩小、脾大和脾功能亢进、肝硬化失代偿期症状等。少数患者无任何肝症状，只是体检发现转氨酶升高、肝脾肿大或脂肪肝等。极少数患者以急性肝衰竭和急性溶血性贫血起病，多病情进展迅速，病死率高，常须肝移植治疗。

（3）眼部表现。K-F 环是本病最重要的体征，绝大多数见于双眼，是铜沉着于角膜后弹力层而形成的绿褐色或暗棕色环，早期须裂隙灯检查发现。

（4）其他。WD 还可引起肾脏、骨关节等组织损害。铜离子在近曲小管和远曲小管沉积损伤肾小管上皮细胞，主要表现为镜下血尿和肾结石。少数合并骨关节病，表现为骨质疏松症、骨软化症、自发性骨折等。

（二）辅助检查

1. 实验室检查

血清铜蓝蛋白主要由肝脏产生，是血液中铜的主要载体。血清铜蓝蛋白正常值范围为 200～400 mg/L，<100 mg/L 强烈支持 WD 的诊断。但血清铜蓝蛋白值与病情、病程及驱铜治疗效果无关。血清铜为铜蓝蛋白结合铜和非铜蓝蛋白结合铜（或称为"游离铜"）的总和，为血清总铜。正常值为 14.7～20.5 μmol/L，约 90% 患者血清铜降低。24 h 尿铜排泄量间接反映了血清游离铜水平，正常尿铜排泄量少于 50 μg/24 h，大多数患者 24 h 尿铜含量显著增加，有助于 WD 的诊断，也是排铜治疗效果的监测指标。

2. 影像学检查

MRI 对于发现脑部病变较 CT 更为敏感。常见的 MRI 表现为两侧豆状核对称性 T1 低信号、T2 高信号，MRI 增强扫描病变区无明显强化。如果胼胝体出现异常信号灶，提示患者可能存在更广泛的脑损伤、更严重的神经功能障碍。

3. 肝脏病理

WD 的病理诊断主要依据肝细胞内铜沉积，其组织学改变依据病变程度、疾病发展的不同阶段，显示为轻重不等的炎症活动以及程度不一的纤维化。一部分病例显示与脂肪性肝炎类似的病变，另一部分病例呈慢性肝炎改变。终末期可表现为大结节性或大、小结节混合性肝硬化。少数 WD 肝细胞广泛性融合性坏死，呈急性或慢加急性肝衰竭病理改变。

4. 基因检测

致病基因 ATP7B 长约 80 kb，编码区 4.3 kb，包含 21 个外显子。对于临床表现不典型而又高度疑诊患者，可先行 ATP7B 基因的热点突变检测，无阳性发现者应筛查 ATP7B 基因全长编码区及其侧翼序列。

（三）诊断依据、诊断步骤与定位定性诊断

1. 诊断依据

（1）患者的临床体征和既往肝硬化病史。

（2）实验室检查：铜蓝蛋白 0.02 g/L，血清铜 3.6 μmol/L，24 h 尿铜 213.1 μg。

（3）眼科专科检查：眼部检查可见 K-F 环（+）。

（4）外院头颅 MRI 示两侧豆状核对称性 T1 低信号、T2 高信号。

（5）外院行基因检测：ATP7B 基因 p. R778L 杂合突变。

（6）外院给予 D-青霉胺驱铜治疗，电话随访患者症状好转。

2. 诊断步骤

（1）病史及临床表现。

（2）实验室检查。

（3）影像学检查。

（4）基因筛查。

（5）临床诊断。

3. 定位定性诊断

（1）定位：锥体外系。

（2）定性：遗传性疾病。

（3）诊断：肝豆状核变性。

（四）鉴别诊断

（1）以神经精神系统为主要表现者，应与各种帕金森综合征、小舞蹈病、原发性震颤、其他原因引起的精神异常、癫痫等相鉴别。

（2）以肝病表现为主的患者，应与其他原因引起的肝炎、肝硬化和肝衰竭进行鉴别，如常见的病毒性肝炎、酒精性肝病、自身免疫性肝病、药物性肝损伤等。

（3）以溶血性贫血为主要表现者，应与其他原因导致的溶血和贫血进行鉴别，如妊娠期间发生WD 所致的急性肝炎和溶血，应与溶血、肝酶升高及血小板减少（HELLP）综合征进行鉴别。

（4）以其他组织受损为主要表现者，应与相应疾病进行鉴别，如以关节炎为主要表现者应与类风湿关节炎等相鉴别。以肾脏损害为主要表现者应与其他原因导致的肾炎或肾病进行鉴别。

【治疗】

基本原则是低铜饮食、用药物减少铜吸收和促排铜；治疗越早预后越好。

1. 低铜饮食

尽量避免摄入含铜多的食物，如坚果类、巧克力、豌豆、蚕豆、贝类及动物肝脏等。

2. 促进排铜

D-青霉胺是治疗 WD 的首选药物，不仅可以结合血液及组织中的过量游离铜从尿中排出，也能在肝脏中与铜形成无毒的复合物而消除游离铜的毒性作用。另外，二巯丙磺酸钠、二巯丁二酸等也是铜的络合剂，可促进过量游离铜的排出。

3. 阻止铜吸收

锌剂可诱导肠黏膜细胞产生对铜有强亲和力的金属硫蛋白，易于与肠黏膜细胞内的铜结合，随脱落的肠黏膜细胞排出体外。此外，吸收的锌也可诱导肝细胞产生金属硫蛋白，减轻铜的毒性。主要用于无症状者的初始治疗或有症状者的维持治疗，妊娠期患者，以及 D-青霉胺治疗不耐受者。

4. 对症治疗

肝损害患者需要给予保肝治疗。如有肌强直或震颤者可用金刚烷胺和苯海索，严重者可用复方左旋多巴；舞蹈样动作和手足徐动症可选用氯硝西泮、氟哌啶醇；精神症状明显者可抗精神病药物治疗，抑郁症患者可应用抗抑郁药物。

5. 手术治疗

手术治疗包括脾切除和肝移植。对于严重脾功能亢进患者可考虑脾切除。肝移植植入的正常肝脏可以为患者提供正常的 ATP7B 蛋白，纠正肝铜代谢缺陷，使患者肝脏功能恢复正常。WD 所致急性肝衰竭患者，以及失代偿期肝硬化经抗铜治疗效果不佳或不耐受患者，可以考虑肝移植治疗。

【预后】

本病早期诊断并早期驱铜治疗后，一般生存率与正常人群无异。如未经治疗或治疗不规范可出现严重的肝脏或神经系统损害，病死率比一般人群高 5.0%~6.1%。

【病因及发病机制】

肝豆状核变性是一种常染色体隐性遗传性疾病，致病基因 ATP7B 位于 13 号染色体长臂（13q14.3），主要在肝脏表达，其编码的"P"型铜转运 ATP 酶参与铜的跨膜转运，ATP7B 蛋白将铜转运至高尔基复合体，再与 α2-球蛋白牢固结合成铜蓝蛋白，然后分泌到血液中。当 ATP7B 基因突变导致 ATP7B 蛋白对铜的转运功能障碍时，铜在肝脏过量蓄积，导致肝细胞损伤、坏死。当铜超过了肝脏储存容量，就会以游离铜的形式进入血液，并在脑部、肾脏、角膜、关节以及肠道等部位过量沉积，产生肝脏外的铜毒性，从而致病。

【病理】

肝脏外表及切面均可见大小不等的结节或假小叶，严重者类似坏死后肝硬化表现，肝细胞常有脂肪变性，并含铜颗粒。脑部以壳核最明显，且最早受累，其次为苍白球及尾状核。壳核萎缩，岛叶皮质内陷，壳核及尾状核色素沉着，严重者可形成空洞。镜下可见壳核内神经元和髓鞘纤维显著减少或完全消失，胶质细胞增生。在角膜边缘后弹力层及内皮细胞质内有棕黄色细小铜颗粒沉积。

（杨丽慧　郝永岗）

第四节　特发性震颤

【概述】

特发性震颤（essential tremor，ET）是一种常见的以震颤为主要表现的运动障碍性疾病。30%～70%的患者有家族史，呈常染色体显性遗传。可见于任何年龄，40岁以上中老年人多见。人群患病率约为0.9%，且随着年龄增长而升高。目前病因尚未完全明确，相关研究显示与遗传因素、老化因素、环境因素相关。

【典型病例】

患者男性，53岁，因"双上肢抖动5年"就诊。患者5年前开始出现双上肢不自主抖动，活动双手时出现，静止或保持固定姿势时抖动消失。患者诉精神紧张时加重，饮酒后抖动程度减轻，无其他伴随症状。患者自觉症状缓慢加重，影响社交活动。就诊时查体：神志清，构音清，颈软，双瞳孔等大等圆，未及眼震，未见角膜色素沉着，双上肢动作性震颤，四肢肌力5级，四肢肌张力正常，双侧Babinski征阴性。家族史：患者父亲有类似双上肢抖动症状20余年，未就诊治疗。辅助检查：血常规、生化全套、甲状腺功能、血清铜蓝蛋白正常。头颅MRI未见异常。给予阿罗洛尔10 mg/qd 口服治疗，症状改善。

【诊断思路】

（一）病例特点及疾病临床表现

1. 病例特点

患者中年男性，缓慢进展，以双上肢抖动为唯一表现，饮酒后减轻，情绪紧张时加重。查体示双上肢动作性震颤。有家族遗传倾向。实验室检查及影像学检查均未见异常。

2. 疾病临床表现

ET各年龄段均可发病，以40岁以上中老年人多见，家族性比散发性起病年龄更早。临床表现为双侧缓慢起病，以双上肢4～12 Hz动作性震颤为主要特征，还可累及头部、口面部或咽喉肌等，少见下肢受累。部分患者饮酒后震颤可暂时减轻，情绪紧张或激动、疲劳等情况下容易加重，随着疾病进展，震颤幅度可增加。部分患者除震颤外，还可伴有串联步态障碍、可疑肌张力障碍性姿势、轻度记忆障碍等神经系统症状，称为ET叠加。

（二）辅助检查

ET作为临床诊断，以病史、临床表现及查体为主要诊断依据，辅助检查通常用于排除其他原因引起的震颤。

1. 实验室检查

肝功能、血氨、电解质、血糖、甲状腺功能、血清铜蓝蛋白、药物、毒物等检测排除代谢、药物、毒物等病因导致的震颤。

2. 影像学检查

头颅 MRI 用于筛查颅内器质性疾病或创伤后事件相关的震颤，PET/SPECT 显像用于评估黑质纹状体多巴胺能通路的功能，排除多巴胺能神经元变性疾病。

3. 电生理检查

肌电图可记录震颤的存在、测量震颤频率并评估肌电爆发模式，加速度计结合肌电图进行震颤分析可对各种原因导致的震颤起到一定的鉴别作用。

4. 基因检测

目前发现了一些基因，如 LINGO1 等基因或位点的变异，与 ET 发病风险相关，NOTCH2NLC 基因 5′ 非翻译区的—GGC—异常重复扩增明确与 ET 发病相关。

（三）诊断依据、诊断步骤与定位定性诊断

1. 诊断依据

（1）患者临床症状、体征及家族遗传病史。

（2）实验室及影像学检查未见异常。

（3）给予阿罗洛尔治疗症状好转。

2. 诊断步骤

（1）病史及临床表现。

（2）电生理检查。

（3）影像学检查。

（4）临床诊断。

3. 定位定性诊断

（1）定位：锥体外系。

（2）定性：遗传性疾病。

（3）诊断：特发性震颤。

（四）鉴别诊断

1. PD

PD 以静止性震颤为主，可有姿势性或运动性震颤，除震颤外，PD 患者常伴有动作迟缓、肌强直、姿势步态异常等。

2. 肝豆状核变性

肝豆状核变性震颤可表现为静止性、姿势性或运动性；常累及远端上肢和头部，下肢受累较少。还可出现运动迟缓、僵硬、肌张力障碍、舞蹈症、构音障碍和吞咽困难等多种神经系统症状。特征性表现为眼部 K-F 环。MRI 检查可发现双侧豆状核区对称性分布异常信号；基因诊断有助于鉴别。

3. 脊髓小脑性共济失调

脊髓小脑性共济失调以意向性震颤为主，可有姿势性震颤；其他神经系统体征包括腱反射活跃，步态共济失调，PD 样表现和其他小脑体征；MRI 可发现小脑萎缩；基因诊断有助于鉴别。

4. 功能性震颤

功能性震颤亦称心因性震颤，多在有某些精神心理因素如焦虑、紧张、恐惧时出现，与 ET 相比，其频率较快（8~12 Hz）但幅度较小，有相应的心理学特点，去除促发因素症状即可消失。

【治疗】

1. 药物治疗

一线治疗方案：① 普萘洛尔。普萘洛尔为非选择性肾上腺素 β 受体阻滞剂，从小剂量开始（10 mg/次，2 次/d），逐渐加量至 30~60 mg/d 即改善症状，一般不超过 360 mg/d，维持剂量为

60~240 mg/d。② 阿罗洛尔。阿罗洛尔具有 α 及 β 受体阻断作用，其 β 受体阻滞活性是普萘洛尔的 4~5 倍，且不易通过血脑屏障，故中枢神经系统不良反应少。口服剂量从 10 mg/次、1 次/d 开始，可逐渐加量至 2 次/d，最高剂量不超过 30 mg/d。③ 扑米酮。扑米酮为抗癫痫药物。用量一般从每晚 25 mg 开始，根据症状每次可增加 25 mg，有效剂量在 50~500 mg/d，分 2~3 次服用，一般 250 mg/d 疗效佳且耐受性好。对于无法耐受一线药物治疗的患者，可将加巴喷丁、托吡酯、阿普唑仑、氯硝西泮、阿替洛尔等作为二线药物治疗的选择。

2. A 型肉毒毒素治疗

A 型肉毒毒素多点肌内注射对头部、声音、肢体震颤患者均有效，推荐将其用于治疗药物难治性 ET 患者。

3. 手术治疗

对于药物难治性 ET 的手术治疗方法包括深部脑刺激（deep brain stimulation，DBS）及 MRI 引导下的聚焦超声（MRI gFUS）丘脑切开术。

4. 康复治疗

康复治疗的目的是在药物治疗的基础上，最大限度延缓疾病的进展，改善患者的功能障碍，提高其生活质量。包括运动疗法和智能辅具。

【预后】

ET 进展缓慢或长期维持稳定状态，部分患者在发病 10~20 年后震颤幅度及程度明显增加，影响患者社会活动和生活能力，但与死亡率无关。

【病因及发病机制】

ET 的病因及发病机制至今尚未完全明确，近年来的观点认为，ET 是一种基因因素与环境因素共同作用的疾病，且存在基因不完全外显的情况。有研究显示 ETM1、ETM2、ETM3 为其致病基因。除遗传因素外，ET 还与环境因素相关，如 β-咔啉生物碱及其衍生物、铅等。

【病理】

传统的观念认为 ET 是一种单一症状的良性运动障碍性疾病，无特异性病理学改变。近年的研究提示小脑-丘脑-皮质环路可能参与 ET 的发病。

（杨丽慧　郝永岗）

第五节　帕金森病的康复及进展

【概述】

（一）康复目标

根据帕金森病（PD）进展缓慢且多系统受累的疾病特征，通常将 PD 患者的康复目标分为短期目标及长期目标，前者以改善各种功能障碍为主，后者以维持现有的运动功能及生活能力为主。

1. 短期目标

（1）保持和改善关节活动度，预防挛缩。

（2）降低肌张力，纠正异常姿势。

（3）改善耐力，预防失用性肌萎缩。

（4）提高平衡和协调能力，改善步态。

（5）维持或增加肺活量及说话能力。

（6）提高患者活动能力和独立生活能力。

（7）帮助患者及其家属调整生活方式及心理状态。

2. 长期目标

（1）预防与减少继发性障碍及各种并发症的发生。

（2）提供代偿性动作或策略。

（3）帮助患者及其家属正确理解病情的发展。

（4）维持患者运动功能和日常生活能力，延长寿命。

（5）提高参与家庭和社会的能力，改善生活质量。

（二）康复时机

康复治疗适用于所有 PD 患者的全病程，尤其是早期系统化的康复治疗能有效减少并发症的发生，延缓病情进展，提高生活质量。短期集中的康复治疗可以预防或减缓患者运动能力和日常生活能力的低下，并减少用药剂量及频率。维持训练则能够长期获益。

（三）康复难点和重点

康复治疗需要根据 PD 患者各自的特点来制订个体化和适应性的康复治疗计划，需要考虑患者复杂多样的症状、多种不同程度及类型的功能障碍、疾病分期、个人康复需求等方面。其中，早期康复以促进积极的生活方式为主，中期以维持或提高活动能力和预防跌倒为主，晚期则以维持心肺等重要器官功能为主。还要根据治疗进度和病情进展及时调整方案。

PD 的运动障碍容易造成患者体力消耗，加上其非运动障碍的疲劳感，容易使患者训练时活动力下降，无法达到理想效果。并且 PD 的治疗需要长期的康复管理，要确保患者长期依从性，每日坚持训练，才能达到更好的疗效。

（四）康复新进展

（1）细胞移植是将人类胚胎干细胞移植到患者纹状体内，纠正 DA 递质缺乏，从而改善 PD 运动症状。基因治疗主要将目的基因导入相关脑区影响特异性蛋白质表达，从而延缓多巴胺能神经元的丢失或纠正神经递质失衡。这两种治疗有可能从根本上治愈 PD，但同时也存在很大的挑战，目前仍处于实验阶段。

（2）脑深部电刺激（DBS）是通过在特定神经核团植入电脉冲电极，长期电刺激相关靶点从而改善 PD 运动障碍及部分非运动障碍。DBS 具有可调节、可逆、非破坏性等优点，但其更精确的定位方式、更便捷的手术方式、更好的程控方式、新的靶点都待于完善。

（3）重复经颅磁刺激（rTMS）是一种无创性神经调控技术，通过时变磁场产生感应电场，刺激相关大脑皮层功能区增高或降低神经兴奋性，从而有效改善 PD 运动症状和异动症、治疗抑郁等。目前一些非运动症状的 rTMS 治疗多基于经验，需要更多的试验支持。

（4）高压氧是一种在治疗舱内给予患者间断呼吸 100% 氧气的干预方法，目前在临床上作为一种辅助治疗用于改善 PD 患者的睡眠、认知障碍、吞咽功能、肢体活动等。尚需要更大样本量和高质量的试验分析进一步证实其对 PD 的作用。

【康复评定】

为了对 PD 患者实施精准康复治疗，在治疗前应对患者的现有状况做出综合且全面的评估，从而确定患者目前存在的各种功能障碍的类型、严重程度及其直接或间接原因。基于国际功能、残疾和健康分类（ICF）框架下，评定需要从身体功能与结构、个人完成活动的能力、参与家庭及社会的能力这三个维度进行（图 10-5-1）。

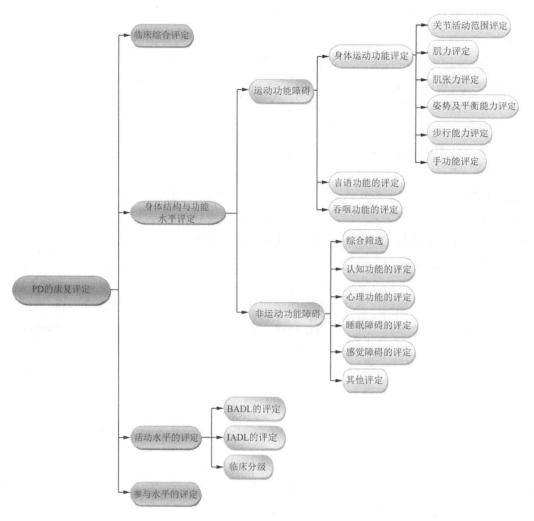

图 10-5-1　PD 的康复评定流程图

（一）临床综合评定

1. Hoehn-Yahr（H-Y）分级量表（表 10-5-1）

该量表是目前临床上最常用的 PD 综合分级量表，简单明确地根据临床症状进展和病情严重程度分为五个级别，级别越高提示越严重。

表 10-5-1　Hoehn-Yahr（H-Y）分级量表

分级	障碍程度	临床表现
1 级	单侧障碍	身体一侧出现震颤、肌强直、运动迟缓或姿势异常，但症状较轻
2 级	双侧障碍	身体两侧出现震颤、肌强直、运动迟缓或姿势异常，或伴有"面具脸"、言语吞咽异常，但无平衡障碍
3 级	双侧障碍伴平衡障碍	身体两侧症状加重，平衡功能开始减退，出现某种姿势不稳，后拉试验需要协助站稳，且日常生活有轻中度障碍，但仍能独立生活
4 级	重度障碍	虽然帮助下能勉强完成站立、行走等动作，但日常生活严重障碍，工作能力丧失
5 级	全面丧失	需要全面帮助，患者移动只能借助轮椅，或卧床生活

2. MDS 统一 PD 评定量表（movement disorder society-unified parkinson disease rating scale，MDS-UPDRS）

该量表评分项目系统全面，是国际上应用范围最广的 PD 综合量表，常用于综合评估 PD 患者的病情发展情况、药物及康复疗效，还有 PD 临床研究中。MDS-UPDRS 整合了来自患者及照顾者提供的信息和评定者的临床判断，共评估 4 个部分 50 个问题，包括日常生活非运动症状（13 项）、日常生活运动症状（13 项）、运动功能检查（18 项）和运动并发症（6 项），每项分为 0~4 级，评分越高说明功能障碍越严重。

3. 韦氏 PD 评定量表（Webster's Parkinson's disease evaluation form）（表 10-5-2）

该量表亦是较为经典的 PD 评定方法，主要根据 PD 10 项常见症状进行评估，每项 0~3 分，10 项累计得总评分，0~10 分为轻度障碍，10~20 分为中度障碍，21~30 分为重度障碍。

表 10-5-2　韦氏 PD 评定量表

临床表现	生活能力	评分
1. 手动作	正常	0
	精细动作减慢，取物、扣纽扣、书写不灵活	1
	动作中度减慢，单侧或双侧动作中度障碍，书写明显受影响、有"小字症"	2
	动作严重减慢，不能书写，扣纽扣、取物显著困难	3
2. 强直	未见	0
	颈、肩部有强直，激发症阳性，单侧或双侧腿有静止性强直	1
	颈、肩部中度强直，不服药时有静止性强直	2
	颈、肩部严重强直，服药后仍有静止性强直	3
3. 姿势	正常，头部前屈<10 cm	0
	开始出现强直姿势，头前屈达 12 cm	1
	头前屈达 15 cm，臀部开始屈曲，双侧手上抬，但低于腰部	2
	头前屈>15 cm，单侧、双侧手上抬高于腰部，手显著屈曲，指间关节伸直，膝关节屈曲	3
4. 上肢协调	双侧摆动自如	0
	一侧摆动幅度减少	1
	一侧没有摆动	2
	双侧没有摆动	3
5. 步态	正常	0
	步幅 44~75 cm，转弯慢，分几步才能完成，一侧足跟出现重踏	1
	步幅 15~30 cm，双侧足跟出现重踏	2
	步幅<7.5 cm，出现顿挫步，用足尖走路，转弯慢	3
6. 震颤	未见	0
	震颤幅度<2.5 cm，见于静止时头部、肢体，行走或指鼻时有震颤	1
	震颤幅度<10 cm，明显不固定，手仍能保持一定控制力	2
	震颤幅度>10 cm，经常存在，醒时即有，无法书写和进食	3
7. 面容	正常	0
	表情有些刻板，开始有焦虑或抑郁面容，口常闭合	1
	表情中度刻板，情绪动作时出现，激动阈值显著增高，流涎，口唇有时分开，张开>0.6 cm	2
	"面具脸"，口唇张开>0.6 cm，有严重流涎	3

续表

临床表现	生活能力	评分
8. 坐位起立	正常	0
	能单独完成坐位起立动作，需要一只手支撑	1
	能单独完成坐位起立动作，需要两只手支撑	2
	无法独立完成，或仅勉强完成	3
9. 言语	清晰、易懂、响亮	0
	轻度嘶哑，音调平、音量可、能听懂	1
	中度嘶哑，单调、音量小、乏力、呐吃、口吃不易听懂	2
	重度嘶哑，音量小、呐吃、口吃严重、很难听懂	3
10. 自理能力	能完全自理	0
	能独立自理，但穿衣速度明显减慢	1
	能部分自理，需要部分帮助	2
	不能自理，完全依赖照顾，只能卧床或坐轮椅	3

（二）身体结构与功能水平的评定

1. 运动功能障碍

（1）身体运动功能评定（具体方法参见本书第 2 章"脑血管病康复与进展"）。

① 关节活动范围评定。关节活动度分为主动关节活动度和被动关节活动度，可以用目测法判断或用各类量角器测量。

② 肌力评定。PD 患者常有核心肌群及四肢近端肌群的肌力减退。常用徒手肌力检查法进行肌力评定，有条件的可以用等速和等长肌力测试仪进行定量评定。

③ 肌张力评定。PD 患者常有四肢屈肌肌群和内收肌群肌张力增高。临床多用改良 Ashworth 分级量表评估肌张力。

④ 姿势及平衡能力评定。

a. 目测评定。

从多个方向观察患者在静态、各种动态下的身体姿势及动作的异常，并可以通过照片、录像等方式对比评定。

b. 测量试验评定。

功能性前伸测试是一种简单易行的评估动态站立平衡的试验。试验时让受试者侧身靠墙站立，然后将肩关节前屈 90°，肘关节伸直握拳，标记此时第三掌指的位置；接着要求受试者在保持平衡、不移动脚的情况下尽力向前倾斜到最远处，再次标记此时第三掌指的位置，测量两个标记的水平距离（cm），取 3 次的平均值，即为受试者站立位时所能伸到的最远距离。数值若达到 10 英寸或 25.4 cm 则评定为跌倒风险较低。

5 次坐立试验是一个便捷省时的筛选工具，可有效评估患者下肢力量和平衡能力。受试者坐在椅子上，双脚着地，双手交叉在胸前，背部不靠椅背，以尽可能快的速度完成 5 次站起和坐下，其中站起动作要求双膝关节完全伸直，并记录完成动作所用的时间（s），共测试 3 次，取平均数值。

"起立-行走"计时测试是一种快速且定量评估平衡能力及功能性步行能力的方法。受试者坐在有扶手的靠背椅子上，要求背靠椅背，双手放在扶手上，试验开始后受试者从椅子上站起，并向前行走 3 m，至标记处转身，再走回椅子处原样坐下，记录整个测试的时间（s）。其中，<10 s 表示可自由活动，10~19 s 大部分可独立活动，20~29 s 活动不稳定，>30 s 表示存在活动障碍。

c. 多项量表评定。

Berg 平衡量表和简易平衡评定系统测试（Mini-BESTest）是目前临床应用较多的评估平衡功能的量表，前者运用广泛且可靠有效，后者近年来引进国内，可有效测试静态及动态平衡。

d. 仪器测定。

可用动静态平衡测试仪量化评估平衡能力。

⑤ 步行能力评定。

a. 目测评定。

观察分析患者步行周期、时间要素、距离要素及 PD 特征性异常步态程度、助行器使用情况等。

b. 测量试验评定。

10 m 步行计时测试：受试者独立或辅助器具下步行 10 m，测量中间 6 m 的步行时间，包括习惯速度下和最快速度下，各自 3 次测试后取平均值，得出自选速度（m/s）和快速速度（m/s）。

6 min 步行试验：测试受试者 6 min 步行最远的距离（m）。

c. 量表评定。

新冻结步态问卷（new freezing of gait questionnaire，NFOG-Q）是一种对步态异常的 PD 患者以问卷的方式进行的主观评估，共分为三部分，第一部分明确患者是否存在冻结步态，第二部分确定冻结步态的严重程度、频率及持续时间，第三部分用于探明冻结步态对于患者生活的影响。每个问题 0~4 分，分值越高代表冻结步态越严重。

常用的临床通用量表还有 Hoffer 步行能力分级和 Holden 步行功能分类（表 10-5-3），前者按评定标准分为四种步行模式，后者则按临床表现分为 0~5 级。

表 10-5-3 Holden 步行功能分级

分级	特征	临床表现
0 级	无功能	患者不能行走或完全依靠轮椅或需要 2 人以上帮助
1 级	需要大量持续性的帮助	患者需要使用双拐或需要 1 人持续地搀扶才能行走及保持平衡
2 级	需要少量的帮助	患者需要 1 人持续或间断地给予接触身体的帮助或需要使用膝-踝-足矫形器（KAFO），踝-足矫形器（AFO）、单拐、手杖等以保持平衡及保证安全行走
3 级	需要监护或言语指导	患者能行走但不正常或不安全，需要 1 人监护或言语指导，但无身体上接触
4 级	平地上独立	患者在平地上可独立行走，但在台阶、斜坡、不平的地面上时仍需要他人帮助或监护
5 级	完全独立	患者可独立地去任何地方

d. 仪器评定。

三维可穿戴式动态步态分析系统、虚拟步态场景等可以很好反映 PD 患者异常步态的严重程度。

⑥ 手功能评定。

简易上肢功能评价（simple test for evaluating hand function，STEF）检查可在短时间内初步了解受试者上肢的动作能力，特别是客观地评价动作的速度。共分为 10 个检查项目，每项检查要求受试者在限定时间内完成指定动作，用秒表记录各项完成的时间，按 STEF 得分表的评分时间算出各项所得分值（0~10 分），最后将 10 项分值相加，其总分分数越高表明手功能越好。

九孔柱测试（nine-hole peg test，NHPT）是一种较简单易行的测试手指和手肌肉灵巧度的方法，测试时需要准备一块九孔插板和九根榫钉，要求受试者尽可能快地从桌子上捡起榫钉放置到插孔内，每次 1 根，时间限定在 50 s 内，用时越少，表明手的灵巧性越好。

（2）言语功能的评定。

临床上常用 Frenchay 构音障碍评定法为 PD 患者构音障碍的诊断分型、病情变化、观察疗效、指导预后提供动态客观的依据。具体方法参见本书第二章"脑血管病康复与进展"。

（3）吞咽功能的评定。

① 吞咽障碍。

a. 量表评定。

饮水试验：该试验操作简单、分级明确，可以快速对受试者的吞咽功能进行初步筛选，但对受试者的认知能力和意识状态有一定要求。

反复唾液吞咽试验：该试验是一种通过诱发吞咽反射从而快速筛查吞咽功能的方法，适用性较广，对于高龄受试者、意识障碍患者、认知能力有限的人群等皆可运用此测试。具体方法参见本书第二章"脑血管病康复与进展"。

b. 仪器评定。

对于上述筛查阳性的患者，有条件时应进行一些更直观可靠的辅助检查。如电视透视吞咽功能检查（VFSS）、纤维内窥镜下吞咽功能检查（FEES）。

② 流涎。

流涎严重程度和频率量表（drooling severity and frequency scale，DSFS）是一种通过观察受试者流涎症状进行的评估。流涎严重性分为五级，流涎频率分为四级（表 10-5-4，表 10-5-5）。

表 10-5-4　流涎严重程度量表

评分	症状
1	正常，从不流涎
2	轻度，嘴唇湿润
3	中度，嘴唇及下巴湿润
4	重度，衣物亦潮湿
5	持续性流涎，衣物、手和周围物品皆湿润

表 10-5-5　流涎频率评分量表

评分	症状
1	从不流涎
2	偶尔流涎，不是每日都有
3	频繁流涎，每日都有
4	不断流涎

PD 临床流涎量表（sialorrhea clinical scale for parkinson's disease，SCS-PD）通过对 PD 相关性流涎情况进行评定，判断其流涎的严重程度及对生活质量的影响。

2. 非运动功能障碍

非运动功能障碍（non-motor symptoms，NMS）是降低 PD 患者生活质量的重要原因之一，但 NMS 的临床表现复杂繁多，涉及多个领域，且大多在 PD 早期即出现，所以加强其早期筛查及长期管理至关重要。

（1）综合筛选。

PD 非运动症状问卷（non-motor symptoms questionnaire，NMSQuest）是判断患者有无 NMS 的主观自评检查，包含 30 个问题，常用于快速筛查可疑的非运动症状。

PD 非运动症状评价量表（non-motor symptom scale，NMSS）通过对 30 个项目的严重性及频率进行整体评定，较为客观地用量化数值反映患者 NMS 情况，常用于临床评估 NMS 严重程度及疗效反应（表 10-5-6）。

表 10-5-6　PD 非运动症状评价量表

项目	频率（1~4）	严重性（1~3）
1. 从躺到站或从坐到站时，感觉轻度头痛、头晕或乏力		
2. 因头晕或失去知觉而摔倒		
3. 白天常在一些场合打瞌睡，如聊天、吃饭、看电视或阅读时		
4. 感疲劳或者乏力影响患者白天的活动		
5. 夜间入睡困难或者易醒		
6. 坐着或躺着休息时双下肢感不适，须不断活动才能缓解		
7. 对周围发生的事情失去兴趣		
8. 活动的主动性降低，不愿尝试新鲜事物		
9. 患者看上去或自我感觉悲哀、情绪低落		
10. 感觉到焦虑、紧张或者恐慌不安		
11. 情绪没有起伏，缺乏正常情绪体验		
12. 日常生活中缺乏愉快的生活体验		
13. 看到或听到不存在的东西		
14. 妄想，如有人要害自己、遭抢劫或别人对自己不坦诚		
15. 看东西重影，1 个看成 2 个		
16. 做事难以集中精力，如阅读或交谈时		
17. 对近期发生的事情记忆有困难		
18. 忘记做一些事情，如吃药		
19. 白天流口水		
20. 吞咽困难或呛咳		
21. 便秘（一周少于 3 次大便）		
22. 尿急		
23. 尿频（两次小便间隔少于 2 h）		
24. 夜间规律的起床排尿增多		
25. 性欲改变，增强或减退		
26. 性生活有困难		
27. 不能解释的疼痛（是否与药物有关或抗 PD 药物能否缓解）		
28. 味觉或嗅觉功能减退		
29. 不能解释的体重改变（排除饮食的影响）		
30. 出汗增多（排除炎热天气的影响）		

注：严重性分为轻度（1 分）、中度（2 分）、重度（3 分），频率分为极少（1 分）、经常（2 分）、频繁（3 分）、非常频繁（4 分）。

若上述检查提示某种功能障碍比较突出，可选择相关功能的特定量表做进一步评定。

（2）认知功能的评定。

① 筛查。

简易精神状态检查（MMSE）和蒙特利尔认知评估（MoCA）常用于临床认知障碍的初步筛查，前者国内外应用广泛，结果受患者文化程度影响，后者筛查轻度认知障碍的敏感度较高。

② 综合评定。

Mattis 痴呆评定量表（Mattis dementia rating scale，MDRS）是临床最常用的综合性神经心理学通用量表之一，主要包括注意、启动与保持、概念形成、结构、记忆五个方面，常作为痴呆识别和严重程度的判断工具。

PD 认知功能评定量表（PD-CRS）和 PD 预后量表–认知障碍（SCOPA-COG）是评估 PD 认知障碍的专用量表，临床上常用于患者轻度认知功能障碍及 PD 痴呆的诊断。

（3）心理功能的评定。

PD 患者常见的情绪障碍为抑郁、焦虑、情感淡漠等。

① 抑郁评定。

汉密尔顿抑郁量表（HAMD）：临床上较为广泛应用的抑郁评定量表，多用于抑郁症状的筛查、严重程度的评估及疗效判定，较适用于老年 PD 患者。具体方法参见本书"颅脑损伤康复与进展"。

贝克抑郁量表（BDI）：该量表同 HAMD 既可用于 PD 患者抑郁的筛查，又可用于评价严重程度，但更常用于年轻人。

② 焦虑评定。

贝克焦虑量表（BAI）和汉密尔顿焦虑量表（HAMA）都是国际通用的焦虑量表，能对焦虑严重程度进行评定。

（4）睡眠障碍的评定。

① 通用量表。

匹兹堡睡眠质量指数（PSQI）和 Epworth 睡眠量表（ESS）是国际知名的睡眠量表，前者适用于评价各种人群夜间睡眠质量和夜间睡眠障碍的严重程度，后者主要用于评价睡眠剥夺和判断日间嗜睡情况及其严重程度。

② PD 特定量表。

PD 睡眠量表（Parkinson's Disease sleep scale，PDSS）是评估 PD 患者睡眠障碍的专用量表，包含 15 个项目，可根据各项目的分值分析患者睡眠障碍的原因，评价 PD 患者睡眠障碍类型（表 10-5-7）。

表 10-5-7　PD 睡眠量表

项目	分数（0~10）
1. 夜间睡眠质量总体如何？	
2. 是否每晚都会入睡困难？	
3. 有无保持睡眠困难？	
4. 是否在夜间发生肢体不安或片段睡眠？	
5. 是否在床上坐卧不安？	
6. 是否在夜间遭受梦境困扰？	
7. 是否在夜间遭受视幻觉或听幻觉的痛苦？	
8. 是否在夜间起床排尿？	
9. 是否出现过由于不能行动而导致尿失禁？	
10. 是否在夜间醒来时肢体有麻木感或针刺感？	
11. 是否在夜间睡眠时出现上肢或下肢的肌肉痛性痉挛？	
12. 是否出现清晨早醒并伴有上肢或下肢疼痛？	
13. 是否在睡醒时发生震颤？	

续表

项目	分数（0~10）
14. 是否在早晨醒来感觉困倦欲睡？	
15. 是否出现日间打瞌睡？	

注：每项分0~10个等级，0分代表睡眠质量最差或经常有此类睡眠问题发生，10分代表睡眠质量最好或从未发生过此类睡眠问题，可根据患者过去一周的表现评估。

③ 仪器评定。

多导睡眠图（PSG）监测可更加客观地评价睡眠障碍，但设备场地等要求较高。

（5）感觉障碍的评定。

PD患者常有嗅觉障碍、视觉损害、疼痛等特征性感觉障碍，其中超过半数患者因疼痛严重影响生活质量。

视觉模拟评分法（VAS）快速简便，由患者根据自身感受的疼痛程度，从标记有0~10的一条横线上画一记号，其中0表示无痛，10表示可以想象的最剧烈的疼痛，从而简单量化疼痛度。

简明疼痛评定量表（BPI）及简化McGill疼痛问卷（SF-MPQ）也是较为常用的疼痛通用量表，从疼痛的严重程度、情绪、睡眠等多角度进行评估，适用于临床研究工作。

（6）其他评定。

① 大小便功能：膀胱超声、尿流动力学检查等。

② 体位性低血压：卧位及立位血压监测等。

③ 疲劳：常用疲劳严重程度量表（FSS）进行PD患者疲劳的筛查和严重程度的评定。

（三）活动水平的评定

评定PD患者的日常生活活动能力（ADL）主要分为对基本生活活动能力（BADL）的评估和对工具性生活活动能力（IADL）的评估。

1. BADL的评定

Barthel指数（BI）及功能独立评定量表（FIM）是目前临床应用最广的BADL评估方法，前者针对10项日常生活活动进行评分，后者评估了13项躯体运动功能及5项认知功能，分数越高代表独立能力越强。具体方法参见本书第二章"脑血管病康复与进展"。

2. IADL的评定

社会功能活动问卷（functional activities questionary，FAQ）针对工作、购物、交流、乘车、家务等10个项目进行评定，每项按独立性的程度给予0~3分，总分≤5分为正常。常用于判断受试者在家庭和社区中的独立情况。

3. 临床分级

临床上，有学者根据PD患者病情的严重程度与其日常生活功能的障碍程度进行综合评定并相对应将PD患者的日常生活能力分为三个级别（表10-5-8）。

表 10-5-8　PD患者的日常生活能力分级

分期	日常生活功能障碍程度	PD严重程度（H-Y分级）
轻度或早期	日常生活基本上能够自理	1级
		2级
中度或中期	日常生活需要部分帮助	3级
		4级
重度或晚期	日常生活不能自理	5级

（四）参与水平的评定

39 项 PD 生活质量问卷（Parkinson's disease questionnaire，PDQ-39）常用于评估 PD 对患者近 1 个月的生活质量的影响，包含了身体活动、日常生活行为、精神健康、情感、社会支持、认知、交流、身体不适等 39 项问题，每项按情况发生的频率给予 0~4 分，分数越高代表生活质量越差。

【康复治疗】

（一）临床处理原则

针对 PD 的运动症状及非运动症状应采取全面综合治疗，治疗方法和手段包括药物治疗、手术治疗、康复治疗、心理干预、照料护理等。其中药物治疗仍是 PD 目前的首选且主要的治疗手段，但药物治疗只能改善症状，不能控制 PD 的进展，特别是 PD 患者多存在的步态异常、平衡障碍、言语和吞咽障碍等功能问题，药物疗效甚微，但这些可以从康复治疗中获益。

（二）康复治疗的原则及注意事项

（1）选择合适难度和数量的训练项目，进行适宜强度、频率的训练，训练中安排间断休息，避免患者过度疲劳，更不利于康复治疗。

（2）配合药物治疗时间，应选择在一天中功能状态较好的"开"期进行关节活动训练、肌力训练和有氧运动等主动活动。

（3）需要患者及其家属主动配合，规律训练，长期坚持。

（4）确保治疗环境安全并注意患者保护，训练过程中注意监测生命体征和患者反应。

（5）如果发生以下情况要终止训练并及时就医：恶心，胸闷或胸痛，呼吸频率>40 次/min，头晕或眩晕，心悸或心动过速，疼痛，冷汗，严重疲劳感，收缩压降低>10 mmHg。

（三）运动功能的康复

1. 躯体运动功能的康复

（1）放松训练。

放松训练是缓解 PD 患者肌强直、躯体僵硬的有效手段，临床上多采用缓慢前庭刺激、本体感觉神经肌肉促进技术、呼吸控制等方法来松弛肌群，同时克服部分少动带来的关节僵硬效应。

① 深呼吸放松法：训练时，患者处于有良好支撑且放松的体位，一手于胸，一手于腹，然后经鼻深吸气鼓腹，到吸气末保持几秒，然后收腹将吸入的气体经口腔缓慢呼出，反复数次，注意保持深慢的呼吸节律。

② 想象放松法：患者仰卧位，在安静舒适的环境下，根据治疗师给出的指导，配合呼吸控制，想象轻松愉快的情景逐步放松身心。

③ 放松性柔软运动：仰卧位时，握住患者的双脚以节奏性地轻缓摇晃可以减低全身的紧张。坐位时，摇动或转动椅子可以降低肌强直。站立位时，可以从左右轻轻晃动患者双肩并保持头正中位。

④ 有节奏的躯干旋转：a. 双膝屈曲仰卧位，头与躯干固定，双下肢缓慢左右旋转，交替进行。b. 同体位，头向一侧缓慢转动，同时双下肢反向转动，左右交替。c. 同体位，双肩外展 45°曲肘 90°双上肢内旋、外旋交替反向运动。d. 同体位，双肩外展 90°，曲肘 90°，头转向一侧，伴该侧上肢外旋，同时双下肢反向转动，伴该侧上肢内旋，交替运动。e. 侧卧位，固定骨盆，通过胸腔及肩部的前伸后仰带动各节脊椎参与运动。训练原则：动作要轻慢，力度不宜过大；回旋角度逐渐增大；尽量减少治疗师辅助，以患者主动运动为主；早期整体运动，中后期局部到整体。

⑤ 水疗、热疗等物理因子治疗以及按摩推拿等方法对肌强直有一定缓解作用。

（2）关节活动范围训练。

临床上 PD 患者各时期都需要通过关节活动范围训练来牵拉缩短紧绷的肌肉，缓解肌肉痉挛，以维持或增大关节活动范围，预防关节挛缩的发生。

　　① 训练部位：不仅涉及四肢各个关节的全范围活动，还应该与其他训练相配合，进行头颈部、肩胛上肢带、胸廓和骨盆等躯干部的足够活动。

　　② 训练模式：病情早期以主动训练为主，中后期则以被动训练为主，主动训练为辅。

　　③ 训练重点：主要是屈曲肌群的牵伸以及胸廓的扩张运动。

　　④ 训练原则：在患者被牵拉肌肉最大耐受范围内，注意避免过度牵拉及疼痛。

　　（3）肌力训练。

　　PD 患者容易因活动性低下及姿势异常而导致部分肌力不同程度的下降，影响稳定的行动能力。肌力训练可以在病情早期预防其发展，在疾病中后期还能够维持和改善残存的功能。

　　① 训练部位：以伸肌为主，兼顾屈肌。

　　② 训练重点：核心肌群及四肢近端肌群等。

　　③ 训练方法：渐进式抗阻训练，可徒手和使用器械进行。

　　（4）姿势训练。

　　PD 患者通常呈现一种特征性姿势，具体表现为头前倾，躯干前屈，上肢为上臂内收、肘关节屈曲、腕关节、指关节伸展，下肢为髋关节、膝关节轻度屈曲。姿势训练主要是矫正异常的躯干屈曲姿势，保持骨骼肌柔软性及关节可动性，获得更安全的重心移动能力。

　　① 训练部位：主要活动伸肌肌群。

　　② 训练方法：a. 俯卧位，进行抗重力的伸展训练。b. 立位，借助姿势镜进行自我视觉矫正。c. 坐位或立位，借助墙壁、体操棒、肋木等牵张胸廓。

　　③ 训练技术：PNF 的上肢屈曲–外展–外旋模式（D2F）和下肢伸展–外展–内旋模式（D1E），配合呼吸训练。

　　（5）平衡与协调训练。

　　平衡训练可以提高 PD 患者在重心位置转移后维持姿势稳定的能力，同时能有效改善姿势反射障碍。

　　① 训练内容：a. 在卧位、坐位、立位三种体位做三级平衡训练，即一级静态、二级自动态和三级他动态平衡训练，如利用体操球让患者做前后左右的自由重心转移；或者向各个方向推拉患者，让患者自行恢复平衡位置。b. 训练中可通过重心的高低、支撑面的大小、睁闭眼、增加活动的复杂性等方式调整训练难度，如转动躯干同时左右摆动双上肢；单腿站立同时前后晃动躯体；走"一"字步等。c. 训练中可采用口令或有节奏感的音乐等声觉诱导，还可加入体操球等视觉跟踪技巧，同时也可以借助平衡板、平衡垫和平衡仪等。

　　② 训练原则：a. 密切监护下进行，预防跌倒。b. 循序渐进，根据患者的病情决定训练初始体位。c. 早期患者鼓励自主运动为主，中后期患者配合被动运动。d. 平衡训练时可与肌力训练、深呼吸训练等相配合。

　　（6）步态训练。

　　PD 患者常有表现为步行启动时离地困难、方向转换或接近目标时又突然停步不前的"冻结足"现象，还可出现以小步幅越走越快，不能立刻停下的"慌张步态"等步态问题。针对这些步态问题，步态训练通过加快启动、加大步幅、增快步速、跨越障碍物、绕障碍行走和上肢摆动等方法来改善。

　　① 训练方法：a. 借助姿势镜进行原地高抬腿踏步训练，双上肢摆动连带体轴和骨盆的转动训练，横向迈步、纵向迈步、斜向迈步等重心移动训练。b. 利用节拍器、口令、拍手或有节奏感的音乐等的声觉诱导患者加快启动速度和调整步行速度。c. 利用地面划线、足印标记、路标标记等视觉诱导患者控制行走时的步幅。d. 利用两根体操棒，患者与治疗师双手各握一端，引导患者交替摆动上肢行走。e. 借助设置高低不等的路障，训练患者跨越障碍物行走。f. 借助障碍物或狭窄通

道，让患者绕障碍做"8"字行走等转弯训练。

② 注意点：尽可能近旁监视；指导患者穿防滑平底鞋；利用手杖或木棍等维持平衡；训练时建议患者抬头挺胸，脚跟先着地，注意放松。

（7）转移训练。

中晚期 PD 患者移动能力受限，常需要大量辅助，当患者无法独立转移，治疗师必须教会患者及照顾者辅助转移方法，后期还可以借助器械被动转移。转移训练包括床上平移训练、翻身训练、床边坐起训练、坐位起立训练和床椅间体位变换训练。

（8）呼吸肌训练。

呼吸功能障碍是 PD 患者的一个常见表现，其发生与 PD 相关的运动控制缺陷、前屈姿势和移动减少有关。训练包括通过吸气肌训练、呼气肌训练、咳嗽辅助技术等改善肺功能、增加肺活量、提高气管廓清能力，同时也有利于发声。

（9）运动技巧及运动策略训练。

① 双重任务训练：步行的同时进行另一项运动或认知任务训练，如边走边举着水杯、按颜色向左向右转弯、边走边说指定词语等。适合早期无认知障碍的 PD 患者。

② 提示策略：包括内源性注意策略和外源性提示策略，即将注意力有意识地集中在当前任务中以及利用视听觉、本体觉、触觉等促进任务。如练字时注意写大字、利用激光拐杖投射激光线步行等。

③ 复杂运动策略：将复杂的运动分解成多个简单动作，通过训练这些动作及依次完成的方法来改善执行复杂运动的能力。如坐卧转移训练中分解步骤练习。

2. 言语功能的康复

PD 患者的言语障碍大多属于运动过弱型构音障碍，主要表现为冻结性发声、发音急促、同语反复、音量过低、发声疲劳等。PD 言语治疗主要是通过对呼吸系统、发声系统和调音系统的重点训练，从而增大音量，改善音强、音调和音质，提高言语的清晰度。

（1）呼吸训练：呼吸是正确发声的基础，呼吸训练可以有效提高患者腹式呼吸和胸式呼吸的能力，常见训练方法有呼气延长训练从而增加言语长度、深呼吸训练增加肺活量从而提高音量等。

（2）发声训练：发声训练主要是通过加强对声带和喉部等发声器官的控制，调整涉及发声的运动感觉系统，从而改善音量、音调和音质。励-协夫曼语音治疗（Lee Silverman voice treatment，LSVT）是一种专门针对 PD 言语障碍的特异性治疗技术，疗效显著且能长期保持。

（3）调音训练：PD 患者由于运动迟缓及肌强直常导致面部及口唇运动困难，易表现为"面具脸"。调音训练主要是通过加强面肌的运动训练，重点包括唇、舌、齿、下颌和软腭的活动度练习，从而缓解肌肉僵硬，增加活动度和协调性，最终达到提高发音清晰度的效果。常见方法有按摩或牵拉患者面部和口唇的肌肉，冰块摩擦后促进口唇闭合与舌的运动等。

3. 吞咽功能的康复

有近半数的 PD 患者在吞咽各期存在吞咽功能障碍的症状，其中口腔期和咽期受累最多，主要表现为咀嚼困难、吞咽启动缓慢、食物残留误吸等。吞咽训练通过改善吞咽肌的运动能力，加强吞咽器官的感知能力，来提高患者吞咽动作的独立性及安全性，减少流涎，从而改善身体营养状态，减少吸入性肺炎的发生。

（1）唇、舌和下颌的运动训练：该训练主要加强唇、舌和下颌的运动控制能力，强化肌群的力量及协调性，能有效改善口腔期的吞咽障碍，常见训练方法包括舌的灵活性训练、舌肌力量训练、面部运动体操等。

（2）咽喉部训练及呼吸训练：该训练主要通过改善喉部上提功能，提高呼吸控制能力，从而强化声门闭锁功能，减少误吸误咽，改善咳嗽能力，适用于咽期障碍患者。常见训练方法有闭气发声训练、吸吮吹气训练、假声发声训练等。

（3）摄食训练：① 进食注意口腔卫生；② 尽量选择坐位；③ 选择质地均匀的糊状半流质食物，可以运用增稠剂等方法改变食物性状；④ 较少的一口量，酌情增减；⑤ 按示意有意识地吞咽；⑥ 通过点头吞咽、用力吞咽法等辅助手法减少咽部食物残留；⑦ 进餐后要保持坐姿 10 min 以上。

（4）唾液吞咽训练：端坐位，完全闭合口唇，然后以 30 s 为单位努力做唾液吞咽，加快频率练习。

（5）重度吞咽障碍患者：特别是营养风险评估及误吸评估后提示异常的，建议尽早使用鼻饲管进食，长期亦可选择胃造瘘。重度流涎患者可采用唾液腺肉毒毒素注射。

（四）非运动功能的康复

1. 认知功能的康复

轻度认知障碍是 PD 患者极为常见的非运动症状之一，主要表现为执行功能、记忆力和视空间功能下降，近半数患者可进展为 PD 痴呆，严重影响患者生活质量，增加了致死率和病死率。认知训练能够帮助患者提高认知水平，帮助其获得日常生活及工作所需的恢复性或适应性技巧能力，从而提高生活质量。

（1）训练内容。

① 注意力训练：如要求患者按指示完成纸上的删除作业；播放有干扰的录音带，找出要听的内容；击鼓传球游戏等。

② 记忆力训练：从瞬时记忆、视听记忆、词语记忆等基本记忆训练过渡到日常生活应用记忆训练，并且通过一些外在记忆辅助工具如记事本、标签等补偿记忆丧失。

③ 执行功能训练：可用前瞻性强制训练再配以行为鼓励的方法。

④ 视空间训练：如按要求摆放图卡、按指示进行自身定位、整理橱柜等。

（2）训练技巧。

① 认知活动刺激：鼓励患者参加一些日常群体活动，如玩纸牌、拼图游戏等，降低脑部退化的同时提高社会功能。

② 运动训练联合认知训练进行，如虚拟骑行等，能更好改善认知功能。

③ 训练选择应与日常生活、工作活动相关联，有助于患者回归家庭、社会。

2. 心理康复

PD 患者存在抑郁、焦虑、淡漠、依赖等情绪问题，其中抑郁的发生最为显著，其不仅加快患者运动症状的进展，而且严重影响日常生活能力，增加照顾者的负担。心理康复通常采用认知行为疗法，指通过帮助患者找出错误不现实的观念，并帮其建立合理的思维方法，达到消除不良情绪和行为以及控制未来不良倾向出现的效果。除了针对患者个人的放松锻炼、行为激活、解决问题和心理教育外，团体治疗方法也有效易行，且具有良好的远期疗效。患者的正确认知和良好情绪、家属的感情支持、社会关系的和谐以及医生的治疗鼓励是帮助这类患者康复的最好措施。

3. 睡眠康复

（1）行为干预法：治疗失眠障碍最常用的一种有效方法。要求患者不在床上及卧室里进行睡眠以外的活动，只有产生睡意时才能进入睡眠环境，将卧床作为诱导患者睡眠的信号，从而改善入睡困难。

（2）睡眠限制法：要求患者限制平均总睡眠时间及减少床上非睡眠时间，通过这种部分剥夺睡眠的控制方式，减少睡眠潜伏期，提高睡眠效率。

4. 疼痛康复

PD 的疼痛根据病因分为骨骼肌疼痛、运动障碍性疼痛、神经根性疼痛等，其中骨骼肌疼痛发病率最高，主要是由于肌强直、运动不能而造成肌肉抽搐、痉挛所导致。其治疗除了针对病因的药物治疗外，还可通过水疗、热疗等物理因子治疗，以及推拿按摩、体育锻炼等方式缓解，同时可应用镇痛药物辅助治疗。

5. 其他功能康复

（1）膀胱功能：根据障碍类型选择盆底肌电生物反馈、Crede 手法、膀胱刺激、清洁间歇导尿等。

（2）直肠功能：通过腹肌和盆底肌运动训练、腹部按摩、直肠刺激、良好排便习惯等。

（3）体位性低血压：身体抗压动作训练、束腹带、压力袜、抬高床头等。

（4）疲劳：适宜的体育锻炼和温度可减轻疲劳感。

（五）活动水平与参与水平的康复

1. 手功能的训练

PD 患者常存在够取–抓握运动迟缓、运动转换困难的问题，特别是在有内在时间要求的运动和多运动任务时表现明显，导致双手活动缓慢且丧失灵巧性。手功能训练主要用来提高双手的活动速度和增加活动的稳定性、协调性和准确性。

（1）活动度训练：主要练习前臂旋前旋后，有助于患者做一些日常生活动作，常见方法如一手旋前一手旋后同时把桌面上的一排纸牌向一个方向翻面、单手翻硬币等。

（2）够取–抓握训练：抓放移动中的物品，或够取不同大小、形状、重量和材质的杯子喝水。

（3）协调性训练：利用各种游戏用品、作业活动工具，如使用各种餐具、扣纽扣、玩各种球类、下棋、写书法、绘画等。

2. 日常生活活动能力训练

由于 PD 本身病程缓慢且进行性加重的特征，患者随着病情进展而对日常生活能力的影响越加严重，并且加上病程后期药效逐渐不稳，患者年龄逐渐增大等影响因素，自理能力进一步下降，因此需要尽早进行日常生活活动能力的训练。

（1）训练方法。

① 穿脱衣物：穿脱衣物动作困难是 PD 患者常有的表现。训练方法：a. 患者平时应尽量选择宽大有弹性且重量轻的无扣上衣，有松紧带或搭扣的裤子，以及穿脱方便的防滑鞋子。b. 穿衣时从相对容易的一侧开始穿，脱衣时从不容易脱的一侧开始脱。c. 穿裤子时可以先将裤腿撸到一起再伸腿穿。d. 穿脱裤子尽量在坐位进行，以保持平衡。

② 进食：配合吞咽和言语治疗可以有效改善早期进食困难。训练方法：a. 选择易于咀嚼和吞咽的食物，选择合适的一口量。b. 选择正确的就餐姿势，合适的座位高度，背部挺直，脚着地，肘支撑桌面，以减少震颤对进食的影响。c. 选择合适的餐具及辅助器具。

③ 个人修饰：可以运用电动牙刷、指甲钳、取物器等辅助器具，或者通过安装扶手、铺设防滑垫等卫生间改造实现自我料理。

④ 坐站转移：a. 选择合适高度的硬质扶手靠背椅。b. 起立前应将臀部移至前缘，双脚与肩同宽，屈膝尽量向后伸，头向前移，双手按住扶手抬身。c. 坐下前先确认好坐位，再背对椅子，双手支撑扶手后，再屈膝缓慢落座。

⑤ 床上转移：a. 选择合适高度的床和合适硬度的床垫。b. 翻身，头转向翻身侧，双腿屈曲支撑床面，双臂上举，摆向转头的方向，带动躯干和下半身的转动。c. 坐起，上侧手支撑床面，双下肢挪动至床边垂下小腿，双手用力撑起并维持身体平衡坐起。d. 提高床头，运用床边扶架或牵拉系在床尾的绳索辅助起床。

（2）训练原则。

① 早期训练主要通过调整患者的活动能力及身体姿势，本着尽量符合患者心理需求的原则来提高其日常生活自理能力。

② 中晚期训练是在尽可能维持现有活动能力的原则下，采用能量保存技术，帮助患者能在最小的帮助下尽可能实现生活自理。

3. 环境改造和辅助技术

（1）根据患者参与活动的需求，结合其身体功能，选择合适的辅助器具。如步行困难的患者给予助行器，穿衣困难的患者给予纽扣器、穿袜器等。

（2）根据患者需要进行活动的居家环境、学习工作环境的评估，并进行相关环境改造。如过道无障碍设施、安装墙面扶手等。

4. 康复指导

（1）居家体操。

PD 是一种无法治愈的神经退行性病变，患者需要长期的维持治疗来减轻 PD 所带来的各种症状及功能障碍，从而提高居家生活质量。居家体操能帮助患者及其照顾者学习到保持关节活动性和移动安全性的正确方法，帮助患者每天主动在家中进行有规律的训练，有益于避免长期的活动性下降。

① 面肌体操（每个动作维持 5 s 后放松，重复 10 次）：a. 反复皱眉、舒眉；b. 反复闭眼、睁眼；c. 交替眨眼；d. 反复皱鼻放松；e. 反复鼓腮凹腮；f. 反复张口抿嘴；g. 反复吹口哨或吹气；h. 口角左右交替移动；i. 伸舌头，交替向左向右顶腮；j. 伸舌头，交替向上顶颚、向下舔唇。

② 头颈体操（每组动作重复 5 次）：a. 头交替向左向右转动；b. 头交替向左向右侧弯；c. 头交替前屈后伸。

③ 肩部体操（每组动作重复 5 次）：a. 双肩交替上耸；b. 双肩同时上耸；c. 双肩交替向前向后并拢，使肩胛骨远离靠近。

④ 上肢体操（每组动作重复 10 次）：a. 前屈。两手指交叉，掌心翻向外，双上肢前屈上举过头。b. 外展。两上肢外展上举过头，手掌相对拍掌。c. 屈肘。双上肢左右交替屈伸手肘。d. 拍肩。双手交替拍打对侧肩。e. 甩腕。左右交替屈伸手腕。

⑤ 手指体操（每组动作重复 10 次）：a. 双手下垂，交替握拳松拳；b. 双手平举，交替握拳松拳；c. 双手拇指依次与示指、中指、环指、小指对指，反顺序重复动作；d. 双手上举，依次屈曲拇指、示指、中指、环指、小指，反顺序伸展五指。

⑥ 躯干体操（每组动作重复 10 次）：a. 屈曲。反复弯腰前屈，尽量手及膝。b. 后伸。双手支撑身后桌面，反复挺胸腹。c. 旋转。叉腰，躯干反复向左向右旋转。d. 侧屈。叉腰，躯干反复向左向右屈曲。

⑦ 下肢体操（每组动作重复 10 次）：a. 伸髋。仰卧位，双膝屈曲，上抬臀部，缓慢下落。b. 侧跨。立位，两下肢交替向同侧横跨一步后返回。c. 前踢。两下肢交替向前踢腿。d. 下蹲。双下肢屈膝下蹲，双手支撑双膝站起。e. 跨蹲。双下肢交替前跨步做弓步压腿，双手支撑前膝。f. 踏步。双膝交替抬高原地踏步伴摆动双臂。g. 跨步。双下肢左右交替跨越障碍物。

（2）居家照顾。

随着 PD 病情的发展，患者独立生活能力逐渐下降，生活质量也越来越多地受制于各种功能障碍的影响而下降，同时患者对家属及照顾者的生理及心理依赖越来越多。帮助患者及照顾者正确了解病情和选择适宜的沟通方法，指导居家照顾的注意点，尽可能地保持患者自尊自立且家属高质量的居家生活模式。

① 指导患者、家属及照顾者充分理解疾患的特征。如患者行动的时好时坏是源于"On-Off"现象，精神不集中、经常疲劳和担心忧虑是 PD 非运动障碍的一种表现，等等。

② 指导家属及照顾者帮助患者安全活动，预防跌倒，掌握跌倒时的应对方法。

③ 留意患者的症状变化，如进食时是否出现呛咳现象，并且掌握症状突发时的联络方法。

④ 指导正确用药，学会观察药效和利用药效时间。

⑤ 督促患者每天进行康复训练，积极参加太极拳、体操等活动。

⑥ 尽可能保留患者自己的习惯、兴趣及社交，实在无法完成再予以帮助。

⑦ 注意沟通方式及心理安抚，尽量对患者温和、缓慢地大声说话。

（六）其他康复技术

1. 物理因子治疗

（1）水疗。温水浴、涡流浴、水中运动等可以缓解肌强直，其中水中运动借助水的机械作用除了能改善肌张力、增加肌力，还能提高患者平衡及协调能力。

（2）温热疗法。红外线、短波、超短波、石蜡、熏蒸等温热疗法可以有效降低肌张力、镇痛、松解挛缩的关节。

（3）神经肌肉电刺激。利用神经细胞的电兴奋性，通过低频脉冲电流刺激目标肌肉引起收缩，有利于增加肌力、维持关节活动度、促进自主肌肉控制，并有效松弛肌痉挛。

（4）生物反馈疗法。将生物反馈电极放置在受测皮肤表面，将肌电、温度、心率等数值实时反馈给患者，训练患者行放松性治疗或增强性治疗。如盆底肌生物反馈训练可改善大小便障碍；放松性肌电生物反馈疗法可缓解肌肉僵硬，改善失眠情绪；等等。

（5）重复经颅磁刺激。通过磁电感应原理在大脑皮层产生感应电流，可通过促进内源性多巴胺、诱导神经再生等途径可帮助 PD 患者改善运动功能、改善异动症、缓解抑郁、改善认知障碍。

（6）经颅直流电刺激。通过电极片对大脑施加连续、微弱电流，从而调节大脑皮质兴奋性，用以改善睡眠、提高认知功能、改善运动能力。

2. 虚拟现实技术

通过计算机为患者构建虚拟环境平台，设计医疗作业任务和康复训练场景，实时反馈患者自身执行任务的能力，利用这种临场感而提高患者主观能动性，对平衡协调、运动不能等运动障碍，抑郁、焦虑等情绪障碍，记忆障碍、注意力缺陷等认知障碍都有不错的康复疗效。

3. 传统康复治疗

传统康复治疗包括中药、针灸、推拿及传统运动疗法等，对 PD 的治疗均有较好的疗效，特别对多种非运动症状有独特优势。

（1）中药。中医认为 PD 多属于"颤证"范畴，其治疗主要是针对"风、火、痰、瘀、虚"的病机，目的是调整脏腑功能及气血阴阳平衡。根据不同的证型选用相对的中药汤剂，如羚角钩藤汤、补阳还五汤、止颤汤等。

（2）针灸。① 基本穴位有百会、四神聪、本神、合谷、风池、太冲、阳陵泉等。根据不同证型进行穴位加减。② 头针一般选取舞蹈震颤区、运动区、足运感区等。③ 电针疗法可用于头针与体针，头部穴位针刺后选 2~3 对加用电针，用疏密波强刺激 20~30 min。④ 耳针可取皮质下、缘中、神门、枕、颈等穴。

（3）推拿。通过推拿按摩治疗可以有效缓解僵硬的肌群，减轻肌强直，需要长期治疗。

（4）传统运动疗法。八段锦、太极拳等传统运动将深呼吸与缓慢有节律的运动相结合，促气血、通筋骨，可改善 PD 患者的姿势稳定性，提高步行与平衡能力。

【康复结局】

PD 是一种常见的中老年神经系统退行性疾病，进展缓慢且多系统受累，生存期为 10~30 年。

PD 目前的治疗手段，无论药物或手术，只能改善症状，不能改变疾病本身的进程结局，更无法治愈患者，但规范长程的全面综合治疗能够有效改善患者的生存质量。特别是在发病早期，大多数患者经过及时的诊断和治疗后能继续工作和维持较好的生活质量，但随着病情进展，患者逐渐丧失工作能力和独立生活能力，最终长期卧床。PD 患者最后不是死于疾病本身，而是死于骨折、肺炎、尿路感染、窒息、压疮等严重的并发症。

PD 的进展速度因人而异，但积极的康复治疗、健康的心理干预、悉心的照顾护理能一定程度地延缓病程的进展，提高运动生活能力，减轻医疗负担，帮助患者尽可能地延长有质量的生活。

【健康教育】

对于有 PD 危险因素的人群，包括 50 岁以上的中老年人、长期接触或生活在有除草剂及鱼藤酮等工业农业毒素环境中的人群、有 PD 家族史或有相关致病基因的携带者，应定期体检随访、加强健康教育、注意防护、延缓衰老等。

对于早期确诊的 PD 患者，在及时正确地进行综合治疗的同时，要提供科学实用的健康教育指导，让患者正确理解疾病的发生、发展和转归，使患者能以积极健康的心态面对疾病，主动配合。倡导患者通过积极的生活方式、自我压力管理、学习放松技巧和优化日常活动等方式，提高参与家庭和社会的能力。

对于中晚期患者，常需要患者家人或护工更多地照顾护理，包括服药就诊、营养进食、排便排尿、心理疏导、睡眠护理、家居改造、预防跌倒、夜间翻身等，加强与照顾者的沟通协作，尽可能提高患者的生活质量。

（范依韵）

第六节　肝豆状核变性的康复及进展

【概述】

肝豆状核变性（WD）是与铜代谢障碍相关的常染色体隐性遗传病，以不同程度的肝细胞损害、神经退行性病变和角膜边缘有铜盐沉着环（即 K-F 环）为临床特征。因铜离子在各脏器沉积的先后不同，数量不一，临床表现多种多样，如震颤、扭转痉挛、精神行为异常、肝脾大、腹水等。发病率为 1/100 000~1/30 000。致病基因为 ATP7B，定位于染色体 13q14.3。

（一）康复目标

（1）促进功能发育，提高生活独立性所需的各方面技巧。

（2）维持良好姿势和功能水平，预防或延缓骨关节变形。

（3）最大限度地提高生活独立性水平，改善社会功能和提高生活质量。

（二）康复时机

WD 的治疗着重于早期发现与干预，一旦发现患有此病，应尽早开始进行药物治疗和饮食治疗，避免出现或加重神经系统症状。如出现神经系统症状，可针对临床症状采用感觉统合训练、作业训练、言语训练、物理因子疗法等。

（三）康复难点和重点

WD 神经损伤以锥体外系运动障碍为主，最早的神经系统症状为共济失调，特别是对精细动作的影响，因此患者共济失调、肢体震颤、动作协调性差、精细动作差等症状既是康复难点也是康复重点。

（四）康复新进展

对 WD 患者进行姿势及平衡协调功能训练，可以改善 WD 患者运动缓慢、姿势异常，降低 WD 患者跌倒风险。针对 WD 患者的肢体僵硬和运动迟缓，临床康复方法有简易步态疗法、节律疗法、减重疗法、水疗、机器人康复疗法等。

机器人辅助行走训练可以改善步态协调性，减少震颤的发作。机器人步态训练具有长期、稳定、定量的运动输入，实时反馈，保证训练的一致性和持续性，实现训练方案及康复评估参数化，从而保证训练效果。

本体感觉、视听觉代偿训练可以改善 WD 患者的步态。新技术条件下的感觉刺激方法有 Google 眼镜、PD 鞋、虚拟自行车。

WD 患者在药物治疗的同时，给予步态训练、平衡功能及体位转移训练等，可以改善患者的平衡和步行能力。此外，平衡训练可提高患者本体感觉功能和动作协调性，从而提高转移等日常生活活动能力。虚拟现实平衡游戏和太极拳能同时改善 WD 患者的动静态平衡。舞蹈可以改善 WD 患者的运动和平衡能力。不断地中断、再次启动的运动，对 WD 患者是一种很好的运动治疗；舞蹈中的音乐提醒患者何时停止、何时启动动作；音乐的节奏还有助于帮助 WD 患者控制平衡。

核心稳定性训练有助于提高人体在非稳定状态下的控制能力，增强协调平衡能力，扩大躯干活动范围，矫正肌力不均衡，改善异常姿势，减少异常运动模式。

可以通过悬吊、巴士球等训练协调患者主动肌和拮抗肌收缩与舒张协调，降低肌张力；加强躯干肌训练、腹肌训练、腰背肌训练、臀肌训练，以增强核心肌群力量，提高稳定活动中的身体平衡。

水中运动训练对于改善 WD 患者运动功能、平衡功能、行走能力有肯定效果。水中训练方法包括呼吸训练、旋转控制训练、水中跑台训练等。水中运动训练改善 WD 患者平衡功能和姿势控制能力的机制可能为：水的特殊物理性质增加感觉输入，增加皮质感觉区与运动区的活性；水的温热效应可以改善僵硬症状；水中更易进行躯干控制能力训练。强化平衡训练可以改善 WD 患者的姿势异常及平衡能力。

WD 的言语障碍表现为运动减少型构音障碍，特点为发声吃力、言语清晰度下降、发声不协调、声音嘶哑、音量减弱、音调单一等，有时伴有语速变化，影响患者日常交流及社会参与。构音障碍的训练包括舌唇运动、发声、音量、韵律、语速训练等。励-协夫曼言语治疗对改善患者发声器官运动幅度降低、纠正发声时自我感觉障碍有明显效果。对有言语障碍的 WD 患者进行唱歌训练，通过唱歌训练患者的言语障碍及呼吸功能，有一定效果。除常规言语治疗外，一些新型训练仪器也应用到 WD 患者的言语训练中，如延迟听觉反馈仪和语音放大设备等，可提高患者言语交流能力。重复经颅磁刺激可以改善患者舌的活动，从而改善患者的言语清晰度。

【康复评定】

（一）一般情况的评定

对一般情况的评定有利于从整体了解患者，通过观察患者的面容、皮肤、身材、姿势、玩耍情况、言语水平等可对患者形成一个总体的直观印象。同时通过与患者和家属的交谈可以了解患者的精神状况、性格特点、情绪、行为、兴趣爱好、心理状况、家庭环境和社会环境，以利于制订最具针对性的康复方案和提供最适合的康复建议。除此之外，还需要注意以下两方面的评定。

1. 药物使用情况和饮食评定

药物和饮食控制是部分遗传代谢疾病患者控制病情的根本。评定时要详细询问患者的饮食情况和是否按时服用药物，特别是病情不缓解甚至出现倒退或者恶化的患者，更是要对家属和患者进行详细地追问。

2. 并发症的评定

患有遗传代谢疾病的患者，常常会出现多系统畸形和损伤，评估时要详细采集病史。

听力和视力损伤在儿童中常见，合并视听障碍的儿童运动、认知、言语能力的发育都会受到影响。因此，评定时，尤其是第一次评定时要仔细观察患者，简单检查他们对光和声音的反应情况。值得注意的是大部分智力低下的儿童对声音反应不敏感，因此检查前还应初步判断小儿是否有智能障碍。对小年龄婴幼儿一般是观察其对外界光、声音、玩具、父母逗弄等刺激的反应，对年龄较大的幼儿可以通过语言的发育情况、简单对答来大体判断智能发育情况。当然，更准确的发育情况要应用智能测定量表进行测定，下文中将会提到。如果不能辨别具体是哪方面的问题时，可以通过脑干听觉诱发电位、脑干视觉诱发电位、耳蜗微电位等方法鉴别。

（二）神经心理发育的评定

WD 患者智力有部分损伤。智力测试有利于了解患者的病情全貌、制订合理的康复计划和提出恰当的建议，并对训练进展和预后情况有较大的参考价值。智力水平的诊断量表常用盖赛尔发展量表（Gesell Development Scale）、贝利婴幼儿发育量表（BSID）、斯坦福-比奈智力量表（SBIS/BIS）、韦克斯勒儿童智力量表（WISC）、韦克斯勒学前和学龄初期智力量表（WPPSI）等。

（三）运动障碍的评定

运动障碍的评定可以根据国际功能、残疾和健康分类（ICF）从身体结构与功能、活动和参与三方面进行评定。

1. 身体结构与功能方面的评定

（1）肌张力测定：通过触诊感觉肌肉硬度可以初步了解肌张力情况。WD 患者因肌张力增高，四肢肌肉硬度和坚实度增强。患者姿势也可反映肌张力的情况，WD 出现神经症状的患者常见四肢僵硬伸直、立位呈足尖步态并伴有震颤。被动地活动小儿关节并进行快速牵拉，根据感觉到的阻力大小和出现阻力的位置来判断肌张力是常见的肌张力测量法。现常常采用改良 Ashworth 痉挛量表（MAS）来量化肌张力。

（2）肌力测定：可以进行动态和静态肌力的检测，动态肌力即在儿童进行有目的的运动时给予阻力，检查正在进行运动中的动态肌力。静态肌力即检查儿童能否对抗检查者的力量将关节固定在某固定位置上。分级系统一般采用徒手肌力检查（MMT），该测试常在年龄较大、能听懂命令且能主动配合的儿童中使用。对肢体僵硬、精神症状不能配合的 WD 患者，可以通过观察运动能力、运动姿势的肌力情况作出大概判断。

（3）关节活动度评定是在被动运动下对关节活动范围的测定。测量可采用目测，准确的测量多使用量角器。Modified Tardieu Scale 量表测量动态角度（R1）及静态角度（R2），可以判定测量关节活动范围受限是肌张力的问题还是软组织挛缩的问题。

（4）反射发育评定：反射的发育反映了神经系统的成熟度，包括原始反射、姿势反应或保护性反应、肌腱反射、病理征的测试等。

（5）感觉评定：包括对触觉、本体感觉、前庭平衡感觉的评定。

2. 活动功能评定

（1）功能位发育与保持水平的评价：通过分析各体位的发育情况和保持固定体位下的姿势，有利于找出功能不足的原因，常见的体位有仰卧位、俯卧位、坐位、四点支撑位、膝立位、单膝立位、扶立位、独立位等。

（2）位置转移能力的评价：主要看儿童在卧位、坐位、站位之间的体位转移能力。

（3）移动能力的评价：如是否能进行跑转身、爬行、走路、跑步、跳起、单脚跳、单脚站等活动。

部分发育量表的测试项目包含了以上三点。临床上公认的，信度、效度良好的标准化评定量表有贝利婴幼儿发育量表、盖赛尔发育诊断量表、Peabody 运动发育评定量表等发育类量表。对年龄较大超出量表测试范围的儿童，如 PD 后期控制差的儿童不适合发育量表测试，须分别对以上三个方面进行评价。

（4）步态分析：行走是重要的日常生活活动能力之一，评估患者是否存在异常步态以及步态异常的性质、程度、原因，是治疗方案制订的根本（如重点加强哪块肌肉的肌力、需要对哪块肌肉进行牵拉、是否需要进行肉毒毒素注射、是否需要穿戴矫形鞋等）。

（5）精细运动能力评价：部分遗传代谢病患者因为感知觉、认知、视听觉等方面的缺陷和肌张力、肌力的问题，精细运动能力往往会受影响，因此评价中需要对个体的抓握动作发育、双手协调动作发育、生活自理动作发育、绘画动作发育手的知觉功能发育、视觉功能发育、手眼协调能力发育进行评定。常用的标准化测试量表有 Peabody 量表中的精细运动测试量表和脑瘫患者精细运动功能测试量表（FMFM）等。

（6）共济运动评定：观察儿童持物、玩耍、行走时有无共济失调表现。此外，还可以进行指鼻试验、拇指试验、跟膝试验进行测试，观察有无震颤和动作是否准确，适用于能听懂命令且能主动配合的较大儿童。生后几个月的小婴儿无法查共济运动，对较大婴儿可通过观察伸手拿玩具或摆弄玩具时有无异常震颤进行检测，也可采用拇指试验进行检测。

3. 参与情况的评定

与具体的情境相关，主要评定家庭环境、学校环境、社区环境、人为环境等。判断这些场所的设施是否对患者造成活动障碍，评定父母的态度、照顾者的知识和技巧、是否有平等机会参与到社会生活中去。

【语言评定】

遗传代谢症的患者由于中枢神经系统的损伤往往伴有语言能力的损伤，WD 脑型患者常有构音障碍、流涎、吞咽困难，言语障碍常继发阅读和书写困难，需要进行精确的语言能力评定。语言能力评定包括构音障碍检查、失语评定和语言发育迟缓评定。常用的量表有 Denver 发育筛查测验（DDST）、Gesell 发育量表、Wechsler 学前及初小儿童智能量表（WPPSI）、儿童汉语语音识别词表、中国康复研究中心构音障碍评定法（包括构音器官功能评定和构音评定）、中国康复研究中心汉语标准失语症检查量表（CRRCAE 法）、汉语版 S-S 语言发育迟缓检查法等。

【康复治疗】

（一）临床处理原则

WD 患者在药物治疗的同时，应根据患者个体化差异，给予人性化、系统化、指导性康复训练，对改善患者运动能力、提高生活质量、减少意外损伤，具有重要意义。

（二）康复治疗指征

出现锥体外系运动障碍为主的神经损伤，如共济失调、肢体震颤、肌张力增高、构音障碍等症状应启动康复干预。

（三）康复治疗原则与方法

1. 康复治疗原则

（1）伴发畸形的早期监测与及早矫治原则。

（2）家庭为中心的早期干预原则。

（3）遵循发育学和动态系统理论原则。

（4）主动学习与寓教于乐原则。

（5）医教结合综合康复原则。

（6）系统监测和随访原则。

2. 康复治疗方法

康复治疗的方法主要包括感觉统合训练、作业训练、言语训练、物理因子疗法等。

（四）急性期康复

治疗的原则为减少铜的摄入、增加铜的排出、改善症状。

1. 饮食控制

每天食物中含铜量不应>1 mg，不宜进食含铜量高的食物，如豆类、坚果类、薯类、菠菜、茄子、南瓜、蕈类、菌藻类、干菜类、果类、软体动物、贝类、螺类、虾蟹类、动物的肝和血、巧克力、可可等。勿用铜制的食具及用具。此外，高氨基酸、高蛋白饮食能促进尿铜排泄。

2. 药物治疗

治疗药物包括驱铜药物、阻止铜吸收的药物和其他药物。

（1）驱铜药物。铜络合剂，如青霉胺、二巯丙磺钠、二巯丁二酸钠、二巯丁二酸。

（2）阻止铜吸收的药物。阻止肠道对外源性铜的吸收，如锌剂、四硫钼酸盐口服锌制剂可促进肠黏膜细胞分泌金属硫蛋白，与铜离子结合后减少肠铜吸收。

（3）其他药物。苯海索、左旋多巴、苯二氮䓬类药物等可用以改善相应神经系统症状。针对肝功能受损、高铜血症可给予白蛋白输入。

3. 康复治疗

可根据需求，选择采用恢复期综合康复治疗措施。

（五）恢复期康复

1. 感觉统合训练

针对 WD 患者出现的共济失调、肢体震颤、动作协调性差等症状，可采用平衡台、旋转浴盆、蹦床、秋千、平衡触觉板等进行训练。

2. 作业治疗

针对 WD 患者精细动作差、书写困难、肢体震颤等，可采用串珠手工、缝纫、编织、绘画、写字等方法进行训练。

3. 言语训练

针对 WD 患者出现的构音障碍，可进行口腔按摩、口肌训练、冰刺激、构音训练等。

4. 物理因子疗法

部分 WD 患者可能出现肌张力增高，可采用蜡疗、水疗和低频电疗等。

（六）后遗症期康复

WD 后遗症期康复治疗内容包括精细和粗大运动技巧，游戏技巧，自理技巧（进食、脱衣、修饰等），学习能力（绘画、书写、使用剪刀等），社区和学校参与能力，精神健康管理等。

【康复结局】

1. 预后估计

预后与多种因素有关，早期诊断与正规、系统的治疗对获得良好的预后极为重要。一般情况下，症状前期或具有较轻临床表现的 WD 患者，经过正规、系统的驱铜治疗和辅助治疗，绝大多数患者病情可缓解，而对于发现较晚者，预后较差。另外，不同临床类型的 WD 患者、有合并症者预后也较差。

2. 康复过程

WD 的康复治疗与临床治疗同步，贯穿全程。前期以药物治疗及饮食控制为主，辅以必要的康复措施；后期药物维持治疗阶段，康复治疗在预防并发症、改善身体活动等方面发挥更为重要的作用。

3. 患者康复结局

WD 不经治疗可出现严重的肝脏或神经系统损害，病死率比一般人群高 5.0%~6.1%。如果能够早期诊断，进行长期规范的限铜、抗铜治疗，无症状 WD 患者（含先证者亲属筛查确诊）生存率与一般人群相似，有临床症状的 WD 患者可延缓甚至避免并发症的发生，促进肝功能和神经系统症状改善，大部分 WD 患者可正常地生活和工作。然而，不遵医嘱、随意服药或自行中止治疗的患者，会出现疾病进展，并可能在短期内发生终末期肝病或严重的神经系统并发症，甚至导致死亡。

【健康教育】

WD 治疗原则是尽早治疗、个体化治疗和终身治疗。WD 是可用药物治疗的遗传代谢性疾病，其长期预后取决于治疗的早晚。治疗越早，损害越轻，预后越好。WD 一经确诊，应尽快开始药物治疗。WD 患者对药物反应的个体差异大，目前还没有适合所有 WD 患者的治疗药物，抗铜治疗不能纠正 WD 患者的基因缺陷，即使治疗效果良好，也不能终止治疗，停药会导致病情反复、恶化，甚至肝衰竭。WD 患者治疗过程中可能出现各种问题，治疗过程中必须定期监测 WD 患者的疗效、不良反应和依从性。

（王银龙）

第十一章　周围神经病变

第一节　三叉神经痛

【概述】

三叉神经痛是一种临床常见的颅神经疾病，其人群患病率为 182 人/10 万，年发病率为 3~5 人/10 万，多发生于老年人，发病年龄在 28~89 岁，70%~80%病例发生在 40 岁以上，高峰年龄在 48~59 岁。

三叉神经是混合性神经，由一般躯体感觉和特殊内脏运动神经纤维组成，感觉神经负责面部、口腔及头顶部感觉，运动神经支配咀嚼肌运动。三叉神经痛可分为原发性、继发性两种，原发性三叉神经痛的病因及发病机制尚不清楚，多数认为病变在三叉神经半月节及其感觉神经根内，也可能与血管压迫、岩骨部位的骨质畸形等因素导致对神经的机械性压迫、牵拉及营养代谢障碍有关。继发性三叉神经痛又称症状性三叉神经痛，常为某一疾病的临床症状之一，由小脑脑桥角及其邻近部位的肿瘤、炎症、外伤以及三叉神经分支部位的病变所引起。

三叉神经痛的治疗，目前主要有药物治疗、射频热凝、半月节球压迫、立体定向放射外科和微血管减压术，除此之外还有许多非主流治疗方式在应用，再加上不同区域医疗技术水平之间的差异，许多患者至今不能得到科学有效的治疗。

【典型病例】

患者女性，55 岁，因"反复右侧颜面部疼痛 10 年，加重 1 周"入院。10 年前，患者无明显诱因出现右侧颜面部发作性疼痛，主要位于右侧口腔及其周围、上颌，呈发作性、触电样剧痛，往往突发突止，"扳机点"位于右侧嘴角，刺激"扳机点"可触发疼痛发作，每次持续 1~2 min 后骤然停止，发作间隙期完全正常。起初患者未予重视，未及时就诊，症状逐渐加重，发作频率增加，发作时间延长至几分钟。7 年前，患者至当地医院就诊，行 MR-TOF 提示右侧三叉神经接触者征阳性，明确诊断后患者开始口服卡马西平进行治疗，长期门诊随访，但最近一周，患者口服药物后疼痛缓解欠佳，同时伴有胃肠道不良反应，为求手术治疗来院就诊。入院查体：生命体征平稳，神志清楚，双侧瞳孔等大等圆，对光反射正常，视力、听力正常，面部对称，伸舌居中，右侧舌肌、咀嚼肌无萎缩，四肢肌力正常，肌张力不高，病理征（-）。头颅 MRI 显示右侧三叉神经接触者征阳性，右侧三叉神经与右侧小脑上动脉关系密切（图 11-1-1）。入院后完善检查，排除手术禁忌后，在全麻下行右侧三叉神经微血管减压术，手术顺利。术中暴露三叉神经颅内段全长，暴露 REZ 区（三叉神经进出脑干区域），发现三叉神经出脑干处受右侧小脑上动脉压迫，将垫片垫于其间。术后患者三叉神经痛症状即消失，同时面听神经及后组颅神经均未受影响。出院后门诊定期复诊。

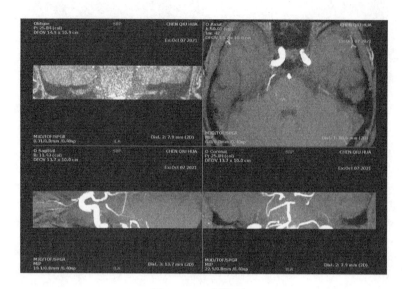

图 11-1-1 头颅 MRI

【诊断思路】

（一）病例特点及疾病临床表现

1. 病例特点

患者中年女性，病程长，病程反复，进行性加重，以右侧颜面部疼痛发作为主要症状，主要位于三叉神经上颌支分布范围，术前 CT 及 MRI 显示无占位性病变，右侧三叉神经与右侧小脑上动脉关系密切。

2. 疾病临床表现

原发性三叉神经痛又称特发性三叉神经痛。临床上将找不到确切病因的三叉神经痛称为原发性三叉神经痛，是临床上最常见的类型。表现为三叉神经分布区域内反复发作的短暂性剧烈疼痛，呈电击样、刀割样和撕裂样剧痛，突发突止。每次疼痛持续数秒至数十秒，间歇期完全正常。疼痛发作常由说话、咀嚼、刷牙和洗脸等面部随意运动或触摸面部某一区域（如上唇、鼻翼、眶上孔、眶下孔和口腔牙龈等处）而被诱发，这些敏感区称为"扳机点"。为避免发作，患者常不敢吃饭、洗脸，面容憔悴、情绪抑郁。发作严重时可伴有同侧面肌抽搐、面部潮红、流泪和流涎，又称痛性抽搐。多见于 40 岁以上的患者。

（二）辅助检查

1. 神经电生理检查

通过电刺激三叉神经分支管观察眼轮匝肌及咀嚼肌的表面电活动，判断三叉神经的传入及脑干三叉神经中枢路径的功能，主要用于排除继发性三叉神经痛。V1 反射为电刺激三叉神经眼支出现瞬目反射，V2 反射、V3 反射分别为刺激三叉神经上颌支、下颌支出现咬肌抑制反射。

2. 头颅 CT 检查

CT 虽对本病诊断有一定帮助，能明确三叉神经出颅孔道大小、形态，同时能排除继发性三叉神经痛，但往往无法依靠常规 CT 扫描确诊。

3. 头颅 MRI 检查

MRI 是诊断继发性三叉神经痛的首选检查。常规 MRI 可以用来排除继发性颅内病变如多发性硬化和肿瘤，不过其不足以确认或排除神经血管压迫的存在。高分辨率 3D T2 序列能够清晰地显示脑脊液（高信号）及神经血管（低信号）的良好对比，可以用来进行高质量脑池造影，TOF-MRA 能够以高信号清晰地显示动脉，与脑脊液的低信号形成良好对比。

（三）诊断依据、诊断步骤与定位定性诊断

1. 诊断依据

（1）患者临床表现。

（2）结合影像学检查，排除导致三叉神经痛的继发性因素，能发现三叉神经与血管接触征阳性。

（3）手术经过及术后患者症状消失。

2. 诊断步骤

（1）病史及临床表现。

（2）影像学检查。

（3）临床诊断。

（4）术中诊断。

3. 定位定性诊断

（1）定位：右侧 c-p 角。

（2）定性：血管压迫三叉神经。

（3）诊断：术前，右侧原发性三叉神经痛；术后，右侧原发性三叉神经痛。

（四）鉴别诊断

诊断原发性三叉神经痛需要与以下疾病进行鉴别。

1. 继发性三叉神经痛

继发性三叉神经痛是由肿瘤、动脉瘤、动静脉畸形等引起的三叉神经痛，又称症状性三叉神经痛，是由颅内外各种器质性病变引起的三叉神经继发性损害而致的三叉神经痛。多见于 40 岁以下的患者。与原发性三叉神经痛的不同点是继发性三叉神经痛疼痛发作时间通常较长，或为持续性疼痛，发作性加重，多无"扳机点"。体检可见三叉神经支配区内的感觉减退、消失或过敏，部分患者出现角膜反射迟钝、咀嚼肌无力和萎缩。

2. 牙痛

牙痛主要表现为牙龈及颜面部持续性胀痛、隐痛，检查可发现牙龈肿胀、局部叩痛、张口受限，明确诊断经治疗后疼痛消失。

3. 三叉神经炎

三叉神经炎是因头面部炎症、代谢病变，如糖尿病、中毒等累及三叉神经，引起的三叉神经炎症反应，表现为受累侧三叉神经分布区的持续性疼痛；多数为一侧起病，少数可两侧同时起病。神经系统检查可发现受累侧三叉神经分布区感觉减退，有时运动支也被累及。

4. 舌咽神经痛

舌咽神经疼痛部位多位于颜面深部、舌根、软腭、扁桃体、咽部及外耳道等，疼痛性质及持续时间与三叉神经痛相似，少数患者有"扳机点"，一般位于扁桃体窝或舌根部。

5. 蝶腭神经痛

蝶腭神经痛主要表现为颜面深部的持续性疼痛，疼痛可放射至鼻根、颧部、眼眶深部、耳、乳突及枕部等，疼痛性质呈烧灼样、持续性，规律不明显，封闭蝶腭神经节有效。

【治疗】

1. 药物治疗

药物治疗对原发性三叉神经痛的疗效确切，尤其适合于治疗初发生原发性三叉神经痛患者。但药物治疗对继发性三叉神经痛的疗效不确切。

卡马西平治疗三叉神经痛的疗效确切，奥卡西平治疗原发性三叉神经痛可能有效，加巴喷丁、拉莫三嗪、匹莫齐特可以考虑用于辅助治疗原发性三叉神经痛疼痛。其他用于镇痛的药物（如 5-羟色胺去甲肾上腺素再摄取抑制剂和三环类抗抑郁药）在治疗三叉神经痛中的疗效尚缺乏循证医学证据。

原发性三叉神经痛的一线治疗药物包括卡马西平（200~1 200）mg/d 和奥卡西平（600~1 800）mg/d。虽然卡马西平的疗效优于奥卡西平，但后者安全性方面的顾虑更少一些。如果以上任何一种钠离子通道阻滞剂无效，下一步应考虑外科手术治疗。

典型原发性三叉神经痛的自然恢复几乎是不可能的，药物治疗的效果可能是部分缓解、完全缓解与复发交替出现，因此应鼓励患者根据发作的频率来调整药物剂量。

2. 手术治疗

当药物治疗的疗效减退或患者无法耐受药物副作用而导致药物治疗失败时，可以尽早考虑外科治疗，外科治疗包括三叉神经半月节射频消融、Meckel's 囊球囊压迫、Meckel's 囊甘油注射、伽马刀治疗及微血管减压术。

（1）三叉神经半月节射频消融、球囊压迫、甘油注射。

① 针对三叉神经周围支的外科治疗：如利多卡因注射、冷冻疗法、神经切除术、乙醇注射、苯酚注射、外周针灸术、射频热凝术等。两项小样本的随机对照研究比较链霉素联合利多卡因治疗和利多卡因单药治疗三叉神经痛的效果，结果显示两种疗法都不能缓解疼痛。其他三叉神经外周支损毁术都只是病例系列研究，结果显示有50%的患者在1年以后疼痛复发。

② 针对半月神经节的外科治疗：包括射频热凝、甘油注射和球囊压迫。根据2项热凝术报道，1项甘油注射和1项球囊压迫治疗的报道，90%的患者接受治疗之后疼痛得到缓解。治疗失败的主要原因与技术应用不熟练相关。治疗后1年疼痛缓解率是68%~85%，术后3年疼痛缓解率下降至54%~64%。热凝术后5年，约有50%的患者疼痛仍能得到缓解。但是约有一半患者治疗后出现感觉缺失，其中约6%的患者发展成感觉迟钝，4%的患者出现痛性麻木，12%的患者主诉各种不适（烧灼感、沉重感、疼痛和麻木）、4%的患者术后出现角膜炎。另外，高达50%的经皮球囊压迫手术的患者出现暂时性咀嚼困难，但多数可以逐渐恢复。

以上治疗方法主要应用于原发性三叉神经痛，用于治疗继发性三叉神经痛的报道很少。

循证医学证据表明，甘油注射的临床应用已经很少，经皮三叉神经半月神经节射频温控热凝术、Meckel's 囊球囊压迫术治疗更适合治疗以下三叉神经痛：a. 年龄>70 岁；b. 全身情况较差（心、肺、肝、肾、代谢性疾病等）；c. 微血管减压术后无效或疼痛复发者；d. 拒绝开颅手术者；e. 带状疱疹后遗症；f. 鼻咽癌相关性三叉神经痛。

（2）伽马刀治疗。

伽马刀治疗三叉神经痛在临床上应用很多，平均起效时间在治疗后1个月开始，治疗1年后疼痛完全缓解率为69%（不需要药物辅助治疗），治疗3年后疼痛完全缓解率降为52%；虽然伽马刀治疗相对于其他外科治疗方法是微创的，但是治疗后面部麻木的发生率为9%~37%，感觉缺失的发生率为6%~13%；尽管如此，总体上88%的患者对治疗效果满意。

伽马刀治疗三叉神经痛的适应证：① 年龄>70 岁、糖尿病、高血压、心脏病等慢性病患者及身体一般情况差，不能耐受手术者。② 害怕或拒绝开颅手术、担心出现手术并发症的患者。③ 继发性三叉神经痛，原发病灶已处理，或原发肿瘤较小者。④ 经其他外科方法治疗后无效或再次复发的患者。

（3）微血管减压术。

微血管减压术是目前疗效最好和缓解持续时间最长的三叉神经痛治疗方法，术后疼痛完全缓解率大于90%，术后1、3、5年的疼痛完全缓解率为80%、75%、73%。但是，微血管减压术也有较其他方法更多的风险，平均病死率为0.2%，术后面部感觉减退7%，听力下降10%，无菌性脑膜炎发生率为11%，还有4%的风险会出现脑脊液漏、小脑缺血或小脑血肿。需要指出的是，微血管减压术的手术疗效和并发症发生率与病情复杂程度及手术医生的操作水平密切相关。

微血管减压术治疗三叉神经痛的适应证：① 诊断明确的原发性三叉神经痛。② 药物治疗无效的原发性三叉神经痛。③ 射频热凝、球囊压迫、伽马刀治疗无效的原发性三叉神经痛。④ 微血管减压术后复发的典型原发性三叉神经痛。⑤ 青少年起病的典型原发性三叉神经痛。

【预后】

三叉神经痛的特点是复发和缓解。许多人有持续数月或数年的缓解期，缓解期内没有疼痛。但在许多人中，三叉神经痛随着时间的推移变得更加严重，对治疗的反应也越来越差，尽管药物干预越来越多。大多数三叉神经痛患者最初是通过非手术的医疗手段进行治疗的，约50%的患者最终接受了外科手术治疗，其中微血管减压术是目前三叉神经痛首选的手术方式，疗效最佳、缓解持续时间最长。

【病因及发病机制】

1. 血管压迫

三叉神经进入脑桥处是一段长数毫米的裸区，无髓鞘包绕，为中枢神经与周围神经的移行区（root entry zone，REZ），此区域受搏动性的血管压迫，即微血管压迫（microvascular compression，MVC）或神经血管冲突致病，这也是三叉神经痛病因中最常见的。

2. 桥小脑角、中后颅窝发育异常

人体的卵圆孔是不对称的，右侧小于左侧，约19%的人右侧卵圆孔孔径比左侧小1 mm以上；而约有17%的患者微血管减压术后症状无缓解，两者比例非常相近；另外，尽管仅有8%的圆孔不对称，但均是右侧小于左侧。上述事实指向作为三叉神经上颌支和下颌支通过的圆孔和卵圆孔的解剖学特点，即右侧小于左侧，可能是造成三叉神经痛的原因之一。

3. 局部刺激学说

三叉神经所支配的组织器官发生了炎症性病灶（如副鼻窦炎等）或外伤性病灶，形成长期慢性刺激，可使神经发炎、纤维化，半月神经节中毒，进一步使分布在三叉神经根上的滋养血管功能发生障碍，最后发生继发性缺血，导致感觉根脱髓鞘病变而引起三叉神经痛。

4. 变态反应学说

有人认为原发性三叉神经痛的病因是神经生理性和化学性的机能紊乱。这种变态反应的原理至今不明，可能是患者的过敏体质，由于胃酸缺乏而导致蛋白质消化异常，组胺样物质大量吸收入血，随血液循环到达三叉神经根部及半月神经节，引起该部组织水肿，压迫和刺激三叉神经而引起疼痛发作。

5. 占位性病变

继发性三叉神经痛多数由桥小脑角区的肿瘤或肿瘤样病变引起，常见肿瘤包括神经鞘瘤（最多见的是听神经鞘瘤）、脑膜瘤、表皮样囊肿、结核球、脂肪瘤以及其他一些囊肿和肿瘤，还有来自椎基底动脉系统的血管畸形如动脉瘤、动静脉畸形、异常血管袢，还可以是蛛网膜囊肿或粘连。这些占位性病变可以直接压迫或浸润三叉神经脑池段，尤其是REZ，也可以通过挤压后颅窝脑组织结构或通过变形血管间接压迫三叉神经而导致三叉神经痛。

【健康管理】

1. 术前指导

（1）入院后患者须配合做好术前的各项常规检查与准备。

（2）进食时应避免过冷、过烫、酸、辣、过硬的食物，以免刺激而致疼痛的发作。

（3）患者应尽量在不痛的间隙进食，以保证营养的摄入。

（4）术前应食用高维生素、高热量的饮食。

（5）术前晚保持良好的睡眠。

（6）避免经常揉搓患侧面颊而引起皮肤的破损和感染，需要保持该处皮肤的清洁干燥。

2．术后指导

（1）术后麻醉未清醒时采取平卧位，头偏向一侧，清醒后即可抬高床头 15°～30°，这样有利于降低颅内压，减轻脑水肿的发生。

（2）术后一侧面部会出现麻木，口周会出现疱疹，口腔会出现溃疡等，因此食物不宜过烫，可先用手腕内侧测试，以温热偏凉为宜，以免烫伤；用热水洗脸时，温度也不可过高。首次进食速度宜慢，避免呛咳。每次进食后应清洁口腔如漱口，避免食物的残留。饮食中需要增加维生素的摄入。

（3）如出现眼睑不能闭合，可用纱布覆盖患者的眼睑并每日用眼药水滴眼和眼膏涂眼以防角膜溃疡。

3．出院指导

（1）患者须听取专科医务人员的嘱咐服用药物，并定期检查血象及肝肾功能。

（2）当患者又出现面部疼痛症状时，应及时就诊。

（3）患者出院后注意饮食卫生，注意饮食的冷热程度，以温度适中为宜，以免烫伤及出现口腔感染。每次餐后都要漱口，以防食物残留。

（4）平时应多食高热量、高维生素的食物。

（邵　杰　黄煜伦）

第二节　面肌痉挛

【概述】

面肌痉挛（facial spasm）是指一侧或双侧面部肌肉（眼轮匝肌、表情肌、口轮匝肌）反复发作的阵发性、不自主的抽搐，在情绪激动或紧张时加重，严重时可出现睁眼困难、口角歪斜及耳内抽动样杂音。

面肌痉挛包括典型面肌痉挛和非典型面肌痉挛两种，典型面肌痉挛是指痉挛症状从眼睑开始，并逐渐向下发展累及面颊部表情肌等下部面肌，而非典型面肌痉挛是指痉挛从下部面肌开始，并逐渐向上发展最后累及眼睑及额肌。临床上非典型面肌痉挛较少，绝大多数都是典型面肌痉挛。

有研究显示，挪威的偏侧面肌痉挛（HFS）发病率为 9.8/10 万，亚洲人比白人患病率更高，但该研究缺乏基础人口数据而无法得出准确的患病率。美国于 1990 年报道的总患病率为 11/10 万，女性是男性的 2 倍，多数患者发病年龄在 50～60 岁。面肌痉挛好发于中老年，女性略多于男性，但发病年龄有年轻化的趋势。面肌痉挛虽然大多位于一侧，但双侧面肌痉挛也并非罕见。

【典型病例】

患者男性，75 岁，因"左侧颜面部反复抽搐 20 年，加重 1 个月"入院。20 年前，患者无明显诱因出现左侧眼睑抽搐，抽动最初局限于眼周，每次持续 1～2 min 骤然停止，发作间隙期完全正常。起初患者未予重视，未及时就诊，后逐渐发展至左侧面颊部抽动不受意识控制，情绪激动后加重，休息后稍缓解，发病后曾口服卡马西平、局部注射肉毒治疗，治疗后稍缓解，后期复发发作，现为求手术治疗来院就诊。入院查体：生命体征平稳，神志清楚，双侧瞳孔等大等圆，对光反射正常，视力、听力正常，面部对称，左侧眼睑及面颊不自主抽动，伸舌居中，四肢肌力正常，肌张力不高，病理征（-）。头颅 MRI 显示左侧面听神经与左侧小脑前下动脉关系密切（图 11-2-1）。入院后完善检查，排除手术禁忌后，在全麻下行左侧面神经微血管减压术，手术顺利，术中发现面神经出脑干处受左侧小脑前下动脉压迫，将垫片垫于其间，术中电生理实时监测，术后患者左侧面肌痉挛消失。出院后门诊定期复诊。

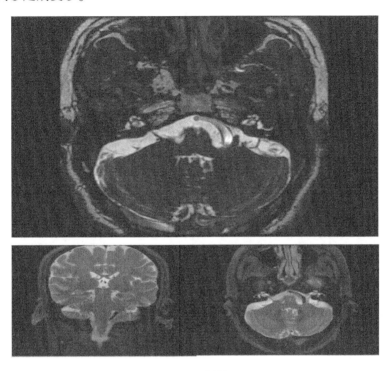

图 11-2-1 头颅 MRI

【诊断思路】

（一）病例特点及疾病临床表现

1. 病例特点

患者中老年女性，病程长，病程反复，进行性加重，以左侧颜面部反复发作性抽动为主要症状，术前 CT 及 MRI 显示无占位性病变，tof-MRI 提示面神经与小脑前下动脉关系密切。

2. 疾病临床表现

典型的面肌痉挛症状由眼睑不自主眨动开始，向下逐渐发展至颊肌抽动、嘴角抽搐，个别患者还会侵犯颈阔肌。不典型面肌痉挛是指抽动从口轮匝肌、颈阔肌起病，向上慢慢蔓延至颊肌、眼轮匝肌。80%～90%的患者症状仅表现为眨眼，但随着病程持续，患者最终可能出现面部肌肉强直收缩而表现为单侧持续闭眼、嘴角歪斜，严重影响容貌。绝大多数 HFS 单侧发病，仅 0.6%～5%的患者表现为双侧发病。有个别患者存在"扳机点"现象，但 HFS 症状发作通常没有明显的诱发因素。超过三分之一的患者存在加重因素，如焦虑、应激、疲劳、睡眠剥夺、阅读、亮光刺激、咀嚼和特定的头位。通常症状在放松时可以缓解，但个别患者在睡眠时也会出现症状。面肌痉挛患者可伴有耳鸣，常与面肌收缩同步发生，可能由鼓膜张肌、镫骨肌同步收缩导致，也可能是由于责任血管同时压迫了蜗神经。按病因不同，HFS 可以分为原发性面肌痉挛（primary HFS，pHFS）与继发性面肌痉挛（secondary HFS，sHFS）。sHFS 在临床上少见，仅见于散在的个案报道，如继发于桥脑小脑区肿瘤、血管畸形、后循环动脉瘤等。除占位性因素以外，sHFS 也可见继发于脱髓鞘病变、多发性硬化和面神经炎等内科疾病。

（二）辅助检查

1. 电生理检查

电生理检查包括肌电图（electromyography，EMG）和异常肌反应（abnormal muscle response，AMR）或称为侧方扩散反应（lateral spread response，LSR）检测。在面肌痉挛患者中，EMG 可记录到一种高频率的自发电位（最高每秒可达 150 次），AMR 是面肌痉挛特有的异常肌电反应，AMR

阳性支持面肌痉挛诊断。

2. 卡马西平治疗试验

面肌痉挛患者在疾病的开始阶段一般都对卡马西平治疗有效（少部分患者可出现无效），因此卡马西平治疗试验有助于诊断。

3. 头颅 CT 检查

虽对本病诊断有一定帮助，但往往无法依靠常规 CT 扫描确诊。

4. 头颅 MRI 检查

MRI 检查的意义在于明确可能导致面肌痉挛的颅内病变，如肿瘤、脑血管畸形（AVM）、颅底畸形等，MRI 检查的重要意义还在于明确与面神经存在解剖接触的血管，甚至显示出血管的类别、粗细以及对面神经的压迫程度。尤其是 3D-TOF-MRA 已经成为 MVD 手术前常规的检查，以此为基础的 MRI 成像技术不断发展，已经能够 360°显示与面神经存在解剖关系的所有血管。

（三）诊断依据、诊断步骤与定位定性诊断

1. 诊断依据

（1）患者临床表现。

（2）结合影像学检查中，排除导致面肌痉挛的继发性因素。

（3）手术经过、术中电生理监测及术后患者症状消失。

2. 诊断步骤

（1）病史及临床表现。

（2）影像学检查。

（3）临床诊断。

（4）术中诊断。

3. 定位定性诊断

（1）定位：右侧 c-p 角。

（2）定性：血管压迫面神经。

（3）诊断：术前，左侧原发性面肌痉挛；术后，左侧原发性面肌痉挛。

（四）鉴别诊断

面肌痉挛需要与双侧眼睑痉挛、梅杰综合征、咬肌痉挛、面瘫后遗症等面部肌张力障碍性疾病进行鉴别。

（1）双侧眼睑痉挛：表现为双侧眼睑反复发作的不自主闭眼，往往双侧眼睑同时起病，患者常表现为睁眼困难和眼泪减少，随着病程延长，症状始终局限于双侧眼睑。

（2）梅杰综合征：患者常常以双侧眼睑反复发作的不自主闭眼起病，但随着病程延长，会逐渐出现眼裂以下面肌的不自主抽动，表现为双侧面部不自主的异常动作，而且随着病情加重，肌肉痉挛的范围会逐渐向下扩大，甚至累及颈部、四肢和躯干的肌肉。

（3）咬肌痉挛：为单侧或双侧咀嚼肌的痉挛，患者可出现不同程度的上下颌咬合障碍、磨牙和张口困难，三叉神经运动支病变是可能的原因之一。

（4）面瘫后遗症：表现为同侧面部表情肌的活动受限，同侧口角不自主抽动以及口角与眼睑的连带运动，依据确切的面瘫病史可以鉴别。

【治疗】

1. 药物治疗

（1）面肌痉挛治疗的常用药物包括卡马西平、奥卡西平及安定等。其中，卡马西平成人最高剂量不应超过 1 200 mg/d。备选药物为苯妥英钠、氯硝西泮、巴氯芬、托吡酯、加巴喷丁及氟哌啶醇等。

（2）药物治疗可减轻部分患者面肌抽搐症状。

（3）面肌痉挛药物治疗常用于发病初期、无法耐受手术或拒绝手术者以及作为术后症状不能缓解者的辅助治疗。临床症状轻、药物疗效显著，并且无药物不良反应的患者可长期应用。

（4）药物治疗可有肝肾功能损害、头晕、嗜睡、白细胞减少、共济失调、震颤等不良反应，如发生药物不良反应，即刻停药。特别指出的是，应用卡马西平治疗有发生剥脱性皮炎的风险，严重的剥脱性皮炎可危及生命。

2. 肉毒素注射

肉毒素治疗的机制是运用肉毒素阻断神经肌肉的传递，降低面肌痉挛的程度。常用药物为注射用 A 型肉毒毒素（botulinum toxin A），主要应用于不能耐受手术、拒绝手术、手术失败或术后复发、药物治疗无效或药物过敏的成年患者。当出现疗效下降或严重不良反应时应慎用。过敏性体质者及对本品过敏者禁止使用。90%以上的患者对初次注射肉毒素有效，1 次注射后痉挛症状完全缓解及明显改善的时间为 1~8 个月，大多集中在 3~4 个月，而且随着病程延长及注射次数的增多，疗效逐渐减退。两次治疗间隔不应少于 3 个月，如治疗失败或重复注射后疗效逐步降低，应该考虑其他治疗方法。因此，肉毒素注射不可能作为长期治疗面肌痉挛的措施。需要指出的是，每次注射后的效果与注射部位选择、注射剂量大小以及注射技术是否熟练等因素密切相关。

3. 微血管减压术

微血管减压术在 20 世纪 70 年代随着手术显微镜在临床上的应用，由詹妮塔（Jannetta）率先完善和规范了微血管减压的理论与手术操作技术，并在国际上推广和普及了该手术技术，极高的手术有效率（大于 90%）和相对小的手术风险使得微血管减压术迅速取代以往所有的治疗措施，成了治疗原发性面肌痉挛的首选方案，并得以在全世界广泛开展。1962—2008 年间的报道显示，微血管减压术治疗 HFS 的有效率为 85%~90%，复发率为 1%~2%。有文献分析 5 682 例患者数据，随访时间 1~9.6 年，中位随访时间为 2.9 年，完全缓解率为 91.1%，延迟治愈率为 11.2%，复发率为 2.4%，再次手术率为 1.2%。微血管减压术手术死亡率极低，不到 0.1%，主要并发症包括面瘫（1%~2%）、听力丧失（2%~3%）和后组颅神经功能障碍（0.5%~1%）。左焕琮等于 2006 年报道了其 20 年间 4 260 例 HFS 的结果，技术的进步、电生理监测技术的应用和术者经验的积累是影响手术效果及术后并发症的重要因素。

微血管减压术手术指征：① 原发性面肌痉挛诊断明确，经头颅 CT 或 MRI 排除继发性病变。② 面肌痉挛症状严重，影响日常生活和工作，患者手术意愿强烈。③ 应用药物或肉毒素治疗的患者，如果出现疗效差、无效、药物过敏或毒副作用时应积极手术。④ 微血管减压术术后复发的患者可以再次手术。⑤ 微血管减压术术后无效的患者，如认为首次手术减压不够充分，而且术后 AMR 检测阳性者，可考虑早期再次手术。随访的患者如症状无缓解趋势甚至逐渐加重时也可考虑再次手术。

【预后】

微血管减压术治疗面肌痉挛的疗效与患者症状是否典型、病程长短、起病年龄、性别、压迫血管类型及手术操作技术相关，发病年龄较大、病程较短、症状典型的男性患者的手术疗效较好，动脉血管压迫术后的效果优于静脉性的血管压迫。微血管减压术术后的效果分为即刻缓解、延迟缓解、明显减轻和无效四种。

【病因及发病机制】

原发性面肌痉挛发病机制不明确，目前对于原发性面肌痉挛的发病机制的主流观念有以下假说。

（1）外周假说。外周假说即短路假说，面神经根出脑干区（root entry zone，REZ）是中枢性少突胶质细胞髓鞘和外周性施万细胞髓鞘的移行区，这段神经仅被覆一层蛛网膜而缺乏神经束间的结缔组织及神经外膜。面神经 REZ 发生脱髓鞘改变并在其神经纤维间形成假突触传递，异位神经冲动通过假突触传递在神经纤维间扩散传播而导致症状发生，类似电线的短路现象。

（2）中枢假说。中枢假说即点燃假说，面神经损伤后引起面神经核团内神经元新生树突互相联接致使兴奋性变高。正常的神经冲动产生后扩散至高兴奋性核团神经元形成爆发冲动下传，从而导致症状发生。血管压迫在发病过程中仅起到类似"点燃"的作用。

（3）交感神经桥接假说。责任动脉与面神经受压区在搏动性摩擦过程中，动脉外膜破损使血管壁中的交感神经外露，面神经脱髓鞘使神经纤维直接暴露，交感神经在发作过程中可以充当桥梁使异位冲动向其他分支扩散，另一方面交感兴奋释放的递质也可作用于面神经使其产生动作电位，进而通过交感纤维桥梁影响其他分支。

（4）神经递质溢出假说。神经递质溢出假说认为血管压迫导致血管神经损伤、神经脱髓鞘改变、神经纤维静息电位去极化使动作电位阈值降低，动脉外膜受损外露的交感神经末梢释放的神经递质溢出后通过 G 蛋白受体偶联途径使面神经纤维广泛产生动作电位，从而导致症状发生。

以上四种假说都是建立在神经血管压迫（neurovascular compression，NVC）的基础之上，95% 的 NVC 发生在靠近脑干的 REZ 区，余下 5% 发生于远端的脑桥小脑角池和内听道段。常见的责任血管是小脑前下动脉（anterior inferior cerebellar artery，AICA）、小脑后下动脉（posterior inferior cerebellar artery，PICA）、椎动脉（vertebralartery，VA）和基底动脉（basilar artery，BA），约四分之一患者存在多支血管压迫。还有个案报道责任血管为微小静脉、发育性静脉异常和大静脉。此外，面肌痉挛患者合并高血压的概率比其他颅神经疾病患者更高，提示高血压导致的血管硬化可能促进了神经血管压迫形成。

【健康管理】

1. 术前指导

（1）入院后患者须配合做好术前的各项常规检查与准备。

（2）进食时应避免过冷、过烫、酸、辣、过硬的食物，以免刺激而致疼痛的发作。

（3）患者应尽量在不痛的间隙进食，以保证营养的摄入。

（4）术前应食用高维生素、高热量的饮食。

（5）术前一晚保持良好的睡眠。

（6）避免经常揉搓患侧面颊而引起皮肤的破损和感染，需要保持该处皮肤的清洁干燥。

2. 术后指导

（1）术后麻醉未清醒时采取平卧位，头偏向一侧，清醒后即可抬高床头 15°~30°，这样有利于降低颅内压，减轻脑水肿的发生。

（2）术后一侧面部会出现麻木，口周会出现疱疹，口腔会出现溃疡等，因此食物不宜过烫，可先用手腕内侧测试，以温热偏凉为宜，以免烫伤；用热水洗脸时，温度也不可过高。首次进食速度宜慢，避免呛咳。每次进食后应清洁口腔如漱口，避免食物的残留。饮食中须增加维生素的摄入。

（3）如出现眼睑不能闭合，可用纱布覆盖患者的眼睑并每日用眼药水滴眼和眼膏涂眼以防角膜溃疡。

3. 出院指导

（1）饮食：营养丰富易消化，忌食刺激性食物、烟酒、浓茶、咖啡等。

（2）术后锻炼的方法：抬眉训练可以锻炼枕额肌，努嘴和鼓腮训练可以锻炼口轮匝肌、上唇肌、下唇方肌等，训练时注意用力收缩口唇，用力向前努嘴；此外，还可进行耸鼻、闭眼的锻炼，上述简单的面部肌肉锻炼均有助于面部功能恢复。

（3）保持良好的心态，避免出现情绪激动等。

（4）活动和生活习惯：不要过于劳累，改变咀嚼习惯，避免单侧咀嚼以免导致颞下颌关节功能紊乱。

（5）遵医嘱定时服用卡马西平等药物，不随意加减及停药。

（6）复查：术后每 3 个月复查 1 次，半年后每半年复查 1 次。

（邵　杰　黄煜伦）

第三节　面神经炎

【概述】

面神经炎又称为面神经麻痹，其最常见的类型是特发性面神经麻痹。特发性面神经麻痹又称为 Bell 麻痹，是因茎乳孔内面神经非特异性炎症所致的周围性面神经麻痹。Bell 麻痹是常见的脑神经单神经病变，国外报道该病的发病率为（11.53~53.3)/10 万。

面神经炎的主要特征是面部表情肌群运动功能障碍，一般症状是口角歪斜、闭目无力，患者往往无法完成抬眉、鼓嘴等动作，甚至出现味觉丧失、听觉过敏症状。

【典型病例】

患者男性，32 岁。因"右眼闭合不全伴口角歪斜 2 d"就诊。患者 3 d 前感右耳后疼痛，未予重视。2 d 前晨起发现右侧口角流涎，口角向左侧歪斜，右眼不能闭合，进食时食物存留在齿颊之间。病程中无肢体麻木无力、无头晕行走不稳、无视物成双等。查体：神志清，口齿清楚，对答切题。右侧额纹消失，不能皱额、蹙眉，右眼闭合不全，右侧鼻唇沟浅，右侧口角下垂，示齿时口角偏向左侧，右侧鼓气漏气，右侧舌前 2/3 味觉丧失，右侧听觉过敏。四肢肌力、肌张力、感觉、反射均未见异常。病理反射未引出。共济运动完成好。神经传导提示：右侧面神经复合肌肉动作电位（compound muscle action potential，CMAP）较对侧下降 50%。头颅 MR 平扫提示颅脑平扫未见明显异常。

【诊断思路】

（一）病例特点及疾病临床表现

1. 病例特点

患者中青年男性，急性起病，病程短。以"右眼闭合不全伴口角歪斜"为主要症状，查体见右侧周围性面瘫伴右侧舌前 2/3 味觉丧失，右耳听觉过敏。神经传导提示：右侧面神经 CMAP 较对侧降低。

2. 疾病临床表现

特发性面神经麻痹可发病于任何年龄，男性略多见。大多数为一侧性，双侧者极少。起病急、数小时或 48 h 内到达高峰。病初可有同侧耳后或乳突区的疼痛。主要症状包括面部表情肌瘫痪（图 11-3-1）、瘫痪侧乳突部疼痛、味觉丧失、听觉过敏。神经传导可提示患侧面神经兴奋阈值高、复合肌肉动作电位降低；神经影像学检查阴性。

继发性面神经麻痹除了上述的表现之外，还会合并原发病的表现，如中耳炎、外耳道及鼓膜疱疹、肿瘤等。

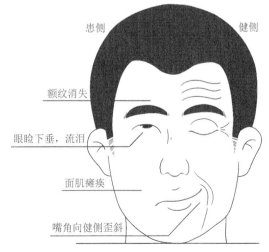

图 11-3-1　右侧周围性面神经麻痹面部表情示意图

（二）辅助检查

1. 神经电生理检查

神经电生理检测面神经的兴奋阈值和 CMAP 有助于评估预后。运动神经传导检查可以发现患侧面神经 CMAP 波幅降低；病后 1~2 周针肌电图可以见到异常自发电位。

2. 神经影像学检查

神经影像学可以有助于鉴别面神经麻痹的病因，如脑血管病、肿瘤、先天性面神经核发育不全等。

（三）诊断依据、诊断步骤与定位定性诊断

1. 诊断依据

（1）患者中青年男性，急性起病，主要症状为一侧面部表情肌瘫痪。

（2）体格检查可见右侧周围性面瘫表现。

（3）神经传导速度提示患侧面神经 CMAP 波幅降低。

（4）影像学检查排除继发性面神经麻痹因素。

2. 诊断步骤

（1）病史、临床表现及体格检查。

（2）神经传导速度及肌电图检查。

（3）影像学检查。

（4）临床诊断。

3. 定位定性诊断

（1）定位：右侧面神经。

（2）定性：特发性。

（3）诊断：特发性面神经麻痹（右侧）。

（四）鉴别诊断

1. 吉兰-巴雷综合征

可有周围性面瘫，多为双侧性，伴有肢体对称性下运动神经元瘫痪、末梢型感觉障碍及脑脊液细胞-蛋白分离现象。

2. 后颅窝病变

桥小脑角肿瘤、多发性硬化、颅底脑膜炎等原因所导致的面神经麻痹，多起病较慢，合并有其他脑神经受损或原发性病的表现。

3. 耳源性面神经麻痹

中耳炎、迷路炎和乳突炎等可并发耳源性面神经麻痹，根据原发病的特殊表现及病史有助于鉴别。

【治疗】

1. 类固醇皮质激素

可用地塞米松 5~10 mg/d 静脉注射 7~10 d 后逐渐减量；泼尼松 30 mg，清晨一次顿服，1 周后逐渐减量停用；由带状疱疹引起者，皮质类固醇联合阿昔洛韦，0.2 g，每日 5 次，连续 7~10 d。

2. B 族维生素

维生素 B_1 100 mg、维生素 B_{12} 0.5 mg，肌内注射，每日 1 次。

3. 预防眼部合并症

眼裂不能闭合者，可用眼罩、眼药、眼膏加以防护，避免角膜受损及预防结膜炎。

4. 物理治疗

尽早进行患侧面肌功能训练，如按摩瘫痪面肌、蹙眉、闭眼、吹口哨、鼓腮等动作，每日数次，每次 5~10 min。

5. 手术治疗

病后长期不愈者可行面神经-副神经、面神经-舌下神经或面神经-膈神经吻合术，面神经减压术等，但疗效不肯定。

【预后】

大部分面神经麻痹患者预后良好，通常在起病后 1~2 周内开始恢复，约 80% 的患者在几周及 3~4 个月内基本恢复正常。约 1/3 患者为部分麻痹，约 2/3 患者为完全性瘫痪。完全性面瘫有少数不能完全恢复，可能出现联带运动、面肌痉挛、鳄鱼泪等并发症。

【病因及发病机制】

确切的病因未明，大部分观点认为本病与嗜神经病毒感染有关。一般认为，骨性面神经管刚能容纳面神经，一旦有缺血、水肿则可导致面神经受压。受凉、上呼吸道感染、病毒感染和自主神经不稳致神经营养血管收缩缺血而毛细血管扩张，组织水肿压迫而产生面神经麻痹。多数人认为本病属于一种自身免疫反应。部分患者可由带状疱疹病毒引起膝状神经节炎。

【病理】

病理改变主要是面神经水肿，髓鞘肿胀、脱失，晚期可有不同程度的轴索变性，以在茎乳孔和面神经管内的部分尤为显著。

【健康管理】

注意保护患侧眼部，急性期减少户外活动，保持眼部清洁；可用眼罩盖住患眼或涂抹眼药膏，预防结膜及角膜感染；尽量减少用眼。有味觉障碍的患者应注意食物的冷热度；避免坚硬的食物；尽量将食物放在健侧舌后方，细嚼慢咽；注意饭后及时漱口，保持口腔清洁。间断对患侧耳后进行热敷，促进局部血液循环，合理训练表情肌。

（杨玉杰　郝永岗）

第四节　周围神经卡压症

周围神经卡压症（peripheral entrapment hero-pathies）是指周围神经受纤维-骨隧道压迫而产生一系列临床表现的一组疾病，根据起病缓急，可分为慢性周围神经卡压症和急性周围神经卡压症；常见的周围神经卡压症包括腕管综合征、肘管综合征、桡神经麻痹、腓总神经卡压综合征，下面就以上述四种周围神经卡压症分别介绍。

周围神经卡压病理生理学、症状、诊断及治疗都遵循着相似的规律。周围神经卡压会导致受累神经所支配区域的麻木、疼痛或感觉减退，受累肌肉的肌力下降、萎缩等临床表现。

一、腕管综合征

【概述】

腕管综合征又称迟发性正中神经麻痹，是正中神经在腕管受压引起的。腕管位于掌根部，底部和两侧由腕骨构成，腕横韧带横跨其上，形成一骨-纤维通道。该病多发年龄为 30~60 岁，女性为男性的 5 倍，一般为单侧发病，也可双侧。如为男性，则表明有职业病史。本病的双侧发病率高达 30%。其中绝经期妇女占双侧发病者的 90%。

【典型病例】

患者女性，59 岁，因"左手麻木 2 个月"入院。2 个月前患者无明显诱因出现左手麻木，起初是左拇指麻木，麻木症状以夜间及晨起为重，劳累后症状加重，甩手、按摩手腕后可使症状减轻，无双上肢疼痛、麻木，于当地诊所口服药物治疗（具体时间、地点及药物用法用量不详），症状未见明显缓解，并逐渐累及示指及中指，伴右手抓握无力感，且手抓握屈曲动作时症状加重。于我院行左上肢肌电图示：左侧正中神经中度腕管病损（图11-4-1）。B超示患者左侧正中神经行走至腕管处可见受压，直径约1.7 mm，腕管近端局部增粗，直径约3.3 mm，横截面积约0.29 cm²，神经束膜连续性可，结构层次不清晰，CDFI未见明显异常血流信号。入院查体：神志清，精神欠佳，情绪焦虑，双侧瞳孔等大等圆，对光反射正常，视力、听力正常，面部对称，伸舌居中，左手大鱼际肌欠饱满，左手骨间肌力弱，左手拇指、示指、中指感觉减退，Tinel征及Phalen征阳性，屈腕试验阳性，四肢肌力正常，肌张力不高，病理征（−）。入院后完善检查，排除手术禁忌后，行内镜下腕管松解减压术，手术顺利，术后患者麻木感消失。出院后门诊定期复诊。

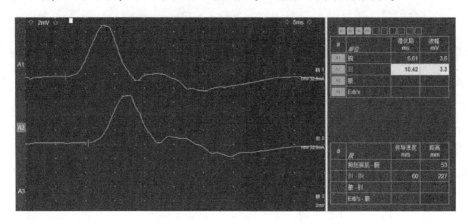

图11-4-1　正中神经在腕管受压的电生理表现

【诊断思路】

（一）病例特点及疾病临床表现

1. 病例特点

患者中老年女性，亚急性起病，主要表现为左手桡侧3个半手指麻木，同时大鱼际萎缩，术前肌电图及B超均提示腕管综合征。

2. 疾病临床表现

（1）感觉异常。最常见的症状，拇指、示指、中指等桡侧的3个手指有蚁行感、麻木、肿胀痛，夜间或清晨明显；还常有难以形容的烧灼痛，并有肿胀与紧张感。

（2）手指麻木。桡侧3个半指有异样感及麻木感，有时累及五指，开始为间歇性；患手活动不灵，执行精细动作时手感笨拙，甚至严重功能障碍。

（3）肌肉软弱。约44%的患者有轻度拇短展肌的软弱，约21%的患者有严重拇短展肌、拇对掌肌消瘦。

（4）营养改变。拇指和示指严重发绀，指尖出现营养性溃疡，严重者坏死，间歇性发白和发绀。

3. 特殊查体

（1）屈腕试验（Phalen征）。令患者腕自然下垂、掌屈、肘关节伸直，持续1 min后引起神经支配区麻木即为阳性。阳性率约为71%。

（2）腕部叩击试验（Tinel征）。用指叩打患者腕部屈面或腕横韧带时，在其桡侧的某个手指出现麻木即为阳性。阳性率约为94%。

（3）止血带试验。在患者患侧上臂缚一血压计的气囊，然后充气加压至收缩压以上，若在1 min内出现桡侧的某手指麻木或疼痛为阳性。阳性率约为70%。

（4）Reverse Phalen试验。屈肘、前臂上举，双腕同时背伸90°，持续60 s，如患者60 s内出现桡侧半手指有麻木感或刺痛感，即为阳性。

（5）Durkan 试验（腕管压迫试验）。这是考虑诊断腕管综合征最敏感和特异性的刺激试验（敏感度 87%，特异度 90%）。如果患者 30 s 内出现拇指或示指、中指或无名指桡半部分（正中神经分布）有刺痛、麻木或感觉改变，即为阳性。将患者手腕平放在桌子上，检查者将 3 个手指放在腕管上，并压缩这个区域 30 s。

（二）辅助检查

1. 神经电生理检查

目前仍为诊断腕管综合征的"金标准"，包括神经传导研究和肌电图（EMG）。远端运动潜伏期大于 4.5 ms，感觉潜伏期大于 3.5 ms 的神经传导研究被认为是异常的。肌电图可能显示神经损伤的证据：插入活动增加、正锐波、休息时的纤颤、运动补充减少和复杂的重复放电（电生理学检查的敏感度 90%~94%，特异度 50%~60%）。腕管综合征电生理分期的定量指标，指出大鱼际肌动作电位潜伏期为轻型和中型腕管综合征的分期指标，而中型和重型腕管综合征的分期指标为运动或感觉电位的存在与否。

2. 神经超声

近 20 年来发展迅速，目前已成为神经电生理检查的有效补充。超声最大的优点是可直观显示腕管内解剖结构，明确正中神经受压特征及占位情况，还可以观察手/手腕在不同位置时腕管内结构的变化，经济快捷。正中神经横截面积肿胀率和扁平率等是临床超声检查中最为常见和最具诊断价值的指标。

3. 常规 X 线摄片

检查结果多为阴性，多作为手腕部骨折、脱位，腕管狭窄等疾病的鉴别手段。

4. 造影检查

对本病的诊断阳性率达 100%，但属于有创检查，目前报道较少。

5. MRI 检查

可以观察正中神经的粗细、压迫等情况，并且确定腕关节周围组织结构是否正常，作为确定病变部位和鉴别诊断的有效方法。

（三）诊断依据、诊断步骤与定位定性诊断

1. 诊断依据

（1）患者临床表现。

（2）结合电生理、超声、影像学检查。

（3）手术经过、术后患者症状消失。

2. 诊断步骤

（1）病史及临床表现。

（2）影像学检查。

（3）临床诊断。

（4）术中诊断。

3. 定位定性诊断

（1）定位：左侧腕管。

（2）定性：正中神经卡压。

（3）诊断：术前，左侧腕管综合征；术后，左侧腕管综合征。

（四）鉴别诊断

1. 神经根型颈椎病

本症 C5—C6、C6—C7 神经根受压会出现手部桡侧的麻木疼痛、感觉减退，但不应出现鱼际肌萎缩，也无夜间麻醒史，可伴有颈部不适，故可鉴别。

2. 旋前圆肌综合征

本症手掌桡侧和桡侧 3 个半手指麻木，但感觉减退比较轻，反复旋前运动可使感觉减退加重。一般无夜间麻醒史，有前臂近侧端的疼痛和压痛，有屈指肌力、前臂旋转肌力的下降，故可鉴别。

3. 末梢神经炎

一般有糖尿病等原发性疾病，神经损伤表现为手足部的手套、袜子样分布的感觉减退，症状常为双侧性，主要是神经末梢的损伤所致，运动方面的损伤不明显，故可鉴别。

4. 大鱼际肌支卡压综合征

本症有大鱼际萎缩，正中神经大鱼际肌支入肌点处有压痛，局部可有小神经瘤，拇指活动受限，但感觉正常，故可鉴别。

【治疗】

1. 非手术治疗

大多数学者认为，非手术治疗腕管综合征是有效的，适合于症状轻、病程短、全身情况不允许手术的患者。治疗方法包括休息、制动（夹板短期固定）、药物的应用（腕管内注射类固醇、消炎止痛等）、中医理疗等。

2. 手术治疗

手术治疗适用于非手术治疗 2 周无效、急性腕管综合征、腕管内占位性病变、症状较重的患者。

（1）常规手术治疗。切断腕横韧带，解除对正中神经的压迫（图 11-4-2）。优点是松解彻底，适应证广泛，还适应于继发性病例。缺点是创伤大、痛苦多，患者有恐惧心理。常规的手术方法即沿大鱼际皮纹尺侧作弧形切口，向近侧延伸至腕关节掌腕皮纹，切开腕横韧带松解正中神经，该术式已在临床运用多年，疗效肯定。常规做正中神经外膜松解。除非有明显神经受损的证据，否则不宜盲目做正中神经束间松解，以免损伤神经纤维。腕管内注射泼尼松龙，减轻炎性反应，减少瘢痕及粘连。

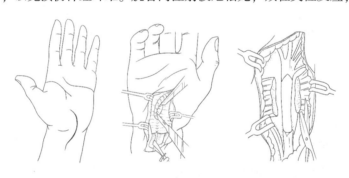

图 11-4-2　手术示意图

（2）微型钩刀治疗。微型钩刀治疗腕管综合征具有皮肤切口小、组织创伤轻、手术时间短、临床症状恢复快等优点。方法为在掌长肌腱尺侧，距腕横纹近侧 1 cm 作 1 cm 长的横切口，分离到深筋膜并切开，插入槽型扩张导管，在槽的导引下插入微型钩刀，从远至近把腕横韧带完全钩割开。

（3）关节镜治疗。优点是创伤小，出血少，手术时间短，恢复快，不仅能用于治疗，还能进行诊断等。但只能用于治疗特发性的病例，而对继发性病例不能选用。

【预后】

腕管综合征是由正中神经卡压所引起的一系列综合征。对于单纯感觉障碍较轻患者，可暂保守治疗，予局部封闭及口服神经营养药物。如果在神经卡压早期，就能进行松解治疗，治疗效果会较为满意、预后相对较好。如果神经卡压时间越久，患者恢复越慢，预后也越差。临床上，腕管综合征的误诊率较高，很多患者出现手指麻木时，会首先就诊于脊柱科，误诊为颈椎病进行治疗。一旦出现相关症状，建议患者就诊于专业的手外科，以便采取较为及时的治疗措施。总之应及时、及早治疗，手术治疗，病程越短，神经功能恢复越快。

【病因及发病机制】

1. 外源性压迫

因腕横韧带坚韧，来自腕管表面的压迫少见。

2. 腕管腔病变

腕横韧带可因内分泌病变（肢端肥大症、黏液性水肿）或外伤后瘢痕形成而增厚，腕部骨折、脱位（桡骨下端骨折、腕骨骨折和月骨周围脱位等）可使腕管后壁或侧壁突出管腔，使腕管狭窄。图 11-4-3 为腕管横断面，图 11-4-4 为关节活动。

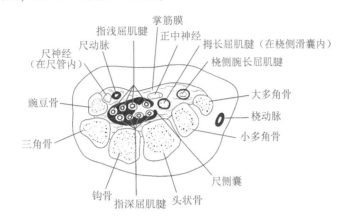

图 11-4-3　腕管横断面

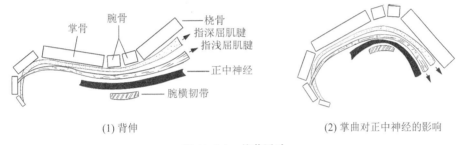

(1) 背伸　　　　　　　　　　　(2) 掌曲对正中神经的影响

图 11-4-4　关节活动

3. 腕管腔内容物增多、体积增大

腕管内腱鞘囊肿、神经鞘膜瘤、脂肪瘤、外伤后血肿机化，以及滑囊炎、屈指肌肌腹过低、蚓蚓肌肌腹过高等，都将过多占据管腔内容积，而使腕管内各种结构相互挤压、摩擦，从而刺激或压迫正中神经。

4. 职业因素

如木工、厨师等长期过度用力使用腕部，腕管内压力反复出现急剧变化；过度屈腕时的腕管内压力为中立位的 100 倍，过度伸腕时为中立位的 300 倍。这种压力变化也易引起慢性正中神经损伤。

【健康管理】

1. 预防

多数患者是因手、腕部活动过度所致。手及腕部劳动强度大时应注意劳动间期休息，防止腕部正中神经持续性受压。中年女性在劳动中更要注意这一点。在劳动前和劳动后放松腕部，充分活动腕关节，有助于防止腕管综合征的发生。平常在使用电子产品或伏案工作时，最好每隔 1 h 休息 10 min。同时，在操作手机和电脑时，手臂尽量不要悬空，最好在肘部放一个支撑物，减少手腕受力。同时，多做一些带有握拳、捏指动作的手指操。已经患该病的患者经过治疗后如症状缓解，要注意防止复发。要避免长时间手、腕强度较大的活动。

2. 术前指导

患者由于手部活动、感觉功能障碍，直接影响生活和工作，易产生紧张、焦虑、抑郁、悲观情绪；且由于患者对手术缺乏了解，以及对医疗费用的顾虑等均会加重不良情绪。以认真细致的工作态度、娴熟的技术获得患者的信任，及时向患者及其家属详细地解释病情，阐明手术的必要性、重要性、安全性和可靠性。

3. 出院指导

（1）患者出院后若仍有局部疼痛，可遵医嘱口服非甾体类消炎镇痛药。也可遵医嘱继续使用可促进神经功能恢复的药物，如甲钴胺、维生素 B_1 等药物。

（2）培养良好的饮食习惯和生活卫生习惯；宜进食瘦肉、豆制品、菌类，维生素、纤维素丰富的新鲜蔬菜、水果及含不饱和脂肪酸较多的植物油。

（3）患者出院后 2~4 周门诊复查，若出现局部疼痛明显或经积极的功能锻炼后肌肉萎缩无改善，应及时就诊。本综合征的康复主要依靠患者主动、长期的肌力练习，锻炼过程单调艰辛，肌力的增长也较缓慢，需要有一定的恒心和毅力。医护人员或患者家属阶段性评价练习的效果，可以提高患者的信心，因此随访及家属支持至关重要。

（邵　杰　黄煜伦）

二、肘管综合征

【概述】

肘管综合征是肘部尺神经由于各种因素受到卡压，继而引起手内在肌萎缩，出现小指及环指尺侧麻木、感觉异常等一系列临床表现，最终导致手部功能障碍的一种疾病。由于尺神经在肘部尺神经沟处位置最为表浅，因此在此处尺神经最容易受伤。

肘管综合征多发生于肘部有嵌压因素、长期肘关节姿势不正确或合并关节炎、糖尿病的人群，起病缓慢，主要表现为前臂尺侧，手尺侧，第 4、5 指麻木刺痛。第 4、5 指屈曲无力，可有内在肌萎缩、爪形手畸形。

【典型病例】

患者男性，45 岁，因"右手环、小指麻木 1 个月余"入院，患者 1 个月余前开始出现右手小指、环指尺侧半麻木，不伴随两指无力，无前臂内侧麻木，无颈部疼痛等。病程中无下肢麻木、无口齿不清、无头痛头晕等不适。查体：神志清，查体合作，右手内侧肌群轻度萎缩，右手小指和环指尺侧半感觉减退，四肢肌力 5 级、四肢腱反射对称。病理征阴性。神经传导速度检查提示右侧尺神经在肘上、下出现动作电位波幅降低（30%）、局部传导速度减慢（40 m/s）（图 11-4-5）。

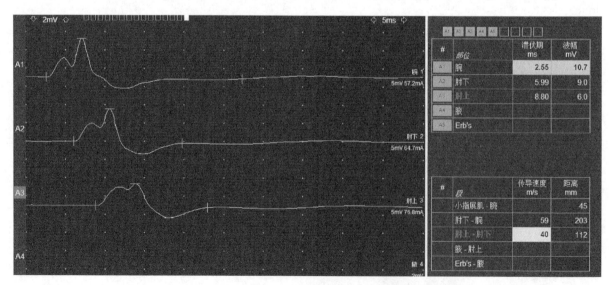

图 11-4-5　右侧肘管综合征患者尺神经运动神经传导

【诊断思路】

（一）病例特点及疾病临床表现

1. 病例特点

患者中年男性，亚急性起病，以右手环指、小指麻木为主要症状，查体可见右手内肌群轻度萎缩、右手小指和环指尺侧半感觉减退；神经传导速度提示右侧尺神经肘段存在传导阻滞。

2. 疾病临床表现

肘管综合征是仅次于腕管综合征的常见嵌压型单神经病，该疾病主要的临床表现有以下几种。

（1）小指及环指尺侧麻木不适，有针刺感或蚁走感。

（2）精细活动受限，写字、使用筷子动作不灵活。

（3）患肢尺侧腕屈肌及环、小指指深屈肌肌力减弱，患手内在肌萎缩，肌力下降，严重者可出现环、小指爪形手畸形。

（4）尺神经叩击试验阳性。尺神经沟可以摸到增粗神经伴压痛。电生理及超声检查可以帮助诊断。

（二）辅助检查

1. 神经电生理检查

神经传导和肌电图异常对于尺神经病变定位以及和其他病变鉴别诊断起着非常重要的作用；神经传导可见尺神经肘上下的传导速度<50 m/s；肘上下比肘下至腕的神经传导速度慢 10 m/s 以上；肘上比肘下刺激引起运动诱发电位波幅减少>20%。

2. 影像学检查

超声检查可根据神经受压部位的直径、横截面积和回声情况对尺神经损伤程度进行评估。MRI可显示局部肌肉失神经支配的变化和神经受压部位周围解剖结构的变化。

（三）诊断依据、诊断步骤与定位定性诊断

1. 诊断依据

（1）患者中年男性，亚急性起病、主要临床表现为右手环指及小指麻木。

（2）神经电生理检查结果提示右侧尺神经肘段存在传导阻滞。

2. 诊断步骤

（1）病史及临床表现。

（2）神经电生理检查结果。

（3）临床诊断。

3. 定位定性诊断

（1）定位：右尺神经（肘段）。

（2）定性：机械压迫所致神经变性。

（3）诊断：右侧肘管综合征。

（四）鉴别诊断

1. 神经根型颈椎病

由于椎间盘突出伴神经根受压引起的感觉缺失范围超过手腕而达到前臂内侧，且多合并颈部疼痛病史，甚至部分患者存在 Horner 征，颈椎 MRI 检查及神经电生理检查可以辅助鉴别。

2. 腕尺管综合征

腕尺管综合征又称 Guyon 病，Guyon 管位于豌豆骨和钩状骨之间，当尺神经在 Guyon 管处损害时，可以出现手内侧、环指和小指掌面感觉障碍及小指展肌无力和萎缩等症状，神经传导检查可以发现手背尺侧皮神经通常正常。肌电图发现第 1 骨间肌和小指展肌有失神经电位和神经再支配改变，而尺侧腕屈肌和指深屈肌肌电图正常，则提示病变在腕部。

3. 运动神经元病

患者可以因第 1 骨间肌无力和萎缩、手内侧肌群萎缩等尺神经损害表现而就诊，但神经电生理检查可以发现多节段的肌肉失神经及神经再支配改变，同时运动神经元病患者多合并上运动神经元损害的体征。

【治疗】

1. 药物治疗

对于轻症患者，针对患者症状口服镇痛药、非甾体抗炎药及神经营养药物。如疗效不佳或进展为中重症，可与手术治疗联合应用。

2. 手术治疗

手术治疗的原则是松解尺神经，主要手术方法有尺神经松解前置术、尺神经单纯原位松解术等。对于肘关节骨关节炎尺神经受压所致的肘管综合征患者，优先推荐尺神经松解前置术。

3. 中医药治疗

口服中药、艾灸、针灸、推拿等均是我国传统医学对于肘管综合征治疗的有效手段。

【预后】

早期轻度肘管综合征通过保守治疗 2~4 个月，有机会缓解症状；手部肌肉萎缩改善的可能性很小，对于症状持续时间超过 1 年或者手术前已经存在手内在肌萎缩的患者，手术后完全恢复运动功能的可能性很小。

【病因及发病机制】

致使尺神经在肘管内受压迫、牵拉、摩擦的原因都可以导致肘管综合征，多是由于肘关节不正确姿势，肘部长时间处于屈曲位，使得肘管被拉紧而变狭窄，导致尺神经长时间受压；骨性关节炎、糖尿病也易合并肘管综合征。

【病理】

肘管综合征患者的尺神经沟主要有 3 种病理表现：变窄；沟底升高、变浅；沟内骨赘形成。肘管综合征中的尺神经的病理表现与腕管综合征的正中神经相同。

【健康管理】

避免长时间屈肘或屈伸肘关节的活动和习惯动作，如长时间使用手机、键盘、打网球等，特别注意避免睡眠时保持屈肘动作。出现手部感觉异常、手部活动不灵活等及时就诊，早诊断、早干预。保守治疗时注意观察病情的变化，如感觉异常症状无好转或出现肌肉萎缩、肌力下降等情况及时复诊。

三、桡神经麻痹

【概述】

桡神经是上肢最大的一条神经，所支配肌肉的主要功能是伸肘、伸腕和伸指。桡神经在桡神经沟处和肱骨离得最近，所以桡神经在该处的压迫性损害最常见，多由外伤或桡神经长时间受压所致，称作桡神经麻痹。本病多由骨折、外伤、感染、产伤、颈椎病、肿瘤、代谢障碍、各种中毒及手臂长时间放置位置不当引起。其临床表现主要为运动障碍；典型症状为垂腕和垂指，以垂腕更明显。

【典型病例】

患者男性，51 岁，因"发现右手腕、手指无法上抬 2 个月余"就诊。患者 2 个月余前因外伤致使右侧肱骨骨折，行骨折手术固定后发现右手腕和手指不能上抬，上臂疼痛伴右手虎口处肌前臂桡侧麻木，近 2 周来上述症状持续存在伴有减轻趋势。查体：右手腕和手指背屈力 2 级，肱三头肌和上臂其他肌肉力量正常，拇指外展力正常，前臂桡侧区感觉减退，桡骨膜反射正常。神经传导检查提示右侧桡神经运动神经传导动作电位波幅降低，并在桡神经沟处有局部传导减慢。

【诊断思路】

（一）病例特点及疾病临床表现

1. 病例特点

患者为中年男性，肱骨骨折后急性起病，主要表现为右手腕、手指不能上抬，右侧前臂桡侧、虎口处麻木；查体可见右手腕和手指背屈力2级，前臂桡侧区感觉减退；神经传导检查提示右侧桡神经沟段损害。

2. 疾病临床表现

桡神经麻痹的主要临床表现：① 运动障碍，主要为手指和手腕不能抬起，即垂指和垂腕，但以垂腕更明显。肱三头肌不受影响，而桡神经沟以下的前臂和手的全部伸肌受影响。② 感觉障碍主要发生在手背桡侧面和拇指、示指的背侧。

（二）辅助检查

1. 神经电生理检查

神经传导速度检查提示在桡神经沟上、下刺激出现明显的传导阻滞即动作电位波幅显著降低，提示脱髓鞘性病变；如果是轴索损害，则任何地方刺激桡神经，其动作电位波幅均降低；桡神经感觉神经电位波幅可以正常、降低或消失；肌电图检查可见桡神经沟以下桡神经支配的肌肉如桡侧腕伸肌、示指伸肌有失神经表现。

2. X线检查

外伤患者可以行X线检查明确是否存在肱骨骨折等。

（三）诊断依据、诊断步骤与定位定性诊断

1. 诊断依据

（1）患者为中年男性、急性发病，病前有骨折病史，主要症状为右手腕、手指不能上抬，右侧前臂桡侧、虎口处麻木。

（2）神经电生理检查结果提示：右侧桡神经运动神经传导动作电位波幅降低，并在桡神经沟处有局部传导减慢。

2. 诊断步骤

（1）病史及临床表现。

（2）神经电生理检查结果。

（3）临床诊断。

3. 定位定性诊断

（1）定位：右桡神经（桡神经沟段）。

（2）定性：机械压迫所致神经变性。

（3）诊断：右侧桡神经麻痹。

（四）鉴别诊断

1. 臂丛神经麻痹

上臂丛损伤，上臂不能外展，前臂不能屈曲，手臂不能外旋，前臂不能旋后，手臂直伸呈内旋和内收位。感觉障碍不明显。肩部和上臂伴肌肉萎缩，肱二头肌、桡骨膜反射减弱或消失。下臂丛型手指手腕不能屈曲，手指不能外展和内收，拇指不能屈曲、内收、外展，小指不能作对掌动作，前臂及手的尺侧缘有感觉减退。大小鱼际萎缩。

2. C7神经根病变

临床表现和桡神经病变相似，肱三头肌功能正常和肱三头肌反射正常，但是仅有桡神经麻痹时由C7神经根发出的正中神经支配的肌肉都正常。

3. 肌皮神经损害

肌皮神经损害主要表现为肱二头肌与上臂肌萎缩，上臂屈侧面平坦，肘关节屈曲力减弱，前臂呈外旋位，不能屈曲肘关节，前臂旋外受限、肱二头肌瘫痪，肱二头肌腱反射消失，前臂外侧感觉障碍，桡骨膜反射减弱或消失。

【治疗】

1. 药物治疗

给予 B 族维生素营养神经治疗。症状明显时可给予抗炎、镇痛等对症治疗。

2. 手术治疗

根据伤情采用神经减压、松解或缝合手术。必要时，用屈肘、肩内收前屈及神经前移等法克服缺损，如神经缺损多，则行神经移植术；不能修复神经，可行前臂屈肌属肌腱转移伸肌功能重建术。

【预后】

由于睡眠而导致桡神经麻痹者，其预后较好，大多数在 6~8 周内可以自然恢复，约87%患者可完全恢复。外力压迫桡神经导致轴索变性时，恢复的时间较长，大约需要几个月。

【病因及发病机制】

骨折、外伤、炎症、睡眠时以手代枕和手术中上肢长时间被缚过紧及铅中毒、酒精中毒等为常见病因。近来，醉酒深睡、睡眠姿势不正确导致的桡神经受压损伤发病率有所增加，结缔组织病、血管炎及糖尿病血管病也容易造成缺血性桡神经麻痹。

【病理】

桡神经麻痹的病理表现与腕管综合征的正中神经相同，见腕管综合征内容。

【健康管理】

日常生活避免醉酒深睡、睡眠中压迫上肢，发现肢体麻木无力症状及时至神经内科、手外科专科就诊。免疫性疾病、糖尿病、血管炎患者注意控制原发疾病、警惕发生合并症。

四、腓总神经卡压综合征

【概述】

腓总神经是坐骨神经的一个主要分支，在大腿下 1/3 处从坐骨神经分出，在腓骨头前方分出腓肠外侧皮神经，分布于小腿外侧面，再形成腓浅及腓深神经。前者支配腓骨长肌和腓骨短肌及足背 2~5 趾背面皮肤，后者支配胫骨前肌、踇长伸肌、踇短伸肌和趾短伸肌；使足背屈、外展、内收及伸趾等。腓总神经病是下肢最常见的单发性神经病，由于腓总神经在腓骨小头处位置最表浅，很容易受到外力的压迫性损伤，导致此处病变最多；最常见的表现是足下垂，可伴随有小腿外侧和足背侧皮肤感觉异常。

【典型病例】

患者男性，21 岁，因"左足下垂 1 个月"就诊。患者 1 个月前蹲位工作 5 h 后出现左足和足趾背屈困难，小腿外侧、足背和足趾麻木，无膝关节疼痛。病程中患者无腰部疼痛、无大小便障碍等；查体：左足背和足趾背屈力为 1 级，左足外旋力为 2 级，足内旋力 4 级，小腿、大腿和髋部力量均正常。足背侧至小腿外侧感觉减退，双下肢腱反射对称。双侧 babinski 征（-）；腓骨小头处 Tinel 征（+）。神经电生理检查提示左腓总神经在腓骨小头上、下动作电位波幅明显下降（97.4%），伴局部传导速度减慢（31 m/s），如图 11-4-6 所示。肌电图在胫骨前肌、腓骨长肌、趾短伸肌均出现失神经电位。

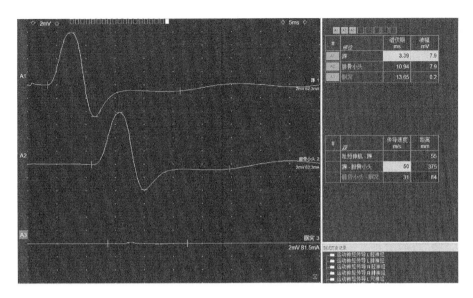

图 11-4-6　左侧腓总神经卡压综合征患者腓总神经运动神经传导

【诊断思路】

（一）病例特点及疾病临床表现

1. 病例特点

患者青年男性，急性起病。以"左足下垂"为主要症状，伴随小腿外侧、足背和足趾麻木症状；查体可及左足背和足趾背屈力弱，左足外旋力减弱，足背侧至小腿外侧感觉减退；神经电生理检查提示左腓总神经在腓骨小头上、下动作电位波幅明显下降；左腓总神经支配的肌肉出现失神经电位。

2. 疾病临床表现

腓总神经在腓骨小头处损伤的典型临床表现为足下垂，此处损害通常会影响腓浅神经和腓深神经。影响腓浅神经时患者出现足外旋困难，并且可有小腿下外侧皮肤感觉障碍。影响腓深神经时患者会出现足及足趾背屈困难，导致足下垂，并且在腓骨小头处有局部疼痛，叩击时会有叩击痛，即 Tinel 征（+）；步行时患者高举足，使髋关节、膝关节过度屈曲，当足落地时足尖下垂，接着用整个足尖着地行走的步态，似涉水步态，又称跨阈步态。

（二）辅助检查

1. 神经电生理检查

患侧腓总神经传导在腓骨小头下、上可见传导阻滞或局部传导减慢时即可确定损害部位是在腓骨小头处；腓总神经支配肌肉的肌电图检查可见失神经电位。

2. 超声检查

超声检查能确切显示外周神经特别是腓总神经，能为临床诊治提供影像学资料，可为手术治疗方案提供参考依据。

（三）诊断依据、诊断步骤与定位定性诊断

1. 诊断依据

（1）患者起病急骤，病前曾长时间蹲位工作，临床表现为足下垂、足背及小腿外侧麻木。

（2）体格检查：左足背和足趾背屈力弱，左足外旋力减弱，足背侧至小腿外侧感觉减退。

（3）神经电生理检查：腓总神经传导在腓骨小头下、上可见传导阻滞；腓总神经支配肌肉的肌电图检查可见失神经电位。

2. 诊断步骤

（1）起病缓急，病史、临床表现、体格检查。

（2）神经电生理检查结果。

（3）临床诊断。

3. 定位定性诊断

（1）定位：左侧腓总神经（腓骨小头段）。

（2）定性：机械压迫所致神经变性。

（3）诊断：左侧腓总神经麻痹。

（四）鉴别诊断

1. 坐骨神经痛

坐骨神经痛可以表现为足下垂及小腿外侧和足背部皮肤感觉减退，但完全性坐骨神经痛的患者表现为屈膝肌以及踝关节、脚趾运动的肌肉均无力，感觉障碍可以在小腿侧面和后面、足背面、足底和第 1、2 脚趾间隙。

2. L5 神经根病

L5 神经根几乎支配整个下肢远端和近端的肌肉，肌电图检查时可在除了腓总神经支配的肌肉以外发现失神经支配现象，如踇长屈肌、胫骨后肌、椎旁肌。L5 神经根病变时，腓浅神经感觉电位正常。

【治疗】

1. 病因治疗

由局部压迫引起者必须立即解除有关因素。创伤性损伤有条件者可考虑手术治疗。治疗糖尿病、结缔组织病等。

2. 神经营养治疗

神经营养药物如维生素 B_1、维生素 B_{12}、硫辛酸等。

【预后】

腓总神经卡压综合征经早期积极治疗多在 1~2 月内可以痊愈；有很少一部分患者超过 6 个月仍未完全康复，可能就会留有后遗症，需要手术矫正足下垂畸形。

【病因及发病机制】

腓总神经卡压综合征多数是由外力压迫所致，如外伤、骨折、双腿交叉时间过长、下蹲时间过长等；此外，体重急剧下降导致腓骨小头处缺乏脂肪等保护足趾支撑，造成腓总神经被周围骨组织压迫；长时间卧床、手术和昏迷的患者，腓骨小头可能被压在床边或有突起的地方。

【病理】

腓总神经卡压综合征的病理表现与腕管综合征的正中神经相同，见腕管综合征内容。

【健康管理】

日常生活中尽量避免暴力外伤及腓骨小头处受压，减少对腓总神经的牵拉或损伤。避免长时间保持某个固定姿势，如下蹲、侧卧于硬板床上；应用石膏固定或用小夹板固定治疗小腿骨折时，注意在腓骨头颈部加棉垫保护，以免压迫腓总神经。如患者已出现足部下垂和内翻，需要注意行走姿势，预防扭伤外踝等继发性损伤。

（杨玉杰　郝永岗）

第十二章 神经遗传性疾病

第一节 进行性肌营养不良

【概述】

进行性肌营养不良（progressive muscular dystrophy，PMD）是一组遗传性进行性肌肉变性疾病，可有多种遗传方式，主要为常染色体显性、隐性和 X 连锁隐性遗传。共同的临床表现为缓慢进行性加重的对称性分布的肌无力和肌萎缩，近端肌受累较远端明显，肌酶不同程度升高，无感觉障碍。电生理检查主要为肌源性损害、神经传导速度正常。肌肉病理改变主要为进行性的肌纤维坏死、再生和肌膜核内移，出现肌细胞萎缩和代偿性增大镶嵌式分布的典型表现。根据遗传方式、基因定位、发病年龄、肌萎缩分布、肌肉假肥大、病程及预后等可分为多种不同的临床类型（表 12-1-1）。这些类型中，Duchenne 型肌营养不良（Duchenne muscular dystrophy，DMD）最常见，其次为 Becker 型肌营养不良（Becker muscular dystrophy，BMD）、面肩肱型肌营养不良（facio scapulohumeral muscular dystrophy，FSHD）和肢带型肌营养不良（limb-girdle muscular dystrophy，LGMD）。

表 12-1-1　临床常见的进行性肌营养不良

进行性肌营养不良	遗传方式	染色体定位或基因	发病年龄/岁	CK 升高倍数	受累部位
Duchenne/Becker 型肌营养不良（假肥大型肌营养不良）	XR	Xp 21，Dystrophin 基因（抗肌萎缩蛋白基因）	≤10	10~50	近端肌肉，逐渐累及远端肌肉、心肌
Emery-Dreifuss 型肌营养不良	XR	Xq28，Emerin 基因	20~30	5	近端肌肉，关节痉挛，心律失常
肩胛腓骨型肌营养不良	XR	Xq26，FHL1 基因	—	—	肩胛带肌群，腓骨肌
LGMD 1A	AD	5q31，Myotilin 基因（肌缩素基因）	30~40	2	远端无力重于近端，声带肌、咽喉肌，与肌原纤维肌病互为等位基因病
LGMD 1B	AD	1q22，Lamin A/C（核纤层蛋白基因）	10~20	3~5	与 Emery-Dreifuss 型类似近端肌肉，关节痉挛，心肌
LGMD 1C	AD	3p25，Caveolin-3（陷窝蛋白/窝蛋白基因）	≤10	4~25	近端肌肉

续表

进行性肌营养不良	遗传方式	染色体定位或基因	发病年龄/岁	CK 升高倍数	受累部位
LGMD 1D	AD	6p	30~50	2~4	近端肌肉，心肌
LGMD 1E	AD	7q	≤10	正常	近端肌肉
LGMD 2A	AR	15q15, Calpain-3 基因	10~20	3~15	近端、远端肌肉
LGMD 2B	AR	2p13, Dysferlin(DYSF) 基因	20~30	10~50	近端、远端肌肉与 Miyoshi 肌病互为等位基因病
LGMD 2C-F	AR	13q12, 17q21, 4q12, 5q33 γ,α,β,σ-sarco-glycans（肌聚糖蛋白基因）	10~30	5~40	类似 Becker 型
LGMD 2G	AR	17q12, Telethonin (TCAP) 基因	20	3~17	近端重于远端
LGMD 2H	AR	9g33, TRIM32 基因	10~30	2~25	近端重于远端
LGMD 2I	AR	19q13, Fukutin-related protein（FKRP）	10~30	10~30	近端重于远端，FKRP 缺乏也会引起儿童期发病的肌营养不良
LGMD 2J	AR	2q31, Titin（肌联蛋白基因）	10~30	2	近端受累，有时远端也受累
LGMD 2M	AR	1p34, POMGNT1 基因	0	—	该基因突变同样可引起肌-眼-脑病
强直性肌营养不良 I 型（DM1）	AD	19g13, 肌强直蛋白激酶（DMPK）基因 3′非翻译区 CTG 重复序列异常扩增	10~20	1~2	远端受累较重，肌强直，白内障，睾丸萎缩，脱发，心律失常
强直性肌营养不良 II 型（DM2），又称近端型强直性肌病	AD	3q21.3. 锌指蛋白（ZNF9）基因 1 号内含子区 CCTG 重复序列异常扩增	10~20	1~2	与 DM1 型类似，但以近段受累为主，婴儿期不发病，头面部肌肉受累较少
面肩肱型肌营养不良（FSHD）	AD	4q35	10~40	1~2	面肌、肩胛带肌、胫前肌听力损害、眼部毛细血管扩张症
眼咽型肌营养不良（OPMD）	AD	14q11, PolyA 结合蛋白 2（PABP2 或 PABPN1）基因编码区 GCG 重复序列异常扩增	60~70	1~2	眼外肌、咽喉肌、提上睑肌
Bethlem 肌病	D	VI 型胶原基因 2g37, COL6A3 基因 21g22, COI6A1 基因 21g22, COI6A2 基因	10~30	1~4	近端无力，手指、肘、膝关节挛缩，表现类似儿童期发病的肌营养不良

续表

进行性肌营养不良	遗传方式	染色体定位或基因	发病年龄/岁	CK升高倍数	受累部位
肌原纤维肌病	AD	2q35，结蛋白（desmin）基因，5g31，肌缩素（Myotiiin）基因，11g23，α-B-晶状体蛋白（erystalline）基因	20～40	1～5	与LGMD-1A互为等位基因病
Miyoshi 肌病	AR	2p13.2，Dysferlin基因	20～30	10～50	多以腓肠肌无力起病，胫前肌受累少见，心肌很少受累，与LGMD-2B互为等位基因病
Welander 远端型肌病	AD	不明	40～50	2～3	手指、腕部无力为首发症状，进展缓慢，心肌受累很少
Tibial 型远端型肌病	AD	2q31.2，Titin（肌联蛋白基因）	≥40	2～4	早期多累及胫前肌肉，心肌不受累
Merosin 缺乏症	AD	6q22-23，Merosin（抗层粘连蛋白）	≤1	5～35	肌张力低，肌无力，运动发育迟缓，认知功能多不受累
Fukutin 型先天性肌营养不良（FCMD）	AD	9q3.1，Fukutin基因	≤1	10～50	肌张力低，肌无力，运动发育迟缓，精神发育迟滞，癫痫常见，头MR示脑白质髓鞘化不良，脑积水

注：XR为X连锁隐性遗传；AD为常染色体显性遗传；AR为常染色体隐性遗传；LGMD为肢带型肌营养不良。

【典型病例】

患者男性，34岁。因"四肢乏力20余年，活动后胸闷12年，加重半年"就诊。患者20余年前无明显诱因出现四肢乏力，活动后四肢乏力症状加重，休息后可基本缓解，无肌肉疼痛，无晨轻暮重，无呼吸困难，无吞咽困难，无感觉麻木，无皮疹、关节肿痛、口干、眼干。12年前出现活动后胸闷、气促，无明显心前区疼痛，无头晕、头痛、晕厥及意识障碍。查肌酸激酶1 295 U/L。心电图可见房性早搏。诊断为心肌炎，予辅酶Q10 20 mg/次、3次/d，维生素C 0.1 g/次、3次/d治疗近1年，症状改善不明显。半年前患者出现活动后胸闷、气促，症状进行性加重，偶有胸痛，呈压榨样，查肌酸激酶1 135 U/L，肌钙蛋白I 0.007 μg/L，氨基末端脑钠肽前体2 372 μg/L，诊断为心力衰竭，予辅酶Q10 20 mg/次、3次/d，维生素C 0.1 g/次、3次/d，甘草酸二胺150 mg/次、3次/d，治疗5个月，症状无减轻。既往史、个人史无特殊。家族史：其舅舅幼年时出现肌无力，于20岁左右去世；其外甥有活动后乏力症状。为进一步诊治，于2016年3月收入院。入院体检：体温36.5 ℃，呼吸21次/min，脉搏85次/min，血压115/75 mmHg；步态正常，全身未见皮疹、技工手；皮肤移动度正常；上肢肌力5级，下肢肌力5-级，腓肠肌未见明显肥大；心脏第二心音亢进，心尖部闻及Ⅱ级收缩期吹风样杂音；肺部和腹部未见明显异常；生理反射正常存在，病理反射未引出；双下肢无水肿。辅助检查：谷丙转氨酶48 U/L，谷氨酸转氨酶44 U/L，乳酸脱氢酶294 U/L，肌酸激酶1 243 U/L，肌酸激酶同工酶MB 32 U/L，肌酸激酶同工酶MB（质量）8.4 μg/L，肌酐68 μmol/L，尿酸639 μmol/L，超敏C反应蛋白3.76 mg/L，红细胞沉降率2 mm/h；白细胞8.45×10⁹/L，血红蛋白143 g/L，血小板171×10⁹/L；钾4.0 mmol/L，钠141 mmol/L，氯103 mmol/L；

IgG 7.64 g/L，IgA 2.56 g/L，IgM 0.73 g/L；白细胞介素-6 3.6 ng/L，肿瘤坏死因子 4.0 ng/L；补体 C3 1.048 g/L，补体 C4 0.19 g/L；抗核抗体谱、抗磷脂抗体谱、狼疮抗凝物、抗中性粒细胞胞质抗体谱、肌炎特异性抗体谱均为阴性。心电图示部分 ST-T 段改变。心脏超声检查示左心增大，二尖瓣、三尖瓣中度反流，肺动脉高压（轻度），估测肺动脉收缩压 41 mmHg。心脏 MRI 示左心室心肌受累，考虑左心室心肌致密化不全，继发左心室明显扩大、左心功能低下、较多的心肌瘢痕。胸部 CT 示双肺间质水肿，心影增大，心包及右侧胸腔少量积液，考虑心功能不全。肌电图示肌源性损害。肌肉组织活检病理示，肌束排列较紧密，肌纤维大小不等，部分呈圆形的萎缩肌纤维，偶见肌纤维变性、坏死，偶见肌分裂、肌再生。肌束衣内无结缔组织增生，肌间小血管壁无增厚，未见异常物质沉积，血管周围未见炎性细胞浸润（HE×200）（图 12-1-1-A）；部分肌纤维氧化酶分布不均，个别萎缩肌纤维深染 A. 肌纤维大小不等，部分呈圆形的萎缩肌纤维，偶见肌纤维变性、坏死，偶见肌分裂、肌再生；肌间小血管壁无增厚，未见异常物质沉积，血管周围未见炎性细胞浸润（HE×200）。B. 部分肌纤维氧化酶分布不均，个别萎缩肌纤维深染。C. 萎缩累及两型肌纤维，Ⅱ型纤维略占优势（ATP 酶染色×200）。（图 12-1-1-B）；ATP 酶染色示萎缩累及两型肌纤维，Ⅱ型纤维略占优势（ATP 染色酶×200）（图 12-1-1-C）；免疫组化染色示肌纤维膜蛋白 α-肌聚糖、β-肌聚糖、γ-肌聚糖、肌营养不良蛋白-C、肌营养不良蛋白-R 表达正常；δ-肌聚糖、肌营养不良蛋白-N 大部分缺失；病理诊断为肌营养不良，建议进一步基因检测。结合其家族史，2016 年 5 月，患者及其家庭主要成员抽血行高通量测序全外显子基因检测，结果显示患者 DMD 基因有 1 个半合子突变（c.31+1G>C chrX-33229398）。进一步行家系基因测序分析发现，患者母亲、妹妹、女儿在 c.31+1 位点存在杂合突变，患者父亲、儿子在 c.31+1 位点无突变，患者外甥在 c.31+1 位点有 1 个半合子突变（图 12-1-2）。结合病史及以上检查，患者诊断为 BMD，予三磷酸腺苷 2 片/次、3 次/d，维生素 E 1粒/次、3 次/d，辅酶 Q10 20 mg/次、3 次/d 治疗，随访半年，患者下肢无力症状、活动后胸闷症状无明显加重，神经内科门诊规律随诊。

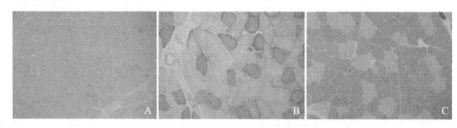

图 12-1-1　患者肌肉组织活检病理结果

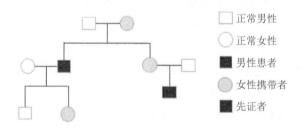

□ 正常男性

○ 正常女性

■ 男性患者

● 女性携带者

■ 先证者

图 12-1-2　BMD 患者家系图

【诊断思路】

（一）病例特点和疾病临床表现

1. 病例特点

患者发病年龄较晚，病情较轻，早期累及近端肌肉，逐渐累及心肌。肌肉组织活检免疫组化示肌营养不良蛋白-N 大部分缺失，而肌营养不良蛋白-C、肌营养不良蛋白-R 基本正常，基因检测显示 DMD 基因有 1 个半合子突变，故诊断为 BMD。

2. 疾病临床表现

BMD 是假肥大型肌营养不良中的一种，X 连锁隐性遗传，发病率为 DMD 的 1/10。发病年龄较晚（5~45 岁，平均 12 岁），病情进展缓慢，病程可达 25 年，病情较 DMD 轻，骨盆带肌和下肢近端肌肉首先受累，逐渐累及肩胛带肌，有腓肠肌假性肥大。心脏受累较 DMD 少见，智力发育多正常。

（二）辅助检查

1. 生化检测

生化检测以肌酶谱检查为主，主要包括肌酸激酶（creatine kinase，CK）、乳酸脱氢酶、肌酸激酶同工酶，其他血清酶如谷氨酸草酰乙酸转氨酶、谷氨酸丙酮酸转氨酶等在进展期均可轻中度升高。但需要注意在肌病晚期 CK 水平可降至正常。

2. 电生理诊断

肌电图呈典型肌源性损害表现，神经传导速度正常。

3. 肌肉活检

常规组织化学染色、免疫组化等发现 Dys 基因缺失或异常有助于明确诊断。

4. 基因检测

Dys 基因多为整码缺失突变。

5. 其他检查

CT 可发现骨骼肌受损范围，MRI 可见变性肌肉呈现不同程度的 "蚕食现象"；心电图、超声心动图可早期发现心脏受累的程度。

（三）诊断依据与定位定性诊断

1. 诊断依据

根据患者病史、临床表现、辅助检查等进行综合分析。询问病史时应特别注意患者发病年龄、家族史及是否有其他系统受累表现。

2. 定位定性诊断

（1）定位：骨骼肌、心肌。

（2）定性：遗传性进行性肌肉变性疾病。

（3）诊断：BMD。

（四）鉴别诊断

少年型近端脊肌萎缩症。肌电图呈现神经源性损害，病理为神经源性肌萎缩，可资鉴别。另外，需要与 DMD 相鉴别。

【治疗】

迄今无特效疗法，不同类型肌营养不良病情严重程度相差甚远，应根据实际情况选择不同的对症治疗及支持治疗。

1. 药物治疗

三磷酸腺苷、肌苷、肌生注射液、核苷酸和中药等常在临床应用，疗效有待评估。小剂量糖皮质激素有助于延缓 DMD 患者病情进展，延长独立行走时间；若无禁忌，4~6 岁进入平台期时即开始泼尼松 0.75 mg/（kg·d）的治疗，若不耐受则减至 1/3 剂量，不能行走患者应降为 0.3~0.6 mg/（kg·d）的剂量；出现体重增加、库欣病样外观、行为异常及胃肠道障碍的不良反应应减量。别嘌醇可使 DMD 临床症状不同程度改善、CK 水平下降，可能与防止供肌肉收缩的高能化合物分解有关，年龄小者疗效好，白细胞<$3×10^9$/L 应停药。

2. 并发症治疗

病程早期可应用无创性呼吸支持，晚期则须气管切开辅助通气。另外须注意心脏受累的早期识别及治疗。

3. 物理疗法和康复治疗

避免长期卧床，鼓励患者尽可能从事日常活动，可延缓脊柱侧凸形成，保持健康心态。早期进行踝关节挛缩的矫正，如已形成肌挛缩，筋膜切开术和拉长肌腱可能有效。

4. 基因治疗

外显子跳跃治疗有望成为 DMD 患者的有效治疗手段，采用反义寡核苷酸干扰以恢复阅读框，表达缩短但具有功能的 Dys 基因。干细胞移植存有争议，需要进一步研究观察。

【预后】

DMD 患者 20 岁多因呼吸衰竭或心力衰竭死亡，LGMD2C-F 患者也预后不佳。FSHD、BMD、眼型、眼咽型和远端型肌营养不良症患者预后较好，部分患者可接近正常寿命。

【病因及发病机制】

本类疾病的病因及发病机制复杂，遗传因素或病理基因引起一系列酶及生化改变在发病中起主导作用。另外，还有学者提出细胞膜学说等。不同类型、不同亚型的分子机制不断被阐明，目前基因变异导致蛋白功能缺陷致病主要有以下几个方面。

1. 肌膜蛋白缺陷

如 DMD/BMD 的抗肌萎缩蛋白（dystrophin，Dys）缺陷，LGMD2C-F 型的肌聚糖蛋白（sarcoglycan）缺陷、LGMD1-C 的陷窝蛋白（caveolin-3）缺陷、LGMD2B 与 Miyoshi 肌病的 Dysferlin 蛋白缺陷、LGMD1B 的核纤蛋白（lamin）缺陷、先天性肌营养不良的整合素蛋白等。

2. 核蛋白缺陷

如 Emery-Dreifuss 肌营养不良的 emerin 蛋白。

3. 肌原纤维与细胞骨架蛋白缺陷

LGMD1A 的肌缩素蛋白、LGMD2J 的肌联蛋白和肌原纤维肌病等。

【病理】

基本病变是肌纤维坏死、再生和肌膜核内移，出现肌细胞萎缩与代偿性增大镶嵌分布的典型表现，随病情进展，肌细胞大小差异不断增加。肥大肌细胞横纹消失，光镜下呈玻璃样变，坏死肌细胞空泡增多，出现絮样变性、颗粒变性、吞噬现象等，肌细胞间质内可见大量脂肪和结缔组织增生。不合并脊髓神经元、神经根轴索及周围神经的改变。肌纤维间炎症反应是 FSHD 组织学改变特征，多为单核细胞浸润；核内移在强直性肌营养不良中尤为突出，还可见核链形成及肌浆块；多数远端型肌营养不良和眼咽肌肌营养不良可见镶边空泡，免疫组化染色可发现 DMD/BMD 患者肌细胞膜上抗肌萎缩蛋白表达缺失或减少；LGMD 患者肌聚糖蛋白或钙依赖型蛋白酶呈阴性反应。

【健康管理】

本病的预防主要是检出携带者和进行产前诊断。应用基因诊断方法检出病变基因携带者，并对已妊娠的基因携带者进行产前基因检测，如发现患者应早期人工流产。

（李润楠　郝永岗）

第二节　肌强直性肌病

【概述】

肌强直是肌肉松弛障碍的病态表现，表现为骨骼肌在随意收缩或受物理刺激后不易立刻放松，肌电图示高频放电现象。

强直性肌营养不良（myotonic dystrophy，DM）是以肌强直现象和肌肉进行性无力、萎缩为特点的多系统受累的常染色体显性遗传病，是成年起病的最常见肌营养不良类型。除肌肉受累外，常伴有早发白内障、心律失常、糖尿病、额秃、多汗、性功能障碍、认知和情感障碍等表现。根据致病基因分为 DM1 型和 DM2 型。DM1 型根据临床表型可分为成人型、先天性和儿童型，其中以成人型最为常见。DM2 型则没有明显的临床亚型，多数为成人型。

先天性肌强直症（myotonia congenita）又称为 Thomsen 病，通常儿童早期起病，是以肌强直和肌肥大为主要临床表现的一种遗传性骨骼肌离子通道病，主要为常染色体显性遗传，少数为常染色体隐性遗传。面部、下颌、舌、咽和上肢肌强直较下肢明显，强直症状经反复运动热身后减轻（"热身"现象），病程更为良性，不伴进行性肌肉无力和肌萎缩，平滑肌和心肌不受累，智力正常；肌强直发作时伴肌肉疼痛者称 II 型肌强直；叩击肌肉可见肌球，呈运动员体型，可见"帐篷形"上唇状。肌电图检查可见肌强直放电，但无肌源性损害和神经源性损害。约 1/3 患者存在心电图改变，血清肌酶可轻度升高。

【典型病例】

患者女性，44 岁，因"双下肢乏力 30 年，加重 20 d"入院。患者 30 年前感双下肢乏力，行走或爬楼梯后双下肢酸胀明显，休息后好转，双手用力握拳后不能立即伸开，未予重视。近 20 d 患者爬楼梯后自觉双下肢酸胀较前加重。家族史：患者的母亲有四肢无力症状多年，患者的儿子及妹妹有双手用力握拳后不能立即伸开症状，患者的舅舅患有肺癌，患者的两位表姐已去世，其中一位表姐的女儿有智力障碍。查体：面容瘦长，全身皮肤无红斑，无龋齿，无猖獗齿，无口腔溃疡，颞颌关节活动无受限。双手叩击时可诱发肌肉痉挛，出现肌球，双侧腓肠肌压痛明显，余四肢关节压痛肿胀均（−），双下肢无可凹性水肿，四肢肌力 5−级，四肢肌张力正常，双下肢腱反射减弱，病理征（−）。辅助检查。肌酶谱：天门冬氨酸氨基转移酶 59 U/L，乳酸脱氢酶 327 U/L，肌酸激酶 366 U/L；HLA-B27 阳性（158），免疫球蛋 1gG 6.02 g/L；抗核抗体弱阳性；凝血常规、D-二聚体、补体 C3、补体 C4、甲状腺功能、肿瘤标志物、抗中性粒细胞胞浆抗体、抗肌炎抗体、ANA 抗体谱、甲状旁腺激素、病毒三项、风疹病毒 IgM、弓形体 IgM、巨细胞病毒 IgM、单纯疱疹病毒 IgM、抗O、类风湿因子未见明显异常。唇腺活检：（唇腺）涎腺组织，内见少量淋巴细胞、浆细胞散在浸润。胸部 CT：两肺多发小结节影，双侧腋窝多发淋巴结。骶髂关节 MRI：双侧骶髂关节炎表现。骶骨左侧异常信号。骶骨右后方软组织内斑片状水肿信号。双侧附件囊肿可能，右侧者为巧克力囊肿可能性大。双下肢 MRI：双侧腓肠肌内侧部萎缩，信号不均；双侧胫骨前肌水肿。超声心动图示 LVEF 为 61%，三尖瓣轻度反流。腹部彩超：胆囊壁不光，胆囊结石。妇科彩超示双附件囊肿。心电图：窦性心律；T 波改变。肌电图提示双侧胫前肌，拇短展肌呈肌源性损伤表现，可见肌强直电位，余所检神经传导、F 波及肌肉未见异常。提示肌强直性肌病。肌肉活检：（右胫前肌肉）镜下示横纹肌组织，部分所取胞浆变淡，肌丝消失，萎缩明显，间质内可见少量淋巴细胞浸润。基因检测：受检者强直性肌营养不良 1 型 DMPK 基因（—CTG—）三核苷酸重复数为 110，有诊断意义。受检者强直性肌营养不良 2 型—CCTG—基因重复数为 16/18，无诊断意义。

【诊断思路】

（一）病例特点和疾病临床表现

1. 病例特点

患者中年女性，慢性病程，逐渐加重，主要表现为进行性双下肢无力，活动后加重，双手用力握拳后不能立即伸开，有家族史；查体可及面容瘦长，叩诊肌球伴双侧腓肠肌压痛明显。肌电图肌强直电位，肌酸激酶升高，肌肉 MR 见双侧腓肠肌内侧部萎缩，基因检测 DMPK 基因（—CTG—）三核苷酸重复数为 110。综上所述，DM1 型诊断明确。

2. 疾病临床表现

经典成人型 DM1 较为常见，以远端肌起病为主，无腓肠肌肥大，肌强直多表现为用力握拳后松开困难，叩诊后"肌球"现象；疾病后期由于吞咽困难等症状，易合并肺炎等并发症；面肌、咀嚼肌的受累萎缩是 DM1 型的临床特征之一，形成的刀削样面容，称为"斧状脸"，是其特征性面容。DM1 型的非肌肉症状可累及心血管系统、眼部、神经系统、消化系统、内分泌系统等，造成传导性心律失常、肥厚性疾病、早发性白内障、情绪障碍、认知障碍、秃顶、大小便障碍、胰岛素抵抗、甲状腺功能降低、性功能障碍等。DM2 型相对少见且病情较轻，以近端肌起病为主，颜面肌受累少，可有腓肠肌肥大，无智力发育迟缓，常伴高胆固醇血症。

（二）辅助检查

1. 肌电图

针极肌电图可见受累肌肉出现连续高频直波逐渐衰减，同时合并肌源性损害电生理表现，对诊断具有重要意义。部分 DM2 型患者的肌电图可表现正常。

2. 血清肌酶谱检测

肌酸激酶（CK）可正常或轻度升高，可达正常上限的 3~4 倍。

3. 肌肉活检

病程不同时期的肌肉病理改变有很大差异，目前根据临床特点、肌肉电生理改变和基因检测基本可以明确诊断，肌肉活检并非必要。

4. 心电图或 Holter

疑诊患者需要行心电监测，明确有无房室传导阻滞或其他类型传导异常。确诊后也需定期随诊心电图，如出现逐渐进展的心律失常，如Ⅲ度房室传导阻滞，须考虑起搏器植入。

5. 眼科检查

通过眼科裂隙灯等检查，明确有无白内障，并予针对性治疗。

6. 内分泌检测

对血糖、甲功、钙磷代谢、性激素等方面做全面评估，明确有无内分泌异常，并予相应随诊治疗。

7. 其他方面

如有认知、情绪、睡眠等方面问题，应行头 MR、睡眠监测、认知及情绪量表评估等，并予对症处理。

8. 基因检测

根据临床特点判断分型，然后分别对致病基因 DMPK、ZNF9 进行检测；DM1 型患者 DMPK 基因中—CTG—重复扩增数超过 50 次，DM2 型患者 CNBP 基因中—CCTG—重复扩增数超过 75 次。因重复数可能高达数千，对重复序列的检测一般采用特殊的 TP-PCR 方法，重复数特别大时，可采用 Southern blot 法检测。

（三）诊断依据与定位定性诊断

1. 诊断依据

强直性肌营养不良的诊断依靠病史（常染色体显性遗传家族史、"遗传早现"现象和肌强直现象）、特征性体征（远端或轴位为主肌肉无力萎缩、肌病面容、肌球现象、额秃等）、肌电图、肌活检、心电图、眼科、内分泌检查发现多系统损害，最终通过基因检测确诊。DM 患者的诊断可参考以下标准：症状必须满足肌无力及肌强直的临床症状；有不同程度的非肌肉系统等多器官受累的临床表现，白内障、心律失常是常见非肌肉系统症状；"斧状脸""秃顶"是患者的特征性面容；肌电图中典型的强直电位对疾病有明显的提示意义；典型的肌肉病理改变为细胞核内移及肌浆块；基因分析中存在有致病基因三核苷酸重复序列异常扩增。

2. 定位定性诊断

（1）定位：骨骼肌、心肌受累，合并多系统受累。

（2）定性：遗传性肌病。

（3）诊断：DM。

（四）鉴别诊断

1. 先天性副肌强直

患者亦有肌强直现象，肌电图可见肌强直放电，但一般无肌源性损害。症状以面肌、颈肌和上肢肌肉受累为主，在活动和反复动作后加重（无"热身"现象），遇冷时强直现象亦明显加重。运动员体型一般不明显。患者常有发作性无力，持续数分钟至数小时。本病为 SCN4A 基因缺陷所致。

2. 远端型肌病

GNE 包涵体肌病、Miyoshi 肌病等远端型肌病肌肉无力萎缩特点与 DM1 相似，但前两者没有典型肌强直现象，肌电图也没有典型肌强直放电以及缺少强直性肌营养不良多系统受累特点可资鉴别。

3. 先天性肌病

先天性 DM1 患者病情严重，出生即表现为"松软儿"和呼吸困难，需要与良性先天性肌病、先天性肌营养不良、普拉德-威利综合征等鉴别。

【治疗】

对 DM 目前尚没有特异性的治疗方案。目前主要是对症治疗。首先应控制患者的肌强直症状，可给予美西律。当发现患者有心律失常、冠心病等体征及症状时，应及时进行心血管科会诊，尽早干预。对于白内障患者，需要进行手术干预。值得注意的是，DM1 型患者的麻醉风险较高，麻醉后呼吸恢复时间延长，易并发肺部感染等情况，而 DM2 型患者则没有麻醉风险增高的影响。另外，需要监测其血糖、血脂及动脉硬化等情况。与此同时，对于高脂血症等患者，需要监测他汀类药物所产生的不良反应等。如出现明显的他汀药物所致的肌肉不良反应，应该及时停用他汀类药物。

目前随着基因技术的进展，已经开展了基因靶向治疗的研究，特别是反义寡核苷酸治疗（antisense oligonucleotide，ASO）的研究。在实验动物模型中，通过注射 ASO，已经可以达到通过降低 RNA 而逆转动物模型的生理、组织病理等改变的目的。但是从动物实验到人体试验再到最终的临床应用依旧任重而道远。

【预后】

DM 病情进展缓慢，症状轻者可长期生活自理，甚至没有临床症状，仅有血清学轻度异常，多数不影响其生存寿命。部分重型患者，早期易发生心源性猝死，疾病后期由于心肺等并发症，可丧失工作生活能力，继发肺部感染及营养障碍导致死亡。

【病因及发病机制】

DM1 型由位于 19q13.3 编码萎缩性肌强直蛋白激酶（dystrophia myotonica protein kinase，DMPK）基因 3'端非编码区—CTG—三核苷酸重复序列异常增多所致，DM2 型由位于 3q21.3 编码锌指蛋白 9（zinc finger protein 9，ZNF9）基因 1 号内含子—CCTG—四核苷酸重复序列异常增多所致。上述异常增多重复序列均位于非编码区。目前认为发病机制为异常 RNA 毒性理论。当重复序列异常增多后，在基因转录为 RNA 后，不再进一步翻译为蛋白质，而是形成发卡结构留存在细胞核内。这些异常 RNA 占据了与剪切密切相关的重要 RNA 结合蛋白家族 Muscleblind-like（MBNL）和 CUG-BP and ETR-3-like-factors（CELF），使其不能行使正常功能，从而引起多种下游蛋白剪切异常、功能受损，最终造成多系统受累表现。

先天性肌强直症是由位于染色体 7q32 编码骨骼肌氯离子通道（chloride channel，CLCN1）基因发生突变所致，包括 23 个外显子，已发现 30 余个点突变和 3 个基因缺失，氯通道基因突变表现型包括隐性和显性。表现为横纹肌上氯离子通道功能减弱或丧失。在这种情况下，肌肉主动收缩时，肌细胞产生动作电位后不能及时通过氯通道介导的氯离子跨膜流动重新回到静息膜电位，最终导致肌肉过长时间持续性收缩。

【病理】

DM 病程不同时期的肌肉病理改变有很大差异，早期可仅见肌纤维大小不等。典型的肌肉病理改变包括中央核明显增多、大量肌纤维含有肌浆块，肌纤维以及Ⅱ型肌纤维萎缩占主导，以及肌纤维的坏死和再生。先天性肌强直可见肌纤维肥大、横纹欠清，受累肌易发生中央成核作用，增大的肌纤维含较多正常结构的肌原纤维。电镜观察未发现显著形态学改变。

【健康管理】

产前诊断可行羊水或绒毛膜、绒毛组织活检，检测—CTG—重复序列，但不能预测伴扩增突变的胎儿是先天性或其他类型强直性肌营养不良。

（李润楠　郝永岗）

第三节　　线粒体肌病及线粒体脑肌病

【概述】

线粒体病是指由线粒体 DNA（mitochondrial DNA，mtDNA）或核 DNA（nuclear DNA，nDNA）缺陷引起线粒体呼吸链氧化磷酸化功能障碍为特点的一组代谢性疾病。线粒体病的临床表现涉及人体许多系统，其中神经系统线粒体病包括线粒体脑病、线粒体肌病、线粒体脑肌病、线粒体神经病。此处对线粒体肌病及线粒体脑肌病进行概述，前者包括慢性进行性眼外肌瘫痪（chronic progressive external ophthalmoplegia，CPEO）、线粒体肢带型肌病（mitochondrial limb girdle myopathy，MLGM），后者包括线粒体脑肌病伴高乳酸血症和卒中样发作（mitochondrial encephalomyopathy with lactate acidosis and stroke-like episode，MELAS）、肌阵挛性癫痫伴破碎红纤维综合征（myoclonic epilepsy with ragged red fiber，MERRF）、Kearns-Sayre 综合征（Kearns-Sayre's syndrome，KSS）和线粒体神经胃肠脑肌病（mitochondrial neurogastrointestinal encephalomyopathy，MNGIE）。

1. 线粒体脑肌病

（1）MELAS 母系遗传。散发少见，发病年龄跨度很大，从幼年到老年的任何年龄均可发病，发病高峰年龄在 10~30 岁，40 岁以后首次发病的晚发成年型 MELAS 偶有报道。反复卒中样发作出现在所有患者中，存在多种类型的癫痫发作、认知与精神障碍、头痛、运动不耐受和（或）肌无力、听力下降是该病常见症状，部分患者伴周围神经病、胃肠道不适、身材矮小等。少数患者伴糖尿病、心肌病、肾病、视网膜病表现，可以重叠 Leigh 综合征等线粒体肌病。MELAS 发病后 10~15 年死亡。

（2）MERRF 母系遗传。多见于儿童，表现为肌阵挛、全面性癫痫发作、肌无力、共济失调、耳聋、智力低下、视力下降，偶尔伴发多发性对称性脂肪瘤。

（3）KSS 母系遗传。20 岁前发病。先出现持续性眼外肌瘫痪，而后出现视网膜色素变性导致的视力下降以及心脏传导阻滞导致的心慌胸闷症状，部分患者存在肢体无力、小脑性共济失调、神经性耳聋及智能减退。易因心脏病而猝死。

（4）MNGIE 常染色体隐性遗传。发病年龄多在青少年期。多先出现胃肠神经病，表现为腹泻、便秘或周期性的假性肠梗阻或胃瘫，导致消瘦或恶病质。伴随或随后出现眼外肌瘫痪，表现为眼睑下垂和眼球活动障碍。常存在周围神经病和感音神经性聋。

2. 线粒体肌病

（1）CPEO 母系或常染色体遗传。多在青少年期缓慢发病，主要表现为对称性持续性眼睑下垂和眼球活动障碍。其中，隐性遗传性 DNAγ-聚合酶相关性眼外肌瘫痪以眼外肌慢性进行性发展的无力为主，发病数年后出现其他表现。显性遗传性 DNAγ-聚合酶相关性眼外肌瘫痪出现全身无力，伴随听力下降、轴索性神经病、共济失调、抑郁、PD、性腺功能低下和白内障。

（2）MLGM 母系遗传。多在儿童或青少年期发病，主要表现为四肢近端肌无力、运动不耐受及肌痛，休息后好转，可以伴其他系统受累表现。

【典型病例】

患者女性，54 岁，因"头痛 1 d"入院。现病史：患者入院前 1 d 无明显诱因出现头痛，眼眶疼痛，伴有恶心、呃逆，自服止痛药物后头痛缓解。发病前 8 d 有感冒症状，全身不适，精神状态欠佳。病程中无发热、咳嗽、咳痰，无言语不清，无饮水呛咳、吞咽困难，无肢体活动不灵，无肢体抽搐，为进一步治疗入院。既往史及个人史：糖尿病病史 20 年；脑梗死病史 10 余年，无后遗症；双耳耳聋 10 余年，和家属写字交流。患者为乙型肝炎病毒携带者。流产 4 次，育有 1 女。家族史：否认遗传病家族史。入院查体：左侧血压 140/90 mmHg，右侧血压 142/90 mmHg，发育不良，身材矮小，身高 150 cm，体重 40 kg，躁动不安，偶有自发言语。双眼向左同向性偏斜，双耳听力严重下降，四肢肌张力正常，四肢可见自主活动，左侧 Chaddock 征、Babinski 征阳性，余神经系统查体无阳性体征。辅助检查：随机血糖 11.6 mmol/L；尿常规为，尿酮体（++），葡萄糖（+++）；血酮体 4.6 mmol/L；心肌酶为，乳酸脱氢酶 347 U/L（正常值 109～245 U/L）；心肌损伤标志物：肌钙蛋白 0.70 ng/mL（正常值 0～0.04 ng/mL）；次日复查心肌损伤标志物，肌酸激酶同工酶 8.8 ng/mL（正常值 0.6～6.3 ng/mL），肌钙蛋白 0.74 ng/mL，肌红蛋白 133.2 ng/mL（正常值 14.3～65.8 ng/mL）。心电图：窦性心律，右房及左、右心室肥大，Q-T 间期延长。头颅 CT 示双侧颞叶可见小片状低密度影。双侧侧脑室略扩大。头颅 MRI：右侧颞顶枕叶及左侧颞叶可见片状长 T1、长 T2 信号，邻近脑沟变浅，右侧丘脑可见斑片状长 T1、长 T2 信号，中线结构居中。弥散加权成像（DWI）：右侧颞顶叶可见斑片状高信号（图 12-3-1）。头颅 MRA：颅内血管管壁边缘欠光滑。基底动脉局部轻度变窄。右侧颈内动脉局部中度变窄。左侧大脑中动脉 M1 段局部轻度变窄。双侧大脑前动脉、右大脑中动脉及大脑后动脉未见明显狭窄征象。双侧椎动脉不对称，右侧较细。头颅 MRV：右侧横窦局部略细，信号不均。上矢状窦后部局部信号不均。脑电图示枕部 α 波明显减少，不规则 4～7 Hz 中高波幅 θ 波及 2～4 Hz δ 波增多，全头部弥漫尤以额部、中央、颞部明显，调节差。腰穿检查：压力 50 mmH$_2$O（静脉滴注甘露醇）。常规：外观淡黄色，潘氏试验弱阳性，白细胞总数 18×10^6/L；生化检测：乳酸脱氢酶 79.00 U/L，葡萄糖 6.61 mmol/L（血糖 8.45 mmol/L），氯 117.00 mmol/L，脑脊液总蛋白 0.46 g/L。脑脊液病毒抗体系列检测阴性。血和脑脊液自身免疫性脑炎抗体系列阴性。患者入院后出现精神症状，烦躁，不认识家属，大声叫喊，夜间胡言乱语，进食时吐出食物。入院第 3 d 出现低热，体温 37.4 ℃，患者不能看清左侧的物体，间断出现左上肢抖动。入院第 7 d 家属发现患者左侧肢体活动减少。查体：左侧肢体肌张力降低，左上肢扬鞭征阳性，左下肢外旋位，不能支离床面，右侧肢体可见自主活动，左侧病理反射阳性。复查头颅 CT：双侧颞叶及右侧顶枕叶可见片状低密度影。双侧额叶可见多发斑片状模糊低密度影。双侧侧脑室略扩大。经家属同意后，采集患者抗凝静脉血 5 mL 进行线粒体疾病相关基因检测。基因检测报告提示：线粒体 DNA m.3234A→G 改变，m.3252，m.3271 和 m.13513 位点不存在突变（图 12-3-2）。入院诊断：线粒体脑肌病，糖尿病，糖尿病酮症。诊疗经过：入院后给予大量补液、调整血糖及支持对症治疗。患者经治疗 27 d 后头痛、发热症状消失，无肢体抖动，夜间吵闹减轻，能认识家人，偶能识字，偶能与家属交流，能看清左侧物体，左侧肢体力量好转，能独立行走。查体：血压 118/68 mmHg，意识清楚，言语流利，眼位居中，视野查体不配合，双耳听力严重下降。

四肢肌张力正常，左手握力差，余肢体肌力 5 级，左侧病理反射阳性。患者经治疗后好转出院。随访：8 个月后随诊，患者精神症状明显好转，能与家属交流，生活可自理。

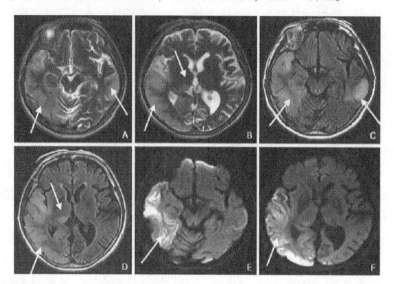

A、B：T2 像示右侧顶叶及左侧颞叶、右侧丘脑片状高信号；C、D：MRI 液体衰减反转恢复序列成像示右侧颞顶叶及左侧颞叶、右侧丘脑高信号；E、F：MRI 弥散加权成像示右侧颞顶叶片状高信号。

图 12-3-1　颅脑 MRI

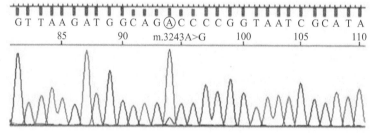

图 12-3-2　线粒体基因测序

【诊断思路】

（一）病例特点和疾病临床表现

1. 病例特点

患者中年女性，主要表现为头痛、低热，逐渐出现精神症状、癫痫发作、左侧偏盲及左侧肢体瘫痪。既往有糖尿病、脑梗死及双耳耳聋病史，否认家族史。查体可见发育迟滞、精神烦躁、进展性左侧肢体中枢性瘫痪、左侧偏盲。CT 及 MRI 提示不符合血管分布的颞枕叶病灶，随着病程发展，病灶范围在短时间此消彼长地游走性、可逆性改变。基因检测示线粒体 DNA m.3234A→G 突变。故可明确诊断。结合生化检测、脑电图、心电图等支持该诊断。

2. 疾病临床表现

（1）卒中样发作。核心症状，可出现在所有患者的任何病程阶段。发病越早，病情越严重，主要表现为偏盲或皮质盲、癫痫发作、头痛、精神症状、失语和轻偏瘫等，上述症状可以相继或同时出现，卒中样发作数天后症状逐渐缓解，部分患者可以完全恢复。但随着发作次数增加，神经系统功能障碍逐次叠加而出现不同程度的残疾。

（2）癫痫。出现在 90% 的患者中，在卒中样发作期或发作间期均可以出现。同一个患者可有多种癫痫发作形式，其中单纯部分性发作伴或不伴继发全面性发作最常见。部分患者出现多种类型的癫痫持续状态。

（3）认知与精神障碍。出现在 70%~90% 的患者中。认知障碍以记忆和理解力减退为主，伴随词语流畅性下降以及视空间障碍。精神症状主要表现为幻听、幻视、偏执和躁狂等。认知与精神障碍随卒中样发作出现阶梯性加重，在发作缓解期也缓慢进行性发展。

（4）头痛。出现在54%~91%的患者中，常出现在卒中样发作期，以典型偏头痛或无视觉先兆的普通型偏头痛为主。

（5）运动不耐受和（或）肌无力。出现在73%~89%的患者中。运动不耐受可以是首发症状，尤其是儿童患者，常伴随心率加快和呼吸急促。少数患者出现四肢近端无力，个别患者出现眼睑下垂、眼外肌瘫痪，偶见呼吸肌受累。

（6）感音神经性聋。出现在75%的患者中，常起病隐匿，可以是首发症状，多为双侧，主要影响高频听力，随着年龄的增长呈进行性加重。

（7）周围神经病。部分患者可见周围神经病，表现为长度依赖性感觉或感觉运动性神经病，肢体远端的感觉异常以深感觉受累为主，出现感觉性共济失调，伴随腱反射消失；以及食欲缺乏、腹胀、便秘等胃肠道功能障碍；还可合并生长发育迟滞、糖尿病、内分泌水平下降、多毛等。

（8）叠加综合征。个别患者可合并出现其他类型的线粒体病综合征。

（二）辅助检查

1. 头颅影像学检查

卒中样发作期头颅CT显示大脑的颞、顶、枕叶皮质和邻近皮质下低密度病灶，少数患者累及双侧大脑半球。头颅MRI显示病灶位于皮质和皮质下，呈长T1、长T2异常信号，枕叶和颞叶最容易受累，病灶不符合颅内单支大动脉流域分布。卒中样发作急性期病灶弥散加权成像（DWI）多弥散受限，皮质受累尤为明显，呈现类花边征样改变。病灶具有进展性、可逆性、多发性以及呈现此消彼长的游走性特点，卒中样发作之后常遗留局部脑萎缩、局部脑室扩大及皮质下白质异常信号。头颅MRI波谱分析显示病灶部位和脑室内脑脊液出现高乳酸峰。

2. 基因检测

基因检测阳性率可达95%以上，肌肉组织、尿沉渣细胞和毛囊较外周血细胞具有更高的阳性率。可进行热点突变筛查，包括mtDNA3243A>G、13513G>A及3271T>C等变异位点。也可进行mtDNA全长测序和（或）相关nDNA检查。少数临床病理确诊MELAS患者，找不到致病性突变。

3. 肌肉活检

基因检测未发现致病变异者或未明确是否存在肌肉病时需要做该检查，阳性率可达到95%以上，个别患者亦可能并无明显肌肉病理改变。

4. 生化检测

患者血清肌酸激酶正常或增高，肌酸激酶/乳酸脱氢酶比例倒置，血和脑脊液乳酸升高（静息空腹状态下≥2 mmol/L或180 mg/L）。用新鲜活检组织或培养的皮肤成纤维细胞测定线粒体酶复合体活性，可见多数为复合体I活性降低，特别对肌肉活检阴性患者具有诊断提示价值。

5. 电生理检查

可通过脑电图、肌电图、神经传导速度、电测听、脑干听觉诱发电位、心电图等发现多系统损害的证据。

（三）诊断依据与定位定性诊断

1. 诊断依据

① 确诊MELAS：至少1项核心证据+至少1项确诊证据；② 很可能MELAS：至少1项核心证据+至少2项支持证据；③ 可能MELAS：至少1项核心证据+至少1项支持证据；④ 疑诊MELAS：符合2项核心证据。仅出现相关基因变异而无任何临床表现者，为基因变异无症状携带者。

（1）核心证据。有卒中样发作（包括头痛伴或不伴呕吐、癫痫发作、偏盲或皮质盲、失语、偏身感觉障碍或偏瘫）；颅脑影像学显示局限于皮质和（或）皮质下、不符合单一血管支配的病灶，随访复查病灶可完全或部分可逆。

（2）支持证据。以下临床表现至少满足 1 条：认知/精神障碍、癫痫发作、感觉神经性耳聋、糖尿病、身材矮小、毛发异常、运动不耐受、胃肠功能障碍、心肌病/心脏传导异常、肾病等；血/脑脊液乳酸显著增高或磁共振波谱成像显示病灶/脑脊液乳酸峰；≥2 次卒中样发作；家系成员临床表现为 1 种或多种支持证据下第 1 项，且符合母系遗传。

（3）确诊证据。骨骼肌活体组织检查病理发现线粒体异常的证据：即改良 Gomori 三色染色发现不整红边纤维（大于 2%），和（或）琥珀酸脱氢酶染色发现琥珀酸脱氢酶活性异常肌纤维和（或）琥珀酸脱氢酶深染的小血管，或电镜发现异常线粒体；基因检测检出明确的线粒体脑肌病伴高乳酸血症和卒中样发作相关的线粒体 DNA 或核 DNA 致病突变。

2. 定位定性诊断

（1）定位：线粒体功能障碍导致的中枢神经系统、骨骼肌、周围神经、内分泌系统、消化系统等单独或重叠受累。

（2）定性：代谢性基因疾病。

（3）诊断：线粒体脑肌病，糖尿病，糖尿病酮症。

（四）鉴别诊断

MELAS 的鉴别诊断主要包括具有类似临床和影像学改变的疾病，在没有进行基因检测和肌肉活检前需要排除脑小血管炎、心源性脑栓塞、大脑皮质静脉血栓形成、病毒性脑炎、自身免疫性脑炎、甲基丙二酸血症、高氨血症、癫痫后脑部 MRI 可逆性信号改变、可逆性后部脑病综合征等。在鉴别诊断中应当依据医疗经济学原则结合疾病危重程度安排针对性辅助检查。

【治疗】

无特异性治疗。治疗原则为通过药物、饮食调节和运动管理等改善或纠正不正常的病理和生理过程，及时治疗各个系统的损害以及预防各种并发症。

1. 综合管理

在日常生活中保持能量代谢的均衡和连续，防止能量代谢危象的发生，既要避免饥饿导致能量的缺乏，也要避免精神刺激、过度劳累、熬夜、感染导致能量消耗增加。在消化功能异常、腹泻或感冒不能正常进食时需要及时静脉补充能量。在一日三餐之间适当增加蛋白质的摄入，在非饥饿状态进行轻到中量的有氧锻炼可以增加肌肉力量。生酮饮食对难治性癫痫可能有效。及时治疗影响生活质量的其他系统损害。

2. 基础药物治疗

药物治疗是否有效目前缺乏循证医学证据。长期选择服用下列药物可能有益，包括核黄素、辅酶 Q10、艾地苯醌、维生素 E、硫辛酸、维生素 C、谷胱甘肽、左旋肉碱、天冬氨酸、维生素 B_1、亚叶酸、牛磺酸。其中辅酶 Q10 和艾地苯醌的最大剂量均为 10 mg/（kg·d）、L-精氨酸的剂量为（0.15~0.50）g/（kg·d）、牛磺酸为 9 g/d。

3. 主要症状的处理

（1）卒中样发作。静脉注射 L-精氨酸的最大剂量为 0.5 g/（kg·d），可维持滴注 3~7 d 后改为口服，使用时需要检测患者的生命体征及肝、肾功能，在 40 岁以上患者还应密切监测血气和血压。病灶大、水肿重者可短期使用糖皮质激素及甘油果糖等脱水药物，也可短期使用依达拉奉、α-硫辛酸等自由基清除剂。

（2）癫痫发作。首选左乙拉西坦、拉莫三嗪和苯二氮䓬类药物，在卒中样发作期尤应注意癫痫的控制。早发病患者常难治而需要两种抗癫痫药物。对有明显呼吸肌受累的患者尽量避免使用苯二氮䓬类药物。

（3）认知与精神障碍。多奈哌齐、加兰他敏及美金刚对部分患者有效。精神异常可以使用奥氮平。焦虑抑郁障碍可使用选择性 5-羟色胺再摄取抑制剂或三环类抗抑郁药。严重精神障碍患者请专科医师协助治疗。

（4）偏头痛。辅酶 Q10、艾地苯醌有效。钙通道滞剂，如氟桂利嗪在大多数患者可有效预防偏头痛发作。避免使用曲普坦类药物。

4. 避免使用的药物

许多药物可能影响线粒体功能，包括影响 mtDNA 复制的异环磷酰胺、卡铂、拉米夫定、替比夫定和齐多夫定、干扰素、卡维地洛、丁哌卡因、阿替卡因、吩噻嗪等；抑制非竞争性三磷酸腺苷酶的 β 阻滞剂；抑制呼吸链电子传递的阿司匹林、七氟醚；抑制内源性辅酶 Q 合成的他汀类药物；抑制脂肪酸 β 氧化的四环素、胺碘酮；降低线粒体蛋白质合成及减少线粒体的数量的苯巴比妥、氯霉素；降低肉碱水平及降低呼吸链酶复合体活性的阿霉素、丙戊酸钠；导致乳酸酸中毒的双胍类药物及利奈唑胺。但上述药物并非对所有线粒体病患者都有害，在临床使用时应综合权衡药物的药效、不良反应和性价比，并结合患者的具体病情进行个体化治疗，可以在综合评判的前提下谨慎地使用这些药物，一旦发生不良反应，立即停用。

【预后】

预后与发病年龄和临床表现密切相关，发病越早，临床症状越多，预后越差。MELAS 的主要死亡原因是卒中样发作和癫痫持续状态，多在发病后 10~15 年死亡。

【病因及发病机制】

线粒体疾病是一种由 mtDNA 或 nDNA 缺陷突变导致的多系统代谢性疾病，基因突变导致线粒体呼吸链酶复合体蛋白功能缺陷，尤其是酶复合体 I 和 IV 的活性下降，进而引发线粒体功能障碍，导致三磷酸腺苷生成减少、氧自由基增多和乳酸堆积。在能量需求高的器官或组织（脑、心肌、骨骼肌）更易出现损害。

表 12-3-1 为不同类型疾病基因突变位点。

表 12-3-1　不同类型疾病基因突变位点

疾病	基因
MELAS	mtDNA 3243（占 80%），mtDNA 13513（占 20%）
MERRF	mtDNA 8344
KSS	mtDNA 片段丢失
MNGIE	TYMP
CPEO	mtDNA 及 nDNA
MLGM	mtDNA

【病理】

一般取肢体近端肌肉标本进行冰冻切片的组织学和酶组织化学染色，可见破碎红纤维、琥珀酸脱氢酶深染的肌纤维或血管、细胞色素氧化酶 C 阴性肌纤维以及深染的肌纤维，上述改变也出现在其他神经肌肉病。年龄大于 40 岁的健康人可以出现个别细胞色素氧化酶 C 阳性的破碎红纤维、琥珀酸脱氢酶深染肌纤维以及细胞色素氧化酶 C 阴性肌纤维，不能单独依靠肌肉活体组织检查确定是线粒体病，许多核基因突变导致的线粒体病没有骨骼肌的形态学改变。

【健康管理】

当 MELAS 的基因变异位于 nDNA 时，其遗传咨询同其他单基因病相同。当 MELAS 的基因变异位于 mtDNA 时，遵从母系遗传规律。由于含有不同突变负荷的线粒体在女性生殖细胞内分布是随机的，对携带致病突变的妊娠女性，胎儿携带变异 mtDNA 的概率难以确定，产前诊断仍存在很大难度。

一般认为，对于母亲携带突变比例较低者，可以通过母孕中早期的产前诊断评估胎儿的突变比例并结合突变比例与疾病的相关性，给予一定的咨询建议作为参考，也可以通过植入前诊断挑选未见突变或突变比例很低的胚胎植入；对于母亲携带率较高或纯质性突变者，可以通过供卵的方式进行生育或线粒体移植的体外生殖方式防止突变的线粒体传递。线粒体移植是将携带 mtDNA 突变的卵细胞或受精卵的细胞核，移植到去除细胞核的捐赠卵细胞内，从而保留了来自双亲的细胞核遗传物质，而突变的线粒体基因被去除。但是该方法还有伦理学上的限制，而且对于胎儿远期的健康问题还没有研究。

（李润楠　郝永岗）

第四节　遗传性共济失调

【概述】

遗传性共济失调（hereditary ataxia，HA）是一大类具有高度临床和遗传异质性、病死率和病残率较高的遗传性神经系统退行性疾病，以慢性进行性共济失调为特征，占神经系统遗传性疾病的 10%~15%。HA 多于 20~40 岁发病，但也有婴幼儿及老年发病者。其特征包括家族遗传背景和脊髓、小脑、脑干损害为主的病理改变，可伴有复杂的神经系统损害，如锥体束、锥体外系、大脑皮质、脊髓、脑神经、脊神经、自主神经等症状，亦可伴有非神经系统表现如心脏病变、内分泌代谢异常、骨骼畸形、皮肤病变等。近 20 多年来，分子遗传学的发展使 HA 的基因诊断成为可能，在我国常染色体显性遗传性小脑性共济失调（autosomal dominant cerebellar ataxia，ADCA）中，脊髓小脑性共济失调 3 型/马查多-约瑟夫病（spinocerebellar ataxia type 3/Machado-Joseph disease，SCA3/MJD）最常见，占 SCA 的 60%~70%，这与欧美国家相似，而 SCA1、SCA2、SCA6 和 SCA7 少见，其他 SCA 亚型较罕见。在我国常染色体显性遗传性小脑性共济失调（autosomal dominant cerebellar ataxia，ADCA）中，共济失调毛细血管扩张症（ataxia telangiectasia，AT）有所报道，其他亚型如伴维生素 E 缺乏共济失调（ataxia with vitamine E deficiency，AVED）、伴眼球运动不能共济失调（ataxia with oculomotor apraxia，AOA）等罕见报道，弗里德赖希共济失调（Friedreich ataxia，FRDA）欧美地区多见，在我国等东亚地区少见，仅有临床报道而缺乏基因诊断。

根据遗传方式可将 HA 分为：① ADCA，最常见，包括 SCA 和发作性共济失调（episodic ataxia，EA），SCA 还包括齿状核-红核-苍白球路易体萎缩（dentatorubral-pallidoluysian atrophy，DR-PLA）；根据 Harding 分型可分为 ADCA Ⅰ、ADCA Ⅱ 和 ADCA Ⅲ。② ARCA，包括以共济失调为主要特征的类型，最常见的为 FRDA，还有 AT 和以其他临床表现为主要特征同时伴有共济失调的类型，如 Joubert 综合征等。③ X-连锁小脑性共济失调，包括肾上腺脑白质营养不良（adrenoleukodystrophy）、脆性 X 相关震颤/共济失调综合征（fragile X-associated tremor/ataxia syndrome）等。④ 线粒体遗传小脑性共济失调：包括肌阵挛性癫痫伴破碎红纤维（myoclonic epilepsy with ragged red muscle fibers，MERRF）综合征、线粒体脑肌病伴乳酸血症和卒中样发作（mitochondrial myopathy，encephalopathy，lactic acidosis and stroke-like episodes）综合征等。

根据病因、临床表现及分子遗传学类型可将 HA 分为：① 先天性共济失调，包括 Joubert 综合征、Dandy-Walker 综合征等；② 代谢障碍性共济失调，包括 β 脂蛋白缺乏症、AVED 等；③ DNA 修复缺陷性共济失调，包括 AT、AOA1、AOA2 等；④ 退行性共济失调：包括 SCA、FRDA 等。

【典型病例】

患者男性，18 岁，13 岁时发病，最初表现为无明显诱因的言语不清，肢体活动不灵活，以双下肢为重，步态不稳，易摔倒，病情缓慢进行性加重，3 年前患者无明显诱因出现发作性肢体抽搐，伴意识丧失、双眼上翻、口吐白沫，发作 1 min 左右后可自行停止，此后反复发作。1 年前患者逐渐出现胸背部畸形。否认家族中有类似病史，父母否认近亲婚配史。查体：神志清楚，构音障碍，反应迟钝，腰背部左侧弯曲，颅神经（－），四肢肌肉明显萎缩，肌张力降低，肌力 4 级，四肢腱反射未引出，双侧病理征（－），双侧深感觉明显减退，宽基底步态，双侧指鼻不准，跟膝胫试验（＋），轮替动作笨拙，Romberg 征（＋），双侧弓形足及足内翻畸形。头颅 MRI 未见明显异常改变，胸部 X 线片示 T12—L5 椎体左侧弯曲畸形，EEG 示中度异常脑电图，心脏彩超示二、三尖瓣轻度反流，ECG 示窦性心动过速，P-R 间期缩短，肌电图示广泛神经源性损害，神经电图示感觉神经传导速度减慢，波幅降低。FRDA 患者（GAA）n 重复序列检测结果：患者及其父母均被检测出，且均为纯合子，患者等位基因的（GAA）n 重复序列为 13 个（图 12-4-1）。家系其他成员的等位基因（GAA）n 重复序列数目亦为 13 个，对应的 PCR 产物片段大小均为 500 bp。

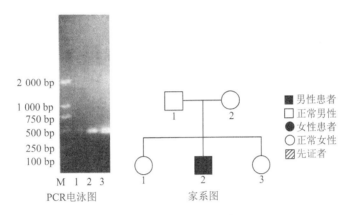

图 12-4-1　PCR 电泳图及家系图

【诊断思路】

（一）病例特点和疾病临床表现

1. 病例特点

患者少年男性，下肢为主的进行性共济失调，伴构音障碍、双侧弓形足及足内翻畸形，明显的深感觉障碍，腱反射消失，存在 FRDA 基因—GAA—异常扩增可以协助诊断。

2. 疾病临床表现

发病年龄通常是 4~15 岁，偶见婴儿和 50 岁以后起病，男女均可以发病。首发症状一般是进行性的步态共济失调，通常是双下肢同时受累，表现为站立不稳和行走困难，症状明显时有感觉性和小脑性共济失调并存。患者站立时足距增宽，左右摇晃，Romberg 征阳性，行走时摇摆不定，头部经常有震颤。数月或数年后出现双上肢的共济失调，有动作性和意向性震颤。最后出现构音障碍、言语缓慢、含糊不清，有暴发性甚至是难以理解的言语。可伴有耳聋、眩晕、视神经萎缩和面肌轻度无力。呼吸和吞咽动作也可以因为共济失调而受到影响。疾病后期可见轻度肌萎缩。括约肌功能通常不受累。智力一般正常。神经科查体可有水平性眼球震颤，眼球运动不受限，瞳孔反射存在。早期位置觉和振动觉减退，后期有触觉、痛觉、温度觉轻度减退。几乎所有患者腱反射早期消失，Babinski 征阳性和屈肌痉挛，腹壁反射保留。可见弓形足和脊柱后侧凸畸形。约半数以上的患者可出现心肌病，是 Friedreich 型共济失调的一个突出特点，许多患者死于心律失常或充血性心力衰竭。脊柱的后侧凸畸形可以导致限制性呼吸功能障碍，也是死亡的一个原因。此外，也可伴有糖尿病或糖耐量异常。

Friedreich 共济失调反射保留型（Friedreich ataxia with retained reflexes，FARR）为 Friedreich 型共济失调的一个变异型，患者腱反射保留，甚至亢进，伴有肢体痉挛，不发生脊柱后侧凸和心脏病，预后较好。另一个变异型是晚发型 FRDA（late-onset Friedreich ataxia，LOFA），在 25 岁以后起病，骨骼畸形的发生率低，视觉诱发电位正常，病程进展较慢，也有在 40 岁以后起病的晚发型 FRDA（very-late-onset Friedreich ataxia，VLOFA），这些变异型的扩增次数一般在 600 次以下。

（二）辅助检查

1. MRI 检查

脊柱 MRI 可以显示脊髓变细，一般没有明显的小脑萎缩。神经电生理检查可见感觉神经的传导速度正常而波幅显著下降甚至消失。

2. 电生理检查

视觉诱发电位的异常提示有视神经受累。

3. 基因诊断

FRDA 基因—GAA—异常的扩增次数可协助诊断。

4. 心电图检查

心电图可以发现心室肥厚、心律失常、心脏传导阻滞，超声心动图可以发现对称性、向心性、肥厚型心肌病。

（三）诊断依据与定位定性诊断

1. 诊断依据

根据儿童或少年期起病，呈常染色体隐性遗传，自下肢向上肢发展的进行性共济失调，明显的深感觉障碍、腱反射消失等，通常可以诊断，如有构音障碍、Babinski 征阳性、脊柱侧凸或后凸畸形、弓形足、心肌病、MRI 显示脊髓萎缩和 FRDA 基因—GAA—异常扩增可以确诊。

2. 定位定性诊断

（1）定位：脊髓、小脑、脑干为主，锥体束、锥体外系、大脑皮质、脑神经、脊神经、自主神经多系统累及。

（2）定性：神经遗传变性疾病。

（3）诊断：HA。

（四）鉴别诊断

1. 家族性小脑皮质萎缩

发病年龄较晚，进展缓慢，表现为进行性小脑性共济失调，许多患者的腱反射活跃或亢进。

2. Roussy-Levy 综合征

通常在婴儿期发病，相对良性病程，表现为感觉性共济失调（闭目站立困难），有弓形足，反射消失，没有小脑受累的表现（构音障碍、眼球震颤）。

3. 维生素 E 缺乏症

引起的共济失调与 FRDA 很难鉴别，但是没有构音障碍、骨骼或心脏异常有助于维生素 E 缺乏症的诊断，可以进一步检测血清中维生素 E 的水平。

4. 慢性炎性脱髓鞘性多发性周围神经病（CIDP）

在儿童期发病的时候可以表现为伴有反射缺失的共济失调，但是没有构音障碍和 Babinski 征，可据此与 FRDA 相鉴别。

【治疗】

目前尚无能阻止病情进展的方案及有效的病因治疗，以对症和支持治疗为主，许多药物治疗尚缺乏循证医学的证据，以临床经验治疗为主，主要目标是减轻症状、改善日常生活自理能力。

1. 对症治疗

可应用 5-羟色胺 1A 受体激动剂丁螺环酮、坦度螺酮，利鲁唑可部分改善共济失调症状；左旋多巴及其复合制剂、苯海索、金刚烷胺等可部分改善锥体外系症状；巴氯芬、加巴喷丁、巴氯芬等改善阵挛症状；氯硝西泮改善肌阵挛；多奈哌齐和美金刚改善认知功能障碍；癫痫发作可选用丙戊酸钠、奥卡西平、卡马西平、托吡酯、左乙拉西坦等；抑郁症首选 5-羟色胺再摄取抑制剂类药物。

2. 其他治疗

目前尚无循证医学证据，临床上可试用辅酶 Q10、艾地苯醌、丁苯酞、海藻糖、B 族维生素、维生素 E 等；神经康复治疗、经颅磁刺激及心理治疗可能有助于改善生活治疗；目前国内已有部分单位开展了干细胞移植治疗，但在使用的细胞及操作上尚不够规范，须不断提高其科学性和安全性。

【预后】

FDRA 患者可在症状出现的 5 年内丧失独立行走能力，10~20 年内卧床不起，平均死亡年龄约为 35 岁，幸存者可以通过治疗心力衰竭、心律失常和糖尿病，防治长期残疾所致的并发症，有效地延长生命。

【病因及发病机制】

尽管 HA 很多致病基因已明确，但具体发病机制尚未完全阐明。迄今为止，ADCA 致病基因位点已发现约 45 个，其中 35 个已被克隆，主要包括由致病基因编码区三核苷酸异常重复扩展突变导致的亚型、致病基因非编码区三核苷酸或多核苷酸异常重复扩展突变导致的亚型、致病基因编码区非核苷酸异常重复扩展突变（点突变、插入/缺失突变等）导致的亚型等。ARCA 致病基因位点已发现约 70 个，至少 50 个已被克隆，主要由致病基因内含子三核苷酸重复突变、致病基因编码区点突变、插入/缺失突变、拷贝数变异等所致。近年来，选择性神经元损伤的机制日渐明确。① 毒性蛋白片段假说：蛋白错误折叠是发病的中心环节，但关于蛋白错误折叠、聚集以及神经元核内包涵体形成三者的关系还不清楚；② 基因的转录和表达失调假说：突变型蛋白可能通过与转录调节因子发生异常的蛋白-蛋白、RNA-蛋白相互作用而抑制基因的转录和表达；③ 细胞内蛋白稳态破坏假说：分子伴侣通路、泛素-蛋白酶体降解通路、自噬/溶酶体通路、苏素化修饰通路、磷酸化修饰通路、组蛋白乙酰化修饰通路等破坏造成蛋白错误折叠和聚集引起蛋白稳态的持久破坏；④ 钙超载、轴突运输障碍和线粒体功能障碍假说等；⑤ 代谢异常假说：如 AVED 由血液及组织中维生素 E 浓度下降而致病，植烷酸贮积症（refsum disease，RD）由植烷酸聚集于血液及组织中而致病。

【病理】

以最常见的两种 HA 进行阐述。

（1）FRDA 病理表现为脊髓变细，尤其是胸段、后索脊髓小脑束和皮质脊髓束变性，有髓纤维脱失，胶质细胞增生。腰骶段神经节和 Clarke 柱的神经细胞丢失，后根变薄。面神经、迷走神经、舌下神经核团的细胞数目减少，小脑齿状核和皮质受累较轻。周围神经脱髓鞘，大量的有髓纤维消失。心肌纤维肥厚变性，含有铁反应阳性颗粒，伴有纤维性结缔组织增生。心肌纤维肥厚变性，含有铁反应阳性颗粒，伴有纤维性结缔组织增生。

（2）SCA 病理主要表现为小脑、脑干和脊髓变性萎缩，但各亚型也有其特点，如 2.SCA1 主要是脊髓小脑束和后索受损，很少累及黑质基底核及脊髓的前角细胞；SCA2 的下橄榄核、脑桥和小脑损害为重；SCA3 主要损害脑桥、脊髓小脑束、黑质和脊髓前角细胞；SCA7 的特征是视网膜神经细胞变性。

【健康管理】

该类疾病的重点在于预防，遗传咨询，产前诊断或胚胎植入前诊断是目前有效控制发病的最佳手段。在遗传咨询过程中要注意伦理、社会、心理和法律等，实行多科合作，建议在自愿的情况下对患者的后代进行基因检测，患者和症状前患者在生育时可进行产前诊断。

（李润楠　郝永岗）

第五节　遗传性痉挛性截瘫

【概述】

遗传性痉挛性截瘫（hereditary spastic paraplegia，HSP）又称 Strumpell-Lorrain 病，是一组较罕见的具有高度临床和遗传异质性的神经系统遗传性变性疾病。其临床特征以缓慢进展的双下肢肌张力增高、痉挛步态和肌无力为主。根据临床症状的不同，HSP 分为单纯型和复杂型，单纯型主要表现为缓慢进展的双下肢肌张力增高、痉挛步态和肌无力，伴或不伴膀胱括约肌功能障碍（尿频、尿急）、深感觉障碍（踝关节位置觉和振动觉减退或消失）、弓形足等。复杂型除了具有上述症状，还同时合并视神经萎缩、小脑性共济失调、认知障碍、耳聋、癫痫、自主神经功能障碍等症状。HSP 的遗传方式包括常染色体显性遗传（autosomal dominant，AD）、常染色体隐性遗传（autosomal recessive，AR）、X-连锁隐性遗传（autosomal X-linked，AX）和线粒体母系遗传。AD 最常见，大部分多为单纯型，复杂型以 AR 为主。基因检测为诊断该病的"金标准"。

【典型病例】

该家系来自山东临沂，经调查发现符合 HSP 家系，家系图见图 12-5-1，共传递了 3 代，患者 6 例，死亡 2 例。所有患者均符合 Harding 诊断标准。根据知情同意的原则，家系中 5 例患者参与基因分析，其中 1 例抽取外周血后死亡。4 例生存的 HSP 患者中，男性 2 例，女性 2 例，发病年龄 5~26 岁。先证者为Ⅱ7。所有患者主要表现为双下肢无力、肌张力增高，病理征阳性，部分患者为弓形足，具体表现见表 12-5-1。遗传学分析结果：SPG4 型患者的 SPASTIN 基因第 8 外显子的第 1 168 位碱基为 A/G 杂合，由野生型 A 突变成 G。

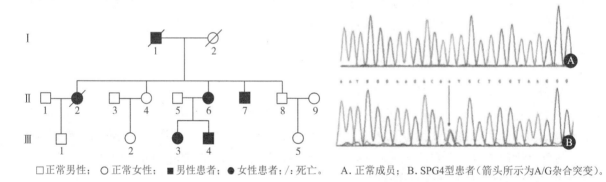

□正常男性；○正常女性；■男性患者；●女性患者；╱：死亡。　　A. 正常成员；B. SPG4型患者（箭头所示为A/G杂合突变）。

图 12-5-1　家系图（左）家系中正常成员和患者 SPASTIN 基因第 8 外显子部分序列（右）

表 12-5-1　SPG4 型患者家系的临床特征

特征	病例			
	Ⅱ6	Ⅱ7	Ⅲ3	Ⅲ4
年龄/岁	56	45	24	22
发病年龄/岁	26	21	13	5
共济失调	-	-	-	-
小便障碍	-	-	-	-
姿势性震颤	-	-	-	-
上肢无力	-	-	-	-
上肢肌张力增高反射亢进	-	-	-	-

续表

特征	病例			
	Ⅱ 6	Ⅱ 7	Ⅲ 3	Ⅲ 4
痉挛步态	+	+	+	+
下肢无力	+	+	+	+
下肢肌张力增高	+	+	+	+
下肢反射亢进	+	+	+	+
病理征	+	+	+	+
痴呆	-	-	-	-
感觉异常	-	-	-	-
肌肉萎缩	-	-	-	-
弓形足	+	-	+	-

【诊断思路】

（一）病例特点和疾病临床表现

1. 病例特点

患者中青年，主要表现为双下肢中枢性肌无力，查体可见锥体束征，合并弓形足。存在家族史，初步分析为常染色体显性遗传。基因检测结果呈示 SPASTIN 基因第 8 外显子的第 1 168 位碱基为 A/G 杂合突变。排除其他疾病可能，故可诊断 HSP-SPG4 型。

2. 疾病临床表现

HSP 具有显著的临床异质性，其临床特征在不同家族之间以及有相同突变基因的家族内通常都是不同的。该疾病发病年龄跨度较大，从刚出生的婴儿到年迈的老人都有发病的可能。HSP 的平均发病年龄是在出生后第 1 年，但其平均临床诊断年龄是在出生后第 10 年。据统计，SPG4 的发病年龄可从 1 岁延伸到 76 岁，呈双峰分布，第一个发病高峰在 10 岁之前（主要与错义突变有关），第二个发病高峰在 30~50 岁之间（最可能与截断突变有关），但错义突变和截断突变携带者在病情严重程度上并没有差异。SPG4 患者的外显率约为 90%，且女性患者的外显率低于男性患者，即无症状的女性致病基因携带者多于男性，这可能与神经活性甾体孕酮和雌激素有关。这种"女性保护现象"能够延迟该疾病始发症状出现的时间，可一旦开始发作，病情进展比男性患者更快更严重，而且下肢近端无力和尿失禁是其病情进展的最常见症状。

根据临床特征的不同可以分为两型，单纯型和复杂型，取决于其他神经症状的存在。单纯型表现为逐渐进展的双下肢痉挛、步态不稳、腱反射亢进，可以合并膀胱括约肌功能障碍，上肢也可能出现反射增强，但颅神经很少受损；复杂型除了上述临床表现外还可伴有共济失调、严重的肌萎缩、视神经萎缩、视网膜色素变性、精神发育迟滞、锥体外系症状、痴呆、耳聋、鱼鳞病、周围神经病和癫痫等。国外最常见的合并症状是肌萎缩，国内是痴呆。

在临床上，SPG4 患者通常表现为单纯型，大多数患者伴有双下肢振动觉减退、膀胱括约肌功能障碍（早期主要表现为尿频、尿急，晚期可出现尿失禁）和弓形足。少数患者伴有构音障碍或吞咽困难，极少数患者伴有上肢腱反射亢进、下肢肌肉萎缩、肛门括约肌功能障碍（肛门坠胀不适、便秘、大便失禁）和自主神经出汗功能障碍，且出汗量与病情严重程度相关。随着年龄的增长，偶有患者可出现小脑性共济失调、轻度认知障碍、癫痫等复杂型临床表现，而且越来越多的 SPG4 患者在病情进展过程中会出现疼痛、疲劳、抑郁等非运动性症状。值得注意的是，SPG4 在临床或基因上可与其他退行性疾病重叠，如多发性硬化等。

（二）辅助检查

1. 脑和脊髓的 MRI 检查

MRI 检查一般无异常发现，最多见的异常表现是颈髓和胸髓的变薄，胼胝体变薄及脑白质病变。

2. 电生理检查

电生理检查发现大多数患者的周围神经传导速度是正常的，下肢感觉诱发电位可见后索纤维传导延迟，皮质诱发电位可见皮质脊髓束的传导速度减慢，诱发电位波幅降低，通常在腰段脊髓支配的肌肉中没有引出皮质诱发电位，而上肢的皮质诱发电位正常或有轻度的传导速度减慢。

3. 传统的基因检测方法

传统的基因检测方法主要为 Sanger 测序技术，它属于第一代 DNA 测序技术，可确定待测分子的 DNA 序列。但因 Sanger 测序技术不支持检测杂合子微重排改变基因，从而建立了一种测量每个外显子数量的方法，即多重链接依赖探针扩增技术（multiplex ligation-dependent probe amplification，MLPA）。而下一代测序（next-generation sequencing，NGS）的发展很大程度上改变了传统的基因学诊断策略，通过检测全基因组中的小变异，大大降低了基因测序的成本，提供了同时分析所有基因的可能性。将 MLPA 与 NGS 或 Sanger 与 NGS 检测技术相结合，可提高 HSP 的基因诊断准确率。

（三）诊断依据与定位定性诊断

1. 诊断依据

（1）通过了解患者的临床症状和体征完成初步的定位诊断，如典型的临床表现是缓慢进展的双下肢痉挛性肌无力，部分患者可伴有尿频、尿急、认知障碍、癫痫等症状，根据是否伴有其他症状，进一步分为单纯型和复杂型；神经系统检查主要为锥体束征，伴有下肢远端轻度深感觉障碍。

（2）根据有无家族史可确定为家族型或散发型病例并进行分析确定其遗传方式。

（3）通过完善基本血清学检测（人类免疫缺陷病毒、梅毒螺旋体、血清铜、铜蓝蛋白、铁蛋白、维生素 B_{12} 等）、神经影像学及电生理检查来排除其他遗传性或非遗传性疾病，如脊髓压迫症、脊髓亚急性联合变性、多发性硬化、多巴反应性肌张力障碍、脊髓侧索硬化症等。之后依靠基因检测明确 HSP 类型。

2. 定位定性诊断

（1）定位：双侧脊髓内皮质脊髓束及脊髓后索、脊髓小脑束纤维。

（2）定性：神经系统遗传性变性疾病。

（3）诊断：HSP。

（四）鉴别诊断

需要同脊髓和枕骨大孔附近缓慢生长的肿瘤、颈椎病、多发性硬化、Chiari 畸形、慢性脊髓炎、原发性侧索硬化、脊髓空洞症、僵人综合征、维生素 B_{12} 和维生素 E 缺乏症脑白质营养不良精氨酸酶缺乏症、多巴反应性肌张力障碍等相鉴别。

【治疗】

目前对于遗传性痉挛性截瘫的患者来说不能完全预防和治愈，只能对症治疗。传统的药物治疗有巴氯芬、替扎尼定，加巴喷丁、普瑞巴林等口服药物缓解肌张力，肌肉注射肉毒杆菌毒素等防止挛缩和畸形。近期，长期鞘内注射巴氯芬和机器人步态训练能有效地改善单纯型 HSP 患者的平衡和行走能力。此外，还可考虑选择性外周神经切断术或其他外科手术，如软组织局部外科干预等治疗，且应对未成年发病的患者尽早给予干预治疗。

此外，应提高对该病患者疼痛、疲劳、抑郁、认知障碍、膀胱括约肌功能障碍等非运动功能症状评估和治疗的重视程度。对于伴有膀胱括约肌功能障碍的患者，治疗方法包括口服抗胆碱药和膀胱内注射肉毒毒素，并且建议每 6～12 个月进行一次随访评估，以便调整治疗方案。最新研究发现，在排除尿路感染并确保残余尿量没有明显增加的情况下，奥昔布宁可显著改善 SPG4 患者的尿频、尿急。

【预后】

SPG4 患者通常以缓慢进展的双下肢痉挛性步态为始发症状，病程一般较长，发病较早（≤35岁）的患者病情一般相对稳定，而发病较晚（>35 岁）的患者通常在几年较短的时间内病情逐渐加重，且在病程持续较长的患者中，约 50% 的患者需要步行辅助工具，约 10% 的患者则需要轮椅。

【病因及发病机制】

在所有 HSP 患者中，具有家族史的患者占 66.2%，散发性患者占 33.8%。迄今为止已报道了70 多个致病基因和 80 多个致病基因相关位点。在所有 HSP 类型中，以 SPAST 基因突变所致的SPG4 型最常见，占所有 HSP 的 30%、AD-HSP 的 60%、散发型 HSP 的 15%；其次是 SPG3A 型的致病基因 ATLASTIN-1，然后是 SPG31 型的致病基因 REEP1。

AD-单纯型 HSP 中，SPG4、SPG3A、SPG6 占了大多数。SPG4 致病基因位于染色体 2p22.3，编码 SPASTIN 蛋白，基因缺陷的结果使细胞骨架不稳定，线粒体分布异常，轴浆转运障碍，最终导致轴突变性；SPG3A 致病基因位于染色体 14q11-q21，编码 ATLASTIN；SPC6 致病基因位于染色体15q11.1。AR-HSP 与 SPG5、SPG7、FALDH 有关。SPG5 定位于 8q21.3，编码 cytochrome P450-7B1蛋白；SPG7 致病基因位于染色体 16q，编码 PARAPLEGIN 蛋白，基因缺陷可以导致氧化磷酸化障碍；FALDH 编码脂肪醛脱氢酶，是 Sjogren-Larsson 综合征的相关基因。AX-HSP 少见，SPG1 致病基因定位于 Xq28，编码神经细胞黏附分子 L1；SPG2 致病基因定位于 Xq21/Xq22，编码髓鞘蛋白脂蛋白；SPG16 致病基因定位于 Xq11.2-23。

随着越来越多的 HSP 致病基因被分离出来，关于 HSP 发病机制的研究有了很大的进展。根据目前已经分离出来的 HSP 的致病基因，它们导致 HSP 发病的原因大体可以归纳为以下几类（图 12-5-2）。

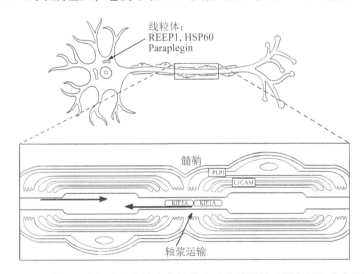

图 12-5-2 目前已经分离得到的部分遗传性痉挛性截瘫致病基因编码蛋白亚细胞定位及功能示意图

1. 轴浆运输异常

目前发现至少有 3 个导致 HSP 的基因突变可能是通过影响轴浆运输和膜转运机制引起轴突变性，从而导致 HSP 发生。这些基因分别是 SPASTIN（SPG4）、KIF5A（SPG10）、KIF1A（SPG30）。

2. 线粒体功能异常

目前发现的包括 PARAPLEGIN（SPG7）和 HSP60（SPG13）和 REEP1（SPG31）。

3. 髓鞘形成异常

目前发现的导致髓鞘异常的 HSP 基因包括 L1CAM（SPG1）和 PLP1（SPG2），这 2 个基因都位于 X 染色体上。

4. 脂质代谢异常

目前发现的包括 CYP7B1（SPG5A）和 NTE（SPG39）。

5. 内质网形态异常

目前发现的包括 ATLASTIN-1（SPG3A），另外，SPASTIN（SPG4）和 REEP1（SPG31）也可能影响内质网的形态和功能。

【病理】

HSP 的病理改变以双侧皮质脊髓束的逆行轴索变性为主，伴或不伴脱髓鞘改变，主要累及脊髓内长的上、下行纤维束——皮质脊髓束及脊髓后索，脊髓小脑束纤维受累较轻，胸段病变明显，特别是这些纤维束的远端，受累最严重的为传导至下肢的皮质脊髓束。而脊髓中前角和后角细胞以及周围神经大都不受累及。

【健康管理】

不管是 SPG4 还是其他类型的 HSP，虽然发病率低，但其缓慢进行性加重的临床特点严重影响了患者的生活质量，给个人、家庭及社会带来了不小的经济压力。因此，作为临床医生应拥有一条清晰的属于该疾病的临床诊疗思路，有针对性地改善患者的功能状态。虽然目前没有有效的方法来预防、治愈和逆转该病，随着医学的不断发展，相信将会发现更多的基因座，其致病机制会越来越明确，从而在改进或发现新的治疗策略方面实现突破。

（李润楠　郝永岗）

第六节　腓骨肌萎缩症

【概述】

腓骨肌萎缩症又称 Charcot-Marie-Tooth 病（Charcot-Marie-Tooth disease，CMT）、遗传性运动感觉神经病（hereditary motor and sensory neuropathy，HMSN），是一组临床表型相同的遗传异质性疾病。其是遗传性周围神经病最常见的类型，患病率为 1/2 500～1/1 214，无种族差异。遗传方式主要是常染色体显性遗传，也可为常染色体隐性或 X 连锁遗传。这类疾病的显著特点是对称性、缓慢进行性的四肢周围神经髓鞘脱失和轴索变性，造成肢体远端肌肉的萎缩和无力。

根据电生理及病理特点，可将其粗略分为脱髓鞘型（CMT1 或 HMSN Ⅰ）和轴索型（CMT2 或 HMSN Ⅱ）两大亚型。CMT1 型以神经传导速度降低（正中神经运动传导速度<38 m/s），神经活检示显著的髓鞘异常（节段性脱髓鞘，施万细胞增生，呈"洋葱头"样改变）为特征；CMT2 型以神经传导速度正常或轻度减慢（正中神经运动传导速度>38 m/s，同时复合肌肉动作电位波幅降低），神经活检示慢性轴索变性和再生（轴索变性和有髓纤维减少，神经再生簇形成）为特征。当正中神经运动传导速度为 35～45 m/s、神经病理兼具脱髓鞘和轴索变性特点，为中间型 CMT。CMT1 和 CMT2 通常为常染色体显性遗传（autosomal dominant，AD），但也有常染色体隐性遗传（autosomal recessive，AR）和 X 染色体连锁遗传的报道。婴儿期起病的严重脱髓鞘性 CMT 称为 CMT3，又称 Deierine-Sottas 病（DSD）。大部分隐性遗传性 CMT 归为 CMT4。X 连锁遗传 CMT 称为 CMTX。

【典型病例】

患者女性，11 岁 9 个月，因"步态异常 7 年余"至门诊就诊。患者智力发育正常，运动发育较一般同龄儿稍落后，2 岁可独走，约 4 岁发现步态异常，表现为跨阈步态，右下肢明显，进行性加重，无感觉异常，否认有足部外伤病史。至其他三级医院行脊柱正侧位片及 EMG 分别提示脊椎侧弯及周围神经损害，遂至我院神经科门诊就诊。父亲体健，母亲和外婆均有不同程度弓形足及步态异常。入院查体：脊柱侧弯，弓形足，双足背屈无力，跖屈弱。双下肢肌力 3~4 级，双上肢肌力正常，四肢肌张力正常，腱反射未引出，病理征阴性。实验室检查：脊柱正侧位片示腰椎轻度侧弯，S1 椎体可见隐裂。全脊柱 MRI 平扫示脊柱侧弯，胸腰段为著。头 MRI 平扫+MRA 未见明显异常。EMG 示上下肢多发运动、感觉周围神经损害（脱髓鞘合并轴索损害），其中正中神经运动传导速度 9.5 m/s，尺神经运动传导速度 8.33 m/s。综合检查结果及家族史高度提示遗传性周围神经病，进一步行全外显子组测序显示，患者 17 号染色体存在大片段 CNV，是位于 chr17：14095305 至 15466762 区段的单倍重复，大小约 1 Mb。将正常对照样本与先证者及父母样本进行同组 qPCR 检测，以 ALB 基因为内参基因，对目标 PMP22 基因 1 至 5 外显子的拷贝数进行检测（荧光定量 PCR 法）显示，患者及患者母亲 PMP22 基因 1 至 5 外显子的拷贝数与正常对照的比值约为 1.5，提示患者及患者母亲 PMP22 基因的 1 至 5 外显子存在单倍重复；患者父亲 PMP22 基因 1 至 5 外显子的拷贝数与正常对照的比值约为 1.0，提示患者父亲 PMP22 基因的 1 至 5 外显子拷贝数正常。结合患者的临床表现、EMG 及基因报告结果，临床诊断为 CMT。给予甲钴胺片口服营养神经，并转至当地医院行相关康复训练。随访 1 年余，患者步态异常及弓形足症状有好转。

【诊断思路】

（一）病例特点和疾病临床表现

1. 病例特点

患者幼年起病，慢性病程，逐渐加重，因"步态异常 7 年余"至门诊就诊。查体示双下肢肌无力、腱反射减低或消失，脊柱侧弯，弓形足。EMG 示上下肢多发运动、感觉周围神经损害（脱髓鞘合并轴索损害）；阳性家族史，结合基因检测结果的异常可以确诊 CMT。

2. 疾病临床表现

腓骨肌萎缩症通常是儿童或青春期起病，也可以中年起病，主要表现为慢性进行性、对称性的肢体远端肌肉无力和萎缩，感觉障碍，腱反射减低或消失。肌肉萎缩和无力通常自足和小腿开始，患者可出现足下垂，行走呈跨阈步态，跑步和行走困难，易被绊倒。足部肌肉萎缩可导致弓形足和锤状趾畸形。肌肉萎缩累及小腿全部肌群和大腿的下 1/3 时，整个下肢呈倒立的香槟酒瓶状，称"鹤腿"。数年后，肌肉无力和萎缩波及手肌和前臂肌，患者可出现系纽扣、开锁等动作困难。CMT 肌肉萎缩很少超过肘部和大腿的中 1/3。尽管 CMT 可累及感觉神经，但肢体疼痛和感觉障碍的症状往往不突出。深、浅感觉减退多呈手套袜套样改变。一般情况下，自主神经和脑神经不受累。CMT 1 型可以触及粗大的周围神经，尤其是耳大神经和尺神经更易触及。CMT 患者临床表现的严重程度差异较大，有些患者可能仅有弓形足，甚至无任何临床症状，仅在偶然的神经电生理检查中发现异常。而有些患者则出现严重的肌肉无力和萎缩。

（二）辅助检查

1. 神经电生理检查

CMT1 型有广泛的神经传导速度显著下降，不伴传导阻滞，复合肌肉动作电位和感觉神经动作电位的波幅正常或降低。CMT2 型神经传导速度大致正常或轻度下降，复合肌肉动作电位和感觉神经动作电位的波幅明显降低。

2. 周围神经活检

周围神经活检可以见到不同程度的脱髓鞘和（或）轴索变性。

3. 基因检测

遗传学检查有助于疾病的诊断和分型。PMP 22 重复突变和 GJB 1 突变在 CMT 中最常见，可作为常规筛查的基因。

（三）诊断依据与定位定性诊断

1. 诊断依据

根据儿童或青春期起病，出现缓慢进展的对称性双下肢无力，以及"鹤腿"、足下垂、弓形足，伴有感觉障碍，腱反射减弱或消失，运动神经传导速度减慢，神经活检有脱髓鞘和（或）轴索变性，阳性家族史，结合基因检测的异常可以确诊。家族史对于 CMT 的诊断很重要。对于无明确家族史的患者应对其家族成员尤其是其父母进行神经科检查，即使发现轻微的周围神经损害或是仅有肌电图异常改变对诊断也有帮助。

2. 定位定性诊断

（1）定位：周围神经系统。

（2）定性：神经遗传性疾病。

（3）诊断：CMT。

（四）鉴别诊断

1. 远端型肌营养不良

四肢远端逐渐向上发展的肌无力、肌萎缩，成年期发病，肌电图呈肌源性改变，运动神经传导速度正常等可资鉴别。

2. 远端型脊肌萎缩症

肌萎缩分布和病程与 CMT2 型相似，肌电图上可见广泛的纤颤、束颤和巨大动作电位等前角细胞损害，脊旁肌肉和颏舌肌或面肌广泛的失神经支配提示脊肌萎缩症。

3. 遗传性共济失调伴肌萎缩症

遗传性共济失调伴肌萎缩症（又称 Roussy-Levy 综合征）缓慢进展的病程，有腓骨肌萎缩、弓形足、反射消失、神经传导速度减慢，神经活检有脱髓鞘和"洋葱头样"结构，这些类似 CMT1型，但是有振动觉和位置觉的缺失，感觉性共济失调和姿势性震颤。

4. 慢性炎症性脱髓鞘性多发性神经病

慢性炎症性脱髓鞘性多发性神经病（CIDP）进展相对较快，脑脊液中蛋白含量增加，激素治疗有效，若肌电图上有复合肌肉动作电位时限增宽或有传导阻滞，支持 CIDP。

【治疗】

目前，CMT 的治疗主要是支持治疗，没有改善疾病的特异性药物。适当的支持治疗能够显著改善患者的生活质量。

1. 康复治疗

规范的康复治疗能够延缓疾病造成的功能障碍如关节畸形等，维持更好的生活功能和姿态。支具鞋等可改善行走步态。

2. 外科矫形治疗

对于严重的骨骼畸形，特别如高足弓、锤状趾畸形，手术矫形可能有益。

尽量避免使用可能加重病情的药物，如长春新碱、胺碘酮、硼替佐米、铂类、氨苯砜、来氟米特、呋喃妥因、甲硝唑、司坦夫定、他克莫司、沙利度胺、扎西他滨等。

【病因及发病机制】

目前已发现的 CMT 致病基因或位点有 90 余个。60%~70% 的 CMT 是由 17p11.2 的 PMP22 重复突变所致（CMT1A），10%~20% 由 Xq13.1 的 GJB 1 突变所致（CMTX）。其中超过 30 个基因及其产物在维持有髓神经纤维的正常功能上起重要作用。如 PMP22、MPZ 等是周围神经髓鞘的成分，EGR2 是生成髓鞘的施万细胞分化过程中的重要转录因子，NEFL 基因编码神经丝三联子 L 蛋白，有髓鞘轴突的细胞骨架成分等，这些基因的突变通过导致髓鞘脱失和轴索变性而致病。但仅不足 50% 的 CMT 患者的致病基因已知，仍有 30~50 个致病基因尚待发现。

【病理】

CMT 周围神经的病理表现为轴突和髓鞘均受累，远端重于近端。CMT1 型的神经纤维呈对称性节段性脱髓鞘，部分髓鞘再生，施万细胞和成纤维细胞增生形成"洋葱头样"结构，神经粗大。CMT2 型为轴索变性，前角细胞数量轻度减少，一些细胞有染色质溶解，背根神经节细胞也有类似的改变。累及后根纤维时薄束变性比楔束严重，自主神经系统相对保持完整，肌肉呈现失神经支配改变，有簇状萎缩和靶型肌纤维。CMT 的任何一型（包括脱髓鞘型）均存在轴索变性，且轴索丢失的程度是影响神经损伤的主要因素。

【健康管理】

CMT 类型众多，基因确诊后建议遗传咨询，明确病因及家系成员风险。对于严重致残的类型，在家属充分知情、征求意见后，可考虑再次生育时进行产前诊断。用胎儿绒毛、羊水或脐带血分析胎儿基因型，确定产前诊断并终止妊娠。

（李润楠　郝永岗）

第七节　脑白质营养不良

【概述】

脑白质营养不良是一组多为遗传因素导致髓鞘形成缺陷，不能完成正常发育的疾病，婴幼儿或儿童期发病多见，成人起病型相对少见，临床多表现为脑白质受累后出现的脑病、认知功能减退、精神发育迟滞、发育倒退、喂养困难、局灶性神经系统症状和体征以及周围神经或全身多系统受累，影像学多表现为对称性脑白质病变。根据特定的脑白质营养不良髓磷脂不同变性产物及白质染色特性，如易染性、嗜苏丹和正色素性等对其进行分类，包括异染性脑白质营养不良（metachromatic leuko dystrophy，MLD）、肾上腺脑白质营养不良（adreno leuko dystrophy，ALD）、家族正染色性脑白质营养不良、脑腱黄瘤病（cerebrotendinous xanthomatosis，CTX）、球形细胞脑白质营养不良（globoid cell Leukodystrophy）等，以前两者更为多见。

MLD 是一种溶酶体贮积病，常染色体隐性遗传，为芳基硫酯酶 A（arylsulfatase A，ARSA）或神经鞘酯激活蛋白 B（sphingolipid activator protein B，SAP-B）缺陷，导致芳基硫酯酶 A 不足，不能催化硫脑苷脂水解为构成髓鞘主要成分的脑苷脂而在中枢神经系统的白质、周围神经及其他内脏组织中沉积，从而引起脑白质、周围神经脱髓鞘及其他内脏组织病变。临床主要表现为共济失调、智能下降、四肢瘫痪、癫痫及精神症状等。

肾上腺脑白质营养不良（adreno leuko dystrophy，ALD）是一种脂质代谢障碍病，呈 X 性连锁隐性遗传，基因定位在 Xq28。由于体内过氧化物酶缺乏、长链脂肪酸（C23—C30）代谢障碍，脂肪酸在体内尤其脑和肾上腺皮质沉积，导致脑白质脱髓鞘和肾上腺皮质病变。

【典型病例】

患者男性，1 岁 10 个月，系第 1 胎足月顺产，出生体重 4.2 kg。因走路不稳于 6 个月就诊。患者 1 岁 3 个月前智力发育正常，会叫爸爸妈妈，但拿东西手抖、坐不稳、走路不稳。查体：一般检查未见异常，无特殊外貌。神经系统检查：四肢肌力为 4 级，膝腱反射亢进，双侧 Babinski 征阳性。脑干听诱发电位显示双耳听通路外周段及脑干上段传导延迟。视觉诱发电位正常。头颅 MRI 示双侧额枕叶、半卵圆中心对称性大片段高信号（图 12-7-1）。在之后的几个月中，患者逐渐丧失运动和语言能力。辅助检查：芳基硫酸酯酶活力为 1.2 nmol/（mg·h）［正常参考值为 3.7～28.2 nmol/（mg·h）；偏低值为 1.4～3.7 nmol/（mg·h）；缺陷值为<1.4 nmol/（mg·h）］。存

在 ARSA 基因（NM_000487.5）c. 960G>A（p. Trp320×）和 c. 244C>T（p. Arg82Trp）复合杂合变异。c. 960G>A 变异导致 320 位置的色氨酸变为终止密码子，导致翻译提前终止；c. 244C>T 导致第 32 位的精氨酸变为色氨酸。患者父亲携带 c. 244C>T 变异，c. 960 位置未见变异。患者母亲携带 c. 960G>A 变异，c. 244 位置未见变异。

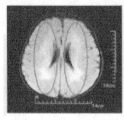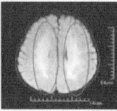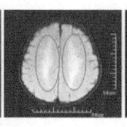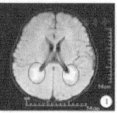

图 12-7-1　头颅 MRI T2-FLAIR 成像

【诊断思路】

（一）病例特点和疾病临床表现

1. 病例特点

本例患者于 1 岁多就出现运动功能倒退，肌张力异常，ARSA 酶活性为 1.2 nmol/（mg·h），而且有脑白质脱髓鞘样改变。临床特征和生化指标均符合晚期婴儿型 MLD。而且对 ARSA 基因进行检测，发现 c. 960G>A 和 c. 244C>T 复合杂合变异。其中 c. 960G>A 为已知致病变异，导致 320 位的色氨酸变为终止密码子，使翻译提前终止，导致芳基硫酸酯酶 A 活性降低，且患者的复合杂合变异分别来源于其父母，符合常染色体隐性遗传规律。

2. 疾病临床表现

根据患者的发病年龄和病情的严重程度可将其分为晚期婴儿型、青少年型和成人型。

（1）晚婴型。最常见，病情也最重。患者出生时正常，多在出生后 12～24 个月发病，早期表现为行走困难、膝过伸、智力低下、易激惹、肌张力降低、腱反射减弱，后期出现失用性肌萎缩、四肢痉挛性瘫痪、全身性强直阵挛性癫痫发作、眼震、视神经萎缩、失语等。病情常进行性发展，一般在 5 岁前死亡。

（2）青少年型。发病年龄从儿童早期到青少年晚期不等，初起为共济失调，智力低下、情感淡漠，晚期出现痴呆、部分性癫痫发作、视神经萎缩、四肢瘫痪等。病情可缓慢进展，也可迅速发展。年龄较小者周围神经受累较重，年龄较大者则以学习和行为障碍等脑部症状为主。

（3）成人型。多在 21 岁后发病，症状与青少年型相似，但病情较轻，常以精神症状首发，运动障碍和姿势异常出现较晚，易误诊为精神分裂症，可伴有周围神经受累，也可仅有周围神经受累。

（二）辅助检查

1. 生化检测

尿沉渣发现大量异染颗粒可初步诊断。检测血白细胞及皮肤成纤维细胞中 ARSA 活性有助于诊断。ARSA 活性正常值：白细胞为（44±11）nmol/（mg·h），皮肤成纤维细胞为（673±408）nmol/（mg·h），尿脑硫脂为（0.10±0.05）nmol/mg，杂合子中度下降，MLD 患者基本不含此酶，单测 ARSA 活性不能除外 ARSA-PD 和发现 SAP-B 缺乏患者，如 ARSA 活性正常，可检测 SAP-B 含量，但目前尚无统一测定方法。

2. 影像学检查

MRI 表现为脑室周围及皮质下白质广泛的、对称性的改变，在 T1WI 为低信号、T2WI 为高信号，通常自双侧额叶向后发展，注入造影剂后，病灶无强化。在症状早期即有很明显的改变，但无 "U" 形纤维及小脑受累。后期可累及小脑、"U" 形纤维，并有脑室扩大和脑皮质萎缩。CT 扫描可在病灶部位发现低密度影，但不如 MRI 清晰。单光子发射计算机体层摄影术在 MRI 有异常表现前 1 年即可发现病灶部位脑血流量降低，因此可用于早期诊断。

3. 病理检查

周围神经、脑组织、肾脏、肝管、胆囊活检发现异染的，电镜下呈特异性的"人"字形和蜂窝状结构物质，可确诊本病。

4. 基因诊断

ARSA 基因和 SAP-B 基因突变检测多用于鉴别携带者及产前诊断，并可鉴别患者基因型，为基因治疗提供依据。

5. 其他检查

脑脊液蛋白多数大于 1.0g/L，周围神经传导速度减慢，脑干诱发电位潜伏期延长，脑电图示弥漫性慢波，均有助于 MLD 的诊断。

（三）诊断依据与定位定性诊断

1. 诊断依据

婴幼儿出现进行性运动障碍、视力减退和精神异常，CT 或 MRI 证实两侧半球对称性白质病灶，尿芳基硫酸酯酶 A 活性消失，结合基因检测，即可临床诊断。

2. 定位定性诊断

（1）定位：中枢神经/周围神经有髓纤维及其他多脏器受累。

（2）定性：遗传性代谢障碍性疾病。

（3）诊断：脑白质营养不良。

（四）鉴别诊断

由于本病临床表现无特异，发病率低，特别是仅有脑部或周围神经症状时，需要与病毒性脑炎、多发性硬化、多发性周围神经病、皮质下动脉硬化等相鉴别。

【治疗】

目前本病无有效疗法，仍以支持和对症治疗为主。基因疗法用腺病毒等载体将芳基硫酸酯酶 A 基因转染患者骨髓，但尚处于探索阶段。由于维生素 A 是合成硫苷脂的辅酶，患者应避免或限制摄入富含维生素 A 的食物。

【预后】

MLD 症状出现越早，病情进展越快且越重。晚期婴儿型最为常见，且病情最重，常于 2 岁半之前发病，病程进展迅速，患者多于 5 岁前死亡。青少年型一般于 2 岁半以后发病，年龄较小者主要累及周围神经系统，较大者以学习和行为障碍为主。成人型一般于 18 岁性成熟后发病，病情进展较慢且症状较轻。

【病因及发病机制】

（1）MLD 致病基因为 ARSA 基因或前列腺特异性酸性磷酸酶基因（prosaposin，PSAP），主要是由 ARSA 基因的变异所致。ARSA 基因已被定位在 22q13.31 区，共包含 8 个外显子，编码 507 个氨基酸。人类基因变异数据库（Human Gene Mutation Database，HGMD）已收录 217 种 ARSA 变异，包括错义变异、缺失移码变异、剪切位点变异等，这些变异分布在第 1~3 和第 8 外显子内，且大部分为错义变异。晚期婴儿型患者最常见的变异为 c.465+1G>A，青少年型或成人型最常见的为 c.1283C>T 和 c.542T>G。ARSA 基因编码芳基硫酸酯酶 A，可将脑苷脂硫酸盐水解为脑苷脂和硫酸盐。其变异可导致 ARSA 活性降低或缺乏，造成半乳糖神经酰胺 3-O-硫酸酯在脑白质及周围神经系统溶酶体内沉积，从而导致大脑白质进行性的脱髓鞘改变。ARSA 活性正常的 MLD 患者遗传缺陷在于 PSAP 基因突变。它编码的神经 SAP 是一些分子量较小的糖基化蛋白，为神经鞘磷脂降解所必需，共有五种，其中四种被 PSAP 基因编码。该基因位于 10q21.22，有 15 个外显子，14 个内含子，表达产物水解为四个成熟的 SAP（A、B、C、D），其中 SAP-B 与脑硫脂结合后变成可溶性的底物而被 ARSA 水解。

（2）ALD 的致病基因 ABCDl（ATP-binding Cassette，Sub-family D，Memberl）是致病的关键，这个致病基因的位置在 Xq28，由 10 个外显子和 9 个内含子组成，编码 1 个含 745 个氨基酸残基的蛋白质，称为肾上腺脑白质营养不良蛋白（ALD protein，ALDP），这种致病基因的位置很特殊，即存在于过氧化物酶的体膜上。ALDP 和另外 3 个位于过氧化物酶体膜上，这些致病基因会通过蛋白进行再次结合，形成二聚体，能将饱和极长链脂肪酸（very long-chain fatty acids，VLCFA）转运至过氧化物酶体内进行氧化。VLCFA 在聚集状态后，会有很大的伤害性，可以在神经系统中对髓鞘进行破坏，导致髓鞘的异常形成，对于已经形成的髓鞘会影响其稳定性，如果 VLCFA 聚集位置处在肾上腺皮质细胞中，那么肾上腺皮质细胞膜表面很多功能受阻，其中受阻最明显的就是促肾上腺皮质激素（adrenocorticotropic hormone，ACTH），ACTH 的受体功能下降，进而肾上腺细胞内类固醇合成功能会立刻受到抑制，而致肾上腺功能减退，形成这种状态的恶性循环。

【病理】

MLD 病变可累及脑白质、周围神经、肾脏集合管、肝管、胆囊、视网膜节细胞及小脑、脑干、基底节的一些神经核，以脑白质和肾脏集合管受累最重。大脑外观可有轻度萎缩，脑白质呈灰暗色，与灰质分界尚清，其余脏器肉眼无异常。光镜下脑白质和周围神经有脱髓鞘现象，并见大量吞噬细胞，胶质细胞异染色体颗粒和巨噬细胞增大是特征性表现。冰冻切片苯胺染色下贮积物硫脑苷脂被染色为橘棕色而非紫色，石蜡切片可见糖原染色阳性物质；电镜下异染物质主要沉积在少突胶质细胞、星形细胞、施万细胞及肾脏集合管内皮细胞，呈"人"字形或蜂窝状板层结构。

ALD 枕叶、顶叶及颞叶白质可见对称的大片状脱髓鞘病灶，可累及脑干、视神经，偶累及脊髓，周围神经不受损。本病血管周围炎性细胞浸润位于脱髓鞘病灶中央，是区别于多发性硬化的病理特点，并有肾上腺皮质萎缩、睾丸间质纤维化和输精管萎缩等。脑内和肾上腺中含大量长链脂肪酸。

【健康管理】

基因检测联合 ARSA 活性、SAP-B 蛋白测定可以用于产前诊断，但须注意正常 ARSA 活性在孕早期 3 个月是很低的。

（李润楠　郝永岗）

第八节　神经遗传性疾病的康复及进展

一、进行性肌营养不良

【概述】

进行性肌营养不良（progressive muscular dystrophy，PMD）是一组原发于肌肉组织的遗传变性疾病，多有家族史。特点是缓慢起病，进行性加重的肌肉萎缩与无力；主要累及肢体近端肌肉，极少数为远端；腱反射消失，肌肉假性肥大。电生理、组织学和分子生物学研究都表明本病原发于肌肉。

从临床来看，进行性肌营养不良至少有 9 种类型：Duchenne 型肌营养不良（DMD）、Becker 型肌营养不良（BMD）、面肩肱型肌营养不良（FSHD，也称 Landouzy-Dejerine 型肌营养不良）、肢带型肌营养不良（LGMD）、Emery-Dreifuss 型肌营养不良（EDMD）、先天性肌营养不良（CMD）、眼咽型肌营养不良（OPMD）、远端型肌营养不良和强直性肌营养不良。

（一）康复目标

1. 改善日常生活动作

（1）使用特制的饮食器具和自助器具独立进食。

（2）用 30 min 左右时间，脱下需要解纽扣和摁扣的衣服。

（3）利用手和容易穿脱的衣服如厕，独立完成排便动作。

2. 改善参加游戏活动的能力

（1）使用柔软的木板和容易保持体位的脚踏车在教室内进行娱乐活动。

（2）患者与患者或正常儿童之间进行游戏活动。

（3）患者独立进行游戏活动。

3. 入学相关事宜的准备

（1）上课时坐位姿势的保持和姿势运动功能的调整。

（2）在书桌上进行写字活动时，必备的自助器准备。

（3）其他辅助方法的准备（如交流板等）。

（二）康复时机

诊断明确后早期干预，在 ICF-CY 框架下根据疾病的分期、患者的功能状态、患者的个人特点和实际需要制订合理的康复计划。

（三）康复难点和重点

1. 康复难点

假肥大性肌营养不良可伴心肌损害、心律不齐、智能障碍（占 1/3）、跟腱挛缩等，很大程度上会限制康复进程。

2. 康复重点

（1）心肺管理。

（2）防止挛缩和变形。

（3）肌力强化和耐力训练。

（4）姿势管理和辅助器具使用。

（四）康复新进展

1. DMD 的牵伸治疗和矫形器具的应用

（1）关节挛缩和固定畸形是 DMD 常见的继发性损害，会严重影响患者的日常活动能力。维持良好的关节活动范围（ROM）对于优化运动方式、维持步行能力、预防关节固定畸形等都十分重要。DMD 患者 ROM 的管理方法主要包括牵伸治疗和矫形器具的干预。

（2）不推荐 DMD 患者在行走时佩戴 AFO，因为它会限制下肢肌肉在行走过程中的代偿性运动能力，并对踝策略产生干扰，从而影响患者站立平衡和行走。长期坐轮椅的患者可在白天使用 AFO，以维持踝关节于中立位，防止关节挛缩进一步加重。逐渐丧失行走能力的患者，可尝试使用膝踝足矫形器（KAFO）辅助锁定膝关节、提供稳定性，从而延长站立时间和助行器辅助下的独立行走时间。目前，KAFO 经常被电动站立-驱动式轮椅（图 12-8-1）替代，使得 DMD 患者能够进行可移动的站立。

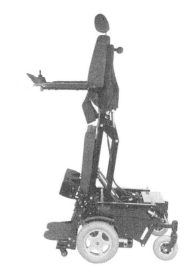

图 12-8-1　电动站立-驱动式轮椅样式

2. DMD 的肌力训练

DMD 患者的抗肌萎缩蛋白功能异常导致肌膜脆性增加，肌纤维收缩时易引起肌膜断裂、骨骼肌损伤。因此，DMD 患者的肌力训练以及训练形式和强度一直存在争议。采用何种类型的肌力训练以及怎样的训练强度是目前需要解决的关键问题。

3. DMD 的有氧运动训练

适度的有氧运动训练有助于 DMD 患者维持活动耐力和心肺功能。目前，DMD 相关的国际多学科管理指南建议在疾病早期、患者残存肌力还较高的时候就开始进行每日规律的次极量有氧活动。DMD 患者在疾病早期就开始进行适度的游泳、骑车、慢走等全身有氧运动训练具有长期的运动益处。成年期已不能行走的患者还可进行四肢助力自行车训练。

4. DMD 的物理因子治疗

（1）电刺激治疗可维持或增加骨骼肌中耐疲劳的 I 型肌纤维比例；间歇性低频电刺激治疗适用于低龄 DMD 患者，有助于提高其肌力。

（2）全身振动训练可帮助 DMD 患者保持或提高肌力、功能活动能力和骨量。

（3）低能量激光治疗具有减少炎性反应和氧化应激水平、降低结缔组织增生、促进组织修复等作用。

【康复评定】

1. 评定内容

病史和体格检查、心肺功能评定、运动功能评定。

2. 病史和体格检查

详细了解疾病发展经过和进展情况。重点关注以下内容。

（1）受累肌群的对称性，分布情况、肌容积大小，萎缩和（或）挛缩等。

（2）体力、耐力和活动受限情况。

（3）神经反射、感觉和运动功能检查。

（4）体格生长指标等。

3. 心肺功能评定

（1）心脏功能。6 岁以上的 DMD 患者应进行心脏基线评价，至少应该进行心电图和超声心动图检查；10 岁前每 2 年评估 1 次，10 岁后或出现心脏损害后每年评估 1 次。如果非侵入性心脏检查显示异常，至少每 6 个月 1 次。

（2）肺功能。呼吸肌力量减弱和脊柱侧弯引起的胸廓畸形，导致受限性呼吸困难，自 5 岁开始监测呼吸功能，至少每年 1 次。监测项目包括肺活量（VC）及其占预计值百分率（VC%）、用力肺活量（FVC）及其占预计值百分率（FVC%）、第 1 秒用力呼气量（FEV_1）及其占预计值百分率（FEV_1%）。

4. 运动功能评定

（1）北极星移动评价量表（NSAA）。

NSAA 是专门用于具有步行能力的 DMD 患者的运动功能评估量表。该评估量表共有 17 个项目，每项得分为 0~2 分，其中 2 分为无帮助下达到目标，1 分为在他人帮助下或改良方法后达到目标，0 分为不能达到目标。将所有项目得分相加得总分，满分为 34 分，分值越高表示移动能力越强。<7 岁的患者，其年龄与 NSAA 量表评分呈正相关，即年龄越大运动能力越强，而>7 岁的患者其年龄与 NSAA 量表评分呈高度负相关，即年龄越大运动能力越弱，NSAA 量表对于>7 岁且可步行的患者具有更好的敏感性。

（2）6 分钟步行试验（6MWT）。

6MWT 是评价有氧运动耐力的常用方法，近年来被越来越广泛地应用于有关 DMD 的国际多中心临床试验和纵向自然病程观察研究，成为评价可步行 DMD 患者有氧运动能力和步行能力的主要评价方法。

（3）MFM 专项运动功能评定。

丧失步行能力的 DMD 患者可以采用 MFM 量表进行运动功能测评。

【康复治疗】

（一）临床处理原则

肌营养不良的管理目标依据起病年龄而不同。儿童期起病者，特别是生长期，治疗目标是通过牵伸来积极预防髋和肩胛带的挛缩，通过运动提高肌力和耐力。运动治疗过程中，应注意监测肌红蛋白尿、肌酸尿、CK 等，避免出现腿抽筋。

（二）康复治疗指征

临床病情稳定，全身骨骼肌进行性萎缩无力，肌肉假性肥大。

（三）康复治疗原则与方法

长期、有效的康复治疗能最大限度地维持抗肌萎缩蛋白病患者残留的肌肉功能、延缓运动功能的下降、维持心肺功能，达到减少并发症、提高生活质量、延长生命的目的。合理利用一切资源，医疗机构、家庭、社区和学校共同参与，多学科综合管理、定期评定、终身康复治疗。

（四）急性期康复

1. 体重管理

营养均衡，蛋白质、钙、维生素 D、矿物质及水果等应合理搭配，食用高蛋白食物如牛奶、鸡蛋、瘦肉、鱼类等，多吃蔬菜、水果，少食脂肪和过量的糖类，保持中等身材，防止肥胖。

2. 呼吸管理

干预措施主要包括每天应用无创面罩式吸痰机以增加肺容积，家用脉搏血氧仪检测 SpO_2 以指导患者咳嗽、咳痰，严重者应夜间辅助通气，继而全天应用无创性呼吸机。FVC%<60% 时增加肺容积训练；FVC%<50%、PCF<270 L/min 或 MEP<60 cmH_2O 时人工或机械辅助咳嗽；出现夜间通气不足或睡眠障碍性呼吸症状如晨起头痛、夜间因呼吸困难或心动过速而觉醒、注意力下降、夜间频繁噩梦等，应于夜间使用无创性呼吸机；日间 SpO_2<95%、二氧化碳分压（$PaCO_2$）>45 mmHg 或清醒期出现呼吸困难时，应日间使用无创性呼吸机。若无创性呼吸机不能维持呼吸功能，应行气管切开术以保证呼吸功能；若出现下呼吸道感染等临床表现并经痰培养证实，应及时予抗生素治疗。

（五）恢复期康复

1. 物理治疗

（1）运动疗法。肌力和耐力训练，可以根据疾病进展情况采取主动-辅助性和抗阻运动，提高血流动力学稳定性，避免因不运动和心肌病引起的血流动力学失代偿，保持和维持骨盆和肩胛带肌群的肌力，从而预防脊柱过度前驱、骨盆旋前和屈曲/外展挛缩等矫形学变形的快速发生。严重 Becker 或肢带型肌营养不良患者，肌力训练配合抗重力训练有利于改善下肢肌力；牵伸训练针对受累肌群进行牵伸和扩大关节活动度的训练，防止关节周围软组织短缩和挛缩；姿势控制和平衡训练通过自我姿势调整，保持关节良好对线，进行坐位和站立位平衡训练或平衡仪训练。

（2）物理因子治疗。

① 电刺激疗法。选择股四头肌、臀大肌、三角肌、肱二头肌等，每块肌肉治疗 5~10 min，30 次为 1 个疗程，可以延缓肌肉萎缩、保持肌肉功能。

② 超声波疗法。对易发生挛缩的髂胫束、股二头肌、腓肠肌，采用移动法，剂量为 0.6~1.5 W/cm^2，每次 6~10 min，每日 1 次，10~30 次为 1 个疗程治疗，应避开骨骺部位。

2. 作业治疗

（1）体位转换能力的训练。由于腹肌和髂腰肌无力，DMD 患者有特征性表现 Gower 征。训练仰卧位至坐位、坐位至跪位、跪位至站位的转换。对于丧失步行能力的患者训练上下轮椅的转换能力。

（2）上肢功能的训练。因肩胛带和上肢肌的萎缩，DMD 患者会出现上肢功能的受累，影响日常生活活动。可增加上肢的肌力和活动范围，结合日常生活动作训练，如吃饭、写字、穿脱衣帽、拧瓶盖等。

（3）日常生活活动能力训练。进食训练、更衣训练、如厕训练（包括床上、轮椅上）、洗漱、口/面部卫生清洁，做家务和工作准备等。

3. 辅助器具的使用

（1）使用轮椅。目的是延长肌营养不良患者的功能性移动；提供运动和姿势稳定性，延迟肌力丧失并防止畸形，改善患者的生活方式，提高舒适度和安全性。配置轮椅时应尽可能做到轻量、耐用和功能性。要特别注意框架、座、靠背、前方操纵、后轮、脚轮、安全抑制系统等，家庭和工作环境中轮椅的进出通道。发病初期在没有丧失行走能力之前，也应该使用轻量的手动轮椅，帮助患者增加可移动范围，应根据操作环境、患者的能力、疾病进展仔细选择座位宽度和高度。后期随着疾病进展，应使用带有空间倾斜功能的电动轮椅，以克服上肢控制不良和独站能力丧失，实现生活独立性，必要时要在轮椅上安装头部和颈部支持组件。

（2）使用其他辅助器具。对于仍有行走能力的患者，应配置夜间踝足矫形器，防止足下垂和跟腱挛缩；行走极为困难的患者佩戴膝踝足矫形器，可以延长行走时间；已经丧失行走能力者可采用站立器进行治疗，并应持续佩戴踝足矫形器，手指关节挛缩的患者可接受手牵伸器治疗。

4. 呼吸治疗

用于躯干和呼吸肌受累者，特别是 DMD 患者或其他类型病程晚期。

（1）呼吸监测。DMD 患者由于呼吸肌力量的逐渐减弱，会出现咳嗽无力、肺部感染、睡眠呼吸暂停综合征，最终进展至呼吸衰竭。因此，需要进行肺功能监测，当患者咳嗽峰值<270 L/min 或最大呼气压力<60 cmH$_2$O 时，应该开始辅助通气，在有呼吸困难的 DMD 患者中，白天活动使呼吸肌负荷增加，且耐受力随着呼吸逐渐急促而降低，可通过夜间无创正压通气（n-NIPPV）来治疗，对于咳嗽无力者，应通过机械方法帮助排痰。

（2）呼吸训练。

① 膈肌呼吸训练、重建腹式呼吸模式。让患者处于坐位，治疗师将手放置在腹直肌上，让患者用鼻缓慢地深吸气，肩部及胸廓保持平静，只有腹部鼓起。然后有控制地呼气，将空气缓慢地排出体外。即呼气时使腹部下陷，吸气时须鼓腹，切勿在吸气时收缩腹肌，重复上述动作 3~4 次后休息，以免导致过度换气。

② 吸气阻力训练法。患者用手握式阻力训练器吸气，可以改善吸气肌的肌力和耐力，减少吸气肌的疲劳。③ 呼气训练。腹肌训练时患者仰卧位，上腹部放置 1~2 kg 的沙袋做挺腹训练（腹部吸气时隆起，呼气时下陷），每次训练 5 min，每天训练 3~5 次；无创呼吸机的使用。

（六）后遗症期康复

适当锻炼，合理营养，采取物理治疗和矫形治疗以纠正骨关节畸形，防治关节挛缩，对尽可能长时间地保持运动功能具有重要作用。加强呼吸锻炼，改善呼吸功能和心脏功能，对防治呼吸和心力衰竭，较长时间维持生命有一定意义。进行心理治疗，进行日常生活能力训练，使患者和家庭保持积极的态度也非常重要。

【康复结局】

1. 预后估计

肌营养不良属于进展性疾病，不同类型严重程度和进展速度不同，预后也有差异。DMD 疾病进展快，常伴发肺部感染、压疮等疾患，常在 20 岁之前死亡，主要死亡原因是呼吸衰竭或心脏衰竭，特别是潜在夜间通气不足、低氧血症或急性心力衰竭的患者。Emery-Dreifuss 型 MD 患者寿命差异取决于心脏受累情况，可以因心脏传导阻滞导致猝死；BMD 可达 30~40 岁以上。预后不良的包括 LCMD2C、2D、2E、2F 先天性肌营养不良；FSHD、BMD、眼型、眼咽型、远端型肌营养不良起病晚、病情轻，不影响寿命。

2. 康复过程

不同类型的康复治疗贯穿进行性肌营养不良病程的不同阶段，如各关节抗挛缩治疗、脊柱畸形的预防与治疗、呼吸肌训练等。

3. 康复结局

DMD 患者多在 20 岁前死于呼吸衰竭或心脏衰竭；FSHD、BMD、眼型、眼咽型、远端型肌营养不良预后良好。

【健康教育】

做好遗传咨询是预防本病的重要措施。进行性肌营养不良目前尚无特效的治疗方法，因此早期检出基因携带者，对其婚配、孕育进行指导，对胎儿进行产前诊断非常重要。

康复是个循序渐进而且漫长的过程，从长远看，家庭康复是很重要的。需要由专业的治疗师评估并给予专业的指导，在家由父母协助完成康复训练。家中一些设施也需要根据患者情况进行改造，如带扶手的马桶、有扶手的墙、有围栏的床和高度合适的桌子、椅子等。进行性肌营养不良患者是一群需要社会关爱的孩子，学校、社区和社会需要给予其更多的理解和支持。

二、脊髓性肌萎缩症

【概述】

脊髓性肌萎缩症（spinal muscular atrophy，SMA）系婴儿期最常见的致死性常染色体隐性遗传性疾病之一，临床表现为进行性、对称性躯干和四肢肌无力、肌萎缩，近端重于远端，最终死于呼吸衰竭和严重的肺部感染。该病分为 0~Ⅳ型。致病基因为运动神经元生存（SMN）基因。

（一）康复目标

（1）减少肌痉挛，促进关节活动。

（2）营养和护理也至关重要。

（3）注重改善患者的通气功能，合理使用呼吸机，必要时采用胃造口进食，积极控制肺部感染，延长存活时间。

（二）康复时机

明确诊断后应首先与患者及其家属充分沟通，使其了解疾病的过程、分型、预后及治疗方案，并进行多器官系统的评估，明确患者所处的病情阶段及其他器官系统损害的程度，制订相应的个体化治疗措施。

（三）康复难点和重点

1. 康复难点

SMA 患者常因呼吸肌受累导致反复呼吸道感染，随着病情进展，出现夜间血氧饱和度下降、夜间低通气、日间二氧化碳潴留直至呼吸衰竭，因此呼吸治疗要根据个体情况和疾病进展速度而定。

2. 康复重点

维持正常的氧运输、气道廓清及咳嗽能力训练。

（四）康复新进展

Ⅰ型目前主要是对症治疗，辅以物理因子疗法等康复治疗。Ⅲ型目前无特殊治疗，可进行适当的体育锻炼、理疗及对症治疗。Ⅳ型目前无特效治疗，对症治疗可参考其他分型，一般来说本型预后良好，发病后仍可存活 20~30 年。

【康复评定】

（一）一般情况和体格检查

一般情况和体格检查包括精神状况，呼吸、脉搏、心率、血压等生命体征情况，身高、体重和BMI 等体格生长指标测量，营养状况等。

（二）呼吸状况的评估

1. 呼吸模式

呼吸频率、有无呼吸费力、有无矛盾呼吸、胸廓形状（如钟形胸）及皮肤颜色（发绀或苍白）。

2. 咳嗽能力

咳嗽流速及呼吸压力检查反映患者咳嗽能力，包括咳嗽峰流速（PCF）、最大吸气压（MIP）、最大呼气压（MEP）。正常 PCF>360 L/min，PCF>270 L/min 能够咳嗽，PCF<160 L/min 则不能咳嗽；MEP>60 cmH$_2$O 时能够咳嗽，MEP<45 cmH$_2$O 时不能咳嗽。该检查无创便捷，故推荐所有能配合者都进行该检查。图 12-8-2 是呼吸肌功能测定报告。

呼吸肌力

指标	BEST	%Pred	Reference
MIP(cmH2O)	23	24.8	94
MEP(cmH2O)	35	27.1	129

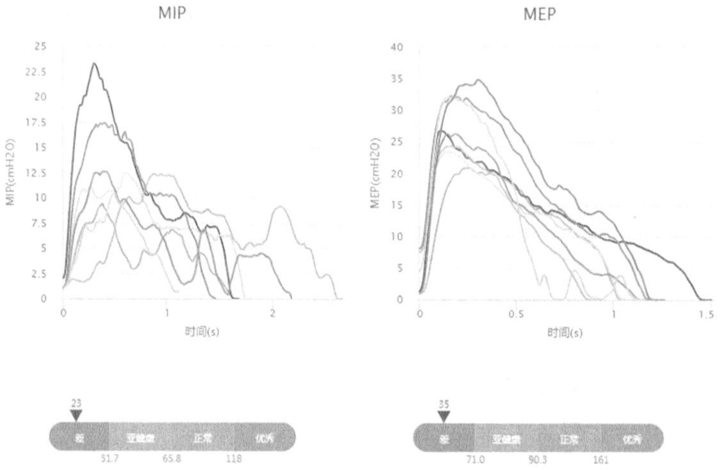

图 12-8-2　呼吸肌功能测定报告

3. 肺功能

SMA 造成的肺功能障碍为限制性为主的通气功能障碍。用力肺活量（FVC）、第 1 秒用力呼气量（FEV$_1$）下降表示呼吸无力。

4. 监测和睡眠监测

SMA 即使没有明显的症状也常已存在睡眠呼吸紊乱。经皮血氧监测可以判断有无低氧血症，如果氧饱和度低于 94%，就应该使用气管清理机。持续多导睡眠监测（PSG）可显示患者呼吸以及睡眠情况、判断有无睡眠呼吸障碍及是否需要压力滴定。睡眠监测观察的指标包括呼吸暂停低通气指数（AHI）、阻塞性呼吸暂停指数（OAI）、最低血氧饱和度及夜间低通气发生的情况。

（三）吞咽功能评估

不能坐的 SMA 吞功能障碍导致误吸的风险较大，所以如果存在急性的不能解释的吸功能恶化和反复肺炎，应该进行 X 线透视下的视频荧光吞钡试验，以了解患者的吞咽功能。

（四）运动功能评定

1. 肌力评定

病变引起的核心症状为迟缓性麻痹，因此对 SMA 患者应重点进行肌力评定。应采用徒手肌力检查（MMT）对受累肌群的肌力情况进行分级评定，同时关注静止性和运动性姿势控制情况。

2. 反射检查

SMA 患者表现为早期腱反射减弱或消失，上肢重点检查肱二头肌和肱三头肌腱反射，下肢重点检查膝腱反射和踝反射。此外还应进行立直反射、坐位和立位平衡反应等评定。

3. 运动发育评定

可以根据不同年龄选择 Alberta 婴儿运动量表（表 12-8-1）、Peabody 运动发育评定量表评定粗大和精细运动能力水平。

表 12-8-1 Alberta 婴儿运动量表

记录手册

年 月 日

姓　名＿＿＿＿＿＿　　评估日期　／　／
编　号＿＿＿＿＿＿　　出生日期　／　／
评 估 者＿＿＿＿＿＿　　年龄　／　／
评估地点＿＿＿＿＿＿　　校正年龄　／　／

	窗前项目得分	窗内项目得分	分量表得分
俯卧位			
仰卧位			
坐位			
站立位			

总分 □　百分位 □

建议：

4. 专项运动功能评定

可以采用运动功能评估量表（MFM）进行，该量表是神经肌肉病患者专用量表，共分为 3 个维度：维度一（D1）为站立和转移能力，含 13 个项目；维度二（D2）为轴向和近端的肢体运动能力，含 12 个项目；维度三（D3）为远端肢体运动能力，含 7 个项目。评分标准按照完成动作的程度分为 0~3 分，最终得分=实际得分/总分×100%。

（五）肌肉骨骼畸形的评定

SMA 患者可因长期肌无力或卧床导致姿势对线不良，出现继发性脊柱侧凸、髋关节脱位、足外翻等骨骼畸形的风险，需要进行相应的评定，包括脊柱侧凸的评定、髋关节脱位或半脱位监测、下肢和足变形的评定等。

【康复治疗】

（一）临床处理原则

目前应以临床诊断为基础，应用基因筛查、产前诊断方法，提高生育质量；同时，尽可能做到早期诊断，在经济条件允许的情况下予新型药物治疗，并辅以康复治疗，达到控制临床症状，延缓病情进展的目的。

（二）康复治疗指征

如果患者存在睡眠、呼吸障碍，应行辅助通气治疗；如果患者存在咳嗽、乏力，应行辅助咳嗽治疗。

（三）康复治疗原则与方法

鼓励移动、运动和活动以维持 ROM、增加肌肉灵活性、预防挛缩。锻炼不能产生疼痛或疲劳，注意步长和步幅，减少或避免跌倒。预防脊柱变形（如脊柱侧凸）和关节挛缩非常重要。

（四）急性期康复

1. 一般性治疗

补充 B 族维生素，提供精神心理支持。对于快速进展的婴儿型患者提供舒适护理。确保最佳热量摄入，保证患者使用无力肌肉发挥最大能力，而又不能导致肥胖。

2. 呼吸治疗和管理

短期目标：使气体交换达到正常水平，改善睡眠质量。长期目标：使气体交换达到正常水平，改善睡眠质量，能够在家完成护理，减少住院及重症监护室住院，减轻疾病对家庭造成的负担。

（1）气管廓清技术。常用方法是使用咳嗽辅助机，通过机械性吸/呼动作移动痰液。威斯康星大学使用如下方案。

① 咳嗽辅助机：4组5次呼吸之后吸痰；徒手或机械胸部物理治疗移动分泌物；② 体位引流（Trendelenburg 体位）：在能耐受的情况下坚持 15~20 min。

Ⅰ型 SMA 患者病情平稳时每日按上述方案操作 2 次，病情严重时每 2~4 h 1 次；Ⅱ型患者病情平稳时按需进行；Ⅲ型患者在术后及病情严重时应用，如患者存在反复呼吸道感染、氧饱和度＜95%时。推荐所有Ⅰ型及Ⅱ型患者一旦诊断则应开始使用咳嗽辅助机，辅助机的呼气压力至少 30 cmH$_2$O，最好 40 cmH$_2$O。

（2）辅助通气。有睡眠低通气的 SMA 患者，应使用夜间无创通气（NIV），并且可以长期应用。短期目标包括缓解呼吸道症状、减轻呼吸肌做功、改善气体交换、使患者感觉舒适以及保持良好的人机同步性，同时最大限度地降低气管插管的危险、避免气管插管；长期目标包括改善睡眠时间和睡眠质量、最大限度地改善生活质量、延长生存时间。Ⅰ型 SMA 患者早期给予夜间双水平气道正压（BiPAP）辅助通气可以使呼吸肌得到更充分的休息，更好地增加潮气量，降低呼吸频率以及改善气体交换。长时间无创通气会造成痰堵，必须配合使用气管清理术。

（3）呼吸管理。Ⅰ型 SMA 确诊后大多在家庭康复治疗，随时都有可能发生呼吸障碍。因此，教会家长和照顾者对呼吸障碍的临时处理和平时的呼吸管理非常重要。

（五）恢复期康复

1. 物理治疗

（1）Ⅰ型 SMA 主要问题为发病急、进展快，肌肉严重无力，无法抬头，不能坐或走。治疗原则以被动关节活动度训练为主，维持肌肉张力和关节活动度。

（2）Ⅱ型 SMA 主要问题为能独坐，但不能站立行走。治疗原则为提高躯干及四肢肌力，促进坐位下抗重力伸展，完善坐位平衡，达到坐位下独立活动。可采取以下治疗方法。

核心稳定性训练：① 仰卧位拉起。治疗师用双腿固定住患者下肢，分别抓住患者双手，给予辅助，患者腹部收缩，使头部离开地面，达到坐位。如患者头控差，往后仰，治疗师改为支持肩胛带和头部。② 悬吊下俯卧位平板支撑。患者俯卧位，前臂支撑，窄带置于双大腿远端，使患者身体伸直。如患者上肢支撑差，无法保持，可将宽带置于患者胸下，给予辅助。③ 悬吊下侧平板支撑。患者侧卧位，将宽带置于胸部，窄带置于膝部，高度以患者手臂（肘）能支撑在地上为宜，保持身体的伸直状态。

坐位平衡训练：① 圆滚上坐位训练。患者骑跨坐于圆滚上，左右摇晃圆滚，保持身体直立抬头。如患者无法保持身体直立，治疗师可坐于其后方给予支持。② 球上坐位训练。患者坐于球上，治疗师在其后支持骨盆、腰部，将球前后左右滚动。

（3）Ⅲ型 SMA 主要问题为可站立、缓慢行走，但肌力弱。治疗原则：加强体位转换能力，提高独走能力，完善立位平衡，达到立位下独立活动。可采取以下治疗。

体位转换训练：① 膝立位-单膝立位。患者保持膝立位，治疗师扶持患者两侧骨盆，使体重负荷到一侧下肢，抬起对侧下肢，完成单膝立位。可轻推患者，促进平衡。② 蹲位-站立。患者保持蹲位，治疗师扶持双膝，患者手扶梯背架站起。注意保证起立过程中正确发力。

立位平衡训练：患者站于平衡气垫上，治疗师给予辅助，患者前后左右晃动，保持身体平衡。

行走训练：治疗师辅助患者行走，保持身体正确姿势。可进行一天一次的静态自行车训练和减重下步行训练，促进双下肢分离，增加步行能力。

作业治疗：促进肢体功能恢复，改善日常生活活动能力，如进食训练、更衣训练、如厕训练（包括床上、轮椅上）。

辅助器具的使用：预防脊柱变形（脊柱侧凸）和关节萎缩非常重要，可以佩戴脊柱形器、膝踝足形器和订制夹板，根据患者活动后的疲劳水平和跌倒频率配备和使用特定的轮椅和家庭辅助性装置等。

中医治疗：推拿原则为补益肝肾，健脾和胃，强筋健骨，活血生肌。在保证安全的前提下，推拿时给予稍强手法刺激如快速牵拉、挤压、推压、拍打、叩击、刷擦等，以提高肌张力。

外科手术治疗：严重进食吞咽障碍者可以酌情给予经皮胃造口术置管、Nissen 胃底折叠术等干预措施。长期存活的 SMA 患者可以适当手术治疗矫正脊柱畸形。

（六）后遗症期康复

1. 运动功能训练

（1）不能独坐者（主要指Ⅰ型和运动功能倒退后的Ⅱ型），多数时间处于卧位，康复治疗的目标为尽可能预防或延缓关节挛缩，通过辅助器具促进抗重力体位的维持及提高移动能力。采用被动牵伸、主动-助力牵伸以及矫形器或带支撑的站立架、石膏固定等辅助具维持四肢关节的活动度，建议每周最少进行 3 次牵伸治疗。夜间佩戴踝足矫形器（AFO）有助于延缓踝关节挛缩，佩戴时间可从 60 min 起始，直至整夜佩戴，每周至少佩戴 5 次。可使用沙袋成形枕楔形垫以及定制的床垫来辅助卧位肢体摆放，以预防关节挛缩，避免长时间处于蛙式体位。建议使用个体化定制的轮椅辅助维持坐位，坐位时还需要使用颈部支具辅助头控和胸部支具协助躯干支撑胸部支具，应依据患者呼吸能力进行相应调整，例如，在腹部位置开口以避免限制呼吸运动。针对上肢的运动训练可选用重量较轻、具有反馈效果的物品，如带有开关的玩具、拨浪鼓等，促进上肢主动运动，还可采用手臂支撑设备辅助上肢去重力下的活动。在有合适的头颈部支撑以及全程监护的情况下，可通过水疗进行全身运动训练。为了提高移动和转移能力，建议使用靠背角度可调节的婴儿手推车和电动轮椅。

（2）对于能独坐的患者，康复治疗目标为预防或延缓关节挛缩和脊柱畸形，促进坐位平衡和上肢功能，借助辅助具维持站立体位，尽可能自我驱动轮椅进行移动并参与社会活动。针对四肢关节，每周应至少进行 5 次牵伸治疗，同时可使用膝关节固定器、AFO 等来维持下肢关节活动度，并辅助站立。夜间佩戴 AFO 的时间和频率与不能独坐者相同。每次辅助站立时间不超过 60 min，每周最少进行 3 次。为延缓脊柱侧弯的发生，可指导患者进行腰、腹部躯干肌群力量训练，且可在坐位和辅助站立时佩戴胸腰骶支具以辅助维持良好的脊柱姿势。依据患者四肢肌力评估，可进行相应的助力-主动、抗重力或渐进抗阻肌力训练等，鼓励患者进行融合于日常活动或游戏中的功能性肌力训练，通过游泳、骑车、设备辅助下行走等有氧运动训练，提高活动耐力。运动训练的强度、时间应为低、中等水平避免疲劳。外出时可使用定制的有躯干支撑和靠背角度可调节的轮椅。对颈部控制能力较差的患者，可使用颈部支具。

（3）对能独走的患者，康复治疗目标是维持关节活动度、预防脊柱侧弯，同时提高或维持肌力和耐力。加强髋膝、踝等下肢关节的牵伸，除被动牵伸和主动-助力牵伸外，通过主动姿势性牵伸以维持或提高关节活动度，建议每周进行 3~5 次牵伸治疗。夜间佩戴 AFO 以预防踝关节挛缩。能独走患者进行腰、腹部躯干肌群训练延缓脊柱侧弯发生，必要时佩戴胸部支具辅助维持良好的坐姿。进行适当的站立平衡训练，以提高站立和行走过程中的平衡能力降低跌倒风险。也可通过游泳、行走、骑自行车、练瑜伽、划船等有氧运动训练逐步提高活动耐力。但需物理治疗师或作业治疗师制订有氧运动方案。训练最佳持续时间为 30 min 以上。

2. 吞咽功能训练

吞咽障碍是 SMA 患者常见症状，会导致误吸、支气管痉挛、气道阻塞、窒息、脱水和营养不良等。儿童可通过外界口部刺激，观察口唇、舌运动情况明确患者吞咽功能障碍程度，并制订对应的康复方案。常用的训练方法如下。

（1）唇功能训练：让患者对镜独立紧闭口唇练习，或用压舌板放于双唇间练习，要求双唇夹住压舌板，训练改善口腔闭合功能，减少食物或水从口中漏出。同时做缩唇展唇训练，加强唇力量。

（2）颊肌、嚼肌功能训练：可用吹气球、吹口哨和口腔按摩来训练颊肌、咀嚼肌。

（3）舌肌运动训练：让患者伸舌及侧顶颊部，或以舌尖舔吮口唇周围。

3. 呼吸功能训练

呼吸功能训练包括呼吸肌肌力训练、维持胸廓顺应性训练、咳嗽和排痰训练等。呼吸肌肌力训练可通过吹气球、大声朗诵和唱儿歌等游戏类活动来进行，也可在评估膈肌活动度后通过卧位时剑突下放置适当重量的沙袋来训练膈肌。训练时应避免出现呼吸困难和疲劳。主动或被动的肋间肌牵伸和肋骨活动可以维持胸廓的顺应性，延缓胸廓畸形和胸部顺应性的下降。开展自主咳嗽训练主动叠加吸气咳嗽法有助于自主清理气管分泌物，胸部的叩击、摇振和体位引流等可以促进气管分泌物的清除，在感染或围手术期时可采用咳痰机辅助排痰。

【康复结局】

1. 患者预后估计

婴儿型预后不良，平均寿命为 18 个月，多在 2 岁以内死亡，呼吸系统并发症如肺炎是最常见的死亡原因。中间型由于吞咽困难可以导致营养不良和感染的发生，生存期较婴儿脊髓性肌萎缩长，可存活至青春期以后。少年型进展较为缓慢，渐累及下肢远端和双上肢，患者可以行走，可存活至成人期。

2. 患者康复过程

由于当前可治疗 SMA 的药物尚不能广泛使用，因此定期物理治疗（PT）、正确使用支具或矫形器、规律运动训练等积极的康复治疗仍是目前干预、延缓疾病进展的主要手段。即使今后应用"可治疗药物"康复训练仍应贯穿治疗全程。

3. 患者康复结局

①0型，出生前或出生时发病，无运动里程碑，仅存活数月；②Ⅰ型，发病时间为出生后6个月，不能独坐，生存年龄一般≤2岁；③Ⅱ型，出生后6~18个月内起病，可独坐但不能独立行走，大部分可生存至成年；④Ⅲ型，发病年龄为出生后18个月至10岁，可独立行走，出生1年内运动发育正常，后期逐渐丧失独走能力，寿命不缩短或略有缩短；⑤Ⅳ型，成人期发病，早期运动发育正常，病情进展缓慢，寿命一般不受影响。

【健康教育】

该病的预防主要是产前诊断，可以绒毛膜绒毛取样（孕期6~10周）和羊膜穿刺，产前预测的精确性为88%~99%，但不典型特点的产前预测应仔细。产前遗传学检测证实胎儿存在 SMA 致病性基因改变者应终止妊娠。

三、染色体病

【概述】

染色体病又称染色体畸变综合征。由于染色体数目或结构畸变引起的疾病被称为染色体病，分为常染色体病和性染色体病两大类。畸变性质包括染色体数目的增多或减少，结构上的缺失或重复、易位、倒位、插入或环状染色体。临床表现为多发性畸形、生长发育迟缓、智力障碍、皮肤纹理异常、特殊面容和生殖内分泌异常等。

几种常见染色体病如唐氏综合征（Down syndrome，DS）又称 21-三体综合征或先天愚型，猫叫综合征（cri du chat syndrome）又称 5p-综合征，威廉姆斯综合征（Williams syndrome，WS），天使综合征（Angelman syndrome，AS）及 Prader-Willi 综合征。

（一）康复目标

强化正确的感觉-运动体验，诱导正常的运动模式，防止出现肌肉骨骼的继发改变，增加患者肌张力和肌力，提高参与能力。

（二）康复时机

对已确诊患者进行症状评估有利于疾病的治疗，应尽早康复介入以改善和提高患者的生存能力和生活质量。

（三）康复难点和重点

1. 康复难点

在进行带有运动性质的治疗时，我们要关注患者因肌张力低所带来的问题，如患者的肌张力低，与关节活动有关的关节囊、韧带、肌腱、皮肤的松弛和弹性低下，要避免剧烈的关节活动和超过关节的活动范围，特别是避免颈部的过度前屈，以免出现脱位和麻痹。

2. 康复重点

本病的康复治疗着重于智能的开发，促进其感觉和运动功能，增加肌肉张力，改善关节活动度过大。只要早期合并症治疗及时，健康管理得当，加强运动功能训练，可以提高患者的生活质量，延长其寿命。

（四）康复新进展

Summers 给予 AS 患者每周 2~3 次行为治疗，1 年后评估，认知和适应能力均有提高。海德（Heald）等给予 AS 患者重复辨别训练 25~30 次，发现其异常频繁地大笑、兴奋动作等显著减少。上述研究均证实了行为治疗的有效性。

沟通辅具（alternative communication，AAC）是一类补充或替代语言交流的工具，患者接受各种情景训练，训练过程中借助手势、词组、图片等表达需求、传递信息、建立社会关系。正确并长期使用 AAC 可使 AS 患者交流能力显著提高，最终达到满足日常生活沟通需要的目的。

【康复评定】

（一）评定内容

评定内容主要包括病史、体格检查、功能评定、肌肉骨骼畸形的评定及伴随障碍的评定。

（二）病史

病史询问应重点关注家族史、孕产史、新生儿疾病史、生长发育史等；要注意是否合并癫痫或其他疾病，有无发育倒退，既往诊断和治疗情况，以及目前存在的主要问题，父母对疾病的认知和期望值，推荐特殊的教育机构。

（三）体格检查

遗传性疾病常表现为多系统受累、变形或多种畸形，康复评定时需要仔细查体，全面了解各系统合并症。

1. 生命体征和一般情况

记录呼吸、脉搏、心率和血压。测量头围、身高、体重和 BMI。观察精神面貌、表情丰富程度、注视和追视、语言交流、行为举止、运动姿势和步态等。

2. 皮肤和毛发

注意有无皮肤色素脱失斑、咖啡牛奶斑或色素沉着、面部葡萄酒色斑等，毛发颜色和形态。

3. 头颈部

注意是否有特殊面容，有无斜视、眼睑下垂、眼球震颤等，注意耳部外形和听觉反应，有无高腭弓、唇腭裂等口腔结构异常，口唇和舌运动的情况，有无斜颈与胸锁乳突肌肿块，颈部淋巴结大小。

4. 胸腹部和外生殖器

观察有无鸡胸、肋缘外翻、漏斗胸，外生殖器形态是否异常（短阴茎、隐睾）。

5. 肌肉骨骼系统

观察有无脊柱侧凸、后凸、前弯，手指/足趾及四肢骨关节畸形/变形，肌肉震颤、萎缩和肥大。

6. 神经系统

重点进行原始反射、生理反射和病理反射检查；保护性伸展和平衡反应检查，如立直反射、降落伞反射、倾斜反应、坐位及立位平衡反应；肌张力和肌力检查；脑神经检查；指鼻试验和跟膝胫试验等小脑功能检查等。

（四）功能评定

1. 发育性评定

（1）粗大和精细运动评定。根据年龄选择以下量表评定，Alberta 婴儿运动量表适合于 18 个月以下婴儿的粗大运动能力评定；Peabody 运动发育量表适合于 72 个月以下婴幼儿的粗精细运动能力评定；粗大运动功能测评（GMFM）等。

（2）智力评定。全面性发育迟缓和智力障碍是染色体病患者的突出表现，可根据不同年龄选择相应评估量表进行评定，包括贝利婴幼儿发展量表（BSID）、Gesell 发育量表、学龄前儿童韦氏智力量表（WPPSI）、儿童智力量表（WISC）等。

（3）语言能力评定。① 构音障碍评定。言语清晰度差的患者可以采用汉语版构音障碍评定法进构音器官、构音类似运动和构音方面的检查。② 语言发育迟缓评定。可采用（S-S）语言发育迟法评估语言发育水平，包括交流态度、操作性课题、言语符号的理解和表达。

（4）日常生活能力评定。可采用 Barthel 指数、儿童生活功能量表（PEDI）等（表 12-8-2）。

表 12-8-2　儿童功能独立性量表

项目			评估日期		备注
			年　月　日	年　月　日	
运动功能	自理能力	1　进食			
		2　梳洗修饰			
		3　洗澡			
		4　穿裤子			
		5　穿上衣			
		6　上厕所			
	括约肌控制	7　膀胱管理（排尿）			
		8　直肠管理（排便）			
	转移	9　床、椅、轮椅间			
		10　如厕			
		11　盆浴或淋浴			
	行走	12　步行/轮椅/爬行/三者			
		13　上下楼梯			
	运动功能评分				

续表

项目			评估日期		备注
			年 月 日	年 月 日	
认知功能	交流	14	理解（听觉/视觉/二者）		
		15	表达（言语/非言语/二者）		
	社会认知	16	社会交往		
		17	解决问题		
		18	记忆		
	认知功能评分				
FIM 总分（运动+认知）					
评估人					

（5）心理、行为及社会适应能力评定。可采用儿童社会适应能力量表、早期孤独症筛查量表 Chat-23 项、ABC 量表、儿童孤独症评定量表（CARS）、Conner 行为评定量表、Achenbach 儿童行为量表（CBCL）等。

2. 肌肉骨骼畸形的评定

（1）脊柱侧凸的评定。可以采用 Adam 前弯试验进行脊柱侧凸的筛查，Adam 前弯试验阳性者进行全脊柱 X 线检查，明确侧凸类型、测量 Cobb 角及椎体旋转度。

（2）髋关节以及下肢和（或）足的相关评定。可进行下肢生物力学测量，监测是否存在胫骨扭转、跟骨内偏或外偏、足内翻或外翻；臀纹不对称或双侧下肢不等长者则须进行髋关节 B 超（6 月龄以下）或双侧髋关节正位片（6 月龄以上）检查，明确是否存在髋关节脱位或半脱位。

（五）伴随障碍的评定

根据障碍类型选择相应检查与评定。如心脏彩超、心电图、头颅 CT 或 MRI、常规或视频脑电图监测、视觉诱发电位或脑干听觉诱发电位检查；血常规和生化检查，骨代谢指标与骨龄测定，甲状腺功能、性激素、生长激素或其他内分泌功能评定。

【康复治疗】

（一）临床处理原则

对已经确诊的遗传病患者不应歧视或放弃，而应尽早开始早期发育监测、早期干预和康复治疗，促进发育，改善功能水平和未来结局。

（二）康复治疗指征

一旦确诊，就应早期进行康复干预。

（三）康复治疗原则与方法

染色体病患者的治疗像脑瘫患者的治疗一样，要对患者的整体进行全面的康复，而不是只从局部和合并症治疗。

治疗方法可采用物理因子疗法、运动疗法、感觉统合训练、教育疗法、引导式教育、言语训练、作业训练、矫形器等。

（四）急性期康复

针对已经出生的可疑患者应尽早进行新生儿遗传学检测，及早明确诊断，治疗内脏畸形，提高生存率，避免或减轻继发性功能障碍。

以唐氏综合征为例，教育和训练对增强患者的体力、生活能力以及延长生命有极为重要的作用。同时，可试用维生素 B_6、叶酸、氨酪酸、甲状腺素、谷氨酸及苯丙酸诺龙等对身体和神经系统营养发育有一定作用的药物，但一般远期效果不明显。

（五）恢复期康复

1. 物理治疗

采用神经发育疗法以 Bobath 技术为代表的各项技术、运动学习和动态系统理论，促进里程碑和各种功能技巧的发育。

运动治疗：① 提高肌力和姿势稳定性的训练。姿势稳定性是执行复杂粗大运动活动的前提条件，而且影响与同龄儿互动、玩耍、游戏和社交活动的参与。可以通过坐位、手膝支撑、跪位、立位等抗重力姿势下的活动练习来提高肌力、对称性和稳定性，与环境互动和探索中学习和掌握运动技巧。训练过程中注意预防代偿性运动模式，帮助患者获得良好姿势和对线，避免膝反张、足内翻/外翻。② 神经肌肉训练（NT）。提供各种刺激诱导肌肉收缩，使缺乏主动活动的肌肉由休眠状态转为激活状态。应以主动训练为主要手段，通过逐渐增加开链和闭链运动的负荷来提高肌肉耐力，包括肌肉放松与主动收缩训练、悬吊（SET）训练、核心稳定和控制训练、感觉运动协调训练等。③ 平衡训练。静态平衡训练和动态平衡训练。

2. 作业治疗（OT）

重点是精细动作和生活独立性方面的技巧，应根据发育年龄阶段采取不同训练内容。

（1）上肢肌力和肌张力训练。可进行抬臂、举肩等抗重力姿势保持，单侧上肢承重、沙袋负重等训练，以克服上肢低张力和关节韧带松弛。

（2）促进精细运动发育训练。进行够取、抓握、捏取、双手操作能力的训练。

（3）手部感知觉训练。把玩各种形状、质地和用途的玩具/物品；打开和关闭容器；捡拾和释放不同形状和大小的物品；拆装和堆砌小房子，操作把手和纽扣，涂色；等等。

（4）学习技巧训练。包括握笔、涂鸦、图形临摹、绘画、书写、剪纸、打字等。

（5）感觉统合训练。染色体病患者往往存在感觉信息处理障碍、感觉过敏或不敏感。有些孩子总喜欢把物品放在口中啃咬，缺乏身体空间感，拿取物品时用力挤压或经常掉物，或者不能耐受洗澡和梳头等，此时 OT 治疗需要增加感觉统合训练，包括皮肤擦刷降低触觉过敏，悬吊训练、旋转器材上的训练、滑板滑梯训练、蹦床球池训练、彩虹筒和平衡台训练等，增加前庭感觉、平衡感知和信息处理能力（图 12-8-3，图 12-8-4）。

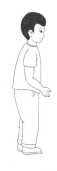
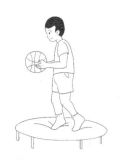
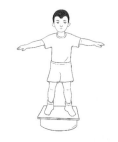
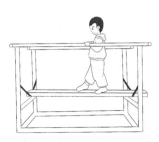

图 12-8-3　蹦床抛接球　　　　　　图 12-8-4　站立摇晃平衡台（左）及晃动平衡木（右）训练

（6）日常生活活动能力训练。对日常生活自理技巧的培养应尽早开始，对活动受限者提供适当辅助器具或环境改造。

3. 语言治疗

（1）前语言阶段的技巧训练：包括模仿和回响声音的能力，捉迷藏游戏训练轮候技巧，引导婴儿看着说话者和物品训练视觉技巧和共同注意；利用不同声音诱导音源定位以及通过聆听音乐、语音和言语训练听觉技巧；头面部触觉和口内物品感觉训练触觉技巧；舌、唇等口运动技巧训练，事物事态和物品操作的理解、因果关系等认知技巧训练；下颌、面颊肌、舌肌的肌力强化以及进食和吞咽技巧训练。

（2）语言理解与表达训练：从日常生活环境物品和日常用语入手，由实物到照片再到图片，建立事物事态的基本概念，匹配物品、大小和颜色，由名词和动词的理解、仿说和主动命名，逐渐过渡到主谓和动宾组合短句、主谓宾完整句和复杂句子的理解、仿说、主动表达和自由会话，横向扩展和纵向扩张，通过实际生活中的语言使用提高语言理解与表达水平。

（3）构音器官的运动训练：包括呼吸控制训练、舌的运动控制训练、下颌及口腔的控制训练、腭咽闭合训练、口部穴位按摩和针刺治疗。

（4）构音训练应遵循由易到难的原则，先元音，后辅音，辅音要先从双唇音开始，然后向较难的音（软腭音、齿音、舌齿音等）进展。包括发音训练、克服鼻音化的训练、克服气息音的训练、声调训练、韵律训练、反馈和自我认识。

4. 认知能力训练

（1）感知觉训练：视觉刺激和视觉感知训练；听觉刺激和听觉感知训练；触觉刺激和辨别训练；空间知觉和时间知觉训练；身体形象感知训练；形状和颜色训练等。

（2）计算力训练：数字概念、点数、唱数和简单运算等。

（3）注意力训练：采用视觉跟踪、听觉跟踪、形状辨别、重复数字、删除字母等方法进行注意力训练。

（4）记忆力训练：通过听指令认物品、取物品、看图说物品名称等训练短时记忆，采用背儿歌、讲故事等反复回忆的方式训练长时记忆。

（5）其他认知能力的训练：包括判断能力、思维能力、组织能力、学习能力、执行任务能力、解决问题能力等，可以进行小组活动或角色扮演游戏。

5. 心理学治疗和心理支持

心理学治疗和心理支持包括行为干预、心理学治疗和（或）精神类药物治疗，同时应加强医疗和教育管理方面的知识宣教，为患者和家属提供心理咨询和心理支持，营造健康向上的生活氛围和信心，避免社会歧视。

6. 合并症的治疗

Angelman 综合征癫痫发生率高达 90%，应注意监测脑电图，癫痫和癫痫高风险者应避免使用兴奋类神经营养药物、脑循环、高频经颅磁刺激、高压氧之类的治疗，避免强烈情绪刺激，康复训练中注意观察可疑的发作性事件并及时转介癫痫专科就诊，对明确诊断癫痫者给予及时抗癫痫治疗，避免因癫痫诊治不及时造成继发性脑损害；合并先天性心脏病者训练中应个体化处理，把握好训练强度，避免过度疲劳；合并肥胖、消瘦、矮小、甲状腺功能减退、生殖内分泌异常者应转介相应专业医生，多学科管理。

（六）后遗症期康复

DS 患者婴幼儿时期常反复患呼吸道感染，伴有先天性心脏病者常因此早期死亡。需要采用综合措施，包括医疗和社会服务，对患者进行长期耐心的教育和训练，对智力障碍儿童进行预备教育以使其能过渡到普通学校上学，训练智力障碍儿童掌握一定的工作技能。家长和学校应帮助孩子克服行为问题，社会应对残疾儿的父母给予道义上的支持。

【康复结局】

1. 预后估计

不同染色体病的临床表现、严重程度及预后不同。一般来说，涉及的基因数目越多，临床表现越复杂，畸形及功能障碍累及的脏器和系统越多，预后也会越差。

唐氏综合征及 5p-综合征患者的最终寿命取决于先天性心脏病等伴发畸形情况、是否反复感染以及感染的严重程度。唐氏综合征患者 25%～32% 生后 1 年内死亡，8% 可存活至 40 岁以上；5p-综合征患者约 6.4% 于儿童期死亡。存活者均呈现不同程度的生长落后、智力障碍、生活自理技巧障碍。威廉姆斯综合征患者大部分可长至成年，从事简单工作，生活可自理，但可能伴随多种身体方面的疾病，须定期复查并治疗。天使综合征患者，缺失型最严重，早期出现难治性癫痫、严重发育迟滞及语言损害，需终生照看；UPD 患者症状相对较轻，出现运动障碍、癫痫的概率略小；印记缺陷患者的临床症状更轻一些，UPD 或印记缺陷的患者可有一定的语言功能及相对较好的生长发育。PWS 患者成年后存在轻至中度智力障碍、学习困难和矮小、肥胖及性功能低下等内分泌问题。

2. 康复过程

采用综合康复措施，包括医疗和社会服务，对患者进行长期耐心的教育和康复训练，对智力障碍儿童进行预备教育以使其能过渡到普通学校上学，训练智力障碍儿童掌握一定的工作技能。

3. 康复结局

经过耐心的教育和康复训练，在监护下，患者生活多可自理，甚至可做较简单的社会工作而自食其力。

【健康教育】

染色体病不仅严重危害患者的身心健康、给家庭和社会带来沉重的精神和经济负担，而且可能危及子孙后代，影响人口素质。因此，广泛开展预防工作、降低患病率是防治该病的关键。

所有唐氏综合征成人患者都应健康饮食、经常运动和进行热量管理，这是体重管理、食欲控制和提高生活质量的综合方法中的一部分。

尽管没有证据表明干预措施会影响体重，但肥胖是唐氏综合征成人患者所面临的一个共同问题。患有唐氏综合征的成人，其家庭和临床医生应支持那些公认的为了提高整体健康水平的实践。

甲状腺功能减退的症状很难与唐氏综合征区分，因为体重增加和便秘在唐氏综合征中十分常见。此外，唐氏综合征成人患者可能较难表达他们的疲劳或畏寒。唐氏综合征成人患者应每 1~2 年进行一次甲状腺功能减退筛查。

（王银龙）

第十三章　头痛及眩晕

第一节　头痛

一、偏头痛

【概述】

偏头痛（migraine）是一种反复发作的头痛疾病，致残率较高，疾病负担重。其中，先兆偏头痛是缺血性脑卒中和脑白质损害的独立危险因素。同时偏头痛患者较普通人群更容易伴发抑郁障碍、焦虑障碍、冠心病等疾病。

【典型病例】

患者女性，35 岁，因"反复头疼 10 年，加重 2 d"就诊。10 年前患者疲劳后出现左侧头部痛，以颞顶部为主，呈持续胀痛、搏动性疼痛，服用布洛芬后疼痛减轻。此后遇感冒、疲劳、情绪差、睡眠差、紧张时头痛反复发作，性质类似，疼痛可持续几小时到几天，严重时伴左眼胀痛，轻度恶心，影响工作及睡眠。伴呕吐、畏光、畏声等，不伴颈肩部疼痛与不适。近 2 d 头痛发作，伴剧烈呕吐，不能进食。遂就诊于我院门诊。查体未见明显神经功能缺失。辅助检查：头颅 CT 及 MRI+MRA 未提示明显异常。TCD 发泡试验为阴性。诊断为无先兆偏头痛。予以佐米曲普坦喷鼻，用药 15 min 后疼痛终止发作，加用氟桂利嗪预防发作。

【诊断思路】

（一）病例特点及疾病临床表现

1. 病例特点

患者中青年女性，慢性起病，反复发作。以左侧颞顶部搏动性疼痛为主要症状。

2. 疾病临床表现

偏头痛是一种反复发作、多为搏动性的头痛，多呈单侧疼痛，常伴恶心、呕吐。少数患者发作前有先兆，如出现视觉、感觉和运动障碍等先兆，可有家族史。成年男女比例在 1∶3~1∶2 之间。而青春期之前的儿童中，患病率则无性别差异。随着年龄的增长，偏头痛的患病率逐渐增高，至 40~50 岁时达高峰，其后，患病率逐渐降低。其中女性患病率随着年龄的增长而增高或降低的趋势比男性要显著。偏头痛的起病年龄通常在 10~30 岁。患病的危险因素有家族史、教育程度低、高工作负担等。

（二）辅助检查

头颅 CT、MRI、MRA 主要作用为排除其他疾病。先兆偏头痛患者更易发生缺血性卒中。因此，先兆偏头痛患者应筛查是否存在缺血性卒中的其他危险因素。偏头痛患者更易出现卵圆孔未闭，因此可对偏头痛患者进行 TCD 发泡试验和经食管超声筛查。

（三）诊断依据

ICHD-3 对偏头痛的诊断和分类做了明确界定如下。

1. 无先兆偏头痛诊断标准

（1）符合下述第（2）~（4）项，发作至少 5 次。

（2）未治疗或未成功治疗，每次头痛发作持续 4~72 h。

（3）头痛至少具备以下特征中的 2 项：单侧性；搏动性；中或重度疼痛；日常体力活动会加重头痛，或头痛导致患者回避常规体力活动。

（4）发作期间有至少 1 项以下表现：恶心和（或）呕吐；畏光和畏声。

（5）不能更好地符合 ICHD-3 其他诊断。

2. 先兆偏头痛诊断标准

（1）发作次数>2 次，且符合下述第（2）项。

（2）1 种或 1 种以上完全可逆的先兆症状：

① 视觉症状。

② 感觉症状。

③ 言语和（或）语言症状。

④ 运动症状。

⑤ 脑干症状。

⑥ 视网膜症状。

（3）以下 4 种特征中至少具备 2 种。

① 至少有 1 种先兆症状逐渐扩散≥5 min 和（或）2 种或 2 种以上症状接连出现。

② 各种先兆症状单独出现持续 5~60 min。

③ 至少 1 种先兆症状是单侧的。

④ 先兆伴随头痛出现，或在其后 60 min 之内出现头痛。

（4）不能更好地符合 ICHD-3 其他诊断，并排除短暂性脑缺血发作。

3. 慢性偏头痛诊断标准

（1）头痛［紧张型样和（或）偏头痛样］每个月发作≥15 d，持续 3 个月以上，并符合以下（2）、（3）诊断标准。

（2）至少 5 次头痛发作，符合无先兆偏头痛第（2）~（4）项诊断标准，和（或）符合先兆偏头痛第（2）、（3）项诊断标准。

（3）每月病程≥8 d，持续 3 个月以上，符合以下任何一项标准。

① 先兆偏头痛第（3）、（4）项诊断标准。

② 先兆偏头痛第（2）、（3）项诊断标准。

③ 发作开始时患者认为是偏头痛，并使用曲普坦类药物或麦角衍化物得以缓解。

（4）不能更好地符合 ICHD-3 的其他诊断。

（四）鉴别诊断

1. 丛集性头痛

男性患者多见，临床比较少见。头痛通常在春季和（或）秋季发作，发作期通常持续 3~6 周。发作频率从隔日 1 次至每日发作数次不等。每次头痛发作持续数 10 min 至 2 h。疼痛可位于一侧眼眶、眼球后、额部，疼痛较剧痛，痛处皮肤发红、发热，痛侧常有结膜充血、流泪，不伴恶心、呕吐。

2. 紧张型头痛

此病是最为常见的慢性头痛，头痛部位可遍布全头部或扩散至颈、肩、背部。头痛性质呈多样性如压迫感、束带感、麻木、胀痛及钝痛。可影响日常生活，但大多不会引起失能。较少伴随伴恶心、呕吐、畏光和畏声等症状。

3. 非偏头痛性血管性头痛

头痛的性质有时类似于偏头痛，多为沉重的压迫性痛、间歇性钝痛、胀痛及搏动性痛，有时为持续性痛，但头痛程度多不剧烈。晨醒时头痛较重，起床活动后常减轻。

【治疗】

1. 选药原则

偏头痛急性期药物治疗的目的是快速、持续镇痛，减少头痛再发生，恢复患者的正常生活。有如下两种选药方式。

（1）分层法：基于头痛程度、功能受损程度及之前对药物的反应选药。

（2）阶梯疗法：每次头痛发作时均首先给予非特异性药物治疗，如治疗失败再给予特异性药物治疗。

2. 非特异性药物

非特异性药物主要为非甾体抗炎药（NSAIDs）及其复合制剂，如布洛芬、双氯芬酸、阿司匹林、对乙酰氨基酚等。还可辅以胃肠动力药，如甲氧氯普胺、多潘立酮等，不仅能治疗伴随症状，还有利于其他药物的吸收，利于头痛的治疗。

3. 特异性药物

特异性药物主要为曲坦类，如舒马普坦、佐米曲普坦、利扎曲普坦、那拉曲坦、依来曲普坦、夫罗曲坦、阿莫曲普坦等。不同曲坦类药物在疗效及耐受性方面各有差异。不同患者，有效的曲坦类药物也可能不同；每次发作有效性亦可能不同。由于曲坦类药物疗效和安全性优于麦角胺类，故麦角胺类药物仅作为二线选择，但其作用时间长，头痛复发率低，故发作时间长或经常复发的患者可选用麦角胺类药物。药物使用应在头痛的早期足量使用，延迟使用可使疗效下降、头痛复发及不良反应的比例增高。

4. 预防性治疗

目的是降低发作频率、减轻发作程度、减少失能、增加急性发作期治疗的疗效。首选用药为丙戊酸盐、托吡酯、普萘洛尔、噻吗洛尔、阿米替林、文拉法辛缓释剂、氟桂利嗪。次选药物为阿替洛尔、美托洛尔、纳多洛尔、加巴喷丁、拉莫三嗪、左乙拉西坦、维拉帕米。预防性用药 3~4 周才能判断疗效，应从小剂量单药开始，缓慢加量至合适剂量，同时注意副作用。一般观察期为 4~8 周，有效性指标包括偏头痛发作频率、头痛持续时间、头痛程度、头痛的功能损害程度及急性期对治疗的反应。

5. 非药物疗法

针灸疗法、放松训练、生物反馈结合放松训练、肌电反馈和认知行为疗法也有很好的疗效。卵圆孔未闭导致的年轻患者的头痛，卵圆孔封堵术效果良好。慢性偏头痛也可考虑采用肉毒素注射、或神经阻滞达到止痛效果。

【病因及发病机制】

以前多认为，偏头痛患者由于多个易感基因与环境因素之间的复杂相互作用而导致中枢神经系统平衡功能失调。目前则认为，皮质扩散性抑制可能是该疾病发展中的重要机制，指刺激大脑皮质后产生电活动抑制带，该抑制带以缓慢的速率向邻近皮质移动，并导致脑血流量发生改变，表现为血管先充血而后血流减少。当抑制带向脑底面扩散，则在三叉神经分支的支配区产生障碍，引起头痛等症状。

【健康管理】

保障充足睡眠、定时定量用餐、避免过度的工作及生活压力、适当运动及尽量避免过量服用可能会诱发偏头痛的食物及饮品（如红酒、巧克力、奶制品、咖啡因饮品、味精、含亚硝酸盐和硝酸盐的食物、柑橘类水果等）。

二、丛集性头痛

【概述】

丛集性头痛（cluster headache，CH）是一种少见的原发性头痛，主要表现为单侧眼眶、眼眶上部、颞部的重度疼痛，因其疼痛程度十分严重，故被称为"自杀性头痛"。该疾病最大的特点是"丛集性发作"，即一定时间内密集发作，一般在秋季和春季较为高发。该疾病严重影响患者的工作、生活，甚至威胁生命，数据显示约有一半的患者有自杀倾向。此外，患者常伴有情绪障碍，约有一半的患者伴有抑郁症，25%的患者伴有焦虑症，严重影响患者的工作及生活质量。

【典型病例】

患者男性，40岁，因"发作性头痛6年"就诊。患者6年前无明显诱因右眼周围和右侧前额撕裂样疼痛，每次发作持续约30 min。头痛发作时静卧不能，反复踱步，有时头部撞击墙面。后每1~2年发作1次，常在秋季发病，发作期约2周。本次头痛已5 d，每天发作1次，发作时间为下午2点左右，本次就诊时正处于发作期。查体可见右眼球结膜充血，伴流泪，右侧Horner征。辅助检查：头颅CT及MRI+MRA未提示明显异常。诊断为丛集性头痛。予以面罩吸氧，氧流量为7 L/min，10 min后头痛明显，予以维拉帕米联合锂盐预防发作，经上述治疗1周后患者头痛终止发作。

【诊断思路】

（一）病例特点及疾病临床表现

1. 病例特点

患者中年男性，慢性起病，反复发作。以右侧眼围和右侧前额撕裂样疼痛主要症状。

2. 疾病临床表现

该疾病男女患病率之比为（2.5~3.5）∶1，多于20~40岁起病。病程分为发作期和缓解期。发作期呈丛集性，即头痛多于每天相对固定的时刻发作，且持续时间长短相似，多持续15~180 min。发作时主要表现为一侧眶后部、颞部、额部等区域剧痛，疼痛性质为持续性钻痛、撕裂牵拉痛、绞痛、烧灼痛、尖锐刺痛、压迫痛等，伴同侧球结膜充血、流泪和鼻塞等自主神经症状。症状可突然停止，也可缓慢缓解。频率多为隔天1次至每天8次。缓解期症状完全缓解，一般数月至数年。

（二）辅助检查

头颅CT、MRI、MRA主要作用为排除其他疾病。

（三）诊断依据

ICHD-3对丛集性头痛的诊断和分类做了明确界定如下。

1. 丛集性头痛诊断标准

（1）符合下述第（2）~（4）项的发作至少5次。

（2）重度或极重度单侧眼距、上区和（或）部疼痛，未治疗时持续15~180 min。

（3）头痛伴有以下1项特征或2项特征皆有。

① 以下在头痛同侧的症状或体征，至少具备1项：结膜充血和（或）流泪；鼻充血和（或）鼻溢；眼睑水肿；额部和面部流汗；额部和面部潮红；耳肿胀感；瞳孔缩小和上睑下垂。

② 不安感或激越。

（4）当此病活动时，超过一半时间，其发作频率为隔天1次至每天8次。

（5）不能更好地符合ICHD-3其他诊断。

2. 发作性丛集性头痛诊断标准

（1）发作符合丛集性头痛诊断标准的第（1）~（5）项，并连续发作（丛集期）。

（2）至少有 2 个未经治疗的丛集期是持续 7 d 至 1 年，其间无头痛的缓解期≥1 个月。

3. 慢性丛集性头痛诊断标准

（1）发作符合丛集性头痛诊断标准的第（1）～（5）项。

（2）其间没有缓解期，或缓解期<1 个月，发作持续 1 年以上。

（四）鉴别诊断

1. 偏头痛

偏头痛较丛集性头痛常见，女性多见，发作上无丛集性特征，无年周期节律和日周期节律，缓解期较短。偏头痛每次发作时间多长于丛集性头痛。偏头痛患者一般较安静，而丛集性头痛患者常坐立不安、激越。

2. SUNCT

SUNCT 同属于三叉神经自主神经性头痛。与丛集性头痛临床症状、发病部位很相似，其持续时间很短，为 5~240 s。发作频率通常远较丛集性头痛高，每天 3~200 次。

【治疗】

1. 发作期的治疗

此病疼痛剧烈，所以镇痛治疗需要迅速起效。首选治疗有 2 种：① 使用非重复呼吸面罩吸医用纯氧，流量 7~15 mL/min，持续吸氧 15~20 min，可采取坐位前倾以臂撑膝的姿势吸氧。通常 5 min 内起效，30 min 内疗效明显。② 曲普坦类药物：如患者对吸氧无效，可使用曲普坦类药物，如舒马普坦针剂和佐米曲普坦鼻喷雾剂。

2. 预防性治疗方法

应根据患者的丛集性头痛分型、严重程度、相关禁忌及药物疗效等情况选用。① 对于每天发作小于 2 次、发作时期小于 2 个月、曲普坦类药物见效快的轻型患者，首选维拉帕米及锂盐，其次可选用美西麦角、酒石酸麦角胺、托吡酯、丙戊酸盐等，若均无效或有禁忌，可考虑苯噻啶。② 对于每天发作大于 2 次、发作时期大于 2 个月、每天需要注射 2 次舒马曲普坦的重型患者，使用维拉帕米或锂盐时，可联合使用皮质类固醇。③ 对于慢性丛集性头痛的患者，与发作性丛集性头痛的患者类似，每天发作次数少的患者可首选维拉帕米或锂盐，而每天发作次数多的患者应联合使用皮质类固醇。

【病因及发病机制】

丛集性头痛的确切病因与发病机制尚不清楚。丛集性头痛发作的生物钟特性使研究方向由外周逐渐转至中枢神经系统中控制生物节律的下丘脑。目前，学者们多认下丘脑在启动丛集性头痛的发作中发挥关键作用。

三、紧张型头痛

【概述】

紧张型头痛是一种常见的头痛类型，该疾病的全球患病率为 38%，终身患病率为 46%，占头痛患者的 70%~80%。约半数患者会遭遇到影响日常活动的头痛发作，虽然个体的疾病负担不高，但总体患病率较高，所以其总体疾病负担仍不容忽视。同时，该病患者易伴发抑郁或焦虑等精神障碍，精神障碍又进一步促进紧张型头痛的发作。

【典型病例】

患者女性，30 岁，因"反复头疼 5 年"就诊。患者 5 年前在工作疲劳后出现头痛，头痛的部位为前额及后枕部，为持续性轻、中度疼痛，紧缩样疼痛，有重压感，严重时疼痛可波及整个头部，有时伴后颈部、肩部不适。口服止痛药物 1 h 可以缓解，头痛缓解后一切正常。每月发作 6 d 左右，工作压力大时发作频繁。查体后枕有压痛点，斜方肌有触发点。辅助检查：头颅 CT 及 MRI+MRA 未提示明显异常。诊断为频发性紧张型头痛。予以布洛芬止痛、阿米替林及替扎尼定预防发作治疗，患者头痛发作频率明显减少。

【诊断思路】

（一）病例特点及疾病临床表现

1. 病例特点

患者中青年女性，慢性起病，反复发作。以前额及后枕部紧缩样疼痛为主要症状。

2. 疾病临床表现

本疾病男性与女性的患病率之比约为4：5。发病年龄高峰在25~30岁，患病年龄高峰在30~39岁，随年龄增长而稍有减少。患病率随教育程度升高而增高。疼痛通常表现为双侧性，以后枕部、颈部、颞部或额部多见，也可累及整个头顶部。疼痛性质多为压迫感、紧束感、胀痛、顿痛、酸痛等，不伴持续搏动感、恶心及呕吐，不伴有畏光和畏声，大多不伴失能。应激和精神紧张常加重病情。疼痛程度多为轻至中度，多不影响日常活动。起病多为渐进性，多持续数天，也可持续数周、数月，甚至数年。

（二）诊断依据

ICHD-3对紧张型头痛的诊断和分类做了明确界定如下。

1. 偶发性紧张型头痛诊断标准

（1）符合下述第（2）~（4）项的发作至少10次，平均每月发作时间<1 d，每年发作时间<12 d。

（2）每次头痛发作持续30 min至7 d。

（3）头痛具有至少2项以下特征：双侧性，压迫感/紧束感（非搏动性），轻或中度疼痛，常规体力活动（如步行或上楼）不会加重头痛。

（4）以下2项均符合：无恶心或呕吐，不会同时兼有畏光和畏声。

（5）不能更好地符合ICHD-3其他诊断。

2. 频发性紧张型头痛诊断标准

（1）符合下述第（2）~（4）项的发作至少10次，平均每月发作时间1~14 d，持续至少3个月，每年发作时间≥12 d且<180 d。

（2）每次头痛发作持续30 min至7 d。

（3）头痛具有至少2项以下特征：双侧性，压迫感/紧束感（非搏动性），轻或中度疼痛，常规体力活动（如步行或上楼）不会加重头痛。

（4）以下2项均符合：无恶心或呕吐，不会同时兼有畏光和畏声。

（5）不能更好地符合ICHD-3其他诊断。

3. 慢性紧张型头痛诊断标准

（1）发作符合下述第（2）~（4）项，每月平均发作时间≥15 d，持续超过3个月，每年发作时间≥180 d。

（2）每次头痛发作持续数小时至数天，或长期持续无缓解。

（3）头痛具有至少2项以下特征：双侧性，压迫感/紧束感（非搏动性），轻或中度疼痛，常规体力活动（如步行或上楼）不会加重头痛。

（4）以下2项均符合：畏光、畏声和轻度恶心三者中最多只有1项；既无中度或重度恶心，也无呕吐。

（5）不能更好地符合ICHD-3其他诊断。

（三）鉴别诊断

1. Arnold-Chiari畸形

Arnold-Chiari畸形又称小脑扁桃体下疝畸形，是一组异质性疾病，患者存在小脑、脑干及颅颈交界区解剖异常，伴小脑（单独或连同延髓下段）向下移位进入椎管内。可出现头痛、后枕部、颈部不适等症状。

2. 鼻窦炎

该病症可出现头痛等症状，具有白天疼痛加重，夜间减轻，直立头痛加重，平躺症状减轻等特点。同时可伴有鼻塞、流涕、嗅觉减退、咽部疼痛等症状。

3. 其他

本疾病也须与偏头痛、动脉炎、慢性硬膜下血肿以及颅内占位性病变相鉴别。

【治疗】

1. 非药物治疗

所有紧张性头痛患者均应考虑非药物治疗，应告知患者头痛原因和诱因。在药物有禁忌证或不能耐受时，应首先考虑非药物治疗。常见的非药物治疗包括物理疗法、针灸、肌电生物反馈、肌筋膜触发点集中按摩、肌肉放松疗法、认知行为疗法和正念减压。

2. 急性发作期治疗

可选择对乙酰氨基酚、阿司匹林、双氯芬酸、布洛芬等药物。可联合使用咖啡因，可能提高布洛芬和对乙酰氨基酚的疗效，但可增加药物滥用性头痛的风险，只作为二线选择。如果头痛发作频繁，镇痛药使用次数增加后其疗效趋于减弱。因此，单种镇痛药每月使用不应大于 14 d，含有咖啡因的复合镇痛药每月使用不应大于 9 d，以免导致反跳性头痛或药物过度使用性头痛。如果短期用药难以缓解，应考虑加以非药物治疗和预防性用药。

3. 预防性用药

阿米替林是作为预防性治疗的临床研究证据最多的药物。阿米替林常见的副作用包括口干、嗜睡、头晕、便秘和体重增加。5-羟色胺和去甲肾上腺素再摄取抑制剂也有研究证实可能有效，且其耐受性较三环类和四环类抗抑郁药更好，可作二线选择，如米氮平、文拉法辛缓释剂。选择性 5-羟色胺再摄取抑制剂也可选用，但其疗效尚未明确证实，不应常规使用，如氟西汀、帕罗西汀、氟伏沙明等。肌肉松弛药也可尝试，但其疗效尚未明确证实，不常规使用，如替扎尼定。

【病因及发病机制】

当前多认为紧张型头痛的发病涉及中枢神经系统、周围神经系统和环境中的多种因素，不同亚型的紧张型头痛所涉及的因素也不同。肌筋膜触发点在发病机制中具有重要作用。压迫或牵伸肌肉组中的某些部位时，会诱发该部位和远隔部位的疼痛（牵涉痛）。学者们多认为触发点及周围神经系统在偶发性紧张型头痛的发病机制中占有主导地位。

中枢神经系统因素则在频发及慢性紧张型头痛发病机制中占重要地位。痛觉调制系统对传导至中枢的二级神经元抑制功能的障碍，导致整个躯体痛觉阈值的降低，从而使伤害性感受器不断传入信号，继而导致了头痛频繁发作。精神障碍进而诱发该疾病发作，同时精神障碍亦更可能是继发疾患。

【健康管理】

调节情绪，进行压力控制，多进行户外锻炼，注意头颈部保暖，学会做深呼吸调节心理的紧张抑郁情绪，尽量增加休息睡眠的时间，充足的休息可以缓解紧张和抑郁。

四、低颅压性头痛

【概述】

低颅压性头痛是以直立性头痛为特征且脑脊液压力小于 60 mmH$_2$O 的临床综合征。目前认为脑脊液漏是低颅压性头痛的主要病因。腰穿是常见原因，外伤、手术、剧烈运动、脱水、严重感染、中毒、休克、糖尿病昏迷、尿毒症、头部放疗及某些结缔组织疾病等也可引起低颅压性头痛。该疾病预后良好，但早期诊断及时治疗很重要。

【典型病例】

患者女性，48 岁，因"头痛 1 周"就诊。患者 1 周前出现头颈交界处中重度胀痛不适，右侧为主，伴双侧前额、顶部轻度胀痛、右耳耳鸣、伴呕吐胃内容物，活动时明显加重，自觉平卧位安静时症状有所好转。查体未提示明显神经功能缺失。辅助检查：头颅 MRI 提示颅内硬膜囊增厚、强化，垂体饱满（图 13-1-1）。行腰穿查脑脊液压力为 32 mmH$_2$O，诊断为低颅压性头痛。治疗上，予以口服及静脉补液，嘱去枕绝对卧床 1 周，症状无明显改善。予硬膜外血贴治疗后症状完全缓解。

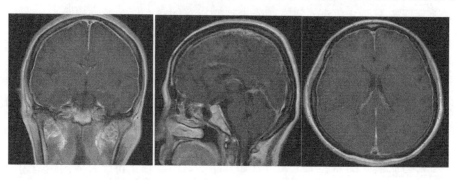

图 13-1-1　低颅压性头痛 MRI 表现

【诊断思路】

（一）病例特点及疾病临床表现

1. 病例特点

患者中青年女性，急性起病。以立性头痛，卧位缓解为主要症状。

2. 疾病临床表现

直立性头痛是该疾病的特征性临床表现，坐起或站立时头痛，可伴恶心、呕吐，平卧后头痛、呕吐等症状很快缓解。本病分为以下三种亚型。

（1）硬膜穿刺后疼痛：多在腰穿之后 5 d 之内出现的头痛，头痛多为双侧对称性，多位于枕部、额部，也可扩展至全头部或放射至项颈肩背部，可伴颈项强直。头部运动或振动均可引发头痛。

（2）脑脊液漏头痛：多见于外伤、神经管闭合不全、颅脑、鼻及脊髓手术后等。

（3）自发性低颅压：可发生于任何年龄，发病年龄高峰在 40 岁左右，男女比例约为 1：2，约 1/3 患者有外伤史。多急性或亚急性起病，也可缓慢起病。头痛多为直立性，通常直立后 15 min 内出现，少数可延至数小时。有些患者在用力后头痛或是下午、晚间头痛。头痛通常为双侧性，多位于枕部或枕骨下方。头痛可轻微而被忽视，也可重至影响日常生活。约 50% 患者还伴恶心、呕吐、颈强项痛等症状，还可伴后组颅神经受累等症状，如耳闷胀感、耳鸣、听觉过敏、失衡、复视、面瘫、视物模糊、面部麻木或疼痛。极少数病例可出现帕金森症状、痴呆、四肢瘫痪、意识障碍等。

（二）诊断依据

ICHD-3 对直立性头痛的诊断界定如下。

（1）任何符合诊断标准（3）的头痛。

（2）脑脊液压力低（<60 mmH$_2$O）和（或）影像学具有脑脊液漏出的证据。

（3）头痛的发生发展在时间上与脑脊液压力低或脑脊液漏出相关，或因为头痛而发现脑脊液压力低或脑脊液漏出。

（4）不能更好地符合 ICHD-3 其他诊断。

（三）鉴别诊断

1. Arnold-Chiari 畸形

Arnold-Chiari 畸形又称小脑扁桃体下疝畸形，是一组异质性疾病，患者存在小脑、脑干及颅颈交界区解剖异常，伴小脑（单独或连同延髓下段）向下移位进入椎管内。可出现头痛、后枕部、颈部不适等症状。

2. 鼻窦炎

鼻窦炎可出现头痛等症状，具有白天疼痛加重，夜间减轻，直立头痛加重，平躺症状减轻等特点。同时可伴有鼻塞、流涕、嗅觉减退、咽部疼痛等症状。

3. 其他

本疾病也需要与偏头痛、动脉炎、慢性硬膜下血肿以及颅内占位性病变相鉴别。

【治疗】

多数低颅压性头痛为自限性病程。可去枕平卧、补液、绑腹带，必要时应用静脉输注糖皮质激素、咖啡因和茶碱。硬膜外血贴治疗：对于少数症状难以缓解甚至进展的患者，于硬膜外给予 20~100 mL 自体血注射。后保持 30°倾斜的头低脚高位，常可迅速缓解症状。无效或未充分缓解的患者可重复注射。如果硬膜外血贴片治疗无效，可考虑手术治疗。

【病因及发病机制】

脑脊液外漏可引起低颅压，直接削弱了脑脊液对浸在其中的脑组织的缓冲支撑作用，直立时重力牵拉使脑组织下移，并刺激了覆盖在脑表面的脑膜血管及其他颅内疼痛敏感结构，从而导致头痛。此外，脑脊液容量减少还可能直接激活腺苷受体，促使脑血管扩张，拉伸刺激脑部疼痛敏感结构，导致头痛。

自发性低颅压的主要病因是自发性脑脊液漏，通常发生在脊膜，尤其是颈胸段交界处和胸段，可能源自硬脊膜结构薄弱。部分患者有外伤史。硬脊膜结构薄弱可是单纯硬脊膜撕裂，也可是脊膜憩室，致使脑脊液外漏。

一些结缔组织疾病，如马方综合征、常染色体显性遗传多囊肾病、埃勒斯-当洛斯综合征 Ⅱ 型、神经纤维瘤病等可并发自发性低颅压。

【健康管理】

发现有特征性直立性头痛，尽早就医，预后良好。

（姜雅斯　郝永岗）

第二节　眩　晕

【概述】

眩晕是机体对空间定位障碍而产生的一种运动性或位置性错觉。患者常有明显的外物或自身旋转感、漂浮感、翻滚感，常伴有恶心、呕吐，突然发病并伴有明显的恐惧感。鉴别周围性眩晕和中枢性眩晕有极为重要的临床价值。

【眩晕分类】

（一）常见外周眩晕

（1）良性阵发性位置性眩晕：短暂的、有头位方向性变动相关的眩晕，伴有眼震。通过特殊的位置性试验检查，可以发现特异性眼震，予以手法复位治疗，大多数患者眩晕和眼球震颤可消失。多不伴耳聋、耳鸣症状。

（2）梅尼埃病：该病表现为发作性眩晕、波动性耳聋、耳鸣和耳部闷塞感四联症表现，大多为单耳发病。

（3）前庭神经炎：有上呼吸道感染史，患者发作性眩晕症状重，有时伴有剧烈自发性眼震颤。

病程呈自限性。

（4）中耳相关的疾病：① 分泌性中耳炎，上呼吸道感染史或航空史，伴有耳聋、耳鸣、耳痛，检查可发现中耳积液。② 化脓性中耳炎，有反复患耳流脓史，检查提示患耳鼓膜穿孔或外耳道、鼓室内有脓性分泌物。合并迷路瘘管、迷路炎、乳突炎时，出现眩晕和眼震。此时应警惕脑膜炎、小脑脓肿等颅内感染，尤其反复流脓患者，突然流脓症状减轻或消失，并出现头痛、发热时眩晕症状加重。③ 前半规管裂，耳聋、耳鸣、听觉过敏。耳镜检查阴性，听力检查为传导性耳聋，颞骨 CT 有阳性特征性表现。

（5）突发性聋伴眩晕：部分患者可以表现为良性阵发性位置性眩晕，且听力下降一般早于前庭症状出现。

（二）中枢性眩晕

中枢性眩晕是中枢前庭通路病变导致的。中枢前庭通路包括从前庭核团开始，到动眼神经核、中脑、前庭小脑、丘脑以及颞顶叶的多感觉前庭皮层区。中枢性眩晕病因较复杂，例如，血管病、外伤、炎症、脱髓鞘疾病、中毒、神经变性病以及肿瘤等。常见伴随症状包括恶心、呕吐，以及其他脑干的症状与体征，如吞咽障碍、共济失调、眼球震颤、眼动神经麻痹、视野缺损、突发的听力减退、肢体无力、感觉障碍、病理征阳性、意识障碍等。不合并脑干、小脑疾病相关症状而以孤立性眩晕为临床表现的中枢性眩晕很少见，但临床上极易容易漏诊，后果凶险，急诊眩晕疾病鉴别中需要格外重视。

（三）精神疾患相关性眩晕

精神疾患相关性眩晕曾有不同的命名，如恐惧性姿势性眩晕、视觉性眩晕、持续性位置感觉性头晕，近年来更多称为慢性主观性头晕。其特征以慢性非旋转性头晕为主要表现形式，亦可表现为不为外人觉察的主观不稳感，同时对运动刺激敏感性增高，不能耐受精细视觉或复杂的视觉刺激，前庭功能检查没有代偿不全的证据，患者通常有易患的人格特质，如敏感、焦虑、情绪不稳定、神经质。部分患者有精神疾患的家族史以及可问及的心理应激因素。精神疾患相关性眩晕的诊断，要建立在充分的病史询问、查体及辅助检查的基础上，排除中枢性眩晕、周围性眩晕及全身系统性疾病后，方可慎重作出诊断。

（四）全身疾患导致的眩晕

可以导致眩晕的全身疾病有脑血管疾病、脑肿瘤、心血管疾病、内分泌疾病、血液病、肾脏疾病等。对于全身疾患导致的眩晕，其原因需要具体分析，如脑血管疾病导致的眩晕需要着重关注后循环问题，而内分泌疾病、血液病和肾脏疾病导致眩晕的病因并不清楚。

【典型病例】

患者女性，30 岁，因"突发头晕伴视物旋转 1 d"就诊。患者今日晨起后突发头晕伴视物旋转，伴恶心、呕吐胃内容物，体位改变时上述症状加重。体格检查：Dix-Hallpike 试验出现伴有旋转的垂直上跳性眼震。辅助检查：头颅 CT 未提示明显异常，诊断为良性阵发性位置性眩晕。予以 Epley 手法复位，后症状缓解，遗留晕沉感。予以甲磺酸倍他司汀口服，3 d 后症状完全缓解。

【诊断思路】

（一）病例特点及疾病临床表现

1. 病例特点

患者为中青年女性，急性起病，与体位相关的眩晕主要症状。

2. 疾病临床表现

患者有相对于重力方向改变头位（如起床、躺下、床上翻身、低头或抬头）所诱发的、突然出现的短暂性眩晕（通常持续不超过 1 min）。其他症状可包括恶心、呕吐等自主神经症状，头晕、晕沉感、漂浮感、平衡不稳感以及振动幻视等。

（二）辅助检查

（1）位置试验：① 后半规管，Dix-Hallpike 试验。② 水平半规管，滚转试验。③ 前半规管，Dix-Hallpike 试验、正中深悬头位试验。

（2）前庭功能检查：包括自发性眼震、凝视眼震、视动、平稳跟踪、扫视、冷热试验、旋转试验、摇头试验、头脉冲试验、前庭自旋转试验、前庭诱发肌源性电位、主观垂直视觉/主观水平视觉等。

（3）听力学检查：纯音测听、声导抗、听性脑干反应、耳声反射、耳蜗电图等。

（4）影像学检查：颞骨高分辨率 CT、含内听道–桥小脑角的颅脑 MRI。

（5）平衡功能检查：静态或动态姿势描记、平衡感觉整合能力测试以及步态评价等。

（三）诊断依据

（1）相对于重力方向改变头位后出现反复发作的、短暂的眩晕或头晕（通常持续不超过 1 min）。

（2）位置试验中出现眩晕及特征性位置性眼震。

（3）排除其他疾病，如前庭性偏头痛、前庭阵发症、中枢性位置性眩晕、梅尼埃病、前庭神经炎、迷路炎、前半规管裂综合征、后循环缺血、体位性低血压、心理精神源性眩晕等。

（四）鉴别诊断

详见眩晕分类。

【治疗】

1. 手法复位

（1）后半规管：建议首选 Epley 法，其他还可选用改良的 Epley 法或 Semont 法等，必要时几种方法可重复或交替使用。

（2）水平半规管：① 水平向地性眼震（包括可转换为向地性的水平离地性眼震）可采用 Lempert 或 Barbecue 法以及 Gufoni 法（向健侧），上述方法可单独或联合使用。② 不可转换的水平离地性眼震可采用 Gufoni 法（向患侧）或改良的 Semont 法。

（3）前半规管 BPPV：可采用 Yacovino 法。

（4）多半规管 BPPV：采用相应的复位手法依次治疗各半规管 BPPV，优先处理诱发眩晕和眼震更强烈的责任半规管，一个半规管复位成功后，其余受累半规管的复位治疗可间隔 1~7 d 进行。

2. 耳石复位仪辅助复位

耳石复位仪辅助复位可作为一种复位治疗选择，适用于手法复位操作困难的患者。

3. 药物治疗

原则上药物并不能使耳石复位，复位后有头晕、平衡障碍等症状时，可给予改善内耳微循环的药物，如倍他司汀、银杏叶提取物等。

4. 手术治疗

对于诊断清楚、责任半规管明确，经过 1 年以上规范的耳石复位等综合治疗仍然无效且活动严重受限的难治性患者，可考虑行半规管阻塞等手术治疗。

【病因及发病机制】

目前公认的发病机制包括以下两种。

（1）管结石症：椭圆囊正常附着的耳石颗粒脱落后进入半规管内，当头位改变时，耳石颗粒受重力作用发生位移，引起内淋巴流动，导致壶腹嵴嵴帽偏移，从而出现相应的体征和症状。当耳石颗粒相对静止时，内淋巴流动停止，嵴帽回复至原位，症状及体征消失。

（2）嵴帽结石症：椭圆囊囊斑上的耳石颗粒脱落后黏附于壶腹嵴嵴帽，导致嵴帽相对于内淋巴的密度改变，使其对重力敏感，从而出现相应的症状及体征。

（姜雅斯　郝永岗）

第十四章　癫痫

第一节　继发性癫痫

【概述】

癫痫是大脑神经细胞异常放电引起的短暂发作性大脑功能失调，是神经系统多发病、常见病。据流行病学资料显示，我国癫痫的患病率为 7.0‰，年发病率为 28.8/10 万，1 年内有发作的活动性癫痫患病率为 4.6‰。癫痫按病因可分为原发性癫痫和继发性癫痫两类。原发性癫痫，指除了遗传因素之外，尚查不出致病原因的癫痫。继发性癫痫，指由其他疾病导致的癫痫。

继发性癫痫又称症状性癫痫，见于多种脑部疾病和引起脑组织代谢障碍的一些全身性疾病，占癫痫的大多数，可见于任何年龄，大多起病于青壮年之后。

【典型病例】

患者男性，43 岁，因 "1 d 内发作性意识丧失伴肢体抽搐 2 次" 入院。既往史、家族史无特殊。1 d 前患者伏案工作时突发意识丧失，跌倒在地，伴四肢抽搐、双眼上翻，持续约 10 min 后自行停止，同事送至我院急诊，急查头颅 CT 未见明显异常，完善 CT 检查后上述症状再次发作 1 次，持续约 5 min。入院查体：神志清，精神可，言语清楚，反应迟钝；双侧瞳孔等大等圆，直径 2.5 mm，对光反射灵敏；双侧额纹、鼻唇沟对称，伸舌居中；颈软，四肢肌力 5 级，肌张力正常，双侧腱反射（++），双侧病理征（-），感觉及共济正常。完善辅助检查：血清梅毒螺旋体抗体 23.41 S/CO，TPPA 阳性，TRUST 滴度（1∶16）阳性；脑脊液压力 165 mmH$_2$O，有核细胞数 60 个/μL，总蛋白 942.6 mg/L，梅毒 TRUST 滴度（1∶4）阳性；头颅 MRI 平扫+TOF-MRA 未见明显异常；EEG 提示广泛性慢波异常。考虑为继发性癫痫，神经梅毒。予以德巴金抗癫痫、激素预防赫氏反应后祛梅治疗。

【诊断思路】

（一）病例特点及疾病临床表现

1. 病例特点

患者中年男性，急性起病；以反复发作性意识丧失伴肢体抽搐为主要症状；血清及脑脊液梅毒 TPPA、TRUST 阳性。

2. 疾病临床表现

癫痫是多种原因导致的脑部神经元高度同步化异常放电所致的临床综合征，临床表现具有发作性、短暂性、重复性和刻板性的特点。异常放电神经元的位置不同及异常放电波及的范围差异，导致患者的发作形式不一，可表现为感觉、运动、意识、精神、行为、自主神经功能障碍或兼有之。根据临床表现，癫痫发作分为多种类型，常见的有以下几种。

（1）全身强直-阵挛发作（大发作）。

突然意识丧失，继之先强直后阵挛性痉挛。常伴尖叫、面色青紫、尿失禁、舌咬伤、口吐白沫或血沫、瞳孔散大。持续数十秒或数分钟后痉挛发作自然停止，患者进入昏睡状态。醒后有短时间的头昏、烦躁、疲乏，对发作过程不能回忆。若癫痫连续多次发作，发作间期意识不清或一次发作持续 30 min 以上者称癫痫持续状态，常可危及生命。

（2）失神发作（小发作）。

突发性精神活动中断，意识丧失、可伴肌阵挛或自动症。一次发作数秒至 10 余秒。EEG 出现 3 次/s 棘慢或尖慢波综合。

（3）单纯部分性发作。

某一局部或一侧肢体的强直、阵挛性发作，或感觉异常发作，历时短暂，意识清楚。若发作范围沿运动区扩及其他肢体或全身时可伴意识丧失，称 Jackson 发作。发作后患肢可有暂时性瘫痪，称 Todd 麻痹。

（4）复杂部分性发作（精神运动性发作）。

精神感觉性、精神运动性及混合性发作。多有不同程度的意识障碍及明显的思维、知觉、情感和精神运动障碍。可有神游症、夜游症等自动症表现。有时在幻觉、妄想的支配下可发生伤人、自伤等暴力行为。

（5）植物神经性发作（间脑性）。

可有头痛型、腹痛型、肢痛型、晕厥型或心血管性发作。继发性癫痫多为部分性发作，亦可见全身性发作。

（二）辅助检查

1. EEG

EEG 是诊断癫痫最重要的辅助检查方法，对发作性症状的诊断有很大价值，有助于明确癫痫的诊断及分型和确定特殊综合征。目前最常见的 EEG 检查分为普通短程 EEG、动态 EEG 和视频 EEG 三种。① 普通短程 EEG：由于检查时间较短，阳性率较低。② 动态 EEG：检查仪器可以随身携带，持续监测，可以连续记录 24 h 甚至更长时间，对于发作性异常的捕捉有意义，但在 EEG 有变化时看不到当时患者的行为或病情变化伪差较多是其缺点。③ 视频 EEG：完美地解决了上述检查的缺点，在脑电波监测的同时进行视频录像，并通过软件把每一时刻的 EEG 和视频图像一一对应，可以在看 EEG 的同时，观看患者发作时的同步录像，既能长时间监测，又比较容易剔除干扰和伪差，大大提高了对癫痫发作事件的认识。

2. 影像学检查

（1）CT、MRI 应作为排除颅内器质病变的常规检查，可确定有无脑结构异常，可作癫痫的病因诊断。CT 检查可以发现脑部创伤、脑出血、瘢痕增生、脑肿瘤、异常的血管、脑萎缩，结节性硬化。CT 的优点在于价格低廉、应用范围广、检查时间短。MRI 有较高的图像分辨率，会更好地反映出大脑中可能导致癫痫的异常区域，例如，血管畸形、颅内感染及脑炎、颞叶萎缩或胶质增生、海马硬化和颞叶内侧硬化等脑发育异常。除了典型的儿童失神发作和儿童良性癫痫伴中央区-颞区棘波综合征外，怀疑癫痫的患者都应进行头颅的影像学检查，如头颅 CT、MRI 等。怀疑脑血管畸形的患者还应进行 DSA 检查。

（2）功能影像学检查如单光子发射计算机断层扫描（SPECT）、正电子发射断层扫描（PET）等能从不同角度反应脑局部代谢变化，有助于痫性病灶的定位。SPECT 是通过向体内注射能够发射 γ 射线的放射性示踪药物后，检测体内 γ 射线的发射来进行成像的技术，反映脑灌注的情况。癫痫源在发作间歇期 SPECT 为低灌注，发作期为高灌注。PET 通过标记示踪剂反映正电子在大脑中的分布，可以定量分析特定的生物化学过程，如可以测定脑葡萄糖的代谢及不同神经递质受体的分布，观测局部脑代谢变化，发作间歇期癫痫源呈现低代谢，发作期呈现高代谢。

3. 实验室检查

实验室检查包括血电解质、血糖、血气分析、血乳酸、血氨、肝功能、尿检以及脑脊液检查等，针对确定导致癫痫发作的病因有着极大的辅助作用。血糖、血钙及血镁浓度的高低是引起发作的重要条件，一方面这些因素的异常可能是引起癫痫发作的重要因素，另一方面可以对一些伴有癫痫发作的疾病诊断提供依据，如甲状旁腺功能减退性癫痫、糖尿病癫痫等。血气分析、血乳酸、血氨、肝功能有助于肺性脑病、肝性脑病所致继发性癫痫的病因诊断。尿液检查主要是针对一些遗传代谢性疾病，如苯丙酮尿症。脑脊液检查主要为排除颅内感染、颅内出血等疾病，除常规、生化、细菌培养涂片外，必要时还应作支原体、弓形体、巨细胞病毒、单纯疱疹病毒、囊虫病等病因检查，以及注意异常白细胞的细胞学检查。

（三）诊断依据、诊断步骤与定位定性诊断

1. 诊断依据

（1）患者的发病年龄、临床表现、发作形式。

（2）结合影像学及 EEG 检查结果。

（3）血液及脑脊液梅毒 TPPA 及 TRUST 滴度提供病因诊断。

2. 诊断步骤

（1）病史及临床表现：确认发作性事件是否为癫痫发作。

（2）发作特点及 EEG：确定癫痫发作的类型、癫痫综合征的类型。

（3）辅助检查：确定病因。

3. 定位定性诊断

（1）定位：大脑皮质及脑实质。

（2）定性：中枢神经系统感染。

（3）诊断：继发性癫痫，神经梅毒。

（四）鉴别诊断

1. 晕厥

晕厥为弥漫性脑部短暂性缺血、缺氧所致意识瞬时丧失和跌倒。部分患者可出现肢体强直或阵挛，须与失神发作、癫痫全面性发作等鉴别。晕厥诊断依据：① 多有明显诱因，如焦虑、疼痛、见血、严寒、情绪激动、持久站立、咳嗽、憋气、排尿、排便等；② 发作时常伴脸色苍白、眼前发黑、出冷汗；③ 跌倒的发生和恢复均较慢，有明显的发作后状态；④ 心源性、脑源性、神经源性和低血糖性晕厥，常伴有相应原发疾病的症状和体征；⑤ EEG 检测多无痫样放电。

2. 短暂性脑缺血发作（TIA）

鉴别要点：① TIA 多见于老年人，常有动脉硬化、冠心病、高血压、糖尿病等病史，持续时间从数分钟至数小时不等，而癫痫可见于任何年龄，以青少年为多，前述的危险因素不突出，发作时间多为数分钟，极少超过 5 min；② TIA 的临床症状多为缺失而非刺激，因而感觉丧失或减退比感觉异常多，肢体的瘫痪比抽搐多；③ TIA 患者的肢体抽动从表面上看类似癫痫，但多数患者没有癫痫家族史，肢体的抽动不规则，也无头部和颈部转动；④ TIA 的短暂性全面遗忘征是无征兆而突然发生的记忆障碍，多见于 60 岁以上的老年人，症状常持续 15 min 到数小时，复发的可能性不到 15%，EEG 上无明显的痫性放电；癫痫性健忘发作持续时间更短、常有反复发作，EEG 上多有痫性放电。癫痫的诊断还需考虑 EEG 检查的结果。

3. 低血糖

各种原因所致的低血糖症均可出现不同程度的抽搐。当血糖水平低于 2 mmol/L 时可产生局限性癫痫样抽搐或四肢强直发作，伴有意识丧失，发作多在清晨或夜间。与癫痫发作的区别在于低血糖患者发生前有一系列的前后区症状，如心悸、倦怠、乏力、出汗、眩晕、饥饿、恶心、手震颤、烦躁不安、意识朦胧等。发作时常伴有心动过速、全身出汗、血压升高等交感神经兴奋症状。癫痫发作多具突发性，血糖值正常，低血糖症服用含糖食物或静注葡萄糖后症状能够缓解。另外，检测血糖及糖耐量可确诊。如果低血糖症反复发作引起脑损害时，也可能发展为癫痫。

4. 低钙抽搐

低钙抽搐也称低钙惊厥，多见于婴幼儿，较轻者可表现为惊跳或面部肌肉抽搐，较重者可表现为手腕弯曲，手指强直，拇指内收，贴近掌心，足踝关节伸直，脚趾下屈，屈趾呈弓状。每天发作数次至数十次不等。抽搐停止后活动如常，严重时可有喉痉挛，呼吸困难，甚至窒息死亡。查血清钙及 EEG 基本就可区别低钙抽搐与癫痫，特别是患者血清游离钙浓度低于 0.6 mmol/L 即可引起肌肉抽搐。

5. 高血压脑病

不同程度的意识障碍，剧烈头痛、恶心呕吐及惊厥是高血压性脑病三个主要的全脑症状，随血压降低而症状逐渐消失是与癫痫性惊厥鉴别的重要依据。

6. 热性惊厥

热性惊厥与癫痫关系密切，复杂热性惊厥以后出现癫痫发作的机会很大，尽管都表现为惊厥，但热性惊厥不是癫痫。无热惊厥才是癫痫的特征。

7. 癔症

癔症多发生于青年女性，发作前常有明显的精神因素，大多在人多的场合发作或加重，发作时，有运动感觉，自动症，意识模糊等类似癫痫发作的症状，症状富有戏剧性，表现为双眼上翻或紧闭，过度换气，四肢抽搐、强直挣扎或叫喊哭闹，没有舌咬伤。一般没有尿失禁，很少自伤，对外界刺激有反应，患者瞳孔大小及对光反射正常，无病理征，且发作时 EEG 无异常，发作持续时间长达数小时，安慰和暗示治疗可终止其发作。

8. 过度换气综合征

该病症是一种主要由心理因素所致，不恰当过度呼吸诱发，临床上表现为各种发作性躯体症状，是引起许多奇怪发作最常见且又未被患者或医师所认识到的主要疾病之一。其引起的发作性精神症状、短暂的意识丧失和四肢抽动须分别与癫痫的自动症、失神发作及全身性发作鉴别。患者的症状能通过过度通气复制，这是鉴别的主要依据，发作间期或发作期 EEG 无痫样放电，发作前后血气分析显示二氧化碳分压偏低也是重要的鉴别点。

【治疗】

1. 病因治疗

癫痫的病因很多，如先天性疾病、遗传性疾病、产前与产时损伤、颅内感染、颅脑外伤、脑肿瘤、颅脑手术、脑血管病、代谢障碍、中毒、缺氧、脱髓鞘疾病等。对于目前能治疗的病因，应根据临床诊断提供相应的病因治疗。对于继发性癫痫，去除病因后控制癫痫的效果会更理想。

2. 药物治疗

药物治疗是癫痫的主要治疗方法。目前常用的抗癫痫药物为传统癫痫药，如丙戊酸钠、卡马西平、苯妥英钠、苯巴比妥等；新型癫痫药，如左乙拉西坦、拉莫三嗪、奥卡西平、托吡酯等。抗癫痫药物治疗应该尽可能采用单药治疗，直到达到有效或最大耐受量。单药治疗失败后，可联合用药。尽量将作用机制不同、很少或没有药物间相互作用的药物配合使用。另外，抗癫痫药物治疗需要持续性坚持用药，不应轻易停药。目前认为，至少持续 3 年以上无癫痫发作时才可考虑是否可以逐渐停药。停药过程中每次只能减停一种药物，并且需要 1 年左右时间逐渐停用。

3. 手术治疗

在大多数癫痫患者中，可以通过适当的药物很好地控制癫痫发作。但是，目前的数据表明，癫病病患者中有 20%~30%不能接受所有形式的药物治疗，这些医学上顽固的患者适合进行外科手术治疗，以期更好地控制癫痫发作。癫痫手术的类型：颞叶切除术是癫痫手术最常见的类型，当存在明确的肿瘤、血管畸形或其他病变时，须进行颞叶切除；胼胝体切开术通过切开或断开将大脑一侧连接到另一侧的神经纤维（胼胝体）来中断癫痫发作的传播，目的是防止癫痫发作扩散到大脑的两侧；半球切除术常用于患有严重癫痫病的儿童，并且是十分成功的癫痫手术方法。

4. 其他治疗

神经调控技术：主要包括脑深部核团电刺激（DBS）、迷走神经刺激（VNS）、经颅磁刺激（rTMS）等，可作为辅助治疗的选择。生酮饮食：可用于难治性儿童癫痫、葡萄糖转运体Ⅰ缺陷症、丙酮酸脱氢酶缺乏症的治疗。

【预后】

癫痫预后是指癫痫病情发展情况，包括存活与死亡两个基本结局。在存活方面，还可分为治愈、缓解、迁延、慢性化、恶化、复发、致残以及发生合并症等结局。影响癫痫的预后因素包括癫痫的自然病史、癫痫发作的病因、病情和诊疗等。改善癫痫的预后、争取好的预后结局主要依靠了解病因和发病机理，早期诊断及早期合理治疗，消除影响预后的不良因素。

1. 外伤性癫痫

外伤性癫痫的预后决定于外伤的部位、性质、昏迷持续时间、脑损伤的程度、有无颅内感染等因素。在较轻的头部外伤后数分钟内出现的癫痫通常只发作一次，以后不再发作，这种癫痫发作预后佳。外伤后只发作几次的患者，预后良好。

2. 由脑血管病引起的癫痫

由脑血管病引起的癫痫其主要病因为脑血管病（如脑动脉硬化、脑出血、脑梗死等），少数为脑瘤或脑转移瘤所致。脑血管病引起的癫痫大约占20%，脑血管病1~2周后引起的癫痫，往往是由角质细胞增生引起的，属于难治性癫痫，需要长期用药；脑血管病1周内引起的癫痫，预后比较好，一般不需要长期用药。

3. 由脑肿瘤引起的癫痫

由脑肿瘤引起的癫痫其预后取决于肿瘤的性质、部位、大小及能否根治等因素；另一方面，即使肿瘤被根除，但由于手术遗留的瘢痕仍可成为致痫灶。近几年随着外科治疗水平的提高，其预后也有明显的改善，但由转移性脑肿瘤引起的癫痫则预后不良。

4. 由脑炎引起的癫痫

脑炎的急性期常伴有不同程度的癫痫发作，部分脑炎患者痊愈后也可出现癫痫发作。一般患者服用抗癫痫药物均可控制发作，预后比较好。但脑炎和脑膜炎伴发癫痫的患者，脑炎或脑膜炎痊愈后，53.3%的患者癫痫发作可完全缓解，但严重脑炎后遗症伴有频繁癫痫发作者预后不理想。

5. 由脑囊虫病引起的癫痫

脑囊虫病是成人癫痫的常见原因之一，50%~70%的脑囊虫病患者有癫痫发作。由脑囊虫病引起的癫痫，其预后关键在于抗囊虫治疗。

【病因及发病机制】

（一）病因

（1）先天性疾病：如染色体畸变、先天性脑积水、小头畸形、胼胝体发育不全、脑皮质发育不全及遗传性疾病等。

（2）产前期和围生期损伤：如产伤、窒息、颅内出血、早产、宫内发育不良及黄疸等，是小儿继发性癫痫的常见原因。

（3）高热惊厥后遗症：严峻和持久的热性惊厥可以导致包括神经元缺失和胶质细胞增生的脑损害，主要在颞叶内侧面，尤其在海马体。

（4）颅脑损伤：以开放性损伤、重度损伤、凹陷性骨折、硬脑膜撕裂、外伤后意识障碍、损伤后数周内产生早期痫性发作的病例容易发生后遗癫痫。

（5）颅内感染：如各种细菌、病毒、真菌感染引起的脑炎、脑膜炎、脑脓肿、炎性肉芽肿以及寄生虫感染引起的脑囊虫病、脑棘球蚴病、脑血吸虫病、脑肺吸虫病、脑弓形体病、脑旋毛虫病及脑型疟疾等。

（6）偏头痛：偏头痛可能造成癫痫发作，表现为全头或是头部某一部分的剧烈性疼痛，发作前可有失语，逐渐扩展为头部麻木和偏瘫。

（7）颅内肿瘤或脑血管疾病：如脑胶质瘤、脑错构瘤、脑膜瘤、颅内脂肪瘤、颅咽管瘤、转移瘤，脑血管畸形、脑动脉硬化、脑出血、脑缺血、脑梗死、脑血栓等。

（8）营养、代谢性疾病：如佝偻病、低血钙、胰岛素瘤、糖尿病、甲状腺功能亢进、甲状旁腺功能减退、维生素 B_6 缺乏症等。

（9）中毒：重金属、有害气体、化学物品及药物中毒均可引起脑损害而导致癫痫发作，如铅、汞、一氧化碳、乙醇、士的宁、异烟肼中毒等以及全身性疾病，如妊娠高血压综合征、尿毒症等。

（二）发病机制

1. 异常神经元痫性放电的发生

神经系统具有复杂的兴奋-抑制反馈机制，以维持神经细胞膜的稳定性。癫痫即是兴奋过程的增强，抑制过程的减弱。正常情况下，每一种神经元都有节律性的自发放电活动，但频率较低。在癫痫病灶的周围部分，其神经元的膜电位与正常神经元不同，在每次动作电位发生之后出现阵发性去极化偏移，并产生高幅高频的棘波放电。在历时数十至数百毫秒之后转入超极化状态。

2. 痫性放电的传播

当异常的高频重复放电，使其轴突所直接联系的神经元产生较大的兴奋型突触后电位，从而连续传播。异常放电局限于大脑皮质的某一区域时，表现为部分性发作。若在此局部的反馈回路中长期传导，则导致持续性部分性发作。通过电场效应及传播通路，也可扩及同侧其他区域甚至一侧半球，表现为杰克逊发作。当异常放电不仅扩及同侧半球而且扩及对侧大脑半球时，引起继发性全身性发作。当异常电位的起始部分在中央脑（丘脑和上部脑干）而不在大脑皮质并仅扩及脑干网状结构上行激活系统时，则表现为失神发作；而广泛投射至两侧大脑皮质和网状脊髓束受到抑制时则表现为全身强直-阵挛性发作。

3. 痫性放电的终止

痫性放电的终止其机制未明，主要由于脑内各梯层的主动抑制机制。即在癫痫发作时，癫痫灶内巨大突触后电位，通过负反馈的作用而激活抑制机制，使细胞膜长时间处于过度去极化状态，抑制放电过程的扩散，并减少癫痫灶的传入性冲动，促使发作放电的终止。抑制发作的代谢产物的积聚，神经胶质细胞对钾及已经释放的神经介质的摄取也起重要作用。

【病理】

1. 癫痫脑组织的基本病理学改变

（1）选择性神经元丧失：主要是位于癫痫灶内抑制性神经元数目的选择性减少，包括 GABA 能和甘氨酸神经元。

（2）神经元改变：癫痫灶内不仅有神经元数目减少，而且可观察到受累神经元细胞突起的丧失，这些脱失的树突属于 GABA 能抑制性细胞突。

（3）星型胶质细胞增生及胶质化：癫痫的典型病变之一就是胶质细胞增生，慢性病程或病程长者因大量胶质细胞增生而形成胶质瘢痕。由于其复杂多样的解剖生理学功能，星形胶质细胞的增生不单是癫痫发作的结果，还有特殊的病因学意义。

2. 不同类型癫痫的组织病理学特点

（1）无明确外因癫痫的组织学改变。

① 微小退行性变：在电子显微镜下观察到软脑膜下呈串状排列的神经细胞和神经皮质分子层神经细胞密度增加，海马放射层神经细胞增加及小脑蒲氏细胞萎缩等。

② 海马角硬化：较常见，起源于血管病变或缺氧，病变处神经细胞脱失，胶质细胞和纤维增生。

③ 皮质：出现异常细胞，大脑皮质边缘的胶质纤维增生。

（2）外因明确的癫痫（继发性癫痫）。

组织病理学上主要为局限性硬化、局限性细胞改变。各种组织改变皆可导致局部供血紊乱，细胞外液成分改变，神经细胞和胶质细胞的比例失调，从而引起细胞的生理、生化和代谢需要的异常。细胞损伤的程度各有不同，重者细胞死亡，代之以瘢痕组织和胶质细胞增生，轻者只有局部供血障碍或组织结构紊乱。

【健康管理】

癫痫是一种导致患者反复出现痫性发作的疾病。痫性发作由异常的脑电活动引起，可使患者昏倒或者出现奇怪的动作或行为。但并非每位痫性发作的人都患有癫痫，低血糖或感染等问题也可导致痫性发作。痫性发作有不同类型，每种类型的症状都不尽相同，可表现为发作性运动、感染、自主神经、意识及精神障碍。大多数痫性发作只持续数秒或数分钟。在首次出现痫性发作，或者痫性发作持续时间长、无法自行停止，两次发作间意识不恢复，或者短时间内反复发作，应当立即拨打"120"就诊，不能病急乱投医，勿信所谓的祖传偏方。

继发性癫痫主要是针对病因进行治疗，如果是因为癫痫而反复发生痫性发作，将需要使用抗癫痫药，虽可能无法治愈癫痫，但是可预防癫痫发作。根据癫痫不同的类型及患者的具体情况，医生会选择不同的一种或者多种抗癫痫药物。服药疗程取决于癫痫发作情况，如果连续2年没有癫痫发作，医生可能会考虑减量及停药。患者不能自行减量或停药，以免诱发癫痫持续状态。

癫痫患者日常须注意避免感冒、疲劳、感情冲动、药物过量、睡眠不足等诱发因素，避免使用可能引起或增加癫痫发作的药物，如抗精神病药物、青霉素、喹诺酮类、抗生素、抗结核药物等。不要登高、攀爬、骑车、游泳、夜间独自外出、剧烈活动，尽量避免开车，不宜在机器旁工作、高空作业，以免癫痫病发作时发生意外。定期复诊，避免漏服药物，监测药物的血药浓度。

（王　瑞　郝永岗）

第二节　原发性癫痫

【概述】

原发性癫痫又称特发性癫痫，是指除了遗传因素以外未发现其他潜在病因的癫痫，即通过病史、体格检查以及目前所能做的辅助检查，并未发现脑部有可以导致癫痫发作的结构性损伤或功能异常。这种类型的癫痫大多发生于儿童和青少年，绝大多数会在30岁之前发病。发作类型多表现为全身性强直阵挛发作、失神发作或肌阵挛发作等。少数患者有明显的家族史，遗传调查显示，原发性癫痫患者近亲患病率为2%~6%，高于一般人群，因此遗传因素可能是重要的原因。

【典型病例】

患者男性，26岁，因"15 d内发作性意识丧失伴肢体抽搐3次"入院。既往史、家族史无特殊。15 d来患者于凌晨3点左右睡眠时出现四肢抽搐3次，惊动室友后，室友发现患者双眼上翻，牙关紧闭，四肢强直，呼之不应，持续 3~5 min 后自行停止，醒后不能回忆。近 2 个月有熬夜加班史。入院查体：神志清，语言利，对答切题；双侧瞳孔等大等圆，直径 2.5 mm，对光反射灵敏；双侧额纹、鼻唇沟对称，伸舌居中；颈软，四肢肌力 5 级，肌张力正常，双侧腱反射（++），双侧病理征（−），感觉及共济正常。完善辅助检查：三大常规、生化、甲功、感染八项、脑脊液常规生化均未见明显异常；头颅 MRI 平扫+TOF-MRA+CE-MRV 未见明显异常；EEG 未见异常；动态心电图、心脏彩超正常。考虑原发性癫痫。予以左乙拉西坦抗癫痫治疗。

【诊断思路】

（一）病例特点及疾病临床表现

1. 病例特点

患者中青年男性，急性起病；以反复发作性、意识丧失伴肢体抽搐为主要症状；既往史、家族史无特殊；辅助检查未见明显异常。

2. 疾病临床表现

原发性癫痫多表现为全身性强直阵挛发作、失神发作或肌阵挛发作等，常见的临床表现有以下几种。

（1）简单性失神。这种发作仅仅表现为单纯的失神，没有其他的伴随症状。简单性失神并不常见，仅占失神发作的 10% 左右。只要患者保持良好的心态，积极配合医生进行治疗，基本可以达到良好的治疗效果。

（2）失神伴张力发作。比简单性失神更常见一些，占失神发作的 20% 左右。发作时维持身体姿势的肌肉张力会减低，一般表现为头部缓慢地下垂，但患者基本不会因肌肉张力完全消失而导致跌倒。

（3）失神伴轻微阵挛性发作。这种症状较为常见，患者在发作时主要变现为失神伴有面部或上肢的轻微肌阵挛性抽动。如果肌阵挛为突出性症状，则应考虑为肌阵挛性失神。

（4）失神伴强直发作。这种症状主要表现为患者失神发作时姿势性张力轻度增加，主要影响伸肌，常累及眼肌，引起眼球向上凝视。累及范围可能会进一步扩大到患者的颈部和躯干部位，导致患者头向后仰或躯干的后冲性运动。不对称的姿势性强直可能会导致患者头部或躯干转向一侧，有时强直中也会伴有轻度的阵挛成分。

（二）辅助检查

1. EEG

癫痫发作最本质的特征是脑神经元异常过度放电，而 EEG 是能够反映脑电活动最直观、便捷的检查方法。EEG 可以判定发作性质，诊断癫痫发作类型和癫痫综合征，了解局灶性发作的起源和传播过程，评价首次癫痫发作后复发的可能性，判断治疗反应，作为减停药的参考，是诊断癫痫最重要的辅助手段，为癫痫患者的常规检查。棘波、尖波、棘-慢波、尖-慢波、多棘波等癫痫样放电的异常改变有助于癫痫的明确诊断。当然，临床应用中也必须充分了解 EEG 检查的局限性，必要时可延长监测时间或多次检查。

2. 基因学检查

基因学检查目前并没有普及，并不作为常规检查项目，但随着基因工程技术的发展，基因检测必将发挥重要的作用。对于少数有明显癫痫家族史的患者，或是怀疑某些有遗传倾向的癫痫综合征的患者，可以选择染色体或基因学检查。

3. 其他检查

其他检查包括实验室检查以及 CT、MRI 等影像学检查，主要为了寻找病因，以与继发性癫痫相鉴别。

（三）诊断依据、诊断步骤与定位定性诊断

1. 诊断依据

（1）患者的发病年龄、临床表现、发作形式。

（2）结合辅助检查结果。

2. 诊断步骤

（1）病史及临床表现：确认发作性事件是否为癫痫发作。

（2）发作特点及 EEG：确定癫痫发作的类型、癫痫综合征的类型。

（3）辅助检查：有无明确导致癫痫发作的病因。

3. 定位定性诊断

（1）定位：大脑半球。

（2）定性：脑神经元异常过度放电所致发作性症状。

（3）诊断：原发性癫痫。

（四）鉴别诊断

1. 假性癫痫发作与癫痫的鉴别

假性癫痫发作是一种非癫痫性发作性疾病，是由心理障碍而非脑电紊乱引起的脑功能异常。临床表现与癫痫相似，难以区别。发作时 EEG 检查无痫样放电及对抗癫痫药物治疗无效是其与癫痫相鉴别的关键。但应注意，10%的假性癫痫发作患者可同时伴有癫痫，10%~20%的癫痫患者中伴有假性癫痫发作。

2. 晕厥与癫痫的鉴别

晕厥通常由精神紧张，精神受刺激，长时间过度疲劳，突然改变体位，闷热或者拥挤的环境和疼痛刺激等因素诱发，亦可见于其他情况，包括排尿（排尿中或排尿后，原因为迷走反射），体位性低血压（精神源性或药物性所致）和心率异常，表现为猝然倒下，不省人事，亦可自然缓解，醒后如常人。持续数分钟，多伴有四肢逆冷，而一般无肢体抽搐及瞳孔散大。EEG 可有慢波。发作前通常伴有出冷汗、面色苍白、恶心、头重脚轻和乏力等症状，很少在卧位，尤其是睡眠中发作。

3. 腹痛型癫痫与急腹症的鉴别

腹痛型癫痫为反复发作的阵发性腹痛，发作时常伴有一定程度的意识障碍，有家族史，EEG 表现异常痫样放电。急腹症表现为持续性腹痛阵发性加剧且伴有腹肌紧张、腹部压痛及跳痛等。往往伴有发热且为高热及白细胞增高，无反复发作史，发作时无意识障碍，亦无家族史及 EEG 改变。

4. 头痛型癫痫与偏头疼的鉴别

偏头痛表现为全头或头的一部分的剧烈性疼痛，发作前有先兆，例如暗点或变形的暗点，失语，逐渐扩展的麻木甚至偏瘫，往往具有神经衰弱的一系列表现，如失眠、多梦等，任何年龄均可发病，但多见于青壮年女性患者。

5. 精神运动性发作型癫痫与精神分裂的鉴别

精神运动性发作和精神分裂症的区别主要在于病程的特点和意识障碍。精神运动性发作呈反复发作性，表现为突然发作和突然自动终止，发作期间有意识障碍，冲动性，有时自伤，表现为对周围事物缺乏熟悉感，无目的地从一个地方走到另一个地方，清醒时不知道自己为什么或者怎样到这个地方。夜间发病的患者，突然从床上起来，在屋里走动，或搬东西外出，过一段时间回到床上或随便倒下，醒后又不知自己为何躺在此处。而精神分裂症的病程多呈慢性，经过可达数月或数年，虽然有时也有兴奋激动时期，但意识多清楚，事后能回忆。多为特殊的思维内容或幻觉所支配，患者精神状态有分裂特点，同时 EEG 是否有痫样放电是它们的根本区别。

6. 发作性运动障碍与癫痫的鉴别

发作性运动障碍多于青少年期发病，可由突然的惊吓或过度换气等诱发，发作时患者表现为肢体和躯干的肌张力不全、舞蹈、手足徐动、投掷样动作等多种锥体外系症状。症状可累及单肢偏身，也可双侧交替或同时出现。还可出现构音障碍。发作时间短暂，一般持续数秒。80%以上的患者发作持续时间少于 1 min，很少超过 5 min。发作时无意识障碍，停止动作或减慢动作常可终止发作。发作间期检查正常，发作时 EEG 检查 80% 未见痫样放电。SPECT 检查发作时可见基底节区血流灌注增强。目前倾向于认为其是一种钠离子通道疾病。大多数抗癫痫药物可控制发作。

【治疗】

癫痫治疗的最终目标不仅仅是控制发作，更重要的是提高患者生活质量。随着医学的进步，针对癫痫已发展了多种治疗方案，可在不同情况下进行优化选择或采取综合性干预措施，重在对疾病进行长期全面的管理。癫痫主要治疗方案包括药物治疗、外科治疗、生酮饮食及神经调控治疗等。

抗癫痫药物（antiepileptic drug，AED）治疗是目前癫痫治疗中最主要的治疗方案，常作为首选方案。药物治疗应达到三个目的：控制发作或最大限度地减少发作次数；长期治疗无明显不良反应；使患者保持或恢复其原有的生理、心理和社会功能状态。

癫痫的药物治疗原则如下。

1. 诊断明确后尽早开始治疗

开始 AED 治疗的指征如下。

（1）第二次癫痫发作后。

（2）已有 2 次发作，发作间隔期为 1 年以上，可暂时推迟 AED 治疗。

（3）有下述情况者，首次发作后即需开始 AED 治疗：脑功能缺陷，EEG 明确痫样放电，不能承受再次发作风险，头颅影像检查显示脑结构损害。

2. 根据发作类型选药

不同发作类型癫痫的药物选择见表 14-2-1。

表 14-2-1　不同发作类型癫痫的药物选择

发作类型	一线药物	添加药物	可以考虑的药物	可能加重发作的药物
全面强直阵挛发作	卡马西平、拉莫三嗪、奥卡西平、丙戊酸钠	氯巴占、拉莫三嗪、左乙拉西坦、丙戊酸钠、托吡酯	—	—
强直或失张力发作	丙戊酸钠	拉莫三嗪	卢非酰胺、托吡酯	卡马西平、加巴喷丁、奥卡西平、普瑞巴林、替加宾、氨己烯酸
失神发作	乙琥胺、拉莫三嗪、丙戊酸钠	乙琥胺、拉莫三嗪、丙戊酸钠	氯巴占、氯硝西泮、左乙拉西坦、托吡酯、唑尼沙胺	卡马西平、加巴喷丁、奥卡西平、苯妥英钠、普瑞巴林、替加宾、氨己烯酸
肌阵挛发作	左乙拉西坦、丙戊酸钠、托吡酯	左乙拉西坦、丙戊酸钠、托吡酯	氯巴占、氯硝西泮、唑尼沙胺	卡马西平、加巴喷丁、奥卡西平、苯妥英钠、普瑞巴林、替加宾、氨己烯酸
局灶性发作	卡马西平、拉莫三嗪、左乙拉西坦、奥卡西平、丙戊酸钠	卡马西平、氯巴占、加巴喷丁、拉莫三嗪、左乙拉西坦、奥卡西平、丙戊酸钠、托吡酯	醋酸艾司利卡西平、卢卡酰胺、苯巴比妥、苯妥英钠、普瑞巴林、替加宾、氨己烯酸、唑尼沙胺	—
社区反复发作或惊厥性持续状态	直肠咪达唑仑、直肠地西泮、静脉推注劳拉西泮	—	—	—

续表

发作类型	一线药物	添加药物	可以考虑的药物	可能加重发作的药物
医院惊厥性持续状态	静脉推注劳拉西泮、静脉推注地西泮、直肠咪达唑仑	静脉推注苯巴比妥、苯妥英钠	—	—
难治性惊厥性持续状态	静脉推注咪达唑仑、异丙酚（儿童不推荐）、硫喷妥钠	—	—	—

3. 首选单药治疗，剂量个体化，合理联合用药

AED 治疗应该首选单药治疗，治疗剂量应该从较小的剂量开始。初次抗癫痫治疗效果不佳或 AED1（第一种抗癫痫药）有明显量效关系时，应逐渐增加剂量，直至控制癫痫或未出现明显不良反应。如果癫痫未被充分控制，即出现不良反应，应换用不同药物（替换药物）或添加药物（联合治疗）；如果 AED1 完全无效，应立即用 AED2（第二种抗癫痫药）替换 AED1 单药治疗。如果 AED1 能部分控制癫痫，AED1 可不撤而添加 AED2。如果 AED1+AED2 能完全控制癫痫 2~3 个月，则可考虑撤除 AED1。AED2 的选择标准同 AED1，也应考虑 AED2 与 AED1 之间的潜在相互作用。

4. 规律用药，定期随访，疗程要足，撤药要慢

癫痫患者持续无发作 2 年以上，即存在减停药的可能性，应逐渐减药，一次只能减一种药。停药原则如下。

（1）无癫痫临床发作 3 年。

（2）视频 EEG 检查（VEEG）正常。

（3）无癫痫再发的诱发因素。

【预后】

未经 AED 治疗的癫痫患者，5 年自发缓解率在 25% 左右。70% 左右的患者用目前的抗癫痫药能完全控制发作，规则减量后，50% 左右的患者终身不再发病。特发性全身性癫痫复发的可能性较小。青年期失神发作发展成全面性强直阵挛性发作的可能性较大。青年期肌阵挛癫痫易被丙戊酸控制，但停药后易复发。

2014 年，国际抗癫痫联盟（International League Agains，ILAE）提出癫痫解除（resolved epilepsy）的概念，即已经超过某种年龄依赖癫痫综合征的患病年龄，10 年无发作，并且近 5 年已停用 AED 者可认为癫痫诊断可解除。

【病因及发病机制】

原发性癫痫的病因不清楚，一旦明确病因就应归于继发性癫病。但目前临床上倾向于将由基因突变和某些先天因素所致，有明显遗传倾向，需要用分子生物学方法才能发现病因的癫痫和目前仍不清楚病因的癫痫都称为原发性癫痫。原发性癫痫另一个重要特征是到目前为止，人类仍然没有发现患者脑部有足以引起癫痫发作的结构性损伤或生化异常。

（一）病因

癫痫的相关因素指与癫痫发生发展密切相关，单独存在时并不会引起癫痫发作，但在特定情况下会诱导或加剧癫痫的发生，临床中有时称为诱发因素。

（1）内分泌。很久以来人们就注意到癫痫发作与内分泌的关系，相当多的女性患者在月经期发作会加重，有些患者的癫痫发作仅发生在月经前后及月经期，称为月经性癫痫；妇女怀孕以后，部分患者的癫痫发作会停止或明显减少，但也有患者发作次数增加（妊娠癫病）。激素对癫痫发作的影响也受到关注，如皮质醇、性激素引起癫痫的发作都已有报道。

（2）睡眠。很多癫痫患者仅在睡眠中发病，剥夺睡眠也可加剧癫痫的发生，提示癫痫与睡眠关

系密切。最近人们开始注意到睡眠呼吸暂停不仅可引起癫痫发作的加剧，还可引起患者不明原因的突然死亡，为研究癫痫与睡眠的关系开辟了一个新的领域。

（3）遗传因素。同一病因仅在一部分人群中引起发作，而在另一部分人群则不出现癫痫，同一病因引起的癫痫用相同的药物治疗部分有效，部分没有效。对癫痫患者脑组织进行甲基化芯片扫描发现患者的表观遗传特征与对照组明显不同。这些都提示遗传因素参与了癫痫的发生发展，但具体的遗传影响度还不太清楚。

（4）年龄。儿童良性枕叶癫痫、儿童良性中央回癫痫成年后都有自行缓解的趋势，大田原综合征主要发生在新生儿或小婴儿期，Lennox-Gastaut 综合征发病高峰年龄为 3~5 岁，提示年龄在癫痫的发生发展中起着重要作用，是重要的癫病相关因素。

（二）发病机制

癫痫发病机制仍不清楚，但一些重要发病环节已为人类所知，目前有几种主要学说受到研究者们的关注。

（1）离子通道学说。神经元高度同步化异常放电是产生癫痫的病变基础，而异常放电的原因系离子异常跨膜运动所致，后者的发生则与离子通道结构和功能异常有关，调控离子通道的神经递质或调质功能障碍又是引起离子通道功能异常的重要原因，离子通道蛋白和神经递质多数是以 DNA 为模板进行代谢的基因表型产物，因而，其异常往往与基因表达异常有关。

（2）异常网络学说。癫痫是一种慢性脑部疾病，ILAE 认为患者脑部存在着能导致癫痫反复发作的易感性因素是癫痫最为突出的病理生理特征。向实验鼠腹腔注射毛果芸香碱会引起动物的癫痫发作，停止注射后，实验动物的这种癫痫发作仍将继续下去；电刺激动物杏仁核会出现癫痫发作，停止刺激后实验动物的发作不会停下来，表明在外界不良因素影响下动物体内形成了一种特殊的、能导致癫痫反复发作，并自身维持的病理生理体系。癫痫异常网络学说认为，疾病会引起神经元坏死，坏死后病灶内残存的神经元、新生神经元及增生的胶质细胞将形成新的异常网络，当这种网络有利于癫痫形成并传播时就会导致癫痫的发生，而每一次癫痫发作，都有可能引起新的神经元坏死，坏死区残存神经元、新生神经元及胶质细胞又会形成新的网络，加剧癫痫的发生，成为新癫痫发作的病因，形成导致癫痫反复发作的恶性循环。

（3）EEG 上痫性放电与临床发作。单个神经元异常放电并不足以引起临床上的癫痫发作。只有当这种神经元异常放电进入到局部神经网络中，受到网络内兴奋性神经元的增益、放大，并增加到一定程度，可通过 EEG 记录到时，才表现为 EEG 上的痫性放电。当电流增加到足以冲破脑的抑制作用，或脑内对其抑制作用减弱时，电流就会沿"电阻"最小径路扩布，引起临床上的癫痫发作。现有研究资料支持 EEG 上的痫性放电是以兴奋性谷氨酸为代表的脑内兴奋功能增强的结果，临床上的癫痫发作除兴奋功能增强外，还与以 GABA 为代表的脑内抑制功能绝对或相对减弱有关。

（4）不同类型癫痫发作的可能机制。痫样放电被局限在一侧脑部网络内，临床上就表现为局灶性发作；痫性放电在双侧脑部网络内扩布则出现全面性癫痫；异常放电在边缘系统扩散，可引起复杂部分性发作；放电扩布到丘脑神经元被抑制时，则出现失神发作。

【病理】

由于医学伦理学限制，目前关于癫痫的病理研究大部分来自难治性癫痫患者手术切除的病变组织，在这类患者中，海马硬化具有一定的代表性，它既可能是癫痫反复发作的结果，又可能是导致癫痫反复发作的病因，与癫痫治疗成败密切相关。

海马硬化组织肉眼观察表现为海马萎缩、坚硬；组织学表现为双侧海马硬化病变多呈现不对称性，也可波及海马旁回、杏仁核、钩回等结构。镜下典型表现是神经元脱失和胶质细胞增生，且神经元的脱失在癫痫易损区更为明显。

而对于非海马硬化的患者，反复的癫痫发作是否一定发生神经元脱失等海马的神经病理改变，尚无定论。国外有学者收集死亡癫痫患者的标本尸检后发现，长期反复发作的癫痫患者并不一定有神经元显著的脱失。随着分子生物学等基础学科的迅速发展，癫痫发作所引起的细胞超微构架损伤及分子病理机制将逐步明朗化。

【健康管理】

癫痫是一组反复发作的神经异常放电所致的短暂性中枢神经系统功能失常的慢性疾病。它是一种常见疾病，医生会根据患者的发作类型及年龄、性别、社会属性等个体情况选择合适的抗癫痫药物进行治疗，而且只要诊断及时、治疗规范，大多数癫痫患者能得到有效控制，多能正常学习、工作、婚育。一旦明确诊断癫痫，应及早就医。

癫痫的诱发因素有发热、疲劳、饥饿、便秘、饮酒、惊吓、受凉、情感冲动等。为了有效地控制癫痫发作，减少发作频率，平时应注意以下几个方面：① 饮食要有规律，每餐按时进食，避免饥饿和暴饮暴食。进食清淡、易消化、富有营养的食物，多食蔬菜、水果，避免辛辣等刺激性强的食物，戒烟酒。② 发作可控制、症状缓解、无精神异常者可适当活动与工作。③ 发作较频繁者，应在室内活动，防止跌伤，避免攀高、游泳，不驾驶车辆，不在炉火旁或高压电机旁工作。④ 发作期注意患者安全，要从有火、水、热、电器等危险地方把患者移开，防止受伤和意外；将患者平卧、头偏一侧，尽量使唾液或呕吐物流出口外，防止窒息和吸入性肺炎；解开患者衣领及裤带，以利呼吸道通畅；将毛巾、手帕折叠成条状或用缠以纱布的压舌板或筷子塞入患者上下臼齿之间，以防舌咬伤；不要用力按压患者肢体，谨防骨折或脱臼；立即联系"120"，及时就医。

（王　瑞　郝永岗）

参考文献

［1］黄晓琳．颅脑损伤康复［M］．北京：人民卫生出版社，2018．

［2］罗杰·格林伯格，麦克·阿米诺夫，罗杰·西蒙．临床神经病学［M］．10 版．王维治，王化冰，译．北京：人民卫生出版社，2021．

［3］倪朝民．神经康复学［M］．3 版．北京：人民卫生出版社，2018．

［4］薛爽，魏坤，陈念，等．经颅多普勒超声结合临床特点筛选烟雾病［J］．中日友好医院学报，2007，21（2）：67-69．

［5］赵继宗，施立海．手术切除巨大脑动静脉畸形及其正常灌注压突破的防治［J］．首都医科大学学报，2007，28（5）：551-554．

［6］中国免疫学会神经免疫分会．抗髓鞘少突胶质细胞糖蛋白免疫球蛋白 G 抗体相关疾病诊断和治疗中国专家共识［J］．中国神经免疫学和神经病学杂志，2020，27（2）：86-95．

［7］柯超，陈忠平．脑膜瘤的治疗现状与思考［J］．广东医学，2017，38（24）：705-707．

［8］关骅，陈学明．脊髓损伤 ASIA 神经功能分类标准（2000 年修订）［J］．中国脊柱脊髓杂志，2001，11（3）：164．

［9］杨遇春．中国六城市颅脑损伤的流行病学调查［J］．哈尔滨医科大学学报，1987（2）：45．

［10］国际神经修复学会暨中国神经修复学会．脊髓损伤神经修复临床治疗指南（IANR／CANR 2019 年版）［J］．西部医学，2020，32（6）：790-802．

［11］PER-OLOF G. Critical evaluation of the lund concept for treatment of severe traumatic head injury，25 years after its introduction［J］．Frontiers in Neurology，2017，8（4）：315．

［12］LEVIN H S，O'DONNELL V M，GROSSMAN R G. The galveston orientation and amnesia Test. a practical scale to assess cognition after head injury［J］．The Journal of nervous and mental disease，1979，167（11）：675-684．

［13］NORTHERN CALIFORNIA NEUROBEHAVIORAL GROUP，INC. Manual for the neurobehavioral cognitive status examination［J］．1988．

［14］KATZ N，ITZKOVICH M，AVERBUCH S，et al. Loewenstein Occupational Therapy Cognitive Assessment（LOTCA）battery for brain injured patients：reliability and validity［J］．American Journal of Occupational Therapy，1989，43（3）：184-192．

［15］VELEMA J P，PERCY C L. Age curves of central nervous system tumor incidence in adults：variation of shape by histologic type［J］．Journal of the National Cancer Institute，1987，79（4）：623-629．

［16］WIEMELS J L，WRENSCH M，CLAUS E B. Epidemiology and etiology of meningioma［J］．Journal of Neuro-oncology，2010，（3）：307-314．

［17］SIMPSON D. The recurrence of intracranial meningiomas after surgical treatment［J］．Journal of Neurology，Neurosurgery，and Psychiatry，1957，20（1）：22-39．

［18］FILIPPIDIS A S，KALANI M Y S，NAKAJI P，et al. Negative pressure and low-pressure hydrocephalus：the role of cerebrospinal fluid leaks resulting from surgical approaches to the cranial base［J］．Journal of Neurosurgery，2011，115（5）：1031-1037．